Ziegler

Rezeptur-Retter

Andreas S. Ziegler

Rezeptur-Retter

Problemrezepturen erkennen
Rezepturprobleme vermeiden

Herausgegeben von Andreas S. Ziegler, Großhabersdorf

Mit Beiträgen von
Dominic Kram · Kirsten Seidel · Stefan Seyferth ·
Petra Staubach-Renz · Ronja Wittmann ·
Andreas S. Ziegler

Mit 59 Abbildungen und 82 Tabellen

Deutscher
Apotheker Verlag

Zuschriften an
lektorat@dav-medien.de

Anschrift des Herausgebers
Dr. Andreas S. Ziegler
Flurstraße 2
90613 Großhabersdorf
andreas.ziegler@zience.de

Bibliografische Information der Deutschen Nationalbibliothek
Die Deutsche Nationalbibliothek verzeichnet diese Publikation in der Deutschen Nationalbibliografie; detaillierte bibliografische Daten sind im Internet unter https://portal.dnb.de abrufbar.

1. Auflage 2018
ISBN 978-3-7692-6828-7 (Print)
ISBN 978-3-7692-7229-1 (E-Book, PDF)

Birkenwaldstraße 44, 70191 Stuttgart
www.deutscher-apotheker-verlag.de
Printed in Germany

Satz: primustype Hurler GmbH, Notzingen
Indexer: Ines Reinhardt, verantwortlich: Walter Greulich,
Publishing and more
Druck und Bindung: Druckerei Appl, Wemding
Umschlagabbildung: Deutscher Apotheker Verlag, Stuttgart
Umschlaggestaltung: deblik, Berlin

Vorwort

Die Herstellung von Arzneimitteln gehört seit jeher zur ureigensten Kompetenz der Apotheke und umfasst weit mehr als das unreflektierte „Zusammenmischen" einer ärztlichen Verordnung. Was überdies nicht nur hinsichtlich des pharmazeutischen Berufsethos, sondern auch hinsichtlich der Arzneimittelsicherheit ausgesprochen bedenklich wäre – schließlich können viele Rezepturprobleme überhaupt nur mit Hilfe der, in Apotheken konzentrierten pharmazeutischen Kompetenz erkannt und behoben werden. Eine diesbezüglich wichtige Rolle spielt die Tatsache, dass sich Ärzte bei der Wahl eines Arzneimittels primär an ihrem therapeutischen Ziel orientieren, weshalb, trotz bekannter standardisierter Formulierungen, nach wie vor überwiegend frei komponierte Rezepturen verordnet werden. Oft sind sich die Mediziner hierbei potenziell auftretender physikochemischer Inkompatibilitäten nicht bewusst. Konfrontiert mit diesen möglicherweise therapeutisch sinnvollen, aber pharmazeutisch nicht plausiblen bzw. inkompatiblen Verordnungen stellt sich in Apotheken regelmäßig die Frage, wie mit derlei Problemrezepturen umzugehen ist. In diesem Zusammenhang ist zu berücksichtigen, dass Rezepturarzneimittel in aller Regel therapeutische Lücken schließen, für die keine geeigneten Fertigarzneimittel zur Verfügung stehen. Die Zahl möglicher Ausweichoptionen hält sich daher – anders als bei der Verordnung generischer Industrieprodukte – notwendigerweise in Grenzen. Um den Patienten überhaupt versorgen zu können, was selbstredend das oberste Ziel apothekerlichen Handelns sein muss, bedarf es daher fundierter Überlegungen, wie eine ärztlich verordnete Problemrezeptur ggf. so modifiziert werden kann, dass eine, dem therapeutischen Zweck angemessene und zugleich pharmazeutisch einwandfreie Zubereitung entsteht. Oder anders formuliert: Es ist zu prüfen, welche Möglichkeiten zur Verfügung stehen, eine nicht plausible Rezepturverordnung noch zu retten, um den Patienten zeitnah adäquat zu versorgen. In vielen Apotheken, nimmt diese Prüfung einen nicht zu unterschätzenden Teil der täglichen Rezepturpraxis in Anspruch, da mit ihr meist aufwendige und zeitraubende Recherchen einhergehen und in einschlägiger Fachliteratur häufig zwar die Ursachen, nicht aber die Maßnahmen zur Behebung von Implausibilitäten beschrieben sind. Genau hier setzt der „Rezeptur-Retter" an, indem er die Problemlösung in den Mittelpunkt seiner Ausführungen rückt.

Neben einigen gesondert zu betrachtenden Spezialfällen, gibt es eine ganze Reihe von Rezepturproblemen, die im Apothekenalltag immer wieder auftreten. Letztere aufzugreifen und geeignete Lösungsstrategien anzubieten, ist das Ziel dieses Werks. Jedes Kapitel widmet sich einem konkreten Rezepturproblem. Ausgehend von einer allgemeinen Beschreibung werden verschiedene Handlungsoptionen vorgestellt und ihre pharmazeutischen Hintergründe eingehend erläutert. Zahlreiche Rezepturbeispiele zeigen, wie sich die empfohlenen „Rettungsmaßnahmen" in der Apotheke einfach und effektiv umsetzen lassen. Die umfassenden und klar strukturierten Arbeitshilfen am Ende eines jeden Kapitels erleichtern die Übertragung der verschiedenen Lösungsvorschläge auf nahezu jede Rezepturverordnung und reduzieren den Rechercheaufwand drastisch.

Um besonders häufig vorkommende Rezepturprobleme im wahrsten Sinne des Wortes zu veranschaulichen, wurden eigens für dieses Werk inkompatible Originalverordnungen, sowie die an deren Stelle abzugebenden, pharmazeutisch optimierten Zubereitungen hergestellt und fotografiert. Diesbezüglich sei Sonja Arlt, Jutta Wittmann und Antje Piening für ihre Tätigkeit im Labor, sowie für die Vor- und Nachbereitung des Fotoshootings herzlich gedankt, ebenso wie der PTA-Schule Nürnberg für ihre Gastfreundschaft. Nicht nur aufgrund der effizienten Arbeitsatmosphäre und manch galenischen Aha-Erlebnisses blieben die Nürnberger Labortage allen Beteiligten in bester Erinnerung.

Des Weiteren danke ich allen Mitautorinnen und -autoren für die gewissenhafte Recherche, die viele Zeit, die in die Ausarbeitung und Formulierung der einzelnen Kapitel geflossen ist, sowie dafür, dass sie sich auf die Idee des „Rezeptur-Retters" eingelassen und sie ein Stück weit zu ihrer eigenen gemacht haben. Besonders freue ich mich, dass es gelungen ist Ärzte und Pharmazeuten aus Hochschule, Industrie, Krankenhaus und Offizin gemeinsam für die Mitarbeit an diesem Werk zu gewinnen. Sie haben ihre vielfältige Expertise aus ganz unterschiedlichen Tätigkeitsbereichen eingebracht und so einen wirklich umfassenden Blick auf eine komplexe Thematik ermöglicht.

Alle Angaben dieses Werkes, insbesondere in den Arbeitshilfen, wurden mehrfach gewissenhaft überprüft, dennoch ist in Anbetracht der gesichteten und bearbeiteten Datenfülle nicht mit absoluter Sicherheit auszuschließen, dass sich vereinzelt Übertragungs- oder Druckfehler eingeschlichen haben. Sollten Sie daher bei Ihrer Arbeit mit diesem Buch auf einen Fehler stoßen oder sollten Sie Angaben vermissen, die Sie aufgrund Ihrer persönlichen Rezepturerfahrung für essenziell halten, würden sich die Autorinnen und Autoren über eine kurze Rückmeldung (lektorat@dav-medien.de) freuen. Nur so können Ihre Anregungen im Sinne einer kontinuierlichen Qualitätsverbesserung bei etwaigen Folgeauflagen adäquat berücksichtigt werden.

Ein herzlicher Dank gilt – last, but not least – dem Team des Deutschen Apotheker Verlags, bestehend aus

Juliane Friedle, Irène Straile und Natascha Wenzel, für den kollegialen Austausch sowie für die Unterstützung und das Engagement bei der Umsetzung dieses in vielerlei Hinsicht anspruchsvollen Projekts. Besondere Erwähnung gebührt Antje Piening, für ihre Offenheit ein „ganz anderes" Rezepturbuch zu machen sowie für ihre kreativen Ideen und originellen Vorschläge, die das Konzept dieses Werks maßgeblich mitgeprägt haben.

Liebe Leserinnen und Leser, gestatten Sie mir abschließend, mich mit einem Appell an Sie zu wenden: Halten Sie die Fahne der Rezeptur hoch, denn das Alleinstellungsmerkmal der pharmazeutisch-galenischen Kompetenz ist für unseren Berufsstand Chance und Verpflichtung zugleich! Es ist an uns Aufklärungsarbeit zu leisten und zu verdeutlichen, warum bestimmte Rezepturarzneimittel, die therapeutisch auf den ersten Blick sinnvoll erscheinen, aufgrund galenischer Inkompatibilitäten trotzdem nicht hergestellt werden können. Ein zielgerichteter Austausch mit unseren Partnern auf der anderen Seite des Rezeptblocks ist ein essentieller pharmazeutischer Beitrag zum Wohle des Patienten. In deren, aber auch in eigenem Interesse sollten wir jede Gelegenheit nutzen, den Dialog mit der Ärzteschaft zu suchen und aktiv Lösungsvorschläge anzubieten. Möge Ihnen der „Rezeptur-Retter" hierbei ein hilfreicher und wertvoller Begleiter sein, der Ihre Arbeit erleichtert, auf dass Sie sich künftig mit Freude und Begeisterung den anspruchsvollen und spannenden Fragen rund um die Rezeptur widmen, denn wie heißt es so schön: Probleme sind da, um gelöst zu werden!

Großhabersdorf, im Frühjahr 2018

Andreas S. Ziegler

Inhaltsverzeichnis

Vorwort V

Abkürzungsverzeichnis XI

1 Bedenkliche Ausgangsstoffe und Rezepturen 1
1.1 Grundproblem 1
1.2 Allgemeine Handlungsempfehlung 1
1.3 Rezepturbeispiele 2
1.4 Arbeitshilfen 3

2 Obsolete, aber nicht bedenkliche Ausgangsstoffe und Rezepturen 11
2.1 Grundproblem 11
2.2 Allgemeine Handlungsempfehlung 11
2.3 Rezepturbeispiel 12
2.4 Arbeitshilfen 12

3 Verarbeitung von Kosmetika in Rezepturarzneimitteln 18
3.1 Grundproblem 18
3.2 Allgemeine Handlungsempfehlung 18
3.3 Rezepturbeispiel 20
3.4 Arbeitshilfen 22

4 Über- bzw. Unterdosierungen 26
4.1 Grundproblem 26
4.2 Allgemeine Handlungsempfehlung 40
4.3 Rezepturbeispiel 42
4.4 Arbeitshilfen 43

5 Verordnung kutan unwirksamer Glucocorticoide in Dermatika 68
5.1 Grundproblem 68
5.2 Allgemeine Handlungsempfehlung 69
5.3 Rezepturbeispiel 70
5.4 Arbeitshilfen 71

6 Verordnetes Konservierungsmittel ungeeignet 75
6.1 Grundproblem 75
6.2 Allgemeine Handlungsempfehlung 75
6.3 Rezepturbeispiel 82
6.4 Arbeitshilfen 83

7 Mikrobiell anfällige Zubereitungen ohne Konservierung 86
7.1 Grundproblem 86
7.2 Allgemeine Handlungsempfehlung 87
7.3 Rezepturbeispiel 91
7.4 Arbeitshilfen 91

8 Inkompatible Wirkstoffe 98
8.1 Grundproblem 98
8.2 Allgemeine Handlungsempfehlung 101
8.3 Rezepturbeispiel 104
8.4 Arbeitshilfen 105

9 Unlöslicher oder ausfallender Wirkstoff ... 157
9.1 Grundproblem ... 157
9.2 Allgemeine Handlungsempfehlung ... 159
9.3 Rezepturbeispiel ... 160
9.4 Arbeitshilfen ... 161

10 Inkompatibilitäten mit Emulgatoren und Tensiden ... 186
10.1 Grundproblem ... 186
10.2 Allgemeine Handlungsempfehlung ... 188
10.3 Rezepturbeispiel ... 190
10.4 Arbeitshilfen ... 191

11 Einwaage für vorhandene Waagen zu gering ... 203
11.1 Grundproblem ... 203
11.2 Allgemeine Handlungsempfehlung ... 204
11.3 Rezepturbeispiel ... 207
11.4 Arbeitshilfen ... 208

12 Brechende Emulsionssysteme ... 211
12.1 Grundproblem ... 211
12.2 Allgemeine Handlungsempfehlung ... 213
12.3 Rezepturbeispiel ... 215
12.4 Arbeitshilfen ... 216

13 Inkongruenz der rezeptierbaren pH-Bereiche ... 228
13.1 Grundproblem ... 228
13.2 Allgemeine Handlungsempfehlung ... 228
13.3 Rezepturbeispiel ... 241
13.4 Arbeitshilfen ... 243

14 Nicht-isotone Zubereitungen ... 259
14.1 Grundproblem ... 259
14.2 Allgemeine Handlungsempfehlung ... 260
14.3 Rezepturbeispiele ... 263
14.4 Arbeitshilfen ... 266

15 Verflüssigung halbfester Zubereitungen ... 275
15.1 Grundproblem ... 275
15.2 Allgemeine Handlungsempfehlung ... 277
15.3 Rezepturbeispiel ... 279
15.4 Arbeitshilfen ... 280

16 Suspension instabil oder nicht aufschüttelbar ... 281
16.1 Grundproblem ... 281
16.2 Allgemeine Handlungsempfehlung ... 281
16.3 Rezepturbeispiel ... 285
16.4 Arbeitshilfen ... 286

17 Problemrezepturen im automatischen Rührsystem ... 299
17.1 Grundproblem ... 299
17.2 Allgemeine Handlungsempfehlung ... 302
17.3 Rezepturbeispiel ... 307
17.4 Arbeitshilfen ... 308

18 Raue oder körnige Zubereitungen 316
18.1 Grundproblem 316
18.2 Allgemeine Handlungsempfehlung 316
18.3 Rezepturbeispiel 321
18.4 Arbeitshilfen 322

19 Klebrige Haptik der Zubereitung 328
19.1 Grundproblem 328
19.2 Allgemeine Handlungsempfehlung 328
19.3 Rezepturbeispiel 331
19.4 Arbeitshilfen 332

20 Zubereitung und Packmittel inkompatibel 336
20.1 Grundproblem 336
20.2 Allgemeine Handlungsempfehlung 338
20.3 Rezepturbeispiel 340
20.4 Arbeitshilfen 341

Sachregister 345

Der Herausgeber 347

Die Autoren 347

Abkürzungsverzeichnis

A

α	Dissoziationsgrad
AkdÄ	Arzneimittelkommission der deutschen Ärzteschaft
AMG	Arzneimittelgesetz
AMK	Arzneimittelkommission der Deutschen Apotheker
Amp.	Ampulle
AMPreisV	Arzneimittelpreisverordnung
AMVV	Arzneimittelverschreibungsverordnung
AMWarnV	Arzneimittel-Warnhinweisverordnung
ApBetrO	Apothekenbetriebsordnung
APD	Arbeitsgemeinschaft der Pharmazieräte Deutschlands

B

β	Pufferkapazität
b	Molale Konzentration (= Molalität)
B	Benzalkoniumchlorid / Na-Edetat
BA	Benzylalkohol
BAK	Bundesapothekerkammer
BfArM	Bundesinstitut für Arzneimittel und Medizinprodukte
BtMVV	Betäubungsmittel-Verschreibungsverordnung

C

°C	Grad Celsius
C	Chlorhexidindiacetat
c	Konzentration
CA	Celluloseacetat
CAB	Celluloseacetobutyrat
CB	Chlorobutanol
CL_{Cr}	Kreatininclearance
CYP	Cytochrom P450

D

d bzw. d-Wert	Teilungswert
DAB	Deutsches Arzneibuch
DAC	Deutscher Arzneimittel Codex
D_{Erw}	Dosis Erwachsener
D_{Kind}	Dosis Kind

E

E bzw. E-Wert	Natriumchloridäquivalent
EDTA	Ethylendiamintetraacetat
EMA	European Medicines Agency
EWR	Einwegrührer

G

G	Gramm
GFR	Glomeruläre Filtrationsrate
GKV	Gesetzliche Krankenversicherung
GMP	Good Manufacturing Practice (engl. für „Gute Herstellungspraxis“)

H

HAB	Homöopathisches Arzneibuch
HCT	Hydrochlorothiazid
HEC	Hydroxyethylcellulose
HLBΔ/ HLB-Wert	hydrophilic-lipophilic balance

I

i	Van-'t-Hoff-Faktor
I.E.	Internationale Einheiten
INCI	International Nomenclature of Cosmetic Ingredients (Internationale Nomenklatur für kosmetische Inhaltsstoffe)

K

K	Kelvin
K_f	Kryoskopische Konstante des Lösungsmittels (für Wasser gilt: $K_f = 1{,}86\ K \times kg \times mol^{-1}$)
k. A.	keine Angabe
KBE	koloniebildende Einheiten
KG	Körpergewicht
kg	Kilogramm
k_{obs}	beobachtete Reaktionsgeschwindigkeitskonstante
KS	Kühlschrank

L

L_{iso}	L_{iso} -Wert (molare Gefrierpunktserniedrigung bei isotoner Konzentration)
LCD	Liquor carbonis detergens (Steinkohlenteerlösung)

M

µm	Mikrometer
m_{AS}	Masse des gelösten Arzneistoffs
M_{AS}	Molmasse des gelösten Arzneistoffs
m_{HS}	Masse des zur Isotonisierung zuzusetzenden Hilfsstoffs
m_L	Masse des Lösungsmittels
m'_{NaCl}	Natriumchlorid-Äquivalentmasse (= Masse an Natriumchlorid, die der Substanzmasse äquivalent ist)
M_r	Relative Molekülmasse
m_s	Masse der Substanz
M.D.S.	misce, da, signa (lat. für „mische, gib, bezeichne“)
m/m	Masse pro Masse
Max.	Höchstlast

MCT	Medium Chain Triglycerides (engl. für „Mittelkettige Triglyceride")
mg	Milligramm
MHB	Methylhydroxybenzoesäureester
min	Minuten
Min.	Mindestlast
ml	Milliliter
m_{min}	Mindesteinwaage

N

$n_{AS}^{\%}$	Arzneistoffgehalt der Lösung [%]
$n_{H}^{\%}$	Menge des zur Isotonisierung zuzusetzenden Hilfsstoffs [%]
n. k.	nicht kompatibel
NFA	Neues Formularium Austriacum
NRF	Neues Rezeptur-Formularium

O

O/W	Öl in Wasser
OR	Obere Richtkonzentration

P

φ	Molaler osmotischer Koeffizient
PDE	permitted daily exposure (engl. für „maximal zulässige tägliche Aufnahmemenge")
PE	Polyethylen
PEG	Polyethylenglycol (Macrogol)
PET	Polyethylentherephthalat
pH	pH-Wert
Ph. Eur.	Pharmacopoeia Europaea (lat. für „Europäisches Arzneibuch")
PHB	Propylhydroxybenzoesäureester
PHB-Ester	para-Hydroxybenzoesäure-Ester
PIM	Potenziell inadäquate Medikation
pK_b	Basenexponent (negativer dekadischer Logarithmus der Basenkonstante K_b)
pK_s	Säureexponent (negativer dekadischer Logarithmus der Säurekonstante K_s)
PMMA	Polymethylacrylat
polyHEMA	Polyhydroxyethylmethacrylat
PP	Polypropylen
PUM	Polyoxymethylen
PUR	Polyurethan
PVC	Polyvinylchlorid

Q

q. s.	quantum satis (lat. für „so viel wie nötig", „ausreichende Menge")
QMS	Qualitätsmanagementsystem

R

RT	Raumtemperatur

S

s	Standardabweichung
SF	sugar free (engl. für „zuckerfrei")
SFR	Standardflügelrührer
S_{Kind}	Körperoberfläche Kind

T

T	Thiomersal
$t_{90\%}$	Zeit, nach der noch 90% des Wirkstoffs vorhanden sind
ΔT_f	Gefrierpunktserniedrigung der Lösung gegenüber reinem Lösungsmittel
$\Delta T_f^{1\%}$	Gefrierpunktserniedrigung einer 1 %-igen Lösung des betreffenden Arznei- oder Hilfsstoffs gegenüber reinem Wasser
$\Delta T_f^{AS\ 1\%}$	Gefrierpunktserniedrigung einer 1 %-igen Lösung des betreffenden Arzneistoffs gegenüber reinem Wasser
$\Delta T_f^{H\ 1\%}$	Gefrierpunktserniedrigung einer 1 %-igen Lösung des betreffenden Hilfsstoffs gegenüber reinem Wasser
TAMC	total aerobic microbial count (engl. für „Gesamtzahl aerober Mikroorganismen")
TIX	Therapeutischer Index
TK	Therapeutisch übliche Konzentration
TYMC	total combined yeasts/ moulds count (engl. für „Gesamtzahl an Hefen und Schimmelpilzen")

U

U/min	Umdrehungen pro Minute
UAW	Unerwünschte Arzneimittelwirkung

V

ν	Zahl der Teilchen, in die ein Molekül dissoziiert
V_{ges}	Volumen der Zubereitung
V_{iso}	Für die Herstellung einer isotonen Lösung erforderliches Wasservolumen
$V_{iso}^{1g\ NaCl}$	Volumen einer isotonen Lösung von 1 g Natriumchlorid
V/V	Volumen pro Volumen

W

W/O	Wasser in Öl

X

$\bar{x}$	Arithmetisches Mittel

Z

ξ_m	Osmolalität
ZL	Zentrallaboratorium Deutscher Apotheker
ZRB	Ziegler Rezepturbibliothek®

1 Bedenkliche Ausgangsstoffe und Rezepturen

Andreas S. Ziegler

Nach § 5 Abs. 1 des Arzneimittelgesetzes (AMG) ist es „verboten, bedenkliche Arzneimittel in den Verkehr zu bringen oder bei einem anderen Menschen anzuwenden." Dies gilt auch für Rezepturarzneimittel. Sollte dennoch eine Verordnung mit einem als bedenklich einzustufenden Rezepturarzneimittel in der Apotheke eingereicht werden, ist der Arzt über den Sachverhalt zu informieren und gemeinsam mit ihm nach einer geeigneten therapeutischen Alternative zu suchen.

1.1 Grundproblem

Eine Reihe von Wirk- mitunter auch Hilfsstoffen, die lange Zeit in, von Ärztegeneration zu Ärztegeneration überlieferten Rezepturen enthalten waren, sind im Lichte neuerer wissenschaftlicher Erkenntnisse als bedenklich anzusehen, d. h. es besteht ein begründeter Verdacht, dass auch bei bestimmungsgemäßem Gebrauch schädliche Wirkungen auftreten können, die über ein vertretbares Maß hinausgehen. Die Bedenklichkeit kann sich unmittelbar aus den pharmakologisch-toxikologischen Eigenschaften bestimmter Rezepturbestandteile ergeben, aber auch aus ihrem Zusammenwirken oder ihrer Dosierung bzw. aus der beabsichtigten Anwendungsart und -dauer. Die Frage der Bedenklichkeit ist daher stets eine Einzelfallentscheidung, der die individuelle Patientensituation zugrunde liegt.

Nach § 5 Abs. 1 des Arzneimittelgesetzes (AMG) ist es „verboten, bedenkliche Arzneimittel in den Verkehr zu bringen oder bei einem anderen Menschen anzuwenden." Aus § 7 Abs. 1 der Apothekenbetriebsordnung (ApBetrO) ergibt sich zudem ein Anfertigungsverbot für derlei Zubereitungen in der Apotheke. Demnach dürfen Rezepturarzneimittel, die als bedenklich einzustufende Ausgangsstoffe enthalten, weder verschrieben, noch hergestellt oder abgegeben werden. Dennoch kommt es immer wieder vor, dass in Apotheken Verordnungen eingereicht werden, die aus heutiger Sicht als bedenklich einzustufen sind. Aufgrund des Anfertigungsverbots, ist der Arzt über den Sachverhalt zu informieren und gemeinsam mit ihm nach einer zeitgemäßen therapeutischen Alternative zu suchen. Eine Herstellung des ursprünglich verordneten und als bedenklich eingestuften Rezepturarzneimittels ist – auch auf erklärten Wunsch des Arztes – ausgeschlossen. Insofern wird die ärztliche Therapiefreiheit in diesem Fall durch das AMG eingeschränkt.

1.2 Allgemeine Handlungsempfehlung

Die Forderung des AMG nach Unbedenklichkeit setzt eine individuelle Nutzen-Risiko-Beurteilung für den jeweiligen Einzelfall voraus. Bei Rezepturen, die in *aktuellen* nationalen bzw. internationalen Arzneibüchern oder Formularien gelistet sind, ist die Aufnahme der Rezeptur in die jeweilige Vorschriftensammlung bereits an sich ein Indiz für deren Unbedenklichkeit. Aufgrund umfassender Berufserfahrung und des tagtäglichen Umgangs mit Rezeptur- und Fertigarzneimitteln verfügen Apotheken in der Regel über einen hervorragenden pharmazeutischen Sachverstand, um auf den ersten Blick unbedenkliche Rezepturen von jenen zu unterscheiden, bei denen eine weitergehende Nutzen-Risiko-Beurteilung geboten erscheint. Diese Unterscheidung sollte jedoch keinesfalls a priori eine Bedenklichkeit der letztgenannten Gruppe implizieren, vielmehr geht es darum, potentielle Problemfälle zu detektieren, um diese einer Detailprüfung zuzuführen.

Indizien für die Bedenklichkeit eines Rezepturarzneimittels liefern unter anderem folgende Sachverhalte:

- Es liegt eine Stellungnahme der zuständigen Zulassungsbehörde vor, die das fragliche Rezepturarzneimittel als bedenklich einstuft.
- Die Zulassung eines Fertigarzneimittels, das den zur Rede stehenden Wirk- oder Hilfsstoff enthält, wurde widerrufen oder ruht aufgrund ungeklärter Risiken.
- Es existieren Stellungnahmen einschlägiger Fachkreise (BfArM, AMK, AkdÄ etc.), aus denen Hinweise auf eine Bedenklichkeit des Rezepturarzneimittels hervorgehen.
- In der wissenschaftlichen Fachliteratur wurde über Risiken berichtet, die so schwerwiegend sind (z. B. eindeutige Kanzerogenität), dass sie den Nutzen des Arzneimittels übersteigen.

Die Nutzen-Risiko-Abschätzung ist stets vor dem Hintergrund der verfügbaren therapeutischen Alternativen vorzunehmen. Wirtschaftliche Gesichtspunkte dürfen in diesem Zusammenhang keine Rolle spielen. Bei Zweifeln an der Unbedenklichkeit eines Rezepturarzneimittels können Informationen bei Landesapothekerkammern, Fachgesellschaften, Berufsverbänden oder den zuständigen Behörden eingeholt werden.

Als besonders zweckdienlich für die Beurteilung hat sich die Liste der bedenklichen Ausgangsstoffe und Rezepturen der Arzneimittelkommission der deutschen Apotheker (AMK) erwiesen (◘ Tab. 1.1). Sie orientiert sich am konkreten Informationsbedürfnis der Apotheke und erlangt ihre praktische Relevanz insbesondere durch eine Fokussierung auf jene bedenklichen Substanzen, die sich in historischen, mittlerweile überkommenen Rezepturvorschriften finden bzw. die in der Vergangenheit immer wieder in Rezepturen verordnet wurden. Die Zusammenstellung ist als Negativliste angelegt, d. h. dort aufgeführte Substanzen gelten als bedenklich und dürfen nicht zu Rezepturarzneimitteln verarbeitet werden. Hierbei ist allerdings zu berücksichtigen, dass die Bedenklichkeit einzelner Substanzen auf eine bestimmte Indikation, Applikationsart oder Dosierung beschränkt sein kann, sodass in diesen Fällen leidglich ein partielles, jedoch kein absolutes Verarbeitungsverbot in Rezepturarzneimitteln besteht. Es empfiehlt sich daher, die Liste der AMK im konkreten Einzelfall genau zu lesen und etwaige Sondertatbestände zu prüfen, die eine Anfertigung der verordneten Rezeptur ggf. ausnahmsweise doch erlauben.

Greift das Anfertigungs- und Inverkehrbringungsverbot nach §7 Abs. 1 ApBetrO in Verbindung mit §5 Abs. 1 AMG, muss zwangsläufig auf eine besser geeignete therapeutische Alternative ausgewichen werden. Um es den Apotheken zu ermöglichen, den Arzt bei der Auswahl anderer, nicht bedenklicher Wirk- bzw. Hilfsstoffe zu unterstützen, listet ◘ Tab. 1.1 – ggf. in Abhängigkeit von der Indikation – alternativ einsetzbare Substanzen. Im Allgemeinen ist dabei standardisierten Rezepturen mit identischer bzw. vergleichbarer Indikation den Vorzug zu gegeben, da diese in der Regel nicht nur galenisch erprobt sind, sondern auch ein nachgewiesenermaßen positives Nutzen-Risiko-Verhältnis aufweisen. Existieren keine indikationsgleichen Standardrezepturformeln, kann die Recherche auch von einer in ◘ Tab. 1.1 genannten Wirkstoffalternative ausgehen. In Einzelfällen kann es erforderlich sein, individuell eine galenisch plausible Rezepturformulierung auf Basis eines Ersatzwirkstoffs zu erarbeiten. Möglicherweise stehen aber auch geeignete Fertigarzneimittel als therapeutische Alternative zur Verfügung.

1.3 Rezepturbeispiele

1.3.1 Rezeptur mit bedenklichem Inhaltsstoff als erlaubte Ausnahme

Verordnung

Phenol	5,0 g
Erdnussöl	ad 100,0 g

M. D. S.: Zur Sklerotherapie nach Blanchard! Zu Händen des Arztes!

Im Dezember 1997 veröffentlichte die Arzneimittelkommission der deutschen Apotheker (AMK) eine Information zur Verwendung von Phenol als Arzneimittel. Darin hieß es, Phenol darf „aufgrund fehlender kontrollierter Studien über den Wirkungsnachweis und angesichts des relativ hohen toxikologischen Risikos nicht für therapeutische Zwecke verwendet werden." Im weiteren Verlauf des Textes wurden die problematischen Anwendungsgebiete im Einzelnen aufgeführt. Die Verwendung in Sklerosierungslösungen zur Hämorrhoidenbehandlung wurde hierbei zwar nicht explizit erwähnt, dennoch informierten viele Apotheken proktologisch tätige Ärzte dahingehend, dass die Herstellung solcher Lösungen auf Phenol-Basis nicht mehr möglich sei.

Bei der Sklerotherapie nach Blanchard führt die submucöse Injektion einer Phenollösung proximal der Hämorrhoidenbasis zur Fibrosierung des Gewebes und damit zur Drosselung der blutzuführenden Hämorrhoidalarterien. In der Regel sind 2–3 Behandlungssitzungen bis zur Beschwerdefreiheit notwendig. Vorteile dieser Methode sind die einfache Technik mit geringer Fehlerquote, der rasche Wirkungseintritt sowie eine niedrige Rezidivquote. Nachteile sind der zeitweise auftretende Druckschmerz nach der Injektion sowie die – verglichen mit der Injektion von Polidocanol- oder Ethanol-Zinkchlorid-Lösung (Blond'sches Verfahren) – geringere Wirkdauer.

Da die Proktologen auf das Blanchard'sche Verfahren in Ermangelung besserer Alternativen nicht verzichten wollten, bat die AMK das Bundesinstitut für Arzneimittel und Medizinprodukte (BfArM) um eine Stellungnahme zum Einsatz öliger Phenollösungen in der Sklerotherapie von Hämorrhoidalleiden. Das BfArM schätzt das genotoxische und kanzerogene Risiko von Phenol bei einmaliger Applikation bzw. bei Applikation in längeren Abständen als gering ein. Zugleich weist die Behörde allerdings auf die stark reizenden und nekrotisierenden Effekte der Phenol-Sklerosierungslösung hin, die auch bei einmaliger Anwendung bedeutsam sind, zumal die lokalen oder systemischen Folgen bei intravasaler oder intramuskulärer Fehlapplikation nicht geklärt sind. Insgesamt kommt das BfArM jedoch zu dem Schluss, dass die Anwendung öliger 5%iger Phenollösungen zu Sklerosierung medizinisch vertretbar ist. Unbedingte Voraussetzung ist aber eine individuelle Nutzen-Risiko-Bewertung durch den behandelnden Arzt. Es wird daher empfohlen, den verordnenden Arzt auf die Stellungnahme des BfArM aufmerksam zu machen und unter der Behandlung auftretende, unerwünschte Wirkungen sorgfältig zu dokumentieren.

Obwohl also der Einsatz von Phenol als Wirkstoff zur Anwendung auf Haut und Schleimhaut aufgrund toxikologischer Bedenken in Rezepturen grundsätzlich unzulässig ist, darf die hier diskutierte Phenol-Sklerosierungslösung in der Apotheke wie verordnet hergestellt und abgegeben werden. Sie fällt unter einen Ausnahmetatbestand der AMK-Liste (◘ Tab. 1.1) und unterliegt damit nicht dem Anfertigungsverbot des § 7 Abs. 1 ApBetrO in Verbindung mit § 5 Abs. 1 des Arzneimittelgesetzes (AMG).

1.3.2 Bedenkliche Rezeptur mit Anfertigungsverbot

Verordnung

Phenol	27,27 g
Gereinigtes Wasser	2,73 g
Campher	60,00 g
Ethanol 96 %	ad 100,00 g

M. D. S.: *Zur zahnärztlichen Anwendung bei der Aufbereitung infizierter Wurzelkanäle.*

Die früher häufig zur Zahnwurzelkanalbehandlung verwendete Chlumsky-Lösung ist aufgrund ihres Phenol-Gehalts als bedenklich einzustufen. Eine Aufbereitungsmonographie zu Phenol-Campher-Mischungen für die zahnärztliche Anwendung ist zwar im Gegensatz zu 4-Chlorphenol-Campher-Mischungen nicht veröffentlicht worden, es spricht jedoch alles dafür, dass die Bewertung dieser Mischung ebenso negativ ausfallen muss und die Chlumsky-Lösung als bedenkliches und damit nicht verkehrsfähiges Arzneimittel gem. § 5 AMG anzusehen ist. Auch die Bundeszahnärztekammer teilt diese Einschätzung und hat ihre Mitglieder wiederholt auf die Bedenklichkeit von Phenol (und bestimmten Derivaten) in Dentologika hingewiesen. Ein Ausnahmetatbestand wie in ▸Kap. 1.3.1 ist demnach nicht gegeben. Folglich besteht für diese Rezeptur ein Anfertigungsverbot gem. § 7 Abs. 1 ApBetrO. Die Recherche nach einer Alternativrezeptur ist daher zwingend erforderlich.

Als Alternativen für den zeitweisen Verbleib im Zahnwurzelkanal nennt die Bundeszahnärztekammer Calciumhydroxid-Suspensionen unterschiedlicher Konzentrationen (üblicherweise ab 1,5 %) sowie 2%ige Chlorhexidindigluconat-Lösungen. Bei der vorliegenden Rezeptur soll das Arzneimittel jedoch nicht im Zahnwurzelkanal verbleiben, sondern dieser lediglich im Rahmen der zahnärztlichen Wurzelkanalaufbereitung damit gespült werden. Hierfür eignet sich beispielsweise 2%ige Natriumhypochlorit-Lösung. Da die Zubereitung auf lebendes Gewebe ätzend wirkt, hat der behandelnde Zahnarzt den Kontakt mit Zahnfleisch, Mundschleimhaut, Haut oder Augen unbedingt zu vermeiden.

Optimierte Rezeptur

Natriumhypochlorit-Lösung (3 % Chlor)	63,5 g
Wasser für Injektionszwecke	36,5 g

M. D. S.: *Zur zahnärztlichen Anwendung bei der Aufbereitung infizierter Wurzelkanäle.*

1.4 Arbeitshilfen

◘ Tab. 1.1 enthält eine Liste der bedenklichen Ausgangsstoffe und Rezepturen, wie sie von der Arzneimittelkommission der Deutschen Apotheker (AMK) publiziert wurde. Die aufgeführten therapeutischen Alternativen wurden auf Basis aktueller wissenschaftlicher Literatur recherchiert und unter Berücksichtigung einschlägiger Stellungnahmen anerkannter Fachkreise zusammengestellt. In einigen Fällen sind keine therapeutischen Alternativen genannt, da solche nicht existieren oder keine praktische Relevanz besitzen.

Ein Ausgangsstoff wurde von der AMK in die Liste aufgenommen, wenn folgende Kriterien zutrafen:

- Eine maßgebliche Zulassungsbehörde hat den Stoff oder die Zubereitung als bedenklich eingestuft.
- Die Zulassung eines entsprechenden Fertigarzneimittels wurde widerrufen oder ruht.
- Nach dem aktuellen Stand der Erkenntnisse ist die Anwendung aufgrund von Risiken bedenklich bzw. nicht vertretbar.
- Der Stoff kann realistischerweise in einer Rezeptur für ein Humanarzneimittel vorkommen.

Die Liste der AMK ist keine verbindliche Festlegung, da der AMK die hierfür notwendige rechtliche Legitimation fehlt. Außerdem ist die Bedenklichkeit einer Rezeptur in vielen Fällen nur aufgrund einer individuellen Nutzen-Risiko-Abwägung bezogen auf Indikation, Applikationsart, Dosierung/Konzentration und Kombinationspartner zu beurteilen. Darüber hinaus kann eine Liste der bedenklichen Rezepturausgangsstoffe nie vollständig sein, weil sich der Stand der Wissenschaft laufend ändert und nicht vorausgesehen werden kann, welche Stoffe sich möglicherweise bei einer Spezialindikation als geeignet erweisen oder „welche abwegigen Stoffe einmal im Rahmen der alternativen Medizin rezeptiert werden“ (Zitat AMK 2012). Die Liste beschränkt sich auf Rezepturarzneimittel für den Menschen. Der Vollständigkeit halber sei darauf hingewiesen, dass spagyrische Zubereitungen generell nicht als bedenklich anzusehen sind, da die Drogen bei der Herstellung nach den Vorschriften 25 und 26 des HAB verascht werden.

Bitte beachten Sie

- Aus dem Fehlen von Stoffen in ◘Tab. 1.1 darf nicht geschlossen werden, dass diese unbesehen in Rezepturen verarbeitet werden dürfen!
- Die Bedenklichkeit einzelner Substanzen beschränkt sich auf bestimmte Indikationen, Applikationsarten oder Dosierungen, sodass die Verarbeitung dieser Ausgangsstoffe in Rezepturarzneimitteln außerhalb der genannten Restriktion aus rechtlicher Sicht ggf. möglich ist.
- Geeignete Alternativen können nur vor dem Hintergrund des Indikationsanspruchs der betreffenden Rezeptur ausgewählt werden. Allgemeingültige Empfehlungen sind daher nicht möglich.
- ◘Tab. 1.1 listet keine Ausgangsstoffe, deren Anwendung sich verbietet, weil die pharmazeutische Qualität nicht sichergestellt werden kann.

◘ **Tab. 1.1** Ausgangsstoffe und Rezepturen, die zur Anwendung beim Menschen von der AMK als bedenklich eingestuft werden, mit ggf. geeigneten therapeutischen Alternativen

Rezepturarzneimittel	Risiko	Quellenangabe	Therapeutische Alternativen
Amygdalin	Siehe Mandelonitril		
Aristolochiasäure-haltige Drogen (alle Drogen der Gattungen Aristolochia und Asarum), ausgenommen Homöopathika ab D10	Kanzerogen (multiple Karzinome)	Zulassungswiderruf, DAZ 121 (1981) Heft Nr. 25 Seite IV und 1330	–
Amine, aliphatische	Unvermeidliche Nitrosamin-Bildung	DAZ 127 (1987) Nr. 39 Seite VI)	–
Arnikablüten zum Einnehmen ausgenommen Homöopathika ab D4	Dyspnoe, Tachykardie und Kollaps, Gastroenteritis	z. B. in Lindequist U et al.; Biogene Gifte. 3. Aufl., WVG Stuttgart, 2010	–
Bärenklau	Stark phototoxisch (Furocumarine)	z. B. in Lindequist U et al.; Biogene Gifte. 3. Aufl., WVG Stuttgart, 2010	–
Barbiturate	Siehe Bromide und Barbiturate		
Benzol ausgenommen Homöopathika ab D6	Myelotoxisch, kanzerogen	Whysner J et al. Genotoxicity of benzene and its metabolites. Mutat. Res. 566 (2004), 99–130	**Pedikulozide:** Rezepturen und Fertigarzneimittel mit Permethrin oder anderen Pyrethrin-Wirkstoffen. Zur Behinderung der Atmung von Läusen bzw. Läuseeiern eignen sich Medizinprodukte mit Dimeticon sowie eine Mischung aus 2 Teilen Softisan® 378 und 1 Teil Mittelkettigen Triglyceriden.

Tab. 1.1 Ausgangsstoffe und Rezepturen, die zur Anwendung beim Menschen von der AMK als bedenklich eingestuft werden, mit ggf. geeigneten therapeutischen Alternativen (Fortsetzung)

Rezepturarzneimittel	Risiko	Quellenangabe	Therapeutische Alternativen
Borsäure sowie deren Ester und Salze ausgenommen Mineralwässer und Puffer in Augentropfen, ausgenommen Homöopathika ab D4	Mangelhafte Wirksamkeit, resorptive Vergiftungen	Zulassungswiderruf, DAZ 139 (1999) Heft Nr. 47 Seite 12	**Hautdesinfizientia:** Chlorhexidin- und PVP-Iod-Zubereitungen **Behandlung von Windeldermatitis:** adstringierende Zinkoxid-Zubereitungen, ergänzt durch Hygienemaßnahmen (regelmäßiger Windelwechsel bzw. Verwendung von Papierwindeln) **Mundpflege:** Citronensäure-Glycerol-Zubereitungen **Prophylaxe bzw. Therapie von Mundsoor:** Nystatin-Glycerol-Rezepturen bzw. entsprechende Fertigarzneimittel **Isotonisierungsmittel/pH-Korrigentien:** Bei Ophthalmika ist der Einsatz von Borsäure als Isotonisierungsmittel und pH-Korrigens gestattet, für andere Applikationsorte steht eine Vielzahl geeigneter Isotonisierungsmittel (▸Kap. 14.4.1) und pH-Korrigentien zur Verfügung (▸Kap. 13.4). **Badeotitis-Prophylaxe:** Essigsäure-Ohrentropfen 0,7 %, sowie verschiedene Rezepturen zu Taucher-Ohrentropfen
Bromide und Barbiturate als Sedativum	Kumulative Anreicherung von Bromiden/Barbituraten	Information des BfArM; DAZ 136 (1996) Heft Nr. 51/52 Seite 10	**Sedativa:** Rezepturen mit Midazolam oder Chloralhydrat, Fertigarzneimittel mit Benzodiazepinen
Bufexamac	Kontaktallergien	Zulassungswiderruf, DAZ 150 (2010), Nr. 19, Seite 16	**Neurodermitis und chronische Ekzeme:** Externsteroide und topische Calcineurininhibitoren **Entzündliche Hauterkrankungen:** Topische Glucocorticoide **Antipruriginosa, schwache Adstringentien und/oder Antiinflammatoria:** Polidocanol, Menthol, natürliche und synthetische Gerbstoffe, Ammoniumbituminosulfonat, Zinkoxid, in Ausnahmefällen auch Steinkohlenteer-haltige Externa **Symptomatische Behandlung von Hämorrhoiden:** Lokalanästhetika (z. B. Lidocain), Adstringentia (z. B. Policresulen) oder Antiphlogistika (schwach wirkende Glucocorticoide)
Calomel	Siehe Quecksilber(I)-chlorid		
Cäsiumsalze (in der alternativen Krebstherapie)	Lebensbedrohliche Arrhythmien	WHO Drug Information 23 (2009), Seite 290	–
Chelidonii herba, radix, Chelidonin	Siehe Schöllkraut		

Tab. 1.1 Ausgangsstoffe und Rezepturen, die zur Anwendung beim Menschen von der AMK als bedenklich eingestuft werden, mit ggf. geeigneten therapeutischen Alternativen (Fortsetzung)

Rezepturarzneimittel	Risiko	Quellenangabe	Therapeutische Alternativen
Chloroform	Hepato-, nephrotoxisch, kanzerogen	DAZ 121 (1981) Heft Nr. 51 Seite 2857	**Konservierungsmittel:** p-Hydroxybenzoesäureester und andere rezepturübliche Konservierungsmittel **Inhalationsnarkotika:** Desfluran, Isofluran
Chrom(VI)-Verbindungen	Kanzerogen	Pharm. Ztg. 144 (1999), Seite 800	**Adstringentien:** Silbernitrat, Tannin, Aluminiumacetat, -acetat-tartrat, -chlorid, -kaliumsulfat
Chrysanthemum vulgare	Siehe Rainfarn		
Crotonöl	Stark hautreizend, cokarzinogen	z. B. in Aktories K et al. (Hrsg.). Allgemeine und spezielle Pharmakologie und Toxikologie. 10. Aufl., Urban & Fischer, München, 2009 Glaeser S, Hecker E. Planta Med. 57, Suppl. 2 (1991)	–
Diethanolamin	Siehe Amine, aliphatische		
Epinephrin und seine Salze hochkonzentriert (> 1 ‰) zur Blutstillung im Dentalbereich	Systemische kardiovaskuläre Reaktionen	Zulassungswiderruf, Bundesgesundheitsbl. 30 (1987), Seite 154	**Hämostatika:** Epinephrin ist in 0,01%iger Konzentration zur topischen Anwendung in der HNO-Heilkunde zugelassen, wobei 0,1%ige Fertigarzneimittel auf das Zehnfache verdünnt werden.
Färberginsterkraut	Toxische Chinolizidinalkaloide: Atemlähmung, Kreislaufversagen	Blaschek W et al. (Hrsg.). Hagers Enzyklopädie Band 7. 6. Aufl., Seite 897 ff., WVG Stuttgart, 2007	**Pflanzliche Diuretika:** Birkenblätter, Hauhechelwurzel, Orthosiphonblätter, Echtes Goldrutenkraut
Formaldehyd in Gynäkologika und in Konzentrationen über 0,2 %, ausgenommen zahnärztliche Arzneimittel	Schwere allergische Reaktionen, Kontaktekzeme, Haut- und Schleimhautschäden, kanzerogen	DAZ 126 (1986) Heft 6 Seite VII	**Hautdesinfizientia:** Chlorhexidin und PVP-Iod **Antihidrotika:** Aluminiumchlorid-Hexahydrat-haltige Rezepturen **Schuhdesinfizientia:** Die Schuhdesinfektion mit Formaldehyd-Dampf gilt als wirkungsvoll. Es existieren Anleitungen zu ihrer sicheren Durchführung sowie besser geeignete Fertigprodukte auf Basis von Polihexanid und Didecyldimethylammoniumchlorid.
Furfurol	Kanzerogen	DAZ 137 (1997) Heft Nr. 36 Seite 8	–
Genistae tinctoriae herba	Siehe Färberginsterkraut		
Germanium-Verbindungen ausgenommen Homöopathika ab D4	Nephrotoxisch, myotoxisch, neurotoxisch	DAZ 139 (1999) Heft Nr. 43 Seite 12	–

Tab. 1.1 Ausgangsstoffe und Rezepturen, die zur Anwendung beim Menschen von der AMK als bedenklich eingestuft werden, mit ggf. geeigneten therapeutischen Alternativen (Fortsetzung)

Rezepturarzneimittel	Risiko	Quellenangabe	Therapeutische Alternativen
Heracleum-Arten ausgenommen Homöopathika	Siehe Bärenklau		
Hydrargyrum chloratum	Siehe Quecksilber(I)-chlorid		
Hydrargyrum oxydatum	Siehe Quecksilber(II)-oxid		
Hydrazin	Krampfgift, kanzerogen, neurotoxisch, hepatotoxisch, pneumotoxisch	Hainer MI et al. Fatal hepatorenal failure associated with hydrazine sulfate. Ann. Intern. Med. 133 (2000), 877–880	**Antianorektika:** Die Behandlung von Anorexie bzw. Kachexie richtet sich nach der zugrundeliegenden Ursache.
Immergrünkraut (Vinca minoris herba) ausgenommen Homöopathika ab D2	Verdacht auf Blutbildschäden bei nicht belegter Wirksamkeit	Zulassungswiderruf, DAZ 127 (1987) Heft Nr. 30, Seite VII	–
Jaborandiblätter ausgenommen Homöopathika ab D3	Nicht steuerbare parasympathomimetische Wirkung durch Pilocarpin (Vergiftungen)	z. B. in Lindequist U. et al. Biogene Gifte. 3. Aufl., WVG Stuttgart, 2010	–
Juniperus sabinae	Siehe Sadebaumspitzen		
Kavakava und Kavain ausgenommen Homöopathika ab D4	Hepatotoxisch	Zulassungswiderruf, DAZ 142 (2002) Heft Nr. 25, Seite 12	**Anxiolytika und Sedativa:** Baldrianwurzel, Johanniskraut, ggf. auch Bezodiazepine, Zopiclon oder Zolpidem
Krappwurzel ausgenommen Homöopathika	Kanzerogen	Zulassungswiderruf, DAZ 133 (1993) Heft Nr. 11, Seite 8	–
Laetrile	Siehe Mandelonitril		
Mandelonitril und Mandelonitril-Glykoside (auch Bittermandelwasser DAB 6)	Risiko von Cyanid-Intoxikationen bei mangelnder Wirksamkeit	DAZ 118 (1978) Nr. 30, Seite 1105 und Bulletin Arzneimittelsicherheit 3 (2014) Seite 7–13	–
Naphthalin ausgenommen Homöopathika ab D4	Hämolytische Anämie, Methämoglobinbildung, tödliche Vergiftungen bei Kindern durch Inhalation und topische Anwendung	NTP: Naphthalene. Rep. Carcinog. 12 (2011), 276–278	**Anthelminthika:** Benzimidazolderivate (Albendazol, Tiabendazol, Mebendazol), Pyrantel **Mittel gegen Ektoparasiten und Repellentien:** Permethrin oder andere Pyrethrin-Wirkstoffe
2-Naphthol (auch äußerlich)	Nephrotoxisch	Orjuela MA. Cancer Epidemiol Biomarkers Prev. 21, 7 (2012), 1191–1202	**Warzentherapeutika:** Bei Dornwarzen, vulgären Warzen und bestimmten anderen virusbedingten Hautwarzen kommen konzentrierte Salicylsäure-Rezepturen (ggf. unter Zusatz von Milchsäure oder Dithranol) sowie geeignete Fertigarzneimittel infrage.
Petroleum zum Einnehmen, ausgenommen Homöopathika ab D4	Narkotische Wirkung, Reizung von Haut und Schleimhaut	DAZ 142 (2002) Heft Nr. 49, Seite 14	–

Tab. 1.1 Ausgangsstoffe und Rezepturen, die zur Anwendung beim Menschen von der AMK als bedenklich eingestuft werden, mit ggf. geeigneten therapeutischen Alternativen (Fortsetzung)

Rezepturarzneimittel	Risiko	Quellenangabe	Therapeutische Alternativen
Phenacetin als Wirkstoff	Nephrotoxisch	DAZ 137 (1997) Heft Nr. 23, Seite 10	**Analgetika:** Andere NSAIDs wie Paracetamol, ASS oder Ibuprofen
Phenol zur Anwendung auf Haut und Mundschleimhaut, ausgenommen Spezialanwendungen, bei denen Phenol jeweils nur einmal beziehungsweise in geringer Menge angewendet wird (Sklerosierung, Peeling, Nagelextraktion), ausgenommen Homöopathika	Methämoglobinbildung, Krampfgift, Reizung von Haut und Schleimhäuten	Negativmonographie, DAZ 137 (1997) Heft Nr. 49, Seite 12 und 142	**Dentologika:** Als Einlagen zum zeitweisen Verbleib im Zahnwurzelkanal eignen sich Calciumhydroxid-Suspensionen sowie 2%ige Chlorhexidindigluconat-Lösungen. Bei der Wurzelkanalaufbereitung durch den Zahnarzt können Natriumhypochlorit-Lösungen als desinfizierende Spülung zum Einsatz kommen. **Sklerosierung von Hämorrhoiden:** Der Einsatz öliger Phenollösung gilt als medizinisch vertretbar. Als Rezepturalternative kommen Chinindihydrochlorid- bzw. Ethanolhaltige Zinkchlorid-Sklerosierungslösung in Frage, sowie das Fertigarzneimittel Aethoxysklerol®. **Chemopeeling:** Glycolsäure, Zinkchlorid, Trichloressigsäure **Kaustika zur Nagelmatrixverödung:** Natriumhydroxid-Lösung 10 %, vor allem aber Trichloressigsäure 1000 mg/ml, der Einsatz von Phenol in dieser Indikation ist nicht grundsätzlich verboten. **Hautdesinfizientia:** Chlorhexidin oder PVP-Iod **Antipruriginosa:** Levomenthol oder eine Kombination aus Lidocain und Levomenthol; Fertigarzneimittel mit Antihistaminika wie Dimetindenmaleat oder Bamipin
Pilocarpus	Siehe Jaborandiblätter		
Piper methysticum	Siehe Kavakava		
Pyrrolizidinalkaloidhaltige Drogen (Alkanna, Anchusa, Borago, Brachyglottis, Cineraria, Cynoglossi herba, Erechthites, Eupatorium außer E. perfoliatum, Heliotropium, Lithospermum, Petasitidis folium, Senecionis herba, Tussilago farfara außer Blättern)	Hepatotoxisch, kanzerogen	Zulassungswiderruf, DAZ 132 (1992) Heft Nr. 26 Seite VI/Heft Nr. 32, Seite VI	–

Tab. 1.1 Ausgangsstoffe und Rezepturen, die zur Anwendung beim Menschen von der AMK als bedenklich eingestuft werden, mit ggf. geeigneten therapeutischen Alternativen (Fortsetzung)

Rezepturarzneimittel	Risiko	Quellenangabe	Therapeutische Alternativen
Pyrrolizidinalkaloid-haltige Drogen wenn nicht sichergestellt ist, dass die Grenzwerte für Pyrrolizidinalkaloide mit 1,2-ungesättigtem Necingerüst eingehalten werden: ▪ Farfarae folium: 1 µg/Tagesdosis (innerlich) ▪ Symphyti herba/folium, radix: 100 µg/Tagesdosis (nur äußerlich) ▪ Petasitidis rhizoma: 1 µg/Tagesdosis (innerlich)	Hepatotoxisch, kanzerogen	Stufenplanmaßnahme Pharm. Ztg. 146 (2001), Seite 2390	**Expektorantien:** Ambroxol, Guaifenesin, Efeu- und Pelargoniumextrakte, ggf. auch Ammoniumchlorid-haltige Rezepturen **Mittel gegen Gelenk- und Muskelschmerzen:** zugelassene Symphyti herba/folium, radix-haltige Fertigarzneimittel zur topischen Anwendung
Quecksilber(I)-chlorid ausgenommen Homöopathika ab D4	Mutagen, teratogen, nephrotoxisch, neurotoxisch	Negativmonographie, DAZ 137 (1997) Heft Nr. 51/52, Seite 10	**Pedikulozide:** Rezepturen und Fertigarzneimittel mit Permethrin oder anderen Pyrethrin-Wirkstoffen. Zur Behinderung der Atmung von Läusen bzw. Läuseeiern eignen sich Medizinprodukte mit Dimeticon sowie eine Mischung aus 2 Teilen Softisan® 378 und 1 Teil Mittelkettigen Triglyceriden. **Desinfektionsmittel:** Nach den Grundsätzen des Verbunds für Angewandte Hygiene (VAH) geprüfte Desinfektionsmittel **Topische Antibiotika:** Fusidinsäure, Tetracyclin, Mupirocin
Quecksilber(II)-oxid ausgenommen Homöopathika ab D4	Mutagen, teratogen, nephrotoxisch, neurotoxisch	Negativmonographie, DAZ 137 (1997) Heft Nr. 51/52, Seite 10	**Pedikulozide:** Rezepturen und Fertigarzneimittel mit Permethrin oder anderen Pyrethrin-Wirkstoffen. Zur Behinderung der Atmung von Läusen bzw. Läuseeiern eignen sich Medizinprodukte mit Dimeticon sowie eine Mischung aus 2 Teilen Softisan® 378 und 1 Teil Mittelkettigen Triglyceriden. **Desinfektionsmittel:** Nach den Grundsätzen des Verbunds für Angewandte Hygiene (VAH) geprüfte Desinfektionsmittel **Topische Antibiotika:** Fusidinsäure, Tetracyclin, Mupirocin
Rainfarnkraut, Rainfarnblüten, Rainfarnöl zum Einnehmen, ausgenommen Homöopathika	Stark neurotoxisch durch Thujon, nicht belegte Wirksamkeit	Negativmonographie, siehe Pharm. Ztg. 139 (1994), Seite 154	–
Rubia tinctorum radix	Siehe Krappwurzel		

Tab. 1.1 Ausgangsstoffe und Rezepturen, die zur Anwendung beim Menschen von der AMK als bedenklich eingestuft werden, mit ggf. geeigneten therapeutischen Alternativen (Fortsetzung)

Rezepturarzneimittel	Risiko	Quellenangabe	Therapeutische Alternativen
Sadebaumspitzen (Juniperus sabinae) ausgenommen zur externen Anwendung, ausgenommen Homöopathika ab D4	Schwere Vergiftungen nach Einnahme als Abortivum	Z. B. in Lindequist U. et al. Biogene Gifte. 3. Aufl., WVG, Stuttgart, 2010	–
Schlankheitsrezepturen mit mehreren stark wirksamen Bestandteilen wie Appetitzüglern, Diuretika, Schilddrüsenhormonen oder Antidiabetika	Unkalkulierbare Effekte, Todesfälle durch derartige Rezepturen	DAZ 135 (1995) Heft Nr. 30, Seite 6/8	–
Schöllkraut wenn eine Tageshöchstdosis von 2,5 mg Gesamtalkaloiden, berechnet als Chelidonin, nicht gewährleistet ist	Hepatotoxisch	Zulassungswiderruf, DAZ. Nr. 16 (2008), Seite 12	**Warzentherapeutika:** Rezepturen und Fertigarzneimittel mit Fluorouracil oder Dithranol (ggf. in Kombination mit Salicylsäure)
Triethanolamin	Siehe Amine, aliphatische		
Vinca minoris herba	Siehe Immergrünkraut		
Vitamin B_{17}	Siehe Mandelonitril		

(Stand: Mai/Juni 2015)

Weiterführende Literatur

Arzneimittelkommission der Deutschen Apotheker (AMK), Information der AMK über „Bedenkliche Rezepturarzneimittel" Stand: August 2012. Berlin 2012

Arzneimittelkommission der Deutschen Apotheker (AMK), Information der AMK über „Bedenkliche Rezepturarzneimittel" Stand: Mai/Juni 2015. Berlin 2015

Arzneimittelkommission der Deutschen Apotheker (AMK), Wichtige Mitteilunge zu Phenol-haltigen Sklerosierungslösungen. Deutsche Apotheker Zeitung 50/1998. Seite 14 f. Deutscher Apotheker Verlag, Stuttgart 1998

Bauer KH, Frömming KH, Führer C. Pharmazeutische Technologie. 9. Aufl., Deutscher Apotheker Verlag, Stuttgart 2012

Bundeszahnärztekammer und Kassenzahnärztliche Bundesvereinigung. Informationen über zahnärztliche Arzneimittel. 2. Ausgabe 2015

Cyran W (Begr.), Rotta C (Hrsg.). Apothekenbetriebsordnung Kommentar. Deutscher Apotheker Verlag, Stuttgart 2018

Deutscher Arzneimittel Codex (DAC) inkl. Neues Rezeptur-Formularium (NRF). Avoxa – Mediengruppe Deutscher Apotheker GmbH, Eschborn 2017

Deutsches Arzneibuch 2017, Amtliche Ausgabe. Deutscher Apotheker Verlag, Stuttgart 2017

Europäisches Arzneibuch, Amtliche deutsche Ausgabe (einschl. aller Nachträge bis 9.1). Deutscher Apotheker Verlag, Stuttgart 2018

Garbe C, Reimann H. Dermatologische Rezepturen, 2. Aufl., Georg Thieme Verlag, Stuttgart 2005

Gesellschaft für Dermopharmazie. Leitlinien zur dermatologischen Rezeptur. http://www.gd-online.de/german/persoenlich/leitvorstand.htm

Hunnius C, Ammon HPT. Hunnius Pharmazeutisches Wörterbuch. 10. Aufl., Walter de Gruyter, Berlin – New York 2010

Kirsch, J. Phenol-Rezeptur in der Sklerotherapie des Hämorrhoidalleidens. Coloproctology 1/1999. Seite 1–3. Springer-Verlag, Berlin Heidelberg 1999

Thoma K (Begr.), Daniels R (Bearb.). Apothekenrezeptur und -defektur. 6. Aktualisierungslieferung, Deutscher Apotheker Verlag, Stuttgart 2014

Ziegler AS. aporello Hilfsstoffe in der Rezeptur. Deutscher Apotheker Verlag, Stuttgart 2015

Ziegler AS. aporello Wirkstoffe in der Rezeptur, 2. Aufl., Deutscher Apotheker Verlag, Stuttgart 2015

Ziegler AS. Plausibilitäts-Check Rezeptur, 4. Aufl., Deutscher Apotheker Verlag, Stuttgart 2017

2 Obsolete, aber nicht bedenkliche Ausgangsstoffe und Rezepturen

Andreas S. Ziegler

Immer wieder verordnen Ärzte obsolete Wirkstoffe, die zwar nicht als bedenklich eingestuft sind, deren Wirksamkeit jedoch unzureichend belegt ist oder für die bessere Alternativen zur Verfügung stehen. Der Apotheke obliegt eine Aufklärungspflicht, um gemeinsam mit dem Arzt, nach patientenindividueller Risikoabschätzung, mögliche Alternativen zu erörtern.

2.1 Grundproblem

Zahlreiche, vor einigen Jahrzehnten aktuelle Rezepturvorschriften sind mittlerweile in die Jahre gekommen. Ärzte verordnen sie zum Teil noch immer, obwohl sie nach aktuellem, wissenschaftlichem Erkenntnisstand veraltet oder umstritten sind. Aus Gewohnheit werden dabei auch immer wieder Wirkstoffe rezeptiert, deren Wirksamkeit unzureichend belegt ist oder für die eigentlich bessere Alternativen zur Verfügung stehen. Sie gelten damit als obsolet (überholt, veraltet, ungebräuchlich, überflüssig). Anders als bei bedenklichen Wirkstoffen (▸ Kap. 1), gilt für obsolete Substanzen kein grundsätzliches Verarbeitungsverbot. Ferner ist zu berücksichtigen, dass die Einstufung eines Arzneistoffs als obsolet stets die Gesamtbevölkerung betrachtet. Im Einzelfall kann der Arzt daher in Kenntnis der grundsätzlichen Vorbehalte eine individuelle Nutzen-Risiko-Bewertung vornehmen. Kommt er zu dem Urteil, dass das Risiko aus seiner Sicht vertretbar erscheint und der Nutzen für den konkreten Patienten überwiegt, so kann die Rezeptur im Ausnahmefall hergestellt und abgegeben werden. Dies sollte jedoch ausschließlich nach einer dokumentierten Rücksprache mit dem verordnenden Arzt erfolgen. Der Apotheke obliegt eine Aufklärungspflicht, bei deren Wahrnehmung Fingerspitzengefühl gefragt ist. Im Gespräch mit dem Arzt sollten therapeutische Alternativen gemeinsam erörtert werden, wobei der Apotheke die Aufgabe zukommt, herstellungstechnisch plausible Alternativrezepturen vorzuschlagen. Eine Herstellung bzw. Abgabe obsoleter Rezepturen ohne ärztliche Verordnung ist nicht zulässig.

2.2 Allgemeine Handlungsempfehlung

Wurde eine obsolete Rezeptur verordnet, sollten in einem Gespräch mit dem Arzt zunächst therapeutische Alternativen proponiert und diskutiert werden. Bei der Recherche nach geeigneten Ersatzrezepturen empfiehlt es sich auf standardisierte Rezeptursammlungen zurückzugreifen, die erprobte, therapeutisch sinnvolle und über den Anwendungszeitraum galenisch stabile Rezepturen enthalten. Häufig sind in den einschlägigen Monographiesammlungen auch konkrete Indikationen und Anwendungshinweise angegeben, was eine Suche aus der Perspektive des therapeutischen Ziels deutlich erleichtert. Sollten keine standardisierten Rezepturen mit identischer Indikation zur Verfügung stehen, kann die Suche auch ausgehend von einer in ◻ Tab. 2.1 genannten Wirkstoffalternative erfolgen und im zweiten Schritt geprüft werden, inwieweit damit das individuell angestrebte Therapieziel erreicht werden kann.

Besteht der Arzt dennoch auf der Verordnung eines obsoleten Wirkstoffs, erscheint die Abgabe unter den folgenden Rahmenbedingungen ausnahmsweise möglich:

- Der Arzt muss über den Sachstand betreffend der Anwendung eines obsoleten Wirkstoffs in der Humanmedizin informiert worden sein. (Dokumentation!)
- Der Arzt muss eine klare Gebrauchsanweisung (nicht nur die Art der Anwendung) mit zeitlicher Begrenzung vorgeben.
- Der Arzt muss wissen, dass er einen individuellen Heilversuch vornimmt. Der Patient sollte – vom Arzt und möglichst schriftlich – hierüber aufgeklärt worden sein.
- Der Arzt sollte eine schriftliche Begründung für seine individuelle Nutzen-Risiko-Beurteilung geben, die auch in der Apotheke dokumentiert wird.

2.3 Rezepturbeispiel

Verordnung

Resorcin	0,5 g
Salicylsäure	1,0 g
Rizinusöl	1,0 g
Ethanol	ad 100,0 g

M. D. S.: Hautspiritus zur äußerlichen Anwendung. 1- bis 3-mal wöchentlich über Nacht auf die behaarte Kopfhaut auftragen und morgens auswaschen.

Für Resorcin existiert eine Negativmonographie, die durch eine nicht ausreichend belegte Wirksamkeit bei vorhandenen Risiken begründet wird. Aufgrund der leichten Resorbierbarkeit des Wirkstoffs sind – insbesondere bei großflächiger Anwendung in relativ hoher Konzentration und bei vorgeschädigter Haut – systemische Intoxikationen zu befürchten. Bei Säuglingen wurden vereinzelt sogar Todesfälle beschrieben. Ferner sind Hautirritationen bekannt, die bei sehr hohen Konzentrationen bis zur Nekrose führen können. Auf der anderen Seite ist die keratolytische und antiseptische Wirkung von Resorcin eher gering, so dass in Abhängigkeit von der beanspruchten Indikation besser geeignete Rezepturalternativen zur Verfügung stehen. Aus heutiger Sicht sollte Resorcin daher nicht mehr in Rezepturarzneimitteln verarbeitet werden. Konsequenterweise sind früher im NRF enthaltene Resorcin-haltige Rezepturvorschriften mittlerweile entfallen.

Zwar lässt sich weder aus der Aufbereitungsmonographie, noch aus der zur Verfügung stehenden wissenschaftlichen Fachliteratur eine Bedenklichkeit im Sinne des §5 AMG herleiten, sodass kein grundsätzliches Anfertigungsverbot besteht, um den Patienten vor einer unnötigen Gefährdung zu schützen, sollte jedoch – wann immer möglich – auf Alternativen mit einem besseren Nutzen-Risiko-Verhältnis ausgewichen werden.

In Abhängigkeit von der beanspruchten Indikation stehen für Resorcin insbesondere folgende Alternativen zur Verfügung:

- Als Antiseptikum:
  - Chlorhexidindigluconat
  - Octenidinhydrochlorid
  - Salicylsäure
  - Triclosan
- Als Keratolytikum:
  - Salicylsäure
  - Fruchtsäuren

In Kombination mit anderen Wirkstoffen für dieselbe Indikation kann Resorcin, angesichts der geringen antiseptischen und keratolytischen Effekte, meist ersatzlos gestrichen werden.

Bei der Suche nach einer zeitgemäßen Alternative zur verordneten Resorcin-haltigen Rezeptur auf Basis der vorgenannten Wirkstoffe, findet man im NRF einen fettenden Salicylsäure-Hautspiritus, der insbesondere bei Kopfschuppung – und damit exakt in der gewünschten Indikation – als Keratolytikum eingesetzt wird. Als Lösungsmittel dient, wie bei der verordneten Ausgangsrezeptur, ein Alkohol-Wasser-Gemisch. Auch dem Ziel der Rückfettung wird Rechnung getragen, allerdings wird das Rizinusöl durch Octyldodecanol ersetzt. Sollte die fettende Wirkung der NRF-Rezeptur zu stark sein, kann der Anteil der Lipidkomponente reduziert werden. Die Monographie beschreibt Zubereitungen mit Salicylsäuregehalten zwischen 1 % und 5 %. Hier ist gemeinsam mit dem verschreibenden Arzt abzuwägen, welche Konzentration dem therapeutischen Ziel der Ausgangsrezeptur am ehesten gerecht wird. Im diesem Fall wurde der Wegfall des Resorcins durch eine, im Vergleich zur ursprünglichen Verordnung, geringfügige Erhöhung der Salicylsäure kompensiert.

Optimierte Rezeptur

Fettender Salicylsäure-Hautspiritus 2 % (NRF 11.45.)

Salicylsäure	2,0 g
Octyldodecanol	18,6 g
2-Propanol	68,6 g
Gereinigtes Wasser	ad 100,0 g

M. D. S.: Hautspiritus zur äußerlichen Anwendung. 1- bis 2-mal täglich auf die Kopfhaut aufgetragen.

2.4 Arbeitshilfen

Die nachfolgende Liste enthält Substanzen, die von der Niederländischen Arbeitsgruppe Dermatotherapie (Nederlandse Werkgroep Dermatotherapie) als obsolet eingestuft wurden. Neben den Gründen, warum die einzelnen Wirkstoffe in den genannten Indikationen nicht mehr verordnet werden sollten, sind auch in Frage kommende Alternativen angegeben.

Bitte beachten Sie

- Geeignete Alternativen können nur vor dem Hintergrund des Indikationsanspruchs der betreffenden Rezeptur ausgewählt werden. Allgemeingültige Empfehlungen sind daher nicht möglich.
- Die Liste bezieht sich auf Dermatika. Die Aufnahme eines Stoffes bedeutet nicht zwangsläufig, dass dieser für nicht-dermale Applikationsarten ebenfalls als obsolet einzustufen ist.

Tab. 2.1 Für die dermale Applikation als obsolet angesehene Wirkstoffe und ihre Alternativen

Anwendung	Grund für die Obsoleszenz	Alternativen
Anthrarobin		
Anthrarobin wurde bei Pilzinfektionen eingesetzt. Es war ein Bestandteil der Arning'schen Lösung.	Die Wirksamkeit bei Pilzinfektionen ist nicht dokumentiert.	**Antimykotika:** Imidazole wie Clotrimazol, Ketoconazol, Miconazol, Econazol, Isoconazol Ciclopiroxolamin als Lokalantimykotikum
Bacitracin		
Bacitracin ist ein Polypeptid-Antibiotikum und wurde bei infizierten Wunden oder Ekzemen eingesetzt.	Bacitracin hat ein begrenztes Wirkungsspektrum und ist nur gegen grampositive Bakterien wirksam. Aufgrund seines engen Wirkspektrums wurde es auch mit Neomycin kombiniert. Zu Bacitracin und der Kombination mit Neomycin sind häufig Überempfindlichkeitsreaktionen berichtet worden.	**Topische Antibiotika[1]:** Fusidinsäure, Mupirocin **Hautdesinfizientia:** Octenidin, Chlorhexidin oder PVP-Jod
Benzocain		
Benzocain wurde als Oberflächenanästhetikum auf Haut und Schleimhäuten sowie bei Juckreiz und Hämorrhoiden eingesetzt.	Es wurden regelmäßig Überempfindlichkeitsreaktionen beschrieben.	**Lokale Oberflächenanästhetika:** Lidocain zur Anwendung auf Schleimhäuten oder die Kombination von Lidocain und Prilocain zur Anwendung auf der Haut. **Antipruriginosa:** Polidocanol, Levomenthol oder eine Kombination von Lidocain und Levomenthol, Fertigarzneimittel mit Antihistaminika wie Dimetindenmaleat oder Bamipin
Bismutsalze		
Bismutsubgallat und Bismutsubnitrat wurden bei Wunden, Syphilis, Entzündungen der Eichel und Hämorrhoiden angewendet.	Als Schwermetall belastet Bismut die Umwelt. Auf Wunden fördert Bismut die Narbenbildung.	**Adstringentien:** Zinkoxid oder Zinksulfat für die Behandlung von Hämorrhoiden
Chloramphenicol		
Chloramphenicol wurde bei bakteriellen Infektionen der Haut verwendet.	Chloramphenicol kann bei lokaler Anwendung Kontaktallergien auslösen. Nach oraler Verabreichung wurden irreversible Knochenmarksdepressionen beschrieben. Ob Chloramphenicol bei dermaler Applikation ebenfalls Knochenmarkdepressionen verursacht ist nicht bekannt.	**Topische Antibiotika[1]:** Fusidinsäure, Mupirocin **Hautdesinfizientia:** Octenidin, Chlorhexidin oder PVP-Jod
Clioquinol		
Clioquinol wurde bei Bakterien- oder Pilzinfektionen eingesetzt.	Clioquinol ist gegen grampositive Bakterien und Pilze nur schwach wirksam. Die Substanz führt häufig zu Überempfindlichkeitsreaktionen. Von der Anwendung bei Säuglingen und Kleinkindern wird abgeraten (Resorptionsgefahr – Neurotoxizität).	**Topische Antibiotika[1]:** Fusidinsäure, Mupirocin **Hautdesinfizientia:** Octenidin, Chlorhexidin oder PVP-Jod **Antimykotika:** Imidazole wie Clotrimazol, Ketoconazol, Miconazol, Econazol, Isoconazol Ciclopiroxolamin als Lokalantimykotikum

[1] Die lokale/topische Antibiotika-Gabe gilt aufgrund von Wundheilungsstörungen und Sensibilisierungsreaktionen bis auf wenige Ausnahmen als überholt. Um Resistenzentwicklung vorzubeugen, sollte sie – falls nicht durch Antiseptika ersetzbar – möglichst kurzzeitig eingesetzt werden (▶ Kap. 8.1.3).

Tab. 2.1 Für die dermale Applikation als obsolet angesehene Wirkstoffe und ihre Alternativen (Fortsetzung)

Anwendung	Grund für die Obsoleszenz	Alternativen
Gentamicin		
Gentamicin ist ein Breitbandantibiotikum aus der Gruppe der Aminoglykoside. Es wurde insbesondere bei mit Pseudomonas infizierten Hautgeschwüren eingesetzt.	Aminoglykoside auf der Haut führen häufig zu Resistenzbildung und Überempfindlichkeitsreaktionen. Außerdem besteht die Gefahr der Kreuzsensibilisierung und Kreuzresistenz mit anderen Aminoglykosiden. Gentamicin dient weiterhin als Reserveantibiotikum für die systemische Anwendung.	**Topische Antibiotika[1]:** Fusidinsäure, Mupirocin **Hautdesinfizientia:** Octenidin, Chlorhexidin oder PVP-Jod
Gramicidin		
Gramicidin ist ein Polypeptid-Antibiotikum. Siehe Bacitracin.		
Heparin		
Heparin wurde bei der Behandlung von Thrombosen, Sportverletzungen, Prellungen und Zerrungen eingesetzt.	Die Wirkung von Heparin durch Aufnahme über die Haut wurde nicht klinisch nachgewiesen.	Es stehen keine lokal wirksamen Alternativen zur Verfügung.
11-α-Hydroxyprogesteron		
11-α-Hydroxyprogesteron wurde bei androgenetischer Alopezie eingesetzt.	Die Wirksamkeit von 11-α-Hydroxyprogesteron bei androgenetischer Alopezie ist nicht nachgewiesen.	**Lokalbehandlung androgenetischer Alopezie:** Minoxidil, 17α-Estradiol
Kupfersulfat		
Kupfersulfat wurde als Adstringens oder als Desinfektionsmittel verwendet. Er war Bestandteil der Dalibour-Lösung.	Es gibt bessere pharmakotherapeutische Alternativen für den Einsatz als Desinfektionsmittel oder Adstringens. **Cave:** Weiterhin werden 1%ige Kupfersulfat-Lösungen als Gegenmittel für Phosphorverbrennungen der Haut verwendet. Der reaktive Phosphor wird dabei in Kupferphosphide umgewandelt.	**Hautdesinfizientia:** Octenidin, Chlorhexidin oder PVP-Jod **Adstringentien:** Silbernitrat, Aluminiumacetat, -acetat-tartrat, -chlorid, -kaliumsulfat, Tannine
Milchsäure		
Milchsäure wurde zur Behandlung von trockener Haut, Ichthyosis und zur Verhinderung der Hautalterung eingesetzt.	Die Wirksamkeit von Milchsäure bei diesen Indikationen ist nicht ausreichend belegt. **Cave:** Bei bestimmten virusbedingten Warzen kommt Milchsäure weiterhin zum Einsatz.	**Behandlung von trockener Haut, Ichthyosis und Hautalterung:** Harnstoff (ggf. Glycerol und Natriumchlorid als Moisturizer)
Perubalsam		
Perubalsam wurde, eingearbeitet in gelbe Vaseline, zur Behandlung von Wunden, Ekzemen, Scabies, rissiger Haut und Frostbeulen an den Händen eingesetzt.	Die Wirksamkeit von Perubalsam ist nicht erwiesen. Darüber hinaus verursacht Perubalsam häufig Überempfindlichkeitsreaktionen.	**Ekzemtherapeutika:** Corticosteroide **Antiscabiosa:** Permethrin oder Benzylbenzoat **Behandlung rissiger Haut:** Okklusive Pflasterverbände

[1] Die lokale/topische Antibiotika-Gabe gilt aufgrund von Wundheilungsstörungen und Sensibilisierungsreaktionen bis auf wenige Ausnahmen als überholt. Um Resistenzentwicklung vorzubeugen, sollte sie – falls nicht durch Antiseptika ersetzbar – möglichst kurzzeitig eingesetzt werden (▶ Kap. 8.1.3).

Tab. 2.1 Für die dermale Applikation als obsolet angesehene Wirkstoffe und ihre Alternativen (Fortsetzung)

Anwendung	Grund für die Obsoleszenz	Alternativen
Podophyllin		
Podophyllin wurde zur klinischen Behandlung von, durch humanen Papillomvirus-induzierten Feigwarzen (Condylomata acuminata) eingesetzt. Mittlerweile wird der Wirkstoff nur noch eingeschränkt klinisch verwendet.	Es stehen zugelassene Produkte zur Verfügung, die die Herstellung in der Apotheke überflüssig machen.	**Behandlung von Feigwarzen:** Zugelassene Fertigarzneimittel mit Podophyllotoxin oder Imiquimod
Progesteron		
Progesteron wurde manchmal zur äußeren Anwendung bei Lichen sclerosus und androgenetischer Alopezie verschrieben.	Die Wirksamkeit bei den genannten Indikationen ist nicht nachgewiesen.	**Behandlung von vulvärem Lichen sclerosus:** Corticosteroide (Klasse III oder IV). Ggf. Off-Label-Use von Calcineurininhibitoren (Tacrolimus, Pimecrolimus) **Lokalbehandlung androgenetischer Alopezie:** Minoxidil, 17α-Estradiol
Promethazinhydrochlorid		
Promethazinhydrochlorid wurde bei der topischen Behandlung von Juckreiz, sowie bei Insekten- und Quallenstichen eingesetzt.	Promethazinhydrochlorid verursacht häufig Überempfindlichkeitsreaktionen.	**Antipruriginosa:** Polidocanol, Levomenthol oder eine Kombination von Lidocain und Levomenthol, Fertigarzneimittel mit Antihistaminika wie Dimetindenmaleat oder Bamipin
Resorcin		
Resorcin wurde bei Akne und in verdünnter Lösung als Handbad bei vesikulärem Handekzem eingesetzt. In der Vergangenheit wurde es auch als Antimykotikum verwendet.	Die Wirksamkeit von Resorcin bei Akne ist nicht nachgewiesen. Darüber hinaus wirkt Resorcin bei großflächiger Anwendung in hohen Konzentrationen toxisch. Bei längerer Anwendung von großen Mengen können systemische Nebenwirkungen, wie Hypothyreose und Methämoglobinämie auftreten. **Cave:** Bei der Behandlung von Acne inversa wird Resorcin in 15%iger Konzentration weiterhin eingesetzt.	**Aknetherapeutika:** Benzoylperoxid oder Tretinoin; Clindamycin bei Akne vulgaris in Kombipräparaten, die Resistenzen verhindern, bei Akne inversa als Rezepturarzneimittel
Sulfonamide		
Sulfonamide wurden bei bakteriellen Infektionen der Haut und als lokale Desinfektionsmittel eingesetzt. Von den Sulfonamiden hat lediglich Silbersulfadiazin noch einen Stellenwert bei der Behandlung von Verbrennungen.	Sulfonamide (außer Silbersulfadiazin) führen bei lokaler Anwendung häufig zu Überempfindlichkeitsreaktionen.	**Topische Antibiotika**[1]**:** Fusidinsäure, Mupirocin **Hautdesinfizientia:** Octenidin, Chlorhexidin oder PVP-Jod
Testosteronpropionat		
Testosteronpropionat wurde eingesetzt bei Lichen sclerosus und anderen Arten vulvärer Dystrophien.	Die Wirksamkeit von Testosteronpropionat bei diesen Indikationen ist nicht nachgewiesen. Es können Virilisierung und andere androgene Nebenwirkungen auftreten.	**Behandlung von Lichen sclerosus:** Corticosteroide (Klasse III oder IV)

[1] Die lokale/topische Antibiotika-Gabe gilt aufgrund von Wundheilungsstörungen und Sensibilisierungsreaktionen bis auf wenige Ausnahmen als überholt. Um Resistenzentwicklung vorzubeugen, sollte sie – falls nicht durch Antiseptika ersetzbar – möglichst kurzzeitig eingesetzt werden (▶ Kap. 8.1.3).

2

Tab. 2.1 Für die dermale Applikation als obsolet angesehene Wirkstoffe und ihre Alternativen (Fortsetzung)

Anwendung	Grund für die Obsoleszenz	Alternativen
Tripelennaminhydrochlorid		
Tripelennaminhydrochlorid wurde bei der topischen Behandlung von Juckreiz, sowie bei Insekten- und Quallenstichen eingesetzt.	Die kutane Anwendung von Tripelennaminhydrochlorid verursacht häufig Überempfindlichkeitsreaktionen.	**Antipruriginosa:** Polidocanol, Levomenthol oder eine Kombination von Lidocain und Levomenthol, Fertigarzneimittel mit Antihistaminika wie Dimetindenmaleat oder Bamipin
Undecylensäure		
Undecylensäure wurde, in Kombination mit Zinkundecylenat, zur Behandlung von Fußpilz eingesetzt.	Undecylensäure ist unzureichend wirksam.	**Antimykotika:** Imidazole wie Clotrimazol, Ketoconazol, Miconazol, Econazol, Isoconazol Ciclopiroxolamin als Lokalantimykotikum
Silbernitrat		
Silbernitrat wurde zur Wunddesinfektion eingesetzt.	Es existieren sicherere Alternativen für die Wunddesinfektion. **Cave:** Silbernitrat wird weiterhin als Ätzmittel (Causticum) bei der Entfernung von Hypergranulationen (Keloiden) eingesetzt. Hierfür sind Silbernitrat-Stifte im Handel (Höllenstein).	**Hautdesinfizientia:** Octenidin, Chlorhexidin oder PVP-Jod. Für Wunden, die mit Pseudomonaden infiziert sind, kann eine 1%ige Essigsäure-Lösung in sterilem Wasser eingesetzt werden.
Schwefel		
Schwefel wurde bei Impetigo, Rosazea und Akne eingesetzt.	Die Wirkung von Schwefel bei diesen Indikationen ist nicht nachgewiesen. Außerdem können hohe Konzentrationen (> 10 %) zu Hautirritationen führen und unangenehmen Schwefelgeruch verursachen.	**Lokale, antibakterielle Impetigo-Behandlung[1]:** Fusidinsäure; Mupirocin ist der Behandlung von MRSA-Trägern vorbehalten. **Aknetherapeutika:** Benzoylperoxid oder Tretinoin; Clindamycin bei Akne vulgaris in Kombipräparaten, die Resistenzen verhindern, bei Akne inversa als Rezepturarzneimittel **Rosazea-Behandlung:** Metronidazol oder Azelainsäure. Ggf. auch Permethrin oder Ivermectin.

[1] Die lokale/topische Antibiotika-Gabe gilt aufgrund von Wundheilungsstörungen und Sensibilisierungsreaktionen bis auf wenige Ausnahmen als überholt. Um Resistenzentwicklung vorzubeugen, sollte sie – falls nicht durch Antiseptika ersetzbar – möglichst kurzzeitig eingesetzt werden (▶ Kap. 8.1.3).

Weiterführende Literatur

Bergner A. Praxishilfe Rezeptur. Deutscher Apotheker Verlag, Stuttgart 2015

Cyran W (Begr.), Rotta C (Hrsg.). Apothekenbetriebsordnung Kommentar. Deutscher Apotheker Verlag, Stuttgart 2018

Deutscher Arzneimittel Codex (DAC) inkl. Neues Rezeptur-Formularium (NRF). Avoxa – Mediengruppe Deutscher Apotheker GmbH, Eschborn 2017

Deutscher Arzneimittel Codex (DAC) inkl. Neues Rezeptur-Formularium (NRF). Rezepturhinweis Resorcin Stand 01.10.2008. Avoxa – Mediengruppe Deutscher Apotheker GmbH, Eschborn 2008

Deutsches Arzneibuch 2017, Amtliche Ausgabe. Deutscher Apotheker Verlag, Stuttgart 2017

Eifler-Bollen R et al. Qualität von Rezepturen steuern. Pharmazeutische Zeitung 46/2003, Avoxa – Mediengruppe Deutscher Apotheker GmbH, Eschborn 2003

Europäisches Arzneibuch, Amtliche deutsche Ausgabe (einschl. aller Nachträge bis 9.1). Deutscher Apotheker Verlag, Stuttgart 2018

Garbe C, Reimann H. Dermatologische Rezepturen, 2. Aufl., Georg Thieme Verlag, Stuttgart 2005

Gesellschaft für Dermopharmazie. Leitlinien zur dermatologischen Rezeptur. http://www.gd-online.de/german/persoenlich/leitvorstand.htm

Hunnius C, Ammon HPT. Hunnius Pharmazeutisches Wörterbuch. 10. Aufl., Walter de Gruyter, Berlin – New York 2010

Koninklijke Nederlandse Maatschappij ter bevordering der Pharmacie (KNMP) (Hrsg.). Dermatica op Rezept – Apotheekbereidingen in de therapie von huidaandoeningen, Den Haag 2011

Koninklijke Nederlandse Maatschappij ter bevordering der Pharmacie (KNMP) (Hrsg.). Formularium der Nederlandse Apothekers (FNA), Den Haag 2013

Niedner R, Ziegenmeyer J. Dermatika. Wissenschaftliche Verlagsgesellschaft Stuttgart, 1992

Thoma K (Begr.), Daniels, R (Bearb.). Apothekenrezeptur und -defektur. 7. Aktualisierungslieferung, Deutscher Apotheker Verlag, Stuttgart 2017

Wessinger S, Mecking B. Vademecum für Pharmazeuten, 18. Aufl., Deutscher Apotheker Verlag, Stuttgart 2013

Wolf G. Rezepturen – Probleme erkennen, lösen, vermeiden. 4. Aufl., Deutscher Apotheker Verlag, Stuttgart 2013

Zesch A. Externa: Galenik – Wirkungen – Anwendungen. Springer Verlag, Berlin – Heidelberg – New York – London – Paris – Tokyo 1988

Ziegler AS. aporello Grundlagen in der Rezeptur. Deutscher Apotheker Verlag, Stuttgart 2015

Ziegler AS. aporello Hilfsstoffe in der Rezeptur. Deutscher Apotheker Verlag, Stuttgart 2015

Ziegler AS. aporello Wirkstoffe in der Rezeptur. 2. Aufl., Deutscher Apotheker Verlag, Stuttgart 2015

Ziegler AS. Plausibilitäts-Check Rezeptur. 4. Aufl., Deutscher Apotheker Verlag, Stuttgart 2017

3 Verarbeitung von Kosmetika in Rezepturarzneimitteln

Dominic Kram

Die Verordnung von Kosmetika als Grundlage für Rezepturarzneimittel ist für viele Apotheken keine Ausnahme, sondern gelebte Praxis. Daher stellt sich immer wieder die Frage, ob bzw. unter welchen Bedingungen sie in Rezepturarzneimitteln verarbeitet werden dürfen? Bedauerlicherweise lässt sich diese Frage nicht allgemeingültig beantworten, vielmehr ist für jedes Produkt individuell zu beurteilen, ob die gesetzlichen Vorgaben für die Verarbeitung in einem Rezepturarzneimittel erfüllt sind oder nicht.

3.1 Grundproblem

Neben Fertigarzneimitteln, klassischen Arzneibuchgrundlagen und Medizinprodukten werden immer wieder auch Kosmetika als Basis für Rezepturen verordnet. Während Arzneimittel dem Arzneimittelgesetz unterliegen, werden Kosmetika dem Lebensmittel- und Futtermittelgesetzbuch zugeordnet. Unabhängig davon ist ein Kosmetikum, das in einem Rezepturarzneimittel verarbeitet werden soll, als Ausgangsstoff zu sehen, der durch seine Weiterverarbeitung Bestandteil des Rezepturarzneimittels wird. § 1a Abs. 6 ApBetrO definiert Ausgangsstoffe als alle zur Herstellung von Arzneimitteln verwendeten Stoffe und Zubereitungen aus Stoffen, mit Ausnahme des Verpackungsmaterials. Im Kommentar zur ApBetrO (Cyran/Rotta 2018) werden als Beispiele für mögliche Ausgangsstoffe explizit auch Lebensmittel und Kosmetika aufgeführt. Nach den Vorgaben der Ph. Eur. sowie § 11 Abs. 1 ApBetrO müssen alle Ausgangsstoffe nachweislich die für die Verarbeitung zu Arzneimitteln erforderliche Qualität aufweisen. Genau hier liegt die Hürde für die Verwendbarkeit von Kosmetika, denn eine vollumfängliche Qualitätsprüfung auf Identität, Reinheit und Gehalt ist im normalen Apothekenbetrieb analytisch kaum umsetzbar und ohnehin unwirtschaftlich. Bietet der Hersteller allerdings ein valides Analysenzertifikat, welches die Qualität des Kosmetikums bestätigt, sowie die Möglichkeit einer apothekengerecht durchführbaren, validen Identitätsprüfung, steht der Verwendung eines Kosmetikums als Rezepturgrundlage gemeinhin nichts im Weg. Anders als Wirkstoffe, die nachweislich unter den Bedingungen der „Guten Herstellungspraxis" (GMP) produziert sein müssen (§ 11 Abs. 2 ApBetrO), werden Ausgangsstoffe wie Grundlagen und Kosmetika, die keine Wirkstoffe sind, von dieser Vorschrift nicht erfasst, sodass für sie kein Nachweis der GMP-konformen Herstellung erbracht werden muss. Eine Ausnahme könnten ggf. Harnstoff-, Polidocanol- oder ähnliche wirkstoffhaltige Zubereitung darstellen. Die Verantwortung für den Einsatz eines bestimmten Ausgangsstoffs liegt beim Apothekenleiter, wobei anzumerken ist, dass zur Erlangung der maximalen erreichbaren Qualität – wann immer möglich – auf GMP-konform produzierte Ausgangsstoffe zurückgegriffen werden sollte.

3.2 Allgemeine Handlungsempfehlung

3.2.1 Klärung des rechtlichen Status

Am Anfang einer Entscheidung über die Verwendbarkeit eines Ausgangsstoffs in Rezepturarzneimitteln steht die Klärung des rechtlichen Status der verordneten Grundlage. Ob es sich um ein Fertigarzneimittel handelt oder nicht, ist dabei schnell und einfach anhand der aufgedruckten Zulassungsnummer (bei Homöopathika ggf. auch der Registrierungsnummer) zu erkennen oder über die ABDA-Datenbank zu erschließen. Im Zweifelsfall bleibt noch die Kontaktaufnahme mit dem Hersteller.

Ist ein zugelassenes bzw. registriertes Fertigarzneimittel als Ausgangsstoff verordnet, muss weder ein Prüfzertifikat vorliegen, noch eine Identitätsprüfung in der Apotheke durchgeführt werden. Die Arzneimittelqualität ist bereits ausreichend nachgewiesen.

Für nicht als Fertigarzneimittel zugelassene Rezepturbestandteile, d. h. auch für Kosmetika sind die üblichen „Spielregeln" für Ausgangsstoffe anzuwenden. Wenngleich im Arzneibuch zu Kosmetika selbstverständlich keine Monographien zu finden sind, stellt dies deren Verwendbarkeit in Rezepturarzneimitteln nicht grundsätzlich in Frage. In der Ph. Eur.-Monographie „Substanzen zur pharmazeutischen Verwendung" heißt es hierzu: „Wird zur Herstellung eines auf besondere Bedürfnisse einzelner Patienten zugeschnittenen Arzneimittels eine nicht in einer Einzelmonographie des Europäischen Arzneibuchs beschriebene Substanz zur pharmazeutischen Verwendung eingesetzt, wird die Notwendigkeit zur Übereinstimmung mit vorliegender

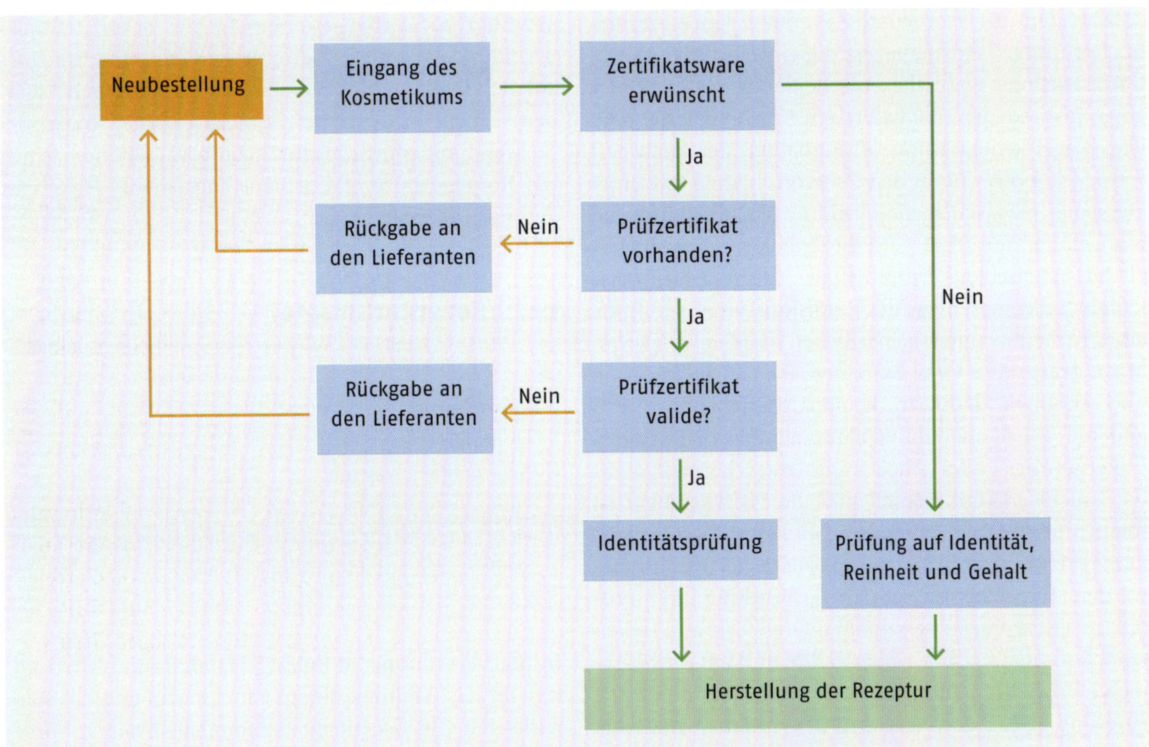

Abb. 3.1 Verarbeitung von Kosmetika in der Rezeptur: Ablauf von der Bestellung bis zur Verarbeitung

Allgemeiner Monographie im Rahmen einer Risikobewertung beurteilt, die die zur Verfügung stehende Qualität der Substanz und ihre beabsichtigte Verwendung berücksichtigt." Auch diesbezüglich obliegen die Entscheidung sowie die Verantwortung für den Einsatz einer bestimmten Substanz dem verantwortlichen Apotheker.

3.2.2 Prüfzertifikat

Liefert der Hersteller ein valides Prüfzertifikat, aus dem hervorgeht, dass der Ausgangsstoff nach anerkannten pharmazeutischen Regeln geprüft wurde und dass alle zum Nachweis der erforderlichen Qualität notwendigen Prüfkriterien erfüllt sind, genügt eine Identitätsprüfung. Steht ein solches Prüfzertifikat nicht zur Verfügung, scheitert die Verwendung eines Kosmetikums in der Regel an den fehlenden Vorschriften für eine vollumfängliche Qualitätsprüfung (▸Kap. 3.1). Vor ihrer Verarbeitung in Rezepturarzneimitteln müssen die Prüfzertifikate von Kosmetika auf Gültigkeit, Plausibilität und Vollständigkeit geprüft werden.

Für ein valides Prüfzertifikat sind folgende Angaben erforderlich:

- Bezeichnung des Ausgangsstoffs
- Angewandte(s) Prüfvorschrift(verfahren)
- Chargenbezeichnung oder Herstellungsdatum
- Prüfergebnisse und Angabe der erforderlichen Qualität (Akzeptanzkriterien)
- Datum der Prüfung
- Name (und Funktionsbezeichnung) des für die Prüfung Verantwortlichen
- Angabe, ob das Prüfprotokoll von einer nach §§ 6 und 11 ApBetrO autorisierten Institution ausgestellt worden ist, z. B. einem Betrieb mit Herstellungserlaubnis nach § 13 AMG oder einem Sachverständigen nach § 65 Abs. 4 AMG

Abb. 3.1 zeigt schematisch den möglichen Ablauf in der Apotheke, von der Bestellung der Grundlage, bis zur Herstellung des entsprechenden Rezepturarzneimittels.

3.2.3 Identitätsprüfung

Auch bei Vorliegen eines validen Prüfzertifikats muss in der Apotheke mindestens die Identität des Ausgangsstoffs festgestellt werden (§ 6 Abs. 3 ApBetrO). Ziel ist es Etikettierungs- oder Abpackfehler durch den Hersteller zu erkennen.

Bei der Wahl der Methode für die Identitätsprüfung besitzt die Apotheke pharmazeutischen Spielraum, so müssen nicht zwingend Arzneibuchmethoden oder gar kostenintensive instrumentelle Verfahren wie IR- oder UV-Vis-Spektroskopie zum Einsatz kommen. Alternative Methoden, mit deren Hilfe die Identität eines Ausgangsstoffs eindeutig und zuverlässig nachgewiesen werden kann, sind gem. § 6 Abs. 1 ApBetrO ebenfalls zulässig.

Nachdem für kosmetische Produkte keine Arzneibuchprüfungen existieren, ist die einwandfreie Identitätsfeststellung wohl die entscheidende Herausforderung, insbesondere bei halbfesten Kosmetika, die ja in aller Regel keinen Wirkstoff enthalten, der analysiert werden könnte. Die in den Prüfvorschriften einzelner Hersteller vorgeschlagenen Prüfungen sind – aufgrund mangelnder Spezifität – diesbezüglich oft als unzureichend anzusehen. Vorschriften, die beispielsweise lediglich die Phasenlage des Emulsionssystems mithilfe eines Färbetests untersuchen, geben bei allen W/O-Systemen (respektive O/W-Systemen) die gleiche Reaktion und erlauben demnach keine Unterscheidung von anderen, gleich oder ähnlich anmutenden Grundlagen. Etikettierungs- oder Abpackungsfehler können demnach nicht erkannt werden und die Prüfvorschrift ist folglich ungeeignet. In diesem Fall kann das Kosmetikum faktisch nicht in Rezepturarzneimitteln verarbeitet werden. Hersteller, die an der Verwendung ihrer Produkte in Rezepturarzneimitteln interessiert sind, stellen jedoch in den meisten Fällen valide und apothekengerechte Prüfvorschriften zur Verfügung, die eine Identifizierung gemäß den Vorgaben der ApBetrO erlauben. Die Eignung einer Prüfvorschrift zu beurteilen, obliegt dem Apotheker, der auch die Verantwortung für die Verarbeitung des Ausgangsstoffs trägt. Eine Auswahl an kosmetischen Produkten für die valide Prüfvorschriften zur Verfügung stehen, ist ◘ Tab. 3.1 zu entnehmen.

Zu den für Kosmetika als halbfesten Formulierungen grundsätzlich geeigneten Prüfmethoden gehören beispielweise die Extensometrie (Bestimmung der Spreitbarkeit), die Konduktometrie (Bestimmung der elektrischen Leitfähigkeit), die Messung des pH-Werts, die Dünnschichtchromatographie, nasschemische Methoden (z. B. Nachweis des Konservierungsmittels durch Farbreaktion) oder der Trocknungsverlust. Diese Methoden sind einfach und meist schnell durchführbar, zudem liefern sie aussagekräftige Prüfergebnisse bei moderaten Kosten. Im Zweifelsfall bietet es sich an, verschiedene Methoden zu kombinieren, um ein eindeutiges Ergebnis zu erzielen.

3.2.4 Deklaration der Inhaltsstoffe

Sind alle Hürden genommen, die Qualität des Kosmetikums gesichert, die Identität nachgewiesen, die Plausibilität der Rezeptur überprüft und die Rezeptur korrekt hergestellt, so muss zu guter Letzt das fertige Rezepturarzneimittel gemäß § 14 ApBetrO gekennzeichnet werden. Auch hier sind bei der Verarbeitung von Kosmetika Besonderheiten zu beachten. Während Wirkstoffe nach Art (Bezeichnung) und Menge (z. B. eingesetzte Konzentration) zu deklarieren sind, genügt bei sonstigen Bestandteilen deren Bezeichnung. Dieser Vorschrift entsprechend, sind bei den „sonstigen Bestandteilen" auch die Einzelbestandteile des Kosmetikums anzuführen. Hierbei gestattet § 14 Abs. 1 ApBetrO ausdrücklich, dass die Deklaration der Zusammensetzung auf dem Etikett – im Unterschied zu den übrigen Angaben – nicht in deutscher Sprache erfolgen muss, die Verwendung von Bezeichnungen gem. der International Nomenclature of Cosmetic Ingredients (INCI) ist demnach zulässig.

3.3 Rezepturbeispiel

Verordnung

Clotrimazol	1,00 g
Betamethasonvalerat	0,05 g
Eubos® Hautbalsam	ad 100,00 g

M. D. S.: Creme zur äußerlichen Anwendung. Zweimal täglich dünn auf die Leisten auftragen.

In der Verordnung ist Eubos® Hautbalsam als Grundlage für das Antimykotikum Clotrimazol und das stark wirksame Glucocorticoid Betamethasonvalerat vorgesehen. Eine Recherche in der ABDA-Datenbank ergibt, dass es sich hierbei um ein nicht arzneiliches Produkt zur Körperpflege handelt. Ein Analysenzertifikat wird seitens des Herstellers nicht zur Verfügung gestellt. Nachdem eine vollumfängliche Prüfung in Ermangelung einer einschlägigen produktspezifischen Prüfvorschrift nicht möglich ist, scheidet die Verarbeitung von Eubos® Hautbalsam in Rezepturarzneimitteln aus. Es muss daher eine pharmazeutisch geeignete und rechtlich zulässige Alternative gefunden werden. Dabei darf der Grundlagenaustausch durch die Apotheke eigenverantwortlich (also ohne zwingende Rücksprache mit dem Arzt) erfolgen, solange die Grundlage keine eigene arzneiliche Wirkung besitzt und die arzneiliche Wirkung der Zubereitung als Ganzes durch den Austausch nicht beeinträchtigt wird (vgl. § 7 Abs. 1 ApBetrO; ▸ Kap. 13.2.2). Dies bedeutet, die auszuwählende Alternative muss möglichst ähnliche galenische Eigenschaften besitzen und mit den einzuarbeitenden Wirkstoffen kompatibel sein. In diesem Fall wäre folglich ein O/W-Emulsionssystem mit hohem Wasseranteil zu wählen, das als Vehikel für Betamethasonvalerat und Clotrimazol geeignet ist und die Behandlung einer Mykose unterstützt.

Dass neben den herkömmlichen Grundlagen auch Kosmetika die geforderten Kriterien erfüllen können, zeigt das Beispiel Sebexol® Creme-Lotio (○ Abb. 3.2). Bei diesem Körperpflegeprodukt handelt es sich um ein schnell einziehendes O/W-Emulsionssystem. In den Anwendungsgebieten ist zudem zu finden, dass es zur Pflege empfindlicher Haut sowie bei Pilzerkrankungen geeignet ist. Ein Okklusionseffekt ist nicht zu erwarten.

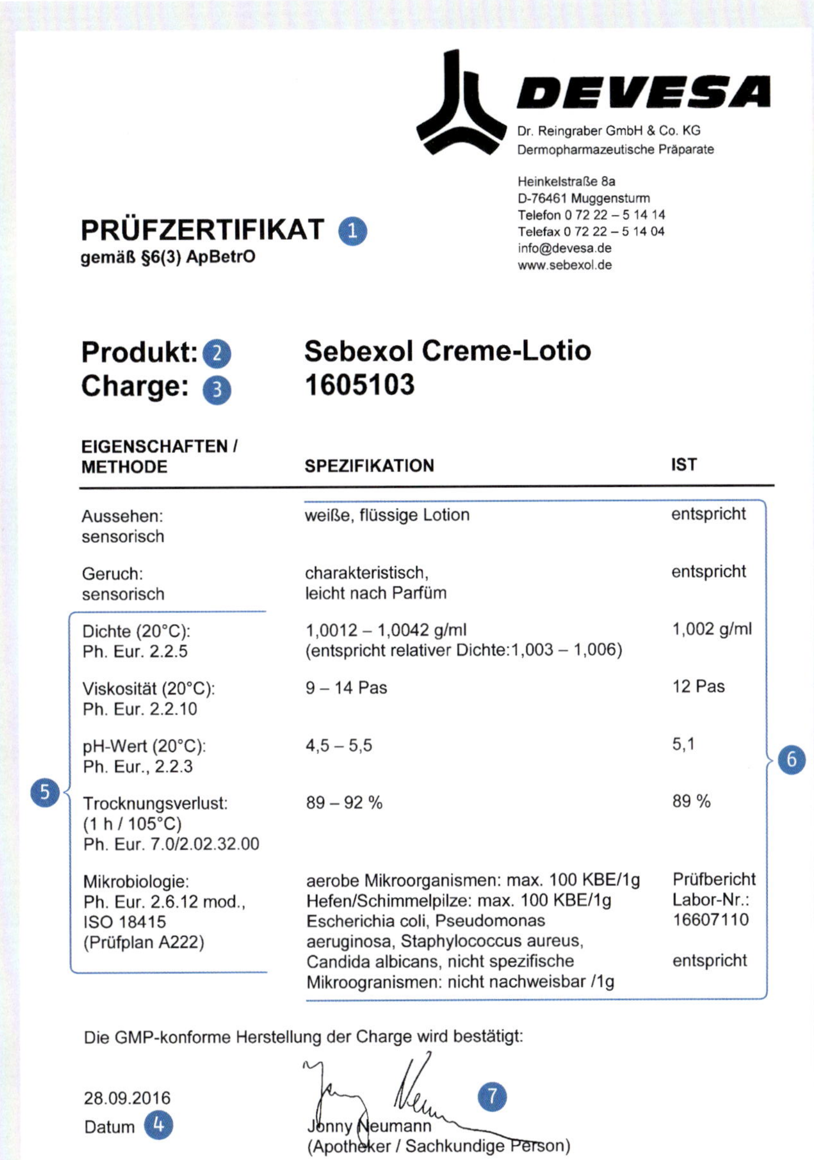

DEVESA
Dr. Reingraber GmbH & Co. KG
Dermopharmazeutische Präparate

Heinkelstraße 8a
D-76461 Muggensturm
Telefon 0 72 22 – 5 14 14
Telefax 0 72 22 – 5 14 04
info@devesa.de
www.sebexol.de

PRÜFZERTIFIKAT ①
gemäß §6(3) ApBetrO

Produkt: ② **Sebexol Creme-Lotio**
Charge: ③ **1605103**

EIGENSCHAFTEN / METHODE	SPEZIFIKATION	IST
Aussehen: sensorisch	weiße, flüssige Lotion	entspricht
Geruch: sensorisch	charakteristisch, leicht nach Parfüm	entspricht
Dichte (20°C): Ph. Eur. 2.2.5	1,0012 – 1,0042 g/ml (entspricht relativer Dichte:1,003 – 1,006)	1,002 g/ml
Viskosität (20°C): Ph. Eur. 2.2.10	9 – 14 Pas	12 Pas
pH-Wert (20°C): Ph. Eur., 2.2.3	4,5 – 5,5	5,1
Trocknungsverlust: (1 h / 105°C) Ph. Eur. 7.0/2.02.32.00	89 – 92 %	89 %
Mikrobiologie: Ph. Eur. 2.6.12 mod., ISO 18415 (Prüfplan A222)	aerobe Mikroorganismen: max. 100 KBE/1g Hefen/Schimmelpilze: max. 100 KBE/1g Escherichia coli, Pseudomonas aeruginosa, Staphylococcus aureus, Candida albicans, nicht spezifische Mikroogranismen: nicht nachweisbar /1g	Prüfbericht Labor-Nr.: 16607110 entspricht

⑤ ⑥

Die GMP-konforme Herstellung der Charge wird bestätigt:

28.09.2016
Datum ④

Jonny Neumann ⑦
(Apotheker / Sachkundige Person)

o Abb. 3.2 Prüfzertifikat. ① Angabe, ob das Prüfprotokoll von einer autorisierten Institution stammt (§§ 6 und 11 ApBetrO), ② Bezeichnung des Ausgangsstoffs, ③ Chargenbezeichnung, ④ Datum der Prüfung, ⑤ angewandte Prüfvorschrift, ⑥ Prüfergebnisse und Angabe der erforderlichen Qualität, ⑦ Name und Funktionsbezeichnung des Verantwortlichen

Ferner stellt der Hersteller chargenbezogene Analysenzertifikate zur Verfügung, das zunächst herunterzuladen und auf seine Validität (Gültigkeit, Plausibilität und Vollständigkeit) zu prüfen ist (o Abb. 3.2).

Nachdem alle regulatorisch notwendigen Pflichtangaben vorhanden sind und die Prüfergebnisse der Spezifikation entsprechen, muss in der Apotheke lediglich die Identität der Grundlage festgestellt werden.

Die sensorischen Eigenschaften (weiße, flüssige Lotion mit charakteristischem, leicht parfümiertem Geruch) reichen dazu nicht aus. In Kombination mit der Kontrolle des pH-Werts (Ph. Eur.-Monographie 2.2.3) und der Bestimmung des Trocknungsverlusts (Ph. Eur.-Monographie 2.2.32) lässt sich die Identität aber bestätigen. Auch hierzu gibt der Hersteller entsprechende Empfehlungen.

Für die vorgeschriebene Plausibilitätsprüfung ist es hilfreich, dass immer mehr Grundlagen-Hersteller Rezepturempfehlungen mit Hinweisen zu Verarbeitung, Kompatibilität und Haltbarkeit geben. So wird bei der gemeinsamen Verarbeitung von Betamethasonvalerat und Clotrimazol in Sebexol® Creme-Lotio eine Einstellung des pH-Werts mittels 0,08 % Natriumedetat(-Dihydrat) empfohlen. Ziel ist es, einen Anstieg des pH-Werts durch Clotrimazol zu verhindern und so den für das Glucocorticoid passenden pH-Bereich von 2–5 zu gewährleisten. Ein Konflikt hinsichtlich des pH-Optimums von Clotrimazol besteht nicht. Entgegen älterer Literaturangaben, in denen ein rezeptierbarer pH-Bereich von 5–10

Max Mustermann Creme zur äußerlichen Anwendung. Zweimal täglich dünn auf den Leisten auftragen. Hergestellt am: 10.10.2018 Verwendbar bis: 07.11.2018 **Muster-Apotheke** **Musterstraße 1** **12345 Musterstadt** **Telefon**	**Inhalt: 100,00 g** Clotrimazol 1,00 g Betamethasonvalerat 0,05 g Natriumedetat(-Dihydrat) 0,08 g Sebexol® Creme-Lotio ad 100,00 g Sebexol® Creme-Lotio enthält: Aqua, Cetearyl Alcohol, Glycerin, Paraffinum Liquidum, Isopropyl Myristate, Isopropyl Lanolate, Allantoin, Sodium Cetearyl Sulfate, PCA, Potassium Sorbate, Sodium Hydroxide, Tocopheryl Acetate (Vitamin E), Citric Acid, Dimethicone, Hexylcinnamal, Benzyl Salicylate, Citronellol, Butylphenyl Methylpropional, Limonene, Linalool, Alpha-Isomethyl Ionone, Parfum

Kühl und trocken lagern! Nicht ins Abwasser gelangen lassen! Größere Mengen nicht über den Hausmüll entsorgen! Restbestände ggf. in die Apotheke zurückbringen!

Abb. 3.3 Muster-Etikett für ein Rezepturarzneimittel, in dem ein Kosmetikum verarbeitet wurde.

zu finden ist, toleriert Clotrimazol einen Bereich von 3,5–10 ohne relevante Beeinträchtigung seiner Wirksamkeit. Die seitens des Herstellers empfohlene recht kurze Aufbrauchfrist von vier Wochen ist ein weiterer Garant für die Wirksamkeit der Rezeptur über die gesamte Anwendungsdauer.

Optimierte Rezeptur

Clotrimazol	1,00 g
Betamethasonvalerat	0,05 g
Natriumedetat(-Dihydrat)	0,08 g
Sebexol® Creme-Lotio	ad 100,00 g

M. D. S.: Creme zur äußerlichen Anwendung. Zweimal täglich dünn auf die Leisten auftragen.

Ein korrekt ausgefülltes Musteretikett für diese Rezeptur zeigt Abb. 3.3. Falls bei der Herstellung Stammverreibungen oder Rezepturkonzentrate anstelle der reinen Wirkstoffe verwendet würden, wäre die Deklaration entsprechend anzupassen.

3.4 Arbeitshilfen

Die nachfolgende Liste gibt einen Überblick zu Kosmetika und anderen Nichtfertigarzneimitteln, die im Alltag als Rezepturgrundlagen verordnet werden. Sie zeigt zugleich die Verfügbarkeit von Analysenzertifikaten, Prüfvorschriften und die entsprechenden Quellen.

Bitte beachten Sie

- Die Eignung eines Ausgangsstoffs für die Verarbeitung in Rezepturarzneimitteln zu beurteilen, obliegt dem Apotheker, der auch die Verantwortung für dessen Verarbeitung und die Qualität der hergestellten Zubereitung trägt.
- Neben fehlenden Prüfzertifikaten oder -methoden, können auch fehlende Literaturdaten, die eine gem. § 7 Abs. 1b ApBetrO vorgeschriebene Plausibilitätsprüfung unmöglich machen, dazu führen, dass ein Ausgangsstoff trotz gesicherter Qualität nicht zu einem Rezepturarzneimittel verarbeitet werden kann.
- Die Beurteilung der Validität der entsprechenden Zertifikate und Prüfvorschriften obliegt dem verantwortlichen Apotheker und kann im Einzelfall variieren.
- Bei Fehlen der Prüfvorschrift besteht die Möglichkeit z. B. anhand des Analysenzertifikats eigene Methoden zu etablieren die zweifelsfrei die Identität des Kosmetikums bestätigen.

Tab. 3.1 Verfügbarkeit von Analysenzertifikaten und Prüfvorschriften bei in Rezepturarzneimitteln verordneten Kosmetika und anderen Nichtfertigarzneimitteln

Produkt	Prüfzertifikat	Prüfvorschriften/ Identitäten	Quelle
Abitima® Clinic Gesichtscreme	✓	X	www.abitima-clinic.de DocCheck-Zugang
Abitima® Clinic Körpercreme	✓	✓	
Alfason® Basis Cresa	✓	X	www.professionalcare.leo-pharma.de DocCheck-Zugang
Alfason® Repair	✓	X	
Allergika® Augenlidcreme	✓	✓	Nur direkte Kontaktaufnahme (aktuelle Tel.-Nr. im Warenwirtschaftsystem oder auf der Homepage unter www.allergika.de)
Allergika® Basiscreme	✓	✓	www.allergika.de
Allergika® Basissalbe	✓	✓	
Allergika® Creme urea 5 %	✓	✓	Nur direkte Kontaktaufnahme (aktuelle Tel.-Nr. im Warenwirtschaftsystem oder auf der Homepage unter www.allergika.de)
Allergika® Hydrolotion sensitive	✓	✓	
Allergika® Lipolotio sensitve	✓	✓	
Allergika® Lipolotio urea 5–10 %	✓	✓	
Allergika® Lipolotio urea 5 %	✓	✓	
Amciderm® Basiscreme	✓	X	Nur direkte Kontaktaufnahme (aktuelle Tel.-Nr. im Warenwirtschaftsystem oder auf der Homepage unter www.almirallmed.de)
Amciderm® Basisfettsalbe	✓	X	
Anefug® Simplex	✓	✓	www.dr-wolff-partner.de DocCheck-Zugang
Aqua-non Hermal® Emulsion	✓	X	Nur direkte Kontaktaufnahme (aktuelle Tel.-Nr. im Warenwirtschaftsystem oder auf der Homepage unter www.almirallmed.de)
Asche Basis® Creme	✓	✓	www.chiesi.de
Asche Basis® Fettsalbe	✓	✓	
Asche Basis® Lotio	✓	✓	
Asche Basis® Salbe	✓	✓	
Avène® Produkte	X	X	X (de facto keine Verarbeitung in Rezepturarzneimitteln möglich)
Cetaphil®	✓	X	Nur direkte Kontaktaufnahme (aktuelle Tel.-Nr. im Warenwirtschaftsystem oder unter www.cetaphil.de)
Dermatop® Basiscreme	✓	X	Nur direkte Kontaktaufnahme (aktuelle Tel.-Nr. im Warenwirtschaftsystem oder unter www.mein.sanofi.de)
Dermatop® Basis-Fettsalbe	✓	X	
Dermatop® Basissalbe	✓	X	

✓ Prüfzertifikat verfügbar bzw. Prüfvorschrift verfügbar
X Prüfzertifikat nicht verfügbar bzw. Prüfvorschrift nicht verfügbar
(Nota bene: Falls sich Internetseiten einzelner Herstellern nicht öffnen lassen, kann ein Browserwechsel hilfreich sein.)

3

Tab. 3.1 Verfügbarkeit von Analysenzertifikaten und Prüfvorschriften bei in Rezepturarzneimitteln verordneten Kosmetika und anderen Nichtfertigarzneimitteln (Fortsetzung)

Produkt	Prüfzertifikat	Prüfvorschriften/ Identitäten	Quelle
Dermifant® Kindercreme Cremy	✓	✓	Nur direkte Kontaktaufnahme (aktuelle Tel.-Nr. im Warenwirtschaftsystem oder unter www.allergika.de)
Dermifant® Kinderlotion	✓	✓	
Eubos® Produkte	X	X	X (de facto keine Verarbeitung in Rezepturarzneimitteln möglich)
Excipial® Fuß-Salbe	✓	✓	www.excipial.de DocCheck-Zugang
Excipial® Hydrocreme	✓	✓	
Excipial® Lipocreme	✓	✓	
Excipial® Mandelölsalbe	✓	✓	
Excipial® U 10 Lipolotio	✓	✓	
Excipial® U Hydrolotio	✓	✓	
Excipial® U Lipolotio	✓	✓	
Kerasal® Basissalbe	✓	X	
Lipoderm® Lotio	✓	X	
Neribas® Creme	✓	X	Nur direkte Kontaktaufnahme (aktuelle Tel.-Nr. im Warenwirtschaftsystem oder unter www.jenapharm.de)
Neribas® Fettsalbe	✓	X	
Neribas® Salbe	✓	X	
Physiogel® Calming Relief A. I. Body Lotion	✓	X	Nur direkte Kontaktaufnahme (aktuelle Tel.-Nr. im Warenwirtschaftsystem oder unter www.physiogel.de)
Physiogel® Calming Relief A. I. Body Creme	✓	X	
La Roche Posay® Produkte	X	X	X (de facto keine Verarbeitung in Rezepturarzneimitteln möglich)
Sebexol® Basic	✓	✓	www.sebexol.de DocCheck-Zugang
Sebexol® Creme Lotio	✓	✓	
Sebexol Lotio® cum urea 5 %	✓	✓	
Vichy® Produkte	X	X	X (de facto keine Verarbeitung in Rezepturarzneimitteln möglich)
Wolff-Basis-Creme®	✓	✓	www.dr-wolff-partner.de DocCheck-Zugang

✓ Prüfzertifikat verfügbar bzw. Prüfvorschrift verfügbar
X Prüfzertifikat nicht verfügbar bzw. Prüfvorschrift nicht verfügbar
(Nota bene: Falls sich Internetseiten einzelner Herstellern nicht öffnen lassen, kann ein Browserwechsel hilfreich sein.)

Weiterführende Literatur

BAK (Bundesapothekerkammer). Leitlinie: Prüfung und Lagerung der Ausgangsstoffe einschl. Kommentar. Eschborn 2016

Cyran W (Begr.), Rotta C (Hrsg.). Apothekenbetriebsordnung – Kommentar. 5. Aufl., 2. Aktualisierungslieferung. Deutscher Apotheker Verlag, Stuttgart 2018

Deutscher Arzneimittel Codex (DAC) inkl. Neues Rezeptur-Formularium (NRF), Rezepturhinweisen und Rezepturenfinder (online). Avoxa – Mediengruppe Deutscher Apotheker GmbH, Eschborn 2017

Saalfrank V. Mangelnde Plausibilität – Darf der Apotheker bei pharmazeutischen Bedenken die Rezeptur ändern? Deutsche Apotheker Zeitung, 15: 58 ff., 2013

Ziegler AS. aporello – Wirkstoffe in der Rezeptur. Deutscher Apotheker Verlag, Stuttgart 2013

Ziegler AS. Kosmetika in der Rezeptur? Deutsche Apotheker Zeitung 2014, Nr. 43

Ziegler AS. Plausibilitäts-Check Rezeptur. 4. Aufl., Deutscher Apotheker Verlag, Stuttgart 2017

4 Über- bzw. Unterdosierungen

Petra Staubach, Andreas S. Ziegler

Immer wieder legen Patienten in der Apotheke Rezepturverordnungen mit ungewöhnlich hohen oder niedrigen Wirkstoffdosierungen vor, sodass sich die Frage stellt, welche Abweichungen von der üblichen therapeutischen Konzentration noch als plausibel gelten können und welche moniert werden müssen. Nun liegt es in der Natur einer individualisierten Therapie, die ja gerade den Grund für die Verordnung eines Rezepturarzneimittels darstellt, dass die Wirkstoffdosierung im konkreten Einzelfall genauso individuell ist, wie der Patient und seine Erkrankung. Dennoch sind Verordnungsfehler nie ganz auszuschließen. Letztere zu erkennen, um mit dem verordnenden Arzt Rücksprache zu halten, ist Aufgabe der Apotheke im Rahmen der Plausibilitätsprüfung. Eine allgemeingültige Faustregel, wann eine Dosierung als nicht plausibel oder gar bedenklich einzustufen ist, existiert nicht, zumindest aber einige Orientierungshilfen, die die Beurteilung erleichtern.

4.1 Grundproblem

Voraussetzung für eine sinnvolle und effektive Arzneitherapie ist grundsätzlich eine adäquate Dosierung, d. h. eine Dosierung, bei der der gewünschte Effekt ohne (vermeidbare) toxische oder irritative Nebenwirkung erzielt wird. Hierbei ist a priori zu unterscheiden, ob ein Arzneimittel systemisch oder lokal wirken soll, da in letztgenanntem Fall jede nennenswerte systemische Resorption bereits als unerwünschte Nebenwirkung anzusehen ist. Dies trifft beispielsweise auf nahezu alle Formen der topischen Dermatotherapie zu, wo das Verhältnis von kutaner Ab- zu perkutaner Resorption von besonderer Bedeutung ist (▸ Kap. 4.1.2). Anders als bei zugelassenen Fertigarzneimitteln, deren verbindliche bzw. allgemein anerkannte Dosierung in Abhängigkeit von spezifischer Indikation, jeweiligem Lebensalter, individuellen physiologischen respektive pathophysiologischen Parametern und ggf. weiteren Einflussgrößen relativ ausführlich in der entsprechenden Fachinformation nachzulesen ist, existieren vergleichbar detaillierte Informationen für Rezepturarzneimittel derzeit nicht. Häufig stehen allenfalls recht allgemein gehaltene Dosierungsempfehlungen einschlägiger Fachgesellschaften zur Verfügung, die zwar in vielen Fällen eine gute Orientierungshilfe bieten, aber gerade individuelle Dosisanpassungen und Spezialindikationen häufig nicht bzw. nur unzureichend berücksichtigen. Bei der Dermatotherapie ist zudem zu bedenken, dass gerade bestimmte Hauterkrankungen (z. B. Entzündungen) zu einer Veränderung des Resorptions- und Penetrationsverhaltens führen können.

Da die Apotheke im Rahmen der Plausibilitätsprüfung gem. § 7 ApBetrO zur Überprüfung der Dosierung von Rezepturarzneimitteln verpflichtet ist, stellt sich häufig die Frage, wie damit umzugehen ist, wenn der Arzt ein – gemessen an den gebräuchlichen Dosierungstabellen – zu hoch bzw. zu niedrig dosiertes Rezepturarzneimittel verordnet bzw. welche Gründe möglicherweise dafürsprechen, dass eine ungewöhnliche Dosierung dennoch plausibel sein und die Rezeptur angefertigt werden kann. Für diese Beurteilung entscheidend ist die Kompetenz der Apotheke, relevante Dosierungsabweichungen von irrelevanten zu unterscheiden bzw. dem verschreibenden Arzt im Rahmen eines kollegialen Austauschs alternative Dosierungsvorschläge zu unterbreiten (▸ Kap. 4.2). Um die Rationale der Dosisfindung bzw. patientenindividuelle Anpassungen besser nachvollziehen zu können, fassen die nachfolgenden Ausführungen einige wichtige Aspekte zusammen, die in diesem Zusammenhang eine Rolle spielen.

Die Suche nach einer schlüssig begründbaren Rationale für eine konkret rezeptierte Dosis jenseits des therapeutisch Üblichen soll und darf jedoch nicht darüber hinwegtäuschen, dass es sich möglicherweise um einen ganz banalen Verordnungsfehler handelt, wie er überall und jederzeit vorkommen kann. Die zugrundeliegenden Ursachen reichen von einfach Schreib-, Übertragungs- und Flüchtigkeits- bis hin zu grundlegenden Verständnisfehlern. In jedem Fall empfiehlt es sich, zu eruieren, wie der Fehler zustande kam, um davon ausgehend auf die eigentliche Intention des Verordners rückzuschließen, vor allem aber um systematische Fehler schneller zu erkennen und wiederholte Fehlverordnungen durch Rücksprache mit dem rezeptierenden Arzt zu verhindern. Eine Auswahl häufig vorkommender Verordnungsfehler ist im nachfolgenden Kasten zusammengestellt.

Häufige Verordnungsfehler

„Verrutschtes" bzw. vergessenes Komma

- Methoxsalen 0,006 % statt 0,0006 %
- Dronabinol-Kapseln 25 mg statt 2,5 mg

Vergessen von Stellen (insbesondere bei großen Zahlen)

- Gentamicin 10 000 I. E./100 g statt 100 000 I. E./100 g

Zahlendreher

- Spironolacton-Kapseln 21 mg statt 12 mg (für einen Säugling mit 4 kg Körpergewicht)

Verwechslung der Dosierung verschiedener Salze bzw. von Salz und freier Base/Säure

- Coffein-Lösung 20 mg/ml statt Coffeincitrat-Lösung 20 mg/ml
  (M_r(Coffein) = 194,2 g/mol; M_r(Coffeincitrat) = 386,3 g/mol, d. h. 20 mg/ml Coffeincitrat entsprechen nur 10 mg/ml Coffein)

Verwechslung der Dosierung von Ester und freiem Alkohol bzw. von verschiedenen Estern

- Betamethasondipropionat-Creme 0,025 % statt 0,05 %
  (Verwechslung mit der therapeutischen Konzentration von Betamethasonvalerat 0,025–0,1 %; die therapeutische Konzentration von Betamethasondipropionat beträgt stattdessen 0,05–0,1 %; ausführliche Informationen zur Dosiskorrektur bei Verwechslung von Glucocorticoidestern/-salzen und -alkoholen finden sich in ▸Kap. 5.2)

Vergessene Anpassung der Wirkstoffmenge bei Nachverordnung anderer Rezepturmengen

- Erstverordnung: 0,1 g Mometasonfuroat in 100 g Basiscreme DAC (≙ 0,1 %) Zweitverordnung: 0,1 g Mometasonfuroat in 50 g Basiscreme DAC (≙ 0,2 %)

Verwechslung von Prozent- und Absolutangaben bei von 100 Gramm bzw. Millilitern abweichenden Rezepturmengen

- Diltiazemhydrochlorid 2,0 g in Hydroxyethylcellulosegel DAB ad 50,0 g statt Diltiazemhydrochlorid 2,0 % (≙ 1,0 g) in Hydroxyethylcellulosegel DAB ad 50,0 g

Verwechslung von Massen- und Volumenprozent

- Trichloressigsäure 85 %(m/m) statt 85 %(m/V) entsprechend 65 %(m/m) (vgl. auch ▸Kap. 4.3)

4.1.1 Systemisch wirkende Rezepturarzneimittel

Berücksichtigt man Spezialrezepturen wie individuell hergestellte parenterale Lösungen, sowie Zytostatika- und Methadon-Zubereitungen, dann repräsentieren systemisch wirkende Darreichungsformen (Lösungen, Kapseln, Suppositorien etc.) die größte Gruppe offizinell hergestellter Rezepturarzneimittel – noch vor Dermatika, die aufgrund ihrer Bedeutung im Apothekenalltag sowie diverser physiologischer Besonderheiten des Applikationsorts in ▸Kap. 4.1.2 gesondert behandelt werden.

Gerade weil die systemische Pharmakotherapie den gesamten Organismus betrifft, ist im Vergleich zu lokal wirkenden Arzneimitteln mit einer stärker ausgeprägten inter- bzw. intraindividuellen Variabilität jener physiologischen Faktoren zu rechnen, die die Wirksamkeit eines Arzneimittels und damit notwendigerweise auch die zu wählende Dosierung beeinflussen. Die wichtigsten Einflussgrößen sind im ▸Kasten „Wichtige Faktoren mit Einfluss auf die Arzneimittelwirkung bzw. Dosierung" auf Seite 28 zusammengestellt. Sie alle an dieser Stelle abzuhandeln wäre schlicht unmöglich – um die Übersichtlichkeit nicht zu gefährden, aber auch gar nicht sinnvoll, zumal einzelne Faktoren teilweise nur eine vergleichsweise geringe Anzahl von Wirkstoffen betreffen. Für diese Sonderfälle sei auf einschlägige Spezialliteratur verwiesen (z. B. Jaehde U. Radziwill R. Kloft C. Klinische Pharmazie – Grundlagen und Anwendung. Deutscher Apotheker Verlag, Stuttgart 2017). Nachfolgend soll daher nur auf einige ausgewählte Aspekte eingegangen werden, die bei der Dosisindividualisierung wirkstoffübergreifend von grundlegender Bedeutung sind, hierzu gehören insbesondere allgemeine physiologische bzw. pharmakokinetische Veränderungen, die mittel- oder unmittelbar mit dem Lebensalter assoziiert sind.

Pädiatrie

Viele Fertigarzneimittel sind aufgrund von Dosierung und/oder Darreichungsform für den Einsatz in der Pädiatrie ungeeignet. In einigen Fällen bleibt daher nur die rezepturmäßige Anfertigung geeigneter Zubereitungen in der Apotheke. Gemäß aktuellen EU-Vorschriften sind pharmazeutische Unternehmen zwar verpflichtet, mehr Informationen zur Anwendung bei Kindern vorzulegen, zu vielen Arzneistoffen existieren dennoch keine offiziellen pädiatrischen Dosierungsempfehlungen. Dies gilt konsequenterweise auch für entsprechend eingesetzte Rezepturarzneimittel. Aus der Grundlagenforschung sind jedoch zumindest wichtige physiologische und pharmakokinetische Besonderheiten dieser Patientengruppe bekannt.

4

Wichtige Faktoren mit Einfluss auf die Arzneimittelwirkung bzw. Dosierung

Demografische Faktoren
- Alter
- Geschlecht
- Gewicht, Größe, Körperoberfläche, Körperzusammensetzung (z. B. Adipositas)

Klinische Laborparameter/Organfunktionen
- Kreatinin, Kreatinin-Clearance (Nierenfunktion)
- Alanin-Aminotransferase, Aspartat-Aminotransferase, Bilirubin (Leberfunktion)
- Glucose-6-Phosphat-Dehydrogenase (Vermeidung einer hämolytischen Anämie induziert durch Dapson, Cotrimoxazol, Metamziol etc.)

Weitere Faktoren
- Genetische Disposition
- Ethnie
- Kultur- bzw. Lebensraum
- Komedikation (z. B. Arzneimittelinteraktionen)
- Krankheitsstadium, Begleiterkrankungen (z. B. Herzinsuffizienz)
- Adhärenz, Non-Adhärenz

Individuelle Lebensführung
- Lebensumstände (z. B. Schwangerschaft)
- Lebensgewohnheiten (z. B. Tabak-, Alkoholkonsum)
- Ernährungszustand (z. B. Fasten, Malnutrition) bzw. Nahrungszusammensetzung (z. B. fetthaltige Nahrung), Trinkgewohnheiten

Pharmakokinetische Besonderheiten im Säuglings- und Kindesalter

Hinsichtlich der Pharmakokinetik sind bei der Dosisbeurteilung von Rezepturarzneimitteln für Säuglinge und (Klein-)Kinder folgende Faktoren zu berücksichtigen:

Freisetzung/Absorption. Die im ersten Lebensjahr noch geringe Säuresekretion bedingt einen höheren Magen-pH, der unmittelbar nach der Geburt bei pH 6 bis 8 liegt, nach einem Monat auf pH 2,3 bis 3,6 absinkt und am Ende des zweiten Lebensjahrs schließlich die Werte von Erwachsenen (pH 1,4–2) erreicht. Daraus resultiert insbesondere in den ersten Lebenswochen bzw. -monaten eine höhere Bioverfügbarkeit säurelabiler (z. B. Erythromycin) sowie schwach basischer (z. B. Ampicillin, Penicillin G) Arzneistoffe und eine reduzierte Bioverfügbarkeit schwacher organischer Säuren (z. B. Phenobarbital, Carbamazepin). Die anfangs längere Magenverweildauer erreicht nach etwa einem halben Jahr den Normalwert eines Erwachsenen, sodass die Wirkstoffabsorption während der ersten sechs Monate langsamer erfolgt. Allerdings ist hinsichtlich der Absorptionszeit mit ausgeprägten interindividuellen Schwankungen zu rechnen, da die Peristaltik im ersten Lebenshalbjahr noch unregelmäßig verläuft. Fettlösliche Arzneistoffe wie Itraconazol oder Vitamin E werden aufgrund einer unzureichenden Produktion von Gallensäuren in den ersten Lebenswochen intestinal schlechter resorbiert.

Verteilungsvolumen. Aufgrund des höheren Wasser- und geringeren Fettanteils im Körper ist das Verteilungsvolumen bei Neugeborenen und Kleinkindern bis zu einem Alter von etwa drei bis fünf Jahren für hydrophile Arzneistoffe relativ zum Körpergewicht erhöht, das Verteilungsvolumen für lipophile Arzneistoffe vermindert. Hierbei spielt auch die altersabhängige Perspiratio insensibilis (o Abb. 4.1) eine Rolle, also der unmerkliche Wasserverlust über Schleimhäute, Atmung und Haut (ohne sichtbare Schweißbildung). Aufgrund der relativ zum Körpergewicht größeren Körperoberfläche und dem damit einhergehenden höheren transepidermalen Wasserverlust, ist die Perspiratio insensibilis im Kindesalter, vor allem aber während der ersten Lebensmonate von besonderer Bedeutung – auch, aber nicht nur für das Verteilungsvolumen.

Plasmaproteinbindung. Aufgrund der geringeren Konzentration an Plasmaeiweißen, ist die Proteinbindung von Wirkstoffen bei Neugeborenen und Kleinkindern reduziert. Sie erreicht für saure Wirkstoffe erst im dritten, für basische Wirkstoffe sogar erst zwischen dem 7. und 12. Lebensjahr die Werte von Erwachsenen. Während die Verdrängung aus der Plasmaproteinbindung im Allgemeinen selten klinisch bedeutsam ist, kann durch stark albumingebundene Wirkstoffe bei Neugeborenen ein klinisch relevanter Ikterus ausgelöst werden.

Metabolisierung/Hepatische Elimination. Relativ zu ihrem Körpergewicht haben Kinder zwar eine größere Leber als Erwachsene, allerdings ist sowohl ihre Durchblutung, als auch ihre Enzymaktivität geringer und infolgedessen auch die hepatische Clearance. Nach etwa einem Lebensjahr erreicht die Leberperfusion das Normalmaß eines Erwachsenen.

Die hepatischen Metabolisierungswege reifen unterschiedlich schnell. Während manche CYP-Isoenzyme bereits zur Geburt bzw. in den ersten Lebensmonaten voll ausgebildet sind, erreichen andere ihre volle Enzymaktivität erst nach 3, 5 oder 10 Jahren (Studienlage uneinheitlich). Auch Phase-II-Enzyme erreichen ihre volle Aktivität erst nach einiger Zeit. Dessen ungeachtet können bei Früh- und Neugeborenen alternative Biotransformationsreaktionen ablaufen, z. B. wird ein größerer Wirkstoffanteil sulfatiert und methyliert, wäh-

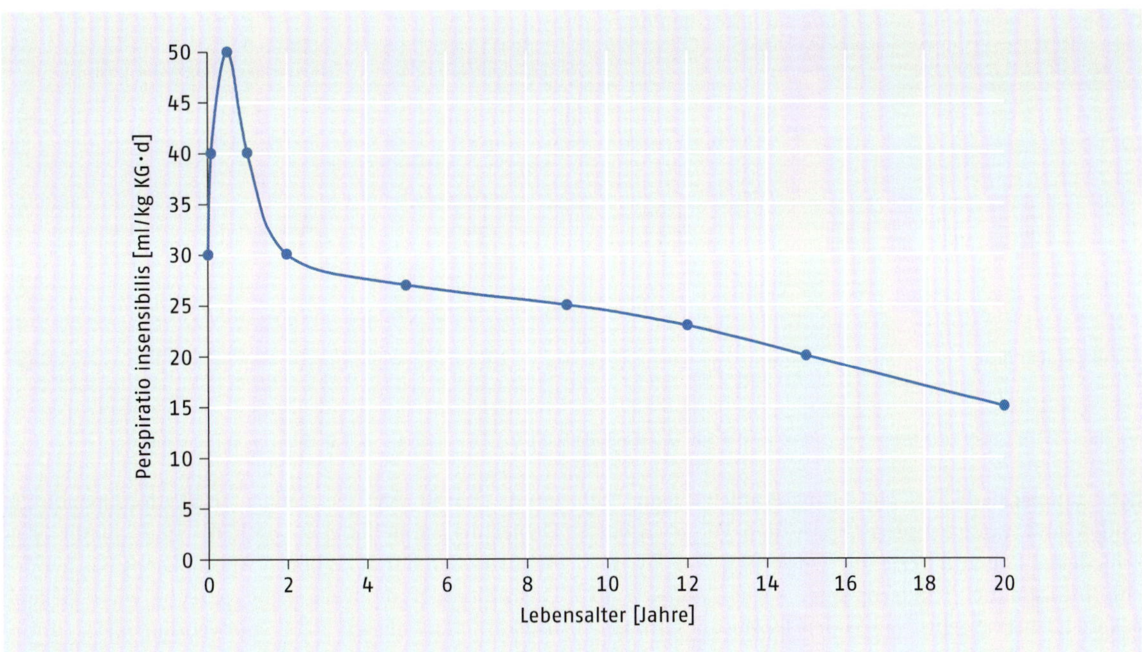

Abb. 4.1 Täglicher Wasserverlust durch die Perspiratio insensibilis in Abhängigkeit vom Lebensalter

rend prozentual weniger demethyliert, glucuronidiert oder durch CYP-Enzyme abgebaut wird.

Vor allem bei Neugeborenen ist der First-Pass-Metabolismus nach oraler Applikation stark reduziert, was die Bioverfügbarkeit einiger Wirkstoffe deutlich erhöht. Darüber hinaus ist die hepatische Clearance geringer, wodurch sich die Halbwertszeit von Wirkstoffen mit einem großen Anteil an hepatischer Elimination (sog. High-Extraction-Drugs ▸ Kap. 4.4.1) verlängert. Nach der funktionalen Ausreifung der Leber ist die Clearance bei Kleinkindern im Alter von etwa 2 Jahren für viele hepatisch eliminierte Wirkstoffe höher als bei Erwachsenen. Die betroffenen Wirkstoffe müssen dann bei Kindern dieses Alters relativ zum Körpergewicht höher dosiert werden als bei Erwachsenen.

Renale Elimination. Der Hauptgrund für die bei Geburt noch geringe glomeruläre Filtrationsrate (GFR) ist der geringe renale Blutfluss. Die GFR von Frühgeborenen liegt bei etwa 10–20 ml/min/1,73 m^2, die von Neugeborenen bei etwa 40 ml/min/1,73 m^2. Zwischen dem vierten und achten Lebensmonat erreicht die GFR schließlich den Normalwert eines Erwachsenen von rund 120 ml/min/1,73 m^2, danach werden diese Werte sogar übertroffen, d. h. die renale Clearance bei Kindern (2–11 Jahre) ist dann möglicherweise höher als bei Erwachsenen. Betroffen sind Wirkstoffe wie Digoxin, Clindamycin oder Gentamicin, die im Vergleich zu Erwachsenen bei Kindern zunächst deutlich niedriger, dann aber höher dosiert werden müssen (in mg/kg).

Blut-Hirn-Schranke. Das Gehirn von (Klein-)Kindern ist relativ zum Körpergewicht größer und stärker durchblutet, außerdem ist die Blut-Hirn-Schranke noch nicht voll funktionsfähig, sodass einige Wirkstoffe bei Kindern zentrale Wirkungen zeigen, die bei Erwachsenen nicht zu erwarten sind, z. B. Benzylalkohol, Propylenglycol, Loperamid (bei Kindern unter 2 Jahren kontraindiziert).

Dosisanpassungen in der Pädiatrie

Für systemisch applizierte Zubereitungen, existieren zwar verschiedene Formeln (◘ Tab. 4.1), mit deren Hilfe die Erwachsenendosis auf der Basis von Alter, Gewicht oder Körperoberfläche für den pädiatrischen Einsatz heruntergerechnet werden kann, Kinder sind jedoch keine kleinen Erwachsenen, vielmehr durchleben sie bzw. ihre Organe altersabhängig verschiedene Entwicklungsprozesse, wodurch sich mitunter deutliche Unterschiede in der Pharmakokinetik bestimmter Arzneistoffe ergeben können. Zudem können die mithilfe der pauschalierten Formeln berechneten pädiatrischen Dosen stark variieren (◘ Tab. 4.1).

Alter und Körpergewicht gelten gemeinhin als unzureichende Kalkulationsgrundlage für die Ermittlung pädiatrischer Dosen. Noch am ehesten als Maßstab geeignet ist die Körperoberfläche, da sie zumindest ein stückweit mit dem Verteilungsvolumen des Kindes korreliert. Veränderungen des Extrazellularraums (Erbrechen, Ödembildung, etc.) sowie Einschränkungen von Leber- bzw. Nierenfunktion bleiben jedoch auch in diesem Fall unberücksichtigt. Langjährige wirkstoffspezifische Erfahrungswerte von Ärzten und Pflegepersonal sind daher die wertvollste Ressource bei der Dosisüberprüfung von pädiatrischen Rezepturarzneimitteln. Zwar existieren diverse Kompilationen solcher Erfahrungswerte, in denen jedoch mitunter ebenfalls deut-

Tab. 4.1 Formeln zur Berechnung pädiatrischer Dosen

Berechnungsgrundlage	Formel	Eingesetzte Variablen	Errechnete pädiatrische Dosis (D_{Kind})
Alter	$D_{Kind} = \frac{Alter}{Alter + 12} \cdot D_{Erw}$	D_{Erw} = 1000 mg Alter = 4 Jahre	250 mg
	$D_{Kind} = \frac{4 \cdot Alter + 20}{100} \cdot D_{Erw}$	D_{Erw} = 1000 mg Alter = 4 Jahre	360 mg
Gewicht	$D_{Kind} = \frac{m_{Kind} \cdot 2{,}2}{150} \cdot D_{Erw}$	D_{Erw} = 1000 mg m_{Kind} = 16 kg	235 mg
Körperoberfläche	$D_{Kind} = \frac{S_{Kind}}{1{,}73 m^2} \cdot D_{Erw}$	D_{Erw} = 1000 mg S_{Kind} = 0,62 m^2	358 mg

D_{Kind} Dosis Kind; D_{Erw} Dosis Erwachsene; m_{Kind} Körpergewicht Kind; S_{Kind} Körperoberfläche Kind (dem Nomogramm in Abb. 4.2 zu entnehmen)

lich unterschiedliche Dosierungsempfehlungen zu finden sind, wie exemplarisch aus dem Vergleich verschiedener Literaturwerte zur Dosierung von Hydrochlorothiazid bei Kindern unter sechs Monaten in Abb. 4.3 hervorgeht. Neben den Dosierungsempfehlungen einschlägiger Quellen zeigen die beiden Graphen auch Daten zu Einzel- bzw. Tagesdosen, die im Rahmen einer empirischen Studie erhoben wurden, an der sich Krankenhausapotheken von bundesweit 40 Kliniken mit pädiatrischer Abteilung beteiligt haben. Zehn Monate lang erfassten sie die ärztlichen Dosierungsvorgaben zu allen Hydrochlorothiazid-Rezepturen (hauptsächlich Kapseln und Lösungen), die in diesem Zeitraum hergestellt wurden. Wie die Zusammenschau der Daten in Abb. 4.3 zeigt, betrugen die Dosierungsunterschiede bis zu 600 % bezogen auf die Tagesdosis, die z. B. bei 2 kg Körpergewicht von 1 bis 6 mg reichte. Außerdem ergaben sich einige auffällige Häufungen gleicher Dosen bei unterschiedlichem Körpergewicht. Ein naheliegender Grund hierfür ist das Vorhandensein von Kapseln einer bestimmten Dosierung in der jeweiligen Krankenhausapotheke, was den behandelnden Arzt – möglicherweise unabhängig von der tatsächlich notwendigen Dosis – dazu verleitet, die „vorhandene" Dosierung zu verordnen. Ein solches Vorgehen ist zwar kritisch zu hinterfragen, bedeutet jedoch nicht zwangsläufig, dass sich der Arzt damit außerhalb anerkannter Dosierungsempfehlungen bewegt, die sich, wie erwähnt, je nach Datenquelle deutlich unterscheiden können. Dabei deuten die divergierenden Literaturangaben nicht zwangsläufig auf einen mangelnden Erkenntnisstand hinsichtlich der korrekten Dosierung eines Arzneistoffs im Kindesalter hin, vielmehr ist zu berücksichtigen, dass die einzusetzende Dosierung in hohem Maße indikationsabhängig ist.

Viele, insbesondere ältere Übersichtstabellen spiegeln dies jedoch nur unzureichend wieder. Einzig mit den „Pädiatrischen Dosistabellen" (Jaffan-Kolb/Erdmann, WVG 2018) steht derzeit ein Werk zur Verfügung, das ab der 15. Auflage indikationsspezifische Dosierungsempfehlungen enthält, und damit den Bedürfnissen der alltäglichen Apothekenpraxis bei der Dosisüberprüfung weitgehend gerecht wird. Seltene Indikationen müssen dabei notwendigerweise unberücksichtigt bleiben, da hier kein, für allgemeingültige Empfehlungen ausreichender Erfahrungsschatz vorliegt. So beschränken sich die Hydrochlorothiazid-Dosierungsempfehlungen der „Pädiatrischen Dosistabellen" auf die Indikationen Ödeme, Hypertonie und chronische Herzinsuffizienz, während die bereits genannte empirische Erhebung bei 40 Krankenhausapotheken ergab, dass Hydrochlorothiazid pädiatrisch in mindestens 17 verschiedenen Indikationen eingesetzt wurde und wird, darunter beispielsweise bronchopulmonale Dysplasie, pulmonale Hypertonie, Diabetes insipidus renalis oder Ventrikelseptumdefekte. Die Pädiatrischen Dosistabellen enthalten mehr als 300 häufig verwendete Wirkstoffe, deren Dosierungsangaben sich nach Alters- und Gewichtsklassen unterscheiden. Neben für Kinder zugelassenen Arzneistoffen sind auch solche gelistet, die bei Kindern „off label" oder „unlicensed" eingesetzt werden. Die Dosierungsangaben wurden in Fachinformationen, internationaler Literatur und Datenbanken recherchiert. Spezielle Behandlungshinweise geben zusätzliche Sicherheit.

Geriatrie

Mit zunehmendem Lebensalter ist der Organismus physiologischen Veränderungen unterworfen, die sich zuweilen in erheblichem Maße auf Pharmakokinetik und -dynamik auswirken. Das Ausmaß der Veränderungen und der Zeitpunkt, ab dem die Konsequenzen klinisch relevant werden, ist individuell verschieden und zusätzlich zum Lebensalter von weiteren Faktoren, wie etwa Erkrankungen, Komedikation und Lebensstil abhängig. Aus Erfahrung mit dieser häufig nicht berechenbaren pharmakokinetischen und pharmakodynamischen Variabilität hat sich in der Geriatrie der Leitsatz **„start low and go slow"** entwickelt, d. h. die Thera-

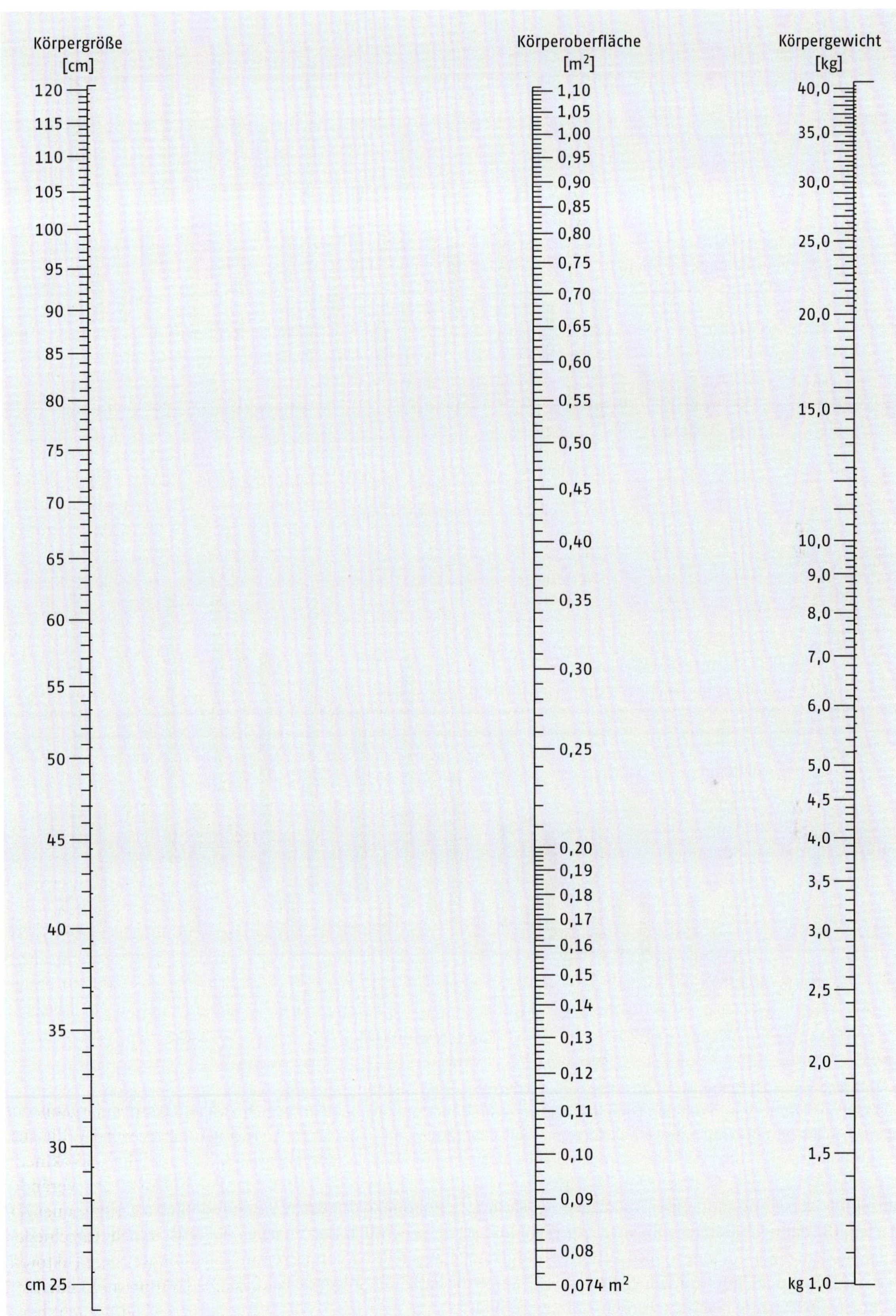

Abb. 4.2 Nomogramm zur Ermittlung der Körperoberfläche (m^2): Körpergröße [cm] auf der linken Achse durch eine gerade Linie mit dem Körpergewicht [kg] auf der rechten Achse verbinden und Körperoberfläche (m^2) auf der mittleren Achse ablesen

4

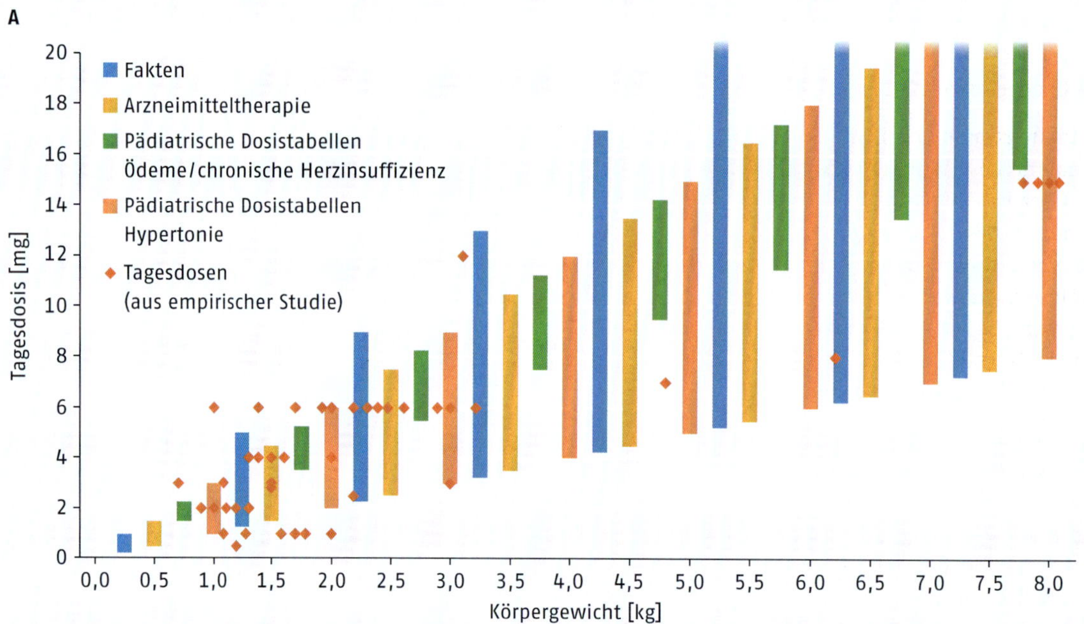

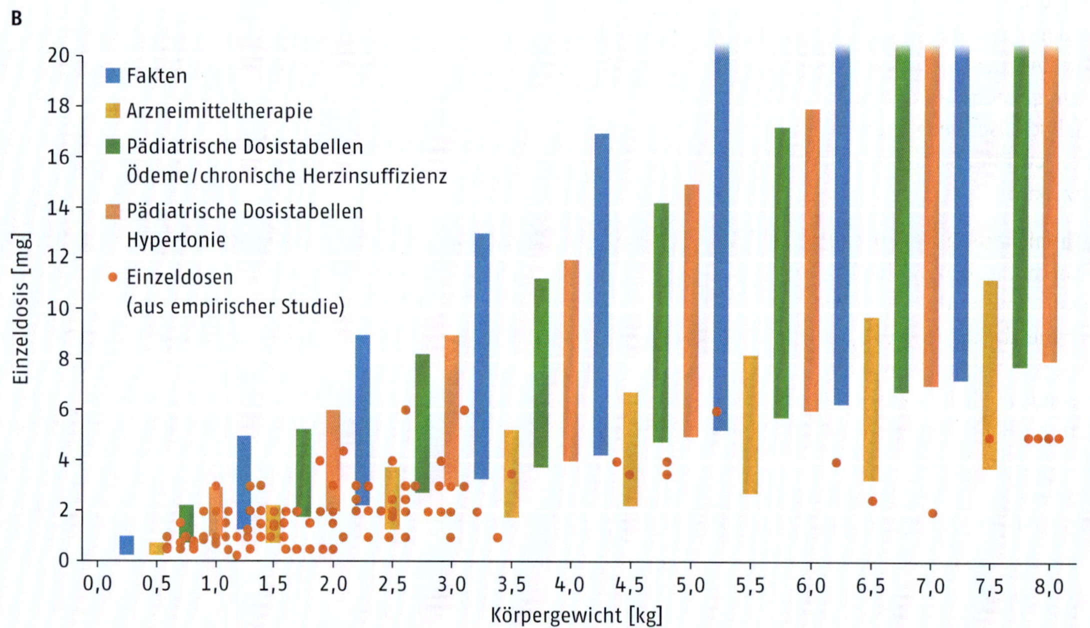

Abb. 4.3 Vergleich der im Rahmen einer empirischen Studie erhobenen, bei Kindern unter sechs Monaten eingesetzten Hydrochlorothiazid-Dosen mit den Empfehlungen verschiedener Literaturquellen (Renner J, et al. FAKTEN, 2006; Ankermann T. Arzneimitteltherapie und Ernährung im Kindesalter, 2006; Jaffan-Kolb L, et al. Pädiatrische Dosistabellen, 2018). **A** Tagesdosis(empfehlung) vs. Körpergewicht, **B** Einzeldosis(empfehlung) vs. Körpergewicht

pie sollte vorsichtig mit einer niedrigen Dosierung starten, die dann langsam erhöht wird. Auch wenn das Alter, ab dem diese Veränderungen auftreten, aufgrund der vorgenannten interindividuellen Schwankungen nicht allgemeingültig beziffert werden kann, wird häufig angenommen, dass sie zwischen dem 65. und 70. Lebensjahr zunehmend relevant werden.

Pharmakokinetische Veränderungen im Alter

Hinsichtlich der Pharmakokinetik sind bei der Dosisbeurteilung von Rezepturarzneimitteln für geriatrische Patienten folgende Faktoren zu berücksichtigen:

Freisetzung/Absorption. Bei älteren Menschen nimmt häufig die Säuresekretion im Magen ab. Zudem wird eine verminderte Motilität und Durchblutung des Gastrointestinaltrakts beobachtet. Dies führt möglicherweise zu einer veränderten Freisetzung und Absorption bestimmter Arzneistoffe in Abhängigkeit von ihren physikochemischen Eigenschaften.

Verteilungsvolumen. Durch eine anteilsmäßige Zunahme des Körperfetts bei gleichzeitiger Abnahme des Gesamtkörperwassers – nicht zuletzt infolge eines geänderten Ess- und Trinkverhaltens – verändert sich das Verteilungsvolumen bei vielen älteren Patienten. Infolgedessen weisen wasserlösliche Arzneistoffe, die sich nicht ins Fettgewebe verteilen, bei Senioren im Allgemeinen ein kleineres, lipophile Arzneistoffe ein größeres Verteilungsvolumen auf.

Plasmaproteinbindung. Im Senium lässt die Albuminproduktion der Leber nach, sodass das wichtigste plasmatische Transportprotein nur noch in geringerem Maße zur Verfügung steht. Zudem steigt mit dem Alter auch das Risiko krankheitsbedingt verminderter Serumalbumin-Konzentrationen (z. B. bei Leberzirrhose, Niereninsuffizienz oder Mangelernährung). Infolge einer Hypoalbuminämie sinkt der proteingebundene und steigt der freie, pharmakologisch wirksame Arzneistoffanteil. Bei Arzneistoffen mit einer Plasmaproteinbindung von über 90 % kann dies im Einzelfall klinisch relevant werden, hierzu gehören Cumarine, Pethidin, Salicylate, Phenytoin, Valproinsäure und Diazepam.

Metabolisierung/Hepatische Elimination. Im Alter nehmen die hepatische Durchblutung, die Leberzellmasse sowie die Aktivität der Cytochrom-P450-Enzyme ab. Bei Arzneistoffen, die während der Leberpassage in hohem Maße enzymatisch metabolisiert werden (sog. High-Extraction-Drugs), wie z. B. Propranolol, Metoprolol oder Nifedipin, korreliert die hepatische Clearance weitgehend mit dem hepatischen Blutfluss, während die Enzymaktivität der Leber eine untergeordnete Rolle spielt. Zudem werden High-Extraction-Drugs bereits bei der ersten Leberpassage in erheblichem Umfang metabolisiert (First-pass-Effekt). Bei eingeschränkter Leberfunktion ist demnach, neben der hepatischen Clearance, auch der First-pass-Effekt reduziert, was zu einer deutlich höheren Bioverfügbarkeit von High-Extraction-Drugs führt. Bei Arzneistoffen, die durch eine niedrige Aktivität der metabolisierenden Leberenzyme charakterisiert sind (sog. Low-Extraction-Drugs), wirkt sich der Leberblutfluss nicht limitierend auf die hepatische Elimination aus. Die hepatische Clearance ist stattdessen unmittelbar von der Enzymaktivität abhängig. Low-Extraction-Drugs weisen einen niedrigen First-pass-Effekt auf. Bei eingeschränkter Leberfunktion ist die hepatische Clearance dieser Substanzen zwar vermindert, die Bioverfügbarkeit bleibt jedoch weitgehend unverändert. Eine unter diesen Gesichtspunkten der hepatischen Elimination vorgenommene pharmakokinetische Einteilung, sowie Hinweise zur sich daraus ergebenden Dosisanpassung, finden sich bei den Arbeitshilfen in ◘ Tab. 4.7.

Renale Elimination. Bei geriatrischen Patienten kann es zu einer altersbedingten Reduktion der Nephrone und damit der funktionsfähigen Glomeruli kommen, was die Leistungsfähigkeit der Niere reduziert. Als Größenordnung kann man ab dem 20. Lebensjahr mit etwa 1 % Funktionsverlust pro Lebensjahr rechnen. Für die Abschätzung der Nierenfunktion eignen sich verschiedene Laborwerte. In der Praxis etabliert ist die Bestimmung der Serumkreatininkonzentration bzw. davon abgeleitet die Kreatinin-Clearance (CL_{Cr}) respektive die Glomeruläre Filtrationsrate (GFR), die allein selbstverständlich noch nichts über den Zustand der Nieren aussagen. Da mit zunehmendem Alter in aller Regel die Muskelmasse abnimmt, wird bei geriatrischen Patienten häufig eine normale Serumkreatininkonzentration bei verminderter glomerulärer Filtrationsrate gefunden. Folglich sollte statt dem Serumkreatininwert die Kreatinin-Clearance (CL_{Cr}) als Basis für eine Dosisanpassung an die Nierenfunktion herangezogen werden. Bei der Auswahl eines geeigneten Arzneistoffs bzw. bei der Festlegung seiner Dosierung ist zudem zu berücksichtigen, ob die Niereninsuffizienz als akut oder chronisch einzustufen ist. Für Patienten mit eingeschränkter Nierenfunktion existieren verschiedene Rechenmodelle, mit deren Hilfe die individuell erforderliche Dosisanpassung ermittelt werden kann. Um den Rahmen dieses Werkes nicht zu sprengen, sei diesbezüglich auf einschlägige Spezialliteratur verwiesen (z. B. Schäfer C. (Hrsg.) Liekweg A. (Hrsg.) Eisert A. (Hrsg.) Geriatrische Pharmazie. Deutscher Apotheker Verlag, Stuttgart 2015).

Pharmakodynamische Veränderungen im Alter

Verglichen mit altersbedingten Veränderungen, die sich auf die Pharmakokinetik der Arzneistoffe auswirken, sind Faktoren, die die Pharmakodynamik beeinflussen, deutlich schwerer zu quantifizieren. Es ist jedoch zu beobachten, dass die Empfindlichkeit älterer Menschen gegenüber bestimmten Arzneistoffgruppen zunimmt.

◘ Tab. 4.2 listet einige für das Senium typische physiologische Veränderungen, die sich klinisch relevant auf die Pharmakodynamik bestimmter Arzneistoffe auswirken und somit die Gefahr von unerwünschten Arzneimittelwirkungen erhöhen.

Potenziell inadäquate Medikation (PIM)

Zahlreiche Untersuchungen zeigen, dass die Einnahme bestimmter Arzneimittel im Alter zu einer signifikanten Zunahme des Sturzrisikos, erhöhter Mortalität, eingeschränkter Kognition sowie verschlechterter Lebensqualität führen kann. Ursächlich hierfür ist häufig eine

Tab. 4.2 Altersbedingte Veränderungen der Pharmakodynamik (nach Schäfer/Liekweg/Eisert 2015)

Physiologische Veränderungen	Auswirkungen auf die Pharmakodynamik
Verstärkte anticholinerge Wirkungen	Kau- und Schluckstörungen, Unruhe, Verwirrtheit, kognitiver Abbau
Erhöhte Rezeptorsensibilität für zentral wirksame Arzneistoffe	Verstärkte oder verlängerte Sedierung, Verwirrtheit
Geringere Sensibilität für β_1-Rezeptorblocker	Abgeschwächte Blutdrucksenkung
Gestörte Gegenregulationsmechanismen bei Antihypertensiva	Orthostatische Dysregulation

für ältere Menschen potenziell inadäquate Medikation (PIM). „Potenziell inadäquat" bedeutet, dass die Auswahl des Arzneistoffs bzw. seine Dosierung oder die Dauer der Therapie nicht empfohlen wird, da die potenziellen Risiken den potenziellen Nutzen überwiegen, es sicherere Alternativen gibt oder die Therapie als nicht ausreichend effektiv gilt. Mittlerweile wurden diverse Listen publiziert, welche Medikation bei älteren Patienten als unangemessen einzustufen ist. Diese Listen sollen die Aufmerksamkeit aller am Medikationsprozess Beteiligten hinsichtlich arzneimittelbezogener Probleme, Medikationsfehler und UAW erhöhen und zu einer Verbesserung der Arzneimitteltherapiesicherheit beitragen. Hierbei ist zu berücksichtigen, dass derzeit keine ethisch vertretbaren Methoden existieren, eine Nutzenbewertung nach Maßstäben der evidenzbasierten Pharmazie durchzuführen, sodass bei der Erstellung der verschiedenen Listen auf Surrogatparameter und Expertenmeinungen zurückgegriffen werden muss. Dies ist bei Verwendung der verfügbaren Listen zur Überprüfung von Rezepturdosierungen im Hinterkopf zu behalten und ihre tatsächliche Anwendbarkeit im konkreten Einzelfall zu überprüfen. Grundsätzlich sind immer die Lebensumstände des einzelnen Patienten zu berücksichtigen, die Arzt und Apotheker gerade in dieser Patientengruppe optimaler Weise bekannt sein sollten.

Beers-Liste

Die häufig zitierte Beers-Liste ist eine weltweit anerkannte Auflistung im Alter potenziell inadäquater Arzneimittel. Sie wurde in den USA und Kanada erarbeitet und besteht aus zwei Teilen:

- **Teil 1:** Liste von Arzneimitteln, die bei über 65-Jährigen generell vermieden werden sollen, weil sie vermehrt zu unerwünschten Arzneimittelwirkungen führen, unwirksam sind oder weil besser verträgliche Alternativen zur Verfügung stehen.
- **Teil 2:** Liste von Arzneimitteln, die bei älteren Patienten mit bestimmten Erkrankungen vermieden werden sollen.

Die wesentlichen Kritikpunkte bezüglich der „Beers-Liste" betreffen zum einen die mangelnde Übertragbarkeit auf deutsche Verschreibungsverhältnisse (unterschiedliche Präparate und abweichendes Verschreibungsverhalten der Gesundheitssysteme) und zum anderen die Tatsache, dass die Liste keine therapeutischen Alternativen nennt, um problembehaftete Arzneimittel zu vermeiden.

PRISCUS-Liste

Motiviert durch die Tatsache, dass es keine anerkannte und aussagekräftige Auflistung potenziell inadäquater Medikamente für ältere Patienten für den deutschen Verschreibungsmarkt gab, erarbeitete der Forschungsverbund PRISCUS (lateinisch: „alt, altehrwürdig") eine deutsche Liste mit Arzneistoffen, die bei älteren Menschen vermieden werden sollten. Neben einer Aufarbeitung der Inhalte internationaler Fachliteratur wurden zahlreiche Experten aus ganz Deutschland zu ihrer Einschätzung hinsichtlich verschiedener Arzneistoffe sowie pharmakotherapeutischer Alternativen befragt. Auch Komorbidität, bei der ein erhöhtes Risiko für mögliche unerwünschte Ereignisse bei Anwendung des jeweiligen Arzneistoffs besteht, sollten berücksichtigt werden. Die PRISCUS-Liste umfasst zurzeit 83 Arzneistoffe des deutschen Arzneimittelmarkts (Stand Januar 2018), die als potenziell inadäquat für ältere Patienten bewertet wurden. Sie enthält konkrete Empfehlungen für den Fall, dass eine bestimmte Medikation nicht vermieden werden kann (beispielsweise Monitoringparameter oder Dosisanpassungen) sowie Vorschläge für besser geeignete Therapiealternativen. Die PRISCUS-Liste stellt sich somit den beiden großen Kritikpunkten der Beers-Liste: der mangelnden Übertragbarkeit auf deutsche Verschreibungsverhältnisse und dem Fehlen therapeutischer Alternativen. Sie erhebt jedoch keinen Anspruch auf Vollständigkeit, ersetzt keine individuelle Nutzen-Risiko-Abwägung und erfasst keine klinisch-relevanten Interaktionen oder eine Unterversorgung. Die aktuelle Fassung der PRISCUS-Liste steht als Download unter www.priscus.net zur Verfügung. Für rezepturrelevante Wirkstoffe, die auf der PRISCUS-

Liste stehen, findet sich ein entsprechender Hinweis bei den Arbeitshilfen in ◘ Tab. 4.8.

FORTA-Prinzip

Das sogenannte FORTA-Prinzip (fit for the aged) bewertet Arzneimittel nach ihrem Nutzen-Risiko-Profil und ihrer nachgewiesenen Wirksamkeit im Alter. Dafür werden vier Kategorien (A-D) gebildet.

1. **Kategorie A (Absolutely)**
   Arzneimittel, die auch im Alter in großen Studien überprüft wurden und für die eindeutig positive Nutzen-Risiko-Bewertungen vorliegen.
2. **Kategorie B (Beneficial)**
   Arzneimittel, die eine bewiesene Wirksamkeit bei älteren Patienten haben, aber Einschränkungen hinsichtlich des Wirkungsausmaßes oder ihrer Sicherheit aufweisen.
3. **Kategorie C (Careful)**
   Substanzen mit einer für ältere Patienten insgesamt ungünstigen Nutzen-Risiko-Analyse, die eine genaue Beobachtung von Wirkung und Nebenwirkung erfordern und als Erste weggelassen werden sollten, wenn insgesamt zu viele Arzneimittel (mehr als 3 oder 4) verordnet wären.
4. **Kategorie D (Don't)**
   Substanzen, die bei Älteren praktisch immer vermieden werden sollten. Hierzu gehören u. a. die Benzodiazepine, Promethazin, Pentazocin. Es finden sich nahezu immer altersverträgliche Alternativen.

Die FORTA-Liste wurde mehrstufig entwickelt und eine Konsensus-Validierung durchgeführt. Die aktuelle Version ist unter www.umm.uni-heidelberg.de/ag/forta/ zu finden. Sie ist indikationsabhängig gegliedert, d. h. ein Arzneimittel kann je nach Indikation verschiedene FORTA-Bewertungen erhalten. Kontraindikationen stehen immer über der Klassifikation, z. B. dürfen auch A-Arzneimittel bei einer Allergie nicht gegeben werden.

FORTA versteht sich als schnelle Orientierungshilfe zum Gedankenanstoß. Das System kann und will individuelle Therapieentscheidungen nicht ersetzen und lässt – wie jede Vereinfachung – Ausnahmen zu.

4.1.2 Dermal applizierte Rezepturarzneimittel

Da halbfeste Zubereitungen zur dermalen Anwendung in vielen Apotheken die am häufigsten vorkommende Rezepturdarreichungsform darstellen, erscheint es obligat die physiologische Variabilität des Applikationsorts Haut und die daraus resultierenden Konsequenzen für die Dosierung bzw. Dosisanpassung näher zu beleuchten.

Die menschliche Haut besteht aus Subcutis, Cutis (Korium, Dermis, Lederhaut) und der Epidermis mit dem Stratum corneum. Die Epidermis ist zwischen 0,03 und 1 mm dick und enthält, im Gegensatz zur Cutis, keine Blutgefäße. Die intakte Epidermis ist eine der am wenigsten durchdringbaren, epithelialen Barrieren des Körpers, deren Haupthindernis für das Eindringen von Wirkstoffen die tote Hornschicht des Stratum corneum mit einer Dicke von 10–600 µm darstellt. Unter physiologischen Bedingungen erneuert sich die Epidermis einmal im Monat. In Abhängigkeit von ihrem jeweiligen Zustand, sind auch die Barriereeigenschaften der Haut einem stetigen Wandel unterworfen. Diese Veränderungen können vorübergehend sein (z. B. akute Entzündungen), grundsätzlich bestehen (z. B. vererbte Verhornungsstörungen, sehr trockene Haut) oder sich im Laufe der Zeit entwickeln (z. B. Altershaut). Auch Grunderkrankungen wie Diabetes oder bestimmte Therapien, die das Immunsystem modulieren, sowie Variationen des dermalen Mikrobioms können den Hautzustand verändern. Da die dermale Resorption und infolgedessen auch die für einen therapeutischen Effekt erforderliche Wirkstoffkonzentration von den Barriereeigenschaften der Haut abhängt, sollen nachfolgend verschiedene physiologische Faktoren beleuchtet werden, die eine von der Norm abweichende dermale Dosierung im patientenindividuellen Einzelfall notwendig machen bzw. erklären können.

Körperregion

Wie zahlreiche Studien belegen, ist die Hornschichtbarriere der Haut an verschiedenen Körperstellen unterschiedlich durchlässig. Ursächlich hierfür sind regionale Abweichungen der Dicke, Struktur und Zusammensetzung des Stratum corneum sowie, wenn auch in weit geringerem Maße, die variierende Dichte von Hautanhangsgebilden wie Haarfollikeln, Schweiß- und Talgdrüsen. Ihrer Funktion entsprechend werden zwei Hornschichttypen unterschieden:

- die Hornschicht von Handflächen und Fußsohlen, die sich unter Anpassung an Druckbeanspruchung und Reibung durch Ausbildung von Hornschichtschwielen zu einem Spezialgewebe entwickelt hat, und
- das membranartige Stratum corneum der übrigen Körperoberfläche mit seiner Adaption an Flexibilität, Undurchlässigkeit und mit einem hohen sensorischen Unterscheidungsvermögen.

Die Hornschwielen von Handflächen und Fußsohlen weisen eine geringere Packungsdichte der Zelllagen auf und besitzen einen signifikant niedrigeren Lipidanteil. Schwach basische Lösungen und Wasser lösen diese Schwielen im Laufe der Zeit auf, nicht jedoch die wesentlich dünneren Hornschichten an anderen Körperstellen. Im Vergleich zu letzteren stellen die Hornschwielen eine schwächere Diffusionsbarriere dar. Ihre höhere Durchlässigkeit wird zwar zunächst durch die

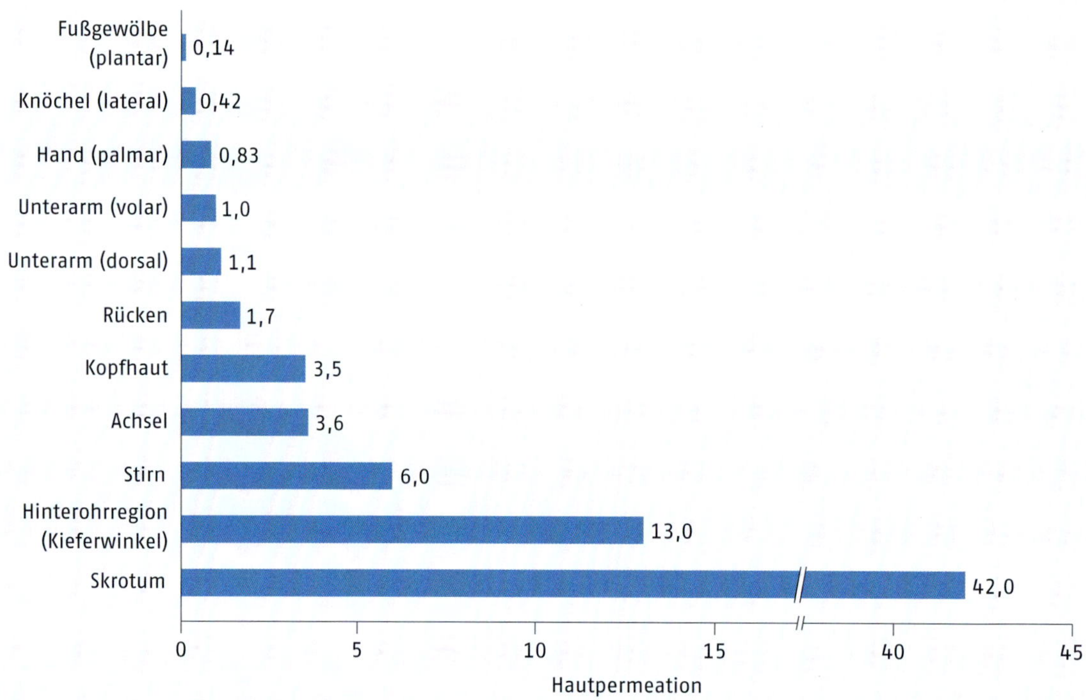

○ Abb. 4.4 Perkutane Resorption von Hydrocortison in Abhängigkeit vom Applikationsort (normiert auf die Hautpermeabilität des Unterarms (volar) = 1,0). Messparameter war die kumulative Harnausscheidung nach kutaner Applikation von 0,06 mg [^{14}C]-Hydrocortison in 0,1 ml Aceton.

größere Schichtdicke maskiert, im Fließgleichgewicht ist der Diffusionsstrom durch die Hornschicht der Fußsohlen jedoch deutlich höher als durch die Haut am Körperstamm.

Neben der passiven Diffusion durch die Hornschicht, ist auch die Aufnahme durch sog. Shunts (z. B. Haarfollikel, Drüsen etc.) relevant, da hier die Barriere der Hornschicht teilweise umgangen werden kann. So besitzt die Kopfhaut zwar eine vergleichsweise dicke Epidermis, dennoch ist die Wirkstoffpenetration bzw. die Resorption in die Cutis aufgrund der vielen Haarfollikel häufig höher als an weniger behaarten Körperstellen.

○ Abb. 4.4 zeigt Daten für die In-vivo-Resorption von Hydrocortison beim Menschen in Abhängigkeit vom Applikationsort nach einmaliger Gabe, also nicht im Fließgleichgewicht, weshalb die Permeationswerte an den Fußsohlen und Handinnenflächen im Vergleich zu einer länger andauernden Anwendung unverhältnismäßig gering ausfallen. Praktische Bedeutung hat hingegen der Befund, dass im Kopf-, Nacken- und Achselbereich mit höheren Resorptionsraten zu rechnen ist. Dies hängt möglicherweise mit einer stärken Umweltexposition bzw. einem häufigeren Kosmetikaeinsatz zusammen. Einschränkend bleibt festzustellen, dass sich die Resorption auch bei gleichem Applikationsort und identischer Dosierung interindividuell – mitunter beträchtlich – unterscheiden kann. Dies ist die Folge weiterer individuell bedingter Variationen und typisch für alle biologischen Systeme.

Auch die Variabilität des Mikrobioms spielt bei der Betrachtung unterschiedlicher Hautregionen eine wichtige Rolle. Unter dem Hautmikrobiom versteht man die Gesamtheit aller, die Haut besiedelnden Mikroorganismen (Bakterien, Pilze, Parasiten, Viren u. a.), wobei residente (= dauerhafte) und transiente (= vorübergehende) Flora differenziert werden. Die verschiedenen Körperstellen beherbergen jeweils typische Mikrobenmischungen, also Organismen, die dort bei nahezu allen Menschen vorkommen (□ Tab. 4.3). Ergänzt werden sie durch weitere Stämme, deren Zahl und Identität sich interindividuell mitunter stark unterscheidet, nicht zuletzt auch durch die verschiedenen pH-Gegebenheiten. Die größte Keimvielfalt findet sich Studien zufolge auf den trockenen Hautpartien der Hände und Unterarme. Sie bieten Einzellern bessere Bedingungen als feuchte Haut wie Achselhöhlen und Kniekehlen. Ölige Stellen, zum Beispiel die Haut neben der Nase und zwischen den Augen, scheinen eher unwirtlich zu sein. Mikroben spielen eine wichtige Rolle für die Homöostase der Haut. Sie sind nicht nur Gegenspieler, sondern auch Partner des Immunsystems und unterstützen die Infektabwehr über ganz unterschiedliche Mechanismen:

1. Die „Platzhalter-Taktik“: Die residente Mikroflora gesunder Haut bildet ein Ökosystem, das anderen,

Tab. 4.3 Wichtige Vertreter des Hautmikrobioms verschiedener Körperregionen

Hautstelle	Besiedler	Eigenschaften
Talgdrüsen der behaarten Kopfhaut	Malassezia-Hefen	Kann sog. Kleieflechte auslösen
Stirn	Corynebakterien	Spalten Hauttalg zu Fettsäuren und tragen so zum Säureschutzmantel der Haut bei
Fettreiche Regionen des Gesichts (z. B. Nasenflügel)	Propionibacterium acnes	Spielt eine maßgebliche Rolle bei der Pickelbildung
Achselhöhlen	Brevibacterium	Verursacht durch Zersetzung bestimmter Substanzen im Schweiß den typischen Körpergeruch
Feuchte Hautfalten (z. B. Po)	Candida-Hefen	Bei Immunsupression Infektion mit roten Eiterbläschen möglich
Feuchte Hautregionen (z. B. Fußsohle)	Staphylococcus epidermidis	Wirkt regulierend bei Entzündungen der Haut; kann im Blut jedoch zu schweren Infektionen führen
Zehenzwischenraum und Fußsohlen	Trichophyton (Erreger des Fußpilzes)	Infektion wird durch pilzhaltige Hautschuppen übertragen, beispielsweise beim Barfußgehen in Schwimmbädern

potenziell krankheitsauslösenden Keimen den Platz wegnimmt und deren Ansiedelung verhindert.

2. Die „Chemische Barriere": Einige Mikroorganismen der residenten Flora (z. B. Corynebakterien) produzieren Enzyme, die freie Fettsäuren von Sebum-Triglyceriden abspalten. Dadurch sinkt der pH-Wert und es entsteht ein saures Milieu, in dem hilfreiche Spezies gut existieren können, pathogene Keime wie Staphylococcus aureus jedoch nur schwer gedeihen.
3. Die „Taktik der chemischen Keule": Einige Mikroorganismen, wie z. B. Staphylococcus epidermidis und Propionibacterium acnes produzieren antibiotische Substanzen, sog. Bacteriocine, die das Wachstum pathogener Mikroorganismen hemmen.
4. Die „Trainings-Strategie": Residente Keime der Hautflora stimulieren das körpereigene Immunsystem und regen es zu einer effizienteren Abwehrleistung gegen Krankheitserreger an.

Aus seiner Unterstützungsfunktion für die Immunabwehr und Barriereeigenschaften der Haut, ergibt sich, dass eine veränderte Zusammensetzung des Mikrobioms, wie sie an unterschiedlichen Körperstellen oder bei bestimmten dermalen Erkrankungen auftritt, auch Auswirkungen auf die Effektivität der Schutzfunktion der Haut und damit mittelbar auf die tatsächliche Pathogenität bestimmter Krankheitserreger hat. Dementsprechend können sich die Wirkstoffdosen, die zur Bekämpfung konkreter Keime erforderlich sind, unterscheiden.

Hautalter

Pädiatrie

Die Durchlässigkeit der Haut ändert sich mit dem Alter. Kinder, die zwischen der 23. und 33. Schwangerschaftswoche geboren werden, verfügen, da im gleichen Zeitraum die Epidermis ausreift, nur über eine schwach ausgebildete Hautbarriere. Neben der Gefahr eines hohen, transepidermalen Wasserverlustes, der zu Problemen in der Flüssigkeitsbilanz und der Temperaturkontrolle führen kann, ist eine gesteigerte Permeabilität gegenüber allen topisch applizierten Substanzen und damit auch die Gefahr eines vermehrten Auftretens unerwünschter Nebenwirkungen gegeben. Das Reifgeborene weist eine, der Erwachsenenhaut vergleichbar effektive epidermale Barriere auf. Die im Kindesalter nach topischer Applikation beobachteten höheren systemischen Wirkstoffkonzentrationen lassen sich daher weitgehend auf die im Vergleich zum Erwachsenen veränderte Relation von Körperoberfläche zu Körpergewicht zurückführen. Je kleiner das Kind, umso größer ist die Körperoberfläche im Verhältnis zum Gewicht (Tab. 4.4). Daher muss bei Kindern, in Abhängigkeit vom jeweiligen Lebensalter, mit einer größeren Systemwirkung topischer Therapien gerechnet werden. Dies gilt umso mehr, wenn im intertriginösen Bereich behandelt wird und das Kind mehr oder weniger okkludierende Windeln trägt. Auch Entzündungsreaktionen führen infolge einer Schwächung der Hautbarriere zu vermehrter Resorption.

Das Mikrobiom der Haut wird in den ersten Lebenstagen festgelegt. Nach heutigem Erkenntnisstand beeinflussen die Entbindung durch den Gebärmutterhalskanal und die Scheidenflora der Mutter die Zusammen-

Tab. 4.4 Relation von Körperoberfläche und -gewicht bei Kindern und Erwachsenen

Lebensalter	Körpergewicht [kg]	Körperoberfläche [cm²]	Relation Körperoberfläche/ Körpergewicht [cm²/kg]
Neugeborenes	3,4	2100	617,6
½ Jahr	7,5	3500	466,7
1 Jahr	9,3	4100	440,9
4 Jahre	15,5	6500	419,4
10 Jahre	30,5	10500	344,3
Erwachsener	70,0	18100	258,6

setzung der residenten Hautflora und führt zu einer Toleranz gegenüber diesen Mikroorganismen. Die Ausbildung des Immunsystems der Haut beginnt somit bereits während der Geburt. In den ersten Lebenswochen bzw. -monaten vermehrt sich das kommensale Mikrobiom weiter und Umweltkeime gesellen sich hinzu.

In der praktischen Therapie ist vor allem bei der Behandlung von entzündeter Kinderhaut mit topisch applizierten Corticosteroiden Zurückhaltung geboten. Dabei sollte das Risiko sehr großflächiger und langdauernder Applikation, der Therapie florider ekzematöser Haut und von Behandlungen im Windelbereich bedacht werden. Die kindliche Haut scheint auf Dermatocorticosteroide wesentlich sensibler zu reagieren als die Haut von Erwachsenen. Aus diesem Grund wird empfohlen die Therapie auf schwach wirksame Corticosteroide mit geringer Nebenwirkungspotenz (z. B. Hydrocortison) zu beschränken. Vielfach kann im Laufe der Behandlung die Konzentration von Hydrocortison auf 0,5 % reduziert werden. Um Tachyphylaxien zu vermeiden, sollte die Hydrocortisonbehandlung bei Kindern zeitlich beschränkt bleiben. Zudem stehen mit Prednicarbat bzw. Mometasonfuroat alternative, für die Pädiatrie besser geeignete Dermatocorticosteroide mit hohem Therapeutischen Index (TIX = 2,0 ▸ Kap. 5.4.1) zur Verfügung, die bevorzugt eingesetzt werden sollten. Aber auch bei einigen anderen häufig angewendeten Wirkstoffen ist bei Kleinkindern Zurückhaltung angebracht. Bei Steinkohlenteer gilt die Behandlung des Kleinkindes als relative Kontraindikation. Bituminosulfonate und Tumenol können durchaus angewendet werden, da eine kanzerogene Wirkung bislang nicht beschrieben ist. Dithranol kommt wegen seiner Irritabilität beim Kleinkind kaum für die Behandlung in Frage (Ausnahme: Alopecia areata). Besondere Vorsicht ist auch bei großflächiger Behandlung von Säuglingen und Kleinkindern mit Salicylsäure angebracht, da immer wieder Intoxikationen beschrieben wurden. Tretinoin (Vitamin-A-Säure) ist bei Säuglingen und Kleinkindern wegen der irritativen Wirkung problematisch, kann aber nach strenger Indikationsstellung (z. B. bei schweren Ichthyosen) eingesetzt werden. Mädchen im gebärfähigen Altern müssen eine zuverlässige Kontrazeption gewährleisten. Für die meisten anderen Wirkstoffe gelten bei Kindern ähnliche Maßstäbe wie bei Erwachsenen. Die Behandlung mit obsoleten Wirkstoffen (▸ Kap. 2) verbietet sich bei Kindern selbstverständlich noch mehr als bei Erwachsenen.

Eine Übersicht über die, für den Einsatz in der pädiatrischen Dermatologie empfohlenen Wirkstoffkonzentrationen ist in ◘ Tab. 4.8 der Arbeitshilfen dieses Kapitels zu finden.

Senioren

Erste alterungsbedingte Hautveränderungen können sich bereits ab dem 30. Lebensjahr Jahren bemerkbar machen. In dieser Lebensphase hängt ihr Ausmaß meist von äußeren Einflüssen wie Sonnenexposition und Klima sowie vom Pigmentierungstyp ab. Mit zunehmendem Alter kommt es zu charakteristischen Hautveränderungen (◘ Tab. 4.5), die zum Teil auch genetisch prädisponiert sind, so nimmt beispielsweise der Lipidgehalt in der Subkutis ab. Das Bindegewebe verliert seine normale Faserstruktur und Wasserbindungsfähigkeit, der Hautturgor sinkt. Die Schweiß- und Talgdrüsensekretion geht zurück. Darüber hinaus lässt sich bei älteren Menschen oft ein Harnstoffmangel im Stratum corneum nachweisen und einige Studien deuten auf eine Beeinträchtigung des Säureschutzmantels der Haut aufgrund einer altersabhängigen Erhöhung ihres pH-Werts hin. Da einige Substanzen, die für den Aufbau des schützenden Hydrolipidfilms notwendig sind, nicht mehr in ausreichender Menge produziert werden, kann sich die Haut schlechter vor Wasserverdunstung schützen. Die Folge: Die Haut trocknet aus, wird spröde und rau. Inwieweit diese atrophischen Veränderungen die Barrierefunktion der Haut im Senium beeinflussen, ist gegenwärtig noch weitgehend ungeklärt, zumal die Veränderungen der einzelnen Faktoren mitunter gegen-

Tab. 4.5 Einfluss altersbedingter Hautveränderungen und ihre Auswirkungen auf die dermale Resorption

Hautfaktor	Altersbedingte Veränderung	Auswirkung auf die dermale Resorption
Kutane Durchblutung	Studienergebnisse sprechen mehrheitlich für eine Durchblutungsabnahme	Verbesserte lokale und verminderte systemische Wirkung
pH-Wert	Einige Studien deuten auf einen erhöhten pH-Wert hin	Veränderte Resorption infolge eines verschobenen Protolysegleichgewichts schwacher Wirkstoffsäuren/-basen
Hautdicke	Abnahme der dermalen und epidermalen Hautdicke	Es besteht kein proportionaler Zusammenhang zwischen Hautdicke und dermaler Resorption, entscheidend ist vielmehr ihre Barriereeigenschaft
Haar- und Porendichte	Reduktion der Haarfollikel und Schweißdrüsen; Talgdrüsen nehmen an Größe zu, produzieren jedoch weniger Talg	Verringerte dermale Resorption über Hautanhangsgebilde (Shunt-Route)
Proteine	**Intrinsisch:** Abnahme der Kollagenbildung, verlangsamter Elastin-Abbau **Extrinsisch:** Kollagenverdickung und Zunahme der Synthese abnorm veränderten Elastins Zunahme der Proteinfaltung mit Abnahme der Protein-Wasser-Wechselwirkung	Förderung einer Xerosis cutis, die zu einer verminderten Resorption (insbesondere hydrophiler Wirkstoffe) führt
Wassergehalt	Abnahme des kutanen Wassergehalts infolge eines erhöhten transepidermalen Wasserverlusts und sinkenden Harnstoffgehalts im Stratum corneum	Verminderte Resorption (insbesondere hydrophiler Wirkstoffe) infolge einer Xerosis cutis
Lipidgehalt	Abnahme des Lipidgehalts	Gesteigerte Resorption (insbesondere hydrophiler Wirkstoffe) infolge einer geschwächten Lipidbarriere

sätzliche Auswirkungen auf die dermale Resorption haben. Vorstellbar wäre, dass die Altershaut unter diesen Bedingungen eine höhere Durchlässigkeit besitzt, was den Einsatz geringerer Wirkstoffkonzentrationen nahelegte. Andererseits deuten verschiedene Studien darauf hin, dass die pro Zeiteinheit aus dem Hautgewebe entfernte Substanzmenge im Alter aufgrund verminderter Blutversorgung geringer ist. Dies spräche dafür, dass eine mehrmals tägliche Applikation mehr systemische Nebenwirkungen verursacht, als eine – möglicherweise sogar effektivere – einmal tägliche Anwendung.

Neben den genannten atrophischen Hautveränderungen begünstigen eine altersbedingt verminderte Immunkompetenz, pH-Veränderungen sowie Veränderungen im Hautmikrobiom, Hormonschwankungen, Gefäßinsuffizienz und Atherosklerose die Entwicklung von Altersdermatosen, die ihrerseits zu – ggf. temporär – veränderten Hautzuständen und dementsprechend zu veränderter Wirkstoffresorption führen können.

Hautzustand

Sind die Barriereeigenschaften der Hornschicht verändert, beispielsweise durch Verletzungen oder infolge von Krankheitszuständen, hat dies in aller Regel auch unmittelbar Auswirkungen auf die Hautpermeabilität. So führt die Einwirkung von UV-Strahlung bei Ausbildung eines akuten Erythems nach ein bis zwei Tagen kurzfristig zu einer drastischen Zunahme der Hautpermeabilität. Bei chronischer UV-Exposition hingegen nimmt nicht nur der Melaningehalt in der Basalschicht der Epidermis zu, sondern meist auch die Dicke der Hornschicht, was zu einer Abnahme der initialen Resorption führt. Eine der häufigsten Störungen der epidermalen Barrierefunktion ist trockene Haut, die durch eine Reduktion des Wassergehalts in der Hornschicht charakterisiert ist. Sie wird durch eine niedrige relative Luftfeuchtigkeit ebenso hervorgerufen wie durch Auswascheffekte nach längerem und/oder regelmäßigem Tensidkontakt. Außerdem tritt die Xerosis cutis, häufig anlassunabhängig, im fortgeschrittenen Lebensalter auf und ist von immensem Juckreiz begleitet. Chronische UV-Exposition in jungen Jahren führt zu einer früheren Hautalterung und geht häufig mit Altersflecken (Lentigo senilis) und Lichtschäden (aktinische Keratosen) einher, besonders an den sog. Lichtterrassen (Nase, Stirn, Ohr).

Dermatosen, bei denen die pathologischen Prozesse in tieferen Hautregionen ohne Beteiligung der oberen Hautschichten ablaufen, wie etwa bei den meisten exanthemischen Erkrankungen oder tieferen Vaskulitiden, beeinflussen die Barriereeigenschaften der Hornschicht

Tab. 4.6 Wirkstoff-Resorption nach Ganzkörperbehandlung mit Salicylsäure-Vaseline 10 %. Aus Arnold et al. 1979

Parameter	Psoriatiker	Hautgesunde
Widerfindungsrate im Urin (%)	40	19
Plasmaspiegel (mg/l)	56 (max. 137)	18 (max. 34)
Überschreiten der Nachweisgrenze nach Therapiebeginn (h)	2,0 (Plasma) 4,5 (Urin)	9,5 (Plasma) 13,5 (Urin)
Unterschreiten der Nachweisgrenze nach Therapieende (h)	16,1 (Plasma) 30,3 (Urin)	5,8 (Plasma) 19,0 (Urin)

in aller Regel nicht. Ist dagegen die Epidermis betroffen, muss mit Rückwirkungen auf die Hautbarriere gerechnet werden. Besonders ausgeprägt ist dies bei parakeratotischen Verhornungsstörungen, wie etwa der Psoriasis und bei Ekzemen. So fanden sich beispielsweise nach einer Ganzkörperbehandlung von Psoriatikern mit 10%iger Salicylsäure-Vaseline am Ende 40 % der applizierten Wirkstoffmenge im Urin, bei Hautgesunden hingegen nur 19 % (Tab. 4.6). Zudem flutete der Wirkstoff bei Psoriatikern schneller systemisch an und war länger nachweisbar. Dieser Befund spricht dafür, bei Psoriatikern kleinflächige Anwendungen mit niedrigeren Salicylsäure-Konzentrationen zu wählen, um systemische Nebenwirkungen zu vermeiden.

Haut-Vehikel-Wechselwirkungen

Bei halbfesten Zubereitungen zur dermalen Anwendung ist die Wirkstoffpenetration in die Haut in hohem Maße von der Zusammensetzung bzw. den physiko-chemischen Eigenschaften der jeweiligen Grundlage abhängig. Neben der Wirkstofffreisetzung aus dem Vehikelsystem spielt auch die zeitliche Relation einander überlagernder Prozesse eine wesentliche Rolle. Hierzu zählen: das Eindringen in die Hornschicht, der unterschiedliche Aufbau eines Reservoirs, das Abfluten in die Epidermis sowie der Wirkstoffabtransport über die Gefäße innerhalb des Coriums. Aus zweiphasigen Systemen, also aus Cremes und Emulsionen, penetrieren viele Wirkstoffe, verglichen mit der, durch ihre physiko-chemischen Eigenschaften determinierten Eigenpenetration schneller in die Epidermis als aus Einphasensystemen. Salben wie Vaseline oder Macrogolsalbe lassen für die Penetration mehr substanzspezifisches, jedoch dann extremeres Verhalten erwarten als Emulsionen. Polare Substanzen penetrieren im Allgemeinen aus einer lipophilen W/O-Emulsion besser in die Epidermis als unpolare. Für hydrophile O/W-Emulsionen gilt das Gegenteil. Ein Analogieschluss für lipo- bzw. hydrophile Einphasenvehikel ist nicht möglich; hier wurde keine allgemeingültige Gesetzmäßigkeit beobachtet. Wie ausgeprägt der Einfluss des Vehikelsystems auf die Dermopharmakokinetik sein kann, zeigt auch die Gegenüberstellung von Hydrophiler und Lipophiler Harnstoff-Creme (NRF 11.71. bzw. NRF 11.129.) in Tab. 13.3.

4.2 Allgemeine Handlungsempfehlung

Im Rahmen der Plausibilitätsprüfung nach § 7 ApBetrO ist in der Apotheke grundsätzlich zu prüfen, ob die Verordnung des Arztes ein nachvollziehbares Therapiekonzept erkennen lässt. Dies beginnt schon bei der Wahl der Darreichungsform, denn die vorgesehene Applikationsart sollte für die eingesetzten Wirkstoffe üblich, zumindest aber plausibel sein. Ferner ist zu überprüfen, ob alle Wirkstoffkonzentrationen bzw. die applizierten Einzeldosen innerhalb des für den jeweiligen Wirkstoff gängigen Dosierungsbereichs liegen. Hierbei ist zu beachten, dass die therapeutisch eingesetzten Konzentrationen eines Wirkstoffs je nach Applikationsart variieren können (z. B. Lidocain: dermal ≤ 10 %; buccal ≤ 2 %). Falls die Applikationsart nicht eindeutig aus der Rezepturanforderung hervorgeht, muss sie im Rahmen des Patientengesprächs oder durch Rückfrage beim Verordner in Erfahrung gebracht werden. Ist die Applikationsart für den betreffenden Wirkstoff unüblich, unbekannt oder gar kontraindiziert, erfordert dies eine Rücksprache mit dem Arzt und führt möglicherweise unabhängig von der Dosierung dazu, dass das betreffende Arzneimittel so nicht hergestellt werden darf.

Eine Orientierungshilfe für die Beurteilung der Dosierungsplausibilität bietet Tab. 4.8, in der die üblicherweise eingesetzten therapeutischen Dosen für über 200 rezepturrelevante Wirkstoffe in Abhängigkeit von der jeweiligen Applikationsart gelistet sind. Zusätzliche Hinweise, wie sie zur Klärung von Spezialfragen (systemische Kinderdosierungen in Abhängigkeit von Alter respektive Gewicht, indikationsspezifische Sonderfälle, etc.) erforderlich sind, finden sich u. a. in folgenden Werken:

- Bundesvereinigung Deutscher Apothekerverbände (ABDA) (Hrsg.). Deutscher Arzneimittel-Codex (DAC) inkl. Neues Rezeptur-Formularium (NRF) einschließlich der online-Rezepturhinweise
- Gesellschaft für Dermopharmazie. „Wirkstoffdossiers für externe dermatologische Rezepturen". Unter: http://www.gd-online.de/german/persoenlich/leitvorstand.htm (in der aktuellen Fassung von 2013)

- Haffner S, Schultz O-E, Schmid W, Braun R. Normdosen gebräuchlicher Arzneistoffe und Drogen. 21. Aufl., Wissenschaftliche Verlagsgesellschaft Stuttgart, 2016
- Jaffan-Kolb L, Erdmann H, von Harnack G-A (Begr.), Janssen F (Begr.). Pädiatrische Dosistabellen – Dosierung kinderärztlich verordneter Arzneimittel. 15. Aufl., Wissenschaftliche Verlagsgesellschaft Stuttgart, 2018
- Ziegler A.S. Plausibilitäts-Check Rezeptur. 4. Aufl., Deutscher Apotheker Verlag, Stuttgart 2017
- Informationen der pharmazeutischen Unternehmer über die Kompatibilität von Rezepturbestandteilen mit Grundlagen bzw. Fertigarzneimitteln

Eine Überschreitung der in diesen Werken genannten üblichen Konzentrationen bzw. Dosierungen kann im Einzelfall therapeutisch begründet sein und führt nicht zwangsläufig dazu, dass die entsprechende Rezeptur nicht angefertigt werden darf. Dann sollte der Arzt die Überschreitung jedoch auf dem Rezept durch einen gesonderten Vermerk (z.B. ein Ausrufezeichen) kenntlich machen. Fehlt ein solcher Vermerk, ist die Konzentrationsüberschreitung als Unklarheit zu werten und vor der Herstellung mit dem Arzt Rücksprache zu halten. Aufgrund der Inkonsistenz mancher Literaturangaben, ist die Bewertung der Wirkstoffkonzentration bzw. -dosierung allerdings nicht immer ganz einfach. Aus Gründen des Verbraucherschutzes sollte die einzusetzende Wirkstoffmenge bei widersprüchlicher Datenlage daher präventiv zurückhaltend gewählt werden.

4.2.1 Rücksprache mit dem Arzt

Sollte eine Verordnung mit unklarer Dosierung ohne besondere Kennzeichnung, wie z.B. einem Ausrufezeichen, vorliegen, ist auf jeden Fall mit dem verordnenden Arzt Rücksprache zu halten. Eine eigenmächtige Dosisanpassung durch die Apotheke ist unzulässig. Hier ist je nach Eiligkeit, Tageszeit oder Wochentag eine kurzfristige Kontaktaufnahme zum verantwortlichen Arzt notwendig. Für die Rücksprache bzw. ihre Vorbereitung empfiehlt sich folgende Vorgehensweise:

1. Problem schildern und Alternativvorschläge für das bestehende Problem nennen oder auf bereits verfügbare Magistralrezepturen verweisen.
2. Beim Berufsverband der Dermatologen kann grundsätzlich direkt Rücksprache mit dem für das Sonderreferat „Dermatologische Rezepturen" verantwortlichen Arzt gehalten werden.
3. Die Gesellschaft für Dermopharmazie bietet in ihrer Fachgruppe für Magistralrezepturen Rücksprache-Möglichkeiten.
4. Das NRF und Hersteller von Wirkstoffen und/oder Grundlagen haben Rezeptur-Hotlines eingerichtet, die bei Rückfragen zu Dosis, Beschaffung, Qualität und möglichen Alternativen Auskunft erteilen.

Aus Gründen der Nachweisführung und rechtlichen Absicherung sollte die Unterrichtung eines Arztes über die Unklarheit der verordneten Konzentration/Dosierung bzw. Applikationsart und die zu deren Beseitigung einvernehmlich getroffene Entscheidung, schriftlich festgehalten werden. Am einfachsten erfolgt dies unter Nutzung der in Abb. 4.5 abgebildeten Dokumentationsvorlage, indem das ausgefüllte Formular …

- … zusammen mit einer Rezeptkopie an den Arzt gefaxt und von diesem beantwortet wird,
- … eingescannt, zusammen mit einem Rezeptscan per E-Mail an den Arzt übermittelt und von diesem beantwortet wird,
- … während eines Telefonats, in dem die Apotheke den Arzt über das Problem informiert, um dessen Stellungnahme bzw. Entscheidung ergänzt wird.

4.2.2 Information des Patienten

Viele Apotheken sind unsicher, inwieweit der Patient zu informieren ist, wenn Unklarheiten hinsichtlich der Konzentration einer Rezeptur bestehen und diese – infolge der gewissenhaften Plausibilitätsprüfung – nicht wie ursprünglich verordnet herstellgestellt werden kann. Dies gilt insbesondere für Privatrezepte, da sich hierunter auch immer wieder „Gefälligkeitsverordnungen" finden, deren Zusammensetzung vor allem den Wunsch des Patienten widerspiegelt, der – aus seiner Sicht konsequent – eine unveränderte Anfertigung durch die Apotheke erwartet. Insbesondere, aber nicht nur, in diesen Fällen stellt sich daher die Frage, ob ein Patient sein Einverständnis geben muss, bevor eine Rezeptur angefertigt wird, deren Wirkstoffkonzentration nach einvernehmlicher Rücksprache mit dem Arzt nicht mehr der ursprünglichen Verordnung entspricht. Wie aus einem Urteil des Amtsgerichts München hervorgeht (s. Kasten auf Seite 42), muss der Patient vor der Konzentrationsanpassung weder zustimmen, noch darf er die Annahme der geänderten Zubereitung verweigern. Die fachlich fundierte Plausibilitätsprüfung, zu der die Apotheke gesetzlich verpflichtet ist, sowie die sich daraus möglicherweise ergebenden Konsequenzen apothekerlichen Handelns stehen demnach über dem Willen des Patienten, der überdies gemeinhin nicht in der Lage sein dürfte, die mit einer Über-/Unterdosierung des Wirkstoffs einhergehenden Gesundheitsrisiken adäquat einzuschätzen. Unabhängig davon sollte der mündige Patient mit seinen individuellen Vorstellungen und Bedürfnissen ernstgenommen und über die Rationale der Rezepturanpassung informiert werden. Gerade bei Dosierungsanpassungen, die notwendigerweise in Rücksprache mit dem verordneten Arzt erfolgen müssen, kann es hilfreich sein, darauf zu verweisen, dass

Plausibilitätsprüfung sticht Patientenwillen
In einem, vom Amtsgericht München entschiedenen Fall brachte die Kundin ein Privatrezept zur Anfertigung einer 10%igen Progesteron-Creme in die Apotheke. Im Rahmen der Plausibilitätsprüfung stellte die Apothekerin jedoch fest, dass die übliche therapeutische Konzentration von Progesteron bei dermaler Applikation nur 1–3 % beträgt. Ihr kamen daher Zweifel an der Richtigkeit der Verordnung, weshalb sie die verschreibende Ärztin kontaktierte, mit der sie sich schließlich darauf verständigte, die Progesteron-Konzentration der Zubereitung auf 5 % zu reduzieren, was sie auf dem Rezept entsprechend dokumentierte. Bei der Abholung weigerte sich die Kundin jedoch, die Rezeptur mit dem niedrigeren Wirkstoffgehalt anzunehmen und zu bezahlen. Da die Apotheke auf Bezahlung der Rezeptur klagte, hatte das Gericht zu entscheiden, welche Beschaffenheit die Creme haben musste und ob sie möglicherweise „mangelhaft" im Sinne der kaufrechtlichen Vorschriften des Bürgerlichen Gesetzbuchs (BGB) war, denn dann hätte die Kundin ein Rücktrittsrecht und müsste die geänderte Zubereitung nicht bezahlen. In seinem Urteil stellte das Gericht jedoch fest: Mit der Erteilung des Rezepturauftrags werde vereinbart, das Arzneimittel so herzustellen, wie der Arzt es verordnet. Werde die ursprünglich vom Arzt ausgegebene Verschreibung nachträglich mit dessen Einvernehmen geändert – etwa, weil sie einen erkennbaren Irrtum enthält oder sich aus pharmazeutischer Sicht sonstige Bedenken im Sinne des § 7 Abs. 1 ApBetrO ergeben, die einer Herstellung entgegenstehen –, so bilde die solchermaßen abgeänderte Rezeptur den Inhalt der Beschaffenheitsvereinbarung. Dies, so der Richter, sei im vorliegenden Fall geschehen. Die Ärztin hatte der Herabsetzung der Konzentration auf 5 % zugestimmt. In der Konsequenz daraus wurde die beklagte Patientin verurteilt alle Rezeptur- und Gerichtskosten inklusive Zinsen zu tragen. (Urteil des Amtsgerichts München vom 5. September 2016, Az.: 158 C 8825/16)

die geänderte Rezeptur das Ergebnis eines interdisziplinären heilberuflichen Diskurses zum Wohle des Patienten darstellt. Dies gilt umso mehr, als im Internet einige dubiose und dennoch weit verbreitete Empfehlungen zu Rezepturarzneimitteln kursieren, die Laien leicht in die Irre führen können. Hier gilt es entsprechend Aufklärungsarbeit zu leisten. Ein Patient, der wahrnimmt, dass eine Apotheke ihrer Verantwortung gerecht wird und in seinem Interesse Sorge trägt, die bestmögliche Therapie mit einem lege artis hergestellten Arzneimittel zu gewährleisten, wird in der Regel auf die fachliche Expertise des pharmazeutischen Personals vertrauen und für dessen Bemühungen dankbar sein. Gleiches gilt für den verordnenden Arzt. Grundsätzlich sollten Arzt und Apotheker stets im Sinne des Patienten zusammenarbeiten. Dies stärkt die Kompetenz beider Berufsgruppen und das Vertrauen der Patienten. Diese Vorgehensweise wird in der Praxis auch meist erfolgreich eingesetzt.

4.3 Rezepturbeispiel

Verordnung

Trichloressigsäure	85,0 g
Gereinigtes Wasser	ad 100,0 g

Praxisbedarf zur keratolytischen Behandlung von Warzen im Genitoanalbereich durch den Arzt!

Die in diesem Fall rezeptierte Konzentration von 85 %(m/m) liegt deutlich über der normalerweise eingesetzten Konzentration, die gemeinhin mit 10 bis 65 %(m/m) angegeben wird. Infolge der stark ätzenden Wirkung von Trichloressigsäure, wäre angesichts der überhöhten Dosis mit gravierenden Nebenwirkungen zu rechnen. Vermutlich handelt es sich um ein Missverständnis, das darauf beruht, dass der verordnende Arzt die Rezeptur aus einer US-amerikanischen Publikation übernommen hat. Dort werden Konzentrationen für gewöhnlich in Gramm pro 100 Milliliter also in Volumenprozent %(m/V) angegeben, überdies häufig zur wissenschaftlich nicht ganz korrekten Angabe „%" verkürzt. Solche Angaben werden in Europäischen Ländern dagegen üblicherweise als Massenprozent, also %(m/m), interpretiert. Dies führt bei hohen Trichloressigsäure-Konzentrationen zu erheblichen Unterschieden. Unter Berücksichtigung der mit 1,33 g/ml angegebenen Dichte von Trichloressigsäure 85 %(m/V) zeigt sich, dass diese Volumenkonzentration annähernd einer Massenkonzentration von 65 %(m/m) entspricht (85 g/100 ml ÷ 1,33 g/ml = 64 g/100 g) und damit noch an der oberen Grenze des als therapeutisch üblich angesehenen Konzentrationsbereichs liegt. Es erscheint daher naheliegend, dass in diesem Fall eigentlich Trichloressigsäure-Lösung 65 %(m/m) gemeint ist, die etwa 85 g Wirkstoff in 100 ml Zubereitung enthält.

Optimierte Rezeptur

	Verordnung in Massenprozent [%(m/m)]	Verordnung in Volumenprozent [%(m/V)]
Trichloressigsäure	65,0 g	85,0 g
Gereinigtes Wasser	ad 100,0 g	ad 100,0 ml

Praxisbedarf zur keratolytischen Behandlung von Warzen im Genitoanalbereich durch den Arzt!

4.4 Arbeitshilfen

4.4.1 Dosisanpassung bei Leberinsuffizienz

Ist die Leberfunktion eingeschränkt, beispielsweise bei Leberzirrhose, hat dies vor allem Einfluss auf Arzneistoffe mit hoher hepatischer Extraktionsrate (High Extraction Drugs). Die Bioverfügbarkeit kann stark erhöht sein, weil bei der ersten Leberpassage weniger Arzneistoff eliminiert wird (verminderter First-pass-effect). Folglich steigt bei diesen Arzneistoffen das Risiko für Nebenwirkungen, wenn die Dosis nicht angepasst wird. Daher sollten High Extraction Drugs bei eingeschränkter Leberfunktion nach Möglichkeit gemieden werden. Ist dies nicht möglich, wird nach dem Prinzip „start low, go slow“ mit 25 bis 50 % der Normaldosis begonnen und zunächst eine Erhaltungsdosis von 50 % der bei lebergesunden Patienten üblichen Dosierung angestrebt. Dabei wird die Therapie engmaschig überwacht und die Dosis weiter erhöht, wenn die erwünschte Wirkung noch nicht eingetreten ist und unerwünschte Wirkungen nicht entgegenstehen. Bei Low bzw. Intermediate Extraction Drugs wird auf eine Anpassung der Initialdosis verzichtet, die Erhaltungsdosis wird ggf. halbiert und dann vorsichtig hochtitriert.

Dosisanpassung vorwiegend hepatisch eliminierter Arzneistoffe

Low Extraction Drugs

- Bioverfügbarkeit unverändert, Clearance vermindert
- Initialdosis nicht anpassen
- Erhaltungsdosis halbieren, dann ggf. vorsichtige Titration nach oben

Intermediate Extraction Drugs

- Bioverfügbarkeit meist nicht signifikant verändert, Clearance vermindert
- Initialdosis im unteren Bereich
- Erhaltungsdosis halbieren, dann ggf. vorsichtige Titration nach oben

High Extraction Drugs

- Bioverfügbarkeit erhöht, Clearance vermindert
- Bei peroraler Gabe Initial- und Erhaltungsdosen niedrig wählen
- Bei parenteraler Gabe Initialdosis normal, Erhaltungsdosis reduzieren

Bitte beachten Sie

- Im Gegensatz zur Nierenfunktionseinschränkung existieren bei der Leberinsuffizienz keine verlässlichen klinischen Parameter, die eine adäquate Dosisanpassung an die reduzierte hepatische Clearance erlauben. Zur Optimierung der Arzneimitteltherapie bei Patienten mit eingeschränkter Leberfunktion ist es deshalb besonders wichtig, die Eigenschaften der verabreichten Arzneistoffe genau zu kennen, die Dosierung vorsichtig zu wählen und die Patienten klinisch in Bezug auf die erwarteten Effekte der Therapie und auf Nebenwirkungen zu überwachen, ggf. mithilfe laborchemischer Untersuchungen durch den Arzt.
- Hinweise wie mit der Dosierung bestimmter Wirkstoffe bei vermuteter Leberinsuffizienz umzugehen ist, finden sich auch den Fachinformationen einschlägiger Fertigarzneimittel. Die dort gemachten Angaben können bei der Dosisbeurteilung von Rezepturarzneimitteln ebenfalls zurate gezogen werden.

Tab. 4.7 Pharmakokinetische Einteilung vorwiegend hepatisch eliminierter Arzneistoffe (Auswahl). Aus Jaehde/Radziwill/Kloft 2017

Arzneistoffgruppe	Low Extraction Drugs	Intermediate Extraction Drugs[1]	High Extraction Drugs[1]
Analgetika	Methadon Paracetamol	Codein (0,52)	Morphin (0,76) Pentazocin (0,80)
Antianginosa	–	–	Isosorbiddinitrat (0,78) Nitroglycerin (ca. 1)
Antiarrhythmika	–	Amiodaron (0,54) Lidocain (0,4)	–
Antibiotika	Clarithromycin Clindamycin Doxycyclin Metronidazol	Ciprofloxacin (0,4) Erythromycin (0,38)	–
Antidepressiva	Citalopram Fluoxetin Fluvoxamin Maprotilin Moclobemid Trazodon	Amitriptylin (0,6) Clomipramin (0,5) Mirtazapin (0,43) Nortriptylin (0,34) Paroxetin (0,38)	Dibenzepin (0,75) Doxepin (0,72) Imipramin (0,61) Mianserin (0,67) Sertralin (> 0,70) Trimipramin (0,67) Venlafaxin (0,73)
Antidiabetika	Glipizid Tolbutamid	–	–
Antiemetika	Metoclopramid	–	–
Antiepileptika	Carbamazepin Ethosuximid Lamotrigin Levetiracetam Phenobarbital Phenytoin Primidon Tiagabin Topiramat Valproat	–	–
Antikoagulanzien	Phenprocoumon	–	–
Antimigränemittel	–	–	Sumatriptan (0,82)
Antimykotika	–	Itraconazol (0,4)	–
Antineoplastika und Immunsuppressiva	Chlorambucil Cyclophosphamid Hydroxycarbamid Letrozol Melphalan Mycophenolat Temozolomid	Azathioprin (0,4) Etoposid (0,48)	Ciclosporin (0,72) Fluorouracil (0,71) Mercaptopurin (0,80) Tacrolimus (0,75)
Antiestrogene	Tamoxifen Toremifen	–	–
Antiparkinsonmittel	Pramipexol Tolcapon	Entacapon (0,48)	Bromocriptin (0,60) Selegilin (> 0,70)

Tab. 4.7 Pharmakokinetische Einteilung vorwiegend hepatisch eliminierter Arzneistoffe (Auswahl). Aus Jaehde/Radziwill/Kloft 2017 (Fortsetzung)

Arzneistoffgruppe	Low Extraction Drugs	Intermediate Extraction Drugs[1]	High Extraction Drugs[1]
Antipsychotika	Risperidon Sertindol	Amisulprid (0,52) Clozapin (0,45) Fluphenazin (0,47) Haloperidol (0,55) Olanzapin (0,4) Zuclopenthixol (0,51)	Chlorpromazin (0,68) Quetiapin (0,91) Perphenazin (0,8)
Benzodiazepine	Alprazolam Bromazepam Chlordiazepoxid Clobazam Diazepam Flunitrazepam Flurazepam Lorazepam Nitrazepam Oxazepam Temazepam Triazolam	Midazolam (0,31)	–
Betablocker	–	Carvedilol (0,41)	Metoprolol (0,67) Propranolol (0,75)
Bronchodilatatoren	Theophyllin	–	–
Calciumkanalblocker	–	Diltiazem (0,55) Felodipin (0,56) Nifedipin (0,33	Nicardipin (0,82) Verapamil (0,70)
Corticosteroide	Methylprednison Prednisolon Prednison	–	–
Fibrate	Clofibrat Gemfibrozil	–	–
Gestagene	–	Medroxyprogesterone (0,55)	–
Hypnosedativa Anxiolytika	Methaqualon Zolpidem Zopiclon	–	Buspiron (0,96) Clomethiazol (0,9) Zaleplon (0,73)
Phosphodiesterasehemmer	–	–	Sildenafil (0,62)
Prolaktininhibitoren	–	Lisurid (0,53)	–
Protonenpumpenhemmer H_2-Blocker	Lansoprazol	Omeprazol (0,35) Ranitidin (0,48)	–
Psychostimulanzien	–	Methylphenidat (0,54)	–
Statine	–	Atorvastatin (0,55) Pravastatin (0,32) Simvastatin (0,35)	Fluvastatin (0,71) Lovastatin (0,95)
Tuberkulostatika	Isoniazid Rifampicin	–	–

[1] Hepatischer Extraktionskoeffizient in Klammern

4.4.2 Normdosen rezepturrelevanter Wirkstoffe

Die Angaben der Normdosen rezepturrelevanter Wirkstoffe in ◘ Tab. 4.8 dienen zur Überprüfung der verordneten Dosis im Rahmen der gem. § 7 ApBetrO vorgeschriebenen Plausibilitätsprüfung. Hierbei werden ausschließlich jene Applikationsarten gelistet und unterschieden, die für den jeweiligen Wirkstoff gebräuchlich sind. Die entsprechenden Angaben erlauben demnach nicht nur eine Überprüfung der Dosierung, sondern auch der Applikationsart. Für halbfeste und flüssige Zubereitungen ist der übliche Konzentrationsbereich angegeben, für feste Darreichungsformen die gebräuchliche Einzeldosis.

Beim Versuch, die Normdosen rezepturrelevanter Wirkstoffe zusammenzustellen, ergibt sich allerdings das Problem, dass die diesbezüglichen Angaben unterschiedlicher Quellen mitunter signifikant differieren. Unter Abwägung aller Umstände (üblicherweise intendierte Arzneimittelanwendung, Zuverlässigkeit und Aktualität der Datenquelle, Berücksichtigung seltener Spezialindikationen etc.) wurde daher ein konsolidierter Datenbestand geschaffen, der nicht nur eine breite Literaturbasis, sondern auch die Konzentrationen und Einzeldosen der gegenwärtig auf dem deutschen Markt verfügbaren Fertigarzneimittel berücksichtigt.

Für die oberen Richtkonzentrationen bzw. -einzeldosen ergeben sich hinsichtlich etwaiger Inkonsistenzen der publizierten Daten dieselben Probleme. Da versehentlich zu hoch konzentrierte/dosierte Wirkstoffe ein erhebliches Risiko für den Patienten darstellen können, wurden die Angaben der oberen Richtwerte bei widersprüchlicher Datenlage aus Gründen des Verbraucherschutzes in der Regel präventiv zurückhaltend gewählt. Auch hier dienten verfügbare Fertigarzneimittel als Orientierungshilfe.

Da für den Einsatz bestimmter Wirkstoffe in der pädiatrischen Dermatologie hinsichtlich Dosierung, Anwendungsdauer und Applikationsfläche häufig spezielle Restriktionen gelten, werden die dahingehend relevanten Daten – sofern möglich – gesondert ausgewiesen. Bei systemisch verabreichten Wirkstoffen sind die pädiatrischen Dosierungsprinzipien in Abhängigkeit von Körpergewicht, Alter, Indikation, Komorbidität, Komedikation und Akut- bzw. Dauermedikation so komplex, dass ihre Aufnahme den Rahmen dieses Werkes sprengen würde. Diesbezüglich sei deshalb auf einschlägige Spezialliteratur verwiesen (z. B. Jaffan-Kolb/Erdmann WVG 2018). Die pädiatrischen Angaben der nachfolgenden Tabelle beschränken sich folglich auf den therapeutischen Einsatz in der Kinderdermatologie.

Die Spalte „Cave“ enthält zusätzliche Angaben zur korrekten Applikation oder zu Anwendungsbeschränkungen, insoweit sie deutlich über allgemeine Unverträglichkeitsreaktionen hinausgehen. Diese Aussagen sollen und können keinen Anspruch auf Vollständigkeit erheben, sie dienen lediglich dazu, wirkstoffspezifisch für bestimmte Aspekte der Rezepturherstellung und -anwendung zu sensibilisieren.

Bitte beachten Sie

Eine Überschreitung der genannten oberen Richtkonzentrationen bzw. -einzeldosen kann im Einzelfall therapeutisch begründet sein und führt nicht zwangsläufig dazu, dass die entsprechende Rezeptur nicht angefertigt werden darf. In diesen Fällen sollte der Arzt die Überschreitung der oberen Richtkonzentrationen bzw. -einzeldosen jedoch auf dem Rezept durch einen gesonderten Vermerk kenntlich machen. Fehlt ein solcher Vermerk, ist die Konzentrationsüberschreitung als Unklarheit zu werten und vor der Herstellung mit dem Arzt Rücksprache zu halten. Am einfachsten erfolgt dies unter Nutzung der in ◘ Abb. 4.5 abgebildeten Dokumentationsvorlage (Seite 65).

Tab. 4.8 Normdosen rezepturrelevanter Wirkstoffe

Wirkstoff	Dosierung in Abhängigkeit von der Applikationsart	Obere Richtkonzentration bzw. -einzeldosen	Therapeutische Konzentration in der pädiatrischen Dermatologie	Cave
Acetylsalicylsäure	Oral: 500–1000 mg (50–100 mg zur Infarktprophylaxe)	–		
Aciclovir	Dermal: 5 %; ophthal: 3 %; oral: 200–800 mg	5 %		
Alfatradiol (17α-Estradiol)	Dermal: 0,015–0,025 % (auf der Kopfhaut)	–		Alfatradiol soll während Schwangerschaft und Stillzeit sowie bei Patienten unter 18 J. nicht angewendet werden, da hierzu bisher keine Erkenntnisse vorliegen.
Aluminiumacetat-tartrat-Lösung	Dermal: Umschlag/Spülung 1,5 %, Salbe 10 %	–		
Aluminiumchlorid-Hexahydrat	Dermal: 10–30 %; buccal: 10 %	–	Dermal: 10–30 %	
Aluminiumkaliumsulfat	Dermal: Salbe 2 %, Puder 20 %; ophthal: 2 %; oral: 0,3 mg; buccal: 2 %	–		
5-Aminolävulinsäurehydrochlorid	Dermal: 10–20 %; oral: 20–30 mg/kg KG	–		5-Aminolävulinsäure darf nicht angewandt werden bei Patienten mit Photosensibilität gegenüber UV-Licht von 380 bis 400 nm, Porphyrien oder Überempfindlichkeit auf Porphyrine.
Ammoniumbituminosulfonat (Ichthyol)	Dermal: 5–50 %; rektal: 200 mg	–	Dermal: 5–20 % (bei mildem Ekzem)	
Ammoniumbituminosulfonat, Helles (Leukichthyol)	Dermal: 1–20 % (als Badezusatz: 15 g/Vollbad)	–	Dermal: bis 20 %	
Amorolfin	Dermal: 0,25 %; ungual: 5 %	–		
Amphotericin B	Parenteral: 0,1 mg/kg KG/d; vaginal: 2,5 %; oral: 100 mg; buccal: Lutschtableten 10 mg, Mundtropfen 10 %	–		Cave: Schwere Leber- und Nierenfunktionsstörungen

◻ Tab. 4.8 Normdosen rezepturrelevanter Wirkstoffe (Fortsetzung)

Wirkstoff	Dosierung in Abhängigkeit von der Applikationsart	Obere Richtkonzentration bzw. -einzeldosen	Therapeutische Konzentration in der pädiatrischen Dermatologie	Cave
Ampicillin-Natrium	Parenteral: 1000 mg alle 6–8 Std. (i. m., i. v.), 5000 mg 2–3× tgl. (i. v.-Infusion); oral: 500 mg alle 6 Std.	–		
Ascorbinsäure (Vitamin C)	Parenteral: 100 mg; oral: 75 mg (unter Umständen bis zu 1000 mg)	–		
Atropinsulfat-Monohydrat	Ophthal: 0,5–2 %; parenteral: 0,025–1 %; oral: 0,5 mg	3 mg		Cave: Glaukom
Azelainsäure	Dermal: 15–20 %	–		
Bacitracin	Dermal: 50 000 I. E./100 g (etwa 0,8 %)	–		Gilt als obsolet (◻Tab. 2.1)
Basisches Bismutgallat	Dermal: Salbe 10–20 %, als Puder unverdünnt	1 g		Gilt als obsolet (◻Tab. 2.1)
Basisches Bismutnitrat	Dermal: Salbe 10 %, Puder unverdünnt; oral: 500 mg;	–		Gilt als obsolet (◻Tab. 2.1)
Beclometasondipropionat	Pulmonal: 0,05–0,1 mg	–		
Benzalkoniumchlorid	Dermal: 0,05–0,1 %	0,5 %		
Benzoylperoxid	Dermal: 2,5–10 %	–	Dermal: 2,5–5 %	
Benzydaminhydrochlorid	Dermal: 2–3 %; parenteral: 25 mg; oral: 50 mg; buccal: Mundspüllösung 0,15 %	–		
Benzylbenzoat	Dermal: 10–25 %	Dermal: 25 %		
Betamethasondipropionat	Dermal: 0,05–0,1 %; oral: 0,5 mg	0,1 %	Dermal: 0,05 % (nicht bei Säuglingen/Kleinkindern < 1 Jahr, max. auf 10 % der Körperoberfläche, max. 2 Wochen)	
Betamethasonvalerat	Dermal: 0,025–0,1 %	0,15 %	Dermal: 0,025–0,1 % (nicht bei Säuglingen/Kleinkindern < 1 Jahr, max. auf 10 % der Körperoberfläche, max. 2 Wochen)	Max. 3–4 Wo. anwenden
Bifonazol	Dermal: 1 %	–	Dermal: 1 %	
Brimonidin	Dermal: 0,3 %; ophthal: 0,2 %	–		

◻ **Tab. 4.8** Normdosen rezepturrelevanter Wirkstoffe (Fortsetzung)

Wirkstoff	Dosierung in Abhängigkeit von der Applikationsart	Obere Richtkonzentration bzw. -einzeldosen	Therapeutische Konzentration in der pädiatrischen Dermatologie	Cave
Butylscopolaminiumbromid	Parenteral: 20 mg; rektal: 20 mg; oral: 20 mg	1,5 mg/kg KG/d		
Calcipotriol	Dermal: 0,005 %	–		
Calcitriol	Dermal: 0,0003 %; parenteral: 0,0001 %; oral: 0,25 µg	–		
Campher	Dermal: 1–20 %; nasal: k. A.	1000 mg	Nicht bei Säuglingen und Kleinkindern	Da Campher die Plazentaschranke überwindet, sollen Campher-haltige Zubereitungen in der Schwangerschaft und Stillzeit nicht angewendet werden.
Cannabidiol	[1] (siehe Fußnote)	–		Schwangere und Stillende (Cannabinoide gehen in die Muttermilch über) sowie Kinder oder Jugendliche unter 18 J. sollten Cannabidiol nicht anwenden.
Capsaicinoide	Dermal: 0,02–1 %	0,05 % (bei Erstverordnung zu Therapiebeginn); 1 % (im weiteren Behandlungsverlauf)		
Captopril	Oral: 12,5–25 mg	–		
Cefaclor	Oral: 250–500 mg	–		
Cefalexin	Oral: 500 mg	–		
Cefixim	Oral: 200 mg			
Cefpodoximproxetil	Oral: 100–200 mg	Oral: 200 mg		
Ceftriaxon-Dinatrium	Parenteral: 1000–2000 mg	–		
Cefuroxim-Natrium	Ophthal: 5 %; oral: 250 mg	–		
Chinidinhydrochlorid/-sulfat	Rektal: 100 mg; oral: 200 mg (400–600 mg retard)	Parenteral: 300 mg; oral: 500 mg		
Chininhydrochlorid/-sulfat	Oral: 100–300 mg	–		

[1] Aufgrund einer derzeit fehlenden Zulassung ist keine Empfehlung zur Dosierung von Cannabidiol möglich. In den USA gibt es klinische Studien zum Dravet-Syndrom mit Tagesdosen von bis zu 40 mg · kg^{-1} Körpergewicht, verteilt auf zwei Einzeldosen. Seit Juni 2010 gibt es ein zugelassenes Kombinationspräparat mit Δ^9-Tetrahydrocannabinol und Cannabidiol für erwachsene Multiple-Sklerose-Patienten mit mittelschwerer bis schwerer Spastik.

Tab. 4.8 Normdosen rezepturrelevanter Wirkstoffe (Fortsetzung)

Wirkstoff	Dosierung in Abhängigkeit von der Applikationsart	Obere Richtkonzentration bzw. -einzeldosen	Therapeutische Konzentration in der pädiatrischen Dermatologie	Cave
Chinolinolsulfat-Kaliumsulfat (8-Hydroxychinolinsulfat-Kaliumsulfat) Chinolinolsulfat-Monohydrat (8-Hydroxychinolinsulfat-Monohydrat)	Dermal: 0,1–1 %	–		
Chlorhexidindiacetat	Dermal: 0,05–1 %; buccal: Lösung 0,1–0,2 %, Lutschtabletten 2 mg	–	Dermal: 0,05–1 %	
Chlorhexidindigluconat	Dermal: 0,05–1 %; buccal: Lösung 0,1–0,2 %, Lutschtabletten 2 mg	–	Dermal: 0,05–1 %	
Chlortetracyclinhydrochlorid	Dermal: 1–3 %; ophthal: 1 %; auricular: 0,5 %; oral: 250 mg	–		
Ciclopiroxolamin	Dermal: 1 %; ungual: 8 %; vaginal: 1 %	1 %	Dermal: 1 % (bei Säuglingen und Kleinkindern nur nach strenger Indikationsstellung)	
Ciclosporin	Dermal: 1–2,5 %; ophthal: 1–2 %; oral: 5 mg/kg KG	–		
Ciprofloxacinhydrochlorid	Oral: 250 mg	–		
Clarithromycin	Parenteral: 500 mg; oral: 250 mg	–		
Clindamycindihydrogenphosphat	Dermal: 1–2 %; parenteral: 600 mg; vaginal: 1–2 %; oral: 150–450 mg	–	Dermal: 1 %	
Clindamycin hydrochlorid	Dermal: 1–2 %; oral: 150–450 mg	–	Dermal: 1 %	
Clioquinol	Dermal: 0,5–2 %; oral: 250 mg	2 %	Dermal: 0,5–2 % (nur kleinflächig, aufgrund möglicher Resorptionsgefahr nicht bei Säuglingen)	Max. Anwendungsdauer 3–4 Wo.; bei Amöbiasis bei Bedarf bis zu doppelte Dosis; keine Anwendung bei Säuglingen
Clobetasolpropionat	Dermal: 0,05 %	0,05 %	Dermal: 0,05 % (nicht bei Säuglingen und Kleinkindern)	

Tab. 4.8 Normdosen rezepturrelevanter Wirkstoffe (Fortsetzung)

Wirkstoff	Dosierung in Abhängigkeit von der Applikationsart	Obere Richtkonzentration bzw. -einzeldosen	Therapeutische Konzentration in der pädiatrischen Dermatologie	Cave
Clobetasonbutyrat	Dermal: 0,05 %	0,05 %		Anwendung bei Kindern nur unter ärztlicher Kontrolle und nicht länger als 7 Tage
Clotrimazol	Dermal: 1–2 % (Salbe, Creme, Lösung) 0,3–2 % (Puder, Spray); vaginal: 0,3–2 %	–	Dermal: 1 %	
Codein bzw. Codeinphosphat-Hemihydrat	Rektal: 30 mg; oral: 30 mg	100 mg		
Colecalciferol	Oral: 0,025–10 mg	–		
Dapson	Dermal: 5 %; oral: 50 mg	–		
Dequaliniumchlorid	Dermal: 0,2–0,4 %; vaginal: 0,025 %; buccal: 0,25 mg	Dermal: 0,4 %		
Dexamethason	Dermal: 0,01–0,05 %; nasal: k. A.; ophthal: 0,1 %; parenteral: 2–20 mg; oral: 10 mg; pulmonal: 0,25 mg; auricular: k. A.	0,1 %	Dermal: 0,01–0,05 % (nicht bei Säuglingen und Kleinkindern)	
Dexamethasonacetat	Dermal: 0,01–0,1 %; nasal: k. A.; ophthal: 0,1 %; parenteral: 2–20 mg; oral: 10 mg; pulmonal: 0,25 mg; auricular: k. A.	0,1 %	Dermal: 0,01–0,05 % (nicht bei Säuglingen und Kleinkindern)	
Dexpanthenol	Dermal: 5 %; nasal: 5 %; ophthal: 5 %; parenteral: 500 mg; buccal: Lösung 5 %; vaginal: 150 mg	–	Dermal: 5 %	
Dextromethorphanhydrobromid	Oral: 30 mg (alle 4–6 Std., max. 120 mg/Tag)	–		
Diclofenac-Natrium	Dermal: 1–10 %; parenteral: 75 mg; rektal: 50 mg; oral: 25 mg (retardiert 100 mg)	–		
Diltiazemhydrochlorid	Oral: 60 mg; anal (zur lokalen Behandlung akuter und chronischer Analfissuren): 1–2 %; dermal: bei Sklerodermie bis 5 %	–		
Dimenhydrinat	Parenteral: 100 mg (i. m.), 50 mg (i. v.); oral: 50–100 mg; rektal: 150 mg	–		Cave: Anwendung bei älteren Menschen (Priscus-Liste!)

Tab. 4.8 Normdosen rezepturrelevanter Wirkstoffe (Fortsetzung)

Wirkstoff	Dosierung in Abhängigkeit von der Applikationsart	Obere Richtkonzentration bzw. -einzeldosen	Therapeutische Konzentration in der pädiatrischen Dermatologie	Cave
Dimetindenmaleat	Dermal: 0,1 %; oral: 1 mg (retardiert 2,5 mg)	–		Cave: Anwendung bei älteren Menschen (Priscus-Liste!)
Diphenhydramin-hydrochlorid	Ophthal: 0,2 %; parenteral: 50 mg; oral: 50 mg; rektal: 50 mg	–		Cave: Anwendung bei älteren Menschen (Priscus-Liste!)
Diphenylcyclo-propenon (DPCP)	Dermal: 2 % (Primärsensibilisierung mit acetonischer DPCP-Lösung), 0,001–0,5 % (Verträglichkeitstest zur Festlegung der individuellen Konzentration)	–		
Dithranol	Dermal: 0,05–3 %	0,1 % (bei Erstverordnung zu Therapiebeginn); 3 % (im weiteren Behandlungsverlauf)	Dermal: 0,015–3 % (max. 10 % der Körperoberfläche, bei Säuglingen und Kleinkindern nur in Ausnahmefällen)	
Doxycyclin	Parenteral: 100 mg; oral: 100 mg (niedrigere Dosis bei Rosacea)	–		
Doxycyclinhyclat	Parenteral: 100 mg; oral: 100 mg; buccal: 34,6 mg (Gel in die Zahntaschen bei Paradontitis)	–		
Doxylaminsuccinat	Oral: 25 mg	–		Cave: Anwendung bei älteren Menschen (Priscus-Liste!)
Dronabinol	Oral: 2,5–5 mg	15 mg/m² Körperoberfläche		
Econazolnitrat	Dermal: Creme/Lotion 1 %, Puder 0,1 %; vaginal: 1 %	–	Dermal: 1 %	
Enalaprilmaleat	Oral: 2,5–5 mg	–		
Eosin-Dinatrium	Dermal: 0,5–2 %		Dermal: 0,5–2 % (wässrige Zubereitungen sind alkoholischen vorzuziehen)	
Epigallocatechin-gallat	Dermal: 10 %			
Epinephrinhydro-chlorid	Ophthal: 1 %; parenteral: 5 mg; pulmonal: 0,3 mg; oral: 1 mg	Parenteral: 5 mg; oral: 10 mg		

Tab. 4.8 Normdosen rezepturrelevanter Wirkstoffe (Fortsetzung)

Wirkstoff	Dosierung in Abhängigkeit von der Applikationsart	Obere Richtkonzentration bzw. -einzeldosen	Therapeutische Konzentration in der pädiatrischen Dermatologie	Cave
Epinephrintartrat	Ophthal: 1 %; parenteral: 5 mg; pulmonal: 0,3 mg; oral: 1 mg	Parenteral: 5 mg; oral: 10 mg		
Erythromycin	Dermal: 0,5–4 %; ophthal: 0,5 %; parenteral: 100 mg; oral: 500 mg	–	Dermal: 0,5–4 %	
17α-Estradiol (Alfatradiol)	Dermal: 0,015–0,025 % (auf der Kopfhaut)	–		Alfatradiol soll während Schwangerschaft und Stillzeit sowie bei Patienten unter 18 J. nicht angewendet werden, da hierzu bisher keine Erkenntnisse vorliegen.
17β-Estradiol	Dermal: 0,005–0,015 %; parenteral: 1 mg (i. m.); perlingual: 0,1 mg	0,1 %; 0,05 % (auf der Kopfhaut erwachsener Frauen); 0,01 % (äußerlich am weiblichen Genitalbereich)		
Estradiolbenzoat	Dermal: 0,005–0,015 %; parenteral: 5 mg (i. m.); perlingual: 0,1 mg	0,1 %; 0,05 % (auf der Kopfhaut erwachsener Frauen); 0,01 % (äußerlich am weiblichen Genitalbereich)		
Estradiol-Hemihydrat	Dermal: 0,005–0,015 %; parenteral: 1 mg (i. m.); perlingual: 0,1 mg; oral: 1–2 mg	0,1 %; 0,05 % (auf der Kopfhaut erwachsener Frauen); 0,01 % (äußerlich am weiblichen Genitalbereich); parenteral: 20 mg		
Estradiolvalerat	Dermal: 0,005–0,015 %; parenteral: 5 mg (i. m.), 10–80 mg (i. m.-Depot); oral: 1 mg	0,1 %; 0,05 % (auf der Kopfhaut erwachsener Frauen); 0,01 % (äußerlich am weiblichen Genitalbereich)		
Estriol	Parenteral: 1 mg; oral: 1 mg; vaginal: 0,01–0,1 %	0,1 %		
Ethacridinlactat-Monohydrat (Rivanol)	Dermal: 0,025–2,5 %; parenteral: 0,05 %; oral: 200 mg	–		

Tab. 4.8 Normdosen rezepturrelevanter Wirkstoffe (Fortsetzung)

Wirkstoff	Dosierung in Abhängigkeit von der Applikationsart	Obere Richtkonzentration bzw. -einzeldosen	Therapeutische Konzentration in der pädiatrischen Dermatologie	Cave
Ethinylestradiol	Oral: 25 µg (bei Mamma- u. Prostatakarzinom bis zu 200 µg)	–		
Finasterid	Oral: 1 mg (bei androgenetischer Alopezie) bzw. 5 mg (bei Prostatahyperplasie)	–		
Fluconazol	Parenteral: 2 mg/ml; oral: 100 mg	–		
Fluocinolonacetonid	Dermal: 0,025 %	0,025 %		
Fluorescein-Natrium	Ophthal: 0,15 %	–		
Folsäure	Parenteral: 12 mg; oral: 5 mg	–		
Furosemid	Parenteral: 20 mg (Infusion bis 250 mg); oral: 40 mg	–		
Fusidinsäure	Dermal: 0,5–2 %; ophthal: 1 %	–	Dermal: 0,5–2 % (kaum relevant)	
Gentamicinsulfat	Dermal: 100 000 I. E./100 g (0,15–0,2 %); ophthal: 0,3 %; parenteral: 2 mg/kg KG/d	0,2 %	Dermal: 0,15–0,2 % (kaum relevant)	Reserveantibiotikum für die systemische Anwendung, für kutane Awendung nicht empfohlen. Bei der systemischen Anwendung: Vorsicht bei Nierenfunktionsstörungen.
Gentianaviolett (Methylrosaniliniumchlorid)	Dermal: 0,1–0,5 %	0,1 % (großflächig auf stark geschädigter Haut); 0,5 % (kleinflächig zur Pinselung)	Dermal: 0,1–0,5 % (Säuglinge im Windelbereich und Kleinkinder max. 0,1 %)	
Glycerol	Dermal: 5–15 %; rektal: 2000 mg (als Klysma 5000 mg); oral: 40 g	–		Oft in Kombination mit Harnstoff; bei Kleinkindern auch als Ersatz für Harnstoff
Glyceroltrinitrat	Dermal: 2 %; parenteral: k. A.; rektal: 0,8 mg; oral: 2,5 mg; perlingual: 0,2 mg; buccal: Dosierspray 0,4 mg; anal (zur lokalen Behandlung akuter und chronischer Analfissuren): 0,2–0,4 %	–	Dermal: 2 % (nur bei Raynaud-Syndrom)	

Tab. 4.8 Normdosen rezepturrelevanter Wirkstoffe (Fortsetzung)

Wirkstoff	Dosierung in Abhängigkeit von der Applikationsart	Obere Richtkonzentration bzw. -einzeldosen	Therapeutische Konzentration in der pädiatrischen Dermatologie	Cave
Glycolsäure	Dermal: 5–70 %	–		Bei Ichtyosen, Hyperkeratosen, Prä-Peeling: 5–20 %; zur Peeling-Behandlung: 20–70 %
Griseofulvin	Oral: 500 mg	500 mg		
Harnstoff	Dermal: 3–40 %	–	Dermal: 3–10 % (nicht bei Kindern < 2 J., dort möglicherweise Austausch durch Glycerol)	
Helles Ammoniumbituminosulfonat (Leukichthol)	Dermal: 1–20 % (als Badezusatz: 15 g/Vollbad)	–	Dermal: bis 20 %	
Hyaluronsäure-Natrium	Dermal: 0,3 %; ophthal: 0,15 %; nasal: 0,5 %	–		
Hydrochinon	Dermal: 2–3 %	3 %		
Hydrochlorothiazid	Rektal: 50 mg; oral: 25 mg	Oral: 100 mg		
Hydrocortison	Dermal: 0,25–1 %; nasal: 0,25 %; ophthal: 0,5–1 %; parenteral: 25 mg; oral: 20 mg; auricular: 0,25 %	100 mg	Dermal: 0,25–1 % (nicht mehr empfohlen)	
Hydrocortisonacetat	Dermal: 0,25–1 %; nasal: 0,25 %; ophthal: 0,5–1 %; parenteral: 25 mg; oral: 20 mg; auricular: 0,25 %	100 mg	Dermal: 0,25–1 % (nicht mehr empfohlen)	
Hydrocortisonbutyrat	Dermal: 0,1 %	–	Dermal: 0,1 % (max. 10 % der Körperoberfläche, max. 2 Wo.)	
8-Hydroxychinolinsulfat-Kaliumsulfat (Chinolinolsulfat-Kaliumsulfat)	Dermal: 0,1–1 %	–		
8-Hydroxychinolinsulfat-Monohydrat (Chinolinolsulfat-Monohydrat)	Dermal: 0,1–1 %	–		
Ibuprofen	Dermal: 5 %; rektal: 600 mg; oral: 200–400 mg	–		
Idoxuridin	Dermal: 0,2 % (Salbe) bis 0,5 (Lösung); ophthal: 0,5–1 %	–		Kontraindiziert in der Schwangerschaft.

Tab. 4.8 Normdosen rezepturrelevanter Wirkstoffe (Fortsetzung)

Wirkstoff	Dosierung in Abhängigkeit von der Applikationsart	Obere Richtkonzentration bzw. -einzeldosen	Therapeutische Konzentration in der pädiatrischen Dermatologie	Cave
Indometacin	Dermal: 1 %; ophthal: 1 %; parenteral: 50 mg; rektal: 50 mg; oral: 25–50 mg (retardiert 75 mg)	–		Cave: Anwendung bei eingeschränkter Leber- und Nierenfunktion und älteren Menschen (Priscus-Liste!)
Imiquimod	Dermal: 2,5–5 %	–		
Iod	Dermal: 0,3–5 %	50 mg	Dermal: 1 %	Negative Aufbereitungsmonographie für die innere Anwendung.
Isoconazolnitrat	Dermal: 1 %; vaginal: 600 mg	–		
Isosorbiddinitrat	Dermal: 1 %, bei Raynaud-Syndrom 2–10 %; parenteral: 2–10 mg/h; oral: 20 mg; perlingual: 50 mg; anal (zur lokalen Behandlung akuter und chronischer Analfissuren): 1 %	–	Dermal: 2–10 % (nur bei Raynaud-Syndrom)	Ggf. Herz und Kreislauf überwachen.
Ivermectin	Dermal: 1 %; oral: 200 µg/kg KG			Cave: Anwendung bei schweren Leberfunktionsstörungen sowie bei Kindern unter 15 kg KG und Patienten über 65 J.
Kaliumiodid	Oral: 100–200 µg	500 µg (bis zu 300 mg zur Iod-Blockade der Schilddrüse bei kerntechnischen Unfällen)		
Kaliumpermanganat	Dermal: 0,0005–0,001 % (gebrauchsfertige Lösung)	0,001 % (anwendungsfertige Lösung)	Dermal: 0,0005–0,001 % (anwendungsfertige Lösung)	Verdünnung aus 1 %igem Konzentrat für Bäder und Umschläge
Kanamycinsulfat	Ophthal: 0,6 %; parenteral: 500 mg	–		Nur in begründeten Fällen länger als 14 Tage anwenden.
Ketoconazol	Dermal: 1–2 %; oral: 200 mg	–	Dermal: 0,5–2 % (führt möglicherweise zu Hautirritationen, besonders im Gesicht)	
Levomethadonhydrochlorid	Parenteral: 2,5 mg (in Ausnahmefällen bis 7 mg); oral: 2,5 mg (in Ausnahmefällen bis 7,5 mg)	–		Einzeldosis erhöhbar bis 7,5 mg. Bei Wiederholung niedriger dosieren. Bei Kindern nur in Ausnahmefällen. Vorsicht während der Stillzeit, da Substanz in die Muttermilch übergeht.

Tab. 4.8 Normdosen rezepturrelevanter Wirkstoffe (Fortsetzung)

Wirkstoff	Dosierung in Abhängigkeit von der Applikationsart	Obere Richtkonzentration bzw. -einzeldosen	Therapeutische Konzentration in der pädiatrischen Dermatologie	Cave
Lidocain(hydrochlorid)	Dermal: 0,5–10 %; parenteral: 0,5–1 %; rektal: 0,1–2 %; buccal: 0,1–2 %; urethral: 2 %	Zur Oberflächenanästhesie max. 5 ml Lösung 4 %	Dermal: 0,5–3 % (Cave: Fläche und Einwirkzeit begrenzen)	
Macrogol	Oral: annährend 100 % (geringer Elektrolytzusatz)	–		
Medizinische Kohle	Oral: 10 g	–		
Menthol	Dermal: bis 10 %; nasal: 0,3–2 %	–	Dermal: 0,5–1 % (nicht bei Säuglingen und Kleinkindern)	
Mepivacainhydrochlorid	Parenteral: 3 % (Zahnheilkunde), 2 % (Infiltrations- u. Leitungsanästhesie), 1 % (in Wundrändern und zu intracardialen Eingriffen)	Für die Zahnheilkunde: 180 mg/24 h; zur Infilatrations- und Leitungsanästhesie: 300 mg		
Mesalazin	Oral: 250–500 mg (3–6× täglich)	–		
Metamizol-Natrium	Parenteral: 500–1000 mg; rektal: 1000 mg; oral: 500 mg	–		
Methadonhydrochlorid	Parenteral: 5 mg (s. c.); oral: 5 mg	15 mg		Einzeldosis erhöhbar bis 7,5 mg. Bei Wiederholung niedriger dosieren. Bei Kindern nur in Ausnahmefällen. Vorsicht während der Stillzeit, da Substanz in die Muttermilch übergeht.
Methotrexat	Dermal: 0,5 %; parenteral: 7,5 mg (in der Onkologie 100–1000 mg/m^2 KOF); oral: 7,5 mg	–		
Methoxsalen (8-Methoxypsoralen)	Dermal: Creme 0,0006 %, als Badezusatz 0,005 %; oral: 10 mg	0,005 %	Dermal: Creme 0,0006 %, als Badezusatz 0,005 % (bei Kurzzeitanwendung phototoxisch, Langzeitanwendung fördert Karzinogenese, nicht bei Kindern < 13 J.)	Nur nach ärztlicher Anweisung; bei längerer Anwendung Urinkontrolle.

4

Tab. 4.8 Normdosen rezepturrelevanter Wirkstoffe (Fortsetzung)

Wirkstoff	Dosierung in Abhängigkeit von der Applikationsart	Obere Richtkonzentration bzw. -einzeldosen	Therapeutische Konzentration in der pädiatrischen Dermatologie	Cave
Methyl-5-amino-4-oxopentanoat-hydrochlorid	Dermal: 16 %	–		Darf nicht angewandt werden bei Patienten mit Porphyrien oder Überempfindlichkeit auf Porphyrine.
Methylprednisolonaceponat	Dermal: 0,1 %		Dermal: 0,1 % (nicht bei Säuglingen < 4 Mo.; bis 3 J. nur nach strenger Indikationsstellung)	
Methylsalicylat	Dermal: 4–50 %; oral: 500 mg	Dermal: 50 %		Topisch nicht mehr als 2 g täglich auftragen.
Metoprololtartrat	Oral: 50–100 mg (retardiert bis zu 200 mg); parenteral: 5 mg (insgesamt nicht mehr als 20 mg in 24 Std.)	–		
Metronidazol	Dermal: 0,5–3 %; parenteral: 0,5 %; oral: 250–400 mg; vaginal: 5 %	3 %	Dermal: 0,5–3 % (kaum relevant)	
Miconazol	Dermal: 2 %; vaginal 2 %; buccal: 2 %; parenteral: 600 mg; oral: 250 mg	Dermal: 2 %		
Miconazolnitrat	Dermal: 1–2 %; vaginal: k. A.; buccal (bei Mundsoor): 2 %	–	Dermal: 1–2 %	
Milchsäure	Vaginal: 0,5 %; buccal: 1 %; dermal: 5–10 % (als Ätzmittel bis zu 50 %)	–	Dermal: 3–10 % (bei Ichthyosen, Cave: im stärker sauren Milieu sind Hautreizungen möglich)	
Minoxidil	Oral: 5 mg; dermal: 2–5 % (bei androgenentischer Alopezie)	5 %		
Mometasonfuroat	Dermal: 0,1 %	0,1 %	Dermal: 0,1 % (nicht bei Kindern < 2 J., max. 10 % der Körperoberfläche, max. 3 Wo.)	
Morphinhydrochlorid/-sulfat	Dermal: 0,1–0,5 %; parenteral: 10 mg; rektal: 10 mg; oral: 10 mg	Parenteral: 20 mg; oral: 30 mg		
Mupirocin-Calcium	Dermal: 2 %; nasal: 2 %	–		
Naphazolinhydrochlorid	Ophthal: 0,05 %; nasal: 0,025–0,1 %	Ophthal: 0,05 %; nasal: 0,1 %		

Tab. 4.8 Normdosen rezepturrelevanter Wirkstoffe (Fortsetzung)

Wirkstoff	Dosierung in Abhängigkeit von der Applikationsart	Obere Richtkonzentration bzw. -einzeldosen	Therapeutische Konzentration in der pädiatrischen Dermatologie	Cave
Natriumchlorid	Dermal: 3–23 %; parenteral: 0,9 %; buccal: Mundspüllösung 5 %; oral: 1000 mg	–	Dermal: 0,5–1 %	In Konzentrationen bis zu 10 % als Feuchthaltefaktor
Natriumfusidat	Dermal: 0,5–2 %; ophthal: 1 %	–	Dermal: 0,5–2 % (aber kaum relevant)	
Natriumhypochlorit	Dental: 0,5–3 % (Spüllösung zur Wurzelkanalbehandlung)	Bis 5 % bei zahnärztlicher Anwendung		
Neomycinsulfat	Dermal: 350 000 I. E./100 g (0,5 %); nasal: 0,5 %; ophthal: 0,5 %; parenteral: 250 mg; oral: 500 mg	Oral: 1000 mg		
Neostigminbromid	Ophthal: Augensalbe 1 %, Augentropfen 3 %; nasal: 3,5 %; parenteral: 0,5 mg; oral: 4 mg	Parenteral: 3 mg; oral: 30 mg		
Nicotinamid	Dermal: 5 %; parenteral: 100 mg (subcutan oder intramuskulär); oral: 100 mg;	–		
Nifedipin	Dermal: 0,2 %; oral: 10 mg (20 mg retardiert)	–		Cave: Anwendung bei älteren Menschen (Priscus-Liste!)
Nystatin	Dermal: 5–10 Mio. I. E./100 g (1–2 %); oral: 0,5 Mio. I. E. je Einzeldosis bis zu 3× täglich; vaginal: 5–10 Mio. I. E./100 g (1–2 %)	–	Dermal: 5–10 Mio. I. E./100 g (1–2 %)	
Octenidindihydrochlorid	Dermal: 0,1–0,2 %; vaginal: 0,1 %; vor Katheterisierung der Harnblase: 0,1 %	–	Dermal: 0,1 % (nicht unter Okklusion, nicht im intertriginösen Bereich)	
Ofloxacin	Ophthal: 3 mg/ml; oral: 200 mg	–		
Omeprazol	Oral: 10–40 mg	–		
Oxytetracyclinhydrochlorid	Dermal: 1–3 %; ophthal: 0,5–1 %; parenteral: 250 mg; oral: 500 mg	–		
Paracetamol	Rektal: 1000 mg; parenteral: 10 mg/ml; oral: 500 mg	1000 mg		
Penciclovir	Dermal: 0,1 %	–		

Tab. 4.8 Normdosen rezepturrelevanter Wirkstoffe (Fortsetzung)

Wirkstoff	Dosierung in Abhängigkeit von der Applikationsart	Obere Richtkonzentration bzw. -einzeldosen	Therapeutische Konzentration in der pädiatrischen Dermatologie	Cave
Permethrin	Dermal: 0,5–5 %	–	Dermal: 0,5–5 % (bei Scabies: Neugeborene 1,25 %, Säuglinge bis 3 Mo. 2,5 %)	
Physostigmin-salicylat	Ophthal: 0,2 %; parenteral: 0,4 mg/ml	1 mg		
Pimecrolimus	Dermal: 1 %	–		
Polidocanol 600 (Thesit)	Dermal: 0,5–10 % (Badekonzentrate zur Verdünnung können höher konzentriert sein); buccal: als Mundspüllösung 3 %; parenteral: 0,25–4 %	–	Dermal: 3–10 %	
Polihexanid	Dermal: 0,02–0,1 %; ophthal: 0,02–0,04 %	–	Dermal: 0,02–0,1 %	
Povidon-Iod	Dermal: 1–10 %; vaginal: 1–10 %; buccal: 1–10 %	–	Dermal: 1–10 % (nicht bei Säuglingen <6 Mo. bzw. nur nach strenger Indikationsstellung)	
Prednicarbat	Dermal: 0,25 %	–	Dermal: 0,08–0,25 % (bei Säuglingen strenge Indikationsstellung, bei Kleinkindern zwischen 6 und 12 Mo. 0,125 %, Behandlung ausschleichen)	
Prednisolon	Dermal: 0,25–0,5 %; ophthal: 0,5 %; parenteral: 25 mg; rektal: 100 mg; oral: 5 mg; buccal: 0,25–0,5 %	Parenteral: 50 mg	Dermal: 0,25–0,5 % (nicht mehr empfohlen)	
Prednisolonacetat	Dermal: 0,25–0,5 %; ophthal: 0,5 %; parenteral: 25 mg; rektal: 100 mg; oral: 5 mg; buccal: 0,25–0,5 %	–	Dermal: 0,25–0,5 % (nicht mehr empfohlen)	
Prednison	rektal: 5 mg (als Klysma 25 mg); oral: 5 mg (retardiert 10 mg)	–		
Prilocain	Dermal: 2,5 %; parenteral: zur Infiltrationsanästhesie 0,5 %, zur Leitungsanästhesie 2 %, zur Spinalanästhesie 5 %	–		

Tab. 4.8 Normdosen rezepturrelevanter Wirkstoffe (Fortsetzung)

Wirkstoff	Dosierung in Abhängigkeit von der Applikationsart	Obere Richtkonzentration bzw. -einzeldosen	Therapeutische Konzentration in der pädiatrischen Dermatologie	Cave
Procainhydrochlorid	Ophthal: 2 %; parenteral 0,5–2 %; auricular: 1 %; urethral: 10 %	Im Kopf-, Hals- und Genitalbereich nicht mehr als 200 mg innerhalb 2 Std.		
Progesteron	Dermal: 1–3 %; parenteral: 5 mg; oral: 100 mg	100 mg		
Pseudoephedrinhydrochlorid	Oral: 30–60 mg	–		
Retinol (Vitamin A)	Ophthal: 1 000–10 000 I. E.; parenteral: 250 000 I. E.; oral: 25 000 I. E.	50 000 I. E.		Überdosierung möglich!
Salbutamolsulfat	Pulmonal: fest 0,1–0,4 mg, flüssig 0,5 %; oral: 2,2 mg (retardiert 8 mg)	–		
Salicylsäure	Dermal: 0,5–60 %	3 % (großflächig)	Dermal: 0,5–3 % (max. 1–2 % der Köperoberfläche, bei Säuglingen mit Psoriasis 1–1,5 %, bei Kleinkindern 1,5–2 %, bei älteren Kindern 2–3 %; nicht bei Säuglingen mit anderer Indikation, z. B. Milchschorf)	
Schwefel	Dermal: 4–10 %; oral: 500–1000 mg	–		Gilt als obsolet (Tab. 2.1)
Scopolaminhydrobromid	ophthal: Augentropfen 0,1 %, Augensalbe 0,25 %; parenteral: 0,25 mg; oral: 0,25 mg	1 mg		
Selendisulfid	Dermal: 1–2,5 %	2,5 %		Nach 5 Minuten abspülen
Silber, kolloidales	Dermal: 5 %; ophthal: 5 %	–		
Silbereiweiß	Dermal: 5 %; ophthal: 5 %; nasal: 5 %	–		
Silbereiweiß-Acetyltannat	Dermal: 5 %; ophthal: 5 %; vaginal: 5 %; oral: 250 mg	–		
Silbernitrat	Dermal: 0,5–10 % (bis zu 90 % als Ätzmittel); ophthal: 1 %; oral: 10 mg	30 mg	Dermal: 0,5–10 %	

Tab. 4.8 Normdosen rezepturrelevanter Wirkstoffe (Fortsetzung)

Wirkstoff	Dosierung in Abhängigkeit von der Applikationsart	Obere Richtkonzentration bzw. -einzeldosen	Therapeutische Konzentration in der pädiatrischen Dermatologie	Cave
Steinkohlenteer	Dermal: 1–10 %	10 %	Dermal: 1–10 % (nicht bei Säuglingen und Kleinkindern)	
Steinkohlenteerlösung/-spiritus	Dermal: 1–20 %	20 %	Dermal: 1–20 % (nicht bei Säuglingen und Kleinkindern)	
Sulfanilamid	Dermal: 20 %	–		
Tacalcitrol	Dermal: 0,0004 %			
Tacrolimus	Dermal: 0,03–0,1 %; parenteral: 5 mg/ml; oral: 0,075–0,3 mg/kg KG	–		
Tannin	Dermal: 0,5–20 %; rektal: 10 %; oral: 200 mg	20 %	Dermal: 0,4–1 %	
Tannin-Eiweiß	Oral: 500–1000 mg	–		
Tazaroten	Dermal: 0,05–0,1 %	–		
Terbinafinhydrochlorid	Dermal: 1 %; oral: 250 mg	–		
Testosteron	Dermal: 1–2 %; rektal: 40 mg; oral: 40 mg; parenteral: 25 mg	2 %		
Testosteronpropionat	Dermal: 1–2 %; parenteral: 25 mg	Dermal: 2 %; parenteral: 25 mg (als Depot 50 mg)		
Tetracain (hydrochlorid)	Dermal: 0,5–1 %; ophthal: 0,5–1 %; parenteral: 0,1–0,2 %	Parenteral: 20 mg		
Tetracyclinhydrochlorid	Dermal: 1–3 %; ophthal: 1 %; buccal 5 % als Mundspüllösung; parenteral: 250 mg; oral: 250 mg; auricular: k. A.	–		
Thalidomid	Oral: 200 mg	–		Cave: Schwangerschaft, schwere Leber- und Nierenfunktionsstörungen
Theophyllin	Parenteral: 200 mg; rektal: 200 mg; oral: 150 mg (retardiert 200 mg)	500 mg		
Thesit (Polidocanol 600)	Dermal: 0,5–10 % (Badekonzentrate zur Verdünnung können höher konzentriert sein); buccal: als Mundspüllösung 3 %; parenteral: 0,25–4 %	–	Dermal: 3–10 %	

Tab. 4.8 Normdosen rezepturrelevanter Wirkstoffe (Fortsetzung)

Wirkstoff	Dosierung in Abhängigkeit von der Applikationsart	Obere Richtkonzentration bzw. -einzeldosen	Therapeutische Konzentration in der pädiatrischen Dermatologie	Cave
Tiabendazol	Dermal: 10–15 %; oral: 2 mg/kg KG	–	Dermal: 10–15 %	
Tobramycin(sulfat)	Ophthal: 0,3 %; parenteral: 1 mg/kg KG	–		
α-Tocopherol (Vitamin E)	Dermal: 1 %; parenteral: 100 mg; oral: 30 mg	–		
α-Tocopherolacetat	Dermal: 1 %; parenteral: 100 mg; oral: 300–600 mg	–		
Tretinoin (Vitamin-A-Säure)	Dermal: 0,025–0,1 %	0,1 %	Dermal: 0,025–0,1 % (ggf. bei schweren Ichthyosen im Kleinkindalter, sonst kaum Indikationen, Cave: Kontrazeption bei Mädchen im gebärfähigen Alter!)	Kontrazeption bei Frauen im gebärfähigen Alter!
Triamcinolon	Parenteral: 40 mg (alle 1 bis 4 Wo.) bis 80 mg (alle 3 bis 8 Wo.); oral: 4 mg (Initial je nach Indikation 16–32 mg; dann langsam reduzieren)	–		
Triamcinolonacetonid	Dermal: 0,025–0,1 %; nasal: 0,055 mg	0,2 %	Dermal: 0,025–0,1 % (bei Säuglingen und Kleinkindern max. 10 % der Köperoberfläche)	
Trichloressigsäure	Dermal: 10–65 % (als Ätzmittel)	–		Sollte nur von erfahrenen Ärzten angewendet werden.
Triclosan	Dermal: 1–3 %	3 %	Dermal: 1–2 % (nicht bei Säuglingen und Kleinkindern; bei Kindern Anwendung nach individueller Risikobewertung möglich)	
Uridin	Dermal: 10 %	–		
Vitamin A (Retinol)	Ophthal: 1 000–10 000 I. E.; parenteral: 250 000 I. E.; oral: 25 000 I. E.	50 000 I. E.		Cave: Überdosierung!
Vitamin C (Ascorbinsäure)	Parenteral: 100 mg; oral: 75 mg (unter Umständen bis zu 1000 mg)	–		

Tab. 4.8 Normdosen rezepturrelevanter Wirkstoffe (Fortsetzung)

Wirkstoff	Dosierung in Abhängigkeit von der Applikationsart	Obere Richtkonzentration bzw. -einzeldosen	Therapeutische Konzentration in der pädiatrischen Dermatologie	Cave
Vitamin E (α-Tocopherol)	Dermal: 1 %; parenteral: 100 mg; oral: 30 mg	–		
Vitamin-A-palmitat	Ophthal: 1 000–10 000 I. E.; parenteral: 250 000 I. E.; oral: 25 000 I. E.	50 000 I. E.		Cave: Überdosierung!
Vitamin-A-Säure (Tretinoin)	Dermal: 0,025–0,1 %	0,1 %	Dermal: 0,025–0,1 % (ggf. bei schweren Ichthyosen im Kleinkindalter, sonst kaum Indikationen)	Kontrazeption bei Frauen im gebährfähigen Alter
Wasserstoffperoxid-Lösung	Dermal: 0,3–3 %; buccal: 1,5 %	–		
Xylometazolinhydrochlorid	Nasal: 0,025–0,1 %	–		
Zinkoxid	Dermal: Salbe 10 %, Paste 25 %, Puder 50 %; oral: 50 mg	–	Dermal: bis zu 50 %	

4.4.3 Dokumentationsvorlage für ärztliche Rücksprache

Rezepturrückfrage
wegen der Verordnung einer ungewöhnlichen Dosierung und/oder Applikationsart

Arztanschrift

Apothekenstempel

_______________, den __________

Betreff: Rezepturrückfrage wegen der Verordnung einer ungewöhnlichen Dosierung und/oder Applikationsart

Sehr geehrte/r Frau/Herr ___________________,

bei Ihrer, als Anlage beigefügten, Verordnung für Frau/Herrn ____________________________
bestehen Unklarheiten hinsichtlich Dosierung und/oder Applikationsart des/der folgenden Wirkstoffs/e:

Wirkstoff	Verordnung		Pharmazeutisch üblich	
	Applikationsart	Konzentration/ Dosierung	Applikationsart	Konzentration/ Dosierung

Uns ist bekannt, dass eine Unter-/Überschreitung der genannten üblichen Richtwerte im Einzelfall therapeutisch begründet sein kann. Da dies jedoch nicht auf der Verordnung vermerkt und ein Irrtum nie ganz auszuschließen ist, handelt es sich um eine Unklarheit, bei der wir pflichtgemäß Rücksprache mit dem verordnenden Arzt zu halten haben. Wir bitten Sie daher, die Konzentrations-/Dosierungsangaben bzw. Applikationsart zu korrigieren oder ausdrücklich zu bestätigen. Künftige pflichtgemäße Rückfragen lassen sich vermeiden, indem Sie auf der Verschreibung ein Ausrufezeichen hinter die jeweilige Mengenangabe setzen. Für etwaige Rückfragen stehe ich jederzeit gerne zur Verfügung.

Mit freundlichen Grüßen

Stellungnahme der/des verordnenden Ärztin/Arztes:

____

____

Datum Unterschrift

Abschließender Vermerk der/des verantwortlichen Apothekerin/Apothekers für die Dokumentation:

____

____

Datum Unterschrift

Abb. 4.5 Dokumentationsvorlage: Rezepturrückfrage wegen der Verordnung einer ungewöhnlichen Dosierung und/oder Applikationsart

4

Weiterführende Literatur

Ankermann T. (Hrsg.) Pankau R. (Hrsg.) Wessel A. (Hrsg.) Arzneimitteltherapie und Ernährung im Kindesalter – Hinweise und Tipps für Klinik und Praxis. Deutscher Apotheker Verlag, Stuttgart 2006

Barnscheid L. Kindgerechte Arzneizubereitungen mit diuretischen Wirkstoffen. Dissertation an der Heinrich-Heine-Universität Düsseldorf, Düsseldorf 2007

Bar-Shalom D. (Hrsg.) Rose K. (Hrsg.). Pediatric Formulations. Springer Verlag, New York – Heidelberg – Dordrecht – London 2014

Bauer K, Frömming K-H, Führer C. Lehrbuch der Pharmazeutischen Technologie. 9. Aufl., Wissenschaftliche Verlagsgesellschaft Stuttgart, 2012

Bergner A. Praxishilfe Rezeptur: Schritt-für-Schritt-Anleitungen für die Apotheke. Deutscher Apotheker Verlag, Stuttgart 2015

Braun S. Trichloressigsäure – Echt ätzend! PTA-Forum Ausgabe 07/2016. Avoxa – Mediengruppe Deutscher Apotheker GmbH

Breitkreuz J. Kindgerechte Arzneizubereitungen. Vortrag bei der Deutschen Pharmazeutischen Gesellschaft e. V. – Regionalgruppe Kurhessen, Kassel 2009

Bundesvereinigung Deutscher Apothekerverbände (ABDA) (Hrsg.). Deutscher Arzneimittel-Codex (DAC) inkl. Neues Rezeptur-Formularium (NRF) einschließlich der online-Rezepturhinweise

Cyran W (Begr.), Rotta C (Hrsg.). Apothekenbetriebsordnung – Kommentar. 5. Aufl., 2. Aktualisierungslieferung, Deutscher Apotheker Verlag, Stuttgart 2018

Dréno B et al. Microbiome in healthy skin, update for dermatologists. J Eur Acad Dermatol Venereol. 2016 Dec;30(12):2038–2047

Ewering I. Kinderrezepturen. Deutscher Apotheker Verlag, Stuttgart 2016

Fahr A, Voigt R. Pharmazeutische Technologie: Für Studium und Beruf. 12. Aufl., Deutscher Apotheker Verlag, Stuttgart 2015

Garbe C, Reimann H. Dermatologische Rezepturen. 3. Aufl., Georg Thieme Verlag, Stuttgart 2016

Gesellschaft für Dermopharmazie. „Wirkstoffdossiers für externe dermatologische Rezepturen". Unter: http://www.gd-online.de/german/persoenlich/leitvorstand.htm (in der aktuellen Fassung von 2013)

Gloor M, Thoma K, Fluhr J. Dermatologische Externatherapie. Springer-Verlag, Berlin – Heidelberg 2000

Haffner S, Schultz O-E, Schmid W, Braun R. Normdosen gebräuchlicher Arzneistoffe und Drogen. 22. Aufl., Wissenschaftliche Verlagsgesellschaft Stuttgart, 2017

Högger P. (Hrsg.) Strehl E. (Hrsg.) Repetitorium Klinische Pharmazie. Govi-Verlag Pharmazeutischer Verlag GmbH, Eschborn 2007

Hunnius C, Ammon HPT. Hunnius Pharmazeutisches Wörterbuch. 11. Aufl., Walter de Gruyter, Berlin – New York 2014

Jackson M, Lowey A. Handbook of Etemporaneous Preparation. Pharmaceutical Press, London – Chicago 2010

Jaehde U. Radziwill R. Kloft C. Klinische Pharmazie – Grundlagen und Anwendung, Deutscher Apotheker Verlag, Stuttgart 2017

Jaffan-Kolb L, Erdmann H, von Harnack G-A (Begr.), Janssen F (Begr.). Pädiatrische Dosistabellen – Dosierung kinderärztlich verordneter Arzneimittel. 15. Aufl., Wissenschaftliche Verlagsgesellschaft Stuttgart, 2018

Konda S et al. Age-related Percutaneous Penetration Part 1: Skin Factors. Skin Therapy Letters 2012 May;17(5):1–5, SkinCareGuide.com Ltd., Vancouver 2012

Kupfer M. Hautmikrobiom – Der Mikroben-Zoo auf unserer Haut. PTA Forum15/2015, Avoxa – Mediengruppe Deutscher Apotheker GmbH, Eschborn 2015

Langner A. Borchert HH. Mehnert W. Biopharmazie: Pharmakokinetik – Bioverfügbarkeit – Biotransformation, Deutscher Apotheker Verlag, Stuttgart 2011

Maronde U. Trockene Altershaut bedarf intensiver Pflege. Ärzte Zeitung 12.12.2010, Springer Medizin Verlag GmbH, Berlin 2010

Milek I. (Hrsg.) Das große PTAheute-Handbuch – Praxiswissen für die Apotheke. Deutscher Apotheker Verlag, Stuttgart 2016

Niedner R, Ziegenmeyer J. Dermatika. Wissenschaftliche Verlagsgesellschaft Stuttgart, 1992

Peuke C, Dreeke-Ehrlich M. Rezeptur für die Kitteltasche. 4. Aufl., Deutscher Apotheker Verlag, Stuttgart 2013

Pharmazeutisches Laboratorium des NRF (Hrsg.). Tabellen für die Rezeptur. 10. Aufl., Avoxa – Mediengruppe Deutscher Apotheker GmbH, Eschborn 2018

Renner J. FAKTEN. Arzneimittel in der Pädiatrie, Georg Thieme Verlag, Stuttgart 2006

Schäfer C. (Hrsg.) Liekweg A. (Hrsg.) Eisert A. (Hrsg.) Geriatrische Pharmazie. Deutscher Apotheker Verlag, Stuttgart 2015

Staubach P et al. New developments in extemporaneous formulations. Der Hautarzt. 67(10):833–844. Springer Medizin Verlag GmbH, Berlin 2016

Staubach P, Melhorn S. Topical antiseptic agents. Der Hautarzt. 68(10):835–851. Springer Medizin Verlag GmbH, Berlin 2017

Sucker-Sket K. Plausibilitätsprüfung sticht Patientenwillen. Apotheker Zeitung 37/2016, Deutscher Apotheker Verlag, Stuttgart 2016

Wohlrab J, Staubach P, Augustin M. Gebrauch von Präparationen zur lokalen Anwendung auf der Haut. Journal der Deutschen Dermatologischen Gesellschaft (JDDG) *im Druck* John Wiley & Sons, Medford (USA) 2018

Wohlrab J. Topical preparations and their use in dermatology. Journal der Deutschen Dermatologischen Gesellschaft (JDDG). 14(11):1061–1070. John Wiley & Sons, Medford (USA) 2016

Wohlrab J, Michael J. Topical therapy of the scalp. Der Hautarzt. 68(6):478–482. Springer Medizin Verlag GmbH, Berlin 2017

Thoma K. Apothekenrezeptur und -defektur. 6. Akt.lfg., Deutscher Apotheker Verlag, Stuttgart 2014

Zesch A. Externa: Galenik – Wirkungen – Anwendungen. Springer Verlag, Berlin – Heidelberg – New York – London – Paris – Tokyo 1988

Ziegler AS. Plausibilitäts-Check Rezeptur. 4. Aufl., Deutscher Apotheker Verlag, Stuttgart 2017

5 Verordnung kutan unwirksamer Glucocorticoide in Dermatika

Stefan Seyferth

Als Bestandteil von Fertig- und Rezepturarzneimitteln zur Therapie entzündlicher Hauterkrankungen spielen Glucocorticoide – auch in Kombination mit anderen Wirkstoffen – eine herausragende Rolle. Probleme ergeben sich immer wieder aus der Tatsache, dass einige dieser Glucocorticoide nicht nur als Ester (z. B. Betamethason-17-valerat), sondern auch als Alkohol (z. B. Betamethason) verfügbar sind, wobei erhebliche Unterschiede in der topischen Wirksamkeit bestehen. Gibt die ärztliche Verordnung die genaue Substanzbezeichnung nicht wieder oder handelt es sich um die Verordnung eines bekanntermaßen topisch unwirksamen Glucocorticoids in einem Dermatikum, muss diese Unklarheit in Absprache mit dem Arzt beseitigt werden.

5.1 Grundproblem

Etwa 20 % aller Hauterkrankungen sind Dermatosen, bei denen Glucocorticoide sinnvoll eingesetzt werden können, was den hohen Stellenwert dieser Substanzgruppe in der Dermatologie und die hohe Verordnungszahl Glucocorticoid-haltiger Rezepturarzneimittel erklärt. Obgleich sich alle Glucocorticoide von der Grundstruktur des Cortisols ableiten, ergeben sich bei ihren therapeutischen Einsatzgebieten deutliche Unterschiede. Insbesondere sind nicht alle Glucocorticoide für jede Darreichungsform bzw. jeden Applikationsort geeignet. Dermal einsatzbare Vertreter dieser Substanzklasse werden auch als „Externsteroide" oder „Dermatocorticosteroide" bezeichnet, wobei die konkreten Einzelsubstanzen in der Apothekenrezeptur ganz unterschiedlich Verbreitung gefunden haben bzw. teilweise auch gar nicht als Rezeptursubstanz erhältlich sind (◘ Tab. 5.1). In Form weiterverarbeiteter Fertigarzneimittel können sie allerdings dennoch in Rezepturen Eingang finden.

Von den Externsteroiden zu unterscheiden sind strukturverwandte Substanzen, die bei kutaner Anwendung im Wesentlichen unwirksam sind. Hierzu zählen beispielsweise einige Substanzen mit unveresterter Alkoholfunktion am C_{17}-Atom sowie die Natriumsalze verschiedener Glucocorticoid-Hemisuccinate, -Hydrogensulfate und -Dihydrogenphosphate.

5.1.1 C_{17}-Alkohole

Damit ein dermal appliziertes Glucocorticoid einen Effekt in der Haut entfalten kann, muss es zunächst die Hornschicht durchdringen und in die Epidermis gelangen. Limitierender Faktor ist dabei das Stratum corneum, das hauptsächlich aus verhornten Korneozyten besteht, die in eine hydrophobe Lipidmatrix eingebettet sind. Da die Überwindung dieser physiologischen Lipidbarriere eine gewisse Lipophilie des Wirkstoffs voraussetzt, penetrieren die hydrophileren C_{17}-Alkohole einiger Glucocorticoide die Haut deutlich schlechter als die von ihnen abgeleiteten Ester. So ist beispielsweise das lipophilere Triamcinolonacetonid bei Lokalanwendung auf der Haut zehnmal wirksamer als das hydrophilere Triamcinolon, während beide Substanzen bei systemischer Applikation etwa gleich wirksam sind. Gleiches gilt für das analoge Wirkstoffpaar Fluocinolon/Fluocinolonacetonid. Im Gegensatz dazu ist bei Betamethason/Betamethason-17-valerat das Penetrationsvermögen etwa gleich und nicht für die unterschiedliche Wirkstärke als Externsteroid ausschlaggebend. Dementsprechend sollten in Dermatika grundsätzlich die kutan wirksamen Esterderivate (◘ Tab. 5.2)

◘ **Tab. 5.1** Dermatokortikosteroide und ihre relative Verordnungshäufigkeit in Rezepturarzneimitteln

Häufig	Zunehmend häufiger	Selten	Nicht als Rezeptursubstanz verfügbar[1]
Betamethason-17-valerat	Hydrocortisonbutyrat	Beclometasondipropionat	Amcinoid
Clobetasolpropionat	Mometasonfuroat	Betamethasondipropionat	Desoximethason
Dexamethason	Prednicarbat	Budesonid	Diflucortolonvalerat
Hydrocortison(acetat)		Dexamethasonacetat	Fluoprednidenacetat
Prednisolon(acetat)		Fluocinolonacetonid	
Triamcinolonacetonid			

[1] Finden in Form von Fertigarzneimitteln Eingang in die Rezeptur

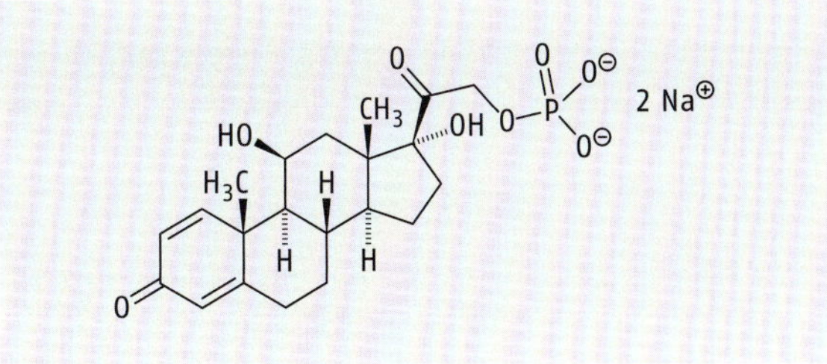

○ Abb. 5.1 Aufgrund der Veresterung mit dreiwertiger Phosphorsäure kann Prednisolondihydrogenphosphat ein Dinatriumsalz bilden.

eingesetzt werden. Um Missverständnissen vorzubeugen, ist anzumerken, dass die Alkoholform nicht bei allen Cortisolderivaten kutan unwirksam ist. Hydrocortison oder Prednisolon beispielsweise können durchaus dermal eingesetzt werden. Doch auch hier sind die, durch Veresterung der beiden Alkoholgruppen in Position 17 und 21 gebildeten lipophileren Acetate, Butyrate, Valerate, Propionate oder Acetonide lokal meist stärker wirksam. Bei den C_{21}-Estern handelt es sich um Prodrugs mit geringerer Rezeptoraffinität (Hydrocortisonacetat), während die C_{17}-Ester meist eine höhere Rezeptoraffinität besitzen. So ist Betamethason-17-valerat deutlich wirksamer als das praktisch unwirksame Betamethason-21-valerat. Betamethason-21-valerat bildet sich pH-abhängig durch Isomerisierung in wässrigen Zubereitungen.

5.1.2 Salze

Ist das Glucocorticoidgrundgerüst nicht mit ein-, sondern mit zwei- oder dreiwertigen Säuren (z. B. Bernstein-, Schwefel- oder Phosphorsäure) verestert, können Natriumsalze als leicht wasserlösliche Verbindungen erhalten werden (○ Abb. 5.1). Auch sie sind infolge ihrer höheren Hydrophilie dermal unwirksam. Aufgrund ihrer Löslichkeit und Gewebeverträglichkeit eignen sie sich jedoch insbesondere für flüssige Zubereitungen, die an Applikationsorten ohne Lipidbarriere (buccal, ophthal, rektal, vaginal, etc.) angewendet werden.

> **Cave**
>
> Bei der Glucocorticoid-Nomenklatur kommt es hin und wieder zu Fehlinterpretationen hinsichtlich der chemischen Struktur einzelner Substanzen, so steht die Bezeichnung Prednisolonacetat nicht etwa für ein Salz, sondern für einen Ester.

5.2 Allgemeine Handlungsempfehlung

Verordnet ein Arzt ein extern unwirksames Glucocorticoid in einem Dermatikum, so hat die Apotheke mit ihm Rücksprache zu halten, um die Unklarheit bezüglich seiner Wirkstoffwahl im kollegialen Austausch zu beseitigen. Entfallen kann die Rücksprache möglicherweise dann, wenn der Arzt grundsätzlich eine bestimmte Bezeichnung oder Abkürzung für einen kutan wirksamen Ester gebraucht. Ist der Apotheke beispielsweise bekannt, dass der benachbarte Dermatologe „Triamcinolonacetonid" stets mit „Triamcinolon" oder gar nur mit „Triam" abkürzt, damit aber selbstverständlich den dermal wirksamen Ester meint, bestünde in diesem Fall keine zu beseitigende Unklarheit, da sich aus der vorausgehenden Grundsatzvereinbarung zwischen Arzt und Apotheke eindeutig ergibt, welcher Wirkstoff verarbeitet werden soll. Zur besseren Nachweisführung wird dringend empfohlen, eine solche Grundsatzvereinbarung schriftlich zu dokumentieren. Dieser einmalige Aufwand erscheint vertretbar, wenn man bedenkt, dass dem Arzt dadurch eine effiziente Verordnung ermöglicht und der Apotheke häufiges Nachfragen erspart werden. Solche Vereinbarungen sind stets bilateral und dürfen keinesfalls auf andere Verordner übertragen werden, d. h. selbst wenn diese die gleichen Kurzformen gebrauchen, ist eine Rückfrage in jedem Einzelfall zwingend erforderlich.

Die Behebung des Verordnungsfehlers liegt in der Regel auf der Hand, da jeder Muttersubstanz (Glucocorticoidalkohol/-salz) eindeutig davon abgeleitete, kutan wirksame Ester zugeordnet werden können. Die seitens der Apotheke vorzuschlagende Wirkstoffalternative ergibt sich demnach gemäß der in □ Tab. 5.2 getroffenen Zuordnung unmittelbar aus der Verordnung. Stehen für den Austausch einer unwirksamen Alkoholform mehrere Ester zur Verfügung, wie z. B. bei Betamethason die Ester Betamethason-17-valerat und Betamethasondipropionat, ist mit dem Arzt zu klären, welcher davon verwendet werden soll.

Aus Gründen der Nachweisführung und rechtlichen Absicherung sollte die Unterrichtung eines Arztes über die Implausibilität seiner Verordnung und die zu deren Beseitigung getroffene Entscheidung schriftlich festgehalten werden. Am einfachsten erfolgt dies unter Nutzung der in ▸ Kap. 5.4.1 abgebildeten Dokumentationsvorlage, indem das ausgefüllte Formular

- zusammen mit einer Rezeptkopie an den Arzt gefaxt und von diesem beantwortet wird,
- eingescannt und zusammen mit einem Rezeptscan per E-Mail an den Arzt übermittelt und von diesem beantwortet wird,
- während eines Telefonats, in dem die Apotheke den Arzt über das Problem informiert, um dessen Stellungnahme bzw. Entscheidung ergänzt wird.

5.2.1 Stöchiometrische Umrechnung

Wird ein zunächst rezeptiertes Glucocorticoid aufgrund mangelnder dermaler Wirksamkeit im Einvernehmen mit dem verordnenden Arzt gegen ein anderes

Tab. 5.2 Austausch dermal unwirksamer Glucocorticoide

Mitunter rezeptierte Kurznamen[1]	Dermal unwirksame(s) Muttersubstanz bzw. Salz	Dermal wirksames Derivat
Triam Triamcinolon	Triamcinolon	Triamcinolonacetonid
Clobet Clobetasol	Clobetasol	Clobetasolpropionat
Beta Betameth Betamethason	Betamethason	Betamethason-17-valerat Betamethasondipropionat
Fluocinolon	Fluocinolon	Fluocinolonacetonid
Mometason	Mometason	Mometasonfuroat
Predni Prednisolonphosphat	Prednisolondihydrogenphosphat-Dinatrium	Prednisolonacetat
Beta-phosphat Betamethasonphosphat	Betamethasondihydrogenphosphat-Dinatrium	Betamethason-17-valerat Betamethasondipropionat
Dexa Dexameth	Dexamethasondihydrogenphosphat-Dinatrium	Dexamethason

[1] Auch bei dermatologischen Rezepturen darf nicht automatisch angenommen werden, dass mit den hier genannten Kurznamen jeweils der extern wirksame Ester gemeint ist, es sei denn, es existiert eine vorab (schriftlich) getroffene, bilaterale Grundsatzvereinbarung mit dem verordnenden Arzt. In allen anderen Fällen ist die Verwendung von Kurznamen als rücksprachebedürftige Unklarheit zu werten.

Derivat ausgetauscht, stellt sich die Frage, inwiefern die unterschiedlichen Molmassen der beiden Wirkstoffmoleküle eine stöchiometrische Umrechnung erfordern. Eine Konzentrationsanpassung durch Umrechnung der Alkoholform in eine stöchiometrisch äquivalente Menge des jeweiligen Esters erfolgt bei dermatologischen Rezepturen jedoch grundsätzlich nicht, da die tatsächlichen Wirkunterschiede durch eine rein arithmetische Betrachtung nicht berücksichtigt werden können. Stattdessen orientiert sich die einzuwiegende Menge an der Wirkstärke und der therapeutisch üblichen Konzentration des tatsächlich eingesetzten Externsteroids, die ◻ Tab. 5.3 zu entnehmen ist. Gleiches gilt im Prinzip, wenn die Muttersubstanz eines Glucocorticoids aus Stabilitätsgründen gegen ein Derivat ausgetauscht werden muss (oder umgekehrt). Sind die beiden Substanzen wie beispielsweise Hydrocortison und Hydrocortisonacetat etwa gleich wirksam (für beide wird ein therapeutischer Konzentrationsbereich von 0,25 bis 1 % sowie die Wirkstärkeklasse I angegeben), können die Wirkstoffe bei gleichbleibender Wirkstoffkonzentration gegeneinander ausgetauscht werden, sofern die Stabilität der Rezeptur es erfordert. Wird hingegen Hydrocortisonbutyrat eingesetzt, müssen dessen Wirkstärke (mittelstark) und mit 0,1 % deutlich niedrigere therapeutische Konzentration durch eine verringerte Einwaage berücksichtigt werden.

5.3 Rezepturbeispiel

Verordnung

Triamcinolon	0,1 g
Gel Cordes®	ad 100,0 g

M. D. S.: Dreimal täglich dünn auf die erkrankte Hautstelle auftragen.

Bei vorausgehender Verordnung handelt es sich um eine nicht plausible Rezeptur, da das rezeptierte Triamcinolon kutan unwirksam ist. Nach Rücksprache mit dem Arzt (unter Verwendung der Dokumentationsvorlage in ▸ Kap. 5.4.1) wird es gegen Triamcinolonacetonid ausgetauscht. Gel Cordes® hat einen schwach sauren pH-Wert, was für die Stabilität des Glucocorticoids vorteilhaft ist. Der Hersteller von Gel Cordes® (Ichthyol-Gesellschaft) bestätigt die Kompatibilität des Triamcinolonacetonids mit der Grundlage und gibt eine Aufbrauchfrist von 8 Wochen an.

Optimierte Rezeptur

Triamcinolonacetonid	0,1 g
Gel Cordes®	ad 100,0 g

M. D. S.: Dreimal täglich dünn auf die erkrankte Hautstelle auftragen.

5.4 Arbeitshilfen

5.4.1 Charakteristika rezepturrelevanter Externsteroide

Tab. 5.3 listet die für die kutane Anwendung am häufigsten verordneten Glucocorticoide mit ihren wichtigsten Charakteristika.

Wirkstärkeklasse. Die zur kutanen Anwendung bestimmten Glucocorticoide werden üblicherweise (ggf. konzentrationsabhängig) in vier Wirkstärkeklassen eingeteilt:

- I → Schwach wirksam
- II → Mittelstark bzw. mäßig stark wirksam
- III → Stark wirksam
- IV → Sehr stark wirksam

Kriterien für die Klassifizierung sind der Vergleich der Lokalwirkung im Vasokonstriktionstest, sowie die antiinflammatorische und die antiproliferative Wirkung. Es handelt sich bei der Wirkstärkeklassifikation demnach eher um eine Orientierung für die Praxis als um eine wissenschaftlich absolute Skala. Zur Beurteilung der Wirkstärke bzw. zur Aufstellung einer vernünftigen Klassifikation gehörte außerdem die Berücksichtigung pharmakokinetischer Fragestellungen (Einfluss der Hautdicke, Barriere-/Reservoirfunktion der Haut, Hornhautschädigung, Lokalisation der Dermatose etc.). Erschwert wird die Klassifikation zudem durch die Tatsache, dass eine Substanz unterschiedlich stark wirksam sein kann, je nachdem, in welcher galenischen Form sie vorliegt und bei welcher Art von Dermatose (reines Erythem vs. chronisches Ekzem) sie eingesetzt wird.

Therapeutischer Index (TIX). Der Therapeutische Index (TIX) entspricht der Relation zwischen der Summe der erwünschten und der Summe der unerwünschten Wirkungen eines topisch applizierten Glucocorticoids und spiegelt somit das Nutzen-Risiko-Verhältnis der betreffenden Substanz wider. Als Kriterien der erwünschten Wirkung dienen die Vasokonstriktion und die Wirksamkeit beim atopischen Ekzem im Vergleich zu anderen Glucocorticoiden. Kriterien zur Beurteilung unerwünschter Wirkungen sind Hautatrophie, die Suppression der Hypophysen-Nebennierenrinden-Achse sowie das allergene Potenzial der Substanz. Je höher der TIX-Wert, desto günstiger ist das Nutzen-Risiko-Verhältnis.

Konzentration. Die Spalte Konzentration gibt die Normkonzentrationen lokal applizierter Glucocorticoide an. Dabei wird zwischen der therapeutisch üblichen Konzentration (TK) und der oberen Richtkonzentration (OR) differenziert. Pädiatrische Normdosen sind nur separat ausgewiesen, wenn sie sich von der Normdosis im Erwachsenenalter unterscheiden. Bei einer Überschreitung der oberen Richtkonzentration sollte der Arzt seine Absicht durch einen besonderen Vermerk kenntlich machen (▸ Kap. 4.2).

Hinweise. Die Hinweise zur Verwendung beinhalten die Eignung der jeweiligen Glucocorticoide bei kutaner Anwendung, Besonderheiten für bestimmte Darreichungsformen, Informationen zur Stabilität in Gegenwart anderer Rezepturbestandteile sowie den rezeptierbaren pH-Bereich.

Bitte beachten Sie

- Die Auswahl eines für das jeweilige Therapieziel geeigneten Dermatocorticosteroids ist deutlich komplizierter als es angesichts der plakativen Wirkstärkeklassifizierung zunächst den Anschein macht. So wird selbst ein sehr potentes Glucocorticoid, das in einer Fettsalbe angewandt wird, bei einem nässenden Ekzem kaum Wirksamkeit entfalten, da der Arzneistoff nicht in die Haut eindringen kann. Voraussetzung für eine gute Wirksamkeit ist also immer auch eine stadiengerechte galenische Formulierung.
- Aus den gelisteten TIX-Werten sollte keine allgemeingültige Einteilung in „zu empfehlende" bzw. „weniger/nicht zu empfehlende" Glucocorticoide abgeleitet werden. Vielmehr ist im Auge zu behalten, wo die einzelnen Substanzen spezifische Stärken und Schwächen aufweisen. Beispielsweise ist Clobetasolpropionat, für das ein TIX von 1,5 ermittelt wurde, aufgrund seiner starken antiphlogistischen Wirkung ein Mittel der ersten Wahl in der Kurzzeittherapie stark ausgeprägter Ekzeme, obwohl andere Substanzen einen höheren TIX-Wert aufweisen.

Tab. 5.3 Charakteristika rezepturrelevanter Externsteroide

Substanz	Wirkstärkeklasse	TIX[1]	Konzentration[2]	Hinweise
Betamethason-17-valerat	Dosisabhängig: II (0,05 %) III (0,1 %)	1,2	TK: 0,025–0,1 % OR: 0,15 %	Bei kutaner Anwendung Betamethasonvalerat verwenden, Betamethason ist kutan unwirksam. Rezeptierbarer pH-Bereich 2–5
Betamethason-dipropionat	III	k. A.	TK: 0,05–0,1 % OR: 0,1 %	Rezeptierbarer pH-Bereich 4–8

Tab. 5.3 Charakteristika rezepturrelevanter Externsteroide (Fortsetzung)

Substanz	Wirkstärkeklasse	TIX[1]	Konzentration[2]	Hinweise
Clobetasol-propionat	IV	1,5	TK: 0,05 % OR: 0,05 %	Bei kutaner Anwendung Clobetasolpropionat verwenden, Clobetasol ist kutan unwirksam. Rezeptierbarer pH-Bereich: 2–9
Dexamethason	Dosisabhängig: II (0,025 %) III (0,05 %)	k. A.	TK: 0,01–0,05 % OR: 0,1 %	In alkalisierter anionischer hydrophiler Creme (pH 10) sinkt der Wirkstoffgehalt nach 2 Wochen bei Raumtemperatur unter 90 %. Rezeptierbarer pH-Bereich: 2–7
Fluocinolon-acetonid	Dosisabhängig: II (0,01 %) III (0,025 %)	k. A.	TK: 0,025 % OR: 0,025 %	Bei kutaner Anwendung Fluocinolonacetonid verwenden, Fluocinolon ist kutan unwirksam. Rezeptierbarer pH-Bereich: 2–5
Hydrocortison	I	1,0	TK: 0,25–1 %	Hydrocortison besitzt in Hautspiritus-Rezepturen bessere Löslichkeit als Hydrocortisonacetat. Rezeptierbarer pH-Bereich: 3–6,5
Hydrocortison-acetat	I	1,0	TK: 0,25–1 %	Geringere Oxidationsempfindlichkeit als Hydrocortison bei höheren pH-Werten oder bei Anwesenheit oxidationsfördernder Stoffe (Zinkoxid, Erythromycin, Harnstoff) Rezeptierbarer pH-Bereich: 3–7
Hydrocortison-butyrat	II	≥ 2,0	TK: 0,1 %	Stabilität in Zinkoxid-haltigen Grundlagen beeinträchtigt. Rezeptierbarer pH-Bereich: 3,5–4,5
Mometasonfuroat	III	2,0	TK: 0,1 % OR: 0,1 %	Bei kutaner Anwendung Mometasonfuroat verwenden, Mometason ist kutan unwirksam. In Cremes und Salben ausreichende Stabilität in Gegenwart von Zinkoxid. Rezeptierbarer pH-Bereich: 1,5–8
Prednicarbat	II	2,0	TK: 0,25 % Kleinkinder und Säuglinge: TK: 0,08–0,125 %	Als Prodrug eingesetzter Diester des Prednisolons. Belegte Stabilität von mindestens 3 Monaten in Gegenwart von Zinkoxid in hydrophiler und lipophiler Cremegrundlage. Rezeptierbarer pH-Bereich: 3,5–8
Prednisolon	I	1,0	TK: 0,25–0,5 %	In wasserhaltigen Cremes instabil: Umkristallisation zum Sesquihydrat in Form langer, nadelförmiger Kristalle (Abb. 18.7), in alkoholisch-wässrigen Lösungen ist das besser lösliche Prednisolon gegenüber Prednisolonacetat zu bevorzugen. Rezeptierbarer pH-Bereich: 3–6,5
Prednisolonacetat	I	1,0	TK: 0,25–0,5 %	Rezeptierbarer pH-Bereich: 3–7
Triamcinolon-acetonid	II	1,06	TK: 0,025–0,1 %, 0,2 % in alkoholischen Lösungen OR: 0,2 %	Bei kutaner Anwendung Triamcinolonacetonid verwenden, Triamcinolon kutan weitgehend unwirksam. Rezeptierbarer pH-Bereich: 2–9

[1] k. A. = keine Angaben
[2] TK: Therapeutisch übliche Konzentration
OR: Obere Richtkonzentration

5.4.2 Dokumentationsvorlage für ärztliche Rücksprache

Rezepturrückfrage
wegen der Verordnung eines kutan unwirksamen Glucocorticoids

Arztanschrift

Apothekenstempel

____________________ , den ______________

Betreff: Rezepturrückfrage wegen der Verordnung eines kutan unwirksamen Glucocorticoids in einem Dermatikum

Sehr geehrte/r Frau/Herr ______________________,

bei Ihrer, als Anlage beigefügten, Verordnung für Frau/Herrn ______________________________
wurde ein Dermatikum rezeptiert, das ein kutan unwirksames Glucocorticoid enthält.

Mit der Bitte um Ihr Einverständnis schlage ich vor, den verordneten Wirkstoff wie folgt auszutauschen:

	Verordneter Wirkstoff		Alternativvorschlag
	Betamethason		Betamethason-17-valerat
			Betamethasondipropionat
	Clobetasol		Clobetasolpropionat
	Fluocinolon		Fluocinolonacetonid
	Mometason		Mometasonfuroat
	Triamcinolon		Triamcinolonacetonid

Ich bitte um schriftliche Rückmeldung und stehe für etwaige Fragen jederzeit gerne zur Verfügung.

Mit freundlichen Grüßen

Stellungnahme der/des verordnenden Ärztin/Arztes:

____

____

Datum Unterschrift

Abschließender Vermerk der/des verantwortlichen Apothekerin/Apothekers für die Dokumentation:

____

____

Datum Unterschrift

Abb. 5.2 Dokumentationsvorlage: Rezepturrückfrage wegen der Verordnung eines kutan unwirksamen Glucocorticoids in einem Dermatikum

Weiterführende Literatur

Deutscher Arzneimittel Codex (DAC) inkl. Neues Rezeptur-Formularium (NRF), Rezepturhinweisen und Rezepturenfinder (online). Avoxa – Mediengruppe Deutscher Apotheker GmbH, Eschborn 2017

Europäisches Arzneibuch, Amtliche deutsche Ausgabe (einschl. aller Nachträge bis 9.1). Deutscher Apotheker Verlag, Stuttgart 2018

Gesellschaft für Dermopharmazie. „Wirkstoffdossiers für externe dermatologische Rezepturen". Unter: http://www.gd-online.de/german/persoenlich/leitvorstand.htm (in der aktuellen Fassung von 2013)

Niedner R, Ziegenmeyer J. Dermatika. Wissenschaftliche Verlagsgesellschaft Stuttgart, 1992

Ziegler AS. Plausibilitäts-Check Rezeptur. 4. Aufl., Deutscher Apotheker Verlag, Stuttgart 2017

6 Verordnetes Konservierungsmittel ungeeignet

Kirsten Seidel

Stellt sich im Rahmen der Plausibilitätsprüfung heraus, dass ein vorgegebenes Konservierungsmittel nicht für die verordnete Darreichungsform geeignet ist, oder eine mikrobiell anfällige Zubereitung ohne Konservierung verschrieben wurde (ohne jedoch den Zusatz von Konservierungsmitteln auszuschließen), muss eine geeignete Alternative gefunden werden. Hierbei ist eine Reihe unterschiedlicher Kriterien zu berücksichtigen, wie etwa die Zusammensetzung der Rezeptur, die geplante Anwendung bzw. der Applikationsort sowie Besonderheiten des Patienten (z. B. Alter oder Allergien). Dieses Kapitel bietet eine Orientierungshilfe für die Auswahl eines passenden Konservierungsmittels. Ob eine Konservierung überhaupt sinnvoll bzw. nötig ist und wie mit mikrobiell anfälligen Zubereitungen umzugehen ist, die dennoch nicht konserviert werden sollen, beschreiben die Ausführungen in ▸Kap. 7.

6.1 Grundproblem

Ein Konservierungsmittel dient dazu, den mikrobiell einwandfreien Zustand, wie er nach einer qualitätsgerechten Rezepturherstellung zu erwarten ist, auch während der Anwendung des Arzneimittels durch den Patienten zu bewahren. Ein geeignetes Konservierungsmittel tötet also innerhalb möglichst kurzer Zeit die Keime ab, die ein Patient während der Anwendung in die Zubereitung einbringt bzw. verhindert zumindest deren Vermehrung. Hierfür müssen u. a. folgende Anforderungen erfüllt sein:

- Konservierungsmittel müssen ein möglichst breites Wirkspektrum gegen typische Kontaminationskeime (z. B. grampositive Kokken, gramnegative Stäbchen, Hefen, Schimmelpilze) aufweisen.
- Zur Penetration durch die bakterielle Zellwand müssen Konservierungsmittel eine gewisse Lipophilie aufweisen.
- Konservierungsmittel müssen eine ausreichende Wasserlöslichkeit besitzen, da die Vermehrung von Keimen in wässrigen Systemen bzw. in der wässrigen Phase mehrphasiger Zubereitungen erfolgt. Dies bedeutet, dass das Konservierungsmittel in Mehrphasensystemen nicht zu sehr in die lipophile Phase abwandern darf.
- Konservierungsmittel müssen mit allen weiteren Bestandteilen der Zubereitung kompatibel sein (Cave: ionische Wechselwirkungen, Phenol-Ether-Wechselwirkungen, rezeptierbare pH-Bereiche, Adsorption an Packmittel etc.).
- Der pH-Wert der wässrigen Phase muss mit dem für die antimikrobielle Wirkung benötigten pH-Bereich des Konservierungsmittels übereinstimmen (z. B. Vorliegen der freien Säure bei Sorbin- oder Benzoesäure).
- Über die gesamte Anwendungszeit muss eine ausreichende Stabilität des Konservierungsmittels gewährleistet sein. Diese kann ebenfalls durch den pH-Wert beeinflusst werden, aber auch bei ungeeigneten Packmitteln kann es – beispielsweise durch Lichteinfluss – zur Zersetzung kommen.
- Die Verträglichkeit des Konservierungsmittels für den Patienten muss gewährleistet sein. Dies bedeutet zum einen die Berücksichtigung des Applikationsorts, um lokale Irritationen zu vermeiden, zum anderen aber auch die Berücksichtigung patientenindividueller Spezifika, wie Allergien.

Die Vielfalt der Anforderungen zeigt bereits, dass es kaum Substanzen geben kann, die alle Kriterien erfüllen, sodass an manchen Stellen Kompromisse einzugehen sind. Zudem ist die generelle Auswahl an möglichen Konservierungsmitteln begrenzt, sodass es im Allgemeinen ausreicht, einige wenige Substanzen hinsichtlich ihrer Anwendbarkeit und Verarbeitung gut zu kennen.

6.2 Allgemeine Handlungsempfehlung

Wie in ▸Kap. 6.1 beschrieben, hängt die Auswahl eines geeigneten Konservierungsmittels, nicht nur von der Kompatibilität aller Bestandteile (in Bezug auf Wechselwirkungen, pH-Wert, etc.), sondern auch von Applikationsort und Darreichungsform ab. Charakteristika wie Einsatzkonzentration, Wasserlöslichkeit und rezeptierbarer pH-Bereich können den ◻Tab. 6.3 bis ◻Tab. 6.5 entnommen werden.

Die Eignung eines Konservierungsmittels für einen bestimmten Applikationsort wird vor allem durch unerwünschte Nebenwirkungen oder Reizungen eingeschränkt. Den damit einhergehenden Limitationen wird im Folgenden dadurch Rechnung getragen, dass nur für den Applikationsort grundsätzlich geeignete Konservierungsmittel genannt werden.

Sich für verschiedene Darreichungsformen ergebende Besonderheiten werden bei den jeweiligen Konservierungsmitteln beschrieben. Beispielsweise gibt es Substanzen, die aufgrund ihrer starken Verteilung in die lipophile Phase von Mehrphasensystemen für bestimmte Darreichungsformen (z. B. Cremes und Emulsionen) ungeeignet sind.

Eine Übersicht, welche Konservierungsmittel für welchen Applikationsort geeignet sind, findet sich in ◻ Tab. 6.2. Die gängigsten Varianten für den Einsatz in der Rezeptur werden nachfolgend ausführlicher beschrieben. Hierbei wurden auch Hinweise aus der Besonderheitenliste des BfArM berücksichtigt. Sie enthält Bestimmungen darüber, welche anwendungsbezogenen Informationen zu bestimmten Hilfsstoffen in die Packungsbeilage und Fachinformation von Fertigarzneimitteln aufgenommen werden müssen. Diese gelten zwar nur für Fertigarzneimittel und *müssen daher nicht auf Rezepturarzneimittel aufgebracht werden*, dennoch kann es hilfreich sein, diese substanzspezifischen Besonderheiten zu kennen. Die Entscheidung, ob bzw. welche Warnhinweise (evtl. sinngemäß) auf das Rezepturetikett übernommen werden, liegt in der Verantwortung der jeweiligen Apotheke.

6.2.1 Konservierung von Augenarzneien

Augenarzneien müssen grundsätzlich so hergestellt werden, dass sie steril sind. Um die Sterilität während der Anwendung zu erhalten, müssen Zubereitungen in Mehrdosenbehältnissen zur Anwendung am Auge konserviert werden. In NRF-Vorschriften kommen hierfür vor allem 0,01 % Benzalkoniumchlorid (mit EDTA-Zusatz), 0,01 % Chlorhexidindiacetat und 0,002 % Thiomersal (aufgrund der geringen Konzentrationen alle in Form von Stammlösungen ▸ Kap. 11.2.2) zum Einsatz (◻ Tab. 6.2). Zudem wird Polihexanid (bis 0,01 %) als mögliche Alternative genannt, bisher liegen jedoch nicht genügend praktische Erfahrungen zum Einsatz dieser Substanz als Konservierungsmittel vor. Früher wurden zudem Phenylquecksilbersalze eingesetzt, die jedoch nicht mehr erhältlich sind und im Übrigen als obsolet angesehen werden. Trotz der vorgeschriebenen Konservierung beschränkt das Europäische Arzneibuch die Anwendung ophthal applizierter Zubereitungen in Mehrdosenbehältnissen auf einen Zeitraum von vier Wochen nach Anbruch.

Die besondere Herausforderung bei der Formulierung von Augentropfen besteht darin, dass neben Sterilität, Kompatibilität, Stabilität und Wirksamkeit auch die Tonizität und der pH-Wert der Rezeptur an die physiologischen Bedingungen des Applikationsortes angepasst werden müssen (▸ Kap. 13). Die Herstellung nicht standardisierter Augentropfen ist daher meist nicht zu empfehlen. Ist dies dennoch unausweichlich, so bietet ◻ Tab. 14.3 eine Hilfestellung bei der Auswahl eines geeigneten Konservierungsmittels (sowie eines dazu passenden Isotonisierungsmittels) in Abhängigkeit vom verwendeten Wirkstoff.

Eine Alternative zur Konservierung ist möglicherweise das Abpacken in Einzeldosen mit einer Aufbrauchfrist von jeweils 24 Stunden.

Benzalkoniumchlorid (mit EDTA-Zusatz)

Neben der Konservierung von Augenarzneien wird Benzalkoniumchlorid auch in Nasentropfen und Inhalationszubereitungen eingesetzt. Allerdings darf es nicht zur Konservierung von oral einzunehmenden Zubereitungen oder Parenteralia verwendet werden.

Das Wirkspektrum umfasst vor allem grampositive Bakterien. Insbesondere der typische gramnegative Wasserkeim *Pseudomonas aeruginosa* ist gegenüber Benzalkoniumchlorid jedoch resistent. Diese Resistenz kann durch den Zusatz von EDTA weitgehend umgangen werden. Eine entsprechende Stammzubereitung wird in NRF S.18. beschrieben. Diese Lösung enthält 0,1 % Benzalkoniumchlorid und 1 % Natrium-EDTA. Sie wird entweder mit einem pH-Wert von 4,6 verwendet oder durch Zugabe von NaOH auf einen pH-Wert von 5,5 eingestellt. In den fertigen Augentropfen liegt Benzalkoniumchlorid dann meist in einer Konzentration von 0,01 % vor. Zudem kann eine vorgefertigte (auf pH 5,5 eingestellte) Stammlösung bezogen werden.

Die Reinsubstanz selbst ist hygroskopisch, woraus Gehaltsschwankungen resultieren können. Üblich ist daher die Verwendung einer vorgefertigten wässrigen Lösung mit einem Nominalgehalt von 50,8 % (Cave: Einwaagekorrektur).

Benzalkoniumchlorid ist oberflächenaktiv. Die infolgedessen beim Rühren oder Schütteln entstehende Schaumbildung kann als Anhaltspunkt für die Konzentration der Substanz dienen.

Trotz einiger unerwünschter Wirkungen wird Benzalkoniumchlorid mangels geeigneter Alternativen gerade in Ophthalmika vergleichsweise häufig eingesetzt (zu lokalen Nebenwirkungen bei nasaler Applikation ▸ Kap. 6.2.3). Zu den beobachteten Nebenwirkungen zählen endotheliale Schädigungen, epitheliales Ödem und bullöse Keratopathie (Blasenbildung im Hornhautendothel). Eine längerfristige Anwendung von benzalkoniumchloridhaltigen Augentropfen sollte daher nur unter augenärztlicher Kontrolle erfolgen. Da der Tränenfilm durch die Grenzflächenaktivität von Benzalkoniumchlorid destabilisiert wird, sollte es nicht bei trockenen Augen eingesetzt werden.

Die antimikrobielle Wirksamkeit nimmt mit steigendem pH-Wert zu, weshalb der pH-Wert der fertigen Zubereitung (nicht zwingend der weiterzuverarbeitenden Stammlösung) mindestens 5 betragen sollte. Nichtionische Celluloseether schränken die Wirkung ein, sodass hier zum Teil mit höheren Konzentrationen gearbeitet werden muss. Da es sich um eine kationische Substanz handelt, ist Benzalkoniumchlorid mit anionischen Wirk- und Hilfsstoffen inkompatibel (▸ Kap. 9.1.2). In Cremes verteilt sich Benzalkoniumchlorid zu einem nicht geringen Ausmaß in die lipophile Phase, sodass von der Anwendung zur Konservierung nicht-standardisierter mehrphasiger Zubereitungen abgeraten werden muss.

Bei der Sterilfiltration benzalkoniumchloridhaltiger Lösungen ist zu beachten, dass die Substanz zur Sorption an Filter neigt. Gegenüber der Sorption an die früher häufig eingesetzten Celluloseester-Membranen, ist die Sorption an die heute meist verwendeten Polyethersulfon-Membranen jedoch deutlich geringer. Dennoch wird empfohlen, bei der Herstellung einen Überschuss von etwa 10 % einzuplanen und den Filter zunächst mit der Lösung zu sättigen. Nach einer Wartezeit von etwa einer Minute kann der Vorlauf verworfen werden und die eigentliche Filtration in das Abgabegefäß beginnen. Alternativ ist es sinnvoll, eine noch warme Lösung zu filtrieren (falls Wärmeanwendung bei der Herstellung notwendig war), da Wärme die Sorption ebenfalls verringert.

Wird die Edetathaltige Benzalkoniumchlorid-Stammlösung 0,1 % (NRF S.18.) in einer Rezeptur ohne weitere pH-aktive Substanzen verarbeitet, muss mit einer Lokalirritation des Auges gerechnet werden, da die durch EDTA saure Lösung eine vergleichsweise hohe Pufferkapazität aufweist, sodass eine physiologische pH-Angleichung durch das körpereigene Puffersystem der Tränenflüssigkeit nicht ausreichend schnell möglich ist. Eine vorausschauende Anpassung des pH-Werts an die physiologischen Verhältnisse (Euhydrie) ist beispielsweise mit Trometamol möglich.

Benzalkoniumchlorid adsorbiert nicht an Glas, PVC, PE oder PP, jedoch an polyHEMA, ein Polymer, das für weiche Kontaktlinsen eingesetzt wird. Bei entsprechender Anreicherung kann es infolgedessen zu Augenreizungen kommen, weswegen die Anwendung zeitversetzt (mindestens 15 Minuten Wartezeit vor Einsetzen der Kontaktlinsen) erfolgen sollte.

Besonderheitenliste des BfArM

Für die Packungsbeilage von benzalkoniumchlorid-haltigen Ophthalmika wird in der Besonderheitenliste des BfArM folgender Hinweis gefordert: „Benzalkoniumchlorid kann Reizungen am Auge hervorrufen. Vermeiden Sie den Kontakt mit weichen Kontaktlinsen. Benzalkoniumchlorid kann zur Verfärbung weicher Kontaktlinsen führen. Kontaktlinsen müssen Sie vor der Anwendung entfernen und dürfen diese frühestens 15 Minuten nach der Anwendung wieder einsetzen."

Chlorhexidindiacetat, Chlorhexidindigluconat

Da es sich bei Chlorhexidindiacetat und Chlorhexidindigluconat um ionische Substanzen handelt, kommt ihr Einsatz vor allem für Rezepturen in Frage, die ansonsten aus nichtionischen Bestandteilen bestehen. Andernfalls besteht die Gefahr der Ausfällung schwerlöslicher Salze (▸ Kap. 9.1.2).

Unter dieser Voraussetzung sind sie sowohl für Augentropfen als auch für Augencremes in einer Konzentration von 0,01 % geeignet, wobei das Wirkoptimum im schwach sauren bis leicht alkalischen pH-Bereich (5 bis 8) liegt. Muss der pH-Wert eines chlorhexidinsalzhaltigen Rezepturansatzes überprüft werden, sollte mit Indikatorpapier oder -stäbchen gearbeitet werden, da eine pH-Elektrode durch Ausfällungen am Diaphragma beschädigt werden kann.

Für die zuverlässige Einwaage der geringen Konzentration ist in NRF S.7. die Herstellung der Chlorhexidindiacetat-Stammlösung 0,1 % beschrieben.

Chlorhexidinsalze besitzen eine verhältnismäßig geringe Grenzflächenaktivität und sind daher aufgrund schwächerer Wechselwirkung mit dem Tränenfilm des Auges im Vergleich zu Benzalkoniumchlorid besser verträglich, vor allem unterhalb einer Konzentration von 0,05 %. Zudem sind Chlorhexidinsalze wenig allergen, wenngleich in Einzelfällen schwerwiegende Überempfindlichkeitsreaktionen beschrieben wurden.

Chlorhexidinsalze neigen nicht in nennenswertem Ausmaß zur Sorption an Kunststoffe, sodass normalerweise weder die Sterilfiltration noch die Verpackung in handelsübliche Augentropfflaschen aus PE oder Braunglasflaschen mit Elastomerverschluss Probleme bereiten. Aufgrund der Photoinstabilität der Substanzen wird für chlorhexidinhaltige Lösungen die Verwendung von Braunglasflaschen empfohlen.

Auch Chlorhexidinsalze werden an weiche Kontaktlinsen adsorbiert, weswegen hier ebenfalls möglichst ganz auf die Anwendung verzichtet werden sollte, oder aber – wie bei Benzalkoniumchlorid beschrieben – ein Zeitabstand von etwa 15 Minuten zwischen dem Anwenden der Tropfen und dem Einsetzen der Kontaktlinsen eingehalten werden muss.

Thiomersal

Thiomersal kommt praktisch nur noch in Ophthalmika zum Einsatz, da es hier noch an rezepturgeeigneten Alternativen mangelt. Es sollte jedoch nur eingesetzt werden, wenn keine andere Lösung möglich ist (z. B. Abgabe unkonservierter Zubereitungen in Einzeldosisbehältnissen). Die Einsatzkonzentration beträgt 0,002 %. Zur genaueren Einwaage wird die Verwendung der Thiomersal-Stammlösung 0,02 % (NRF S.4.) empfohlen.

Es handelt sich um ein sehr leicht wasserlösliches Salz, das ein quecksilberhaltiges Derivat der Benzoesäure darstellt. Thiomersal weist keine Grenzflächenaktivität auf.

Bei thiomersalhaltigen Rezepturen ist ein besonderes Augenmerk auf die Verpackung zu legen: Bei Kontakt mit metallischem Aluminium kommt es zur Korrosion, weswegen unbeschichtete Aluminiumtuben ungeeignet sind. Zudem kommt es zur Sorption durch diverse Kunststoffe und Elastomere, was jedoch vor allem bei der Aufbewahrung der Stammlösung beachtet werden muss. Zur Abgabe von mit Thiomersal konservierten Augentropfen sind die üblichen Augentropfflaschen (braunes Neutralglas mit Tropfern aus Brombutylkautschuk oder sterilisierte Polyethylen-Flaschen, ▸Kap. 20.3) geeignet.

Die Sterilfiltration von thiomersalhaltigen Lösungen ist aufgrund der geringen Sorptionsneigung an Filtermaterialien unproblematisch. Da Thiomersal zudem bereits bei 100 °C Zersetzungserscheinungen zeigt, ist die Sterilfiltration gegenüber einem Autoklavierungsprozess zu bevorzugen. Dieser Zersetzungsvorgang wird durch Natriumchlorid beschleunigt, weshalb die Isotonisierung entsprechender Rezepturen bevorzugt mit anderen Substanzen (z. B. Borsäure bzw. Natriumtetraborat, Propylenglycol oder Mannitol) erfolgen sollte.

> **Besonderheitenliste des BfArM**
> Laut Besonderheitenliste des BfArM muss für thiomersalhaltige Augentropfen folgender Hinweis in die Packungsbeilage aufgenommen werden: „Thiomersal kann allergische Reaktionen hervorrufen. Nach längerer Anwendung am Auge kann es zur Verfärbungen der Linse und Hornhauttrübung (Keratopathie) kommen."

6.2.2 Konservierung von Dermatika

Wenngleich viele Konservierungsmittel in Dermatika eingesetzt werden können, empfiehlt die Deutsche Gesellschaft für Dermopharmazie, den Einsatz auf wenige Substanzen (Sorbinsäure/Kaliumsorbat, PHB-Ester und Propylenglycol) zu beschränken. Da PHB-Ester jedoch in Mehrphasensystemen – wie sie in der dermatologischen Therapie häufig vorkommen – meist in die Lipidphase abwandern, ist ihr Einsatz vor allem in rein wässrigen Systemen (etwa in Hydrogelen) sinnvoll. Ausführlich werden die PHB-Ester aus diesem Grund bei den Oralia besprochen (▸Kap. 6.2.4), da dort rein wässrige Zubereitungen sehr viel häufiger vorkommen. In diesem Abschnitt liegt der Fokus dementsprechend auf Sorbinsäure/Kaliumsorbat (0,1 %) und Propylenglycol (20 % der Wasserphase).

Viele Hydrogele oder auch Schüttelmixturen können zudem durch Ethanol oder Isopropanol gegen mikrobiellen Befall geschützt werden, die ebenfalls in diesem Kapitel beschrieben werden.

Sorbinsäure/Kaliumsorbat

Die Besonderheit dieses Konservierungsmittelpaars besteht darin, dass ausschließlich die freie Säure konservierend wirkt. Diese ist jedoch deutlich schlechter wasserlöslich als das korrespondierende Salz und dementsprechend schwieriger zu verarbeiten. Gerade in Zubereitungen wie Gelen, die ohne Wärmezufuhr hergestellt werden, kommt daher häufig das Salz zum Einsatz. Dies ist unproblematisch, solange durch Absenken des pH-Wertes in der fertigen Zubereitung die entsprechende Säure freigesetzt wird. Dies geschieht häufig durch Zugabe von Citronensäure. Die Angabe eines festen Verhältnisses aus Salz und Säure ist nicht unter allen Umständen praktikabel, da auch weitere Rezepturbestandteile den pH-Wert beeinflussen können. In NRF-Rezepturen entspricht die Menge der zugesetzten Citronensäure jedoch meist der halben Kaliumsorbatmenge.

Soll aus der benötigten Sorbinsäuremenge auf die einzusetzende Kaliumsorbatmenge rückgerechnet werden, ist zu berücksichtigen, dass Salz und Säure unterschiedliche Molekulargewichte aufweisen:

$$M_{Sorbinsäure} = 112{,}13\ g/mol$$
$$M_{Kaliumsorbat} = 150{,}22\ g/mol$$

Eine Umrechnung ist daher wie folgt möglich:

$$1\ g\ Sorbinsäure \triangleq 1{,}34\ g\ Kaliumsorbat$$
$$1\ g\ Kaliumsorbat \triangleq 0{,}75\ g\ Sorbinsäure$$

Bei der Verwendung der freien Sorbinsäure ist zu beachten, dass die Löslichkeit und daher auch die Lösungsgeschwindigkeit durch Erwärmen erhöht werden, weshalb ihr Einsatz bei der Herstellung von Cremes aus Einzelbestandteilen durchaus praktikabel erscheint. Da Sorbinsäure jedoch eine gewisse Wasserdampfflüchtigkeit aufweist, sollte es vermieden werden, die Lösung über einen unnötig langen Zeitraum ohne Abdeckung zu erhitzen. Nach Untersuchungen des NRF besitzt eine 0,1%ige Sorbinsäure-Lösung, die 3 Minuten bis zur vollständigen Lösung und darüber hinaus noch weitere 5 Minuten erhitzt wurde, nur noch einen Gehalt von 83,3 % des Sollwerts.

Aufgrund der schlechten Wasserlöslichkeit von Sorbinsäure (nur 0,16 %) muss beachtet werden, dass in der Rezeptur genügend Wasser zum Lösen der Sorbinsäure vorhanden ist. Eine übliche mittlere Einsatzkonzentration von 0,1 % Sorbinsäure bezogen auf die Gesamtansatzmenge der Rezeptur ist demnach nur möglich, wenn 62,5 % der Zubereitung aus Wasser bestehen. Bei einer Reduktion auf 0,05 % Sorbinsäure ist ein Wasseranteil von 31,25 % ausreichend. Die für eine Konzentration von 0,2 % bezogen auf die Gesamtmenge erforderliche Sorbinsäure lässt sich nur unter Erhitzen in reinem Wasser lösen: Bei 100 °C ist die Löslichkeit auf 3,8 % erhöht. Die Löslichkeit in Propylenglycol ist höher: Bei 20 °C beträgt sie 5,5 %. Kaliumsorbat löst sich in Wasser annähernd temperaturunabhängig bis zu einer Konzentration von etwa 60 %.

Da Sorbinsäure nicht übermäßig in die lipophile Phase abwandert, ist sie für den Einsatz in Mehrphasensystemen geeignet. Auch hier muss jedoch mit einer Verteilung zwischen beiden Phasen gerechnet werden.

Besonderheitenliste des BfArM
Laut Besonderheitenliste des BfArM muss in der Packungsbeilage von sorbinsäurehaltigen Topika folgender Hinweis enthalten sein: „Sorbinsäure/Kaliumsorbat kann örtlich begrenzte Hautreizungen (z. B. Kontaktdermatitis) hervorrufen."

Propylenglycol

Aufgrund der hohen Einsatzkonzentration von 20 % bezogen auf die wässrige Phase, handelt es sich bei Propylenglycol nicht um ein klassisches Konservierungsmittel. Da es in vielen Rezepturen jedoch den gleichen Zweck erfüllt, nämlich die mikrobiologische Stabilisierung, wird es in diesem Kontext wie ein klassisches Konservierungsmittel behandelt.

Der Einsatz von Propylenglycol in Dermatika erfolgt neben dem konservierenden Effekt mit unterschiedlichen Zielsetzungen:

- In Dermatika kann Propylenglycol als Feuchthaltemittel verwendet werden.
- Da sich viele Substanzen in Propylenglycol besser lösen als in Wasser, kommt es in unterschiedlichen Darreichungsformen als Lösemittel zum Einsatz.
- Durch den Zusatz von Propylenglycol kann das Verteilungsgleichgewicht lipophiler Konservierungsmittel zugunsten der wässrigen Phase verschoben werden.
- Propylenglycol erhöht die Permeabilität der Haut und kann daher als Penetrationsbeschleuniger für bestimmte Wirkstoffe dienen.

Ein großer Vorteil von Propylenglycol gegenüber den meisten klassischen Konservierungsmitteln besteht in seiner Verwendbarkeit über den gesamten pH-Bereich, wodurch auch die Konservierung von Rezepturen mit pH-technisch anspruchsvollen Substanzen wie Erythromycin möglich wird. Darüber hinaus ist es aus chemischer Sicht mit nahezu allen Wirk- und Hilfsstoffen kompatibel.

Auch die Verarbeitung von Propylenglycol ist unproblematisch, da es chemisch stabil ist und beliebig mit Wasser gemischt werden kann. Zudem ist Propylenglycol erst ab etwa 100 °C flüchtig. Es wird beispielsweise in Basiscreme DAC verwendet, die aufgrund der 20%igen Propylenglycol-Konzentration in der Wasserphase (Gesamtkonzentration 10 %) mikrobiell nicht anfällig ist. Aufgrund der genannten Vorteile ist auch die mikrobiologische Stabilisierung der Anionischen hydrophilen Creme DAB mit Propylenglycol (anstelle der im Arzneibuch vorgesehenen Sorbinsäure- bzw. PHB-Ester-Konservierung) mittlerweile so gängig, dass entsprechende Zubereitungen kommerziell erhältlich sind.

Allerdings wird Propylenglycol altersabhängig sehr unterschiedlich vertragen. Dies gilt sowohl für die Verstoffwechselung bei oraler Einnahme als auch für die topische (dermale) Applikation. Die European Medicines Agency (EMA) empfiehlt in einem Entwurf zur Präzisierung der Warnhinweise für Propylenglycol, die Einhaltung folgender Grenzwerte:

- Neu- und Frühgeborene: max. 1 mg/kg KG/Tag
- Kinder bis 5 Jahre: max. 50 mg/kg KG/Tag
- Kinder ab 5 Jahre und Erwachsene: max. 500 mg/kg KG/Tag

Für Schwangere und stillende Mütter werden Einzelfallentscheidungen empfohlen, da Propylenglycol auf den Fötus und auch in die Muttermilch übergehen kann.

Bei der dermalen Applikation von Propylenglycol ist zu beachten, dass die bei Früh- und Neugeborenen noch in der Entwicklung befindliche Hautbarriere hierdurch geschwächt wird, was das Risiko einer transkutanen Resorption mit sich bringt.

Unabhängig vom Alter der Patienten wurde bei Konzentrationen von mehr als 20 % bezogen auf die Gesamtmenge der Zubereitung über Hautreizungen durch Propylenglycol berichtet. Diese Menge übersteigt die zur Konservierung üblichen Konzentrationen jedoch deutlich.

Besonderheitenliste des BfArM
Laut Besonderheitenliste des BfArM müssen Packungsbeilagen von propylenglycolhaltigen Topika den Hinweis „Propylenglycol kann Hautreizungen hervorrufen" enthalten.

Ethanol und Isopropanol

Der antimikrobielle Effekt von Ethanol tritt ab einer Konzentration von 18 % (V/V) ein, der von Isopropanol ab 15 % (V/V), sie werden daher nicht als Konservierungsmittel im klassischen Sinne bezeichnet. Es handelt sich um flüchtige Lösemittel, die nach dem Auftragen auf die Haut schnell verdunsten und so einen kühlenden und juckreizstillenden Effekt hervorrufen. Durch das Verdunsten kann es dazu kommen, dass weitere Bestandteile der Rezeptur auf der Haut ausfallen, sofern nicht eine ausreichende Menge an nichtflüchtigen Lösemitteln (z. B. Propylenglycol, Glycerol) enthalten ist. Eine Reizung der Haut, besonders durch Ethanol, ist nicht auszuschließen.

Sollen Hydrogele mit diesen Lösemitteln gegen mikrobiellen Befall geschützt werden, ist die Gelbildung mit Carbomer oder Hypromellose möglich, nicht jedoch mit Carmellose-Natrium oder Hydroxyethylcellulose.

6.2.3 Konservierung von Nasalia

Neben der Konservierung mit Benzalkoniumchlorid wird die Verwendung von Chlorhexidindiacetat oder Polihexanid diskutiert. Bisher fehlen jedoch umfassende Erfahrungen zu diesen Substanzen in nasal applizierten Rezepturarzneimitteln.

Eine Alternative zur Konservierung wäre möglicherweise die Sterilisierung der Zubereitung (Entkeimungsfiltration oder Autoklavieren) und die Abpackung in Einzeldosen mit einer Aufbrauchfrist von jeweils 24 Stunden. Im Rahmen der Rezepturherstellung dürfte dieses Vorgehen jedoch eher die Ausnahme darstellen.

Benzalkoniumchlorid

Die grundsätzlichen Eigenschaften von Benzalkoniumchlorid wurden bereits bei den Augenzubereitungen in ▸ Kap. 6.2.1 dargelegt.

Im Zusammenhang mit Nasalia ist darüber hinaus zu beachten, dass Benzalkoniumchlorid die Zilien schädigt. Hierdurch wird die Reinigungstätigkeit des Flimmerepithels eingeschränkt und infolgedessen die Anfälligkeit für Infekte erhöht. Dieser Effekt gilt bei vorübergehender Anwendung jedoch als reversibel. Mangels Alternativen zur Konservierung von Nasalia bleibt Benzalkoniumchlorid daher auch in der Rezeptur das wichtigste Konservierungsmittel für diesen Anwendungsbereich. Eine Begrenzung der Anwendungsdauer ist sinnvoll.

> **Besonderheitenliste des BfArM**
>
> Gemäß Besonderheitenliste des BfArM müssen Produktinformationen von Fertigarzneimitteln zur nasalen Anwendung mit Benzalkoniumchlorid folgenden Hinweistext enthalten: „Das in … enthaltene Konservierungsmittel (Benzalkoniumchlorid) kann, insbesondere bei längerer Anwendung, eine Schwellung der Nasenschleimhaut hervorrufen. Besteht ein Verdacht auf eine derartige Reaktion (anhaltend verstopfte Nase), sollte – so weit möglich – ein Arzneimittel zur Anwendung in der Nase ohne Konservierungsstoff verwendet werden. Stehen solche Arzneimittel zur Anwendung in der Nase ohne Konservierungsstoff nicht zur Verfügung, so ist eine andere Darreichungsform in Betracht zu ziehen."

6.2.4 Konservierung von Oralia

In Oralia kommt neben der hier beschriebenen Benzoesäure (0,1 % bis 0,2 %) und den PHB-Estern auch Sorbinsäure als Konservierungsmittel zum Einsatz. Letztere ist bei den Dermatika in ▸ Kap. 6.2.2 ausführlich beschrieben. Auch der Einsatz von Chlorhexidinsalzen wäre denkbar (▸ Kap. 6.2.1). Zudem enthalten einige Oralia Ethanol (▸ Kap. 6.2.2) in so hoher Konzentration, dass eine ausreichende mikrobiologische Stabilität zu erwarten ist.

Benzoesäure/Natriumbenzoat

Konservierend wirkende Form ist – wie bei Sorbinsäure und Kaliumsorbat – die freie Säure. Diese ist jedoch mit 0,3 % deutlich schlechter wasserlöslich als das entsprechende Salz (etwa 33 %) und dementsprechend schwieriger zu verarbeiten. Auch hier kann Citronensäure zur Freisetzung der Benzoesäure aus ihrem korrespondierenden Natriumsalz verwendet werden. Sind keine weiteren pH-aktiven Bestandteile in der Rezeptur enthalten, wird häufig die Hälfte der Natriumbenzoatmasse an Citronensäure verwendet.

Soll aus der benötigten Benzoesäuremenge auf die einzusetzende Natriumbenzoatmenge rückgerechnet werden, ist zu berücksichtigen, dass Salz und Säure unterschiedliche Molekulargewichte aufweisen:

$$M_{Benzoesäure} = 122{,}12\ g/mol$$
$$M_{Natriumbenzoat} = 144{,}11\ g/mol$$

Eine Umrechnung ist daher wie folgt möglich:

$$1g\ Benzoesäure \triangleq 1{,}18\ g\ Natriumbenzoat$$
$$1\ g\ Natriumbenzoat \triangleq 0{,}85\ g\ Benzoesäure$$

Mehrwertige Kationen können zur Ausfällung von Benzoesäure führen.

Da Kinder bis zu einem Alter von zwei Jahren Benzoesäure nicht vollständig abbauen können, kann sie kumulieren, was zu einer schweren Beeinträchtigung der Atmung (schlimmstenfalls mit Todesfolge) führen kann. In Oralia für Kinder darf Benzoesäure daher auf keinen Fall verarbeitet werden.

Ethanol

Aufgrund der gesundheitlichen Auswirkungen wird man Ethanol zwar in der Rezeptur zumeist nicht aktiv als Konservierungsmittel von Oralia einsetzen, jedoch kann beispielsweise bei der Verarbeitung von Fertigarzneimitteln oder pflanzlichen Extrakten der Fall auftreten, dass im fertigen Arzneimittel eine Ethanolkonzentration von über 18 % (V/V) vorliegt, die konservierend wirkt.

Bei ethanolhaltigen Oralia ist die Arzneimittel-Warnhinweisverordnung (AMWarnV) zu beachten, die stets dann Anwendung findet, wenn die in einer maximalen Einzelgabe enthaltene Ethanolmenge mindestens 0,05 g beträgt und es sich um flüssige Zubereitungen zur oralen Einnahme, Injektionslösungen, Infusionslösungen, Mund- oder Rachendesinfektionsmittel handelt. Auch ethanolhaltige Rezepturarzneimittel zur oralen Anwendung sind demnach mit folgenden Warnhinweisen zu versehen:

1. Arzneimittel, die in der maximalen Einzelgabe nach der Dosierungsanleitung 0,05 g bis 0,5 g Ethanol enthalten:
   „Enthält … Vol.-% Alkohol."
2. Arzneimittel, die in der maximalen Einzelgabe nach der Dosierungsanleitung über 0,5 g bis 3,0 g Ethanol enthalten:
   „Warnhinweis
   Dieses Arzneimittel enthält … Vol.-% Alkohol. Bei Beachtung der Dosierungsanleitung werden bei jeder Einnahme bis zu … g Alkohol zugeführt. Ein gesundheitliches Risiko besteht u. a. bei Leberkranken, Alkoholkranken, Epileptikern, Hirngeschädigten, Schwangeren und Kindern. Die Wirkung anderer Arzneimittel kann beeinträchtigt oder verstärkt werden."
3. Arzneimittel, die in der maximalen Einzelgabe nach der Dosierungsanleitung über 3,0 g Ethanol enthalten:
   „Warnhinweis
   Dieses Arzneimittel enthält … Vol.-% Alkohol. Bei Beachtung der Dosierungsanleitung werden bei jeder Einnahme bis zu … g Alkohol zugeführt. Vorsicht ist geboten. Dieses Arzneimittel darf nicht angewendet werden bei Leberkranken, Alkoholkranken, Epileptikern, Hirngeschädigten, Schwangeren und Kindern. Die Wirkung anderer Arzneimittel kann beeinträchtigt oder verstärkt werden. Im Straßenverkehr und bei der Bedienung von Maschinen kann das Reaktionsvermögen beeinträchtigt werden."

In den Warnhinweisen Nr. 2 und 3 ist nach dem Wort „Einnahme" die Anzahl der für die Einnahme angegebenen Teelöffel, Esslöffel, Messlöffel, Messbecher oder eine andere in der Dosierungsanleitung angegebene Menge in Klammern anzugeben.

PHB-Ester (Parabene)

Unter PHB-Estern (auch Parabene genannt) versteht man die Stoffgruppe der para-Hydroxybenzoesäure-Ester. In der Rezeptur kommen vor allem Methyl-4-hydroxybenzoat (MHB, Methylparaben) und Propyl-4-hydroxybenzoat (PHB, Propylparaben) zum Einsatz. Da es sich um phenolische Verbindungen handelt, sind bei der Verarbeitung mit macrogolhaltigen Emulgatoren oder Celluloseethern zur Gelbildung Inkompatibilitäten nicht auszuschließen (▸ Kap. 10.1.2).

Die einfachste Möglichkeit, Rezepturen mit PHB-Estern zu konservieren, besteht in der Verwendung von Konserviertem Wasser DAC (NRF S.6.), das 0,025 % Propyl-4-hydroxybenzoat und 0,075 % Methyl-4-hydroxybenzoat enthält. Da die Konzentration der PHB-Ester schon am unteren Ende ihres Einsatzbereichs liegt, sollte Konserviertes Wasser der Hauptbestandteil damit konservierter Rezepturen sein. Genau genommen handelt es sich bei Konserviertem Wasser DAC also nicht um eine Stammzubereitung, sondern vielmehr um eine Trägerlösung. Die PHB-Ester können über einen breiten pH-Bereich (1 bis 8,5) zur Konservierung eingesetzt werden, da sie ihre antimikrobielle Wirksamkeit erst im stärker Basischen verlieren.

Die Länge des Alkylrests bestimmt die Wasserlöslichkeit der Substanz und damit auch ihren Verteilungskoeffizienten sowie die antimikrobielle Wirksamkeit: Je länger der Alkylrest, umso mehr verteilt sich die Substanz in die lipophile Phase, umso besser ist jedoch auch die Wirksamkeit. Die in Konserviertem Wasser DAC anzutreffende Kombination unterschiedlicher PHB-Ester stellt einen Kompromiss zwischen Wasserlöslichkeit und Wirksamkeit dar. Zudem zeigen beide Substanzen einen synergistischen Effekt.

Einige Koeffizienten für die Verteilung zwischen Wasser und diversen lipophilen Flüssigkeiten sind ◘ Tab. 6.1 zu entnehmen.

Aus diesen Werten wird deutlich, dass bei Mehrphasensystemen mit einer starken Abwanderung des Konservierungsmittels in die lipophile Phase zu rechnen ist, was eine mikrobielle Anfälligkeit der hydrophilen Phase zur Folge hätte. Die Konservierung von Mehrphasensystem mit PHB-Estern ist daher allenfalls dann sinnvoll, wenn die lipophile Phase ausschließlich aus Paraffinen besteht. In allen anderen Fällen wären

6

Tab. 6.1 Öl/Wasser-Verteilungskoeffizienten für Methyl- und Propyl-4-hydroxybenzoat in verschiedenen lipophilen Flüssigkeiten

	Methyl-4-hydroxybenzoat	Propyl-4-hydroxybenzoat
Flüssiges Paraffin	0,09	0,26
Erdnussöl	4,24	51,8
n-Octanol	91	1096

aufgrund der Abwanderungstendenzen mikrobiologische Tests erforderlich.

Da die PHB-Ester zudem Kontaktallergien auslösen können und die Inzidenz von Allergien bei Anwendung auf verletzter Haut deutlich steigt, ist ihre Anwendung auf Wunden oder Ekzemen kontraindiziert.

Die Sättigungslöslichkeit der PHB-Ester ist stark temperaturabhängig, was insbesondere beim Einsatz von Propyl-4-hydroxybenzoat praktische Relevanz hat: Bei 10 °C ist es nur noch zu 0,018 % in Wasser löslich (und damit zu einem geringeren Anteil, als in Konserviertem Wasser DAC vorgesehen). Konserviertes Wasser DAC ist daher unbedingt bei Raumtemperatur und keinesfalls unter 15 °C zu lagern, da temperaturbedingt ausgefälltes PHB auch durch Erwärmen nicht wieder gelöst wird.

In oralen Arzneimitteln ist laut EMA eine Konzentration von bis zu 0,2 % Methyl-4-hydroxybenzoat für Kinder und Erwachsene unschädlich. Bei Propyl-4-hydroxybenzoat wird für Kinder und Erwachsene eine PDE (permitted daily exposure) von 2 mg/kg pro Tag angegeben. Hintergrund ist, dass in einigen Experimenten für Propyl-4-hydroxybenzoat (nicht jedoch für Methyl-4-hydroxybenzoat) eine estrogene Aktivität gezeigt wurde, die jedoch vergleichsweise gering ist.

Soll Propyl-4-hydroxybenzoat daher vermieden werden, während der Einsatz von Methyl-4-hydroxybenzoat als geeignet erscheint, kann alternativ zu Konserviertem Wasser DAC auch NRF S.34. (Methyl-4-hydroxybenzoat-Konzentrat 150 mg/ml) verwendet werden. Die hohe Methyl-4-hydroxybenzoat-Konzentration lässt sich erreichen, indem Propylenglycol als Lösemittel verwendet wird. Bei der Weiterverarbeitung des Konzentrats erfolgt in den meisten Fällen eine Verdünnung um den Faktor 100, sodass der Propylenglycolgehalt sowohl aus antimikrobieller als auch aus toxikologischer Sicht keine Rolle spielen dürfte. Wird dieses Konzentrat bei Raumtemperatur zu wässrigen Ansätzen gegeben, bildet sich häufig zunächst ein feiner Niederschlag von Methyl-4-hydroxybenzoat. Dieser löst sich jedoch innerhalb von etwa 20 Minuten durch Rühren (und Stehenlassen) wieder auf.

Besonderheitenliste des BfArM

Laut Besonderheitenliste des BfArM erfordern Oralia, Ophthalmika und Topika, die PHB-Ester enthalten, folgenden Hinweis: „[Substanz einsetzen] kann Überempfindlichkeitsreaktionen, auch mit zeitlicher Verzögerung hervorrufen."

6.3 Rezepturbeispiel

Verordnung

Dexpanthenol	10,0 g
Sorbinsäure	0,2 g
Gereinigtes Wasser	55,0 g
Mandelöl	40,0 g
Wollwachsalkoholsalbe	100,0 g
DAB	

M. D. S.: Mehrmals täglich auf die Haut auftragen.

Der rezeptierbare pH-Bereich für Dexpanthenol liegt zwischen pH 3 und pH 7, sodass Sorbinsäure (mit einem benötigten pH im sauren Bereich) auf den ersten Blick ein geeignetes Konservierungsmittel für diese Rezeptur zu sein scheint. Auch die zur Einarbeitung des Wassers in die lipophilen Bestandteile empfohlene Erwärmung wäre kein Problem.

Da die Löslichkeit von Sorbinsäure in Wasser jedoch lediglich 0,16 % beträgt (▸Kap. 6.2.2), wären, um die vorgesehene Menge Sorbinsäure für die hier gewünschte und übliche 0,1%ige Konzentration zu lösen, 0,2 g: 0,16 % = 125 g Wasser erforderlich. Die Zubereitung enthält jedoch nur 55 g Wasser. Auch eine Reduktion auf die gerade noch konservierend wirkende Sorbinsäure-Konzentration von 0,05 % ist aus Löslichkeitsgründen ausgeschlossen, da hierfür noch immer mindestens 62,5 g Wasser benötigt würden.

Die Verwendung der PHB-Ester ist ebenfalls nicht angezeigt, da aufgrund des Mandelöls eine Abwanderung insbesondere des Propyl-4-hydroxybenzoats in die lipophile Phase zu erwarten ist.

Liegen keine (toxikologischen) Bedenken hinsichtlich einer Verwendung von Propylenglycol vor, wäre dies die bevorzugte Variante. Demnach wird ein Teil des Wassers gegen Propylenglycol ausgetauscht, sodass dessen Konzentration in der wässrigen Phase 20 % beträgt. Handelt es sich bei dem Patienten um ein Kind, sollte stattdessen entweder Chlorhexidindiacetat zum Einsatz kommen oder ganz auf den Einsatz von Konservierungsmitteln verzichtet werden, indem eine geeignete Verpackung, Lagerung und Aufbrauchfrist (▸ Kap. 7) gewählt werden.

Optimierte Rezeptur

Dexpanthenol	10,0 g
Propylenglycol	11,0 g
Gereinigtes Wasser	44,0 g
Mandelöl	40,0 g
Wollwachsalkoholsalbe DAB	100,0 g

M. D. S.: Mehrmals täglich auf die Haut auftragen.

6.4 Arbeitshilfen

6.4.1 Applikationsorte und dafür geeignete Konservierungsmittel

◘ Tab. 6.2 zeigt für bestimmte Applikationsorte geeignete Konservierungsmittel. Der Kapitelverweis zeigt in welchem Unterkapitel weitere Informationen zum entsprechenden Konservierungsmittel zu finden sind.

Bitte beachten Sie

Einschränkungen bei der Auswahl eines Konservierungsmittels können sich neben dem Applikationsort auch aus der individuellen Patientensituation ergeben, zu denken wäre insbesondere an die toxikologische Relevanz einiger Substanzen bei Einsatz in der Pädiatrie oder während der Schwangerschaft sowie bestehende Allergien des Patienten.

◘ **Tab. 6.2** Applikationsorte und dafür geeignete Konservierungsmittel

Konservierungsmittel	Ophthalmika	Nasalia	Dermatika	Rektalia	Vaginalia	Oralia	Mund- und Rachentherapeutika	Otologika	Wundtherapeutika
Benzalkoniumchlorid Cave: Zilientoxizität ▸ Kap. 6.2.1	X	X	X					X	
Benzoesäure/Natriumbenzoat ▸ Kap. 6.2.4			X	X	X	X	X		
Chlorhexidindiacetat ▸ Kap. 6.2.1	X		X				X		
Chlorhexidindigluconat ▸ Kap. 6.2.1	X		X				X		
Ethanol ▸ Kap. 6.2.4			X			X			
PHB-Ester (Mischung) Cave: Abwanderung in Lipidphase ▸ Kap. 6.2.2			X	X	X	X	X	X	
Isopropanol			X					X	
Methyl-4-hydroxybenzoat ▸ Kap. 6.2.2			X	X	X	X	X	X	
Propyl-4-hydroxybenzoat Cave: Abwanderung in Lipidphase ▸ Kap. 6.2.2			X	X	X	X	X	X	
Propylenglycol ▸ Kap. 6.2.2			X	X	X	X		X	
Sorbinsäure/Kaliumsorbat ▸ Kap. 6.2.2			X	X	X	X	X		
Thiomersal ▸ Kap. 6.2.1	X								

Weitere Informationen zum entsprechenden Konservierungsmittel sind im angegebenen Unterkapitel zu finden.

6.4.2 Charakteristika ausgewählter Konservierungsmittel

Neben der Applikationsart und der Art der Zubereitung müssen für die Auswahl eines Konservierungsmittels die Einsatzkonzentration, die Löslichkeit und der rezeptierbare pH-Bereich berücksichtigt werden. In ◻ Tab. 6.3 wird die übliche Konzentration direkt unter dem Konservierungsmittel angegeben. Die Angabe bezieht sich dabei – sofern nichts anderes vermerkt ist – auf den Anteil an der gesamten Zubereitung. Die Wasserlöslichkeit ist ebenfalls in dieser Spalte aufgeführt. Die rezeptierbaren pH-Bereiche sind jeweils hellgrün, eventuell vorhandene Stabilitäts- bzw. Wirksamkeitsoptima dunkelgrün dargestellt.

Bitte beachten Sie

- In einigen Fällen gewährleistet/n der Wirkstoff bzw. die Wirkstoffe oder das verwendete Lösungsmittel bzw. die verwendete Grundlage bereits selbst einen ausreichenden antimikrobiellen Schutz. In diesen Fällen sollte eine überflüssige Konservierung vermieden und auf den Zusatz weiterer antimikrobiell wirksamer Substanzen verzichtet werden.
- Einschränkungen für den rezeptierbaren pH-Bereich ergeben sich möglicherweise auch aus dem Stabilitätsoptimum des Wirkstoffs bzw. der Wirkstoffe sowie ggf. aus der vorgesehenen Applikationsart. Diese Einschränkungen sind unbedingt zu respektieren, ggf. muss ein anderes, besser geeignetes Konservierungsmittel ausgewählt werden.

◻ Tab. 6.3 Übliche Konzentrationsbereiche, Wasserlöslichkeit und rezeptierbare pH-Bereiche ausgewählter Konservierungsmittel

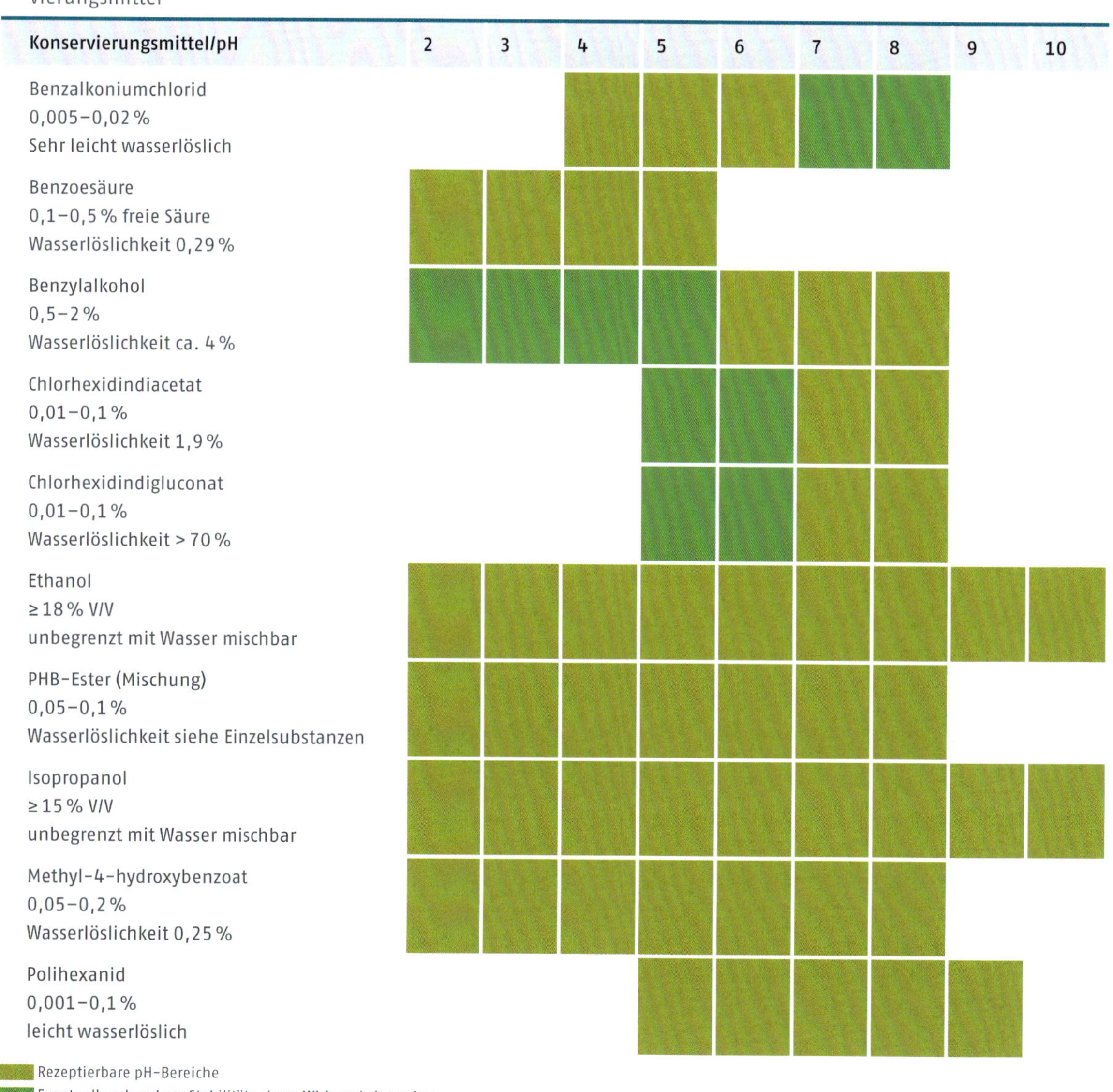

Konservierungsmittel/pH	2	3	4	5	6	7	8	9	10
Benzalkoniumchlorid 0,005–0,02 % Sehr leicht wasserlöslich			■	■	■	▓	▓		
Benzoesäure 0,1–0,5 % freie Säure Wasserlöslichkeit 0,29 %	■	■	■	■					
Benzylalkohol 0,5–2 % Wasserlöslichkeit ca. 4 %	▓	▓	▓	▓	■	■	■		
Chlorhexidindiacetat 0,01–0,1 % Wasserlöslichkeit 1,9 %				▓	▓	■	■		
Chlorhexidindigluconat 0,01–0,1 % Wasserlöslichkeit > 70 %				▓	▓	■	■		
Ethanol ≥ 18 % V/V unbegrenzt mit Wasser mischbar	■	■	■	■	■	■	■	■	■
PHB-Ester (Mischung) 0,05–0,1 % Wasserlöslichkeit siehe Einzelsubstanzen	■	■	■	■	■	■	■		
Isopropanol ≥ 15 % V/V unbegrenzt mit Wasser mischbar	■	■	■	■	■	■	■	■	■
Methyl-4-hydroxybenzoat 0,05–0,2 % Wasserlöslichkeit 0,25 %	■	■	■	■	■	■	■		
Polihexanid 0,001–0,1 % leicht wasserlöslich				■	■	■	■	■	

■ Rezeptierbare pH-Bereiche
▓ Eventuell vorhandene Stabilitäts- bzw. Wirksamkeitsoptima

Tab. 6.3 Übliche Konzentrationsbereiche, Wasserlöslichkeit und rezeptierbare pH-Bereiche ausgewählter Konservierungsmittel (Fortsetzung)

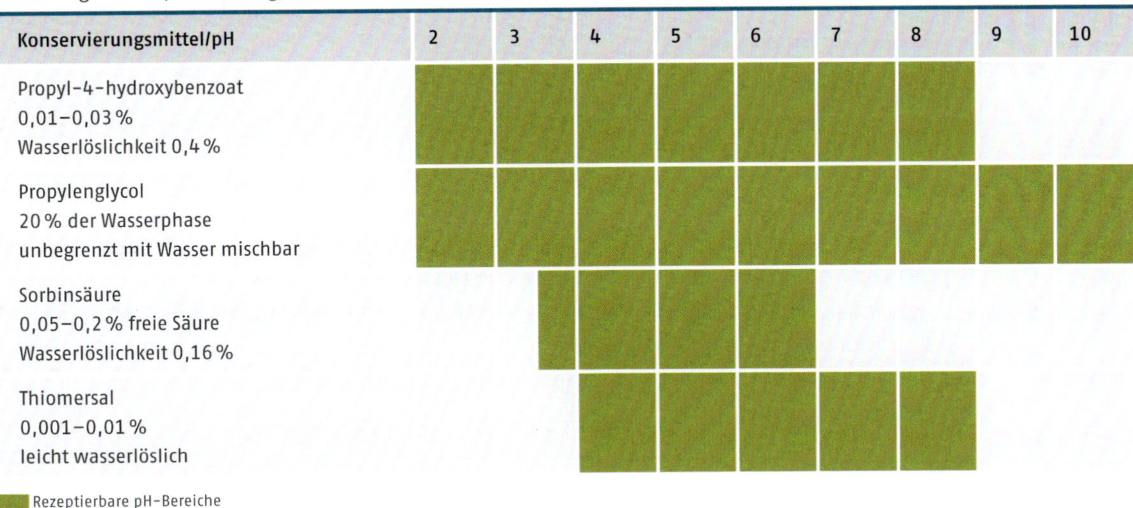

Konservierungsmittel/pH	2	3	4	5	6	7	8	9	10
Propyl-4-hydroxybenzoat 0,01–0,03 % Wasserlöslichkeit 0,4 %	■	■	■	■	■	■	■		
Propylenglycol 20 % der Wasserphase unbegrenzt mit Wasser mischbar	■	■	■	■	■	■	■	■	■
Sorbinsäure 0,05–0,2 % freie Säure Wasserlöslichkeit 0,16 %		■	■	■	■				
Thiomersal 0,001–0,01 % leicht wasserlöslich			■	■	■	■	■		

■ Rezeptierbare pH-Bereiche
■ Eventuell vorhandene Stabilitäts- bzw. Wirksamkeitsoptima

Weiterführende Literatur

Breitkreutz J, Kleinebudde P, Boos J. Arzneimitteltherapie für alle. Pharmazeutische Zeitung 33/2002. Avoxa – Mediengruppe Deutscher Apotheker GmbH, Eschborn 2002

Deutscher Arzneimittel Codex (DAC) inkl. Neues Rezeptur-Formularium (NRF), Rezepturhinweisen und Rezepturenfinder (online). Avoxa – Mediengruppe Deutscher Apotheker GmbH, Eschborn 2017

Eastman Chemical Company, 1998: Sorbic Acid and Potassium Sorbate as Cosmetic Preservatives

Elder DP, Crowley PJ. Antimicrobial Preservatives (Part 1–3). American Pharmaceutical Review, Januar 2012

EMA/CHMP/704195/2013 Questions & answers on propylene glycol and esters in the context of the revision of the guideline on ‚Excipients in the label and package leaflet of medicinal products for human use (CPMP/463/00 Rev. 1) (Draft)

EMA/CHMP/SWP/272921/2012 Reflection paper on the use of methyl- and propylparaben as excipients in human medicinal products for oral use

Europäisches Arzneibuch, Amtliche deutsche Ausgabe (einschl. aller Nachträge bis 9.1). Deutscher Apotheker Verlag, Stuttgart 2018

Schmidt PC, Lang S. Pharmazeutische Hilfsstoffe, Avoxa – Mediengruppe Deutscher Apotheker GmbH, Eschborn 2013

Ziegler AS. Plausibilitäts-Check Rezeptur. 4. Aufl., Deutscher Apotheker Verlag, Stuttgart 2017

Ziegler AS. aporello Hilfsstoffe in der Rezeptur. Deutscher Apotheker Verlag, Stuttgart 2015

6

7 Mikrobiell anfällige Zubereitungen ohne Konservierung

Kirsten Seidel

Stellt sich im Rahmen der Plausibilitätsprüfung heraus, dass eine Zubereitung kein Konservierungsmittel enthält, obwohl sie mikrobiell anfällig ist, muss in der Apotheke entschieden werden, womit eine Konservierung erfolgen soll, bzw. ob möglicherweise auf eine Konservierung verzichtet werden kann. Dieses Kapitel beschäftigt sich vor allem mit der Frage nach der grundsätzlichen Notwendigkeit einer Konservierung. Zudem werden Möglichkeiten für die Abgabe von unkonservierten – aber mikrobiell anfälligen – Zubereitungen aufgezeigt. Führen nachfolgende Ausführungen zu dem Schluss, dass ein Rezepturarzneimittel konserviert werden sollte, so bietet ▸Kap. 6 eine ausführliche Entscheidungshilfe, welche Substanzen für die jeweilige Darreichungsform bzw. Zubereitung infrage kommen.

7.1 Grundproblem

Hinweis
Wenn im Kontext dieses Kapitels von „Konservierungsmitteln" die Rede ist, so sind Ethanol, Isopropanol und Propylenglycol explizit mitgemeint. Zwar handelt es sich bei diesen Substanzen aufgrund ihrer hohen Einsatzkonzentration nicht um Konservierungsmittel im eigentlich Sinn (▸Kap. 6.2), da bei den nachfolgenden Betrachtungen jedoch die antimikrobielle Aktivität im Mittelpunkt steht, erscheint eine solche Erweiterung des Konservierungsmittelbegriffs angemessen.

Rezepturarzneimittel müssen während des gesamten Anwendungszeitraums den mikrobiologischen Anforderungen des Europäischen Arzneibuchs entsprechen. Obwohl das Arzneimittel mit der Abgabe an den Patienten der Kontrolle der Apotheke entzogen ist, fällt es in deren Verantwortungsbereich, dafür zu sorgen, dass die Anforderungen über die gesamte Laufzeit eingehalten werden. Hierzu kann es ggf. nötig sein, eine oder mehrere antimikrobiell wirksame Substanzen zuzusetzen. Die mikrobiologischen Anforderungen des Europäischen Arzneibuchs hängen davon ab, wo und wie die Zubereitung angewendet werden soll, sowie davon, ob Wasser enthalten ist oder nicht. Die Akzeptanzkriterien für die mikrobiologische Qualität ausgewählter, rezepturrelevanter nicht steriler Darreichungsformen sind in ◘ Tab. 7.1 zusammengefasst.

Bei qualitätsgerechter Herstellung unter hygienischen Bedingungen ist die Einhaltung der vorgeschriebenen Keimzahlen durch die Apotheke normalerweise unproblematisch. Während der Anwendung durch den Patienten kann es jedoch zum Keimeintrag kommen, wobei die Entnahme halbfester Zubereitungen aus Kruken mit ungewaschenen Fingern vermutlich die häufigste Ursache darstellt. ◘ Abb. 7.1 zeigt den Abklatsch-

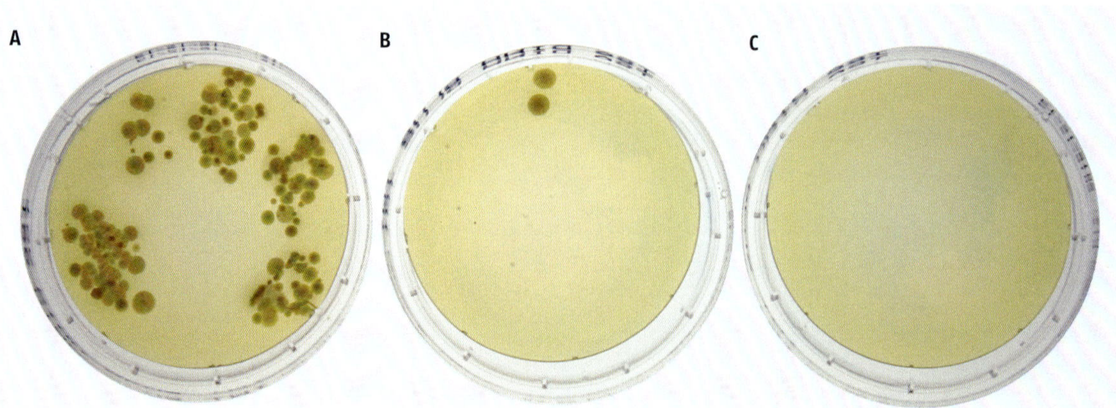

◘ **Abb. 7.1** Abklatschtest aller fünf Finger der Arbeitshand. A ungewaschen B mit Seife gewaschen C desinfiziert

Tab. 7.1 Akzeptanzkriterien der Ph. Eur. für die mikrobiologische Qualität nicht steriler pharmazeutischer Zubereitungen. Angegeben ist jeweils die zulässige Obergrenze für die Gesamtanzahl aerober Mikroorganismen (TAMC, total aerobic microbial count) sowie die Gesamtanzahl an Hefen und Schimmelpilzen (TYMC, total combined yeasts/moulds count) in KBE/g oder KBE/ml.

Darreichungsform	TAMC	TYMC	Spezifizierte Mikroorganismen
Wässrige Zubereitungen zum Einnehmen	200	20	Abwesenheit von *Escherichia coli* in 1 g oder 1 ml
Dermatika, Nasalia, Otologika, Anwendung in der Mundhöhle	200	20	Abwesenheit von *Staphylococcus aureus* und *Pseudomonas aeruginosa* in 1 g oder 1 ml
Vaginalglobuli	200	20	Abwesenheit von *Staphylococcus aureus*, *Pseudomonas aeruginosa* und *Candida albicans* in 1 g oder 1 ml
Kapseln, Pulver zum Einnehmen	2 000	200	Abwesenheit von *Escherichia coli* in 1 g oder 1 ml
Suppositorien	2 000	200	–
Pflanzliche Arzneimittel mit Drogen, denen vor der Anwendung siedendes Wasser zugesetzt wird	50 000 000	500 000	*Escherichia coli* max. 10^3 KBE/g Abwesenheit von Salmonellen in 25 g
Pflanzliche Drogen ohne keimreduzierende Vorbehandlung	500 000	50 000	Max. 10^4 KBE/g oder ml von Gallesalzen tolerierenden, gramnegativen Bakterien (z. B. Enterobakterien, *Pseudomonas aeruginosa*) Abwesenheit von *Escherichia coli* in 1 g oder 1 ml Abwesenheit von Salmonellen in 25 g

KBE = koloniebildende Einheiten (eine oder mehrere Bakterienzellen, die aufgrund dichter Lagerung zu einer Kolonie heranwachsen)

test von fünf Fingern der Arbeitshand im Alltag verglichen mit dem Effekt, den schon einfaches Händewaschen auf die Keimzahl der Hände hat. Eine darüber hinausgehende Desinfektion ist für Patienten als nicht erforderlich anzusehen.

Auch die Berührung der Körperoberfläche mit Applikatoren oder im ungünstigsten Fall bereits dadurch, dass offene Gefäße über längere Zeit in Kontakt mit der Umgebung stehen, weil der Patient sie nicht sachgemäß verschließt oder aufbewahrt, können einen Eintrag von Keimen zur Folge haben. Auch wenn die Apotheke auf diese Kontaminationsquellen keinen Einfluss mehr hat, obliegt es ihr, dafür zu sorgen, dass die Anforderungen des Arzneibuchs weiterhin erfüllt bleiben. Genau dies ist die Rationale für den Einsatz von Konservierungsmitteln. Ihren Effekt zeigt Abb. 7.2.

Für die Ergebnisse des hier dargestellten Versuchs wurden die beschriebenen Cremes in eine Kruke gefüllt (die unkonservierten Cremes wurden zuvor frisch hergestellt). Dann wurde über den angegebenen Zeitraum zweimal täglich eine kleine Portion der Creme entnommen. Hierbei wurde nicht auf eine besondere Handhygiene geachtet, die Entnahme erfolgte also unter Bedingungen, die denen eines unbedachten Patienten entsprechen. Die Aufbewahrung der Cremes erfolgte bei Raumtemperatur. Am Beispiel der Anionischen hydrophilen Creme DAB ist der Einfluss des Konservierungsmittels besonders gut zu erkennen: Über den getesteten Zeitraum wurden nur in einem Fall überhaupt Keime in der konservierten Zubereitung gefunden, während die unkonservierte Zubereitung weit über den Grenzen des Arzneibuchs lag. Die durch ihren Propylenglycol-Gehalt mikrobiell nicht anfällige Basiscreme DAC zeigte ein der konservierten Anionischen hydrophilen Creme DAB vergleichbares Verhalten. Die Beobachtung geringer Keimzahlen erklärt sich in beiden Fällen vermutlich dadurch, dass die mit den Händen eingebrachten Keime bis zur Probenahme noch nicht vollständig abgetötet waren. Dieser Aspekt ist aber als unkritisch zu beurteilen. Die unkonservierte Wollwachsalkoholcreme DAB zeigt als lipophile Creme gegenüber der unkonservierten Anionischen Hydrophilen Creme zwar eine niedrigere Keimbelastung, überschreitet die zulässigen Grenzwerte des Arzneibuchs jedoch ebenfalls deutlich.

7.2 Allgemeine Handlungsempfehlung

Cave

In allen nachfolgend beschriebenen Fällen ist bei Vorhandensein eines in therapeutischer Konzentration ausreichend antimikrobiell wirksamen Arzneistoffs keine weitere Konservierung erforderlich. Welche Wirkstoffe entsprechende antimikrobielle Eigenschaften aufweisen, ist Tab. 7.4 zu entnehmen.

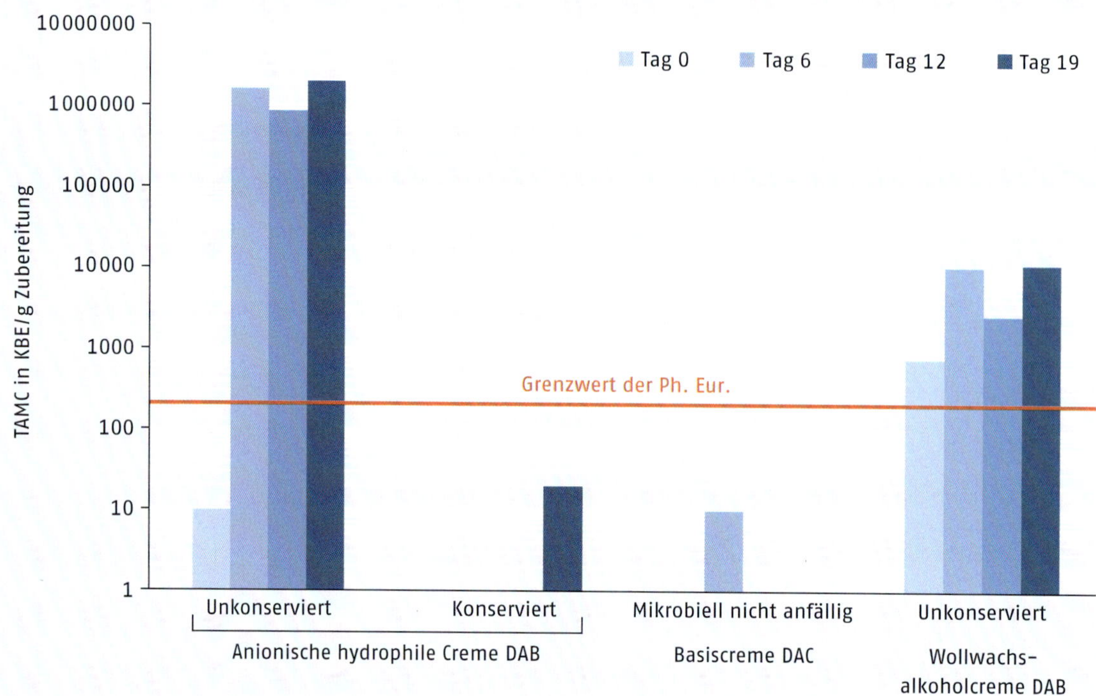

Abb. 7.2 Gesamtanzahl aerober Mikroorganismen (TAMC) in verschiedenen Cremes, die 19 Tage lang in Kruken bei Raumtemperatur gelagert wurden. Zweimal täglich wurde eine kleine Portion der Creme mit ungewaschenen Händen entnommen.

7.2.1 Notwendigkeit der Konservierung

In vielen Fällen hat die Apotheke einen relativ weit gesteckten Rahmen, innerhalb dessen über eine Konservierung frei entschieden werden kann. Gemäß den Vorgaben im Europäischen Arzneibuch existieren jedoch sowohl Fälle, in denen eine Konservierung zwingend vorgeschrieben, als auch solche, in denen sie explizit verboten ist.

Konservierung vorgeschrieben

Im Europäischen Arzneibuch ist festgelegt, dass einige Darreichungsformen („außer in begründeten und zugelassenen Fällen") konserviert werden müssen. Bei Fertigarzneimitteln ist diese Konservierung möglicherweise entbehrlich, wenn beispielsweise geeignete Mehrdosenbehältnisse gewählt werden, die eine Kontamination des Inhalts bei der Anwendung verhindern. Diese Möglichkeit existiert in der Rezeptur für die betreffenden wässrigen Zubereitungen allerdings bisher nicht. Bei den nach Ph. Eur. konservierungspflichtigen Darreichungsformen handelt es sich um:

- wässrige Augentropfen in Mehrdosenbehältnissen,
- wässrige Augenbäder in Mehrdosenbehältnissen,
- wässrige Ohrentropfen,
- wässrige Zubereitungen zur nasalen Anwendung,
- wässrige Injektionen in Mehrdosenbehältnissen.

Die Pflicht zur Konservierung liegt vor allem darin begründet, dass es sich bei diesen Zubereitungen um wässrige Lösungen handelt, die schon aufgrund ihres Wassergehalts mikrobiologisch höchst anfällig sind und darüber hinaus an besonders sensiblen Applikationsorten angewendet werden. Augentropfen und Augenbäder müssen sogar steril sein. Von der Konservierungspflicht ausgenommen sind Zubereiten, die zur Anwendung an verletzten Körperstellen bzw. im Rahmen von chirurgischen Eingriffen vorgesehen sind.

Diese und weitere Bestimmungen zur Konservierung in Abhängigkeit von der Darreichungsform sind in ▫ Tab. 7.2 zusammengefasst.

Konservierung empfohlen

Wasserhaltige Zubereitungen

Wasser ist ein essentielles Medium für das Wachstum von Mikroorganismen. Die Notwendigkeit einer Konservierung ist daher vor allem durch das Vorhandensein von Wasser bedingt. Je höher der Wasseranteil eines Rezepturarzneimittels und je besser dieser für Mikroorganismen zugänglich ist, umso anfälliger gegenüber mikrobiellem Wachstum ist eine Zubereitung.

Bei Mehrphasensystemen ist die „Zugänglichkeit" des Wassers vor allem davon abhängig, ob es die äußere oder die innere Phase bildet. Die äußere Phase ist der Umgebung unmittelbar exponiert und damit für den

Zutritt von Mikroorganismen besonders anfällig, während Wasser in der inneren Phase durch die umgebende lipophile Phase abgeschirmt wird. Handelt es sich zudem um sehr kleine Tröpfchen, so ist unter Umständen – trotz seiner grundsätzlichen Anwesenheit – punktuell nicht genügend Wasser verfügbar, um das Wachstum der Mikroorganismen zu ermöglichen. Die dafür notwendige feine Verteilung der hydrophilen in der lipophilen Phase ist allerdings durch manuelle Verfahren nicht zu erreichen.

Es ist daher keineswegs überflüssig, auch W/O-Cremezubereitungen zu konservieren. Bei angemessener Lagerung und Verpackung sowie kurzer Aufbrauchfrist ist das Kontaminationsrisiko allerdings geringer als bei O/W-Cremes. Diesen Sachverhalt veranschaulicht auch ○ Abb. 7.2.

Vorkonservierte Zubereitungen, denen Wasser zugesetzt oder deren pH verändert wird

In der Rezeptur werden häufig Fertigarzneimittel weiterverarbeitet, indem ihnen unter anderem Wasser zugesetzt wird. Dies kann dazu führen, dass die Konzentration bereits enthaltener antimikrobiell wirksamer Substanzen (Konservierungsmittel oder Wirkstoffe) so stark absinkt, dass die Zubereitung als mikrobiell anfällig eingestuft werden müsste. Abhilfe kann geschaffen werden, indem der zugesetzte Wasseranteil konserviert wird. Dabei muss jedoch auf die Kompatibilität aller Bestandteile geachtet werden. Wenn möglich, sollte daher das bereits in der Grundlage bzw. dem Fertigarzneimittel enthaltene Konservierungsmittel verwendet werden. Ist dies nicht möglich, z. B. weil ein industriell gebräuchliches Konservierungsmittel in der Apotheke nicht zur Verfügung steht, kann in vielen Fällen alternativ auf Propylenglycol (20 % des zugesetzten Wassers durch Propylenglycol ersetzen) zurückgegriffen werden. Ist auch dies (z. B. zur Vermeidung von Unverträglichkeiten, ▸ Kap. 6.2) nicht gewünscht, ist die Rezeptur als mikrobiell anfällig einzustufen.

Neben dem Wasserzusatz kann auch eine Veränderung des pH-Werts einer Zubereitung dazu führen, dass eine enthaltene Konservierung funktionslos wird. Beispielsweise ist Sorbinsäure nur im Sauren antimikrobiell wirksam. Wird der pH-Wert auf über 5,5 erhöht, ist die Wirksamkeit der Sorbinsäure nicht mehr gegeben. Weitere Charakteristika rezepturrelevanter Konservierungsmitteln sind in ▸ Kap. 6 nachzulesen.

Konservierung verzichtbar

Wasserfreie Zubereitungen

Die Grundlage für mikrobielles Wachstum ist, wie bereits erwähnt, vor allem das in einem Rezepturarzneimittel enthaltene Wasser, folglich muss bei Abwesenheit von Wasser nicht konserviert werden, da wasserfreie Zubereitungen als mikrobiell nicht anfällig einzustufen sind. Dies betrifft vor allem feste Arzneiformen, aber auch wasserfreie halbfeste Zubereitungen wie Salben oder Oleogele.

Vorkonservierte Zubereitungen, die nicht verdünnt werden

Wird in der Rezeptur eine bereits konservierte Grundlage oder ein konserviertes Fertigarzneimittel eingesetzt, so erübrigt sich unter folgenden Voraussetzungen eine weitere Konservierung:

- Der Zubereitung wird kein Wasser zugesetzt.
- Der pH-Wert wird nicht aus dem antimikrobiell wirksamen pH-Bereich des bereits vorhandenen Konservierungsmittels verschoben (z. B. durch Zusatz anderer pH-aktiver Komponenten wie basischer Wirkstoffe o. ä.).
- Das Konservierungsmittel wird nicht durch etwaige Inkompatibilitäten mit zugesetzten Stoffen inaktiviert.

Zubereitungen, die einen antimikrobiell wirksamen Arzneistoff enthalten

Viele Wirkstoffe besitzen bereits ein gewisses antimikrobielles Wirkspektrum gegen Bakterien, Schimmelpilze und Hefen. Hierzu zählen viele (aber nicht alle) Antibiotika und Antiseptika. Ist dieses Wirkspektrum breit genug, sodass Zubereitungen, die diesen Wirkstoff in therapeutischer Konzentration enthalten, mikrobiell ausreichend stabil sind, ist der Zusatz weiterer Konservierungsmittel überflüssig. Hierbei ist zu beachten, dass viele Antibiotika gerade hinsichtlich ihrer Aktivität gegen Schimmelpilze Lücken aufweisen, sodass eine zusätzliche Konservierung dennoch erforderlich ist. □ Tab. 7.4 enthält eine Übersicht über die antimikrobielle Aktivität ausgewählter, rezepturrelevanter Arzneistoffe in therapeutischer Konzentration.

Konservierung verboten

In einigen Fällen dürfen auch mikrobiell anfällige Zubereitungen nicht konserviert werden. Empfehlungen wie bei der Abgabe solcher Zubereitungen vorzugehen ist, finden sich in ▸ Kap. 7.2.2.

Ausschluss durch ärztliche Verordnung

Einige Patienten vertragen bestimmte Konservierungsmittel nicht. Zudem bergen viele Substanzen auch ein gewisses Allergisierungspotential. Daher haben Ärzte die Möglichkeit, die Konservierung einer Rezeptur explizit auszuschließen. Zu diesem Zwecke muss auf dem Rezept die Angabe „ohne Konservierung“ bzw. „sine conservata“ gemacht werden. Schließt der Arzt eine Konservierung nicht explizit aus, so muss er davon ausgehen, dass sie seitens der Apotheke vorgenommen wird, sofern sie sinnvoll erscheint. Dieses Vorgehen wird auch von der Deutschen Gesellschaft für Dermopharmazie unterstützt und empfohlen.

Ausschluss durch das Arzneibuch

So wie das Europäische Arzneibuch für einige Arzneiformen eine Konservierung explizit vorschreibt, gibt es auch einige Darreichungsformen, die explizit nicht konserviert werden dürfen. Dabei handelt es sich dabei um:

- Injektionen in einer Einzeldosis von mehr als 15 ml,
- Injektionen, bei denen aufgrund der Anwendung (z. B. intrazisternal, epidural, intrathekal, intraokulär, retrookulär) der Zusatz eines Konservierungsmittels unzulässig ist,
- Infusionszubereitungen,
- Augentropfen für chirurgische Eingriffe,
- Augenbäder für chirurgische Eingriffe oder Erste Hilfe,
- Ohrentropfen zur Anwendung am verletzten Ohr.

Für diese Zubereitungen können daher keine Mehrdosenbehältnisse gewählt werden, sofern das Behältnis eine Kontamination des Inhalts nicht ausschließt. Diese und weitere Bestimmungen sind in ▫Tab. 7.2 zusammengefasst.

7.2.2 Abgabe mikrobiell nicht anfälliger Zubereitungen

Konservierte Zubereitungen

Die Auswahl geeigneter Konservierungsmittel wird in ▸Kap. 6 erläutert. Unbedingt zu beachten ist, dass konservierte Zubereitungen nicht im Kühlschrank gelagert werden sollen, da hierdurch nicht nur die Löslichkeit einiger Konservierungsmittel, sondern auch ihre antimikrobielle Aktivität stark herabgesetzt sein kann.

Unkonservierte Zubereitungen

Unkonservierte Zubereitungen sind vor allem dann nicht mikrobiell anfällig, wenn sie kein Wasser enthalten. In Bezug auf die Verpackung und Lagerung sollten Lichtschutz und Dosierbarkeit sowie die allgemeine Kompatibilität von Zubereitung und Packmittel (▸Kap. 20) beachtet werden.

7.2.3 Abgabe mikrobiell anfälliger Zubereitungen

Da bei der qualitätsgerechten Herstellung eines Rezepturarzneimittels in der Apotheke die Kontamination erst während der Anwendung durch den Patienten erfolgt, müssen die Wahl des Abgabegefäßes sowie eine Aufklärung des Patienten zur Risikominimierung beitragen. Wie in ▸Kap. 7.1 erläutert, gibt es eine Vielzahl von Ursachen für eine mikrobielle Kontamination, die sich dem Einfluss der Apotheke entziehen. Daher müssen geeignete Maßnahmen ergriffen werden, um das Kontaminationsrisiko so weit wie möglich zu reduzieren.

Verpackung mikrobiell anfälliger Zubereitungen

Die ideale Verpackung reduziert den Kontakt zwischen der Zubereitung auf der einen und der Umgebung bzw. dem Patienten auf der anderen Seite auf ein Minimum. Mittlerweile sind zu diesem Zweck **Airless-Spender** erhältlich, die zur Abgabe halbfester Zubereitungen geeignet sind. Durch ihren besonderen Aufbau wird verhindert, dass Luft bei der Entnahme von Zubereitung in das Innere der Verpackung gelangt. Zudem ist die Entnahmeöffnung so klein, dass auch von den Händen des Patienten keine Kontaminationsgefahr ausgeht.

Von den herkömmlichen Packmitteln ist die **Tube** aus mikrobiologischer Sicht das Packmittel, das am besten zur Abgabe mikrobiell anfälliger Zubereitungen geeignet ist. Der Patient hat nur über eine sehr kleine Öffnung Kontakt mit der Zubereitung. Zu beachten ist hier die sachgerechte Lagerung von Leertuben in der Apotheke, damit die einseitig offenen Tuben nicht durch mikrobiell belasteten Staub aus der Umgebung kontaminiert werden.

Als gänzlich ungeeignet für die Abgabe mikrobiell anfälliger Zubereitungen müssen klassische **Kruken** oder **Weithalsgäser** betrachtet werden – ebenso wie jedes andere Gefäß, das einen großflächigen Kontakt des Patienten mit der Zubereitung erlaubt.

Aus mikrobiologischer Sicht zwischen Tube und Kruke anzusiedeln, sind **Spenderdosen** (Topitec® und Unguator®). Auch sie bieten die Möglichkeit, dass der Patient nur zu einem geringen Teil mit der Zubereitung in Berührung kommt – hierbei sind jedoch folgende Aspekte zu beachten:

- Bei Drehdosierkruken (Topitec®) verbleibt (je nach Patient) nach der Entnahme ein Rest der Zubereitung rund um die Austrittsöffnung auf der Oberfläche der Kruke. Wird dieser dort belassen und eventuell bei weiteren Entnahmen noch vergrößert, so ist auch dort die Gefahr des Keimwachstums gegeben. Bei entsprechend anfälligen Zubereitungen sollte der Patient hierauf aufmerksam gemacht werden, gerne im Zusammenhang mit der Empfehlung, die Öffnung nach Anwendung mit einem sauberen Tuch zu reinigen.
- Unguator® Kruken sind ebenfalls so konzipiert, dass die Entnahme der Zubereitung nur durch die kleine Öffnung (ggf. mit Einsatz einer Variodüse) erfolgt, um den Keimeintrag zu minimieren. Patienten, die diese Kruken nicht kennen, müssen erfahrungsgemäß über die richtige Bedienung aufgeklärt werden, damit nicht unwissentlich der große Deckel zur Entnahme geöffnet wird. Dies hätte aus mikrobiologischer Sicht den gleichen nachteiligen Effekt, wie die Verwendung klassischer Kruken.

Sofern die Verpackung nicht so gewählt werden kann, dass sie den Patienten von der Zubereitung fernhält, sollte eine Applikationshilfe mitgegeben und der Patient über den Sinn dieser Maßnahme aufgeklärt werden.

Wahl einer adäquaten Gebindegröße

Die Gebindegröße sollte so gewählt werden, dass bei der vorgesehenen Dosierung mit Ablauf der Aufbrauchfrist keine Reste mehr in der Verpackung enthalten sind. Bei größeren Abgabemengen ist daher gegebenenfalls eine Aufteilung der Gesamtmenge auf mehrere kleine Verpackungseinheiten sinnvoll. Auch in diesem Fall sollte der Patient über die Gründe informiert werden, um eine – die Bemühungen der Apotheke konterkarierende – Parallelverwendung zu vermeiden. Möglicherweise kann es auch sinnvoll sein, die Einzelgebinde auf Etappen an den Patienten abzugeben.

Kühlschranklagerung

Durch die Lagerung im Kühlschrank kann das Wachstum von Mikroorganismen stark verlangsamt werden. Generell ist die Kühlschranklagerung daher für mikrobiell anfällige Zubereitungen empfehlenswert. Konservierte Zubereitungen hingegen sollten nicht im Kühlschrank aufbewahrt werden, da hierdurch auch die Aktivität der Konservierungsmittel reduziert wird (▸Kap. 7.2.2).

Eine Aufbewahrung im Kühlschrank ist ohnehin nur dann möglich, wenn hierdurch keine anderen Probleme entstehen, wie beispielsweise die verstärkte Rekristallisation von Arznei- und/oder Hilfsstoffen (▸Kap. 9.1.3).

Hinweise an den Patienten

Der Patient sollte unbedingt darauf hingewiesen werden, dass die entsprechende Zubereitung mikrobiell anfällig und daher besonders hygienisch zu behandeln ist. Dies schließt insbesondere die Hand- bzw. Entnahmehygiene bei der Anwendung ein. Auch die Lagerung (nicht zu warm, dicht verschlossen) spielt eine Rolle. Zudem ist, zusätzlich zur Angabe auf dem Etikett, ein deutlicher mündlicher Hinweis auf die kurze Haltbarkeit nach Anbruch sinnvoll. Weiterhin sollte die Handhabung der Verpackung kurz erläutert werden, da diesbezügliche Anwenderfehler das Kontaminationsrisiko erhöhen.

7.3 Rezepturbeispiel

Verordnung

Clotrimazol	2,0 g
Gereinigtes Wasser	100,0 g
Unguentum Cordes® sine conservata	ad 200,0 g

M. D. S.: Über einen Zeitraum von vier Wochen dreimal täglich auf die betroffene Hautstelle auftragen.

Aus mikrobiologischer Sicht ist diese Rezeptur wie folgt zu beurteilten:

- Der Wirkstoff Clotrimazol hat selbst keine ausreichende konservierende Wirkung.
- Die Grundlage Unguentum Cordes® ist wasserfrei und enthält daher herstellerseitig keine konservierenden Zusätze.
- Durch den Wasserzusatz wird die Zubereitung mikrobiell anfällig. Es bildet sich eine O/W-Emulsion.
- Der Zusatz von Konservierungsmitteln wurde durch den Arzt ausgeschlossen.

Demzufolge muss in diesem Fall eine mikrobiell anfällige Zubereitung unkonserviert abgegeben werden. Laut Angaben der Ichthyol-Gesellschaft beträgt die Aufbrauchfrist der Zubereitung mit dem hier verordneten Wasserzusatz von 50 % bei Raumtemperatur zwei Wochen. Für die Aufbewahrung im Kühlschrank sind keine gesonderten Angaben verfügbar. Da die Anwendung über einen Zeitraum von vier Wochen erfolgen soll, muss die Abgabe daher gestaffelt (zweimalige Abgabe der jeweils halben Menge) erfolgen.

Als Packmittel sollte möglichst eine Tube (oder ein Airless-Spender) verwendet werden. Der Patient ist zudem darauf hinzuweisen, dass eventuell vorhandene Restmengen nach Ablauf von zwei Wochen zu verwerfen sind.

7.4 Arbeitshilfen

7.4.1 Anforderungen des Europäischen Arzneibuchs an die Konservierung von Zubereitungen

Die Darreichungsform-Monographien der Ph. Eur. enthalten auch Angaben bzw. Empfehlungen zur jeweiligen Konservierung. ◘Tab. 7.2 gibt eine Übersicht, inwieweit bestimmte Arzneiformen konserviert werden müssen, sollen bzw. überhaupt konserviert werden dürfen.

Bitte beachten Sie

- Unabhängig von den Vorgaben zur Konservierung schreibt die Ph. Eur. für bestimmte Darreichungsformen auch Sterilität vor, die durch Sterilisation im Endbehältnis, Sterilfiltration oder aseptische Herstellung zu gewährleisten ist.
- Eine Konservierungspflicht gem. Ph. Eur. kann nicht durch eine Verkürzung der Aufbrauchfrist umgangen werden.

7

Tab. 7.2 Vorschriften zur Konservierung von Arzneimitteln laut Ph. Eur.

Darreichungsform	Charakteristikum	Konservierung?
Augenbäder	Wässrig; in Mehrdosenbehältnissen, die eine Kontamination des Inhalts nicht ausschließen	Konservierung muss erfolgen, sofern der Wirkstoff nicht ausreichend antimikrobiell wirksam ist
	Wässrig; verwendet bei chirurgischen Eingriffen oder Erste-Hilfe-Leistung	Konservierung nicht erlaubt: Abfüllung in Einzeldosisbehältnisse
Augentropfen	Für chirurgische Eingriffe	Konservierung nicht erlaubt: Abfüllung in Einzeldosisbehältnisse
	Wässrig; in Mehrdosenbehältnissen, die eine Kontamination des Inhalts nicht ausschließen	Konservierung muss erfolgen, sofern der Wirkstoff nicht ausreichend antimikrobiell wirksam ist
Flüssige Zubereitungen zum Einnehmen	–	Keine expliziten Vorschriften: Konservierung kann erfolgen
Flüssige Zubereitungen zur kutanen Anwendung	–	Keine expliziten Vorschriften: Konservierung kann erfolgen
Halbfeste Zubereitungen zur kutanen Anwendung	–	Keine expliziten Vorschriften: Konservierung kann erfolgen
Infusionen	–	Konservierung nicht erlaubt
Injektionen	Aus aseptischer Herstellung ohne Sterilisation im Endbehältnis	Konservierung ist zulässig (Ausnahmen siehe unten)
	Einzeldosis > 15 ml	Konservierung nicht erlaubt: Abfüllung in Einzeldosenbehältnis
	Mehrdosenbehältnisse	Konservierung muss erfolgen, sofern der Wirkstoff nicht ausreichend antimikrobiell wirksam ist
	Zur intrazisternalen, epiduralen oder intrathekalen Verabreichung oder jeder andere Weg in die Zerebrospinalflüssigkeit sowie die intra- oder retrookuläre Verabreichung	Konservierung nicht erlaubt: Abfüllung in Einzeldosenbehältnis
Kapseln	–	Keine expliziten Vorschriften: Konservierung kann erfolgen
Ohrentropfen	Wässrig	Konservierung muss erfolgen, sofern der Wirkstoff nicht ausreichend antimikrobiell wirksam ist
	Zur Anwendung am verletzten Ohr	Konservierung nicht erlaubt: sterile Einzeldosen
Zubereitungen zur Anwendung in der Mundhöhle	–	Keine expliziten Vorschriften: Konservierung kann erfolgen
Zubereitungen zur nasalen Anwendung	Wässrig	Konservierung muss erfolgen, sofern der Wirkstoff nicht ausreichend antimikrobiell wirksam ist
Zubereitungen zur rektalen Anwendung	–	Keine expliziten Vorschriften: Konservierung kann erfolgen
Zubereitungen zur vaginalen Anwendung	–	Keine expliziten Vorschriften: Konservierung kann erfolgen

7.4.2 Aufbrauchfristen für verschiedene Zubereitungen

Die Zubereitungen in ◘ Tab. 7.3 sind alphabetisch nach der Darreichungsform geordnet. Die mikrobielle Anfälligkeit einer individuellen Zubereitung richtet sich nach ihrer genauen Zusammensetzung und muss in der Apotheke bewertet werden. Als mikrobiell nicht anfällig können dabei sowohl konservierte als auch wasserfreie Zubereitungen gelten.

Bitte beachten Sie

- Alle Angaben beziehen sich ausschließlich auf die *mikrobiologische* Haltbarkeit der genannten Darreichungsformen. Für Rezepturen mit zweifelhafter *galenischer* Stabilität ist individuell eine kürzere Aufbrauchfrist festzulegen, als in ◘ Tab. 7.3 empfohlen. Die Aufbrauchfrist sollte in diesen Fällen maximal vier Wochen betragen oder sogar noch kürzer gewählt werden, wenn die physikalische und/oder chemische Stabilität der Zubereitung erfahrungsgemäß gering oder per se unbekannt ist.
- Bei Rezepturen, die therapiebedingt nur kurz angewendet werden sollen (z. B. Steinkohlenteer, Dithranol, stark wirksame Glucocorticoide o. ä.) ist es im Zuge einer Risikominimierung unabhängig von den tabellierten Werten sinnvoll, die Aufbrauchfrist und die abzugebende Menge an die vorgesehene Anwendungsdauer anzupassen.

◘ **Tab. 7.3** Aufbrauchfristen für verschiedene Zubereitungen

Darreichungsform	Mikrobielle Anfälligkeit	Applikationsart	Lagerung, Verpackung, Aufbrauchfrist
Creme (hydrophil)	Ja	Dermal, buccal, oral, rektal, vaginal	Tube, Spenderdose Raumtemperatur: 1 Woche Kühlschrank: 2 Wochen
	Nein	Dermal, buccal, oral, rektal, vaginal	Tube: 1 Jahr Spenderdose: 6 Monate Kruke: 4 Wochen
Creme (lipophil)	Ja	Dermal, buccal, oral, rektal, vaginal	Tube, Spenderdose: 4 Wochen
	Nein	Dermal, buccal, oral, rektal, vaginal	Tube: 1 Jahr Spenderdose: 6 Monate Kruke: 4 Wochen
Emulsion	Ja	Nasal	Tube, Spenderdose mit Applikator: 1 Woche Pipettenflasche: 24 Stunden
	Nein	Nasal	Tube, Spenderdose mit Applikator: 3 Monate Pipettenflasche: 2 Wochen
Emulsion, Suspension, Lösung	Ja	Auricular, ophthal	Wenn möglich sterile Einzeldosisbehältnisse: 24 Stunden
	Nein	Auricular, ophthal	Dicht verschlossen: 4 Wochen
	Ja	Dermal, buccal, oral, rektal, vaginal	Dicht verschlossen: 1 Woche
	Nein	Dermal, buccal, oral, rektal, vaginal	Dicht verschlossen: 6 Monate

7

Tab. 7.3 Aufbrauchfristen für verschiedene Zubereitungen (Fortsetzung)

Darreichungsform	Mikrobielle Anfälligkeit	Applikationsart	Lagerung, Verpackung, Aufbrauchfrist
Gel (hydrophil)	Ja	Dermal, buccal, oral, rektal, vaginal	Tube, Spenderdose Raumtemperatur: 1 Woche Kühlschrank: 2 Wochen
	Nein	Dermal, buccal, oral, rektal, vaginal	Tube: 1 Jahr Spenderdose: 6 Monate Kruke: 4 Wochen
	Nein	Auricular, ophthal	Tube, Spenderdose: 4 Wochen
Gel (lipophil)	Nein	nicht relevant	Tube, Spenderdose: 1 Jahr Kruke: 6 Monate
Lösung	Ja	Nasal	Dicht verschlossen: 24 Stunden
	Nein	Nasal	Pipetten-/Quetschflasche: 2 Wochen Pumpzerstäuber: 6 Monate
Pulver, Puder, Granulate	Nein	nicht relevant	kein Einfluss, ggf. Feuchtigkeitsschutz beachten: 1 Jahr
Paste (wasserfrei)	Nein	nicht relevant	Tube, Spenderdose: 1 Jahr Kruke: 6 Monate
Salbe (hydrophil)	Nein	nicht relevant	Tube, Spenderdose: 6 Monate
Salbe (hydrophob oder Wasser aufnehmend)	Nein	nicht relevant	Tube, Spenderdose: 1 Jahr Kruke: 6 Monate

7.4.3 Die antimikrobielle Aktivität von Wirkstoffen

Die Zusamenstellung in Tab. 7.4 listet:

- Arzneistoffe, die in therapeutischer Konzentration eine ausreichende antimikrobielle Aktivität aufweisen und
- Arzneistoffe, deren Indikation (Antibiotikum, Antiseptikum o. ä.) zwar eine antimikrobielle Aktivität erwarten lässt, die allein aber aus unterschiedlichen Gründen (Wirkspektrum, Löslichkeit o. ä.) keine ausreichende mikrobiologische Stabilität des Rezepturarzneimittels gewährleisten.

Der Konzentrationsbereich wird nur für die Darreichungsformen angegeben, bei denen die antimikrobielle Wirksamkeit in der Rezeptur relevant sein könnte.

Bitte beachten Sie

Gewährleisten der/die Wirkstoff/e einer Zubereitung bereits ausreichend antimikrobiellen Schutz, sollte eine überflüssige Konservierung vermieden und auf den Zusatz weiterer antimikrobiell wirksamer Substanzen verzichtet werden, nicht zuletzt um eine Sensibilisierung des Patienten bzw. allergische Reaktionen zu vermeiden.

Tab. 7.4 Antimikrobielle Wirksamkeit einiger rezepturrelevanter Wirkstoffe

Wirkstoff	Ausreichende antimikrobielle Aktivität	Konzentrationsbereich	Bemerkung
Aluminiumacetat-tartrat-Lösung		Dermal 1,5 % (Umschlag/Spülung), 10 % (Salbe)	Antiseptikum
Aluminiumchlorid-Hexahydrat		Dermal 10–30 %	pH ≤ 4
Aluminiumkaliumsulfat		Dermal 2 % (Salbe), 20 % (Puder); ophthal 2 %	Antiseptikum
Ammoniumbituminosulfonat		Dermal 5–50 %	pH 4–10
Amphotericin B		Mundtropfen 10 %	Antibiotikum
Bacitracin		Dermal ca. 0,8 % (50 000 I. E./100 g)	Antibiotikum
Basisches Bismutgallat		Dermal 10–20 % (Salbe)	Antiseptikum
Basisches Bismutnitrat		Dermal 10 % (Salbe)	Antiseptikum
Benzalkoniumchlorid		Dermal 0,05–0,1 %	Antiseptikum
Benzoylperoxid		Dermal 2,5–10 %	pH 4–6
Benzylalkohol		Dermal bis 10 %	In Konzentrationen von 0,5 % bis 2 % Einsatz als Konservierungsmittel
Cefalexin		Oral 500 mg	Antibiotikum
Cefuroxim-Natrium		Ophthal 5 %	Antibiotikum
Chinolinolsulfat (als Kaliumsulfat oder Monohydrat)		Dermal 0,1–1 %	pH 2–12
Chloramin T (Tosylchloramid-Natrium)		Dermal 0,1–10 % Mundspüllösung 0,25 %	pH 7–10
Chloramphenicol		Dermal 0,25–2 % Ophthal 0,25–0,5 %	Antibiotikum (Reserve)
Chlorhexidindiacetat		Dermal 0,05–1 %	pH 4–8
Chlorhexidindigluconat		Dermal 0,05–1 %	pH 4–8
Chlortetracyclinhydrochlorid		Dermal 1–3 %	Antibiotikum
Ciprofloxacinhydrochlorid		Oral 250 mg	Antibiotikum
Clindamycindihydrogenphosphat, -hydrochlorid		Dermal 1–2 %	Antibiotikum
Clioquinol		Dermal 0,5–2 %	pH ≤ 8 gegen Schimmelpilze unsicher
Colistinsulfat		Oral etwa 1 % (20 Mio. I.E./100 g)	Antibiotikum
Dequaliniumchlorid		Dermal 0,2–0,4 %	Antiseptikum

ausreichende antimikrobielle Aktivität
in Abhängigkeit von Keimspektrum, Löslichkeit etc. teilweise eingeschränkte antimikrobielle Aktivität
unzureichende antimikrobielle Aktivität

7

Tab. 7.4 Antimikrobielle Wirksamkeit einiger rezepturrelevanter Wirkstoffe (Fortsetzung)

Wirkstoff	Ausreichende antimikrobielle Aktivität	Konzentrationsbereich	Bemerkung
Dimethylsulfoxid		Dermal 15–100 %	Wenn Konz. ≥ 50 % in der wässrigen Phase
Doxycyclin		Parenteral 100 mg	Antibiotikum
Eosin-Dinatrium		Dermal 0,5–2 %	Nur bei pH 5
Erythromycin		Dermal 0,5–4 %	Antibiotikum
Ethacridinlactat-Monohydrat		Dermal 0,025–2,5 %	Ab 0,5 % und pH ≥ 5,5 (bis pH 9)
Fuchsin		Dermal 0,1–0,5 %	pH 5–6
Fusidinsäure		Dermal 0,5–2 %	Antibiotikum
Gentamicinsulfat		Dermal 0,15–0,2 %; ophthal 0,3 %	(Reserve-)Antibiotikum, nicht für langfristige Anwendung empfohlen
Gentianaviolett		Dermal 0,1–0,5 %	pH 5–6
Iod		0,3–5 %	pH < 7
Kaliumpermanganat		0,0005–0,001 %	
Kanamycinsulfat		Ophthal 0,6 %	Antibiotikum
Metronidazol		Dermal 0,5–3 %	pH 4–6
Milchsäure		Dermal 5–10 %	Antiseptikum
Natriumhypochlorit		Dental 0,5–3 %	pH 8–13
Neomycinsulfat		Dermal 0,5 %	Antibiotikum
Nitrofurantoin		Oral 20–100 mg	Antiseptikum
Octenidindihydrochlorid		Dermal 0,1–0,2 %	pH 2–12
Oxytetracyclinhydrochlorid		Dermal 1–3 %	Antibiotikum
Polihexanid		Dermal 0,02–0,1 %	Schwach gegen Schimmelpilze
Polymyxin-B-sulfat		Umschläge 0,2 %	Antibiotikum
Povidon-Iod		Dermal 1–10 %	pH 4–6
Salicylsäure		Dermal 0,5–6 %	Als Schälkolloidum bis 20 %
Schwefel		Dermal 4–10 %	pH-unabhängig
Selendisulfid		Dermal 1–2,5 %	pH 2–4
Silber, kolloidales		Dermal, ophthal 5 %	Antiseptikum
Silbereiweiß, -Acetyltannat		Dermal 5 %	Antiseptikum

ausreichende antimikrobielle Aktivität
in Abhängigkeit von Keimspektrum, Löslichkeit etc. teilweise eingeschränkte antimikrobielle Aktivität
unzureichende antimikrobielle Aktivität

Tab. 7.4 Antimikrobielle Wirksamkeit einiger rezepturrelevanter Wirkstoffe (Fortsetzung)

Wirkstoff	Ausreichende antimikrobielle Aktivität	Konzentrationsbereich	Bemerkung
Silbernitrat		Dermal 0,5–10 %	pH ≤ 6
Steinkohlenteer		Dermal 1–10 % 1–20 % als Lösung oder Spiritus	Hohe Mengen kanzerogener Kohlenwasserstoffe: Verwendung nur in begründeten und kontrollierten Fällen
Streptomycinsulfat		Parenteral 250–500 mg	Antibiotikum
Sulfacetamid		Ophthal 5–10 %	Antibiotikum
Sulfanilamid		Dermal 20 %	Antibiotikum
Tetracain, -hydrochlorid		Dermal 0,5–1 %	pH 3–6,5
Tetracyclinhydrochlorid		Dermal 1–3 %	Antibiotikum
Tobramycin		Ophthal 0,3 %	Antibiotikum
Trichloressigsäure		Dermal 10–65 %	pH < 1 Ätzmittel; nur von erfahrenen Ärzten anzuwenden
Triclosan		Dermal 0,1–3 %	Antiseptikum
Wasserstoffperoxid-Lösung		Dermal 0,3–3 %	pH ≤ 3,5
Zinkoxid		Dermal 10–50 %	pH ≥ 6 schwach gegen Schimmelpilze

ausreichende antimikrobielle Aktivität
in Abhängigkeit von Keimspektrum, Löslichkeit etc. teilweise eingeschränkte antimikrobielle Aktivität
unzureichende antimikrobielle Aktivität

Weiterführende Literatur

Deutscher Arzneimittel Codex (DAC) inkl. Neues Rezeptur-Formularium (NRF), Rezepturhinweisen und Rezepturenfinder (online). Avoxa – Mediengruppe Deutscher Apotheker GmbH, Eschborn 2017

Europäisches Arzneibuch, Amtliche deutsche Ausgabe (einschl. aller Nachträge bis 9.1). Deutscher Apotheker Verlag, Stuttgart 2018

Gesellschaft für Dermopharmazie. „Wirkstoffdossiers für externe dermatologische Rezepturen". Unter: http://www.gd-online.de/german/persoenlich/leitvorstand.htm (in der aktuellen Fassung von 2013)

ICHTHYOL-GESELLSCHAFT Cordes, Hermanni & Co. (GmbH & Co.) KG. CORDES® Grundlagen – UNGUENTUM CORDES®

Wolf G. Rezepturen – Probleme erkennen, lösen, vermeiden. 4. Aufl., Deutscher Apotheker Verlag, Stuttgart 2013

Ziegler AS. Plausibilitäts-Check Rezeptur. 4. Aufl., Deutscher Apotheker Verlag, Stuttgart 2017

8 Inkompatible Wirkstoffe

Andreas S. Ziegler

Im Allgemeinen orientieren sich Ärzte bei der Auswahl und Verordnung von Wirkstoffkombinationen ausschließlich an dem von ihnen angestrebten Therapieziel. Galenische Überlegen werden hingegen nur selten berücksichtigt. Infolgedessen sind Apotheken immer wieder mit Wirkstoffkombinationen konfrontiert, die zwar therapeutisch sinnvoll, galenisch aber inkompatibel sind. Dieser, in der Regel unauflösbare Widerspruch erfordert entweder eine grundlegende Anpassung der Rezeptur mit dem Austausch mindestens eines Wirkstoffs oder die Verarbeitung der verordneten Wirkstoffe in zwei getrennten Rezepturen, die alternierend angewendet werden.

8.1 Grundproblem

Unter Inkompatibilitäten versteht man physikalische und/oder chemische Wechselwirkungen zwischen zwei oder mehreren Bestandteilen eines Arzneimittels, die während seiner Zubereitung, Lagerung oder Anwendung zum Auftreten unerwünschter Erscheinungen führen. Demnach handelt es sich um unbeabsichtigte, qualitätsmindernde Veränderungen, die die Wirkung beeinträchtigen, eine exakte Dosierung verhindern oder das Erscheinungsbild der Arzneiform so nachteilig beeinflussen, dass die Akzeptanz durch den Patienten nicht mehr gewährleistet ist.

Grundsätzlich können alle in einer Zubereitung vorhandenen Substanzen am Zustandekommen von Inkompatibilitäten beteiligt sein. Da sich die zu ergreifenden Maßnahmen jedoch deutlich unterscheiden, je nachdem, ob es sich um eine Inkompatibilität zwischen verschiedenen Wirkstoffen handelt, oder um eine Inkompatibilität zwischen einem Wirkstoff und anderen Bestandteilen der Zubereitung (Hilfsstoffe, Grundlagen, etc.), ist es sinnvoll, diese getrennt voneinander zu diskutieren. Dem Thema dieses Kapitels entsprechend, fokussieren sich die nachfolgenden Ausführungen ausschließlich auf Wirkstoff-Wirkstoff-Inkompatibilitäten, während andere Inkompatibilitäten, phänomenologisch nach ihren Folgeerscheinungen (Ausfällung, Emulsionsbruch, Verflüssigung etc.) gegliedert, in den entsprechenden Kapiteln abgehandelt werden.

8.1.1 Ionische Wechselwirkungen

Verordnet ein Arzt in einer Zubereitung verschiedene Wirkstoffe, die entgegengesetzte Ladungen tragen, kann dies zur Bildung schwer löslicher Salze führen und infolgedessen zu einer erheblich eingeschränkten Bioverfügbarkeit, bis hin zum völligen Wirkverlust des Rezepturarzneimittels. Hierbei spielen vor allem große organische Moleküle eine Rolle. Begleitionen wie Na^+ oder Cl^- oder die vergleichsweise kleinen Moleküle organischer Säurereste wie Lactat oder Acetat verursachen im Allgemeinen keine Kompatibilitätsprobleme. In der Praxis sind ionische Wechselwirkungen zwischen Wirkstoffen insbesondere deshalb relevant, weil viele wichtige Wirkstoffe in Form von Salzen verarbeitet werden. Eine Auswahl rezepturrelevanter Wirkstoffe, deren Kombination aufgrund ionischer Wechselwirkungen zu Inkompatibilitäten führen kann, ist in ◘ Tab. 8.1 zusammengestellt.

◘ **Tab. 8.1** Auswahl rezepturrelevanter Wirkstoffe, deren Kombination aufgrund ionischer Wechselwirkungen zu Inkompatibilitäten führen kann

Kationische Wirkstoffe		
Aluminiumchlorid	Doxepinhydrochlorid	Naloxonhydrochlorid-Dihydrat
Aluminiumkaliumsulfat	Doxycyclinhyclat	Naphazolinhydrochlorid
Aminolävulinsäurehydrochlorid	Doxylaminsuccinat	Neomycinsulfat
Amphetaminsulfat	Econazolnitrat	Neostigminbromid
Atropinsulfat	Eisen-(III)-sulfat-Hydrat	Octenidindihydrochlorid
Benzalkoniumchlorid	Enalaprilmaleat	Oxybuprocainhydrochlorid
Benzydaminhydrochlorid	Epinephrinhydrochlorid	Oxybutyninhydrochlorid

Tab. 8.1 Auswahl rezepturrelevanter Wirkstoffe, deren Kombination aufgrund ionischer Wechselwirkungen zu Inkompatibilitäten führen kann (Fortsetzung)

Kationische Wirkstoffe		
Butylscopolaminiumhydrochlorid	Epinephrintartrat	Oxytetracyclinhydrochlorid
Calciumchlorid	Ethacridinlactat-Monohydrat	Phenylephrinhydrochlorid
Calciumgluconat	Ethylmorphinhydrochlorid	Physostigminsalicylat
Carbachol	Fentanylcitrat	Polihexanid
Chinidinhydrochlorid	Fuchsin	Polymyxin-B-sulfat
Chinidinsulfat	Gentamicinsulfat	Povidon-Iod
Chininhydrochlorid	Gentianaviolett	Procainhydrochlorid
Chininsulfat	8-Hydroxychinolinsulfat-Kaliumsulfat	Proxymetacainhydrochlorid
Chinolinolsulfat-Kaliumsulfat	8-Hydroxychinolinsulfat-Monohydrat	Rivanol®
Chinolinolsulfat-Monohydrat	Ipratropiumbromid	Salbutamolsulfat
Chlorhexidindiacetat	Isoconazolnitrat	Scopolaminhydrobromid
Chlorhexidindigluconat	Kanamycinsulfat	Silbereiweiß
Chlortetracyclinhydrochlorid	Ketaminhydrochlorid	Silbereiweiß-Acetyltannat
Ciprofloxacinhydrochlorid	Levomethadonhydrochlorid	Silbernitrat
Clemastinfumarat	Lidocainhydrochlorid	Sildenafilcitrat
Clindamycinhydrochlorid	Mepivacainhydrochlorid	Streptomycinsulfat
Clonidinhydrochlorid	Mercaptaminhydrochlorid	Terbinafinhydrochlorid
Cocainhydrochlorid	Methacholinchlorid	Tetracainhydrochlorid
Codeinphosphat-Hemihydrat	Methadonhydrochlorid	Tetracyclinhydrochlorid
Coffeincitrat	Methylrosaniliniumchlorid	Tobramycinsulfat
Colistinsulfat	Metoprololtartrat	Vancomycinhydrochlorid
Dequaliniumchlorid	Miconazolnitrat	Xylometazolinhydrochlorid
Diltiazemhydrochlorid	Midazolamhydrochlorid	Zinkacetat-Dihydrat
Dimenhydrinat	Morphinhydrochlorid	Zinkchlorid
Dimetindenmaleat	Morphinsulfat	Zinksulfat-Heptahydrat
Diphenhydraminhydrochlorid	Naftifinhydrochlorid	
Anionische Wirkstoffe		
Ammoniumbituminosulfonat	Fluorescein-Natrium	Natriumfusidat
Ampicillin-Natrium	Heparin-Natrium	Natriumhypochlorit
Cefuroxim-Natrium	Hyaluronsäure-Natrium	Natriumiodid
Chloramin T	Ichthyol®	Natriumthiosulfat
Ciclopiroxolamin	Kaliumiodid	Natriumvalproat
Cromoglicinsäure-Natrium	Metamizol-Natrium	Povidon-Iod
Diclofenac-Natrium	Natriumcromoglicat	Silbereiweiß-Acetyltannat
Eosin-Dinatrium	Natriumfluorid	Tosylchloramid-Natrium

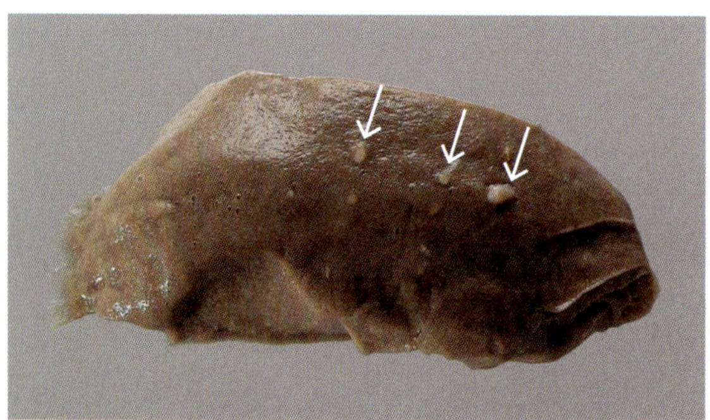

○ Abb. 8.1 Bildung eines flockigen Präzipitats (Pfeile) bei gemeinsamer Verarbeitung von Ammoniumbituminosulfonat (anionischer Wirkstoff) und Oxytetracyclinhydrochlorid (kationischer Wirkstoff) in Nichtionischer hydrophiler Creme SR DAC

In Abhängigkeit von der Art des Präzipitats (flockig vs. kristallin, grob vs. fein) sind die entstehenden Fällungsprodukte makroskopisch mehr oder weniger gut erkennbar. Nicht immer treten die Ausfällungen gegenionischer Wirkstoffe dabei so deutlich in Erscheinung wie im Beispiel von Ammoniumbituminosulfonat und Oxytetracyclinhydrochlorid in Nichtionischer hydrophiler Creme SR DAC (○ Abb. 8.1).

Am Rande sei zudem erwähnt, dass gerade in halbfesten Zubereitungen auftretende Fällungserscheinungen nicht nur die Wirksamkeit, sondern häufig auch die Adhärenz der Patienten beeinträchtigen, was meist auf die unangenehme Haptik körniger Cremes oder Salben zurückzuführen ist (▸ Kap. 18.1). In wasserfreien Zubereitungen sind gegenionische Ausfällungen zwar deutlich seltener, jedoch nicht gänzlich auszuschließen.

8.1.2 Unvereinbarkeit der rezeptierbaren pH-Bereiche

Der rezeptierbare pH-Bereich eines Wirkstoffs gibt an, welches Milieu – zumindest über einen begrenzten Zeitraum – eine ausreichende Stabilität der Substanz in wasserhaltigen Zubereitungen erwarten lässt. Seine Festlegung berücksichtigt nicht nur die chemische Stabilität der Wirkstoffmoleküle, sondern auch mögliche Veränderungen des Ladungszustands, die ggf. bei pH-Verschiebungen aus den substanzspezifischen pK_s/pK_b-Werten der Wirkstoff-Säuren bzw. -Basen resultieren (▸ Kap. 9.4.1).

Daraus ergibt sich im Umkehrschluss, dass die chemische Stabilität bzw. Wirksamkeit eines Arzneistoffs in einem Milieu außerhalb des rezeptierbaren pH-Bereichs relevant beeinträchtigt ist. Werden in einer Zubereitung zwei Wirkstoffe verordnet, deren rezeptierbare pH-Bereiche nicht zumindest teilweise überlappen, bedeutet dies zwangsläufig, dass der pH-Wert der Zubereitung nur für einen der Wirkstoffe optimiert werden kann, während der andere der Zersetzung preisgegeben ist und früher oder später einen Teil seiner Wirksamkeit einbüßt bzw. sie ganz verliert. Dadurch ergibt sich ein unauflösbarer Widerspruch: Das therapeutische Ziel, das einerseits die Rationale für die Kombination der beiden Wirkstoffe darstellt, ist andererseits just aufgrund ihrer gemeinsamen Verarbeitung gar nicht zu erreichen.

8.1.3 Therapeutisch fragwürdige Wirkstoffkombinationen

Diverse Auswertungen der Rezepturanfragen bei den regionalen Arzneimittelinformationsstellen der Landesapothekerkammern machen deutlich, dass immer wieder Wirkstoffkombinationen verordnet werden, die zwar galenisch unproblematisch, aus pharmakologisch-therapeutischer Sicht aber durchaus fragwürdig sind. Die Idee hinter der Kombination von Wirkstoffen mit völlig unterschiedlichen Indikationen ist mutmaßlich die Abdeckung eines möglichst breiten Wirkspektrums bei unklarer Ätiologie. Wenngleich die Wirkstoffauswahl eindeutig in die Therapiehoheit des Arztes fällt und eine umfassende Beurteilung in der Apotheke ohnehin meist nicht möglich ist, weil die Diagnose für den einzelnen Patienten dort in der Regel unbekannt ist, soll nachfolgend dennoch auf einige, im Rezepturbereich häufig vorkommende, Wirkstoffkombinationen eingegangen werden, deren therapeutische Sinnhaftigkeit kontrovers diskutiert wird.

Von klinischen Dermatologen kritisch gesehen und größtenteils abgelehnt wird beispielsweise die Kombination von Glucocorticoiden mit Antimykotika. Aus Sicht der Kritiker dienen Antimykotika in diesem Kontext vor allem dazu, die unerwünschte Nebenwirkung einer länger dauernden Glucocorticoid-Behandlung zu unterdrücken, da die dermale Anwendung von Glucocorticoiden die Immunabwehr der Haut am Applikationsort herunterreguliert und damit die Besiedlung mit Pilzen oder Bakterien erleichtert. Sie empfehlen stattdessen Glucocorticoide extern grundsätzlich nur kurzfristig und nach Abklingen der sichtbaren Symptome ausschleichend anzuwenden, um Reboundeffekte zu vermeiden. Antimykotika hingegen sollten zur Vermeidung von Rezidiven mindestens vier Wochen lang appliziert werden. Als praxisorientierter Kompromiss gilt der Einsatz einer Kombination aus Glucocorticoid und Antimykotikum für maximal zwei Wochen und eine anschließende Monotherapie allein mit dem Antimykotikum für zwei weitere Wochen.

Auch das Antibiotikum Gentamicinsulfat wird häufig in Kombination mit Glucocorticoiden verordnet, um infizierte Ekzeme zu behandeln. Laut Aufbereitungsmonographie ist die dermatologische Anwendung von Gentamicinsulfat wegen der Allergisierungsgefahr jedoch nur im Einzelfall bei fehlenden therapeutischen Alternativen und nachgewiesener Erregerempfindlichkeit indiziert. Gleichwohl existieren mehrere zugelassene Fertigarzneimittel, die neben Gentamicinsulfat auch ein Glucocorticoid enthalten, was ggf. die Argumentation gegenüber dem Arzt erschwert, wenn die gleiche Wirkstoffkombination bei einem Rezepturarzneimittel hinterfragt werden soll. Neben Gentamicinsulfat werden auch Erythromycin und Oxytetracyclin in Kombination mit Glucocorticoiden verordnet. Auch in diesen Fällen sollte die therapeutische Sinnhaftigkeit der Kombination durch den behandelnden Arzt gewissenhaft abgewogen werden, da hierzu keine Hinweise in Therapieleitlinien existieren. Derzeit erscheint die kurzzeitige Kombination eines Lokalantibiotikums mit einem Glucocorticoid allenfalls bei Patienten mit einmaligem superinfiziertem Ekzem vertretbar. Wobei grundsätzlich empfohlen wird, statt lokal applizierter Antibiotika auf Antiseptika (v. a. Octenidindihydrochlorid) auszuweichen. Dementsprechend kann bei der gemeinsamen Verordnung eines Antiseptikums mit einem lokal wirkenden Antibiotikum, letzteres gemeinhin ersatzlos entfallen. Grundsätzlich gilt die lokale/topische Antibiotika-Gabe bis auf wenige Ausnahmen als überholt, sie kann die Wundheilung stören und zur Sensibilisierung des Patienten führen. Um vorzeitiger Resistenzentwicklung vorzubeugen, sollte sie – falls nicht durch Antiseptika ersetzbar – möglichst kurzzeitig eingesetzt werden.

Um Missverständnissen vorzubeugen, sei an dieser Stelle ausdrücklich darauf hingewiesen, dass es dem Apotheker im Rahmen der Plausibilitätsprüfung nach § 7 Abs. 1 Nr. 1b ApBetrO zwar obliegt, neben galenischen Aspekten auch Dosierung und Applikationsart einer Rezepturverordnung zu beurteilen, nicht aber die medizinisch-therapeutische Opportunität der Wirkstoffauswahl im Hinblick auf eine bestimmte, ihm möglicherweise unbekannte, Indikation. Letzteres fällt in die Therapiehoheit des verordnenden Arztes. Die durch die Apotheke zu treffende Entscheidung über die (Nicht-)Anfertigung eines Rezepturarzneimittels aufgrund des Einsatzes bedenklicher bzw. obsoleter Wirkstoff(kombinationen) (▸Kap. 1 bzw. ▸Kap. 2) oder pharmazeutisch-galenischer Implausibilitäten bleibt davon selbstverständlich unberührt.

8.2 Allgemeine Handlungsempfehlung

Besteht eine Inkompatibilität zwischen zwei Wirkstoffen einer Zubereitung, sei es aufgrund ionischer Wechselwirkungen, nicht überlappender rezeptierbarer pH-Bereiche oder sonstiger substanzspezifischer Inkompatibilitäten, ist eine gemeinsame Verarbeitung dieser Substanzen ausgeschlossen, da es gem. § 8 Abs. 1 AMG verboten ist, Arzneimittel herzustellen, die in ihrer Qualität nicht unerheblich gemindert sind.

Ausnahmen sind allenfalls dann denkbar, wenn die wirkmindernde Inkompatibilität (z. B. eine Zersetzungsreaktion außerhalb des rezeptierbaren pH-Bereichs) bekanntermaßen so langsam verläuft, dass innerhalb einer entsprechend kurz gewählten Laufzeit des Rezepturarzneimittels keine therapeutisch relevante Abnahme der Wirkstoffkonzentration zu erwarten ist. Hierbei ist allerdings zu beachten, dass in vielen Fällen keine zuverlässigen Daten zur Zersetzungsgeschwindigkeit vorliegen. Auch gibt es Beispiele von Wirkstoffen, die sich bei ungeeigneten pH-Werten binnen weniger Stunden zersetzen (▸Kap. 13.2.3), sodass eine Verkürzung der Aufbrauchfrist nur in ausgewählten Fällen, eine wirklich praktikable Option darstellt, es sei denn, die Apotheke kann für die jeweilige Wirkstoffkombination auf fachlich fundierte Empfehlungen zurückgreifen, wie sie in ▫Tab. 8.3 zu finden sind. Andernfalls wird es darauf hinauslaufen, dass mindestens einer der beiden Wirkstoffe durch eine therapeutisch gleichwertige Alternative ausgetauscht werden muss oder eine Aufteilung der Wirkstoffe auf zwei wechselweise zu applizierende Zubereitungen unumgänglich ist.

8.2.1 Austausch eines Wirkstoffs

Pharmazeutische Möglichkeiten

Der Vorschlag einen Wirkstoff aus Stabilitäts- bzw. Kompatibilitätsgründen durch einen anderen auszutauschen, setzt die Existenz einer therapeutisch äquivalenten, zumindest aber vergleichbaren Alternative voraus, da der Arzt den Vorschlag nur unter dieser Bedingung akzeptieren wird. Inwieweit eine therapeutische Vergleichbarkeit gegeben ist, muss letztlich der verordnende Arzt beurteilen, dennoch empfiehlt es sich, seitens der Apotheke aus pharmazeutischer Sicht geeignete Alternativen anzubieten, um zu verhindern, dass der Arzt einen Ersatzwirkstoff auswählt, der womöglich die gleichen, andere oder zusätzliche Kompatibilitätsprobleme aufweist. Um die dafür notwendige Recherche zu erleichtern, listet ▫Tab. 8.2 einige gängige Rezepturwirkstoffe mit Ausweichmöglichkeiten, die durch klinische Erfahrungswerte abgesichert sind.

Das Erfordernis der therapeutischen Vergleichbarkeit bei zugleich abweichendem galenischem Profil limitiert die Auswahl alternativer Wirkstoffe häufig, sodass dem Wirkstoffaustausch in praxi meist enge Grenzen gesetzt sind. Dennoch gelingt es immer wieder, sowohl wechselseitige Wirkstoffausfällungen, als auch pH-bedingte Inkompatibilitäten auf diese Weise zu umgehen.

Ein bei Arzneimittelinformationsstellen immer wieder auftauchendes Rezepturproblem ist beispielsweise die Kombination von Zinkoxid mit Oxytetracyclin, die zu einer manifesten – also sofort sichtbaren – Inkompatibilität führt. Der Mechanismus beruht auf der Bildung eines Komplexes zwischen einem Zink-Ion im Zentrum und zwei Molekülen Oxytetracyclin als Liganden. Bei der chemischen Reaktion entsteht durch Deprotonie-

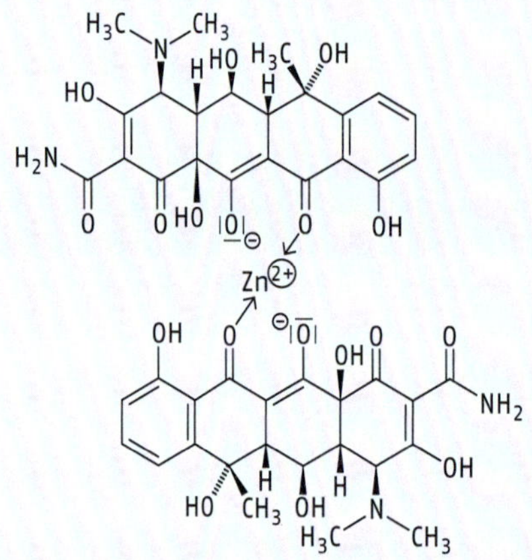

Abb. 8.2 Komplexbildung eines Zink-Kations mit zwei Molekülen Oxytetracyclin

rung einer vinylogen Carboxylgruppe des Oxytetracyclins ein saures Milieu und das Zinkoxid kann in Form des Zink-Kations mit zwei Molekülen Oxytetracyclin einen Chelatkomplex bilden (Abb. 8.2). Dieser Komplex hat ein sehr geringes Löslichkeitsprodukt, sodass die beiden Reaktionspartner nicht mehr als Wirkstoffe zur Verfügung stehen.

Zu lösen ist dieses Problem nur, indem die beiden Substanzen nicht miteinander kombiniert werden. Anstelle von Zinkoxid könnte ggf. Titandioxid zum Einsatz kommen, das jedoch – im Gegensatz zu Zinkoxid – nicht antimikrobiell wirksam ist, sodass wasserhaltige Zubereitungen (beispielsweise auf Basis einer Schüttelmixtur) zusätzlich konserviert oder mit einer deutlich verkürzten Aufbrauchfrist abgegeben werden müssen. Wie dieses Beispiel zeigt, handelt es sich bei einem Wirkstoffaustausch stets um eine Entscheidung, die vom konkreten Einzelfall ausgeht, sodass allgemeingültige Aussagen nicht möglich sind.

Rechtliche Zulässigkeit

Während Rezepturbestandteile ohne arzneiliche Wirkung gem. § 7 Abs. 1 ApBetrO ohne Rücksprache mit dem verschreibenden Arzt weggelassen, ausgetauscht, in ihrer Konzentration geändert oder hinzugefügt werden können (vorausgesetzt die Wirksamkeit der Zubereitung wird dadurch nicht beeinträchtigt), ist dies bei Wirkstoffen bzw. die Wirksamkeit des Arzneimittels mitbestimmenden Stoffen nicht der Fall. Der Austausch eines Wirkstoffs ist demnach nur im Einvernehmen mit dem verschreibenden Arzt möglich. Dies ist meist leichter zu erzielen, wenn die Apotheke nicht nur auf die Inkompatibilität der konkreten Wirkstoffkombination verweist, sondern zugleich einen Alternativvorschlag unterbreitet, wie einer der verordneten Wirkstoffe therapeutisch gleichwertig substituiert werden kann (Tab. 8.2). Lehnt der Arzt einen Wirkstofftausch ab, darf dieser durch die Apotheke auch nicht vorgenommen werden. In diesem Fall kann ggf. noch die Anfertigung getrennter Rezepturen angeboten werden (▸ Kap. 8.2.2), wird auch dieser Vorschlag seitens des Arztes negiert, so hat die Apotheke ihrerseits die Herstellung des Arzneimittels unter Verweis auf die fortbestehenden pharmazeutischen Bedenken zu verweigern. Die Herstellung eines inkompatiblen und damit nicht plausiblen Rezepturarzneimittels ist – auch auf erklärten Wunsch des Arztes – unzulässig.

8.2.2 Trennung der Rezeptur

Pharmazeutische Möglichkeiten

Bieten die beschränkten Möglichkeiten eines Wirkstoffaustausches keine akzeptable Lösung des Kompatibilitätsproblems, ist die Verarbeitung in getrennten, wechselweise zu applizierenden Zubereitungen der einzige galenisch vertretbare Weg, die pharmakologischen Qualitäten aller verordneten Wirkstoffe synergistisch zu kombinieren, um das Therapieziel zu erreichen. Ist die Entscheidung für eine Separierung der Wirkstoffe einmal gefallen, ist die größte galenische Herausforderung damit erfahrungsgemäß bereits bewältigt, denn oft sind die Wirkstoffe, jeder für sich, im verordneten Vehikelsystem (Grundlage bzw. Lösungsmittel) durchaus verarbeitbar, nur eben nicht gemeinsam. Da jedoch auch ein multipler Rezeptierfehler (z. B. Inkompatibilität der Wirkstoffe untereinander und mit der Grundlage) nie ganz auszuschließen ist, muss jede der beiden Partialzubereitungen für sich auf Plausibilität geprüft und notwendigenfalls modifiziert werden. Dabei spricht nichts dagegen, für die beiden Wirkstoffe unterschiedliche Vehikel zu wählen, diese abweichend voneinander zu konservieren oder andere Puffer zuzusetzen, um spezifisch den jeweils optimalen pH-Wert einzustellen. Dementsprechend wäre es durchaus denkbar, dass die getrennten Zubereitungen nach individueller galenischer Optimierung auf den ersten Blick nichts mehr miteinander verbindet, außer der Patient, für den sie bestimmt sind, und das therapeutische Ziel, das mit ihnen erreicht werden soll.

Rechtliche Zulässigkeit

Für viele Apotheken schwieriger als die Lösung des galenischen Problems ist die Beantwortung der Frage, inwieweit es rechtlich zulässig ist, inkompatible Wirkstoffe (mit oder ohne Rücksprache mit dem Arzt) auf mehrere Zubereitungen aufzuteilen. Dagegen spricht, dass ein Arzneimittel mit zwei Wirkstoffen erstmal grundsätzlich nicht identisch ist, mit mehreren Arzneimitteln, die jeweils nur einen der Wirkstoffe enthalten. Gleichwohl könnte man eine solche Vorgehensweise als konsequente Umsetzung der Verordnung interpretieren, bei der sich die einzelnen Zubereitungen als Bausteine verstehen, die in ihrer Summe der Verordnung entsprechen. Die getrennte Herstellung wäre mithin die pharmazeutisch vertretbare Umsetzung des in der Verordnung dokumentierten Arztwillens, der darauf gerichtet ist, die verordneten Wirkstoffe für den Patienten anwendbar zu machen. Die getrennt hergestellten Rezepturarzneimittel würden demnach der Verschreibung entsprechen.

Voraussetzung ist aber, dass die rechtlichen Rahmenbedingungen dem Apotheker einen gesetzlich zulässigen Entscheidungsspielraum eröffnen, d.h. die Verordnung müsste dahingehend ausgelegt werden können, dass der Arzt ggf. pro Wirkstoff die Anfertigung einer Zubereitung wünscht. Zudem dürfen keine Zweifel daran bestehen, dass es dem Arzt nicht auf die Verabreichung der Wirkstoffe in einer einzigen Zubereitung ankommt, sondern allein darauf, die Wirkstoffe in geeigneter Form anwendbar zu machen. Dann wäre die Anfertigung mehrerer Zubereitungen möglich. In der Regel wird dies nicht ohne ärztliche Rücksprache in Erfahrung zu bringen sein. Bedenken gegen die Anfertigung mehrerer Zubereitungen bestehen aber dann, wenn sich die Anwendung der Zubereitungen nicht mit der vom Arzt bei verschreibungspflichtigen Arzneimitteln gemäß § 2 Abs. 1 Nr. 7 Arzneimittelverschreibungsverordnung (AMVV) anzugebenden Gebrauchsanweisung in Einklang bringen lässt. Aus juristischer Sicht ist das Ausweichen auf mehrere Zubereitungen demnach mit gewissen Unsicherheiten verbunden, die es nahelegen, eine Entscheidung bzgl. der Aufspaltung einer Verordnung in zwei getrennte Zubereitungen in Absprache und Konsens mit dem Arzt zu treffen und die gemeinsame Entscheidung schriftlich zu dokumentieren.

Rezeptabrechnung

Die rechtliche Zulässigkeit der Trennung einer ärztlich verordneten, inkompatiblen Wirkstoffkombination in zwei getrennte Zubereitungen ist die eine Frage, die sich daraus ergebende Problematik bei der Rezeptabrechnung eine andere.

So ist beispielsweise zu klären, ob der in § 5 Arzneimittelpreisverordnung (AMPreisVO) vorgesehene Rezeptur- und Festzuschlag (= Arbeitspreis + Apothekenfixum) für die Anfertigung jeder der beiden getrennten Zubereitungen gesondert oder nur einmal für die gesamte Verordnung zu berechnen ist. Nach dem Wortlaut der AMPreisVO ist der Arbeitspreis „bei der Abgabe einer Zubereitung aus einem Stoff oder mehreren Stoffen, die in Apotheken angefertigt wird" zu berechnen. Demnach können Rezeptur- und Festzuschlag auch je zweimal abgerechnet werden, wenn für jeden Wirkstoff eine eigene Zubereitung angefertigt wird.

GKV-Rezept

Bei zu Lasten der gesetzlichen Krankenversicherung (GKV) ausgestellten Rezepten ergeben sich durch die Aufteilung eines verordneten auf zwei hergestellte Rezepturarzneimittel möglicherweise sozialversicherungsrechtliche Probleme, denn eine Leistungspflicht der GKV besteht grundsätzlich nur dann, wenn zumindest einer der enthaltenen Wirkstoffe verschreibungspflichtig ist. Dies kann zu Problemen führen, wenn einer der inkompatiblen Wirkstoffe nicht verschreibungspflichtig ist und sich durch die pharmazeutisch notwendige Aufteilung auf zwei Zubereitungen, neben einem verschreibungspflichtigen auch ein nicht verschreibungspflichtiges Rezepturarzneimittel ergibt, wie es beispielsweise bei der inkompatiblen Kombiverordnung von Erythromycin und Salicylsäure der Fall wäre. Eine separate Salicylsäure-Zubereitung wäre demnach nicht verschreibungspflichtig und (für Erwachsene) nicht erstattungsfähig.

Die Abgabe von Arzneimitteln an GKV-Versicherte ist im Rahmenvertrag nach § 129 SGB V und den ergänzend hierzu vereinbarten Lieferverträgen geregelt. Diese sehen vor, dass die Abgabe aufgrund einer ordnungsgemäßen Verschreibung erfolgt. Ordnungsgemäß ist sie dann, wenn sie gewisse Pflichtangaben enthält. Insbesondere muss die Verschreibung das abzugebende Mittel bezeichnen. Dieses muss sich eindeutig aus der Verschreibung ergeben. Entscheidend ist, ob aus einer, zwei inkompatible Wirkstoffe umfassenden vertragsärztlichen Verschreibung abgeleitet werden kann, dass der Arzt die Herstellung eines Rezepturarzneimittels pro Wirkstoff wünscht. Diese Frage ist aufgrund der rechtlichen Rahmenbedingungen jedoch zu verneinen: Dagegen spricht nämlich, dass Vertragsärzte zur isolierten Verordnung von Rezepturarzneimitteln verpflichtet sind. Denn gemäß den von Vertragsärzten einzuhaltenden Vorgaben zur Verwendung des rosa Rezepts (Muster 16) ist bei der Verordnung von Rezepturarzneimitteln pro Rezeptur ein Verordnungsblatt zu verwenden. Dem Vertragsarzt ist es also an sich nicht gestattet, zwei Rezepturen auf ein und demselben Verordnungsblatt zu verordnen (auch wenn die alltäglich geübte Praxis häufig anders aussieht). Deshalb ist aus juristischer Sicht davon auszugehen, dass der Vertragsarzt, wenn er die Angaben zur Rezepturherstellung auf nur einem Verordnungsblatt vornimmt, auch nur eine einzige Rezeptur verordnet hat.

Um abrechnungstechnischen Problemen von Vornherein aus dem Weg zu gehen, sollte die Apotheke daher bei vertragsärztlicher Verordnung eines Rezepturarzneimittels mit inkompatiblen Wirkstoffen auf die Ausstellung einer neuen Verordnung drängen, die die Verschreibung der beiden getrennten Rezepturen auf zwei separaten Verordnungsblättern umfasst. Sollte sich kein dahingehendes Einvernehmen mit dem Arzt erzielen lassen, wäre die Herstellung des ursprünglich verordneten Rezepturarzneimittels unter Hinweis auf die bestehenden pharmazeutischen Bedenken gem. § 7 Abs. 1 ApBetrO zurückzuweisen.

Privatrezept

Können sozialversicherungsrechtliche Bedenken außer Acht gelassen werden, weil das Rezepturarzneimittel auf einem Privatrezept verordnet wurde, ist durchaus in Erwägung zu ziehen, die Rezepturvorgabe des Arztes dahingehend zu interpretieren, dass dieser nicht die (unplausible) Anforderung einer Kombinationszubereitung mit zwei inkompatiblen Wirkstoffen, sondern die (plausible) Anforderung von zwei Monopräparaten ausgestellt hat, so dass pro Wirkstoff eine Zubereitung herzustellen und abzugeben ist. Besteht der Arzt allerdings explizit auf der Herstellung der Kombinationszubereitung, scheidet diese Möglichkeit aus. In diesem Fall wäre die Herstellung des angeforderten Rezepturarzneimittels aufgrund der fortbestehenden Implausibilität seitens der Apotheke komplett abzulehnen.

8.3 Rezepturbeispiel

Verordnung

Salicylsäure	3,0 g
Clotrimazol	1,0 g
Sebexol® Creme-Lotio	ad 100,0 g

M. D. S.: 1- bis 3-mal täglich auf die betroffene Hautstelle auftragen. Nicht in die Augen gelangen lassen.

Die therapeutische Sinnhaftigkeit der Kombination des Antimykotikums Clotrimazol mit der keratolytisch wirkenden Salicylsäure wurde aus dermatologisch-klinischer Sicht ausdrücklich bestätigt. Clotrimazol ist eine schwache Base mit einem rezeptierbaren pH-Bereich von pH 3,5–10. Im stärker Sauren hydrolysiert gelöstes Clotrimazol zu Imidazol und Bisphenyl-2-chlorphenyl-methylcarbinol oder Dechlorclotrimazol. Durch den Zusatz von 3 % Salicylsäure liegt der zu erwartende pH-Wert der Zubereitung unter 3, sodass eine zügige Zersetzung des säurelabilen Clotrimazols zu erwarten ist.

Zwar existieren einige wenige laboranalytisch geprüfte Rezepturvorschläge, die eine Kombination von Salicylsäure und Clotrimazol enthalten und für die eine Haltbarkeit von etwa einer Woche angegeben wird, bei den Untersuchungen zeigten sich jedoch erhebliche Unterschiede hinsichtlich der Wirkstoffzersetzung in Abhängigkeit von Wassergehalt und gelöstem Clotrimazol-Anteil (Suspensionen sind deutlich stabiler), so dass diese Ergebnisse nicht ohne weiteres auf andere, ungeprüfte Zubereitungen übertragen werden können.

Die Kombination von Salicylsäure und Clotrimazol in einer Zubereitung sollte daher nur erfolgen, wenn eine, im arzneimittelrechtlichen Sinne „nicht unerhebliche" Minderung der pharmazeutischen Qualität unter Heranziehung experimenteller Befunde plausibel ausgeschlossen werden kann.

Da es sich im vorliegenden Fall um eine ungeprüfte Rezeptur handelt und der Hersteller von Sebexol® Creme-Lotio die Kombination beider Wirkstoffe in der Emulsion aufgrund der pH-Problematik selbst ausschließt, kommen aus pharmazeutischer Sicht folgende Optionen in Betracht:

8.3.1 Austausch von Salicylsäure durch Harnstoff

Wie Salicylsäure wird auch Harnstoff dermal als Keratolytikum eingesetzt. Er stellt zudem erfahrungsgemäß eine therapeutisch vergleichbare Alternative zur ursprünglich verordneten Salicylsäure dar. Ein ggf. durch Harnstoff-Hydrolyse bedingter pH-Anstieg wäre unproblematisch, da Clotrimazol gegenüber Basen chemisch relativ beständig ist. Hierbei können entweder Clotrimazol und Harnstoff in die verordnete Sebexol® Creme-Lotio eingearbeitet werden oder die Apotheke greift auf das harnstoffhaltige, ansonsten aber gleich zusammengesetzte Handelspräparat Sebexol® Lotio cum urea 5 % zurück, in dem dann nur noch die gewünschte Menge Clotrimazol zu lösen ist.

Optimierte Rezeptur (Wirkstoffaustausch)

Clotrimazol	1,0 g
Sebexol® Lotio cum urea 5 %	ad 100,0 g

M. D. S.: 1- bis 3-mal täglich auf die betroffene Hautstelle auftragen. Nicht in die Augen gelangen lassen.

8.3.2 Herstellung getrennter Zubereitungen

Um das Clotrimazol vor dem zersetzenden Einfluss der Salicylsäure zu schützen, besteht die Möglichkeit, beide Wirkstoffe in getrennten Rezepturen zu verarbeiten. Laut Herstellerangaben ist jeder der beiden Wirkstoffe für sich kompatibel mit Sebexol® Creme-Lotio, die Inkompatibilität besteht also nur zwischen den Wirkstoffen. Der pH-Wert von Sebexol® Creme-Lotio liegt (ohne Zusatz sauer/alkalisch reagierender Substanzen) zwischen 4,5 und 5,5, sodass nicht mit einer relevanten Clotrimazol-Zersetzung zu rechnen ist. Für beide Zubereitungen kann eine Aufbrauchfrist von 3 Monaten in Spenderdosen bzw. 4 Wochen in Schraubdeckeldosen angegeben werden.

Optimierte Rezeptur (Getrennte Zubereitungen)

Zubereitung A

Salicylsäure	3,0 g
Sebexol® Creme-Lotio	ad 100,0 g

M. D. S.: 1- bis 3-mal täglich auf die betroffene Hautstelle auftragen. Nicht in die Augen gelangen lassen. Abwechselnd erst Salicylsäure-Lotion und anschließend Clotrimazol-Lotion anwenden.

Zubereitung B

Clotrimazol	1,0 g
Sebexol Creme-Lotio	ad 100,0 g

M. D. S.: 1- bis 3-mal täglich auf die betroffene Hautstelle auftragen. Nicht in die Augen gelangen lassen. Abwechselnd erst Salicylsäure-Lotion und schließend Clotrimazol-Lotion anwenden.

8.4 Arbeitshilfen

8.4.1 Therapeutisch vergleichbare Alternativen für gängige Rezepturwirkstoffe

◘ Tab. 8.2 enthält durch klinische Erfahrungswerte abgesicherte Austauschempfehlungen für einige häufig vorkommende Rezepturwirkstoffe. Die Auflistung ist weder abschließend noch vollständig und dient lediglich als Anhaltspunkt, um im Gespräch mit dem verordnenden Arzt praktisch bewährte Alternativvorschläge unterbreiten zu können.

Zur Austauschbarkeit und therapeutischen Vergleichbarkeit verschiedener Glucocorticoide bei dermaler Anwendung, sei auf die ausführlichen Erläuterungen in ▶ Kap. 5 verwiesen.

Bitte beachten Sie

- Der Austausch eines Wirkstoffs bedarf grundsätzlich der Zustimmung des verordnenden Arztes und darf daher ausschließlich in Rücksprache und mit seinem Einvernehmen erfolgen.
- Stimmt der Arzt einem Wirkstoffaustausch nicht zu, hat die Apotheke andere pharmazeutisch denkbare Problemlösungsmöglichkeiten (z. B. Trennung der Rezeptur in zwei Zubereitungen, Verkürzung der Laufzeit o. ä.) zu evaluieren, bzw. – falls diese nicht existieren oder nicht praktikabel sind – die Herstellung des Arzneimittels abzulehnen.
- Etwaige Wirkstoffalternativen können immer nur vor dem Hintergrund der individuellen Patientensituation und des Indikationsanspruchs der betreffenden Rezeptur ausgewählt werden. Generelle Empfehlungen sind daher nicht möglich.
- Die Dosierung des Alternativwirkstoffs ist individuell festzulegen und orientiert sich an den, für die betreffende Substanz gebräuchlichen Normdosen bzw. therapeutisch eingesetzten Konzentrationen, da für die genannten Austauschpartner üblicherweise keine Äquivalentdosen existieren, die bei Dermatika zudem vom gewählten Vehikelsystem abhängig wären und somit keine fixe oder gar allgemeingültige Größe darstellen.

8

◘ **Tab. 8.2** Gängige Rezepturwirkstoffe und therapeutisch vergleichbare Alternativen

Wirkstoff	Rezeptierbarer pH-Bereich	Therapeutisch vergleichbare Alternative	Rezeptierbarer pH-Bereich
Bacitracin[1]	4–7	Octenidindihydrochlorid	2–12
		Polihexanid	5–8
Betamethasondipropionat	4–8	Betamethasonvalerat	2–5
Betamethasonvalerat	2–5	Betamethasondipropionat	4–8
Bifonazol	2–10	Clotrimazol	3,5–10
Chlorhexidindigluconat	4–8	Octenidindihydrochlorid	2–12
		Polihexanid	5–8
Ciclopirox-Olamin	3–9	Clotrimazol	3,5–10
Clotrimazol	3,5–10	Ciclopirox-Olamin	3–9
		Bifonazol	2–10

[1] Der Vorschlag bezieht sich auf den Austausch eines topisch eingesetzten Antibiotikums durch ein Antiseptikum (vgl. hierzu die Ausführungen in ▶ Kap. 8.1.3).

Tab. 8.2 Gängige Rezepturwirkstoffe und therapeutisch vergleichbare Alternativen (Fortsetzung)

Wirkstoff		Rezeptierbarer pH-Bereich	Therapeutisch vergleichbare Alternative	Rezeptierbarer pH-Bereich
Eryhtromycin[1]		7–10	Octenidindihydrochlorid	2–12
			Polihexanid	5–8
Gentamicinsulfat[1]		4,5–8	Octenidindihydrochlorid	2–12
			Polihexanid	5–8
Glycerol		1–9	Harnstoff	1–12
Harnstoff	(Hydratisierung)	1–12	Glycerol	1–9
	(Keratolyse)	1–12	Salicylsäure	≤4
Hydrocortisonacetat		3–7	Hydrocortisonbutyrat	3,5–4,5
Hydrocortisonbutyrat		3,5–4,5	Hydrocortisonacetat	3–7
Lidocainhydrochlorid		4–7	Tetracainhydrochlorid	3–6,5
Neomycinsulfat[1]		7–8	Octenidindihydrochlorid	2–12
			Polihexanid	5–8
Octenidindihydrochlorid		2–12	Polihexanid	5–8
			Chlorhexidindigluconat	4–8
Polihexanid		5–8	Chlorhexidindigluconat	4–8
			Octenidindihydrochlorid	2–12
Prednisolon		3–6,5	Prednisolonacetat	3–7
Prednisolonacetat		3–7	Prednisolon	3–6,5
Salicylsäure		≤4	Harnstoff	1–12
Tetracainhydrochlorid		3–6,5	Lidocainhydrochlorid	4–7
Tetracyclinhydrochlorid[1]		4–6	Octenidindihydrochlorid	2–12
			Polihexanid	5–8
Titandioxid		k. A.	Zinkoxid	4–12
Triclosan		1–9	Chlorhexidindigluconat	4–8
			Octenidindihydrochlorid	2–12
			Polihexanid	5–8
Zinkoxid		4–12	Titandioxid	k. A.

[1] Der Vorschlag bezieht sich auf den Austausch eines topisch eingesetzten Antibiotikums durch ein Antiseptikum (vgl. hierzu die Ausführungen in ▶ Kap. 8.1.3).

8.4.2 Kompatibilität gängiger Wirkstoffkombinationen

Infolge der, für jedes Rezepturarzneimittel durchzuführenden Plausibilitätsprüfung ist vielen Apotheken der Umgang mit Kompatibilitätslisten seit langem vertraut. Üblicherweise treffen diese Listen jedoch ausschließlich Aussagen zur Kompatibilität eines bestimmten Wirkstoffs mit einer bestimmten Grundlage. In aller Regel wird sogar explizit darauf hingewiesen, dass der Zusatz weiterer Wirk- und Hilfsstoffe nicht durch den verzeichneten Kompatibilitätsnachweis gedeckt ist. Bei Wirkstoffkombinationen helfen diese Listen demnach nur bedingt weiter, da mit ihnen zwar die Kompatibilität jedes Wirkstoffs für sich in der Grundlage überprüft werden kann, aber eben nicht gemeinsam. Da Rezepturen mit zwei (oder mehr) Wirkstoffen bislang kaum analytisch untersucht wurden und entsprechend wenige valide Labordaten vorliegen, muss die Bewertung in diesen Fällen naturgemäß unverbindlicher ausfallen, als Apotheken es von den „klassischen" Wirkstoff-Grundlagen-Kompatibilitätslisten gewohnt sind. Um Kompatibilität und Stabilität häufig verordneter Wirkstoffkombinationen in gängigen Vehikelsystemen zumindest orientierungsweise einschätzen zu können, enthält ◻ Tab. 8.3, neben laboranalytischen Daten, auch angemessen dokumentierte Erfahrungswerte und von vergleichbaren Rezeptur- oder Fertigarzneimitteln abgeleitete Analogieschlüsse, aus denen sich stichhaltige Indizien hinsichtlich der Eignung für eine gemeinsame Verarbeitung sowie für die Festlegung der Aufbrauchfrist ergeben.

Auf Grundlage der recherchierten Daten wurden die gelisteten Wirkstoffkombinationen in vier Gruppen eingeteilt:

Eine gemeinsame Verarbeitung der genannten Wirkstoffe ist **nachgewiesenermaßen möglich.** Sofern validierte Rezepturempfehlungen mit laboranalytisch nachgewiesenen Aufbrauchfristen bekannt sind, werden diese unter Angabe der Datenquelle, z.B. NRF (Neues Rezeptur-Formularium) oder ZRB (Ziegler Rezepturbibliothek®) gelistet.

Eine gemeinsame Verarbeitung der genannten Wirkstoffe **erscheint denkbar.** Validierte Rezepturempfehlungen liegen nicht vor, immerhin aber Erfahrungswerte, vereinzelt auch laboranalytische Untersuchungen oder Erkenntnisse zu ähnlichen Wirkstoffkombinationen, aus denen sich zumindest näherungsweise vertretbare Aufbrauchfristen ableiten lassen.

Eine gemeinsame Verarbeitung der genannten Wirkstoffe ist **nicht ausgeschlossen, es wird jedoch davon abgeraten,** da besser geeignete Alternativen zur Verfügung stehen. In jedem Fall sollte die Aufbrauchfrist bzw. Anwendungsdauer so kurz wie möglich gewählt werden. Je nach Ursache adressieren die genannten Optimierungsvorschläge therapeutische und/oder galenische Problemstellungen.

Eine gemeinsame Verarbeitung der genannten Wirkstoffe ist **nicht möglich.** Es liegen Laboruntersuchungen vor, die belegen, dass entsprechende Zubereitungen auch bei stark verkürzten Aufbrauchfristen nicht die für ein Rezepturarzneimittel erforderliche Stabilität aufweisen.

Die konsolidierte Datensammlung in ◻ Tab. 8.3 versteht sich als Arbeitshilfe. Sie soll Anhaltspunkte liefern und den Rechercheaufwand reduzieren, aber keinesfalls zu unkritischem Gebrauch oder gar unreflektierten Schnellschüssen verleiten. Vielmehr erfordert jeder Einzelfall individuelle Überlegungen, die insbesondere das jeweilige Vehikelsystem (Grundlage, Lösungsmittel) einbeziehen, was aufgrund der unzureichenden Datenlage in ◻ Tab. 8.3 nur bedingt möglich war. Insofern erfordert die profunde Plausibilitätsprüfung bei Wirkstoffkombinationen zweifelsohne mehr Eigeninitiative, pharmazeutischen Sachverstand und Erfahrung bei der Bewertung von Rezepturarzneimitteln, als dies bei „Ein-Wirkstoff-eine-Grundlage-Zubereitungen" der Fall ist.

Bitte beachten Sie

- Sofern nicht anders vermerkt, beziehen sich die Angaben auf eine Verarbeitung bei den genannten pH-Werten in halbfesten bzw. flüssigen Zubereitungen zur dermalen Anwendung. Besitzt das Vehikel einen anderen als den genannten pH-Wert oder wird dieser z. B. durch Puffer oder sauer reagierende Konservierungsmittel verschoben, ist zu prüfen inwieweit die gelisteten Daten auf Zubereitungen mit abweichendem pH-Milieu übertragbar sind.
- Da der Zusatz weiterer Wirkstoffe die Stabilität der Zubereitung nachhaltig beeinflussen kann, gelten alle Angaben ausschließlich für die binäre Wirkstoffkombination, auf die sie sich beziehen. Sollen weitere Wirkstoffe mitverarbeitet werden, ist eine umfassende Kompatiblitätsbeurteilung unter Einbeziehung aller sich daraus ergebenden Wechselbeziehungen vorzunehmen.
- Aus dem Fehlen bestimmter Wirkstoffkombinationen darf weder geschlossen werden, dass diese unbesehen gemeinsam verarbeitet werden können, noch dass eine gemeinsame Verarbeitung prinzipiell unmöglich ist, vielmehr ist eine Prüfung des individuellen Einzelfalls erforderlich.

Tab. 8.3 Kompatibilität gängiger Wirkstoffkombinationen

Wirkstoff 1	Wirkstoff 2	Bewertung	Bemerkungen
Alfatradiol s. Estradiol (17α-Estradiol)			
Aluminiumacetat-tartrat-Lösung	Epinephrin-hydrochlorid		Epinephrin ist zersetzungsempfindlich und sollte in Form mit Natriummetabisulfit stabilisierter FAM (z. B. Suprarenin) verarbeitet werden. ■ Geprüfte Stabilität in Unguentum nasale (Standardrezeptur der DDR); von der Aluminiumacetat-tartrat-Lösung ist eine gewisse antimikrobielle Eigenwirkung zu erwarten; lipophile Creme → 4 Wochen (Kühlschrank) [1]
Ammoniumbituminosulfonat (Ichthyol)	Basisches Bismutgallat		■ Lipophile Creme; pH im (schwach) Basischen → 4 Wochen
Ammoniumbituminosulfonat (Ichthyol)	Betamethason-dipropionat		■ Wasserfreie Salbe → 4 Wochen
Ammoniumbituminosulfonat (Ichthyol)	Betamethasonvalerat		■ Wasserfreie Salbe → 4 Wochen
Ammoniumbituminosulfonat (Ichthyol)	Chloramphenicol*		Theoretisch keine Inkompatibilitäten zu erwarten. Allerdings wird der Nutzen von Chloramphenicol bei dermaler Applikation kritisch diskutiert! (Reserveantibiotikum; nur bei strenger Indikationsstellung). Alternativen können nur ausgehend vom Indikationsanspruch der jeweiligen Rezeptur gesucht werden. Bei Bedarf die regionalen Arzneimittelinformationsstellen kontaktieren. Bleibt der Arzt in Kenntnis der Risiken bei seiner Verordnung, darf sie beliefert werden.
Ammoniumbituminosulfonat (Ichthyol)	Dexamethason		Kombination kann sinnvoll sein. Dexamethason ist bei der neutralen bis schwach basischen Reaktion von Ammoniumbituminosulfonat allerdings nur kurze Zeit stabil. ■ Lipophile Creme; pH 7–8 → 4 Wochen
Ammoniumbituminosulfonat (Ichthyol)	Erythromycin*		■ Empfehlung: Ammoniumbituminosulfonat-Zusatz zu Hydrophiler Erythromycin-Creme (NRF 11.77.); hydrophile Creme; Einstellung des pH-Werts mit Citronensäure-Lösung auf pH 8–8,5 (analog NRF 11.77.) → 4 Wochen
Ammoniumbituminosulfonat (Ichthyol)	Hydrocortison		■ Geprüfte Stabilität in Unguentum Cordes®; wasserfreie Salbe → 4 Wochen [2]
Ammoniumbituminosulfonat (Ichthyol)	Hydrocortisonacetat		■ Wasserfreie Salbe → 6 Monate
Ammoniumbituminosulfonat (Ichthyol)	Prednisolonacetat		■ Wasserfreie Salbe → 3 Monate

[1] Standardrezepturen 1990 (SR 90). Für das Apothekenwesen bestimmte Ausgabe, Institut für Arzneimittelwesen der DDR (Hrsg.), 15. Aufl. VEB Verlag Volk und Gesundheit, Berlin 1990.
[2] Folia Ichthyolica. Ichthyol-Gesellschaft Cordes, Hermanni & Co. (GmbH & Co.) KG. (Stand 2017)
[3] Neues Rezeptur-Formularium (NRF), Rezepturhinweise und Rezepturenfinder (online). Avoxa – Mediengruppe Deutscher Apotheker GmbH, Eschborn 2017
[4] Ihre Dr. Wolff-Rezepturen. Dr. August Wolff GmbH & Co. KG Arzneimittel. (Rezepturfibel Stand 2016)
[5] Hinweise zur Herstellung Permethrin-haltiger Rezepturen. Infectopharm Arzneimittel und Consilium GmbH. Heppenheim 2016
* Die lokale/topische Antibiotika-Gabe gilt aufgrund von Wundheilungsstörungen und Sensibilisierungsreaktionen bis auf wenige Ausnahmen als überholt. Um Resistenzentwicklung vorzubeugen, sollte sie – falls nicht durch Antiseptika ersetzbar – möglichst kurzzeitig eingesetzt werden. (▶ Kap. 8.1.3)

Tab. 8.3 Kompatibilität gängiger Wirkstoffkombinationen (Fortsetzung)

Wirkstoff 1	Wirkstoff 2	Bewertung	Bemerkungen
Ammoniumbituminosulfonat (Ichthyol)	Triamcinolonacetonid		Kombination kann sinnvoll sein. Triamcinolonacetonid ist bei der neutralen bis schwach basischen Reaktion des Ammoniumbituminosulfonat ausreichend stabil. Dennoch kann eine pH-Absenkung die chemische Stabilität des Glucocorticoids verbessern. ▪ Hydrophile Creme bzw. Emulsion → 6 Monate
Ammoniumbituminosulfonat (Ichthyol)	Zinkoxid		▪ Geprüfte Stabilität in (Ethanolhaltiger) Ammoniumbituminosulfonat-Zinkoxidschüttelmixtur (NRF 11.2. bzw. NRF 11.4.); (ethanolisch-)wässrige Suspension; pH-neutral → 3 Monate (Kunststoffflasche), →6 Monate (Glasflasche) [3] ▪ Geprüfte Stabilität in Hydrophiler Zinkoxid-Paste mit Ammoniumbituminosulfonat (NRF 11.108.); hydrophile Paste; pH < 8 → 1 Jahr (Weithalsglas/Tube, Kühlschrank) → 6 Monate (Spenderdose, Kühlschrank) [3]
Ammoniumbituminosulfonat, Helles s. Helles Ammoniumbituminosulfonat (Leukichthol)			
Basisches Bismutgallat	Ammoniumbituminosulfonat (Ichthyol)		▪ Lipophile Creme; pH im (schwach) Basischen → 4 Wochen
Basisches Bismutgallat	Ichthyol (Ammoniumbituminosulfonat)		▪ Lipophile Creme; pH im (schwach) Basischen → 4 Wochen
Basisches Bismutgallat	Zinkoxid		▪ Geprüfte Stabilität in Zinkoxid-Paste mit Bismutgallat (NRF 11.112.); wasserfreie Paste → 3 Monate [3]
Benzocain	Chlorhexidindigluconat		Kombination wird als Mundspülung eingesetzt. Benzocain evtl. durch das weniger allergene und relativ hydrolysestabile Lidocainhydrochlorid ersetzen. ▪ Wässrige Suspension → 4 Wochen (Zubereitung mit fraglicher Stabilität)
Betamethasondipropionat	Ichthyol (Ammoniumbituminosulfonat)		▪ Wasserfreie Salbe → 4 Wochen
Betamethasondipropionat	Clotrimazol		Kombination nur zur Initialbehandlung entzündlicher bzw. erosiver Mykosen vertretbar. ▪ Hydro-/lipophile Creme; pH 4–6 (Einstellung mit Natriumedetat) → 3 Monate
Betamethasondipropionat	Gentamicinsulfat*		Dermale Verordnungen von Gentamicinsulfat (systemisches Reserveantibiotikum) insbesondere in Kombination mit anderen Wirkstoffen sind aufgrund von Resistenzbildung und Überempfindlichkeitsreaktionen grundsätzlich zu hinterfragen und Alternativen zu prüfen. Wird Gentamicinsulfat als unverzichtbar angesehen, ist die Behandlungsdauer ggf. stark zu begrenzen. ▪ Hydro-/lipophile Creme; pH 7–8 (Einstellung z. B. mit Natriumhydrogencarbonat) → 4 Wochen ▪ Wasserfreie Salbe → 1 Jahr

[1] Standardrezepturen 1990 (SR 90). Für das Apothekenwesen bestimmte Ausgabe, Institut für Arzneimittelwesen der DDR (Hrsg.), 15. Aufl. VEB Verlag Volk und Gesundheit, Berlin 1990.
[2] Folia Ichthyolica. Ichthyol-Gesellschaft Cordes, Hermanni & Co. (GmbH & Co.) KG. (Stand 2017)
[3] Neues Rezeptur-Formularium (NRF), Rezepturhinweise und Rezepturenfinder (online). Avoxa – Mediengruppe Deutscher Apotheker GmbH, Eschborn 2017
[4] Ihre Dr. Wolff-Rezepturen. Dr. August Wolff GmbH & Co. KG Arzneimittel. (Rezepturfibel Stand 2016)
[5] Hinweise zur Herstellung Permethrin-haltiger Rezepturen. Infectopharm Arzneimittel und Consilium GmbH. Heppenheim 2016

* Die lokale/topische Antibiotika-Gabe gilt aufgrund von Wundheilungsstörungen und Sensibilisierungsreaktionen bis auf wenige Ausnahmen als überholt. Um Resistenzentwicklung vorzubeugen, sollte sie – falls nicht durch Antiseptika ersetzbar – möglichst kurzzeitig eingesetzt werden. (▶Kap. 8.1.3)

8

Tab. 8.3 Kompatibilität gängiger Wirkstoffkombinationen (Fortsetzung)

Wirkstoff 1	Wirkstoff 2	Bewertung	Bemerkungen
Betamethason-dipropionat	Ichthyol (Ammonium-bituminosulfonat)		▪ Wasserfreie Salbe → 4 Wochen
Betamethason-dipropionat	Minoxidil		▪ Ethanolische Lösung; geschätzter pH um 8 → 4 Wochen
Betamethason-dipropionat	Zinkoxid		Betamethasondipropionat ist in basisch reagierenden und oxidativ wirkenden Zubereitungen (hier beides verursacht durch Zinkoxid) stabiler als Betamethasonvalerat, dennoch ist die Haltbarkeit sehr begrenzt. ▪ Wasserhaltige Paste oder Suspension → 2 Wochen ▪ Wasserfreie Paste → 4 Wochen
Betamethasonvalerat	Ammoniumbituminosulfonat (Ichthyol)		▪ Wasserfreie Salbe → 4 Wochen
Betamethasonvalerat	Chinolinolsulfat-Kaliumsulfat (8-Hydroxychinolinsulfat-Kaliumsulfat)		▪ Empfehlung: 8-Hydroxychinolinsulfat-Kaliumsulfat-Zusatz zu Hydrophiler Betamethasonvalerat-Creme (NRF 11.37.); hydrophile Creme; pH 4–5 → 6 Monate (Puffer aufgrund der sauren Reaktion von 8-Hydroxychinolinsulfat-Kaliumsulfat möglicherweise verzichtbar). **Cave:** WW von 8-Hydroxychinolinsulfat-Kaliumsulfat mit anionischen Grundlagen
Betamethasonvalerat	Chlorhexidindigluconat		Kombination bei entzündlichen Ekzemerkrankungen indiziert. ▪ Empfehlung: Betamethasonvalerat-Zusatz zu Hydrophiler Chlorhexidindigluconat-Creme (NRF 11.116.); hydrophile Creme; pH 4–6 → 3 Monate
Betamethasonvalerat	Clioquinol		▪ Stabilität für die Einarbeitung von Clioquinol in das nicht mehr erhältliche Fertigarzneimittel Linolacort® Beta war vom Hersteller geprüft; hydro-/lipophile Creme; pH 3,5–4,5 → 3 Monate [4]
Betamethasonvalerat	Clotrimazol		▪ Geprüfte Stabilität in Basis Cordes® RK (ohne/mit Wasserzusatz), ZRB D01-K06 bzw. ZRB D01-K07; hydro-/lipophile Creme; pH 4–6 → 12 Wochen [2]
Betamethasonvalerat	Erythromycin*		Bei dem für Erythromycin erforderlichen basischen pH-Bereich, sind für Betamethasonvalerat Zersetzungsreaktionen zu erwarten. Kombinationen mit dem bei höheren pH-Werten stabileren Betamethasondipropionat, Hydrocortisonacetat und mit Triamcinolonacetonid sind über einen Zeitraum von 4 Wochen möglich.

[1] Standardrezepturen 1990 (SR 90). Für das Apothekenwesen bestimmte Ausgabe, Institut für Arzneimittelwesen der DDR (Hrsg.), 15. Aufl. VEB Verlag Volk und Gesundheit, Berlin 1990.
[2] Folia Ichthyolica. Ichthyol-Gesellschaft Cordes, Hermanni & Co. (GmbH & Co.) KG. (Stand 2017)
[3] Neues Rezeptur-Formularium (NRF), Rezepturhinweise und Rezepturenfinder (online). Avoxa – Mediengruppe Deutscher Apotheker GmbH, Eschborn 2017
[4] Ihre Dr. Wolff-Rezepturen. Dr. August Wolff GmbH & Co. KG Arzneimittel. (Rezepturfibel Stand 2016)
[5] Hinweise zur Herstellung Permethrin-haltiger Rezepturen. Infectopharm Arzneimittel und Consilium GmbH. Heppenheim 2016

* Die lokale/topische Antibiotika-Gabe gilt aufgrund von Wundheilungsstörungen und Sensibilisierungsreaktionen bis auf wenige Ausnahmen als überholt. Um Resistenzentwicklung vorzubeugen, sollte sie – falls nicht durch Antiseptika ersetzbar – möglichst kurzzeitig eingesetzt werden. (▶Kap. 8.1.3)

Tab. 8.3 Kompatibilität gängiger Wirkstoffkombinationen (Fortsetzung)

Wirkstoff 1	Wirkstoff 2	Bewertung	Bemerkungen
Betamethasonvalerat	Gentamicinsulfat*		Dermale Verordnungen von Gentamicinsulfat (systemisches Reserveantibiotikum) insbesondere in Kombination mit anderen Wirkstoffen sind aufgrund von Resistenzbildung und Überempfindlichkeitsreaktionen grundsätzlich zu hinterfragen und Alternativen zu prüfen. Wird Gentamicinsulfat als unverzichtbar angesehen, ist die Behandlungsdauer ggf. stark zu begrenzen. ■ Geprüfte Stabilität in Basis Cordes® RK (ohne/mit Wasserzusatz), ZRB D06-K07 bzw. ZRB D06-K08; hydro-/lipophile Creme; pH 4–6 → 12 Wochen [2] ■ Hydro-/lipophile Creme; im pH-Bereich 7–8 (Wirkoptimum für Gentamicinsulfat) → 4 Wochen
Betamethasonvalerat	Glycerol 85 %		■ Lipophile Creme; pH 2–5 (Einstellung mit Milch- oder Citronensäure-Lösung) → 6 Monate
Betamethasonvalerat	Harnstoff		■ Stabilität für die Einarbeitung von Harnstoff in das nicht mehr erhältliche Fertigarzneimittel Linolacort® Beta war geprüft; hydro-/lipophile Creme; pH 3,5–4,5 → 3 Monate [4] ■ Geprüfte Stabilität in Basis Cordes® RK mit Lactat-Puffer-Zusatz (ohne/mit weiterem Wasserzusatz); hydro-/lipophile Creme; pH 4–6 → 12 Wochen [2] ■ Analoge Rezepturen mit Lactat-Puffer-Zusatz; wasserfreie Salbe bzw. hydro-/lipophile Creme; pH 4–6 → 12 Wochen (es gibt ungeprüfte Hinweise auf eine Stabilität von bis zu 6 Monaten) ■ Wasserhaltige Rezepturen ohne Puffer-Zusatz → 4 Wochen
Betamethasonvalerat	8-Hydroxychinolinsulfat-Kaliumsulfat (Chinolinolsulfat-Kaliumsulfat)		■ Empfehlung: 8-Hydroxychinolinsulfat-Kaliumsulfat-Zusatz zu Hydrophiler Betamethasonvalerat-Creme (NRF 11.37.); hydrophile Creme; pH 4–5 → 6 Monate (Puffer aufgrund der sauren Reaktion von 8-Hydroxychinolinsulfat-Kaliumsulfat möglicherweise verzichtbar). **Cave:** WW von 8-Hydroxychinolinsulfat-Kaliumsulfat mit anionischen Grundlagen
Betamethasonvalerat	Ichthyol (Ammoniumbituminosulfonat)		■ Wasserfreie Salbe → 4 Wochen
Betamethasonvalerat	Minoxidil		■ Ethanolisch-wässrige Lösung; pH ca. 8 (ergibt sich ohne Pufferzusatz); Austausch von Betamethasonvalerat durch das im Neutralen bzw. schwach Basischen stabilere Betamethasondipropionat ■ Ethanolisch-wässrige Lösung; pH 4–5 (Einstellung mit Citrat-Puffer; Betamethasonvalerat einsetzbar) → 4 Wochen

[1] Standardrezepturen 1990 (SR 90). Für das Apothekenwesen bestimmte Ausgabe, Institut für Arzneimittelwesen der DDR (Hrsg.), 15. Aufl. VEB Verlag Volk und Gesundheit, Berlin 1990.
[2] Folia Ichthyolica. Ichthyol-Gesellschaft Cordes, Hermanni & Co. (GmbH & Co.) KG. (Stand 2017)
[3] Neues Rezeptur-Formularium (NRF), Rezepturhinweise und Rezepturenfinder (online). Avoxa – Mediengruppe Deutscher Apotheker GmbH, Eschborn 2017
[4] Ihre Dr. Wolff-Rezepturen. Dr. August Wolff GmbH & Co. KG Arzneimittel. (Rezepturfibel Stand 2016)
[5] Hinweise zur Herstellung Permethrin-haltiger Rezepturen. Infectopharm Arzneimittel und Consilium GmbH. Heppenheim 2016

* Die lokale/topische Antibiotika-Gabe gilt aufgrund von Wundheilungsstörungen und Sensibilisierungsreaktionen bis auf wenige Ausnahmen als überholt. Um Resistenzentwicklung vorzubeugen, sollte sie – falls nicht durch Antiseptika ersetzbar – möglichst kurzzeitig eingesetzt werden. (▶Kap. 8.1.3)

◻ **Tab. 8.3** Kompatibilität gängiger Wirkstoffkombinationen (Fortsetzung)

Wirkstoff 1	Wirkstoff 2	Bewertung	Bemerkungen
Betamethasonvalerat	Octenidin-dihydrochlorid		▪ Stabilität für die Einarbeitung von Octenidindihydrochlorid in das nicht mehr erhältliche FAM Linolacort® Beta war geprüft; pH 3,5–4,5 → 3 Monate [4] ▪ Standardisierte Alternative mit Prednicarbat: Hydrophile Prednicarbat-Creme mit Octenidindihydrochlorid (NRF 11.145.); hydro-/lipophile Creme; pH 4–6 → 3 Monate [3]
Betamethasonvalerat	Salicylsäure		▪ Stabilität für die Einarbeitung von Octenidindihydrochlorid in das nicht mehr erhältliche Fertigarzneimittel Linolacort® Beta war geprüft; ambiphile Creme; pH 3,5–4,0 → 3 Monate [4] ▪ Geprüfte Stabilität für die Einarbeitung von Salicylsäure in Cordes® Beta Creme; hydrophile Creme; pH 3,0–4,0 → 2 Monate [2] ▪ Analoge Rezepturen; pH 3,0–4,0 → 2 Monate ▪ Wasserfreie Salbe → 6 Monate
Betamethasonvalerat	Tretinoin (Vitamin-A-Säure)		Zur Stabilisierung des Tretinoins sollte Butylhydroxytoluol ergänzt werden. ▪ Lipophile Creme; pH 5–6 → 4 Wochen
Betamethasonvalerat	Triclosan		▪ Empfehlung: Betamethasonvalerat-Zusatz zu Hydrophiler Triclosan-Creme (NRF 11.135.); hydrophile Creme; pH 4–5 → 6 Monate ▪ Standardisierte Alternative: Hydrophile Triamcinolonacetonid-Creme mit Chlorhexidindigluconat (NRF 11.136.); hydrophile Creme; pH 5–6 → 6 Monate (Tube/Spenderdose) [3] **Cave:** Bei einigen Grundlagen sind WW zwischen Triclosan und Emulgatoren mit Macrogol-Partialstruktur möglich.
Betamethasonvalerat	Vitamin-A-Säure (Tretinoin)		Zur Stabilisierung der Vitamin-A-Säure sollte Butylhydroxytoluol ergänzt werden. ▪ Lipophile Creme; pH 5–6 → 4 Wochen
Betamethasonvalerat	Zinkoxid		Auch bei wasserfreier Grundlage ist hohe Instabilität des zersetzungsempfindlichen Betamethasonvalerat in Anwesenheit des schwach basisch reagierenden und oxidierenden Zinkoxids zu erwarten. → Austausch gegen stabilere Glucocorticoide (evtl. Betamethasondipropionat).
Budesonid	Neomycinsulfat*		Kombination wird als Nasenspray eingesetzt. Keine Konservierung mit Benzalkoniumchlorid, da es sich um eine Dauerbehandlung über mehrere Monate handelt. ▪ Wässrige Lösung → 1 Woche (Kühlschrank)
Campher	Menthol		▪ Geprüfte Stabilität in Methylsalicylat-Salbe mit Campher und Menthol (NRF 1.2.); wasserfrei → 1 Jahr [3] Evtl. Ausgleich des Eutektikums erforderlich (▸ Kap. 17.2.1).

[1] Standardrezepturen 1990 (SR 90). Für das Apothekenwesen bestimmte Ausgabe, Institut für Arzneimittelwesen der DDR (Hrsg.), 15. Aufl. VEB Verlag Volk und Gesundheit, Berlin 1990.
[2] Folia Ichthyolica. Ichthyol-Gesellschaft Cordes, Hermanni & Co. (GmbH & Co.) KG. (Stand 2017)
[3] Neues Rezeptur-Formularium (NRF), Rezepturhinweise und Rezepturenfinder (online). Avoxa – Mediengruppe Deutscher Apotheker GmbH, Eschborn 2017
[4] Ihre Dr. Wolff-Rezepturen. Dr. August Wolff GmbH & Co. KG Arzneimittel. (Rezepturfibel Stand 2016)
[5] Hinweise zur Herstellung Permethrin-haltiger Rezepturen. Infectopharm Arzneimittel und Consilium GmbH. Heppenheim 2016

* Die lokale/topische Antibiotika-Gabe gilt aufgrund von Wundheilungsstörungen und Sensibilisierungsreaktionen bis auf wenige Ausnahmen als überholt. Um Resistenzentwicklung vorzubeugen, sollte sie – falls nicht durch Antiseptika ersetzbar – möglichst kurzzeitig eingesetzt werden. (▸ Kap. 8.1.3)

Tab. 8.3 Kompatibilität gängiger Wirkstoffkombinationen (Fortsetzung)

Wirkstoff 1	Wirkstoff 2	Bewertung	Bemerkungen
Campher	Methylsalicylat		▪ Geprüfte Stabilität in Methylsalicylat-Salbe mit Campher und Menthol (NRF 1.2.); wasserfrei → 1 Jahr [3] Evtl. Ausgleich des Eutektikums erforderlich (▶ Kap. 17.2.1).
Chinolinolsulfat-Kaliumsulfat s. 8-Hydroxychinolinsulfat-Kaliumsulfat			
Chloramphenicol*	Ammoniumbituminosulfonat (Ichthyol)		Theoretisch keine Inkompatibilitäten zu erwarten. Allerdings wird der Nutzen von Chloramphenicol bei dermaler Applikation kritisch diskutiert! (Reserveantibiotikum; nur bei strenger Indikationsstellung). Alternativen können nur ausgehend vom Indikationsanspruch der jeweiligen Rezeptur gesucht werden. Bei Bedarf die regionalen Arzneimittelinformationsstellen kontaktieren. Bleibt der Arzt in Kenntnis der Risiken bei seiner Verordnung, darf sie beliefert werden.
Chloramphenicol*	Helles Ammoniumbituminosulfonat (Leukichthol)		▪ Geprüfte Stabilität für die Einarbeitung von Chloramphenicol in Solutio Cordes®, ZRB D06-02; alkoholisch-wässrige Lösung; pH 6–7 → 7 Monate [2] **Cave:** Der Nutzen von Chloramphenicol bei dermaler Applikation wird kritisch diskutiert! (Reserveantibiotikum; nur bei strenger Indikationsstellung). Alternativen können nur ausgehend vom Indikationsanspruch der jeweiligen Rezeptur gesucht werden. Bei Bedarf die regionalen Arzneimittelinformationsstellen kontaktieren. Bleibt der Arzt in Kenntnis der Risiken bei seiner Verordnung, darf sie beliefert werden.
Chloramphenicol*	Ichthyol (Ammoniumbituminosulfonat)		Theoretisch keine Inkompatibilitäten zu erwarten. Allerdings wird der Nutzen von Chloramphenicol bei dermaler Applikation kritisch diskutiert! (Reserveantibiotikum; nur bei strenger Indikationsstellung). Alternativen können nur ausgehend vom Indikationsanspruch der jeweiligen Rezeptur gesucht werden. Bei Bedarf die regionalen Arzneimittelinformationsstellen kontaktieren. Bleibt der Arzt in Kenntnis der Risiken bei seiner Verordnung, darf sie beliefert werden.
Chloramphenicol*	Leukichthol (Helles Ammoniumbituminosulfonat)		▪ Geprüfte Stabilität für die Einarbeitung von Chloramphenicol in Solutio Cordes®, ZRB D06-02; alkoholisch-wässrige Lösung; pH 6–7 → 7 Monate [2] **Cave:** Der Nutzen von Chloramphenicol bei dermaler Applikation wird kritisch diskutiert! (Reserveantibiotikum; nur bei strenger Indikationsstellung). Alternativen können nur ausgehend vom Indikationsanspruch der jeweiligen Rezeptur gesucht werden. Bei Bedarf die regionalen Arzneimittelinformationsstellen kontaktieren. Bleibt der Arzt in Kenntnis der Risiken bei seiner Verordnung, darf sie beliefert werden.

[1] Standardrezepturen 1990 (SR 90). Für das Apothekenwesen bestimmte Ausgabe, Institut für Arzneimittelwesen der DDR (Hrsg.), 15. Aufl. VEB Verlag Volk und Gesundheit, Berlin 1990.
[2] Folia Ichthyolica. Ichthyol-Gesellschaft Cordes, Hermanni & Co. (GmbH & Co.) KG. (Stand 2017)
[3] Neues Rezeptur-Formularium (NRF), Rezepturhinweise und Rezepturenfinder (online). Avoxa – Mediengruppe Deutscher Apotheker GmbH, Eschborn 2017
[4] Ihre Dr. Wolff-Rezepturen. Dr. August Wolff GmbH & Co. KG Arzneimittel. (Rezepturfibel Stand 2016)
[5] Hinweise zur Herstellung Permethrin-haltiger Rezepturen. Infectopharm Arzneimittel und Consilium GmbH. Heppenheim 2016
* Die lokale/topische Antibiotika-Gabe gilt aufgrund von Wundheilungsstörungen und Sensibilisierungsreaktionen bis auf wenige Ausnahmen als überholt. Um Resistenzentwicklung vorzubeugen, sollte sie – falls nicht durch Antiseptika ersetzbar – möglichst kurzzeitig eingesetzt werden. (▶ Kap. 8.1.3)

Tab. 8.3 Kompatibilität gängiger Wirkstoffkombinationen (Fortsetzung)

Wirkstoff 1	Wirkstoff 2	Bewertung	Bemerkungen
Chloramphenicol*	Resorcin		Therapeutisch umstritten. Negativmonographien für Resorcin! Chloramphenicol nur bei strenger Indikationsstellung! Alternative NRF-Rezepturen für die Indikation mit Chlorhexidin, Erythromycin oder Salicylsäure.
Chloramphenicol*	Salicylsäure		■ Geprüfte Stabilität für die Einarbeitung von Chloramphenicol und Salicylsäure in Solutio Cordes® (enthält zusätzlich Leukichthol); alkoholisch-wässrige Lösung → 4 Wochen [2] ■ Bei nicht geprüften Rezepturen sind pharmazeutische Qualitätsminderungen zu erwarten. Die Zersetzungsgeschwindigkeit ist schwer abzuschätzen. **Cave:** Der Nutzen von Chloramphenicol bei dermaler Applikation wird kritisch diskutiert! (Reserveantibiotikum; nur bei strenger Indikationsstellung). Alternativen können nur ausgehend vom Indikationsanspruch der jeweiligen Rezeptur gesucht werden. Bei Bedarf die regionalen Arzneimittelinformationsstellen kontaktieren. Bleibt der Arzt in Kenntnis der Risiken bei seiner Verordnung, darf sie beliefert werden.
Chloramphenicol*	Zinkoxid		Theoretisch keine Inkompatibilitäten zu erwarten. Allerdings wird der Nutzen von Chloramphenicol bei dermaler Applikation kritisch diskutiert! (Reserveantibiotikum; nur bei strenger Indikationsstellung). Alternativen können nur ausgehend vom Indikationsanspruch der jeweiligen Rezeptur gesucht werden. Bei Bedarf die regionalen Arzneimittelinformationsstellen kontaktieren. Bleibt der Arzt in Kenntnis der Risiken bei seiner Verordnung, darf sie beliefert werden.
Chlorhexidindiacetat	Triamcinolonacetonid		■ Lipophile Creme; pH 5–6 → 4 Wochen
Chlorhexidindigluconat	Benzocain		Kombination wird als Mundspülung eingesetzt. Benzocain evtl. durch das weniger allergene und relativ hydrolysestabile Lidocainhydrochlorid ersetzen. ■ Wässrige Suspension → 4 Wochen (Zubereitung mit fraglicher Stabilität)
Chlorhexidindigluconat	Betamethasonvalerat		Kombination bei entzündlichen Ekzemerkrankungen indiziert. ■ Empfehlung: Betamethasonvalerat-Zusatz zu Hydrophiler Chlorhexidindigluconat-Creme (NRF 11.116.); hydrophile Creme; pH 4–6 → 3 Monate
Chlorhexidindigluconat	Dexpanthenol		Kombination wird als Mundspülung eingesetzt. Dexpanthenol kann merklich basisch reagieren. Um eine Fällung der Chlorhexidin-Base zu verhindern, muss ggf. angesäuert werden. ■ Wässrige Lösung; pH 4–6 (ggf. Einstellung mit Citronensäure) → 6 Monate

[1] Standardrezepturen 1990 (SR 90). Für das Apothekenwesen bestimmte Ausgabe, Institut für Arzneimittelwesen der DDR (Hrsg.), 15. Aufl. VEB Verlag Volk und Gesundheit, Berlin 1990.
[2] Folia Ichthyolica. Ichthyol-Gesellschaft Cordes, Hermanni & Co. (GmbH & Co.) KG. (Stand 2017)
[3] Neues Rezeptur-Formularium (NRF), Rezepturhinweise und Rezepturenfinder (online). Avoxa – Mediengruppe Deutscher Apotheker GmbH, Eschborn 2017
[4] Ihre Dr. Wolff-Rezepturen. Dr. August Wolff GmbH & Co. KG Arzneimittel. (Rezepturfibel Stand 2016)
[5] Hinweise zur Herstellung Permethrin-haltiger Rezepturen. Infectopharm Arzneimittel und Consilium GmbH. Heppenheim 2016

* Die lokale/topische Antibiotika-Gabe gilt aufgrund von Wundheilungsstörungen und Sensibilisierungsreaktionen bis auf wenige Ausnahmen als überholt. Um Resistenzentwicklung vorzubeugen, sollte sie – falls nicht durch Antiseptika ersetzbar – möglichst kurzzeitig eingesetzt werden. (▶Kap. 8.1.3)

Tab. 8.3 Kompatibilität gängiger Wirkstoffkombinationen (Fortsetzung)

Wirkstoff 1	Wirkstoff 2	Bewertung	Bemerkungen
Chlorhexidin-digluconat	Lidocain		Kombination wird als Mundspülung eingesetzt. Mit Lidocainhydrochlorid könnte schwer lösliches Chlorhexidinchlorid ausfallen, daher wird von Lidocain-Base ausgegangen und mit Essigsäure angesäuert → Lösung des Lidocains unter Acetatbildung (Verhältnis Lidocain: Essigsäure 1:0,257; ▶Kap. 10.3). ■ Wässrige Lösung; pH 6 (ergibt sich durch Zusatz von Essigsäure) → 4 Wochen
Chlorhexidin-digluconat	Lidocainhydrochlorid		Durch die Kombination von Chlorhexidindigluconat mit Lidocainhydrochlorid kann (konzentrationsabhängig) schwer lösliches Chlorhexidinchlorid ausfallen. Austausch von Lidocainhydrochlorid durch Lidocain-Base in Kombination mit Essigsäure. Durch den Essigsäure-Zusatz löst sich die Lidocain-Base. (▶Kap. 10.3)
Chlorhexidin-digluconat	Salicylsäure		■ Chlorhexidin-Salicylspiritus (Dermatologische Magistralrezeptur der Schweiz 5.2–233: Chlorhexidindigluconatlösung 20 % 0,5 g, Salicylsäure 2,0 g, Ethanol 70 % (V/V) ad 100,0 g); ethanolisch-wässrige Lösung → 24 Monate [1]
Chlorhexidin-digluconat	Triamcinolonacetonid		■ Geprüfte Stabilität in Hydrophiler Triamcinolonacetonid-Creme mit Chlorhexidindigluconat (NRF 11.136); hydrophile Creme; pH 5–6 → 6 Monate [3]
Chlortetracyclin-hydrochlorid*	Salicylsäure		■ Geprüfte Stabilität in Pasta Cordes®, ZRB D06-K02; wasserfreie Paste → 8 Wochen [2] **Cave:** In Gefäßen mit großer Oberfläche (Kruken) kann es zu Ausölungen kommen, die die Qualität der Rezeptur nicht beeinträchtigen und leicht unterzurühren sind. Bei der Herstellung hohe Rührgeschwindigkeiten vermeiden (max. 500 U/min.).
Ciclopirox-Olamin	Clobetasolpropionat		Ciclopirox-Olamin hat in wässriger Lösung pH 8–9 (Grenzbereich der Stabilität von Clobetasolpropionat). Es ist jedoch auch bei Fertigarzneimitteln üblich Ciclopirox durch Citronensäurezusatz auszufällen (pH 4–6), um die Stabilität/Lokalverträglichkeit zu verbessern. ■ Isopropanolisch-wässrige Lösung; pH 4–6 → 4 Wochen
Ciclopirox-Olamin	Harnstoff		■ Empfehlung: Ciclopirox-Zusatz zu Harnstoffpaste (NRF 11.30.); (bei abweichender Indikation, d. h. nicht intendierter Nagelentfernung, deutliche Reduktion der Harnstoffmenge); wasserfrei → 6 Monate (Kruke), 1 Jahr (Tube/Spenderdose)
Ciclopirox-Olamin	Salicylsäure		■ Isopropanolisch-wässrige Suspension (Ausfällung des Ciclopirox durch sauren pH der Salicylsäure) → 4 Wochen
Ciclopirox-Olamin	Triamcinolonacetonid		■ Geprüfte Stabilität für die Einarbeitung von Ciclopirox-Olamin in Linolacort® Triam, ZRB D07-K24; ambiphile Creme; pH 3,5–4,5 → 3 Monate [4]

[1] Standardrezepturen 1990 (SR 90). Für das Apothekenwesen bestimmte Ausgabe, Institut für Arzneimittelwesen der DDR (Hrsg.), 15. Aufl. VEB Verlag Volk und Gesundheit, Berlin 1990.
[2] Folia Ichthyolica. Ichthyol-Gesellschaft Cordes, Hermanni & Co. (GmbH & Co.) KG. (Stand 2017)
[3] Neues Rezeptur-Formularium (NRF), Rezepturhinweise und Rezepturenfinder (online). Avoxa – Mediengruppe Deutscher Apotheker GmbH, Eschborn 2017
[4] Ihre Dr. Wolff-Rezepturen. Dr. August Wolff GmbH & Co. KG Arzneimittel. (Rezepturfibel Stand 2016)
[5] Hinweise zur Herstellung Permethrin-haltiger Rezepturen. Infectopharm Arzneimittel und Consilium GmbH. Heppenheim 2016
* Die lokale/topische Antibiotika-Gabe gilt aufgrund von Wundheilungsstörungen und Sensibilisierungsreaktionen bis auf wenige Ausnahmen als überholt. Um Resistenzentwicklung vorzubeugen, sollte sie – falls nicht durch Antiseptika ersetzbar – möglichst kurzzeitig eingesetzt werden. (▶Kap. 8.1.3)

8

Tab. 8.3 Kompatibilität gängiger Wirkstoffkombinationen (Fortsetzung)

Wirkstoff 1	Wirkstoff 2	Bewertung	Bemerkungen
Clioquinol	Betamethasonvalerat		■ Stabilität für die Einarbeitung von Clioquinol in das nicht mehr erhältliche Fertigarzneimittel Linolacort® Beta war vom Hersteller geprüft; hydro-/lipophile Creme; pH 3,5–4,5 → 3 Monate [4]
Clioquinol	Clobetasolpropionat		■ Empfehlung: Clioquinol-Zusatz zu Hydrophiler Clobetasolpropionat-Creme (NRF 11.76.); hydrophile Creme; pH 4–5 → 6 Monate ■ Hydro-/lipophile Creme; pH 4–5 (ggf. Einstellung mit Citrat-Puffer) → 6 Monate
Clioquinol	Hydrocortison		■ Geprüfte Stabilität für die Einarbeitung von Clioquinol in Linolacort® Hydro, ZRB D07-K25 bzw. ZRB D07-K26; ambiphile Creme; pH 3,5–4,5 → 3 Monate [4]
Clioquinol	Titandioxid		■ Wässrige Suspension (Schüttelmixtur) → 1 Woche (aufgrund mirkobieller Anfälligkeit, Titandioxid ist im Gegensatz zu Zinkoxid nicht antimikrobiell wirksam)
Clioquinol	Triamcinolonacetonid		■ Geprüfte Stabilität für die Einarbeitung von Clioquinol in Linolacort® Triam, ZRB D07-K27; ambiphile Creme; pH 3,5–4,5 → 3 Monate [4]
Clioquinol	Zinkoxid		In wasserhaltigen Zubereitungen wird eine Wechselwirkung diskutiert. Es gibt aber auch Hinweise auf ausreichende Verträglichkeit. Zwar tritt eine sich rasch verstärkende gelbliche Verfärbung auf, in wie weit es sich hierbei um eine relevante Inkompatibilität handelt, ist nicht abschließend geklärt. Laut NRF ist nach derzeitigem Erkenntnisstand, bei einer Aufbrauchfrist von wenigen Tagen, nichts gegen eine Anwendung einzuwenden. Ob auch in wasserfreien Zubereitungen eine Unverträglichkeit vorliegt, kann nicht beurteilt werden. → Austausch von Zinkoxid durch das mit Clioquinol besser verträgliche Titandioxid. ■ Als Streupuder → 1 Jahr ■ Als hydrophile Schüttelmixtur → wenige Tage
Clobetasolpropionat	Ciclopirox-Olamin		Ciclopirox-Olamin hat in wässriger Lösung pH 8–9 (Grenzbereich der Stabilität von Clobetasolpropionat). Es ist jedoch auch bei Fertigarzneimitteln üblich Ciclopirox durch Citronensäurezusatz auszufällen (pH 4–6), um die Stabilität/Lokalverträglichkeit zu verbessern. ■ Isopropanolisch-wässrige Lösung; pH 4–6 → 4 Wochen
Clobetasolpropionat	Clioquinol		■ Empfehlung: Clioquinol-Zusatz zu Hydrophiler Clobetasolpropionat-Creme (NRF 11.76.); hydrophile Creme; pH 4–5 → 6 Monate ■ Hydro-/lipophile Creme; pH 4–5 (ggf. Einstellung mit Citrat-Puffer) → 6 Monate

[1] Standardrezepturen 1990 (SR 90). Für das Apothekenwesen bestimmte Ausgabe, Institut für Arzneimittelwesen der DDR (Hrsg.), 15. Aufl. VEB Verlag Volk und Gesundheit, Berlin 1990.
[2] Folia Ichthyolica. Ichthyol-Gesellschaft Cordes, Hermanni & Co. (GmbH & Co.) KG. (Stand 2017)
[3] Neues Rezeptur-Formularium (NRF), Rezepturhinweise und Rezepturenfinder (online). Avoxa – Mediengruppe Deutscher Apotheker GmbH, Eschborn 2017
[4] Ihre Dr. Wolff-Rezepturen. Dr. August Wolff GmbH & Co. KG Arzneimittel. (Rezepturfibel Stand 2016)
[5] Hinweise zur Herstellung Permethrin-haltiger Rezepturen. Infectopharm Arzneimittel und Consilium GmbH. Heppenheim 2016
* Die lokale/topische Antibiotika-Gabe gilt aufgrund von Wundheilungsstörungen und Sensibilisierungsreaktionen bis auf wenige Ausnahmen als überholt. Um Resistenzentwicklung vorzubeugen, sollte sie – falls nicht durch Antiseptika ersetzbar – möglichst kurzzeitig eingesetzt werden. (▶Kap. 8.1.3)

Tab. 8.3 Kompatibilität gängiger Wirkstoffkombinationen (Fortsetzung)

Wirkstoff 1	Wirkstoff 2	Bewertung	Bemerkungen
Clobetasolpropionat	Clotrimazol		Kombination nur zur Initialbehandlung entzündlicher bzw. erosiver Mykosen vertretbar. ■ Geprüfte Stabilität in wässriger Lösung; pH 3,5–5,5 (durch Konservierung mit Sorbinsäure) → 12 Wochen [2] ■ Wasserfreie Salbe bzw. hydro-/lipophile Creme; pH 4–6 → 3 Monate (möglicherweise auch länger)
Clobetasolpropionat	Gentamicinsulfat*		Dermale Verordnungen von Gentamicinsulfat (systemisches Reserveantibiotikum) insbesondere in Kombination mit anderen Wirkstoffen sind aufgrund von Resistenzbildung und Überempfindlichkeitsreaktionen grundsätzlich zu hinterfragen und Alternativen zu prüfen. Wird Gentamicinsulfat als unverzichtbar angesehen, ist die Behandlungsdauer ggf. stark zu begrenzen. Die saure Reaktion des Gentamicinsulfats sorgt für Stabilität des Clobetasolpropionats (rezeptierbarer pH 2–9), wenngleich die Wirksamkeit von Gentamicin im Bereich pH 7–8 am besten ist (evtl. pH-Einstellung mit Natriumhydrogencarbonat). ■ Hydro-/lipophile Creme; pH 7–8 → 4 Wochen
Clobetasolpropionat	Harnstoff		■ Geprüfte Stabilität in Basis Cordes® RK; hydro-/lipophile Creme; pH 4–6 → 12 Wochen [2] ■ Analoge Rezepturen mit Lactat-Puffer-Zusatz; pH 4–6 → 12 Wochen (es gibt ungeprüfte Hinweise auf eine Stabilität von bis zu 6 Monaten) ■ Wasserhaltige Rezepturen ohne Puffer-Zusatz → 4 Wochen
Clobetasolpropionat	Lidocainhydrochlorid		■ Wässrige Lösung; pH 3,5–5,5 (durch Konservierung mit Sorbinsäure) → 6 Monate ■ Standardisierte Alternative mit schwächer wirksamem Glucocorticoid: Hydrocortisonacetat-Suspension mit Lidocainhydrochlorid und Dexpanthenol (NRF 7.14.); wässrige Lösung; pH 6–7 → 6 Monate [3]
Clobetasolpropionat	Miconazolnitrat		Kombination nur zur Initialbehandlung entzündlicher bzw. erosiver Mykosen vertretbar. ■ Empfehlung: Miconazolnitrat-Zusatz zu Hydrophiler Clobetasolpropionat-Creme 0,05 % (NRF 11.76.); hydrophile Creme; pH 4–5 → 6 Monate (Spenderdose), 1 Jahr (Tube) ■ Hydro-/lipophile Creme; pH 4–5 (ggf. Einstellung mit Citrat-Puffer) → 6 Monate
Clobetasolpropionat	Nystatin		■ Wässrige Lösung; pH < 7 → 4 Wochen

8

[1] Standardrezepturen 1990 (SR 90). Für das Apothekenwesen bestimmte Ausgabe, Institut für Arzneimittelwesen der DDR (Hrsg.), 15. Aufl. VEB Verlag Volk und Gesundheit, Berlin 1990.
[2] Folia Ichthyolica. Ichthyol-Gesellschaft Cordes, Hermanni & Co. (GmbH & Co.) KG. (Stand 2017)
[3] Neues Rezeptur-Formularium (NRF), Rezepturhinweise und Rezepturenfinder (online). Avoxa – Mediengruppe Deutscher Apotheker GmbH, Eschborn 2017
[4] Ihre Dr. Wolff-Rezepturen. Dr. August Wolff GmbH & Co. KG Arzneimittel. (Rezepturfibel Stand 2016)
[5] Hinweise zur Herstellung Permethrin-haltiger Rezepturen. Infectopharm Arzneimittel und Consilium GmbH. Heppenheim 2016
* Die lokale/topische Antibiotika-Gabe gilt aufgrund von Wundheilungsstörungen und Sensibilisierungsreaktionen bis auf wenige Ausnahmen als überholt. Um Resistenzentwicklung vorzubeugen, sollte sie – falls nicht durch Antiseptika ersetzbar – möglichst kurzzeitig eingesetzt werden. (▶ Kap. 8.1.3)

Tab. 8.3 Kompatibilität gängiger Wirkstoffkombinationen (Fortsetzung)

Wirkstoff 1	Wirkstoff 2	Bewertung	Bemerkungen
Clobetasolpropionat	Salicylsäure		Laut Wirkstoffdossier der Gesellschaft für Dermopharmazie ist der Zusatz von Salicylsäure zu Clobetasolpropionat zur Keratolyse umstritten! Die kombinierte Anwendung liegt jedoch im Ermessensspielraum des Arztes. ■ Geprüfte Stabilität in Basis Cordes® RK (ohne/mit Wasserzusatz); hydro-/lipophile Creme; pH ≤ 4 → 12 Wochen [2] ■ Geprüfte Stabilität in Pasta Cordes®; wasserfreie Paste → 8 Wochen [2] ■ Es gibt Hinweise auf eine Stabilität von bis zu 6 Monaten in wasserhaltigen und bis zu einem Jahr in wasserfreien, halbfesten Zubereitungen, valide Daten liegen jedoch nicht vor.
Clobetasolpropionat	Triclosan		■ Empfehlung: Clobetasolpropionat-Zusatz zu Lipophiler Triclosan-Creme (NRF 11.122.) oder Hydrophiler Triclosan-Creme (NRF 11.135.); hydro-/lipophile Creme; pH ca. 4 (Einstellung mit Citrat-Puffer) → 6 Monate ■ Standardisierte Alternative: Hydrophile Triamcinolonacetonid-Creme mit Chlorhexidindigluconat (NRF 11.136.); hydrophile Creme; pH 5–6 → 6 Monate (Tube/Spenderdose) [3] **Cave:** Bei einigen Grundlagen sind WW zwischen Triclosan und Emulgatoren mit Macrogol-Partialstruktur möglich.
Clobetasolpropionat	Zinkoxid		Hydrolytische und oxidative Zersetzung von Clobetasolpropionat mit dem basisch reagierenden und oxidierenden Zinkoxid ist zu erwarten, besonders in Gegenwart von Wasser. ■ Wässrige Suspension; pH 5–7 → 4 Wochen evtl. vertretbar
Clotrimazol	Betamethasondipropionat		Kombination nur zur Initialbehandlung entzündlicher bzw. erosiver Mykosen vertretbar. ■ Hydro-/lipophile Creme; pH 4–6 (Einstellung mit Natriumedetat) → 3 Monate
Clotrimazol	Betamethasonvalerat		■ Geprüfte Stabilität in Basis Cordes® RK (ohne/mit Wasserzusatz), ZRB D01-K06 bzw. ZRB D01-K07; hydro-/lipophile Creme; pH 4–6 → 12 Wochen [2]
Clotrimazol	Clobetasolpropionat		Kombination nur zur Initialbehandlung entzündlicher bzw. erosiver Mykosen vertretbar. ■ Geprüfte Stabilität in wässriger Lösung; pH 3,5–5,5 (durch Konservierung mit Sorbinsäure) → 12 Wochen [2] ■ Wasserfreie Salbe bzw. hydro-/lipophile Creme; pH 4–6 → 3 Monate (möglicherweise auch länger)

[1] Standardrezepturen 1990 (SR 90). Für das Apothekenwesen bestimmte Ausgabe, Institut für Arzneimittelwesen der DDR (Hrsg.), 15. Aufl. VEB Verlag Volk und Gesundheit, Berlin 1990.
[2] Folia Ichthyolica. Ichthyol-Gesellschaft Cordes, Hermanni & Co. (GmbH & Co.) KG. (Stand 2017)
[3] Neues Rezeptur-Formularium (NRF), Rezepturhinweise und Rezepturenfinder (online). Avoxa – Mediengruppe Deutscher Apotheker GmbH, Eschborn 2017
[4] Ihre Dr. Wolff-Rezepturen. Dr. August Wolff GmbH & Co. KG Arzneimittel. (Rezepturfibel Stand 2016)
[5] Hinweise zur Herstellung Permethrin-haltiger Rezepturen. Infectopharm Arzneimittel und Consilium GmbH. Heppenheim 2016
* Die lokale/topische Antibiotika-Gabe gilt aufgrund von Wundheilungsstörungen und Sensibilisierungsreaktionen bis auf wenige Ausnahmen als überholt. Um Resistenzentwicklung vorzubeugen, sollte sie – falls nicht durch Antiseptika ersetzbar – möglichst kurzzeitig eingesetzt werden. (▶ Kap. 8.1.3)

Tab. 8.3 Kompatibilität gängiger Wirkstoffkombinationen (Fortsetzung)

Wirkstoff 1	Wirkstoff 2	Bewertung	Bemerkungen
Clotrimazol	Gentamicinsulfat*		Dermale Verordnungen von Gentamicinsulfat (systemisches Reserveantibiotikum) insbesondere in Kombination mit anderen Wirkstoffen sind aufgrund von Resistenzbildung und Überempfindlichkeitsreaktionen grundsätzlich zu hinterfragen und Alternativen zu prüfen. Wird Gentamicinsulfat als unverzichtbar angesehen, ist die Behandlungsdauer ggf. stark zu begrenzen. ▪ Geprüfte Stabilität in wässriger Lösung; pH 3,5–5,5 (Konservierung mit Sorbinsäure) → 12 Wochen [2]
Clotrimazol	Harnstoff		▪ Geprüfte Stabilität in Basis Cordes® RK, ZRB D01-K02 bzw. ZRB D01-K03; hydro-/lipophile Creme; pH 4–6 → 12 Wochen [2] ▪ Geprüfte Stabilität in Harnstoff-Paste mit Clotrimazol 1 % (NRF 11.57.); wasserfreie Paste → 6 Monate (Kruke), 1 Jahr (Tube, Spenderdose) [3]
Clotrimazol	Hydrocortison		▪ Geprüfte Stabilität für die Einarbeitung von Clotrimazol in Linolacort® Hydro, ZRB D01-K11 bzw. ZRB D01-K12; ambiphile Creme; pH 3,5–4,5 → 3 Monate [4] ▪ Geprüfte Stabilität in wasserhaltiger Unguentum Cordes®; hydro/lipophile Creme; pH 3,5–5,5 (Konservierung mit Sorbinsäure) → 12 Wochen [2]
Clotrimazol	Metronidazol		Therapeutisch sinnvoll: die entzündungshemmende Eigenschaft von Clotrimazol unterstützt die Wirkung von Metronidazol. ▪ Hydro-/lipophile Creme; pH 3,5–7; 4 Wochen (es gibt Hinweise auf eine Stabilität von bis zu 6 Monaten, insbesondere wenn Metronidazol in der verwendeten Grundlage nicht zur Kristallisation neigt) Da pH-abhängig Salzbildung des Clotrimazols auftreten kann, wird die Verwendung nichtionischer Grundlagen empfohlen.
Clotrimazol	Mometasonfuroat		Kombination nur zur Initialbehandlung entzündlicher bzw. erosiver Mykosen vertretbar. ▪ Hydro-/lipophile Creme; pH 4–8 → 3 Monate (möglicherweise auch länger)
Clotrimazol	Prednicarbat		Kombination nur zur Initialbehandlung entzündlicher bzw. erosiver Mykosen vertretbar. ▪ Empfehlung: Clotrimazol-Zusatz zu Hydrophiler Prednicarbat-Creme (NRF 11.144.); hydrophile Creme; pH 3,5–8 → 3 Monate ▪ Hydro-/lipophile Creme; pH 3,5–8 → 3 Monate
Clotrimazol	Prednisolonacetat		Kombination nur zur Initialbehandlung entzündlicher bzw. erosiver Mykosen vertretbar. ▪ Hydro-/lipophile Creme; pH 3–7 → 3 Monate (möglicherweise auch länger)

[1] Standardrezepturen 1990 (SR 90). Für das Apothekenwesen bestimmte Ausgabe, Institut für Arzneimittelwesen der DDR (Hrsg.), 15. Aufl. VEB Verlag Volk und Gesundheit, Berlin 1990.
[2] Folia Ichthyolica. Ichthyol-Gesellschaft Cordes, Hermanni & Co. (GmbH & Co.) KG. (Stand 2017)
[3] Neues Rezeptur-Formularium (NRF), Rezepturhinweise und Rezepturenfinder (online). Avoxa – Mediengruppe Deutscher Apotheker GmbH, Eschborn 2017
[4] Ihre Dr. Wolff-Rezepturen. Dr. August Wolff GmbH & Co. KG Arzneimittel. (Rezepturfibel Stand 2016)
[5] Hinweise zur Herstellung Permethrin-haltiger Rezepturen. Infectopharm Arzneimittel und Consilium GmbH. Heppenheim 2016

* Die lokale/topische Antibiotika-Gabe gilt aufgrund von Wundheilungsstörungen und Sensibilisierungsreaktionen bis auf wenige Ausnahmen als überholt. Um Resistenzentwicklung vorzubeugen, sollte sie – falls nicht durch Antiseptika ersetzbar – möglichst kurzzeitig eingesetzt werden. (▶ Kap. 8.1.3)

Tab. 8.3 Kompatibilität gängiger Wirkstoffkombinationen (Fortsetzung)

Wirkstoff 1	Wirkstoff 2	Bewertung	Bemerkungen
Clotrimazol	Salicylsäure		Üblicherweise gelten Clotrimazol-Salicylsäure-Kombinationen wegen der Säurelabilität des Antimykotikums als inkompatibel. ZL-Untersuchungen zeigten, dass nichtionische hydrophile Cremes (z. B. Basiscreme DAC) mit Salicylsäure und Clotrimazol bei Raumtemperatur eine Woche haltbar sind. ■ Ambiphile Creme; pH ca. 2,5 → 1 Woche Von ungeprüften Rezepturen mit dieser Kombination wird dringend abgeraten. Alternative: Ersatz der Salicylsäure durch Harnstoff oder Ersatz des Clotrimazol durch Ciclopirox-Olamin, wobei Salicylsäure das Ciclopirox ausfällt. Die Kombination von Salicylsäure und Clotrimazol im wasserfreien Milieu ist evtl. möglich, allerdings ist die diesbezügliche Datenlage unzureichend. ■ Wasserfreie Salbe → evtl. 4 Wochen vertretbar
Clotrimazol	Triamcinolonacetonid		Kombination nur zur Initialbehandlung entzündlicher bzw. erosiver Mykosen vertretbar. ■ Geprüfte Stabilität für die Einarbeitung von Clotrimazol in Linolacort® Triam, ZRB D01-K13; ambiphile Creme; pH 3,5–4,5 → 3 Monate [4] ■ Alternative Empfehlung: Clotrimazol-Zusatz zu Hydrophiler Triamcinolonacetonid-Creme NRF (11.38.); hydrophile Creme; pH 5–6 → 3 Monate ■ Wasserfreie Salbe bzw. hydro-/lipophile Creme; pH 3–6 → 3 Monate
Clotrimazol	Zinkoxid		■ Hydro-/lipophile Creme; pH 7–8 (pH-Wert wird überwiegend vom Zinkoxid bestimmt) → 3 Monate ■ Wasserfreie Salbe → 1 Jahr
Dequaliniumchlorid	Lidocainhydrochlorid		Wirkstoffe durch Erwärmen in Lösung bringen und Rekristallisationen vermeiden. ■ Wasserfreie Ohrentropfen (Lösungsmittel Glycerol und Propylengylcol) → 4 Wochen
Dexamethason	Ammoniumbituminosulfonat (Ichthyol)		Kombination kann sinnvoll sein. Dexamethason ist bei der neutralen bis schwach basischen Reaktion von Ammoniumbituminosulfonat allerdings nur kurze Zeit stabil. ■ Lipophile Creme; pH 7–8 → 4 Wochen
Dexamethason	Harnstoff		■ Empfehlung: Dexamethason-Zusatz zu Hydrophiler Harnstoff-Creme (NRF 11.71.) oder Hydrophiler Harnstoff-Emulsion (NRF 11.72.); hydrophile Creme; pH 4–5 (Einstellung mit Lactat-Puffer) → 6 Monate
Dexamethason	Ichthyol (Ammoniumbituminosulfonat)		Kombination kann sinnvoll sein. Dexamethason ist bei der neutralen bis schwach basischen Reaktion von Ammoniumbituminosulfonat allerdings nur kurze Zeit stabil. ■ Lipophile Creme; pH 7–8 → 4 Wochen

[1] Standardrezepturen 1990 (SR 90). Für das Apothekenwesen bestimmte Ausgabe, Institut für Arzneimittelwesen der DDR (Hrsg.), 15. Aufl. VEB Verlag Volk und Gesundheit, Berlin 1990.
[2] Folia Ichthyolica. Ichthyol-Gesellschaft Cordes, Hermanni & Co. (GmbH & Co.) KG. (Stand 2017)
[3] Neues Rezeptur-Formularium (NRF), Rezepturhinweise und Rezepturenfinder (online). Avoxa – Mediengruppe Deutscher Apotheker GmbH, Eschborn 2017
[4] Ihre Dr. Wolff-Rezepturen. Dr. August Wolff GmbH & Co. KG Arzneimittel. (Rezepturfibel Stand 2016)
[5] Hinweise zur Herstellung Permethrin-haltiger Rezepturen. Infectopharm Arzneimittel und Consilium GmbH. Heppenheim 2016

* Die lokale/topische Antibiotika-Gabe gilt aufgrund von Wundheilungsstörungen und Sensibilisierungsreaktionen bis auf wenige Ausnahmen als überholt. Um Resistenzentwicklung vorzubeugen, sollte sie – falls nicht durch Antiseptika ersetzbar – möglichst kurzzeitig eingesetzt werden. (▶ Kap. 8.1.3)

Tab. 8.3 Kompatibilität gängiger Wirkstoffkombinationen (Fortsetzung)

Wirkstoff 1	Wirkstoff 2	Bewertung	Bemerkungen
Dexamethason	Polihexanid		▪ Hydro-/lipophile Creme; pH 5–7 → 4 Wochen
Dexamethason	Triclosan		▪ Empfehlung: Dexamethason-Zusatz zu Hydrophiler Triclosan-Creme (NRF 11.135.); hydrophile Creme; pH 4–5 (Konservierung mit Sorbinsäure) → 6 Monate **Cave:** Bei einigen Grundlagen sind WW zwischen Triclosan und Emulgatoren mit Macrogol-Partialstruktur möglich.
Dexpanthenol	Chlorhexidindigluconat		Kombination wird als Mundspülung eingesetzt. Dexpanthenol kann merklich basisch reagieren. Um eine Fällung der Chlorhexidin-Base zu verhindern, muss ggf. angesäuert werden. ▪ Wässrige Lösung; pH 4–6 (ggf. Einstellung mit Citronensäure) → 6 Monate
Dexpanthenol	Epinephrinhydrochlorid		Kombination wird in Nasensalben eingesetzt. Epinephrin ist zersetzungsempfindlich und sollte in Form mit Natriummetabisulfit stabilisierter Fertigarzneimittel (z. B. Suprarenin) verarbeitet werden. ▪ Wasserfreie Salbe → 4 Wochen (Kühlschrank)
Dexpanthenol	Erythromycin*		▪ Hydro-/lipophile Creme; pH 7–8 → 2 Monate
Dexpanthenol	Lauromacrogol 400 (Polidocanol 600, Thesit)		▪ Hydro-/lipophile Creme; pH 3–5,5 → 6 Monate
Dexpanthenol	Lidocainhydrochlorid		▪ Geprüfte Stabilität in Lidocainhydrochlorid-Lösung mit Dexpanthenol (NRF 7.13.); pH ca. 6,5 → 6 Monate [3]
Dexpanthenol	Polidocanol 600 (Lauromacrogol 400, Thesit)		▪ Hydro-/lipophile Creme; pH 3–5,5 → 6 Monate
Dexpanthenol	Thesit (Lauromacrogol 400, Polidocanol 600)		▪ Hydro-/lipophile Creme; pH 3–5,5 → 6 Monate
Dexpanthenol	Zinkoxid		▪ Wasserfreie Paste → 4 Wochen
Diltiazemhydrochlorid	Lidocainhydrochlorid		▪ Geprüfte Krankenhausvorschrift: Lidocainhydrochlorid-Zusatz zu Diltiazemhydrochlorid-Rektalcreme (NRF 5.7.); pH ca. 5 → 6 Monate
Dithranol	Salicylsäure		**Cave:** Salicylsäure dient in dieser Kombination oft als Antioxidans, nicht als Wirkstoff ▪ Geprüfte Stabilität in Dithranol-Vaselin mit Salicylsäure (NRF 11.51.) bzw. Abwaschbare Dithranol-Salbe mit Salicylsäure (NRF 11.52.); wasserfrei, lipophile Salbe → 6 Monate [3] ▪ Geprüfte Stabilität in Dithranol-Macrogolsalbe (NRF 11.53.); wasserfreie, hydrophile Salbe → 4 Wochen [3]
Dithranol	Zinkoxid		▪ Geprüfte Stabilität in Weicher Dithranol-Zinkpaste (NRF 11.56.); wasserfreie Paste (stabilisiert mit Salicylsäure) → 6 Monate [3]

[1] Standardrezepturen 1990 (SR 90). Für das Apothekenwesen bestimmte Ausgabe, Institut für Arzneimittelwesen der DDR (Hrsg.), 15. Aufl. VEB Verlag Volk und Gesundheit, Berlin 1990.
[2] Folia Ichthyolica. Ichthyol-Gesellschaft Cordes, Hermanni & Co. (GmbH & Co.) KG. (Stand 2017)
[3] Neues Rezeptur-Formularium (NRF), Rezepturhinweise und Rezepturenfinder (online). Avoxa – Mediengruppe Deutscher Apotheker GmbH, Eschborn 2017
[4] Ihre Dr. Wolff-Rezepturen. Dr. August Wolff GmbH & Co. KG Arzneimittel. (Rezepturfibel Stand 2016)
[5] Hinweise zur Herstellung Permethrin-haltiger Rezepturen. Infectopharm Arzneimittel und Consilium GmbH. Heppenheim 2016

* Die lokale/topische Antibiotika-Gabe gilt aufgrund von Wundheilungsstörungen und Sensibilisierungsreaktionen bis auf wenige Ausnahmen als überholt. Um Resistenzentwicklung vorzubeugen, sollte sie – falls nicht durch Antiseptika ersetzbar – möglichst kurzzeitig eingesetzt werden. (▶ Kap. 8.1.3)

Tab. 8.3 Kompatibilität gängiger Wirkstoffkombinationen (Fortsetzung)

Wirkstoff 1	Wirkstoff 2	Bewertung	Bemerkungen
Epinephrin-hydrochlorid	Aluminiumacetat-tartrat-Lösung		Epinephrin ist zersetzungsempfindlich und sollte in Form mit Natriummetabisulfit stabilisierter FAM (z. B. Suprarenin) verarbeitet werden. ■ Geprüfte Stabilität in Unguentum nasale (Standardrezeptur der DDR); von der Aluminiumacetat-tartrat-Lösung ist eine gewisse antimikrobielle Eigenwirkung zu erwarten; lipophile Creme → 4 Wochen (Kühlschrank) [1]
Epinephrin-hydrochlorid	Dexpanthenol		Kombination wird in Nasensalben eingesetzt. Epinephrin ist zersetzungsempfindlich und sollte in Form mit Natriummetabisulfit stabilisierter Fertigarzneimittel (z. B. Suprarenin) verarbeitet werden. ■ Wasserfreie Salbe → 4 Wochen (Kühlschrank)
Epinephrintartrat	Tetracainhydrochlorid		Epinephrin ist zersetzungsempfindlich und sollte in Form mit Natriummetabisulfit stabilisierter Fertigarzneimittel (z. B. Suprarenin) verarbeitet werden. ■ Wässrige Lösung; pH 3–6,5 → 2 Monate (mit antioxidativer Natriummetabisulfit-Stabilisierung) ■ Wässrige Lösung; pH 3–6,5 → 14 Tage (ohne antioxidative Natriummetabisulfit-Stabilisierung) **Cave:** Tetracainhydrochlorid gilt als besonders systemtoxisch und sollte gegen ein toxikologisch weniger problematisches Lokalanästhethikum, wie Lidocainhydrochlorid, ausgetauscht oder aus der Zubereitung herausgelassen werden.
Erythromycin*	Ammoniumbituminosulfonat (Ichthyol)		■ Empfehlung: Ammoniumbituminosulfonat-Zusatz zu Hydrophiler Erythromycin-Creme (NRF 11.77.); hydrophile Creme; Einstellung des pH-Werts mit Citronensäure-Lösung auf pH 8–8,5 (analog NRF 11.77.) → 4 Wochen
Erythromycin*	Betamethasonvalerat		Bei dem für Erythromycin erforderlichen basischen pH-Bereich, sind für Betamethasonvalerat Zersetzungsreaktionen zu erwarten. Kombinationen mit dem bei höheren pH-Werten stabileren Betamethasondipropionat, Hydrocortisonacetat und mit Triamcinolonacetonid sind über einen Zeitraum von 4 Wochen möglich.
Erythromycin*	Chinolinsulfat-Kaliumsulfat (8-Hydroxy-chinolinsulfat-Kaliumsulfat)		Nicht zu empfehlen, da Chinolinolsulfat-Kaliumsulfat sauer reagiert und Erythromycin einen pH > 7 benötigt. Therapeutische Sinnhaftigkeit der Kombination von Antiseptikum und lokal wirkendem Antibiotikum umstritten (▶Kap. 8.1.3).
Erythromycin*	Dexpanthenol		■ Hydro-/lipophile Creme; pH 7–8 → 2 Monate

[1] Standardrezepturen 1990 (SR 90). Für das Apothekenwesen bestimmte Ausgabe, Institut für Arzneimittelwesen der DDR (Hrsg.), 15. Aufl. VEB Verlag Volk und Gesundheit, Berlin 1990.
[2] Folia Ichthyolica. Ichthyol-Gesellschaft Cordes, Hermanni & Co. (GmbH & Co.) KG. (Stand 2017)
[3] Neues Rezeptur-Formularium (NRF), Rezepturhinweise und Rezepturenfinder (online). Avoxa – Mediengruppe Deutscher Apotheker GmbH, Eschborn 2017
[4] Ihre Dr. Wolff-Rezepturen. Dr. August Wolff GmbH & Co. KG Arzneimittel. (Rezepturfibel Stand 2016)
[5] Hinweise zur Herstellung Permethrin-haltiger Rezepturen. Infectopharm Arzneimittel und Consilium GmbH. Heppenheim 2016
* Die lokale/topische Antibiotika-Gabe gilt aufgrund von Wundheilungsstörungen und Sensibilisierungsreaktionen bis auf wenige Ausnahmen als überholt. Um Resistenzentwicklung vorzubeugen, sollte sie – falls nicht durch Antiseptika ersetzbar – möglichst kurzzeitig eingesetzt werden. (▶Kap. 8.1.3)

Tab. 8.3 Kompatibilität gängiger Wirkstoffkombinationen (Fortsetzung)

Wirkstoff 1	Wirkstoff 2	Bewertung	Bemerkungen
Erythromycin*	Estradiol-Hemihydrat		Der Hersteller gab bis 2012 für die Einarbeitung von Erythromycin in Linoladiol N Creme bei pH-Stabilisierung mit 0,2 % Trometamol (pH ca. 8) eine geprüfte Haltbarkeit von 2 Monaten an. In den aktuellen Rezepturempfehlungen ist die Kombination nicht mehr enthalten. [4]
Erythromycin*	Helles Ammoniumbituminosulfonat (Leukichthol)		▪ Geprüfte Stabilität in Cordes® Basis Lösung, ZRB D06-K04; isopropanolisch-wässrige Lösung; pH 8–8,5 → 12 Wochen [2] ▪ Geprüfte Stabilität in Gel Cordes® mit Zusatz von 20 % Ethanol 96 % (V/V); ethanolisch-wässrige Lösung; pH 8–8,5 → 8 Wochen [2]
Erythromycin*	Hydrocortison		Bei dem für Erythromycin erforderlichen basischen pH-Bereich, sind für Hydrocortison Zersetzungsreaktionen zu erwarten. Die Kombination mit dem bei höheren pH-Werten stabileren Hydrocortisonacetat ist über einen Zeitraum von 4 Wochen möglich. → Austausch von Hydrocortison durch das im Neutralen bzw. schwach Basischen stabilere Hydrocortisonacetat.
Erythromycin*	Hydrocortisonacetat		Kombination galenisch möglich, da Hydrocortisonacetat für einen kurzen Zeitraum auch bei leicht basischen pH-Werten ausreichend stabil ist. Da Erythromycin selbst basisch reagiert, muss der pH-Wert mit Citronensäure-Lösung auf etwa pH 8 eingestellt werden. ▪ Empfehlung: Hydrocortisonacetat-Zusatz zu Hydrophiler Erythromycin-Creme (NRF 11.77.); hydrophile Creme; pH ca. 8 (Einstellung mit Citronensäure-Lösung) → 4 Wochen
Erythromycin*	8-Hydroxychinolinsulfat-Kaliumsulfat (Chinolinolsulfat-Kaliumsulfat)		Nicht zu empfehlen, da 8-Hydroxychinolinsulfat-Kaliumsulfat sauer reagiert und Erythromycin einen pH > 7 benötigt. Therapeutische Sinnhaftigkeit der Kombination von Antiseptikum und lokal wirkendem Antibiotikum umstritten (▶Kap. 8.1.3).
Erythromycin*	Ichthyol (Ammoniumbituminosulfonat)		▪ Empfehlung: Ammoniumbituminosulfonat-Zusatz zu Hydrophiler Erythromycin-Creme (NRF 11.77.); hydrophile Creme; Einstellung des pH-Werts mit Citronensäure-Lösung auf pH 8–8,5 (analog NRF 11.77.) → 4 Wochen
Erythromycin*	Leukichthol (Helles Ammoniumbituminosulfonat)		▪ Geprüfte Stabilität in Cordes® Basis Lösung, ZRB D06-K04; isopropanolisch-wässrige Lösung; pH 8–8,5 → 12 Wochen [2] ▪ Geprüfte Stabilität in Gel Cordes® mit Zusatz von 20 % Ethanol 96 % (V/V); ethanolisch-wässrige Lösung; pH 8–8,5 → 8 Wochen [2]
Erythromycin*	Metronidazol		▪ Geprüfte Stabilität in Hydrophiler Erythromycin-Creme mit Metronidazol (NRF 11.138.); hydrophile Creme; pH 8–8,5 → 4 Wochen (Kühlschrank) [3]

[1] Standardrezepturen 1990 (SR 90). Für das Apothekenwesen bestimmte Ausgabe, Institut für Arzneimittelwesen der DDR (Hrsg.), 15. Aufl. VEB Verlag Volk und Gesundheit, Berlin 1990.
[2] Folia Ichthyolica. Ichthyol-Gesellschaft Cordes, Hermanni & Co. (GmbH & Co.) KG. (Stand 2017)
[3] Neues Rezeptur-Formularium (NRF), Rezepturhinweise und Rezepturenfinder (online). Avoxa – Mediengruppe Deutscher Apotheker GmbH, Eschborn 2017
[4] Ihre Dr. Wolff-Rezepturen. Dr. August Wolff GmbH & Co. KG Arzneimittel. (Rezepturfibel Stand 2016)
[5] Hinweise zur Herstellung Permethrin-haltiger Rezepturen. Infectopharm Arzneimittel und Consilium GmbH. Heppenheim 2016
* Die lokale/topische Antibiotika-Gabe gilt aufgrund von Wundheilungsstörungen und Sensibilisierungsreaktionen bis auf wenige Ausnahmen als überholt. Um Resistenzentwicklung vorzubeugen, sollte sie – falls nicht durch Antiseptika ersetzbar – möglichst kurzzeitig eingesetzt werden. (▶Kap. 8.1.3)

Tab. 8.3 Kompatibilität gängiger Wirkstoffkombinationen (Fortsetzung)

Wirkstoff 1	Wirkstoff 2	Bewertung	Bemerkungen
Erythromycin*	Prednisolon		Haltbarkeit: Bei dem für Erythromycin erforderlichen basischen pH-Bereich, sind für Prednisolon Zersetzungsreaktionen zu erwarten. Die Kombination mit dem bei höheren pH-Werten stabileren Prednisolonacetat ist über einen Zeitraum von 4 Wochen möglich. → Austausch von Prednisolon durch das im Neutralen bzw. schwach Basischen stabilere Prednisolonacetat.
Erythromycin*	Prednisolonacetat		Kombination galenisch möglich, da Prednisolonacetat für einen kurzen Zeitraum auch bei leicht basischen pH-Werten ausreichend stabil ist. Da Erythromycin selbst basisch reagiert, muss der pH-Wert mit Citronensäure-Lösung auf etwa pH 8 eingestellt werden. ■ Empfehlung: Prednisolonacetat-Zusatz zu Hydrophiler Erythromycin-Creme (NRF 11.77.); hydrophile Creme; pH ca. 8 (Einstellung mit Citronensäure-Lösung) → 4 Wochen
Erythromycin*	Salicylsäure		Qualitätsmängel unausweichlich. Kombination nicht möglich. → Separate Verarbeitung (▶ Kap. 8.2.2)
Erythromycin*	Tannin		Tannin reagiert konzentrationsabhängig (0,5 bis 20 %) sauer und ist deshalb nicht für die Kombination mit Erythromycin geeignet. Auch in wasserfreien Grundlagen sind Wechselwirkungen nicht ganz auszuschließen. → Separate Verarbeitung (▶ Kap. 8.2.2)
Erythromycin*	Tretinoin (Vitamin-A-Säure)		■ Geprüfte Stabilität in Linola®; hydrophile Creme; pH 8–8,5 → 2 Monate (in Aluminiumtube) [4] ■ Geprüfte Stabilität in Aknefug simplex®; hydrophile Creme; pH 8–8,5 → 2 Monate (in Aluminiumtube) [4]
Erythromycin*	Triamcinolonacetonid		■ Geprüfte Stabilität in Basis Cordes® RK + gereinigtes Wasser 7+3; hydro-/lipophile Creme → 4 Wochen [2] Für ungeprüfte Rezepturen gilt: Kombination galenisch möglich, da Triamcinolonacetonid für einen kurzen Zeitraum auch bei leicht basischen pH-Werten ausreichend stabil ist. Da Erythromycin selbst basisch reagiert, muss der pH-Wert mit Citronensäure-Lösung auf etwa pH 8 eingestellt werden. ■ Empfehlung: Triamcinolonacetonid-Zusatz zu Hydrophiler Erythromycin-Creme (NRF 11.77.); hydrophile Creme; pH ca. 8 (Einstellung mit Citronensäure-Lösung) → 4 Wochen
Erythromycin*	Vitamin-A-Säure (Tretinoin)		■ Geprüfte Stabilität in Linola®; hydrophile Creme; pH 8–8,5 → 2 Monate (in Aluminiumtube) [4] ■ Geprüfte Stabilität in Aknefug simplex®; hydrophile Creme; pH 8–8,5 → 2 Monate (in Aluminiumtube) [4]
Estradiol-Hemihydrat	Erythromycin*		Der Hersteller gab bis 2012 für die Einarbeitung von Erythromycin in Linoladiol N Creme bei pH-Stabilisierung mit 0,2 % Trometamol (pH ca. 8) eine geprüfte Haltbarkeit von 2 Monaten an. In den aktuellen Rezepturempfehlungen ist die Kombination nicht mehr enthalten. [4]

[1] Standardrezepturen 1990 (SR 90). Für das Apothekenwesen bestimmte Ausgabe, Institut für Arzneimittelwesen der DDR (Hrsg.), 15. Aufl. VEB Verlag Volk und Gesundheit, Berlin 1990.
[2] Folia Ichthyolica. Ichthyol-Gesellschaft Cordes, Hermanni & Co. (GmbH & Co.) KG. (Stand 2017)
[3] Neues Rezeptur-Formularium (NRF), Rezepturhinweise und Rezepturenfinder (online). Avoxa – Mediengruppe Deutscher Apotheker GmbH, Eschborn 2017
[4] Ihre Dr. Wolff-Rezepturen. Dr. August Wolff GmbH & Co. KG Arzneimittel. (Rezepturfibel Stand 2016)
[5] Hinweise zur Herstellung Permethrin-haltiger Rezepturen. Infectopharm Arzneimittel und Consilium GmbH. Heppenheim 2016

* Die lokale/topische Antibiotika-Gabe gilt aufgrund von Wundheilungsstörungen und Sensibilisierungsreaktionen bis auf wenige Ausnahmen als überholt. Um Resistenzentwicklung vorzubeugen, sollte sie – falls nicht durch Antiseptika ersetzbar – möglichst kurzzeitig eingesetzt werden. (▶ Kap. 8.1.3)

Tab. 8.3 Kompatibilität gängiger Wirkstoffkombinationen (Fortsetzung)

Wirkstoff 1	Wirkstoff 2	Bewertung	Bemerkungen
Estradiol	Prednisolon		Ähnliches Fertigarzneimittel verfügbar (Alpicort F: Estradiolbenzoat + Prednisolon + Salicylsäure). ▪ Isopropanolisch-wässrige Lösung; pH 3–6,5 → 4 Wochen
Estradiol	Prednisolonacetat		Ähnliches Fertigarzneimittel verfügbar (Alpicort F: Estradiolbenzoat + Prednisolon + Salicylsäure). Für alkoholisch-wässrige Lösungen sollte vorzugsweise die Alkoholform Prednisolon verwendet werden, da dort bei vergleichbarer Lokalwirksamkeit eine höhere Löslichkeit zu erwarten ist. → Austausch von Prednisolonacetat durch Prednisolon.
17α-Estradiol (Alfatradiol)	Minoxidil		Kombination bei Haarausfall bekannt. Herstellung unter Erwärmung. ▪ ethanolisch- oder isopropanolisch-wässrige Lösung → 6 Monate
Gentamicinsulfat*	Betamethasondipropionat		Dermale Verordnungen von Gentamicinsulfat (systemisches Reserveantibiotikum) insbesondere in Kombination mit anderen Wirkstoffen sind aufgrund von Resistenzbildung und Überempfindlichkeitsreaktionen grundsätzlich zu hinterfragen und Alternativen zu prüfen. Wird Gentamicinsulfat als unverzichtbar angesehen, ist die Behandlungsdauer ggf. stark zu begrenzen. ▪ Hydro-/lipophile Creme; pH 7–8 (Einstellung z. B. mit Natriumhydrogencarbonat) → 4 Wochen ▪ Wasserfreie Salbe → 1 Jahr
Gentamicinsulfat*	Betamethasonvalerat		Dermale Verordnungen von Gentamicinsulfat (systemisches Reserveantibiotikum) insbesondere in Kombination mit anderen Wirkstoffen sind aufgrund von Resistenzbildung und Überempfindlichkeitsreaktionen grundsätzlich zu hinterfragen und Alternativen zu prüfen. Wird Gentamicinsulfat als unverzichtbar angesehen, ist die Behandlungsdauer ggf. stark zu begrenzen. ▪ Geprüfte Stabilität in Basis Cordes® RK (ohne/mit Wasserzusatz), ZRB D06-K07 bzw. ZRB D06-K08; hydro-/lipophile Creme; pH 4–6 → 12 Wochen [2] ▪ Hydro-/lipophile Creme; im pH-Bereich 7–8 (Wirkoptimum für Gentamicinsulfat) → 4 Wochen
Gentamicinsulfat*	Clobetasolpropionat		Dermale Verordnungen von Gentamicinsulfat (systemisches Reserveantibiotikum) insbesondere in Kombination mit anderen Wirkstoffen sind aufgrund von Resistenzbildung und Überempfindlichkeitsreaktionen grundsätzlich zu hinterfragen und Alternativen zu prüfen. Wird Gentamicinsulfat als unverzichtbar angesehen, ist die Behandlungsdauer ggf. stark zu begrenzen. Die saure Reaktion des Gentamicinsulfats sorgt für Stabilität des Clobetasolpropionats (rezeptierbarer pH 2–9), wenngleich die Wirksamkeit von Gentamicin im Bereich pH 7–8 am besten ist (evtl. pH-Einstellung mit Natriumhydrogencarbonat). ▪ Hydro-/lipophile Creme; pH 7–8 → 4 Wochen

[1] Standardrezepturen 1990 (SR 90). Für das Apothekenwesen bestimmte Ausgabe, Institut für Arzneimittelwesen der DDR (Hrsg.), 15. Aufl. VEB Verlag Volk und Gesundheit, Berlin 1990.
[2] Folia Ichthyolica. Ichthyol-Gesellschaft Cordes, Hermanni & Co. (GmbH & Co.) KG. (Stand 2017)
[3] Neues Rezeptur-Formularium (NRF), Rezepturhinweise und Rezepturenfinder (online). Avoxa – Mediengruppe Deutscher Apotheker GmbH, Eschborn 2017
[4] Ihre Dr. Wolff-Rezepturen. Dr. August Wolff GmbH & Co. KG Arzneimittel. (Rezepturfibel Stand 2016)
[5] Hinweise zur Herstellung Permethrin-haltiger Rezepturen. Infectopharm Arzneimittel und Consilium GmbH. Heppenheim 2016

* Die lokale/topische Antibiotika-Gabe gilt aufgrund von Wundheilungsstörungen und Sensibilisierungsreaktionen bis auf wenige Ausnahmen als überholt. Um Resistenzentwicklung vorzubeugen, sollte sie – falls nicht durch Antiseptika ersetzbar – möglichst kurzzeitig eingesetzt werden. (▶ Kap. 8.1.3)

8

▫ Tab. 8.3 Kompatibilität gängiger Wirkstoffkombinationen (Fortsetzung)

Wirkstoff 1	Wirkstoff 2	Bewertung	Bemerkungen
Gentamicinsulfat*	Clotrimazol		Dermale Verordnungen von Gentamicinsulfat (systemisches Reserveantibiotikum) insbesondere in Kombination mit anderen Wirkstoffen sind aufgrund von Resistenzbildung und Überempfindlichkeitsreaktionen grundsätzlich zu hinterfragen und Alternativen zu prüfen. Wird Gentamicinsulfat als unverzichtbar angesehen, ist die Behandlungsdauer ggf. stark zu begrenzen. ▪ Geprüfte Stabilität in wässriger Lösung; pH 3,5–5,5 (Konservierung mit Sorbinsäure) → 12 Wochen [2]
Gentamicinsulfat*	Triamcinolonacetonid		Dermale Verordnungen von Gentamicinsulfat (systemisches Reserveantibiotikum) insbesondere in Kombination mit anderen Wirkstoffen sind aufgrund von Resistenzbildung und Überempfindlichkeitsreaktionen grundsätzlich zu hinterfragen und Alternativen zu prüfen. Wird Gentamicinsulfat als unverzichtbar angesehen, ist die Behandlungsdauer ggf. stark zu begrenzen. Durch die saure Reaktion des Gentamicinsulfats ist für ausreichende Stabilität gesorgt, wenngleich die Wirksamkeit von Gentamicin im Bereich pH 7–8 am besten ist. Prinzipiell ist die pH-Einstellung in diesem Bereich z. B. mit Natriumhydrogencarbonat möglich. ▪ Für einen kurzen Zeitraum ist Triamcinolonacetonid auch bei leicht basischen pH-Werten ausreichend stabil; hydro-/lipophile Creme; pH 7–8 → 4 Wochen
Glycerol 85 %	Betamethasonvalerat		▪ Lipophile Creme; pH 2–5 (Einstellung mit Milch- oder Citronensäure-Lösung) → 6 Monate
Harnstoff	Betamethasonvalerat		▪ Stabilität für die Einarbeitung von Harnstoff in das nicht mehr erhältliche Fertigarzneimittel Linolacort® Beta war geprüft; hydro-/lipophile Creme; pH 3,5–4,5 → 3 Monate [4] ▪ Geprüfte Stabilität in Basis Cordes® RK mit Lactat-Puffer-Zusatz (ohne/mit weiterem Wasserzusatz); hydro-/lipophile Creme; pH 4–6 → 12 Wochen [2] ▪ Analoge Rezepturen mit Lactat-Puffer-Zusatz; wasserfreie Salbe bzw. hydro-/lipophile Creme; pH 4–6 → 12 Wochen (es gibt ungeprüfte Hinweise auf eine Stabilität von bis zu 6 Monaten) ▪ Wasserhaltige Rezepturen ohne Puffer-Zusatz → 4 Wochen
Harnstoff	Ciclopirox-Olamin		▪ Empfehlung: Ciclopirox-Zusatz zu Harnstoffpaste (NRF 11.30.); (bei abweichender Indikation, d. h. nicht intendierter Nagelentfernung, deutliche Reduktion der Harnstoffmenge); wasserfrei → 6 Monate (Kruke), 1 Jahr (Tube/Spenderdose)

[1] Standardrezepturen 1990 (SR 90). Für das Apothekenwesen bestimmte Ausgabe, Institut für Arzneimittelwesen der DDR (Hrsg.), 15. Aufl. VEB Verlag Volk und Gesundheit, Berlin 1990.
[2] Folia Ichthyolica. Ichthyol-Gesellschaft Cordes, Hermanni & Co. (GmbH & Co.) KG. (Stand 2017)
[3] Neues Rezeptur-Formularium (NRF), Rezepturhinweise und Rezepturenfinder (online). Avoxa – Mediengruppe Deutscher Apotheker GmbH, Eschborn 2017
[4] Ihre Dr. Wolff-Rezepturen. Dr. August Wolff GmbH & Co. KG Arzneimittel. (Rezepturfibel Stand 2016)
[5] Hinweise zur Herstellung Permethrin-haltiger Rezepturen. Infectopharm Arzneimittel und Consilium GmbH. Heppenheim 2016
* Die lokale/topische Antibiotika-Gabe gilt aufgrund von Wundheilungsstörungen und Sensibilisierungsreaktionen bis auf wenige Ausnahmen als überholt. Um Resistenzentwicklung vorzubeugen, sollte sie – falls nicht durch Antiseptika ersetzbar – möglichst kurzzeitig eingesetzt werden. (▶ Kap. 8.1.3)

Tab. 8.3 Kompatibilität gängiger Wirkstoffkombinationen (Fortsetzung)

Wirkstoff 1	Wirkstoff 2	Bewertung	Bemerkungen
Harnstoff	Clobetasolpropionat		■ Geprüfte Stabilität in Basis Cordes® RK; hydro-/lipophile Creme; pH 4–6 → 12 Wochen [2] ■ Analoge Rezepturen mit Lactat-Puffer-Zusatz; pH 4–6 → 12 Wochen (es gibt ungeprüfte Hinweise auf eine Stabilität von bis zu 6 Monaten) ■ Wasserhaltige Rezepturen ohne Puffer-Zusatz → 4 Wochen
Harnstoff	Clotrimazol		■ Geprüfte Stabilität in Basis Cordes® RK, ZRB D01-K02 bzw. ZRB D01-K03; hydro-/lipophile Creme; pH 4–6 → 12 Wochen [2] ■ Geprüfte Stabilität in Harnstoff-Paste mit Clotrimazol 1 % (NRF 11.57.); wasserfreie Paste → 6 Monate (Kruke), 1 Jahr (Tube, Spenderdose) [3]
Harnstoff	Dexamethason		■ Empfehlung: Dexamethason-Zusatz zu Hydrophiler Harnstoff-Creme (NRF 11.71.) oder Hydrophiler Harnstoff-Emulsion (NRF 11.72.); hydrophile Creme; pH 4–5 (Einstellung mit Lactat-Puffer) → 6 Monate
Harnstoff	Hydrocortison		■ Geprüfte Stabilität für die Einarbeitung von Harnstoff in Linolacort® Hydro, ZRB D07-K21 bzw. ZRB D07-K22; ambiphile Creme; pH 3,5–4,5 → 12 Wochen [4] Ungeprüfte Rezepturen: Kombination bei kurzer Aufbrauchfrist möglich, da der pH-Wert durch die Harnstoff-Hydrolyse nur langsam steigt, dennoch ist es bei längerer Therapiedauer sinnvoll, einen Lactatpuffer zuzusetzen, um den durch die Harnstoff-Hydrolyse-bedingten pH-Anstieg zu verhindern. Alternativ Hydrocortison durch das bei höheren pH-Werten stabilere Hydrocortisonacetat austauschen. ■ Hydro-/lipophile Creme; pH 5–6,5 (ungepuffert) → 4 Wochen
Harnstoff	Hydrocortisonacetat		Kombination bei kurzer Aufbrauchfrist möglich, da der pH-Wert durch die Harnstoff-Hydrolyse nur langsam steigt, dennoch ist der Zusatz eines Lactatpuffers bei längerer Therapiedauer sinnvoll, um den durch die Harnstoff-Hydrolyse-bedingten pH-Anstieg zu verhindern. ■ Hydro-/lipophile Creme; pH 5–6,5 (ungepuffert) → 4 Wochen ■ Hydro-/lipophile Creme; pH 4–5 (Einstellung durch Lactat-Puffer) → 6 Monate
Harnstoff	Lauromacrogol 400 (Polidocanol 600, Thesit)		■ Geprüfte Stabilität in Lipophiler Polidocanol-Creme mit Harnstoff (NRF 11.120.); lipophile Creme; pH 6,5–7 → 6 Monate (Schüttelmixturflasche), 1 Jahr (Tube) [3]
Harnstoff	Milchsäure		Milchsäure alleine stellt noch kein Puffersystem dar (dazu würde zusätzlich Natriumlactat benötigt), sie wird daher in diesem Fall als Wirkstoff betrachtet. ■ Hydro-/lipophile Creme; pH ca. 2 → 6 Monate

[1] Standardrezepturen 1990 (SR 90). Für das Apothekenwesen bestimmte Ausgabe, Institut für Arzneimittelwesen der DDR (Hrsg.), 15. Aufl. VEB Verlag Volk und Gesundheit, Berlin 1990.
[2] Folia Ichthyolica. Ichthyol-Gesellschaft Cordes, Hermanni & Co. (GmbH & Co.) KG. (Stand 2017)
[3] Neues Rezeptur-Formularium (NRF), Rezepturhinweise und Rezepturenfinder (online). Avoxa – Mediengruppe Deutscher Apotheker GmbH, Eschborn 2017
[4] Ihre Dr. Wolff-Rezepturen. Dr. August Wolff GmbH & Co. KG Arzneimittel. (Rezepturfibel Stand 2016)
[5] Hinweise zur Herstellung Permethrin-haltiger Rezepturen. Infectopharm Arzneimittel und Consilium GmbH. Heppenheim 2016
* Die lokale/topische Antibiotika-Gabe gilt aufgrund von Wundheilungsstörungen und Sensibilisierungsreaktionen bis auf wenige Ausnahmen als überholt. Um Resistenzentwicklung vorzubeugen, sollte sie – falls nicht durch Antiseptika ersetzbar – möglichst kurzzeitig eingesetzt werden. (▶Kap. 8.1.3)

8

Tab. 8.3 Kompatibilität gängiger Wirkstoffkombinationen (Fortsetzung)

Wirkstoff 1	Wirkstoff 2	Bewertung	Bemerkungen
Harnstoff	Polidocanol 600 (Lauromacrogol 400, Thesit)		■ Geprüfte Stabilität in Lipophiler Polidocanol-Creme mit Harnstoff (NRF 11.120.); lipophile Creme; pH 6,5–7 → 6 Monate (Schüttelmixturflasche), 1 Jahr (Tube) [3]
Harnstoff	Steinkohlenteerlösung		Kombination möglich, da der pH-Wert durch die Harnstoff-Hydrolyse nur langsam steigt. ■ Empfehlung: Harnstoff-Zusatz zu Hydrophiler LCD-Creme (NRF 11.86.); pH 4–5 → 6 Monate Steinkohlenteerprodukte sind therapeutisch nur kurzfristig in Betracht zu ziehen (Anwendungsdauer max. 4 Wochen)
Harnstoff	Tannin		Kombination bei kurzer Aufbrauchfrist möglich, da der pH-Wert durch die Harnstoff-Hydrolyse nur langsam steigt (evtl. Stabilisierung durch Lactat-Puffer-Zusatz). ■ wasserfreie Salbe bzw. hydro-/lipophile Creme; pH < 7 → 4 Wochen
Harnstoff	Thesit (Lauromacrogol 400, Polidocanol 600)		■ Geprüfte Stabilität in Lipophiler Polidocanol-Creme mit Harnstoff (NRF 11.120.); lipophile Creme; pH 6,5–7 → 6 Monate (Schüttelmixturflasche), 1 Jahr (Tube) [3]
Harnstoff	Tretinoin (Vitamin-A-Säure)		Zur Stabilisierung des Tretinoins sollte Butylhydroxytoluol ergänzt werden. ■ Empfehlung: Harnstoff-Zusatz (2–5 %) zu Lipophiler Tretinoin-Salbe (NRF 11.101.); wasserfreie Salbe (Harnstoff suspendiert) → 6 Monate ■ Empfehlung: Harnstoff-Zusatz (2–5 %) zu Lipophiler Tretinoin-Creme (NRF 11.123.); lipophile Creme (Harnstoff gelöst); pH 5,5–8 → 1 Jahr (Kühlschrank)
Harnstoff	Triamcinolonacetonid		■ Geprüfte Stabilität für die Einarbeitung von Harnstoff in Linolacort® Triam, ZRB D07-K23; ambiphile Creme; pH 3,5–4,5 → 3 Monate [4] Ungeprüfte Rezepturen: Triamcinolonacetonid ist zwar, gemessen an den meisten anderen Externglucocorticoiden, auch im neutralen und leicht basischen Milieu vergleichsweise stabil, dennoch ist der Zusatz eines Lactatpuffers bei längerer Therapiedauer sinnvoll, um den durch die Harnstoff-Hydrolyse-bedingten pH-Anstieg zu verhindern. ■ Hydro-/lipophile Creme; pH 5–6,5 (ungepuffert) → 4 Wochen ■ Hydro-/lipophile Creme; pH 4–5 (Einstellung durch Lactat-Puffer) → 6 Monate

[1] Standardrezepturen 1990 (SR 90). Für das Apothekenwesen bestimmte Ausgabe, Institut für Arzneimittelwesen der DDR (Hrsg.), 15. Aufl. VEB Verlag Volk und Gesundheit, Berlin 1990.
[2] Folia Ichthyolica. Ichthyol-Gesellschaft Cordes, Hermanni & Co. (GmbH & Co.) KG. (Stand 2017)
[3] Neues Rezeptur-Formularium (NRF), Rezepturhinweise und Rezepturenfinder (online). Avoxa – Mediengruppe Deutscher Apotheker GmbH, Eschborn 2017
[4] Ihre Dr. Wolff-Rezepturen. Dr. August Wolff GmbH & Co. KG Arzneimittel. (Rezepturfibel Stand 2016)
[5] Hinweise zur Herstellung Permethrin-haltiger Rezepturen. Infectopharm Arzneimittel und Consilium GmbH. Heppenheim 2016
* Die lokale/topische Antibiotika-Gabe gilt aufgrund von Wundheilungsstörungen und Sensibilisierungsreaktionen bis auf wenige Ausnahmen als überholt. Um Resistenzentwicklung vorzubeugen, sollte sie – falls nicht durch Antiseptika ersetzbar – möglichst kurzzeitig eingesetzt werden. (▶ Kap. 8.1.3)

Tab. 8.3 Kompatibilität gängiger Wirkstoffkombinationen (Fortsetzung)

Wirkstoff 1	Wirkstoff 2	Bewertung	Bemerkungen
Harnstoff	Vitamin-A-Säure (Tretinoin)		Zur Stabilisierung der Vitamin-A-Säure sollte Butylhydroxytoluol ergänzt werden. ■ Empfehlung: Harnstoff-Zusatz (2–5 %) zu Lipophiler Tretinoin-Salbe (NRF 11.101.); wasserfreie Salbe (Harnstoff suspendiert) → 6 Monate ■ Empfehlung: Harnstoff-Zusatz (2–5 %) zu Lipophiler Tretinoin-Creme (NRF 11.123.); lipophile Creme (Harnstoff gelöst); pH 5,5–8 → 1 Jahr (Kühlschrank)
Helles Ammoniumbituminosulfonat (Leukichthol)	Chloramphenicol*		■ Geprüfte Stabilität für die Einarbeitung von Chloramphenicol in Solutio Cordes®, ZRB D06-02; alkoholisch-wässrige Lösung; pH 6–7 → 7 Monate [2] **Cave:** Der Nutzen von Chloramphenicol bei dermaler Applikation wird kritisch diskutiert! (Reserveantibiotikum; nur bei strenger Indikationsstellung). Alternativen können nur ausgehend vom Indikationsanspruch der jeweiligen Rezeptur gesucht werden. Bei Bedarf die regionalen Arzneimittelinformationsstellen kontaktieren. Bleibt der Arzt in Kenntnis der Risiken bei seiner Verordnung, darf sie beliefert werden.
Helles Ammoniumbituminosulfonat (Leukichthol)	Erythromycin*		■ Geprüfte Stabilität in Cordes® Basis Lösung, ZRB D06-K04; isopropanolisch-wässrige Lösung; pH 8–8,5 → 12 Wochen [2] ■ Geprüfte Stabilität in Gel Cordes® mit Zusatz von 20 % Ethanol 96 % (V/V); ethanolisch-wässrige Lösung; pH 8–8,5 → 8 Wochen [2]
Helles Ammoniumbituminosulfonat (Leukichthol)	Zinkoxid		■ Geprüfte Stabilität in Wollwachsalkoholsalbe + Nichtionische hydrophile Creme 20+74; hydrophile Creme; pH < 8 → 12 Wochen [2] ■ Geprüfte Stabilität für die Einarbeitung von Leukichthol in Weiche Zinkpaste DAB; wasserfreie Paste → 12 Wochen [2]
Hydrocortison	Ammoniumbituminosulfonat (Ichthyol)		■ Geprüfte Stabilität in Unguentum Cordes®; wasserfreie Salbe → 4 Wochen [2]
Hydrocortison	Clioquinol		■ Geprüfte Stabilität für die Einarbeitung von Clioquinol in Linolacort® Hydro, ZRB D07-K25 bzw. ZRB D07-K26; ambiphile Creme; pH 3,5–4,5 → 3 Monate [4]
Hydrocortison	Clotrimazol		■ Geprüfte Stabilität für die Einarbeitung von Clotrimazol in Linolacort® Hydro, ZRB D01-K11 bzw. ZRB D01-K12; ambiphile Creme; pH 3,5–4,5 → 3 Monate [4] ■ Geprüfte Stabilität in wasserhaltiger Unguentum Cordes®; hydro/lipophile Creme; pH 3,5–5,5 (Konservierung mit Sorbinsäure) → 12 Wochen [2]

[1] Standardrezepturen 1990 (SR 90). Für das Apothekenwesen bestimmte Ausgabe, Institut für Arzneimittelwesen der DDR (Hrsg.), 15. Aufl. VEB Verlag Volk und Gesundheit, Berlin 1990.
[2] Folia Ichthyolica. Ichthyol-Gesellschaft Cordes, Hermanni & Co. (GmbH & Co.) KG. (Stand 2017)
[3] Neues Rezeptur-Formularium (NRF), Rezepturhinweise und Rezepturenfinder (online). Avoxa – Mediengruppe Deutscher Apotheker GmbH, Eschborn 2017
[4] Ihre Dr. Wolff-Rezepturen. Dr. August Wolff GmbH & Co. KG Arzneimittel. (Rezepturfibel Stand 2016)
[5] Hinweise zur Herstellung Permethrin-haltiger Rezepturen. Infectopharm Arzneimittel und Consilium GmbH. Heppenheim 2016

* Die lokale/topische Antibiotika-Gabe gilt aufgrund von Wundheilungsstörungen und Sensibilisierungsreaktionen bis auf wenige Ausnahmen als überholt. Um Resistenzentwicklung vorzubeugen, sollte sie – falls nicht durch Antiseptika ersetzbar – möglichst kurzzeitig eingesetzt werden. (▶ Kap. 8.1.3)

Tab. 8.3 Kompatibilität gängiger Wirkstoffkombinationen (Fortsetzung)

Wirkstoff 1	Wirkstoff 2	Bewertung	Bemerkungen
Hydrocortison	Erythromycin*		Bei dem für Erythromycin erforderlichen basischen pH-Bereich, sind für Hydrocortison Zersetzungsreaktionen zu erwarten. Die Kombination mit dem bei höheren pH-Werten stabileren Hydrocortisonacetat ist über einen Zeitraum von 4 Wochen möglich. → Austausch von Hydrocortison durch das im Neutralen bzw. schwach Basischen stabilere Hydrocortisonacetat.
Hydrocortison	Harnstoff		■ Geprüfte Stabilität für die Einarbeitung von Harnstoff in Linolacort® Hydro, ZRB D07-K21 bzw. ZRB D07-K22; ambiphile Creme; pH 3,5–4,5 → 12 Wochen [4] Ungeprüfte Rezepturen: Kombination bei kurzer Aufbrauchfrist möglich, da der pH-Wert durch die Harnstoff-Hydrolyse nur langsam steigt, dennoch ist es bei längerer Therapiedauer sinnvoll, einen Lactatpuffer zuzusetzen, um den durch die Harnstoff-Hydrolyse-bedingten pH-Anstieg zu verhindern. Alternativ Hydrocortison durch das bei höheren pH-Werten stabilere Hydrocortisonacetat austauschen. ■ Hydro-/lipophile Creme; pH 5–6,5 (ungepuffert) → 4 Wochen
Hydrocortison	Ichthyol (Ammoniumbituminosulfonat)		■ Geprüfte Stabilität in Unguentum Cordes®; wasserfreie Salbe → 4 Wochen [2]
Hydrocortison	Lauromacrogol 400 (Polidocanol 600, Thesit)		■ Empfehlung: Lauromacrogol 400-Zusatz zu Hydrophiler Hydrocortison-Creme (NRF 11.36.); hydrophile Creme; pH 5,5–6,5 → 6 Monate (Spenderdose), 1 Jahr (Tube) **Cave:** Lauromacrogol 400 erst zur fertigen Hydrocortison-Creme geben, sonst wird die Zubereitung klumpig.
Hydrocortison	Octenidindihydrochlorid		■ Geprüfte Stabilität für die Einarbeitung von Octenidindihydrochlorid in Linolacort® Hydro, ZRB D07-K28 bzw. ZRB D07-K29; ambiphile Creme; pH 3,5–4,5 → 3 Monate [4]
Hydrocortison	Polidocanol 600 (Lauromacrogol 400, Thesit)		■ Empfehlung: Polidocanol-Zusatz zu Hydrophiler Hydrocortison-Creme (NRF 11.36.); hydrophile Creme; pH 5,5–6,5 → 6 Monate (Spenderdose), 1 Jahr (Tube) **Cave:** Polidocanol 600 erst zur fertigen Hydrocortison-Creme geben, sonst wird die Zubereitung klumpig.
Hydrocortison	Salicylsäure		■ Geprüfte Stabilität für die Einarbeitung von Salicylsäure in Linolacort® Hydro, ZRB D07-K31 bzw. ZRB D07-K32; ambiphile Creme; pH < 4 → 3 Monate [4]
Hydrocortison	Thesit (Lauromacrogol 400, Polidocanol 600)		■ Empfehlung: Thesit-Zusatz zu Hydrophiler Hydrocortison-Creme (NRF 11.36.); hydrophile Creme; pH 5,5–6,5 → 6 Monate (Spenderdose), 1 Jahr (Tube) **Cave:** Thesit erst zur fertigen Hydrocortison-Creme geben, sonst wird die Zubereitung klumpig.

[1] Standardrezepturen 1990 (SR 90). Für das Apothekenwesen bestimmte Ausgabe, Institut für Arzneimittelwesen der DDR (Hrsg.), 15. Aufl. VEB Verlag Volk und Gesundheit, Berlin 1990.

[2] Folia Ichthyolica. Ichthyol-Gesellschaft Cordes, Hermanni & Co. (GmbH & Co.) KG. (Stand 2017)

[3] Neues Rezeptur-Formularium (NRF), Rezepturhinweise und Rezepturenfinder (online). Avoxa – Mediengruppe Deutscher Apotheker GmbH, Eschborn 2017

[4] Ihre Dr. Wolff-Rezepturen. Dr. August Wolff GmbH & Co. KG Arzneimittel. (Rezepturfibel Stand 2016)

[5] Hinweise zur Herstellung Permethrin-haltiger Rezepturen. Infectopharm Arzneimittel und Consilium GmbH. Heppenheim 2016

* Die lokale/topische Antibiotika-Gabe gilt aufgrund von Wundheilungsstörungen und Sensibilisierungsreaktionen bis auf wenige Ausnahmen als überholt. Um Resistenzentwicklung vorzubeugen, sollte sie – falls nicht durch Antiseptika ersetzbar – möglichst kurzzeitig eingesetzt werden. (▶Kap. 8.1.3)

Tab. 8.3 Kompatibilität gängiger Wirkstoffkombinationen (Fortsetzung)

Wirkstoff 1	Wirkstoff 2	Bewertung	Bemerkungen
Hydrocortison	Triclosan		▪ Empfehlung: Hydrocortison-Zusatz zu Hydrophiler Triclosan-Creme (NRF 11.135.); hydrophile Creme; pH 4–5 → 8 Wochen **Cave:** Bei einigen Grundlagen sind WW zwischen Triclosan und Emulgatoren mit Macrogol-Partialstruktur möglich
Hydrocortison	Zinkoxid		▪ Geprüfte Stabilität für die Einarbeitung von Zinkoxid in Linolacort® Hydro, ZRB D07-K34 bzw. ZRB D07-K35; pH > 4 → 3 Monate [4]
Hydrocortisonacetat	Ammoniumbituminosulfonat (Ichthyol)		▪ Wasserfreie Salbe → 6 Monate
Hydrocortisonacetat	Erythromycin*		Kombination galenisch möglich, da Hydrocortisonacetat für einen kurzen Zeitraum auch bei leicht basischen pH-Werten ausreichend stabil ist. Da Erythromycin selbst basisch reagiert, muss der pH-Wert mit Citronensäure-Lösung auf etwa pH 8 eingestellt werden. ▪ Empfehlung: Hydrocortisonacetat-Zusatz zu Hydrophiler Erythromycin-Creme (NRF 11.77.); hydrophile Creme; pH ca. 8 (Einstellung mit Citronensäure-Lösung) → 4 Wochen
Hydrocortisonacetat	Harnstoff		Kombination bei kurzer Aufbrauchfrist möglich, da der pH-Wert durch die Harnstoff-Hydrolyse nur langsam steigt, dennoch ist der Zusatz eines Lactatpuffers bei längerer Therapiedauer sinnvoll, um den durch die Harnstoff-Hydrolyse-bedingten pH-Anstieg zu verhindern. ▪ Hydro-/lipophile Creme; pH 5–6,5 (ungepuffert) → 4 Wochen ▪ Hydro-/lipophile Creme; pH 4–5 (Einstellung durch Lactat-Puffer) → 6 Monate
Hydrocortisonacetat	Ichthyol (Ammoniumbituminosulfonat)		▪ Wasserfreie Salbe → 6 Monate
Hydrocortisonacetat	Lauromacrogol 400 (Polidocanol 600, Thesit)		▪ Hydro-/lipophile Creme; pH 5,5–7 → 6 Monate (Spenderdose), 1 Jahr (Tube) **Cave:** Lauromacrogol 400 erst zur fertigen Hydrocortisonacetat-Creme geben, sonst wird die Zubereitung klumpig.
Hydrocortisonacetat	Lidocainhydrochlorid		▪ Geprüfte Stabilität in Hydrocortisonacetat-Suspension mit Lidocainhydrochlorid und Dexpanthenol (NRF 7.14.); pH ca. 6,5 → 6 Monate [3]
Hydrocortisonacetat	Polidocanol 600 (Lauromacrogol 400, Thesit)		▪ Hydro-/lipophile Creme; pH 5,5–7 → 6 Monate (Spenderdose), 1 Jahr (Tube) **Cave:** Polidocanol 600 erst zur fertigen Hydrocortisonacetat-Creme geben, sonst wird die Zubereitung klumpig.
Hydrocortisonacetat	Steinkohlenteerlösung		▪ Hydro-/lipophile Creme; pH 3–7 → 4 Wochen Steinkohlenteerprodukte sind therapeutisch nur kurzfristig in Betracht zu ziehen (Anwendungsdauer max. 4 Wochen)

[1] Standardrezepturen 1990 (SR 90). Für das Apothekenwesen bestimmte Ausgabe, Institut für Arzneimittelwesen der DDR (Hrsg.), 15. Aufl. VEB Verlag Volk und Gesundheit, Berlin 1990.
[2] Folia Ichthyolica. Ichthyol-Gesellschaft Cordes, Hermanni & Co. (GmbH & Co.) KG. (Stand 2017)
[3] Neues Rezeptur-Formularium (NRF), Rezepturhinweise und Rezepturenfinder (online). Avoxa – Mediengruppe Deutscher Apotheker GmbH, Eschborn 2017
[4] Ihre Dr. Wolff-Rezepturen. Dr. August Wolff GmbH & Co. KG Arzneimittel. (Rezepturfibel Stand 2016)
[5] Hinweise zur Herstellung Permethrin-haltiger Rezepturen. Infectopharm Arzneimittel und Consilium GmbH. Heppenheim 2016
* Die lokale/topische Antibiotika-Gabe gilt aufgrund von Wundheilungsstörungen und Sensibilisierungsreaktionen bis auf wenige Ausnahmen als überholt. Um Resistenzentwicklung vorzubeugen, sollte sie – falls nicht durch Antiseptika ersetzbar – möglichst kurzzeitig eingesetzt werden. (▶ Kap. 8.1.3)

8

Tab. 8.3 Kompatibilität gängiger Wirkstoffkombinationen (Fortsetzung)

Wirkstoff 1	Wirkstoff 2	Bewertung	Bemerkungen
Hydrocortisonacetat	Tetracainhydrochlorid		■ Ethanolisch-wässrige Suspension; pH 3–6,5 → 4 Wochen ■ Standardisierte Alternative: Hydrocortisonacetat-Suspension mit Lidocainhydrochlorid und Dexpanthenol (NRF 7.14.); pH ca. 6,5 → 6 Monate [3] **Cave:** Tetracainhydrochlorid gilt als besonders systemtoxisch und sollte gegen ein toxikologisch weniger problematisches Lokalanästhethikum, wie Lidocainhydrochlorid, ausgetauscht oder aus der Zubereitung herausgelassen werden.
Hydrocortisonacetat	Thesit (Lauromacrogol 400, Polidocanol 600)		■ Hydro-/lipophile Creme; pH 5,5–7 → 6 Monate (Spenderdose), 1 Jahr (Tube) **Cave:** Thesit erst zur fertigen Hydrocortisonacetat-Creme geben, sonst wird die Zubereitung klumpig.
Hydrocortisonacetat	Zinkoxid		Hydrocortisonacetat ist in basisch reagierenden und oxidativ wirkenden Zubereitungen (hier beides verursacht durch Zinkoxid) stabiler als die meisten Glucocorticoide. In wasserfreiem Milieu findet die hydrolytische Zersetzung nur sehr langsam und in begrenztem Umfang statt. ■ Hydro-/lipophile Creme, wässrige Suspension; pH 7–8 → 3 Monate ■ Wasserfreie Salbe → 6 Monate
Hydrocortisonbutyrat	Zinkoxid		Bei wasserhaltigen Zubereitungen hohe Instabilität des zersetzungsempfindlichen Hydrocortisonbutyrats in Anwesenheit des schwach basisch reagierenden und oxidativ wirkenden Zinkoxids. Austausch gegen stabilere Glucocorticoide (evtl. Hydrocortisonacetat). Wasserfreie Zubereitungen dieser Kombination sind im Kühlschrank über einen begrenzten Zeitraum stabil. ■ Wasserhaltige Zubereitung; nicht kompatibel (auch im Kühlschrank nicht stabil) ■ Wasserfreie Salbe/Paste → 3 Monate (Kühlschrank; bei RT nicht stabil)
8-Hydroxychinolinsulfat-Kaliumsulfat (Chinolinolsulfat-Kaliumsulfat)	Betamethasonvalerat		■ Empfehlung: 8-Hydroxychinolinsulfat-Kaliumsulfat-Zusatz zu Hydrophiler Betamethasonvalerat-Creme (NRF 11.37.); hydrophile Creme; pH 4–5 → 6 Monate (Puffer aufgrund der sauren Reaktion von 8-Hydrochinolinsulfat-Kaliumsulfat möglicherweise verzichtbar) **Cave:** WW von 8-Hydroxychinolinsulfat-Kaliumsulfat mit anionischen Grundlagen.
8-Hydroxychinolinsulfat-Kaliumsulfat (Chinolinolsulfat-Kaliumsulfat)	Erythromycin*		Nicht zu empfehlen, da 8-Hydrochinolinsulfat-Kaliumsulfat sauer reagiert und Erythromycin einen pH > 7 benötigt. Therapeutische Sinnhaftigkeit der Kombination von Antiseptikum und lokal wirkendem Antibiotikum umstritten (▸Kap. 8.1.3).

[1] Standardrezepturen 1990 (SR 90). Für das Apothekenwesen bestimmte Ausgabe, Institut für Arzneimittelwesen der DDR (Hrsg.), 15. Aufl. VEB Verlag Volk und Gesundheit, Berlin 1990.
[2] Folia Ichthyolica. Ichthyol-Gesellschaft Cordes, Hermanni & Co. (GmbH & Co.) KG. (Stand 2017)
[3] Neues Rezeptur-Formularium (NRF), Rezepturhinweise und Rezepturenfinder (online). Avoxa – Mediengruppe Deutscher Apotheker GmbH, Eschborn 2017
[4] Ihre Dr. Wolff-Rezepturen. Dr. August Wolff GmbH & Co. KG Arzneimittel. (Rezepturfibel Stand 2016)
[5] Hinweise zur Herstellung Permethrin-haltiger Rezepturen. Infectopharm Arzneimittel und Consilium GmbH. Heppenheim 2016
* Die lokale/topische Antibiotika-Gabe gilt aufgrund von Wundheilungsstörungen und Sensibilisierungsreaktionen bis auf wenige Ausnahmen als überholt. Um Resistenzentwicklung vorzubeugen, sollte sie – falls nicht durch Antiseptika ersetzbar – möglichst kurzzeitig eingesetzt werden. (▸Kap. 8.1.3)

Tab. 8.3 Kompatibilität gängiger Wirkstoffkombinationen (Fortsetzung)

Wirkstoff 1	Wirkstoff 2	Bewertung	Bemerkungen
8-Hydroxychinolinsulfat-Kaliumsulfat (Chinolinolsulfat-Kaliumsulfat)	Prednisolon		Kombination als FAM verfügbar (Leioderm P Creme). ■ Hydrophile Creme; pH 3–5,5 → 6 Monate. ■ Geprüfte Stabilität in Spiritus Prednisoloni 0,25 % cum Hydroxychinolino SR (Standardrezeptur der DDR); ethanolische Lösung → 6 Monate [1] **Cave:** WW von Hydroxychinolinsulfat-Kaliumsulfat mit anionischen Grundlagen.
8-Hydroxychinolinsulfat-Kaliumsulfat (Chinolinolsulfat-Kaliumsulfat)	Salicylsäure		■ Geprüfte Stabilität in Spiritus Hydroxychinolini cum Acido salicylico SR (Standardrezeptur der DDR); ethanolische Lösung → 6 Monate [1]
Ichthyol s. Ammoniumbituminosulfonat			
Lauromacrogol 400 s. Polidocanol 600			
Leukichthol s. Helles Ammoniumbituminosulfonat			
Lidocain	Chlorhexidindigluconat		Kombination wird als Mundspülung eingesetzt. Mit Lidocainhydrochlorid könnte schwer lösliches Chlorhexidinchlorid ausfallen, daher wird von Lidocain-Base ausgegangen und mit Essigsäure angesäuert → Lösung des Lidocains unter Acetatbildung (Verhältnis Lidocain: Essigsäure 1:0,257; ▶Kap. 10.3). ■ Wässrige Lösung; pH 6 (ergibt sich durch Zusatz von Essigsäure) → 4 Wochen
Lidocainhydrochlorid	Chlorhexidindigluconat		Durch die Kombination von Chlorhexidindigluconat mit Lidocainhydrochlorid kann (konzentrationsabhängig) schwer lösliches Chlorhexidinchlorid ausfallen. Austausch von Lidocainhydrochlorid durch Lidocain-Base in Kombination mit Essigsäure. Durch den Essigsäure-Zusatz löst sich die Lidocain-Base. (▶Kap. 10.3)
Lidocainhydrochlorid	Clobetasolpropionat		■ Wässrige Lösung; pH 3,5–5,5 (durch Konservierung mit Sorbinsäure) → 6 Monate ■ Standardisierte Alternative mit schwächer wirksamem Glucocorticoid: Hydrocortisonacetat-Suspension mit Lidocainhydrochlorid und Dexpanthenol (NRF 7.14.); wässrige Lösung; pH 6–7 → 6 Monate [3]
Lidocainhydrochlorid	Dequaliniumchlorid		Wirkstoffe durch Erwärmen in Lösung bringen und Rekristallisationen vermeiden. ■ Wasserfreie Ohrentropfen (Lösungsmittel Glycerol und Propylengylcol) → 4 Wochen
Lidocainhydrochlorid	Dexpanthenol		■ Geprüfte Stabilität in Lidocainhydrochlorid-Lösung mit Dexpanthenol (NRF 7.13.); pH ca. 6,5 → 6 Monate [3]

[1] Standardrezepturen 1990 (SR 90). Für das Apothekenwesen bestimmte Ausgabe, Institut für Arzneimittelwesen der DDR (Hrsg.), 15. Aufl. VEB Verlag Volk und Gesundheit, Berlin 1990.
[2] Folia Ichthyolica. Ichthyol-Gesellschaft Cordes, Hermanni & Co. (GmbH & Co.) KG. (Stand 2017)
[3] Neues Rezeptur-Formularium (NRF), Rezepturhinweise und Rezepturenfinder (online). Avoxa – Mediengruppe Deutscher Apotheker GmbH, Eschborn 2017
[4] Ihre Dr. Wolff-Rezepturen. Dr. August Wolff GmbH & Co. KG Arzneimittel. (Rezepturfibel Stand 2016)
[5] Hinweise zur Herstellung Permethrin-haltiger Rezepturen. Infectopharm Arzneimittel und Consilium GmbH. Heppenheim 2016
* Die lokale/topische Antibiotika-Gabe gilt aufgrund von Wundheilungsstörungen und Sensibilisierungsreaktionen bis auf wenige Ausnahmen als überholt. Um Resistenzentwicklung vorzubeugen, sollte sie – falls nicht durch Antiseptika ersetzbar – möglichst kurzzeitig eingesetzt werden. (▶Kap. 8.1.3)

Tab. 8.3 Kompatibilität gängiger Wirkstoffkombinationen (Fortsetzung)

Wirkstoff 1	Wirkstoff 2	Bewertung	Bemerkungen
Lidocainhydrochlorid	Diltiazemhydrochlorid		▪ Geprüfte Krankenhausvorschrift: Lidocainhydrochlorid-Zusatz zu Diltiazemhydrochlorid-Rektalcreme (NRF 5.7.); pH ca. 5 → 6 Monate
Lidocainhydrochlorid	Hydrocortisonacetat		▪ Geprüfte Stabilität in Hydrocortisonacetat-Suspension mit Lidocainhydrochlorid und Dexpanthenol (NRF 7.14.); pH ca. 6,5 → 6 Monate [3]
Lidocainhydrochlorid	Zinkoxid		▪ Geprüfte Krankenhausvorschrift; wasserarme lipophile Creme; pH 4–7 → 4 Wochen
Menthol	Campher		▪ Geprüfte Stabilität in Methylsalicylat-Salbe mit Campher und Menthol (NRF 1.2.); wasserfrei → 1 Jahr [3] Evtl. Ausgleich des Eutektikums erforderlich (▶ Kap. 17.2.1).
Menthol	Methylsalicylat		▪ Geprüfte Stabilität in Methylsalicylat-Salbe mit Campher und Menthol (NRF 1.2.); wasserfrei → 1 Jahr [3] Evtl. Ausgleich des Eutektikums (▶ Kap. 17.2.1).
Methylsalicylat	Campher		▪ Geprüfte Stabilität in Methylsalicylat-Salbe mit Campher und Menthol (NRF 1.2.); wasserfrei → 1 Jahr [3] Evtl. Ausgleich des Eutektikums erforderlich (▶ Kap. 17.2.1).
Methylsalicylat	Menthol		▪ Geprüfte Stabilität in Methylsalicylat-Salbe mit Campher und Menthol (NRF 1.2.); wasserfrei → 1 Jahr [3] Evtl. Ausgleich des Eutektikums (▶ Kap. 17.2.1).
Metronidazol	Clotrimazol		Therapeutisch sinnvoll: die entzündungshemmende Eigenschaft von Clotrimazol unterstützt die Wirkung von Metronidazol. ▪ Hydro-/lipophile Creme; pH 3,5–7; 4 Wochen (es gibt Hinweise auf eine Stabilität von bis zu 6 Monaten, insbesondere wenn Metronidazol in der verwendeten Grundlage nicht zur Kristallisation neigt) Da pH-abhängig Salzbildung des Clotrimazols auftreten kann, wird die Verwendung nichtionischer Grundlagen empfohlen.
Metronidazol	Erythromycin*		▪ Geprüfte Stabilität in Hydrophiler Erythromycin-Creme mit Metronidazol (NRF 11.138.); hydrophile Creme; pH 8–8,5 → 4 Wochen (Kühlschrank) [3]
Metronidazol	Permethrin		▪ Geprüfte Stabilität in Anionischer hydrophiler Creme DAB; hydrophile Creme; pH 4–6 → 3 Monate [5]
Metronidazol	Salicylsäure		Keine plausible Indikation bekannt. Keine Daten zur Stabilität von Metronidazol, insbesondere im sauren Milieu, verfügbar. ▪ Wasserfrei und wasserhaltig → 4 Wochen evtl. vertretbar

[1] Standardrezepturen 1990 (SR 90). Für das Apothekenwesen bestimmte Ausgabe, Institut für Arzneimittelwesen der DDR (Hrsg.), 15. Aufl. VEB Verlag Volk und Gesundheit, Berlin 1990.
[2] Folia Ichthyolica. Ichthyol-Gesellschaft Cordes, Hermanni & Co. (GmbH & Co.) KG. (Stand 2017)
[3] Neues Rezeptur-Formularium (NRF), Rezepturhinweise und Rezepturenfinder (online). Avoxa – Mediengruppe Deutscher Apotheker GmbH, Eschborn 2017
[4] Ihre Dr. Wolff-Rezepturen. Dr. August Wolff GmbH & Co. KG Arzneimittel. (Rezepturfibel Stand 2016)
[5] Hinweise zur Herstellung Permethrin-haltiger Rezepturen. Infectopharm Arzneimittel und Consilium GmbH. Heppenheim 2016
* Die lokale/topische Antibiotika-Gabe gilt aufgrund von Wundheilungsstörungen und Sensibilisierungsreaktionen bis auf wenige Ausnahmen als überholt. Um Resistenzentwicklung vorzubeugen, sollte sie – falls nicht durch Antiseptika ersetzbar – möglichst kurzzeitig eingesetzt werden. (▶ Kap. 8.1.3)

◘ Tab. 8.3 Kompatibilität gängiger Wirkstoffkombinationen (Fortsetzung)

Wirkstoff 1	Wirkstoff 2	Bewertung	Bemerkungen
Metronidazol	Schwefel		Schwefel gilt als obsolet, aber nicht als bedenklich und darf in Rezepturen verarbeitet werden (◘ Tab. 2.1). Gebräuchliche Schwefel-Konzentrationen sind 2–5 %, bei Kindern bis 3 %, in Antipedikulosa und Antiskabiosa bei Erwachsenen bis zu 15 %. ■ Hydrophile Creme; pH 4–6 → 6 Monate
Miconazolnitrat	Clobetasolpropionat		Kombination nur zur Initialbehandlung entzündlicher bzw. erosiver Mykosen vertretbar. ■ Empfehlung: Miconazolnitrat-Zusatz zu Hydrophiler Clobetasolpropionat-Creme 0,05 % (NRF 11.76.); hydrophile Creme; pH 4–5 → 6 Monate (Spenderdose), 1 Jahr (Tube) ■ Hydro-/lipophile Creme; pH 4–5 (ggf. Einstellung mit Citrat-Puffer) → 6 Monate
Miconazolnitrat	Mometasonfuroat		■ Hydrophile Creme; pH 4–5 → 4 Wochen
Miconazolnitrat	Salicylsäure		Miconazolnitrat ist für einen überschaubaren Zeitraum auch bei vergleichsweise niedrigen pH-Werten stabil und wirksam, eine Kombination daher möglich. ■ Ethanolisch-wässrige Lösung bzw. hydrophile Creme; pH 2–4 → 4 Wochen
Milchsäure	Harnstoff		Milchsäure alleine stellt noch kein Puffersystem dar (dazu würde zusätzlich Natriumlactat benötigt), sie wird daher in diesem Fall als Wirkstoff betrachtet. ■ Hydro-/lipophile Creme; pH ca. 2 → 6 Monate
Milchsäure	Salicylsäure		■ Geprüfte Stabilität in Milchsäure-haltigem Salicylsäure-Collodium (NRF 11.18.); lipophile Lösung → 6 Monate [3]
Minoxidil	Alfatradiol (17α-Estradiol)		Kombination bei Haarausfall bekannt. Herstellung unter Erwärmung. ■ ethanolisch- oder isopropanolisch-wässrige Lösung → 6 Monate
Minoxidil	Betamethasondipropionat		■ Ethanolische Lösung; geschätzter pH um 8 → 4 Wochen
Minoxidil	Betamethasonvalerat		■ Ethanolisch-wässrige Lösung; pH ca. 8 (ergibt sich ohne Pufferzusatz); Austausch von Betamethasonvalerat durch das im Neutralen bzw. schwach Basischen stabilere Betamethasondipropionat ■ Ethanolisch-wässrige Lösung; pH 4–5 (Einstellung mit Citrat-Puffer; Betamethasonvalerat einsetzbar) → 4 Wochen
Minoxidil	17α-Estradiol (Alfatradiol)		Kombination bei Haarausfall bekannt. Herstellung unter Erwärmung. ■ ethanolisch- oder isopropanolisch-wässrige Lösung → 6 Monate

[1] Standardrezepturen 1990 (SR 90). Für das Apothekenwesen bestimmte Ausgabe, Institut für Arzneimittelwesen der DDR (Hrsg.), 15. Aufl. VEB Verlag Volk und Gesundheit, Berlin 1990.
[2] Folia Ichthyolica. Ichthyol-Gesellschaft Cordes, Hermanni & Co. (GmbH & Co.) KG. (Stand 2017)
[3] Neues Rezeptur-Formularium (NRF), Rezepturhinweise und Rezepturenfinder (online). Avoxa – Mediengruppe Deutscher Apotheker GmbH, Eschborn 2017
[4] Ihre Dr. Wolff-Rezepturen. Dr. August Wolff GmbH & Co. KG Arzneimittel. (Rezepturfibel Stand 2016)
[5] Hinweise zur Herstellung Permethrin-haltiger Rezepturen. Infectopharm Arzneimittel und Consilium GmbH. Heppenheim 2016

* Die lokale/topische Antibiotika-Gabe gilt aufgrund von Wundheilungsstörungen und Sensibilisierungsreaktionen bis auf wenige Ausnahmen als überholt. Um Resistenzentwicklung vorzubeugen, sollte sie – falls nicht durch Antiseptika ersetzbar – möglichst kurzzeitig eingesetzt werden. (▶ Kap. 8.1.3)

8

Tab. 8.3 Kompatibilität gängiger Wirkstoffkombinationen (Fortsetzung)

Wirkstoff 1	Wirkstoff 2	Bewertung	Bemerkungen
Mometasonfuroat	Clotrimazol		Kombination nur zur Initialbehandlung entzündlicher bzw. erosiver Mykosen vertretbar. ▪ Hydro-/lipophile Creme; pH 4–8 → 3 Monate (möglicherweise auch länger)
Mometasonfuroat	Miconazolnitrat		▪ Hydrophile Creme; pH 4–5 → 4 Wochen
Mometasonfuroat	Polihexanid		▪ Geprüfte Krankenhausvorschrift; hydrophile Salbe bzw. Hydrogel; pH 5–7 → 9 Monate (Kühlschrank)
Mometasonfuroat	Triclosan		▪ Empfehlung: Mometasonfuroat-Zusatz zu Lipophiler Triclosan-Creme (NRF 11.122.); lipophile Creme; pH ca. 4 (Einstellung mit Citrat-Puffer) → 6 Monate **Cave:** Bei einigen Grundlagen sind WW zwischen Triclosan und Emulgatoren mit Macrogol-Partialstruktur möglich.
Mometasonfuroat	Zinkoxid		▪ Geprüfte Stabilität für Mometasonfuroat-Zusatz zu Hydrophilem Zinkoxid-Liniment (NRF 11.109.); pH 7–8 (pH-Wert wird überwiegend durch Zinkoxid bestimmt) → 3 Monate [3]
Neomycinsulfat*	Budesonid		Kombination wird als Nasenspray eingesetzt. Keine Konservierung mit Benzalkoniumchlorid, da es sich um eine Dauerbehandlung über mehrere Monate handelt. ▪ Wässrige Lösung → 1 Woche (Kühlschrank)
Nystatin	Clobetasolpropionat		▪ Wässrige Lösung; pH < 7 → 4 Wochen
Nystatin	Zinkoxid		Zahlreiche Fertigarzneimittel mit dieser Kombination erhältlich (z. B. Apolind, Multilind, Mykundex, Nystaderm etc.). ▪ Geprüfte Stabilität in Zinkoxid-Neutralöl mit Nystatin (NRF 11.114.); wasserfrei → 6 Monate [3]
Octenidin-dihydrochlorid	Betamethasonvalerat		▪ Stabilität für die Einarbeitung von Octenidindihydrochlorid in das nicht mehr erhältliche FAM Linolacort® Beta war geprüft; pH 3,5–4,5 → 3 Monate [4] ▪ Standardisierte Alternative mit Prednicarbat: Hydrophile Prednicarbat-Creme mit Octenidindihydrochlorid (NRF 11.145.); hydro-/lipophile Creme; pH 4–6 → 3 Monate [3]
Octenidin-dihydrochlorid	Hydrocortison		▪ Geprüfte Stabilität für die Einarbeitung von Octenidindihydrochlorid in Linolacort® Hydro, ZRB D07-K28 bzw. ZRB D07-K29; ambiphile Creme; pH 3,5–4,5 → 3 Monate [4]
Octenidin-dihydrochlorid	Prednicarbat		▪ Geprüfte Stabilität in Hydrophiler Prednicarbat-Creme mit Octenidindihydrochlorid (NRF 11.145.); hydro-/lipophile Creme; pH 4–6 → 3 Monate [3]
Octenidin-dihydrochlorid	Triamcinolonacetonid		▪ Geprüfte Stabilität für die Einarbeitung von Octenidindihydrochlorid in Linolacort® Triam, ZRB D07-K30; ambiphile Creme; pH 3,5–4,5 → 3 Monate [4]

[1] Standardrezepturen 1990 (SR 90). Für das Apothekenwesen bestimmte Ausgabe, Institut für Arzneimittelwesen der DDR (Hrsg.), 15. Aufl. VEB Verlag Volk und Gesundheit, Berlin 1990.
[2] Folia Ichthyolica. Ichthyol-Gesellschaft Cordes, Hermanni & Co. (GmbH & Co.) KG. (Stand 2017)
[3] Neues Rezeptur-Formularium (NRF), Rezepturhinweise und Rezepturenfinder (online). Avoxa – Mediengruppe Deutscher Apotheker GmbH, Eschborn 2017
[4] Ihre Dr. Wolff-Rezepturen. Dr. August Wolff GmbH & Co. KG Arzneimittel. (Rezepturfibel Stand 2016)
[5] Hinweise zur Herstellung Permethrin-haltiger Rezepturen. Infectopharm Arzneimittel und Consilium GmbH. Heppenheim 2016
* Die lokale/topische Antibiotika-Gabe gilt aufgrund von Wundheilungsstörungen und Sensibilisierungsreaktionen bis auf wenige Ausnahmen als überholt. Um Resistenzentwicklung vorzubeugen, sollte sie – falls nicht durch Antiseptika ersetzbar – möglichst kurzzeitig eingesetzt werden. (▶ Kap. 8.1.3)

◘ **Tab. 8.3** Kompatibilität gängiger Wirkstoffkombinationen (Fortsetzung)

Wirkstoff 1	Wirkstoff 2	Bewertung	Bemerkungen
Oxytetracyclin-hydrochlorid*	Prednisolon	[grün]	▪ Geprüfte Stabilität in Unguentum Oxytetracyclini cum Prednisolono oticum SR (Standardrezeptur der DDR); wasserfrei → 6 Monate [1]
Oxytetracyclin-hydrochlorid*	Prednisolonacetat	[gelbgrün]	Oxytetracyclinhydrochlorid reagiert stark sauer und ist in Wasser instabil. In wasserhaltigen Rezepturen muss die schwer in Wasser lösliche Zwitterionenform unter pH-Korrektur (Natriumacetat und Natriumhydrogencarbonat) im schwach Sauren gefällt werden. ▪ Hydrophile Creme; pH 5–5,5 → 2 Monate (Kühlschrank)
Oxytetracyclin-hydrochlorid*	Zinkoxid	[rot]	Inaktivierung des Oxytetracyclinhydrochlorid durch Komplexbildung. Anstelle von Zinkoxid evtl. Titandioxid verwenden. Titandioxid wirkt jedoch im Gegensatz zu Zinkoxid nicht antimikrobiell (**Cave:** Konservierung). (▶Kap. 8.2.1).
Permethrin	Metronidazol	[grün]	▪ Geprüfte Stabilität in Anionischer hydrophiler Creme DAB; hydrophile Creme; pH 4–6 → 3 Monate [5]
Polidocanol 600 (Lauromacrogol 400, Thesit)	Dexpanthenol	[gelbgrün]	▪ Hydro-/lipophile Creme; pH 3–5,5 → 6 Monate
Polidocanol 600 (Lauromacrogol 400, Thesit)	Harnstoff	[grün]	▪ Geprüfte Stabilität in Lipophiler Polidocanol-Creme mit Harnstoff (NRF 11.120.); lipophile Creme; pH 6,5–7 → 6 Monate (Schüttelmixturflasche), 1 Jahr (Tube) [3]
Polidocanol 600 (Lauromacrogol 400, Thesit)	Hydrocortison	[gelbgrün]	▪ Empfehlung: Polidocanol-Zusatz zu Hydrophiler Hydrocortison-Creme (NRF 11.36.); hydrophile Creme; pH 5,5–6,5 → 6 Monate (Spenderdose), 1 Jahr (Tube) **Cave:** Polidocanol 600 erst zur fertigen Hydrocortison-Creme geben, sonst wird die Zubereitung klumpig.
Polidocanol 600 (Lauromacrogol 400, Thesit)	Hydrocortisonacetat	[gelbgrün]	▪ Hydro-/lipophile Creme; pH 5,5–7 → 6 Monate (Spenderdose), 1 Jahr (Tube) **Cave:** Polidocanol 600 erst zur fertigen Hydrocortisonacetat-Creme geben, sonst wird die Zubereitung klumpig.
Polidocanol 600 (Lauromacrogol 400, Thesit)	Steinkohlenteerlösung	[rot]	Bei gemeinsamer Verarbeitung in Cremes tritt nach einigen Tagen Phasentrennung auf. Zu einphasigen Zubereitungen liegen keine Erkenntnisse vor. Steinkohlenteerprodukte sind therapeutisch nur kurzfristig in Betracht zu ziehen (Anwendungsdauer max. 4 Wochen).
Polidocanol 600 (Lauromacrogol 400, Thesit)	Triamcinolonacetonid	[gelbgrün]	▪ Hydro-/lipophile Creme; pH 5–6 → 6 Monate
Polidocanol 600 (Lauromacrogol 400, Thesit)	Zinkoxid	[grün]	▪ Geprüfte Stabilität in Polidocanol-Zinkoxidschüttelmixtur (NRF 11.66.); wässrige Suspenison; pH 7–8 → 6 Monate [3]

[1] Standardrezepturen 1990 (SR 90). Für das Apothekenwesen bestimmte Ausgabe, Institut für Arzneimittelwesen der DDR (Hrsg.), 15. Aufl. VEB Verlag Volk und Gesundheit, Berlin 1990.
[2] Folia Ichthyolica. Ichthyol-Gesellschaft Cordes, Hermanni & Co. (GmbH & Co.) KG. (Stand 2017)
[3] Neues Rezeptur-Formularium (NRF), Rezepturhinweise und Rezepturenfinder (online). Avoxa – Mediengruppe Deutscher Apotheker GmbH, Eschborn 2017
[4] Ihre Dr. Wolff-Rezepturen. Dr. August Wolff GmbH & Co. KG Arzneimittel. (Rezepturfibel Stand 2016)
[5] Hinweise zur Herstellung Permethrin-haltiger Rezepturen. Infectopharm Arzneimittel und Consilium GmbH. Heppenheim 2016
* Die lokale/topische Antibiotika-Gabe gilt aufgrund von Wundheilungsstörungen und Sensibilisierungsreaktionen bis auf wenige Ausnahmen als überholt. Um Resistenzentwicklung vorzubeugen, sollte sie – falls nicht durch Antiseptika ersetzbar – möglichst kurzzeitig eingesetzt werden. (▶Kap. 8.1.3)

Tab. 8.3 Kompatibilität gängiger Wirkstoffkombinationen (Fortsetzung)

Wirkstoff 1	Wirkstoff 2	Bewertung	Bemerkungen
Polihexanid	Dexamethason		▪ Hydro-/lipophile Creme; pH 5–7 → 4 Wochen
Polihexanid	Mometasonfuroat		▪ Geprüfte Krankenhausvorschrift; hydrophile Salbe bzw. Hydrogel; pH 5–7 → 9 Monate (Kühlschrank)
Polihexanid	Prednicarbat		▪ Hydro-/lipophile Creme; pH 5,5–6,5 → 4 Wochen ▪ Standardisierte Alternative: Hydrophile Prednicarbat-Creme mit Octenidindihydrochlorid (NRF 11.145.); hydro-/lipophile Creme; pH 4–6 → 3 Monate [3]
Polihexanid	Triamcinolonacetonid		▪ Empfehlung: Polihexanid-Zusatz zu Hydrophiler Triamcinolonacetonid-Creme (NRF 11.38.); hydrophile Creme; pH 5–6 → 6 Monate
Prednicarbat	Clotrimazol		Kombination nur zur Initialbehandlung entzündlicher bzw. erosiver Mykosen vertretbar. ▪ Empfehlung: Clotrimazol-Zusatz zu Hydrophiler Prednicarbat-Creme (NRF 11.144.); hydrophile Creme; pH 3,5–8 → 3 Monate ▪ Hydro-/lipophile Creme; pH 3,5–8 → 3 Monate
Prednicarbat	Octenidindihydrochlorid		▪ Geprüfte Stabilität in Hydrophiler Prednicarbat-Creme mit Octenidindihydrochlorid (NRF 11.145.); hydro-/lipophile Creme; pH 4–6 → 3 Monate [3]
Prednicarbat	Polihexanid		▪ Hydro-/lipophile Creme; pH 5,5–6,5 → 4 Wochen ▪ Standardisierte Alternative: Hydrophile Prednicarbat-Creme mit Octenidindihydrochlorid (NRF 11.145.); hydro-/lipophile Creme; pH 4–6 → 3 Monate [3]
Prednicarbat	Triclosan		▪ Hydrophile Creme; pH 4–5 → 4 Wochen ▪ Empfehlung: Prednicarbat-Zusatz zu Hydrophiler Triclosan-Creme 1 % (NRF 11.135.); hydrophile Creme; pH 4–5 → 4 Wochen (es gibt ungeprüfte Hinweise auf eine Stabilität von bis zu 3 Monaten) ▪ Standardisierte Alternative: Hydrophile Prednicarbat-Creme mit Octenidindihydrochlorid (NRF 11.145.); hydro-/lipophile Creme; pH 4–6 → 3 Monate [3] **Cave:** Bei einigen Grundlagen sind WW zwischen Triclosan und Emulgatoren mit Macrogol-Partialstruktur möglich.
Prednicarbat	Zinkoxid		▪ Geprüfte Stabilität für Prednicarbat-Zusatz zu Hydrophilem Zinkoxid-Liniment 25 % (NRF 11.109.); pH 7–8 → 3 Monate [3]

[1] Standardrezepturen 1990 (SR 90). Für das Apothekenwesen bestimmte Ausgabe, Institut für Arzneimittelwesen der DDR (Hrsg.), 15. Aufl. VEB Verlag Volk und Gesundheit, Berlin 1990.
[2] Folia Ichthyolica. Ichthyol-Gesellschaft Cordes, Hermanni & Co. (GmbH & Co.) KG. (Stand 2017)
[3] Neues Rezeptur-Formularium (NRF), Rezepturhinweise und Rezepturenfinder (online). Avoxa – Mediengruppe Deutscher Apotheker GmbH, Eschborn 2017
[4] Ihre Dr. Wolff-Rezepturen. Dr. August Wolff GmbH & Co. KG Arzneimittel. (Rezepturfibel Stand 2016)
[5] Hinweise zur Herstellung Permethrin-haltiger Rezepturen. Infectopharm Arzneimittel und Consilium GmbH. Heppenheim 2016
* Die lokale/topische Antibiotika-Gabe gilt aufgrund von Wundheilungsstörungen und Sensibilisierungsreaktionen bis auf wenige Ausnahmen als überholt. Um Resistenzentwicklung vorzubeugen, sollte sie – falls nicht durch Antiseptika ersetzbar – möglichst kurzzeitig eingesetzt werden. (▶ Kap. 8.1.3)

Tab. 8.3 Kompatibilität gängiger Wirkstoffkombinationen (Fortsetzung)

Wirkstoff 1	Wirkstoff 2	Bewertung	Bemerkungen
Prednisolon	Chinolinolsulfat-Kaliumsulfat (8-Hydroxychinolinsulfat-Kaliumsulfat)		Kombination als FAM verfügbar (Leioderm P Creme). ▪ Hydrophile Creme; pH 3–5,5 → 6 Monate. ▪ Geprüfte Stabilität in Spiritus Prednisoloni 0,25 % cum Hydroxychinolino SR (Standardrezeptur der DDR); ethanolische Lösung → 6 Monate [1] **Cave:** WW von Hydroxychinolinsulfat-Kaliumsulfat mit anionischen Grundlagen.
Prednisolon	Erythromycin*		Haltbarkeit: Bei dem für Erythromycin erforderlichen basischen pH-Bereich, sind für Prednisolon Zersetzungsreaktionen zu erwarten. Die Kombination mit dem bei höheren pH-Werten stabileren Prednisolonacetat ist über einen Zeitraum von 4 Wochen möglich. → Austausch von Prednisolon durch das im Neutralen bzw. schwach Basischen stabilere Prednisolonacetat.
Prednisolon	Estradiol		Ähnliches Fertigarzneimittel verfügbar (Alpicort F: Estradiolbenzoat + Prednisolon + Salicylsäure). ▪ Isopropanolisch-wässrige Lösung; pH 3–6,5 → 4 Wochen
Prednisolon	8-Hydroxychinolinsulfat-Kaliumsulfat (Chinolinolsulfat-Kaliumsulfat)		Kombination als FAM verfügbar (Leioderm P Creme). ▪ Hydrophile Creme; pH 3–5,5 → 6 Monate. ▪ Geprüfte Stabilität in Spiritus Prednisoloni 0,25 % cum Hydroxychinolino SR (Standardrezeptur der DDR); ethanolische Lösung → 6 Monate [1] **Cave:** WW von Hydroxychinolinsulfat-Kaliumsulfat mit anionischen Grundlagen.
Prednisolon	Oxytetracyclinhydrochlorid*		▪ Geprüfte Stabilität in Unguentum Oxytetracyclini cum Prednisolono oticum SR (Standardrezeptur der DDR); wasserfrei → 6 Monate [1]
Prednisolon	Salicylsäure		Der durch Salicylsäure bestimmte pH liegt üblicherweise zwischen 2 und 3, was für Prednisolon über einen begrenzten Zeitraum vertretbar ist. ▪ Geprüfte Stabilität in Unguentum Prednisoloni L/W cum Acido salicylico SR (Standardrezeptur der DDR), ZRB D07-K19; hydrophile Creme; pH 2–3 → 3 Monate (Kühlschrank) [1]
Prednisolon	Zinkoxid		Bei wasserhaltigen Zubereitungen hohe Instabilität des zersetzungsempfindlichen Prednisolon in Anwesenheit des schwach basisch reagierenden und oxidativ wirkenden Zinkoxids. → Austausch von Prednisolon durch das im Neutralen bzw. schwach Basischen stabilere Prednisolonacetat. Darüber hinaus bildet Prednisolon im wässrigen Milieu ein schwer lösliches Hydrat, das in langen Nadeln ausfallen kann. Prednisolonacetat ist hingegen physikalisch stabil. Wasserfreie Zubereitungen dieser Kombination sind im Kühlschrank über einen begrenzten Zeitraum stabil. ▪ Wasserfreie Salbe/Paste → 3 Monate

[1] Standardrezepturen 1990 (SR 90). Für das Apothekenwesen bestimmte Ausgabe, Institut für Arzneimittelwesen der DDR (Hrsg.), 15. Aufl. VEB Verlag Volk und Gesundheit, Berlin 1990.
[2] Folia Ichthyolica. Ichthyol-Gesellschaft Cordes, Hermanni & Co. (GmbH & Co.) KG. (Stand 2017)
[3] Neues Rezeptur-Formularium (NRF), Rezepturhinweise und Rezepturenfinder (online). Avoxa – Mediengruppe Deutscher Apotheker GmbH, Eschborn 2017
[4] Ihre Dr. Wolff-Rezepturen. Dr. August Wolff GmbH & Co. KG Arzneimittel. (Rezepturfibel Stand 2016)
[5] Hinweise zur Herstellung Permethrin-haltiger Rezepturen. Infectopharm Arzneimittel und Consilium GmbH. Heppenheim 2016

* Die lokale/topische Antibiotika-Gabe gilt aufgrund von Wundheilungsstörungen und Sensibilisierungsreaktionen bis auf wenige Ausnahmen als überholt. Um Resistenzentwicklung vorzubeugen, sollte sie – falls nicht durch Antiseptika ersetzbar – möglichst kurzzeitig eingesetzt werden. (▶ Kap. 8.1.3)

8

▫ Tab. 8.3 Kompatibilität gängiger Wirkstoffkombinationen (Fortsetzung)

Wirkstoff 1	Wirkstoff 2	Bewertung	Bemerkungen
Prednisolonacetat	Ammoniumbituminosulfonat (Ichthyol)		▪ Wasserfreie Salbe → 3 Monate
Prednisolonacetat	Clotrimazol		Kombination nur zur Initialbehandlung entzündlicher bzw. erosiver Mykosen vertretbar. ▪ Hydro-/lipophile Creme; pH 3–7 → 3 Monate (möglicherweise auch länger)
Prednisolonacetat	Erythromycin*		Kombination galenisch möglich, da Prednisolonacetat für einen kurzen Zeitraum auch bei leicht basischen pH-Werten ausreichend stabil ist. Da Erythromycin selbst basisch reagiert, muss der pH-Wert mit Citronensäure-Lösung auf etwa pH 8 eingestellt werden. ▪ Empfehlung: Prednisolonacetat-Zusatz zu Hydrophiler Erythromycin-Creme (NRF 11.77.); hydrophile Creme; pH ca. 8 (Einstellung mit Citronensäure-Lösung) → 4 Wochen
Prednisolonacetat	Estradiol		Ähnliches Fertigarzneimittel verfügbar (Alpicort F: Estradiolbenzoat + Prednisolon + Salicylsäure). Für alkoholisch-wässrige Lösungen sollte vorzugsweise die Alkoholform Prednisolon verwendet werden, da dort bei vergleichbarer Lokalwirksamkeit eine höhere Löslichkeit zu erwarten ist. → Austausch von Prednisolonacetat durch Prednisolon.
Prednisolonacetat	Ichthyol (Ammoniumbituminosulfonat		▪ Wasserfreie Salbe → 3 Monate
Prednisolonacetat	Oxytetracyclinhydrochlorid*		Oxytetracyclinhydrochlorid reagiert stark sauer und ist in Wasser instabil. In wasserhaltigen Rezepturen muss die schwer in Wasser lösliche Zwitterionenform unter pH-Korrektur (Natriumacetat und Natriumhydrogencarbonat) im schwach Sauren gefällt werden. ▪ Hydrophile Creme; pH 5–5,5 → 2 Monate (Kühlschrank)
Prednisolonacetat	Salicylsäure		Der durch Salicylsäure bestimmte pH liegt üblicherweise zwischen 2 und 3, was für Prednisolonacetat über einen begrenzten Zeitraum vertretbar ist. ▪ Hydro-/lipophile Creme; pH 2–3 → 4 Wochen (Kühlschrank) ▪ Standardisierte Alternative mit Prednisolon statt Prednisolonacetat: Unguentum Prednisoloni L/W cum Acido salicylico SR (Standardrezeptur der DDR); hydrophile Creme; pH 2–3 → 3 Monate (Kühlschrank) [1]
Prednisolonacetat	Triclosan		▪ Empfehlung: Prednisolonacetat-Zusatz zu Hydrophiler Triclosan-Creme (NRF 11.135.); hydrophile Creme; pH 4–5 (Einstellung mit Citrat-Puffer) → 6 Monate **Cave:** Bei einigen Grundlagen sind WW zwischen Triclosan und Emulgatoren mit Macrogol-Partialstruktur möglich.

[1] Standardrezepturen 1990 (SR 90). Für das Apothekenwesen bestimmte Ausgabe, Institut für Arzneimittelwesen der DDR (Hrsg.), 15. Aufl. VEB Verlag Volk und Gesundheit, Berlin 1990.
[2] Folia Ichthyolica. Ichthyol-Gesellschaft Cordes, Hermanni & Co. (GmbH & Co.) KG. (Stand 2017)
[3] Neues Rezeptur-Formularium (NRF), Rezepturhinweise und Rezepturenfinder (online). Avoxa – Mediengruppe Deutscher Apotheker GmbH, Eschborn 2017
[4] Ihre Dr. Wolff-Rezepturen. Dr. August Wolff GmbH & Co. KG Arzneimittel. (Rezepturfibel Stand 2016)
[5] Hinweise zur Herstellung Permethrin-haltiger Rezepturen. Infectopharm Arzneimittel und Consilium GmbH. Heppenheim 2016
* Die lokale/topische Antibiotika-Gabe gilt aufgrund von Wundheilungsstörungen und Sensibilisierungsreaktionen bis auf wenige Ausnahmen als überholt. Um Resistenzentwicklung vorzubeugen, sollte sie – falls nicht durch Antiseptika ersetzbar – möglichst kurzzeitig eingesetzt werden. (▶ Kap. 8.1.3)

Tab. 8.3 Kompatibilität gängiger Wirkstoffkombinationen (Fortsetzung)

Wirkstoff 1	Wirkstoff 2	Bewertung	Bemerkungen
Prednisolonacetat	Zinkoxid		Kombination nur zur Initialbehandlung entzündlicher bzw. erosiver Mykosen vertretbar. Prednisolonacetat ist in basisch reagierenden und oxidativ wirkenden Zubereitungen (hier beides verursacht durch Zinkoxid) stabiler als Prednisolon. ■ Wässrige Suspension bzw. hydro-/lipophile Paste; pH 7–8 (pH-Wert wird überwiegend vom Zinkoxid bestimmt) → 3 Monate
Resorcin	Chloramphenicol*		Therapeutisch umstritten. Negativmonographien für Resorcin! Chloramphenicol nur bei strenger Indikationsstellung! Alternative NRF-Rezepturen für die Indikation mit Chlorhexidin, Erythromycin oder Salicylsäure.
Salicylsäure	Betamethasonvalerat		■ Stabilität für die Einarbeitung von Octenidindihydrochlorid in das nicht mehr erhältliche Fertigarzneimittel Linolacort® Beta war geprüft; ambiphile Creme; pH 3,5–4,0 → 3 Monate [4] ■ Geprüfte Stabilität für die Einarbeitung von Salicylsäure in Cordes® Beta Creme; hydrophile Creme; pH 3,0–4,0 → 2 Monate [2] ■ Analoge Rezepturen; pH 3,0–4,0 → 2 Monate ■ Wasserfreie Salbe → 6 Monate
Salicylsäure	Chinolinolsulfat-Kaliumsulfat (8-Hydroxychinolinsulfat-Kaliumsulfat)		■ Geprüfte Stabilität in Spiritus Hydroxychinolini cum Acido salicylico SR (Standardrezeptur der DDR); ethanolische Lösung → 6 Monate [1]
Salicylsäure	Chloramphenicol*		■ Geprüfte Stabilität für die Einarbeitung von Chloramphenicol und Salicylsäure in Solutio Cordes® (enthält zusätzlich Leukichthol); alkoholisch-wässrige Lösung → 4 Wochen [2] ■ Bei nicht geprüften Rezepturen sind pharmazeutische Qualitätsminderungen zu erwarten. Die Zersetzungsgeschwindigkeit ist schwer abzuschätzen. **Cave:** Der Nutzen von Chloramphenicol bei dermaler Applikation wird kritisch diskutiert! (Reserveantibiotikum; nur bei strenger Indikationsstellung). Alternativen können nur ausgehend vom Indikationsanspruch der jeweiligen Rezeptur gesucht werden. Bei Bedarf die regionalen Arzneimittelinformationsstellen kontaktieren. Bleibt der Arzt in Kenntnis der Risiken bei seiner Verordnung, darf sie beliefert werden.
Salicylsäure	Chlorhexidindigluconat		■ Chlorhexidin-Salicylspiritus (Dermatologische Magistralrezeptur der Schweiz 5.2-233: Chlorhexidindigluconatlösung 20 % 0,5 g, Salicylsäure 2,0 g, Ethanol 70 % (V/V) ad 100,0 g); ethanolisch-wässrige Lösung → 24 Monate [1]

[1] Standardrezepturen 1990 (SR 90). Für das Apothekenwesen bestimmte Ausgabe, Institut für Arzneimittelwesen der DDR (Hrsg.), 15. Aufl. VEB Verlag Volk und Gesundheit, Berlin 1990.
[2] Folia Ichthyolica. Ichthyol-Gesellschaft Cordes, Hermanni & Co. (GmbH & Co.) KG. (Stand 2017)
[3] Neues Rezeptur-Formularium (NRF), Rezepturhinweise und Rezepturenfinder (online). Avoxa – Mediengruppe Deutscher Apotheker GmbH, Eschborn 2017
[4] Ihre Dr. Wolff-Rezepturen. Dr. August Wolff GmbH & Co. KG Arzneimittel. (Rezepturfibel Stand 2016)
[5] Hinweise zur Herstellung Permethrin-haltiger Rezepturen. Infectopharm Arzneimittel und Consilium GmbH. Heppenheim 2016
* Die lokale/topische Antibiotika-Gabe gilt aufgrund von Wundheilungsstörungen und Sensibilisierungsreaktionen bis auf wenige Ausnahmen als überholt. Um Resistenzentwicklung vorzubeugen, sollte sie – falls nicht durch Antiseptika ersetzbar – möglichst kurzzeitig eingesetzt werden. (▶ Kap. 8.1.3)

8

Tab. 8.3 Kompatibilität gängiger Wirkstoffkombinationen (Fortsetzung)

Wirkstoff 1	Wirkstoff 2	Bewertung	Bemerkungen
Salicylsäure	Chlortetracyclin-hydrochlorid*		■ Geprüfte Stabilität in Pasta Cordes®, ZRB D06-K02; wasserfreie Paste → 8 Wochen [2] **Cave:** In Gefäßen mit großer Oberfläche (Kruken) kann es zu Ausölungen kommen, die die Qualität der Rezeptur nicht beeinträchtigen und leicht unterzurühren sind. Bei der Herstellung hohe Rührgeschwindigkeiten vermeiden (max. 500 U/min.).
Salicylsäure	Ciclopirox-Olamin		■ Isopropanolisch-wässrige Suspension (Ausfällung des Ciclopirox durch sauren pH der Salicylsäure) → 4 Wochen
Salicylsäure	Clobetasolpropionat		Laut Wirkstoffdossier der Gesellschaft für Dermopharmazie ist der Zusatz von Salicylsäure zu Clobetasolpropionat zur Keratolyse umstritten! Die kombinierte Anwendung liegt jedoch im Ermessensspielraum des Arztes. ■ Geprüfte Stabilität in Basis Cordes® RK (ohne/mit Wasserzusatz); hydro-/lipophile Creme; pH ≤4 → 12 Wochen [2] ■ Geprüfte Stabilität in Pasta Cordes®; wasserfreie Paste → 8 Wochen [2] ■ Es gibt Hinweise auf eine Stabilität von bis zu 6 Monaten in wasserhaltigen und bis zu einem Jahr in wasserfreien, halbfesten Zubereitungen, valide Daten liegen jedoch nicht vor.
Salicylsäure	Clotrimazol		Üblicherweise gelten Clotrimazol-Salicylsäure-Kombinationen wegen der Säurelabilität des Antimykotikums als inkompatibel. ZL-Untersuchungen zeigten, dass nichtionische hydrophile Cremes (z. B. Basiscreme DAC) mit Salicylsäure und Clotrimazol bei Raumtemperatur eine Woche haltbar sind. ■ Ambiphile Creme; pH ca. 2,5 → 1 Woche Von ungeprüften Rezepturen mit dieser Kombination wird dringend abgeraten. Alternative: Ersatz der Salicylsäure durch Harnstoff oder Ersatz des Clotrimazol durch Ciclopirox-Olamin, wobei Salicylsäure das Ciclopirox ausfällt. Die Kombination von Salicylsäure und Clotrimazol im wasserfreien Milieu ist evtl. möglich, allerdings ist die diesbezügliche Datenlage unzureichend. ■ Wasserfreie Salbe → evtl. 4 Wochen vertretbar
Salicylsäure	Dithranol		**Cave:** Salicylsäure dient in dieser Kombination oft als Antioxidans, nicht als Wirkstoff ■ Geprüfte Stabilität in Dithranol-Vaselin mit Salicylsäure (NRF 11.51.) bzw. Abwaschbare Dithranol-Salbe mit Salicylsäure (NRF 11.52.); wasserfrei, lipophile Salbe → 6 Monate [3] ■ Geprüfte Stabilität in Dithranol-Macrogolsalbe (NRF 11.53.); wasserfreie, hydrophile Salbe → 4 Wochen [3]
Salicylsäure	Erythromycin*		Qualitätsmängel unausweichlich. Kombination nicht möglich. → Separate Verarbeitung (▶Kap. 8.2.2)

[1] Standardrezepturen 1990 (SR 90). Für das Apothekenwesen bestimmte Ausgabe, Institut für Arzneimittelwesen der DDR (Hrsg.), 15. Aufl. VEB Verlag Volk und Gesundheit, Berlin 1990.
[2] Folia Ichthyolica. Ichthyol-Gesellschaft Cordes, Hermanni & Co. (GmbH & Co.) KG. (Stand 2017)
[3] Neues Rezeptur-Formularium (NRF), Rezepturhinweise und Rezepturenfinder (online). Avoxa – Mediengruppe Deutscher Apotheker GmbH, Eschborn 2017
[4] Ihre Dr. Wolff-Rezepturen. Dr. August Wolff GmbH & Co. KG Arzneimittel. (Rezepturfibel Stand 2016)
[5] Hinweise zur Herstellung Permethrin-haltiger Rezepturen. Infectopharm Arzneimittel und Consilium GmbH. Heppenheim 2016
* Die lokale/topische Antibiotika-Gabe gilt aufgrund von Wundheilungsstörungen und Sensibilisierungsreaktionen bis auf wenige Ausnahmen als überholt. Um Resistenzentwicklung vorzubeugen, sollte sie – falls nicht durch Antiseptika ersetzbar – möglichst kurzzeitig eingesetzt werden. (▶Kap. 8.1.3)

Tab. 8.3 Kompatibilität gängiger Wirkstoffkombinationen (Fortsetzung)

Wirkstoff 1	Wirkstoff 2	Bewertung	Bemerkungen
Salicylsäure	Hydrocortison		▪ Geprüfte Stabilität für die Einarbeitung von Salicylsäure in Linolacort® Hydro, ZRB D07-K31 bzw. ZRB D07-K32; ambiphile Creme; pH < 4 → 3 Monate [4]
Salicylsäure	8-Hydroxychinolinsulfat-Kaliumsulfat (Chinolinolsulfat-Kaliumsulfat)		▪ Geprüfte Stabilität in Spiritus Hydroxychinolini cum Acido salicylico SR (Standardrezeptur der DDR); ethanolische Lösung → 6 Monate [1]
Salicylsäure	Metronidazol		Keine plausible Indikation bekannt. Keine Daten zur Stabilität von Metronidazol, insbesondere im sauren Milieu, verfügbar. ▪ Wasserfrei und wasserhaltig → 4 Wochen evtl. vertretbar
Salicylsäure	Miconazolnitrat		Miconazolnitrat ist für einen überschaubaren Zeitraum auch bei vergleichsweise niedrigen pH-Werten stabil und wirksam, eine Kombination daher möglich. ▪ Ethanolisch-wässrige Lösung bzw. hydrophile Creme; pH 2–4 → 4 Wochen
Salicylsäure	Milchsäure		▪ Geprüfte Stabilität in Milchsäure-haltigem Salicylsäure-Collodium (NRF 11.18.); lipophile Lösung → 6 Monate [3]
Salicylsäure	Prednisolon		Der durch Salicylsäure bestimmte pH liegt üblicherweise zwischen 2 und 3, was für Prednisolon über einen begrenzten Zeitraum vertretbar ist. ▪ Geprüfte Stabilität in Unguentum Prednisoloni L/W cum Acido salicylico SR (Standardrezeptur der DDR), ZRB D07-K19; hydrophile Creme; pH 2–3 → 3 Monate (Kühlschrank) [1]
Salicylsäure	Prednisolonacetat		Der durch Salicylsäure bestimmte pH liegt üblicherweise zwischen 2 und 3, was für Prednisolonacetat über einen begrenzten Zeitraum vertretbar ist. ▪ Hydro-/lipophile Creme; pH 2–3 → 4 Wochen (Kühlschrank) ▪ Standardisierte Alternative mit Prednisolon statt Prednisolonacetat: Unguentum Prednisoloni L/W cum Acido salicylico SR (Standardrezeptur der DDR); hydrophile Creme; pH 2–3 → 3 Monate (Kühlschrank) [1]
Salicylsäure	Steinkohlenteerspiritus		▪ Geprüfte Stabilität in Hydrophiler Salicylsäure-Creme mit Steinkohlenteerspiritus (NRF 11.107.); hydrophile Creme; pH 3–3,5 → 6 Monate [3] Steinkohlenteerprodukte sind therapeutisch nur kurzfristig in Betracht zu ziehen (Anwendungsdauer max. 4 Wochen)
Salicylsäure	Tretinoin (Vitamin-A-Säure)		Zur Stabilität des Tretinoin im stark Sauren (pH < 3) liegen keine Daten vor. Kombination evtl. über einen begrenzten Zeitraum vertretbar. ▪ Hydro-/lipophile Creme; pH 2–3 → 4 Wochen vertretbar

[1] Standardrezepturen 1990 (SR 90). Für das Apothekenwesen bestimmte Ausgabe, Institut für Arzneimittelwesen der DDR (Hrsg.), 15. Aufl. VEB Verlag Volk und Gesundheit, Berlin 1990.
[2] Folia Ichthyolica. Ichthyol-Gesellschaft Cordes, Hermanni & Co. (GmbH & Co.) KG. (Stand 2017)
[3] Neues Rezeptur-Formularium (NRF), Rezepturhinweise und Rezepturenfinder (online). Avoxa – Mediengruppe Deutscher Apotheker GmbH, Eschborn 2017
[4] Ihre Dr. Wolff-Rezepturen. Dr. August Wolff GmbH & Co. KG Arzneimittel. (Rezepturfibel Stand 2016)
[5] Hinweise zur Herstellung Permethrin-haltiger Rezepturen. Infectopharm Arzneimittel und Consilium GmbH. Heppenheim 2016
* Die lokale/topische Antibiotika-Gabe gilt aufgrund von Wundheilungsstörungen und Sensibilisierungsreaktionen bis auf wenige Ausnahmen als überholt. Um Resistenzentwicklung vorzubeugen, sollte sie – falls nicht durch Antiseptika ersetzbar – möglichst kurzzeitig eingesetzt werden. (▶ Kap. 8.1.3)

8

◻ **Tab. 8.3** Kompatibilität gängiger Wirkstoffkombinationen (Fortsetzung)

Wirkstoff 1	Wirkstoff 2	Bewertung	Bemerkungen
Salicylsäure	Triamcinolonacetonid		▪ Geprüfte Stabilität in Triamcinolonacetonid-Hautspiritus mit Salicylsäure (NRF 11.39.); ethanolisch-wässrige Lösung; pH 2,5–3 → 6 Monate [3] ▪ Geprüfte Stabilität in Salicylsäure-Öl mit Triamcinolonacetonid (NRF 11.134.) bzw. Abwaschbarem Salicylsäure-Öl mit Triamcinolonacetonid (NRF 11.140.); wasserfreie, lipophile Lösung → 6 Monate [3] ▪ Geprüfte Stabilität für die Einarbeitung von Salicylsäure in Linolacort® Triam, ZRB D07-K33; ambiphile Creme; pH < 4 → 3 Monate [4]
Salicylsäure	Triclosan		Die Wirksamkeit von Triclosan im stark Sauren ist fraglich. Der Triclosan-Zusatz in Lösungen zur dermalen Applikation führt möglicherweise zu keiner Wirkverbesserung gegenüber reinen Salicylsäure-Zubereitungen und wäre demnach evtl. entbehrlich. ▪ Standardisierte Alternative ohne Triclosan: Salicylsäure-Aknespiritus NRF (11.23.); isopropanolisch-wässrige Lösung; pH ca. 2 → 6 Monate [3] **Cave:** Bei einigen Grundlagen sind WW zwischen Triclosan und Emulgatoren mit Macrogol-Partialstruktur möglich.
Salicylsäure	Vitamin-A-Säure (Tretinoin)		Zur Stabilität der Vitamin-A-Säure im stark Sauren (pH < 3) liegen keine Daten vor. Kombination evtl. über einen begrenzten Zeitraum vertretbar. ▪ Hydro-/lipophile Creme; pH 2–3 → 4 Wochen vertretbar
Schwefel	Metronidazol		Schwefel gilt als obsolet, aber nicht als bedenklich und darf in Rezepturen verarbeitet werden (◻Tab. 2.1). Gebräuchliche Schwefel-Konzentrationen sind 2–5 %, bei Kindern bis 3 %, in Antipedikulosa und Antiskabiosa bei Erwachsenen bis zu 15 %. ▪ Hydrophile Creme; pH 4–6 → 6 Monate
Schwefel	Zinkoxid		Schwefel gilt als obsolet aber nicht als bedenklich und darf in Rezepturen verarbeitet werden (◻Tab. 2.1). ▪ Empfehlung: Schwefel-Zusatz (2–5 %, bei Kindern bis 3 %) Zinkoxidschüttelmixtur DAC (NRF 11.22.); wässrige Suspension; pH 7–8 → 6 Monate
Silbereiweiß	Xylometazolin-hydrochlorid		Stabilität aufgrund der Xylometazolinhydrochlorid-Zersetzung, bei dem überwiegend durch Silbereiweiß bestimmten neutralen bzw. schwach basischen pH-Wert, begrenzt. Chloridmenge bei üblicher Dosierung so klein, dass nicht mit Ausfällungen zu rechnen ist. (**Cave:** Keine Isotonisierung mit Natriumchlorid). ▪ Wässrige Lösung; pH 7–8 → 2 Wochen (Pipettenglas), 3 Monate (Pumpzerstäuber)

[1] Standardrezepturen 1990 (SR 90). Für das Apothekenwesen bestimmte Ausgabe, Institut für Arzneimittelwesen der DDR (Hrsg.), 15. Aufl. VEB Verlag Volk und Gesundheit, Berlin 1990.
[2] Folia Ichthyolica. Ichthyol-Gesellschaft Cordes, Hermanni & Co. (GmbH & Co.) KG. (Stand 2017)
[3] Neues Rezeptur-Formularium (NRF), Rezepturhinweise und Rezepturenfinder (online). Avoxa – Mediengruppe Deutscher Apotheker GmbH, Eschborn 2017
[4] Ihre Dr. Wolff-Rezepturen. Dr. August Wolff GmbH & Co. KG Arzneimittel. (Rezepturfibel Stand 2016)
[5] Hinweise zur Herstellung Permethrin-haltiger Rezepturen. Infectopharm Arzneimittel und Consilium GmbH. Heppenheim 2016
* Die lokale/topische Antibiotika-Gabe gilt aufgrund von Wundheilungsstörungen und Sensibilisierungsreaktionen bis auf wenige Ausnahmen als überholt. Um Resistenzentwicklung vorzubeugen, sollte sie – falls nicht durch Antiseptika ersetzbar – möglichst kurzzeitig eingesetzt werden. (▶Kap. 8.1.3)

Tab. 8.3 Kompatibilität gängiger Wirkstoffkombinationen (Fortsetzung)

Wirkstoff 1	Wirkstoff 2	Bewertung	Bemerkungen
Silbernitrat	Zinkoxid		■ Geprüfte Stabilität in Oleum Argenti nitrici 1 % SR bzw. Pasta Argenti nitrici 1 % SR (Standardrezepturen der DDR); annähernd wasserfreie, lipophile Lösung bzw. Salbe → 3 Monate [1]
Steinkohlenteerlösung	Harnstoff		Kombination möglich, da der pH-Wert durch die Harnstoff-Hydrolyse nur langsam steigt. ■ Empfehlung: Harnstoff-Zusatz zu Hydrophiler LCD-Creme (NRF 11.86.); pH 4–5 → 6 Monate Steinkohlenteerprodukte sind therapeutisch nur kurzfristig in Betracht zu ziehen (Anwendungsdauer max. 4 Wochen)
Steinkohlenteerlösung	Hydrocortisonacetat		■ Hydro-/lipophile Creme; pH 3–7 → 4 Wochen Steinkohlenteerprodukte sind therapeutisch nur kurzfristig in Betracht zu ziehen (Anwendungsdauer max. 4 Wochen)
Steinkohlenteerlösung	Lauromacrogol 400 (Polidocanol 600, Thesit)		Bei gemeinsamer Verarbeitung in Cremes tritt nach einigen Tagen Phasentrennung auf. Zu einphasigen Zubereitungen liegen keine Erkenntnisse vor. Steinkohlenteerprodukte sind therapeutisch nur kurzfristig in Betracht zu ziehen (Anwendungsdauer max. 4 Wochen).
Steinkohlenteerlösung	Polidocanol 600 (Lauromacrogol 400, Thesit)		Bei gemeinsamer Verarbeitung in Cremes tritt nach einigen Tagen Phasentrennung auf. Zu einphasigen Zubereitungen liegen keine Erkenntnisse vor. Steinkohlenteerprodukte sind therapeutisch nur kurzfristig in Betracht zu ziehen (Anwendungsdauer max. 4 Wochen).
Steinkohlenteer-spiritus	Salicylsäure		■ Geprüfte Stabilität in Hydrophiler Salicylsäure-Creme mit Steinkohlenteerspiritus (NRF 11.107.); hydrophile Creme; pH 3–3,5 → 6 Monate [3] Steinkohlenteerprodukte sind therapeutisch nur kurzfristig in Betracht zu ziehen (Anwendungsdauer max. 4 Wochen)
Steinkohlenteerlösung	Thesit (Lauromacrogol 400, Polidocanol 600)		Bei gemeinsamer Verarbeitung in Cremes tritt nach einigen Tagen Phasentrennung auf. Zu einphasigen Zubereitungen liegen keine Erkenntnisse vor. Steinkohlenteerprodukte sind therapeutisch nur kurzfristig in Betracht zu ziehen (Anwendungsdauer max. 4 Wochen).
Steinkohlenteerlösung	Zinkoxid		■ Geprüfte Stabilität in Ethanolhaltiger Zinkoxidschüttelmixtur mit Steinkohlenteerlösung (NRF 11.5.); ethanolische Lösung → 6 Monate [3] ■ Ungeprüfte Dermatika-Rezepturen; wasserfreie Salbe bzw. hydro-/lipophile Creme; pH 5–8 → es gibt Hinweise auf eine Stabilität von bis zu 6 Wochen Steinkohlenteerprodukte sind therapeutisch nur kurzfristig in Betracht zu ziehen (Anwendungsdauer max. 4 Wochen).

[1] Standardrezepturen 1990 (SR 90). Für das Apothekenwesen bestimmte Ausgabe, Institut für Arzneimittelwesen der DDR (Hrsg.), 15. Aufl. VEB Verlag Volk und Gesundheit, Berlin 1990.
[2] Folia Ichthyolica. Ichthyol-Gesellschaft Cordes, Hermanni & Co. (GmbH & Co.) KG. (Stand 2017)
[3] Neues Rezeptur-Formularium (NRF), Rezepturhinweise und Rezepturenfinder (online). Avoxa – Mediengruppe Deutscher Apotheker GmbH, Eschborn 2017
[4] Ihre Dr. Wolff-Rezepturen. Dr. August Wolff GmbH & Co. KG Arzneimittel. (Rezepturfibel Stand 2016)
[5] Hinweise zur Herstellung Permethrin-haltiger Rezepturen. Infectopharm Arzneimittel und Consilium GmbH. Heppenheim 2016
* Die lokale/topische Antibiotika-Gabe gilt aufgrund von Wundheilungsstörungen und Sensibilisierungsreaktionen bis auf wenige Ausnahmen als überholt. Um Resistenzentwicklung vorzubeugen, sollte sie – falls nicht durch Antiseptika ersetzbar – möglichst kurzzeitig eingesetzt werden. (▶ Kap. 8.1.3)

Tab. 8.3 Kompatibilität gängiger Wirkstoffkombinationen (Fortsetzung)

Wirkstoff 1	Wirkstoff 2	Bewertung	Bemerkungen
Tannin	Erythromycin*		Tannin reagiert konzentrationsabhängig (0,5 bis 20 %) sauer und ist deshalb nicht für die Kombination mit Erythromycin geeignet. Auch in wasserfreien Grundlagen sind Wechselwirkungen nicht ganz auszuschließen. → Separate Verarbeitung (▶ Kap. 8.2.2)
Tannin	Harnstoff		Kombination bei kurzer Aufbrauchfrist möglich, da der pH-Wert durch die Harnstoff-Hydrolyse nur langsam steigt (evtl. Stabilisierung durch Lactat-Puffer-Zusatz). ■ wasserfreie Salbe bzw. hydro-/lipophile Creme; pH < 7 → 4 Wochen
Tannin	Zinkoxid		In wasserhaltigen Zubereitungen sind Inkompatibilitäten zwischen dem sauer reagierenden Tannin und Zinkoxid nicht auszuschließen. In wasserfreiem Milieu ist hingegen nicht mit Wechselwirkungen zu rechnen. ■ wasserfreie Suspension bzw. Paste → 6 Monate
Tetracainhydrochlorid	Epinephrintartrat		Epinephrin ist zersetzungsempfindlich und sollte in Form mit Natriummetabisulfit stabilisierter Fertigarzneimittel (z. B. Suprarenin) verarbeitet werden. ■ Wässrige Lösung; pH 3–6,5 → 2 Monate (mit antioxidativer Natriummetabisulfit-Stabilisierung) ■ Wässrige Lösung; pH 3–6,5 → 14 Tage (ohne antioxidative Natriummetabisulfit-Stabilisierung) **Cave:** Tetracainhydrochlorid gilt als besonders systemtoxisch und sollte gegen ein toxikologisch weniger problematisches Lokalanästhethikum, wie Lidocainhydrochlorid, ausgetauscht oder aus der Zubereitung herausgelassen werden.
Tetracainhydrochlorid	Hydrocortisonacetat		■ Ethanolisch-wässrige Suspension; pH 3–6,5 → 4 Wochen ■ Standardisierte Alternative: Hydrocortisonacetat-Suspension mit Lidocainhydrochlorid und Dexpanthenol (NRF 7.14.); pH ca. 6,5 → 6 Monate [3] **Cave:** Tetracainhydrochlorid gilt als besonders systemtoxisch und sollte gegen ein toxikologisch weniger problematisches Lokalanästhethikum, wie Lidocainhydrochlorid, ausgetauscht oder aus der Zubereitung herausgelassen werden.
Thesit s. Polidocanol 600			
Titandioxid	Clioquinol		■ Wässrige Suspension (Schüttelmixtur) → 1 Woche (aufgrund mirkobieller Anfälligkeit, Titandioxid ist im Gegensatz zu Zinkoxid nicht antimikrobiell wirksam)
Tretinoin (Vitamin-A-Säure)	Betamethasonvalerat		Zur Stabilisierung des Tretinoins sollte Butylhydroxytoluol ergänzt werden. ■ Lipophile Creme; pH 5–6 → 4 Wochen

[1] Standardrezepturen 1990 (SR 90). Für das Apothekenwesen bestimmte Ausgabe, Institut für Arzneimittelwesen der DDR (Hrsg.), 15. Aufl. VEB Verlag Volk und Gesundheit, Berlin 1990.
[2] Folia Ichthyolica. Ichthyol-Gesellschaft Cordes, Hermanni & Co. (GmbH & Co.) KG. (Stand 2017)
[3] Neues Rezeptur-Formularium (NRF), Rezepturhinweise und Rezepturenfinder (online). Avoxa – Mediengruppe Deutscher Apotheker GmbH, Eschborn 2017
[4] Ihre Dr. Wolff-Rezepturen. Dr. August Wolff GmbH & Co. KG Arzneimittel. (Rezepturfibel Stand 2016)
[5] Hinweise zur Herstellung Permethrin-haltiger Rezepturen. Infectopharm Arzneimittel und Consilium GmbH. Heppenheim 2016

* Die lokale/topische Antibiotika-Gabe gilt aufgrund von Wundheilungsstörungen und Sensibilisierungsreaktionen bis auf wenige Ausnahmen als überholt. Um Resistenzentwicklung vorzubeugen, sollte sie – falls nicht durch Antiseptika ersetzbar – möglichst kurzzeitig eingesetzt werden. (▶ Kap. 8.1.3)

Tab. 8.3 Kompatibilität gängiger Wirkstoffkombinationen (Fortsetzung)

Wirkstoff 1	Wirkstoff 2	Bewertung	Bemerkungen
Tretinoin (Vitamin-A-Säure)	Erythromycin*		■ Geprüfte Stabilität in Linola®; hydrophile Creme; pH 8–8,5 → 2 Monate (in Aluminiumtube) [4] ■ Geprüfte Stabilität in Aknefug simplex®; hydrophile Creme; pH 8–8,5 → 2 Monate (in Aluminiumtube) [4]
Tretinoin (Vitamin-A-Säure)	Harnstoff		Zur Stabilisierung des Tretinoins sollte Butylhydroxytoluol ergänzt werden. ■ Empfehlung: Harnstoff-Zusatz (2–5 %) zu Lipophiler Tretinoin-Salbe (NRF 11.101.); wasserfreie Salbe (Harnstoff suspendiert) → 6 Monate ■ Empfehlung: Harnstoff-Zusatz (2–5 %) zu Lipophiler Tretinoin-Creme (NRF 11.123.); lipophile Creme (Harnstoff gelöst); pH 5,5–8 → 1 Jahr (Kühlschrank)
Tretinoin (Vitamin-A-Säure)	Salicylsäure		Zur Stabilität des Tretinoin im stark Sauren (pH < 3) liegen keine Daten vor. Kombination evtl. über einen begrenzten Zeitraum vertretbar. ■ Hydro-/lipophile Creme; pH 2–3 → 4 Wochen vertretbar
Triamcinolonacetonid	Ammoniumbituminosulfonat (Ichthyol)		Kombination kann sinnvoll sein. Triamcinolonacetonid ist bei der neutralen bis schwach basischen Reaktion des Ammoniumbituminosulfonat ausreichend stabil. Dennoch kann eine pH-Absenkung die chemische Stabilität des Glucocorticoids verbessern. ■ Hydrophile Creme bzw. Emulsion → 6 Monate
Triamcinolonacetonid	Chlorhexidindiacetat		■ Lipophile Creme; pH 5–6 → 4 Wochen
Triamcinolonacetonid	Chlorhexidindigluconat		■ Geprüfte Stabilität in Hydrophiler Triamcinolonacetonid-Creme mit Chlorhexidindigluconat (NRF 11.136); hydrophile Creme; pH 5–6 → 6 Monate [3]
Triamcinolonacetonid	Ciclopirox-Olamin		■ Geprüfte Stabilität für die Einarbeitung von Ciclopirox-Olamin in Linolacort® Triam, ZRB D07-K24; ambiphile Creme; pH 3,5–4,5 → 3 Monate [4]
Triamcinolonacetonid	Clioquinol		■ Geprüfte Stabilität für die Einarbeitung von Clioquinol in Linolacort® Triam, ZRB D07-K27; ambiphile Creme; pH 3,5–4,5 → 3 Monate [4]
Triamcinolonacetonid	Clotrimazol		Kombination nur zur Initialbehandlung entzündlicher bzw. erosiver Mykosen vertretbar. ■ Geprüfte Stabilität für die Einarbeitung von Clotrimazol in Linolacort® Triam, ZRB D01-K13; ambiphile Creme; pH 3,5–4,5 → 3 Monate [4] ■ Alternative Empfehlung: Clotrimazol-Zusatz zu Hydrophiler Triamcinolonacetonid-Creme NRF (11.38.); hydrophile Creme; pH 5–6 → 3 Monate ■ Wasserfreie Salbe bzw. hydro-/lipophile Creme; pH 3–6 → 3 Monate

[1] Standardrezepturen 1990 (SR 90). Für das Apothekenwesen bestimmte Ausgabe, Institut für Arzneimittelwesen der DDR (Hrsg.), 15. Aufl. VEB Verlag Volk und Gesundheit, Berlin 1990.
[2] Folia Ichthyolica. Ichthyol-Gesellschaft Cordes, Hermanni & Co. (GmbH & Co.) KG. (Stand 2017)
[3] Neues Rezeptur-Formularium (NRF), Rezepturhinweise und Rezepturenfinder (online). Avoxa – Mediengruppe Deutscher Apotheker GmbH, Eschborn 2017
[4] Ihre Dr. Wolff-Rezepturen. Dr. August Wolff GmbH & Co. KG Arzneimittel. (Rezepturfibel Stand 2016)
[5] Hinweise zur Herstellung Permethrin-haltiger Rezepturen. Infectopharm Arzneimittel und Consilium GmbH. Heppenheim 2016

* Die lokale/topische Antibiotika-Gabe gilt aufgrund von Wundheilungsstörungen und Sensibilisierungsreaktionen bis auf wenige Ausnahmen als überholt. Um Resistenzentwicklung vorzubeugen, sollte sie – falls nicht durch Antiseptika ersetzbar – möglichst kurzzeitig eingesetzt werden. (▶Kap. 8.1.3)

8

Tab. 8.3 Kompatibilität gängiger Wirkstoffkombinationen (Fortsetzung)

Wirkstoff 1	Wirkstoff 2	Bewertung	Bemerkungen
Triamcinolonacetonid	Erythromycin*		▪ Geprüfte Stabilität in Basis Cordes® RK + gereinigtes Wasser 7+3; hydro-/lipophile Creme → 4 Wochen [2] Für ungeprüfte Rezepturen gilt: Kombination galenisch möglich, da Triamcinolonacetonid für einen kurzen Zeitraum auch bei leicht basischen pH-Werten ausreichend stabil ist. Da Erythromycin selbst basisch reagiert, muss der pH-Wert mit Citronensäure-Lösung auf etwa pH 8 eingestellt werden. ▪ Empfehlung: Triamcinolonacetonid-Zusatz zu Hydrophiler Erythromycin-Creme (NRF 11.77.); hydrophile Creme; pH ca. 8 (Einstellung mit Citronensäure-Lösung) → 4 Wochen
Triamcinolonacetonid	Gentamicinsulfat*		Dermale Verordnungen von Gentamicinsulfat (systemisches Reserveantibiotikum) insbesondere in Kombination mit anderen Wirkstoffen sind aufgrund von Resistenzbildung und Überempfindlichkeitsreaktionen grundsätzlich zu hinterfragen und Alternativen zu prüfen. Wird Gentamicinsulfat als unverzichtbar angesehen, ist die Behandlungsdauer ggf. stark zu begrenzen. Durch die saure Reaktion des Gentamicinsulfats ist für ausreichende Stabilität gesorgt, wenngleich die Wirksamkeit von Gentamicin im Bereich pH 7–8 am besten ist. Prinzipiell ist die pH-Einstellung in diesem Bereich z. B. mit Natriumhydrogencarbonat möglich. ▪ Für einen kurzen Zeitraum ist Triamcinolonacetonid auch bei leicht basischen pH-Werten ausreichend stabil; hydro-/lipophile Creme; pH 7–8 → 4 Wochen
Triamcinolonacetonid	Harnstoff		▪ Geprüfte Stabilität für die Einarbeitung von Harnstoff in Linolacort® Triam, ZRB D07-K23; ambiphile Creme; pH 3,5–4,5 → 3 Monate [4] Ungeprüfte Rezepturen: Triamcinolonacetonid ist zwar, gemessen an den meisten anderen Externglucocorticoiden, auch im neutralen und leicht basischen Milieu vergleichsweise stabil, dennoch ist der Zusatz eines Lactatpuffers bei längerer Therapiedauer sinnvoll, um den durch die Harnstoff-Hydrolyse-bedingten pH-Anstieg zu verhindern. ▪ Hydro-/lipophile Creme; pH 5–6,5 (ungepuffert) → 4 Wochen ▪ Hydro-/lipophile Creme; pH 4–5 (Einstellung durch Lactat-Puffer) → 6 Monate
Triamcinolonacetonid	Ichthyol (Ammoniumbituminosulfonat)		Kombination kann sinnvoll sein. Triamcinolonacetonid ist bei der neutralen bis schwach basischen Reaktion des Ammoniumbituminosulfonat ausreichend stabil. Dennoch kann eine pH-Absenkung die chemische Stabilität des Glucocorticoids verbessern. ▪ Hydrophile Creme bzw. Emulsion → 6 Monate
Triamcinolonacetonid	Lauromacrogol 400 (Polidocanol 600, Thesit)		▪ Hydro-/lipophile Creme; pH 5–6 → 6 Monate

[1] Standardrezepturen 1990 (SR 90). Für das Apothekenwesen bestimmte Ausgabe, Institut für Arzneimittelwesen der DDR (Hrsg.), 15. Aufl. VEB Verlag Volk und Gesundheit, Berlin 1990.
[2] Folia Ichthyolica. Ichthyol-Gesellschaft Cordes, Hermanni & Co. (GmbH & Co.) KG. (Stand 2017)
[3] Neues Rezeptur-Formularium (NRF), Rezepturhinweise und Rezepturenfinder (online). Avoxa – Mediengruppe Deutscher Apotheker GmbH, Eschborn 2017
[4] Ihre Dr. Wolff-Rezepturen. Dr. August Wolff GmbH & Co. KG Arzneimittel. (Rezepturfibel Stand 2016)
[5] Hinweise zur Herstellung Permethrin-haltiger Rezepturen. Infectopharm Arzneimittel und Consilium GmbH. Heppenheim 2016
* Die lokale/topische Antibiotika-Gabe gilt aufgrund von Wundheilungsstörungen und Sensibilisierungsreaktionen bis auf wenige Ausnahmen als überholt. Um Resistenzentwicklung vorzubeugen, sollte sie – falls nicht durch Antiseptika ersetzbar – möglichst kurzzeitig eingesetzt werden. (▶ Kap. 8.1.3)

Tab. 8.3 Kompatibilität gängiger Wirkstoffkombinationen (Fortsetzung)

Wirkstoff 1	Wirkstoff 2	Bewertung	Bemerkungen
Triamcinolonacetonid	Octenidindihydrochlorid		■ Geprüfte Stabilität für die Einarbeitung von Octenidindihydrochlorid in Linolacort® Triam, ZRB D07-K30; ambiphile Creme; pH 3,5–4,5 → 3 Monate [4]
Triamcinolonacetonid	Polidocanol 600 (Lauromacrogol 400, Thesit)		■ Hydro-/lipophile Creme; pH 5–6 → 6 Monate
Triamcinolonacetonid	Polihexanid		■ Empfehlung: Polihexanid-Zusatz zu Hydrophiler Triamcinolonacetonid-Creme (NRF 11.38.); hydrophile Creme; pH 5–6 → 6 Monate
Triamcinolonacetonid	Salicylsäure		■ Geprüfte Stabilität in Triamcinolonacetonid-Hautspiritus mit Salicylsäure (NRF 11.39.); ethanolisch-wässrige Lösung; pH 2,5–3 → 6 Monate [3] ■ Geprüfte Stabilität in Salicylsäure-Öl mit Triamcinolonacetonid (NRF 11.134.) bzw. Abwaschbarem Salicylsäure-Öl mit Triamcinolonacetonid (NRF 11.140.); wasserfreie, lipophile Lösung → 6 Monate [3] ■ Geprüfte Stabilität für die Einarbeitung von Salicylsäure in Linolacort® Triam, ZRB D07-K33; ambiphile Creme; pH <4 → 3 Monate [4]
Triamcinolonacetonid	Thesit (Lauromacrogol 400, Polidocanol 600)		■ Hydro-/lipophile Creme; pH 5–6 → 6 Monate
Triamcinolonacetonid	Triclosan		■ Empfehlung: Triamcinolonacetonid-Zusatz zu Hydrophiler Triclosan-Creme (NRF 11.135.) bzw. Lipophiler Triclosan-Creme 2 % (NRF 11.122.); hydro-/lipophile Creme; pH 3–5 → 6 Monate **Cave:** Bei einigen Grundlagen sind WW zwischen Triclosan und Emulgatoren mit Macrogol-Partialstruktur möglich.
Triamcinolonacetonid	Zinkoxid		■ Geprüfte Stabilität für die Einarbeitung von Zinkoxid in Linolacort® Triam, ZRB D07-K36, ambiphile Creme; pH >4 → 3 Monate [4] Ungeprüfte Rezepturen: Hydrolytische und oxidative Zersetzung von Triamcinolonacetonid mit dem basisch reagierenden und oxidierenden Zinkoxid zu erwarten, besonders in Gegenwart von Wasser. In wasserfreiem Milieu findet die hydrolytische Zersetzung nur sehr langsam und in begrenztem Umfang statt. ■ Hydro-/lipophile Creme, wässrige Suspension; pH 7–8 → 4 Wochen evtl. vertretbar ■ Wasserfreie Paste → 3 Monate

[1] Standardrezepturen 1990 (SR 90). Für das Apothekenwesen bestimmte Ausgabe, Institut für Arzneimittelwesen der DDR (Hrsg.), 15. Aufl. VEB Verlag Volk und Gesundheit, Berlin 1990.
[2] Folia Ichthyolica. Ichthyol-Gesellschaft Cordes, Hermanni & Co. (GmbH & Co.) KG. (Stand 2017)
[3] Neues Rezeptur-Formularium (NRF), Rezepturhinweise und Rezepturenfinder (online). Avoxa – Mediengruppe Deutscher Apotheker GmbH, Eschborn 2017
[4] Ihre Dr. Wolff-Rezepturen. Dr. August Wolff GmbH & Co. KG Arzneimittel. (Rezepturfibel Stand 2016)
[5] Hinweise zur Herstellung Permethrin-haltiger Rezepturen. Infectopharm Arzneimittel und Consilium GmbH. Heppenheim 2016

* Die lokale/topische Antibiotika-Gabe gilt aufgrund von Wundheilungsstörungen und Sensibilisierungsreaktionen bis auf wenige Ausnahmen als überholt. Um Resistenzentwicklung vorzubeugen, sollte sie – falls nicht durch Antiseptika ersetzbar – möglichst kurzzeitig eingesetzt werden. (▶ Kap. 8.1.3)

8

Tab. 8.3 Kompatibilität gängiger Wirkstoffkombinationen (Fortsetzung)

Wirkstoff 1	Wirkstoff 2	Bewertung	Bemerkungen
Triclosan	Betamethasonvalerat		■ Empfehlung: Betamethasonvalerat-Zusatz zu Hydrophiler Triclosan-Creme (NRF 11.135.); hydrophile Creme; pH 4–5 → 6 Monate ■ Standardisierte Alternative: Hydrophile Triamcinolonacetonid-Creme mit Chlorhexidindigluconat (NRF 11.136.); hydrophile Creme; pH 5–6 → 6 Monate (Tube/Spenderdose) [3] **Cave:** Bei einigen Grundlagen sind WW zwischen Triclosan und Emulgatoren mit Macrogol-Partialstruktur möglich.
Triclosan	Clobetasolpropionat		■ Empfehlung: Clobetasolpropionat-Zusatz zu Lipophiler Triclosan-Creme (NRF 11.122.) oder Hydrophiler Triclosan-Creme (NRF 11.135.); hydro-/lipophile Creme; pH ca. 4 (Einstellung mit Citrat-Puffer) → 6 Monate ■ Standardisierte Alternative: Hydrophile Triamcinolonacetonid-Creme mit Chlorhexidindigluconat (NRF 11.136.); hydrophile Creme; pH 5–6 → 6 Monate (Tube/Spenderdose) [3] **Cave:** Bei einigen Grundlagen sind WW zwischen Triclosan und Emulgatoren mit Macrogol-Partialstruktur möglich.
Triclosan	Dexamethason		■ Empfehlung: Dexamethason-Zusatz zu Hydrophiler Triclosan-Creme (NRF 11.135.); hydrophile Creme; pH 4–5 (Konservierung mit Sorbinsäure) → 6 Monate **Cave:** Bei einigen Grundlagen sind WW zwischen Triclosan und Emulgatoren mit Macrogol-Partialstruktur möglich.
Triclosan	Hydrocortison		■ Empfehlung: Hydrocortison-Zusatz zu Hydrophiler Triclosan-Creme (NRF 11.135.); hydrophile Creme; pH 4–5 → 8 Wochen **Cave:** Bei einigen Grundlagen sind WW zwischen Triclosan und Emulgatoren mit Macrogol-Partialstruktur möglich
Triclosan	Mometasonfuroat		■ Empfehlung: Mometasonfuroat-Zusatz zu Lipophiler Triclosan-Creme (NRF 11.122.); lipophile Creme; pH ca. 4 (Einstellung mit Citrat-Puffer) → 6 Monate **Cave:** Bei einigen Grundlagen sind WW zwischen Triclosan und Emulgatoren mit Macrogol-Partialstruktur möglich.
Triclosan	Prednicarbat		■ Hydrophile Creme; pH 4–5 → 4 Wochen ■ Empfehlung: Prednicarbat-Zusatz zu Hydrophiler Triclosan-Creme 1 % (NRF 11.135.); hydrophile Creme; pH 4–5 → 4 Wochen (es gibt ungeprüfte Hinweise auf eine Stabilität von bis zu 3 Monaten) ■ Standardisierte Alternative: Hydrophile Prednicarbat-Creme mit Octenidindihydrochlorid (NRF 11.145.); hydro-/lipophile Creme; pH 4–6 → 3 Monate [3] **Cave:** Bei einigen Grundlagen sind WW zwischen Triclosan und Emulgatoren mit Macrogol-Partialstruktur möglich.

[1] Standardrezepturen 1990 (SR 90). Für das Apothekenwesen bestimmte Ausgabe, Institut für Arzneimittelwesen der DDR (Hrsg.), 15. Aufl. VEB Verlag Volk und Gesundheit, Berlin 1990.
[2] Folia Ichthyolica. Ichthyol-Gesellschaft Cordes, Hermanni & Co. (GmbH & Co.) KG. (Stand 2017)
[3] Neues Rezeptur-Formularium (NRF), Rezepturhinweise und Rezepturenfinder (online). Avoxa – Mediengruppe Deutscher Apotheker GmbH, Eschborn 2017
[4] Ihre Dr. Wolff-Rezepturen. Dr. August Wolff GmbH & Co. KG Arzneimittel. (Rezepturfibel Stand 2016)
[5] Hinweise zur Herstellung Permethrin-haltiger Rezepturen. Infectopharm Arzneimittel und Consilium GmbH. Heppenheim 2016
* Die lokale/topische Antibiotika-Gabe gilt aufgrund von Wundheilungsstörungen und Sensibilisierungsreaktionen bis auf wenige Ausnahmen als überholt. Um Resistenzentwicklung vorzubeugen, sollte sie – falls nicht durch Antiseptika ersetzbar – möglichst kurzzeitig eingesetzt werden. (▶ Kap. 8.1.3)

Tab. 8.3 Kompatibilität gängiger Wirkstoffkombinationen (Fortsetzung)

Wirkstoff 1	Wirkstoff 2	Bewertung	Bemerkungen
Triclosan	Prednisolonacetat		■ Empfehlung: Prednisolonacetat-Zusatz zu Hydrophiler Triclosan-Creme (NRF 11.135.); hydrophile Creme; pH 4–5 (Einstellung mit Citrat-Puffer) → 6 Monate **Cave:** Bei einigen Grundlagen sind WW zwischen Triclosan und Emulgatoren mit Macrogol-Partialstruktur möglich.
Triclosan	Salicylsäure		Die Wirksamkeit von Triclosan im stark Sauren ist fraglich. Der Triclosan-Zusatz in Lösungen zur dermalen Applikation führt möglicherweise zu keiner Wirkverbesserung gegenüber reinen Salicylsäure-Zubereitungen und wäre demnach evtl. entbehrlich. ■ Standardisierte Alternative ohne Triclosan: Salicylsäure-Aknespiritus NRF (11.23.); isopropanolisch-wässrige Lösung; pH ca. 2 → 6 Monate [3] **Cave:** Bei einigen Grundlagen sind WW zwischen Triclosan und Emulgatoren mit Macrogol-Partialstruktur möglich.
Triclosan	Triamcinolonacetonid		■ Empfehlung: Triamcinolonacetonid-Zusatz zu Hydrophiler Triclosan-Creme (NRF 11.135.) bzw. Lipophiler Triclosan-Creme 2 % (NRF 11.122.); hydro-/lipophile Creme; pH 3–5 → 6 Monate **Cave:** Bei einigen Grundlagen sind WW zwischen Triclosan und Emulgatoren mit Macrogol-Partialstruktur möglich.
Vitamin-A-Säure s. Tretinoin			
Xylometazolin-hydrochlorid	Silbereiweiß		Stabilität aufgrund der Xylometazolinhydrochlorid-Zersetzung, bei dem überwiegend durch Silbereiweiß bestimmten neutralen bzw. schwach basischen pH-Wert, begrenzt. Chloridmenge bei üblicher Dosierung so klein, dass nicht mit Ausfällungen zu rechnen ist. (**Cave:** Keine Isotonisierung mit Natriumchlorid). ■ Wässrige Lösung; pH 7–8 → 2 Wochen (Pipettenglas), 3 Monate (Pumpzerstäuber)
Zinkoxid	Ammoniumbituminosulfonat (Ichthyol)		■ Geprüfte Stabilität in (Ethanolhaltiger) Ammoniumbituminosulfonat-Zinkoxidschüttelmixtur (NRF 11.2. bzw. NRF 11.4.); (ethanolisch-)wässrige Suspension; pH-neutral → 3 Monate (Kunststoffflasche), →6 Monate (Glasflasche) [3] ■ Geprüfte Stabilität in Hydrophiler Zinkoxid-Paste mit Ammoniumbituminosulfonat (NRF 11.108.); hydrophile Paste; pH < 8 → 1 Jahr (Weithalsglas/Tube, Kühlschrank), → 6 Monate (Spenderdose, Kühlschrank) [3]
Zinkoxid	Basisches Bismutgallat		■ Geprüfte Stabilität in Zinkoxid-Paste mit Bismutgallat (NRF 11.112.); wasserfreie Paste → 3 Monate [3]

[1] Standardrezepturen 1990 (SR 90). Für das Apothekenwesen bestimmte Ausgabe, Institut für Arzneimittelwesen der DDR (Hrsg.), 15. Aufl. VEB Verlag Volk und Gesundheit, Berlin 1990.
[2] Folia Ichthyolica. Ichthyol-Gesellschaft Cordes, Hermanni & Co. (GmbH & Co.) KG. (Stand 2017)
[3] Neues Rezeptur-Formularium (NRF), Rezepturhinweise und Rezepturenfinder (online). Avoxa – Mediengruppe Deutscher Apotheker GmbH, Eschborn 2017
[4] Ihre Dr. Wolff-Rezepturen. Dr. August Wolff GmbH & Co. KG Arzneimittel. (Rezepturfibel Stand 2016)
[5] Hinweise zur Herstellung Permethrin-haltiger Rezepturen. Infectopharm Arzneimittel und Consilium GmbH. Heppenheim 2016

* Die lokale/topische Antibiotika-Gabe gilt aufgrund von Wundheilungsstörungen und Sensibilisierungsreaktionen bis auf wenige Ausnahmen als überholt. Um Resistenzentwicklung vorzubeugen, sollte sie – falls nicht durch Antiseptika ersetzbar – möglichst kurzzeitig eingesetzt werden. (▶ Kap. 8.1.3)

◘ **Tab. 8.3** Kompatibilität gängiger Wirkstoffkombinationen (Fortsetzung)

Wirkstoff 1	Wirkstoff 2	Bewertung	Bemerkungen
Zinkoxid	Betamethasondipropionat		Betamethasondipropionat ist in basisch reagierenden und oxidativ wirkenden Zubereitungen (hier beides verursacht durch Zinkoxid) stabiler als Betamethasonvalerat, dennoch ist die Haltbarkeit sehr begrenzt. ▪ Wasserhaltige Paste oder Suspension → 2 Wochen ▪ Wasserfreie Paste → 4 Wochen
Zinkoxid	Betamethasonvalerat		Auch bei wasserfreier Grundlage ist hohe Instabilität des zersetzungsempfindlichen Betamethasonvalerat in Anwesenheit des schwach basisch reagierenden und oxidierenden Zinkoxids zu erwarten. → Austausch gegen stabilere Glucocorticoide (evtl. Betamethasondipropionat).
Zinkoxid	Chloramphenicol*		Theoretisch keine Inkompatibilitäten zu erwarten. Allerdings wird der Nutzen von Chloramphenicol bei dermaler Applikation kritisch diskutiert! (Reserveantibiotikum; nur bei strenger Indikationsstellung). Alternativen können nur ausgehend vom Indikationsanspruch der jeweiligen Rezeptur gesucht werden. Bei Bedarf die regionalen Arzneimittelinformationsstellen kontaktieren. Bleibt der Arzt in Kenntnis der Risiken bei seiner Verordnung, darf sie beliefert werden.
Zinkoxid	Clioquinol		In wasserhaltigen Zubereitungen wird eine Wechselwirkung diskutiert. Es gibt aber auch Hinweise auf ausreichende Verträglichkeit. Zwar tritt eine sich rasch verstärkende gelbliche Verfärbung auf, in wie weit es sich hierbei um eine relevante Inkompatibilität handelt, ist nicht abschließend geklärt. Laut NRF ist nach derzeitigem Erkenntnisstand, bei einer Aufbrauchfrist von wenigen Tagen, nichts gegen eine Anwendung einzuwenden. Ob auch in wasserfreien Zubereitungen eine Unverträglichkeit vorliegt, kann nicht beurteilt werden. → Austausch von Zinkoxid durch das mit Clioquinol besser verträgliche Titandioxid. ▪ Als Streupuder → 1 Jahr ▪ Als hydrophile Schüttelmixtur → wenige Tage
Zinkoxid	Clobetasolpropionat		Hydrolytische und oxidative Zersetzung von Clobetasolpropionat mit dem basisch reagierenden und oxidierenden Zinkoxid ist zu erwarten, besonders in Gegenwart von Wasser. ▪ Wässrige Suspension; pH 5–7 → 4 Wochen evtl. vertretbar
Zinkoxid	Clotrimazol		▪ Hydro-/lipophile Creme; pH 7–8 (pH-Wert wird überwiegend vom Zinkoxid bestimmt) → 3 Monate ▪ Wasserfreie Salbe → 1 Jahr
Zinkoxid	Dexpanthenol		▪ Wasserfreie Paste → 4 Wochen
Zinkoxid	Dithranol		▪ Geprüfte Stabilität in Weicher Dithranol-Zinkpaste (NRF 11.56.); wasserfreie Paste (stabilisiert mit Salicylsäure) → 6 Monate [3]

[1] Standardrezepturen 1990 (SR 90). Für das Apothekenwesen bestimmte Ausgabe, Institut für Arzneimittelwesen der DDR (Hrsg.), 15. Aufl. VEB Verlag Volk und Gesundheit, Berlin 1990.
[2] Folia Ichthyolica. Ichthyol-Gesellschaft Cordes, Hermanni & Co. (GmbH & Co.) KG. (Stand 2017)
[3] Neues Rezeptur-Formularium (NRF), Rezepturhinweise und Rezepturenfinder (online). Avoxa – Mediengruppe Deutscher Apotheker GmbH, Eschborn 2017
[4] Ihre Dr. Wolff-Rezepturen. Dr. August Wolff GmbH & Co. KG Arzneimittel. (Rezepturfibel Stand 2016)
[5] Hinweise zur Herstellung Permethrin-haltiger Rezepturen. Infectopharm Arzneimittel und Consilium GmbH. Heppenheim 2016
* Die lokale/topische Antibiotika-Gabe gilt aufgrund von Wundheilungsstörungen und Sensibilisierungsreaktionen bis auf wenige Ausnahmen als überholt. Um Resistenzentwicklung vorzubeugen, sollte sie – falls nicht durch Antiseptika ersetzbar – möglichst kurzzeitig eingesetzt werden. (▶ Kap. 8.1.3)

Tab. 8.3 Kompatibilität gängiger Wirkstoffkombinationen (Fortsetzung)

Wirkstoff 1	Wirkstoff 2	Bewertung	Bemerkungen
Zinkoxid	Helles Ammoniumbituminosulfonat (Leukichthol)		▪ Geprüfte Stabilität in Wollwachsalkoholsalbe + Nichtionische hydrophile Creme 20+74; hydrophile Creme; pH < 8 → 12 Wochen [2] ▪ Geprüfte Stabilität für die Einarbeitung von Leukichthol in Weiche Zinkpaste DAB; wasserfreie Paste → 12 Wochen [2]
Zinkoxid	Hydrocortison		▪ Geprüfte Stabilität für die Einarbeitung von Zinkoxid in Linolacort® Hydro, ZRB D07-K34 bzw. ZRB D07-K35; pH > 4 → 3 Monate [4]
Zinkoxid	Hydrocortisonacetat		Hydrocortisonacetat ist in basisch reagierenden und oxidativ wirkenden Zubereitungen (hier beides verursacht durch Zinkoxid) stabiler als die meisten Glucocorticoide. In wasserfreiem Milieu findet die hydrolytische Zersetzung nur sehr langsam und in begrenztem Umfang statt. ▪ Hydro-/lipophile Creme, wässrige Suspension; pH 7–8 → 3 Monate ▪ Wasserfreie Salbe → 6 Monate
Zinkoxid	Hydrocortisonbutyrat		Bei wasserhaltigen Zubereitungen hohe Instabilität des zersetzungsempfindlichen Hydrocortisonbutyrats in Anwesenheit des schwach basisch reagierenden und oxidativ wirkenden Zinkoxids. Austausch gegen stabilere Glucocorticoide (evtl. Hydrocortisonacetat). Wasserfreie Zubereitungen dieser Kombination sind im Kühlschrank über einen begrenzten Zeitraum stabil. ▪ Wasserhaltige Zubereitung; nicht kompatibel (auch im Kühlschrank nicht stabil) ▪ Wasserfreie Salbe/Paste → 3 Monate (Kühlschrank; bei RT nicht stabil)
Zinkoxid	Ichthyol (Ammoniumbituminosulfonat)		▪ Geprüfte Stabilität in (Ethanolhaltiger) Ammoniumbituminosulfonat-Zinkoxidschüttelmixtur (NRF 11.2. bzw. NRF 11.4.); (ethanolisch-)wässrige Suspension; pH-neutral → 3 Monate (Kunststoffflasche), →6 Monate (Glasflasche) [3] ▪ Geprüfte Stabilität in Hydrophiler Zinkoxid-Paste mit Ammoniumbituminosulfonat (NRF 11.108.); hydrophile Paste; pH < 8 → 1 Jahr (Weithalsglas/Tube, Kühlschrank), → 6 Monate (Spenderdose, Kühlschrank) [3]
Zinkoxid	Lauromacrogol 400 (Polidocanol 600, Thesit)		▪ Geprüfte Stabilität in Polidocanol-Zinkoxidschüttelmixtur (NRF 11.66.); wässrige Suspenison; pH 7–8 → 6 Monate [3]
Zinkoxid	Leukichthol (Helles Ammoniumbituminosulfonat)		▪ Geprüfte Stabilität in Wollwachsalkoholsalbe + Nichtionische hydrophile Creme 20+74; hydrophile Creme; pH < 8 → 12 Wochen [2] ▪ Geprüfte Stabilität für die Einarbeitung von Leukichthol in Weiche Zinkpaste DAB; wasserfreie Paste → 12 Wochen [2]

[1] Standardrezepturen 1990 (SR 90). Für das Apothekenwesen bestimmte Ausgabe, Institut für Arzneimittelwesen der DDR (Hrsg.), 15. Aufl. VEB Verlag Volk und Gesundheit, Berlin 1990.
[2] Folia Ichthyolica. Ichthyol-Gesellschaft Cordes, Hermanni & Co. (GmbH & Co.) KG. (Stand 2017)
[3] Neues Rezeptur-Formularium (NRF), Rezepturhinweise und Rezepturenfinder (online). Avoxa – Mediengruppe Deutscher Apotheker GmbH, Eschborn 2017
[4] Ihre Dr. Wolff-Rezepturen. Dr. August Wolff GmbH & Co. KG Arzneimittel. (Rezepturfibel Stand 2016)
[5] Hinweise zur Herstellung Permethrin-haltiger Rezepturen. Infectopharm Arzneimittel und Consilium GmbH. Heppenheim 2016

* Die lokale/topische Antibiotika-Gabe gilt aufgrund von Wundheilungsstörungen und Sensibilisierungsreaktionen bis auf wenige Ausnahmen als überholt. Um Resistenzentwicklung vorzubeugen, sollte sie – falls nicht durch Antiseptika ersetzbar – möglichst kurzzeitig eingesetzt werden. (▶ Kap. 8.1.3)

Tab. 8.3 Kompatibilität gängiger Wirkstoffkombinationen (Fortsetzung)

Wirkstoff 1	Wirkstoff 2	Bewertung	Bemerkungen
Zinkoxid	Lidocainhydrochlorid		■ Geprüfte Krankenhausvorschrift; wasserarme lipophile Creme; pH 4–7 → 4 Wochen
Zinkoxid	Mometasonfuroat		■ Geprüfte Stabilität für Mometasonfuroat-Zusatz zu Hydrophilem Zinkoxid-Liniment (NRF 11.109.); pH 7–8 (pH-Wert wird überwiegend durch Zinkoxid bestimmt) → 3 Monate [3]
Zinkoxid	Nystatin		Zahlreiche Fertigarzneimittel mit dieser Kombination erhältlich (z. B. Apolind, Multilind, Mykundex, Nystaderm etc.). ■ Geprüfte Stabilität in Zinkoxid-Neutralöl mit Nystatin (NRF 11.114.); wasserfrei → 6 Monate [3]
Zinkoxid	Oxytetracyclinhydrochlorid*		Inaktivierung des Oxytetracyclinhydrochlorid durch Komplexbildung. Anstelle von Zinkoxid evtl. Titandioxid verwenden. Titandioxid wirkt jedoch im Gegensatz zu Zinkoxid nicht antimikrobiell (**Cave:** Konservierung). (▶Kap. 8.2.1).
Zinkoxid	Polidocanol 600 (Lauromacrogol 400, Thesit)		■ Geprüfte Stabilität in Polidocanol-Zinkoxidschüttelmixtur (NRF 11.66.); wässrige Suspenison; pH 7–8 → 6 Monate [3]
Zinkoxid	Prednicarbat		■ Geprüfte Stabilität für Prednicarbat-Zusatz zu Hydrophilem Zinkoxid-Liniment 25 % (NRF 11.109.); pH 7–8 → 3 Monate [3]
Zinkoxid	Prednisolon		Bei wasserhaltigen Zubereitungen hohe Instabilität des zersetzungsempfindlichen Prednisolon in Anwesenheit des schwach basisch reagierenden und oxidativ wirkenden Zinkoxids. → Austausch von Prednisolon durch das im Neutralen bzw. schwach Basischen stabilere Prednisolonacetat. Darüber hinaus bildet Prednisolon im wässrigen Milieu ein schwer lösliches Hydrat, das in langen Nadeln ausfallen kann. Prednisolonacetat ist hingegen physikalisch stabil. Wasserfreie Zubereitungen dieser Kombination sind im Kühlschrank über einen begrenzten Zeitraum stabil. ■ Wasserfreie Salbe/Paste → 3 Monate
Zinkoxid	Prednisolonacetat		Kombination nur zur Initialbehandlung entzündlicher bzw. erosiver Mykosen vertretbar. Prednisolonacetat ist in basisch reagierenden und oxidativ wirkenden Zubereitungen (hier beides verursacht durch Zinkoxid) stabiler als Prednisolon. ■ Wässrige Suspension bzw. hydro-/lipophile Paste; pH 7–8 (pH-Wert wird überwiegend vom Zinkoxid bestimmt) → 3 Monate

[1] Standardrezepturen 1990 (SR 90). Für das Apothekenwesen bestimmte Ausgabe, Institut für Arzneimittelwesen der DDR (Hrsg.), 15. Aufl. VEB Verlag Volk und Gesundheit, Berlin 1990.
[2] Folia Ichthyolica. Ichthyol-Gesellschaft Cordes, Hermanni & Co. (GmbH & Co.) KG. (Stand 2017)
[3] Neues Rezeptur-Formularium (NRF), Rezepturhinweise und Rezepturenfinder (online). Avoxa – Mediengruppe Deutscher Apotheker GmbH, Eschborn 2017
[4] Ihre Dr. Wolff-Rezepturen. Dr. August Wolff GmbH & Co. KG Arzneimittel. (Rezepturfibel Stand 2016)
[5] Hinweise zur Herstellung Permethrin-haltiger Rezepturen. Infectopharm Arzneimittel und Consilium GmbH. Heppenheim 2016
* Die lokale/topische Antibiotika-Gabe gilt aufgrund von Wundheilungsstörungen und Sensibilisierungsreaktionen bis auf wenige Ausnahmen als überholt. Um Resistenzentwicklung vorzubeugen, sollte sie – falls nicht durch Antiseptika ersetzbar – möglichst kurzzeitig eingesetzt werden. (▶Kap. 8.1.3)

Tab. 8.3 Kompatibilität gängiger Wirkstoffkombinationen (Fortsetzung)

Wirkstoff 1	Wirkstoff 2	Bewertung	Bemerkungen
Zinkoxid	Schwefel		Schwefel gilt als obsolet aber nicht als bedenklich und darf in Rezepturen verarbeitet werden (Tab. 2.1). ■ Empfehlung: Schwefel-Zusatz (2–5 %, bei Kindern bis 3 %) Zinkoxidschüttelmixtur DAC (NRF 11.22.); wässrige Suspension; pH 7–8 → 6 Monate
Zinkoxid	Silbernitrat		■ Geprüfte Stabilität in Oleum Argenti nitrici 1 % SR bzw. Pasta Argenti nitrici 1 % SR (Standardrezepturen der DDR); annähernd wasserfreie, lipophile Lösung bzw. Salbe → 3 Monate [1]
Zinkoxid	Steinkohlenteerlösung		■ Geprüfte Stabilität in Ethanolhaltiger Zinkoxidschüttelmixtur mit Steinkohlenteerlösung (NRF 11.5.); ethanolische Lösung → 6 Monate [3] ■ Ungeprüfte Dermatika-Rezepturen; wasserfreie Salbe bzw. hydro-/lipophile Creme; pH 5–8 → es gibt Hinweise auf eine Stabilität von bis zu 6 Wochen Steinkohlenteerprodukte sind therapeutisch nur kurzfristig in Betracht zu ziehen (Anwendungsdauer max. 4 Wochen).
Zinkoxid	Tannin		In wasserhaltigen Zubereitungen sind Inkompatibilitäten zwischen dem sauer reagierenden Tannin und Zinkoxid nicht auszuschließen. In wasserfreiem Milieu ist hingegen nicht mit Wechselwirkungen zu rechnen. ■ wasserfreie Suspension bzw. Paste → 6 Monate
Zinkoxid	Thesit (Lauromacrogol 400, Polidocanol 600)		■ Geprüfte Stabilität in Thesit-Zinkoxidschüttelmixtur (NRF 11.66.); wässrige Suspenison; pH 7–8 → 6 Monate [3]
Zinkoxid	Triamcinolonacetonid		■ Geprüfte Stabilität für die Einarbeitung von Zinkoxid in Linolacort® Triam, ZRB D07-K36, ambiphile Creme; pH > 4 → 3 Monate [4] Ungeprüfte Rezepturen: Hydrolytische und oxidative Zersetzung von Triamcinolonacetonid mit dem basisch reagierenden und oxidierenden Zinkoxid zu erwarten, besonders in Gegenwart von Wasser. In wasserfreiem Milieu findet die hydrolytische Zersetzung nur sehr langsam und in begrenztem Umfang statt. ■ Hydro-/lipophile Creme, wässrige Suspension; pH 7–8 → 4 Wochen evtl. vertretbar ■ Wasserfreie Paste → 3 Monate

[1] Standardrezepturen 1990 (SR 90). Für das Apothekenwesen bestimmte Ausgabe, Institut für Arzneimittelwesen der DDR (Hrsg.), 15. Aufl. VEB Verlag Volk und Gesundheit, Berlin 1990.
[2] Folia Ichthyolica. Ichthyol-Gesellschaft Cordes, Hermanni & Co. (GmbH & Co.) KG. (Stand 2017)
[3] Neues Rezeptur-Formularium (NRF), Rezepturhinweise und Rezepturenfinder (online). Avoxa – Mediengruppe Deutscher Apotheker GmbH, Eschborn 2017
[4] Ihre Dr. Wolff-Rezepturen. Dr. August Wolff GmbH & Co. KG Arzneimittel. (Rezepturfibel Stand 2016)
[5] Hinweise zur Herstellung Permethrin-haltiger Rezepturen. Infectopharm Arzneimittel und Consilium GmbH. Heppenheim 2016
* Die lokale/topische Antibiotika-Gabe gilt aufgrund von Wundheilungsstörungen und Sensibilisierungsreaktionen bis auf wenige Ausnahmen als überholt. Um Resistenzentwicklung vorzubeugen, sollte sie – falls nicht durch Antiseptika ersetzbar – möglichst kurzzeitig eingesetzt werden. (▶Kap. 8.1.3)

Weiterführende Literatur

Bauer KH, Frömming KH, Führer C. Pharmazeutische Technologie. 10. Aufl., Deutscher Apotheker Verlag, Stuttgart 2017

Cyran W (Begr.), Rotta C (Hrsg.). Apothekenbetriebsordnung Kommentar. 5. Aufl. mit 1. Aktualisierungslieferung, Deutscher Apotheker Verlag, Stuttgart 2017

Danninger L. Magistrale Rezepturen – Aus der Praxis für die Praxis. AV Akademiker Verlag, Saarbrücken 2014

Deutscher Arzneimittel Codex (DAC) inkl. Neues Rezeptur-Formularium (NRF), Rezepturhinweisen und Rezepturenfinder (online). Avoxa – Mediengruppe Deutscher Apotheker GmbH, Eschborn 2017

Deutsches Arzneibuch 2015, Amtliche Ausgabe. Deutscher Apotheker Verlag, Stuttgart 2015

DEVESA Dr. Reingraber GmbH & Co. KG, Sebexol® Emulsionen Rezepturempfehlungen. Muggensturm 2017

Dr. August Wolff GmbH & Co. KG Arzneimittel. Ihre Dr. Wolff-Rezepturen (Rezepturfibel). Bielefeld 2016

Euro OTC Pharma® GmbH. Newsletter Apotheken-Information. Bönen 2013

Europäisches Arzneibuch, Amtliche deutsche Ausgabe (einschl. aller Nachträge bis 9.1). Deutscher Apotheker Verlag, Stuttgart 2018

Folia Ichthyolica. Ichthyol-Gesellschaft Cordes, Hermanni & Co. (GmbH & Co.) KG. Hamburg 2017

Garbe C, Reimann H. Dermatologische Rezepturen. 2. Aufl., Georg Thieme Verlag, Stuttgart 2005

Gesellschaft für Dermopharmazie; Leitlinien zur dermatologischen Rezeptur. http://www.gd-online.de/german/persoenlich/leitvorstand.htm

Hunnius C, Ammon HPT. Hunnius Pharmazeutisches Wörterbuch. 10. Aufl., Walter de Gruyter, Berlin – New York 2010

Infectopharm Arzneimittel und Consilium GmbH. Hinweise zur Herstellung Permethrin-haltiger Rezepturen. Heppenheim 2016

Institut für Arzneimittelwesen der DDR (Hrsg.). Standardrezepturen 1990 (SR 90). Für das Apothekenwesen bestimmte Ausgabe. 15. Aufl., VEB Verlag Volk und Gesundheit, Berlin 1990

Mehlhorn S. Regionale Hautarzt-Apotheker-Gespräche in der Qualitätszirkelarbeit in Westfalen-Lippe – Abschlussbericht zum Projekt der Apothekerstiftung Westfalen-Lippe. 2016

Rudolph P, Fritzsche D. Erkennung und Bewertung von Problemgruppen im Rahmen der Erfassung nichtstandardisierter Rezepturen aus Sachsen-Anhalt auf dem Server der AMINO-Infostellen, Braunschweig 2009

Saalfrank V. Darf der Apotheker bei pharmazeutischen Bedenken die Rezeptur ändern? Deutsche Apotheker Zeitung 15/2013, S. 58 ff.

Thalhammer F. Antibiotika. Österreichische Ärzte Zeitung 11/2011, S. 26 ff.

Thoma K (Begr.), Daniels, R (Bearb.). Apothekenrezeptur und -defektur. 6. Aktualisierungslieferung, Deutscher Apotheker Verlag, Stuttgart 2014

Ziegler AS. aporello Hilfsstoffe in der Rezeptur. Deutscher Apotheker Verlag, Stuttgart 2015

Ziegler AS. aporello Wirkstoffe in der Rezeptur. 2. Aufl., Deutscher Apotheker Verlag, Stuttgart 2015

Ziegler AS. Plausibilitäts-Check Rezeptur. 4. Aufl., Deutscher Apotheker Verlag, Stuttgart 2017

9 Unlöslicher oder ausfallender Wirkstoff

Stefan Seyferth

In bestimmten Darreichungsformen bzw. Rezepturarzneimitteln soll/muss der Arzneistoff gelöst vorliegen, um eine adäquate Bioverfügbarkeit, therapeutische Wirksamkeit sowie eine hinreichende Dosiergenauigkeit zu gewährleisten. Aber auch viele Hilfsstoffe müssen gelöst sein, um ihre galenische Funktion erfüllen zu können, wie etwa Konservierungsmittel. Im Rahmen der Herstellung können unzureichende Lösungseigenschaften einerseits, sowie unerwünschte Ausfällungen bereits gelöster Stoffe andererseits, erhebliche Schwierigkeiten bereiten. Ist die Ursache erstmal erkannt, ergeben sich jedoch zahlreiche galenische Möglichkeiten, das Löslichkeitsproblem zu beseitigen bzw. gar nicht erst entstehen zu lassen.

9.1 Grundproblem

Unzureichende Lösungseigenschaften können im Rahmen der Rezepturherstellung auf verschiedene Weise zu Problemen führen. Durch Bildung schwer- bzw. unlöslicher Wirkstoffsalze kann beispielsweise die Bioverfügbarkeit eines Arzneistoffs erheblich reduziert sein, möglicherweise bis hin zum kompletten Wirkverlust (▸Kap. 8.1.1). Ein weiteres Problem sind Inhomogenitäten innerhalb der Zubereitung, die infolge einer Sedimentation ungelöster Bestandteile auftreten können. Dementsprechend kommt es möglicherweise zu Fehldosierungen, weil der Patient zunächst den Überstand mit geringer Wirkstoffkonzentration und später den hochkonzentrierten Bodensatz der Zubereitung entnimmt. In ▸Kap. 16 ist diese Problematik im Zusammenhang mit Suspensionszubereitungen ausführlich beschrieben. Neben diesen galenischen Problemen gehören Ausfällungen und Trübungen zu den Phänomenen, die die Adhärenz der Patienten bei der Anwendung eines Rezepturarzneimittels am meisten gefährden, da sie auch von Laien visuell sehr leicht erkennbar sind und häufig ohne Nachfrage als Qualitätsmangel wahrgenommen werden. Dies gilt im Übrigen auch für Suspensionen, wenn der Patient im Vorfeld nicht ausreichend über den physiko-chemischen Charakter der Zubereitung aufgeklärt wurde.

Ein weiteres, ganz praktisches Problem besteht darin, dass bei der Herstellung flüssiger oder halbfester Arzneiformen nicht immer klar ist, ob sich der Wirkstoff im jeweiligen Vehikelsystem löst oder aber als suspendierter Feststoff vorliegt. Ist unbekannt, ob ein Wirkstoff im rezeptierten Vehikelsystem überhaupt in Lösung geht, sollte die Herstellung grundsätzlich wie bei Suspensionssystemen erfolgen, temporär erhöhte Löslichkeit durch Wärmeanwendung sowie unangemessen lange oder schnelle Rührprozesse sind demnach zu vermeiden (▸Kap. 18).

Sollen bestimmte Rezepturkomponenten gelöst vorliegen, kann das vollständige Lösen meist mit bloßem Auge beurteilt werden, bevor mit dem nächsten Herstellungsschritt fortgefahren wird. Ebenso kann das Endprodukt (ggf. im Gegenlicht) als klare Lösung leicht organoleptisch geprüft werden. Liegen jedoch Emulsionen oder halbfeste Systeme vor, ist das Erkennen ungelöster Bestandteile mit bloßem Auge deutlich erschwert bis unmöglich.

Generell ist zu bedenken, dass bei weitem nicht jeder Wirk- bzw. Hilfsstoff gelöst vorliegen muss, insbesondere in Dermatika sind viele Wirkstoffe lediglich suspendiert. Dennoch ist für bestimmte Arzneiformen bzw. Wirk-/Hilfsstoffe eine Lösung für eine korrekte Dosierung und adäquate Wirksamkeit unerlässlich.

Die Ursachen für unzureichende Lösungseigenschaften und Ausfällungen sind vielfältig und sollen daher nachfolgend, gruppiert nach den zugrundeliegenden Mechanismen, ausführlicher erläutert werden.

9.1.1 Ausfällungen durch pH-Verschiebung

Den pH-Wert beeinflussende Substanzen (weitere Wirkstoffe, Pufferkomponenten, Komplex- bzw. Gelbildner etc.), die in der Rezeptur enthalten sind, können zu pH-Verschiebungen führen, die die Löslichkeit wichtiger Rezepturkomponenten negativ beeinflussen. Im Wesentlichen kommen hierbei zwei Fällungsmechanismen in Frage:

- Gegenionische Ausfällung durch Bildung neuer Ionen (z. B. durch Überführung von freien Säure/Basen in ihre jeweiligen Salze).
- Ausfällungen durch Überführung von Substanzen in Formen, die im betreffenden Medium unlöslich sind (z. B. Freisetzung der in Wasser nicht/schlecht löslichen freien Base aus ihrem gut wasserlöslichen Salz).

Ein anschauliches Beispiel für ein derartiges Phänomen sind Tetracainhydrochlorid-Augentropfen 1,0 % (NRF 15.12.). Der pKs-Wert von Tetracainhydro-

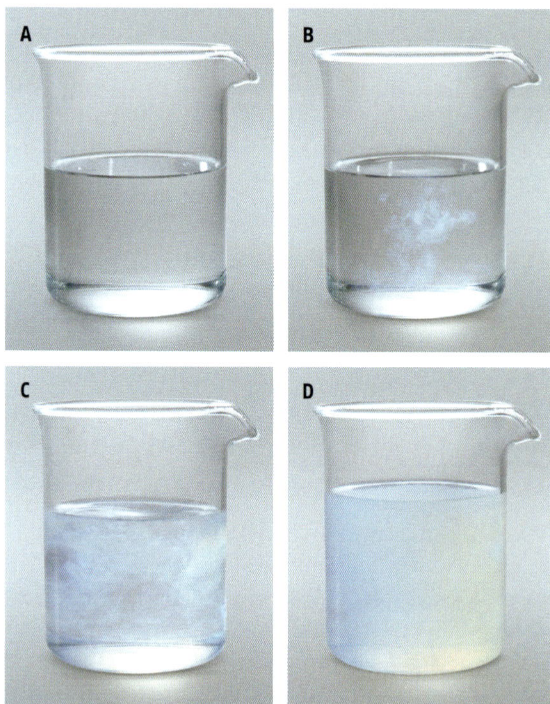

Abb. 9.1 Tetracainhydrochlorid-Augentropfen 1,0 % pH 6,5 **A** bei pH 6,5 **B** beim Zutropfen weiterer Natriumtetraborat-Lösung **C** bei pH 7,0 **D** bei pH 9,0

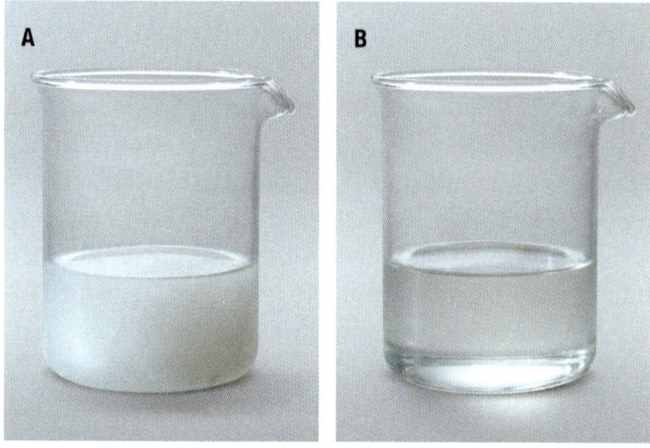

Abb. 9.2 Minoxidil-Haarspiritus 5 % (NRF 11.121.) **A** Aufbewahrung im Kühlschrank, **B** Aufbewahrung bei Raumtemperatur bzw. nach Wiedererwärmung bei vorübergehender Aufbewahrung im Kühlschrank

chlorid liegt bei 8,39, sodass 1%ige wässrige Tetracainhydrochlorid-Lösungen im pH-Bereich 4,5 bis 6,0 sauer reagieren. Wird die Zubereitung darüber hinaus mit Borsäure isotonisiert, reagiert die Rezeptur so sauer, dass nicht nur aufgrund der pH-Aktivität des Wirkstoffs, mit einer vergleichsweise schlechten Lokalverträglichkeit im Auge zu rechnen ist. Um Letztere zu verbessern, kann die saure Reaktion durch Zusatz basisch reagierenden Natriumtetraborat-Decahydrats (Borax) teilweise neutralisiert werden, hierbei ist jedoch zu beachten, dass Tetracainhydrochlorid oberhalb von pH 7,0 beginnt als freie Base auszufallen (Abb. 9.1). Dies gilt im Übrigen auch, wenn statt mit Borsäure – wie im NRF vorgesehen – mit nicht pH-aktivem Natriumchlorid isotonisiert wurde. Deshalb, aber auch wegen der Hydrolyseempfindlichkeit von Tetracain, werden Tetracainhydrochlorid-Augentropfen auf etwa pH 6,5 eingestellt, was den optimalen Kompromiss zwischen lokaler Verträglichkeit einerseits sowie physikalischer und chemischer Stabilität andererseits darstellt.

9.1.2 Ausfällungen durch ionische Wechselwirkungen

Tragen ein Wirk- und ein Hilfsstoff derselben Zubereitung entgegengesetzte Ladungen, so kann es zur Bildung von Arzneistoff-Hilfsstoff-Salzen kommen. Dabei sind die einzelnen Komponenten in der Regel zwar weiterhin chemisch nachweisbar, jedoch dissoziieren die Salze großer Ionen häufig nur schwach und sind schlecht löslich.

Dabei sind nicht nur Wirkstoffe von Inkompatibilitäten aufgrund ionischer Wechselwirkungen betroffen. Zum Beispiel kann die freie Konzentration eines ionischen Konservierungsmittels durch Salzbildung mit anderen, entgegengesetzt geladenen Hilfsstoffen unter die minimale Hemmkonzentration sinken, sodass die mikrobielle Stabilität der Zubereitung nicht mehr gewährleistet ist. Für zahlreiche kationische Wirkstoffe sind zudem Wechselwirkungen mit anionischen Hilfsstoffen, Emulgatoren oder Gelbildnern bekannt, die sich unmittelbar durch ein Brechen der Emulsion oder eine Verflüssigung des Gels zeigen können. Ausfällung oder Auskristallisationen müssen jedoch nicht immer als manifeste Inkompatibilität erkennbar sein, z. B. wenn die Ausfällung nicht spontan auftritt, sondern langsames Kristallwachstum erfolgt, das erst nach Tagen erkennbar wird. Weitergehende Ausführungen zu Inkompatibilitäten aufgrund ionischer Wechselwirkungen zwischen Wirkstoffen finden sich in ▸ Kap. 8.1.1.

9.1.3 Temperaturabhängige Ausfällungen

Bei Stoffen deren Löslichkeit nur knapp gegeben ist, können neben kleineren Abweichungen vom geeigneten pH auch Temperaturschwankungen ausreichen, um Trübung oder einen Niederschlag in der vormals klaren Lösung hervorzurufen. Mitunter sind daher Lagerung oder Transport bei zu tiefen Temperaturen für die Ausfällung kritischer Substanzen verantwortlich. Oft, aber nicht immer, kann der Niederschlag durch einfaches Erwärmen wieder aufgelöst werden.

Ein Beispiel für temperaturabhängige Ausfällungen ist Minoxidil-Haarspiritus 5 % (NRF 11.121.). Wird die Zubereitung zu kühl gelagert, können Trübungen auftreten, die durch Erwärmung auf Raumtemperatur wieder in Lösung gehen. Bei Aufbewahrung im Kühlschrank kommt es möglicherweise sogar zu einer reversiblen gelartigen Verfestigung der tensidhaltigen Lösung (Abb. 9.2). Nach länger andauernder Lagerung des Minoxidil-Haarspiritus 5% unter Raumtemperatur bzw. im Kühlschrank kann der Wirkstoff in großen Kristallen ausfallen, die nicht ohne weiteres wieder in Lösung zu bringen sind.

9.1.4 Gezielte Fällung

In einzelnen Rezepturen wird eine gezielte Fällung eingesetzt, um eine besonders feindisperse Suspension des Wirkstoffs herzustellen. Ein solches Vorgehen wird beispielsweise für (Oxy-)Tetracyclinhydrochlorid in wasserhaltigen Zubereitungen beschrieben. In wässriger Lösung unterliegen Oxytetracyclin- und Tetracyclinhydrochlorid vielfältigen und schnellen Zersetzungsreaktionen. Eine deutliche Stabilisierung lässt sich durch Fällung der jeweiligen Base nach Teilneutralisation mit Natriumcitrat oder Natriumacetat erreichen. Sinnvoll erscheint daher eine Verschiebung in den schwach sauren pH-Bereich zwischen 4 und 6, welcher minimale Löslichkeit und damit größte Stabilität erwarten lässt.

In der Regel sind Fällungen in Rezepturarzneimitteln jedoch eher als manifeste Inkompatibilitäten zu betrachten, die es zu vermeiden gilt.

9.2 Allgemeine Handlungsempfehlung

Zwar lässt sich das allgemeine Ziel formulieren, dass Zubereitungen mit ungewollt ungelöst vorliegenden Rezepturbestandteilen sowie unerwünschte Ausfällungen vermieden werden sollten. So unterschiedlich wie die, dem Rezepturproblem zugrunde liegenden Ursachen (▸Kap. 9.1), sind jedoch auch die Lösungsansätze. Bei vorhersehbar oder unerwartet kritischem Lösungsverhalten, muss daher im Einzelfall entschieden werden, welche der nachfolgenden Handlungsoptionen ggf. in Frage kommt.

9.2.1 Wahl alternativer Wirkstoffformen (Salz, Ester)

Löst sich eine Wirkstoffbase nur unzureichend in einer wässrigen Zubereitung, stellt sich die Frage: Gibt es möglicherweise Salze oder Ester, die alternativ einsetzbar sind und eine bessere Wasserlöslichkeit besitzen? Existiert eine solche Alternative, und spricht auch sonst nichts gegen einen Austausch, kann dieser vorgenommen werden. Allerdings muss dabei aufgrund des unterschiedlichen Molekulargewichts der Substanzen eine Einwaagekorrektur berücksichtigt werden.

Zu hinterfragen ist auch, ob die ausgetauschten Stoffe therapeutisch gleichwertig sind: Nicht zulässig wäre beispielsweise ein Austausch der Ester lokal wirksamer Glucocorticoide (z. B. Betamethason-21-valerat) in Dermatika gegen lokal unwirksame, nicht veresterte Formen (z. B. Betamethason; ▸Kap. 5). In Einzelfällen ist auch die Penetrationsfähigkeit des jeweiligen Moleküls zu berücksichtigen. So lösen sich die Salze ansonsten schlecht löslicher Antibiotika oder Lokalanästhetika zwar besser in Wasser, zugleich penetrieren sie in Ohrentropfen aber die Haut des Gehörgangs nur unzureichend. Lidocainhydrchlorid beispielsweise kann intakte Haut kaum penetrieren, die Anwendung auf Schleimhäuten hingegen, lässt aufgrund der fehlenden Hornhautbarriere einen lokalanästhetischen Effekt erwarten.

9.2.2 Wärmeanwendung

In vielen (nicht allen!) Fällen kann der Lösungsvorgang durch Wärmeanwendung beschleunigt werden. Ethacridinlactat-Monohydrat ist beispielsweise gut in Wasser löslich, allerdings dauert der Lösungsvorgang bei Raumtemperatur so lange, dass bei Herstellung einer wässrigen Lösung nach NRF 11.61. eine Erwärmung vorgesehen ist. Gleiches gilt für die ölige Lösung von Clotrimazol in Erdnussöl (NRF 15.22.).

Bei der Herstellung von Konserviertem Wasser DAC (NRF S.6.) wird siedendes Wasser eingesetzt, da die Löslichkeit des ansonsten schwer löslichen Propyl-4-hydroxybenzoats infolgedessen auf das Zehnfache steigt. Bei 25 °C liegt die Sättigungslöslichkeit von Propyl-4-hydroxybenzoat mit 0,04 % nur wenig über dessen Einsatzkonzentration in Konserviertem Wasser (0,025 %), beim Abkühlen auf 10 °C mit einer Sättigungslöslichkeit von dann nur noch 0,018 % bereits darunter, sodass mit Ausfällungen zu rechnen ist. Die Lagerung darf insbesondere deshalb nicht unter 15 °C erfolgen, da die Ausfällung bei Erhöhung auf Raumtemperatur nicht wieder in Lösung geht (▸Kap. 6.2.4).

Die Anwendung von Wärme zur Beschleunigung des Lösevorgangs kommt allerdings nur in Betracht, wenn alle Stoffe ausreichend thermostabil sind und beim Abkühlen in Lösung bleiben. Unkontrollierte Rekristallisationen nach vorübergehendem Erwärmen sind unbedingt zu vermeiden (vgl. auch ▸Kap. 16.2 und ▸Kap. 18.2.4).

9.2.3 pH-Anpassung

Die Löslichkeit von Substanzen kann auch über den pH-Wert der Zubereitung beeinflusst werden. So können sauer reagierende Substanzen durch pH-Wert Erhöhung besser in polaren Medien gelöst werden. Demgegenüber sind Wirkstoffbasen oft im Sauren besser löslich. Folglich muss in wässrigen Zubereitungen bei zu niedrigem pH-Wert mit dem Ausfallen von Säuren, bei zu hohem pH-Wert mit dem Ausfallen von Basen gerechnet werden (▸Kap. 9.1.1 und ▸Kap. 9.3).

9

9.2.4 Alternative Lösungsmittel bzw. Lösungsmittelgemische

Kann eine Substanz grundsätzlich in Lösung gehen oder ist dies aus galenischen bzw. therapeutischen Gründen sogar dringend erforderlich, besteht ggf. die Möglichkeit die Löslichkeit und das Lösungsverhalten der Substanz durch die Auswahl eines geeigneten Lösungsmittels oder Lösungsmittelgemischs zu verbessern.

So ist beispielsweise Salicylsäure in Olivenöl nur zu 2,5 % löslich, in Rizinusöl hingegen zu 12 %, sodass ein 10%iges Salicylsäure-Öl durch einen einfachen Tausch des verwendeten Öls von einer Suspension in eine Lösung überführt werden kann. Dieses Beispiel ist in ▸ Kap. 16.3 ausführlich beschrieben.

Werden Lösungsmittelgemische verwendet, um die Löslichkeit einer bestimmten Substanz zu erhöhen, kann es sinnvoll sein, die Substanz zunächst in der Lösungsmittelkomponente zu lösen, in der sie sich am besten löst und danach die übrigen Lösungsmittelkomponenten zuzugeben. Für Alkohol-Wasser-Mischungen bedeutet dies, dass hydrophile Stoffe zunächst in Wasser und überwiegend lipophile Komponenten zunächst in Alkohol gelöst werden, bevor man beide Phasen miteinander vereint. Bei der Herstellung von Franzbranntwein nach Standardzulassung beispielsweise werden Campher bzw. Menthol zunächst in Ethanol 96 % gelöst, bevor Wasser zugefügt wird. Ein weiteres Beispiel ist die Lösung von Minoxidil in einem ternären Gemisch aus Propylenglycol, Ethanol und Wasser. Auch hier wird die Substanz zuerst in einem Propylenlykol/Ethanol-Gemisch gelöst, bevor Wasser zugegeben wird.

Wie die genannten Beispiele zeigen, kommt insbesondere bei in reinem Wasser (zu) schlecht löslichen Substanzen möglicherweise der Zusatz anderer (mit Wasser mischbarer) Lösungsmittel in Frage, um eine hinlängliche Löslichkeit der Substanz in der reformulierten Zubereitung zu erreichen. Bei der Auswahl hilft ◻ Tab. 9.2, in der die Löslichkeiten zahlreicher Substanzen in verschiedenen Lösungsmitteln gelistet sind.

9.3 Rezepturbeispiel

Verordnung

Ethacridinlactat-Monohydrat	0,250 g
Lidocainhydrochlorid (entspricht 0,5 g Base)	0,618 g
Glycerol 85 %	ad 100,000 g

M. D. S.: Dreimal täglich mit einem Wattestäbchen auf die Mundschleimhaut auftragen.

Das verordnete Rezepturarzneimittel kombiniert das Lokalanästhetikum Lidocainhydrochlorid mit dem ebenfalls lokal wirksamen Antiseptikum Ethacridinlactat-Monohydrat und soll als anästhesierendes Mundantiseptikum eingesetzt werden. Da sich ein Teil Ethacridinlactat-Monohydrat in etwa 15 Teilen Wasser löst, läge Ethacridinlacat in der verordneten Zubereitung vollständig gelöst vor. Der pH-Wert wässriger Ethacridinlactat-Monohydrat-Lösungen liegt – bei Abwesenheit anderer pH-aktiver Komponenten – zwischen 5,5 und 7,0. Auch die Verordnung des sehr leicht in Wasser löslichen Lidocainhydrochlorids erscheint wegen der vergleichsweise geringen Löslichkeit der Base von 0,4 % in Wasser auf den ersten Blick sinnvoll. Ethacridinlactat ist mit Chlorid-Ionen jedoch inkompatibel; es würde zu Ausfällungen kommen. Lidocain-Salze mit anderen Gegenionen als Chlorid stehen derzeit allerdings nicht als Rezepturausgangsstoff zur Verfügung. Alternativ ist lediglich die freie Lidocain-Base erhältlich, die jedoch durch Säurezugabe zügig protoniert und unter Salzbildung in Lösung gebracht werden kann. Hierfür eignet sich beispielsweise Essigsäure, mit der die Zubereitung schwach angesäuert wird (etwa pH 6), sodass bei Einsatz der Lidocain-Base – durch entsprechende Absenkung des pH-Werts – mit einfachen Mitteln eine hinreichende Löslichkeit des Wirkstoffs erreicht werden kann.

Optimierte Rezeptur

Ethacridinlactat-Monohydrat	0,25 g
Lidocain (Base)	0,50 g
Essigsäurelösung 1 %	15,00 g
Wasserfreies Glycerol	ad 100,00 g

M. D. S.: Dreimal täglich mit einem Wattestäbchen auf die Mundschleimhaut auftragen.

9.4 Arbeitshilfen

9.4.1 Ladungszustand rezepturrelevanter Wirkstoffe in Abhängigkeit vom pH-Wert

◻ Tab. 9.1 korreliert den Ladungszustand wichtiger rezepturrelevanter Wirkstoffe mit dem pH-Wert wässriger Medien. Sie dient damit als Orientierungshilfe für die Beurteilung, ob in bestimmten pH-Bereichen ionische Wechselwirkungen zu erwarten sind bzw. ob pH-Verschiebungen möglicherweise zu einer Veränderung des Ladungszustands und infolgedessen zu modifiziertem Lösungsverhalten führen (z. B. Salzbildung, Ausfallen freier Säuren/Basen).

Die Deprotonierung von phenolischen Gruppen, Carboxyl- oder Sulfonsäuregruppen kann pH- und molekülabhängig zu negativen Ladungen führen, positive Ladungen sind meist auf eine Protonierung an Stickstoffatomen zurückzuführen. Im Fall von Nitrogruppen wird eine positive und negative Ladung angenommen.

Das verwendete Farbschema unterscheidet den ungeladenen (gelb) von negativ (blau) bzw. positiv (rot) geladenen Molekülzuständen. Bereiche, in denen negative und positive Ladungen nebeneinander vorliegen können, sind grün gekennzeichnet, selbst wenn die Nettoladung des Moleküls Null ist, weil sich die Anzahl negativer und positiver Ladungen ausgleicht.

Bitte beachten Sie

- Bei der Erstellung der ◻ Tab. 9.1 wurden, sofern keine experimentellen Ergebnisse vorlagen, anhand der Molekülstruktur errechnete pK_S-Werte zugrunde gelegt. Diese können im Einzelfall *geringfügig* von unter Realbedingungen ermittelten Werten abweichen.
- Der Vollständigkeit halber decken die tabellierten Angaben das komplette pH-Spektrum ab, wenngleich, pH-Werte < 2 bzw. > 12 für die tatsächliche Rezepturplanung kaum relevant sind.
- Bei Salzen von Wirkstoffen, deren Gegenion aus einem Molekül mit dissoziierbaren Gruppen besteht, wurde nur das eigentliche Wirkstoffmolekül berücksichtigt (z. B. Ciclopiroxolamin).
- ◻ Tab. 9.1 gibt keine Auskunft über die chemische Stabilität oder den rezeptierbaren pH-Bereich einzelner Wirkstoffe, sondern ausschließlich über deren Ladungszustand. Angaben zum rezeptierbaren pH-Bereich finden sich in ◻ Tab. 13.7.

Tab. 9.1 Ladungszustand rezepturrelevanter Wirkstoffe in Abhängigkeit vom pH-Wert

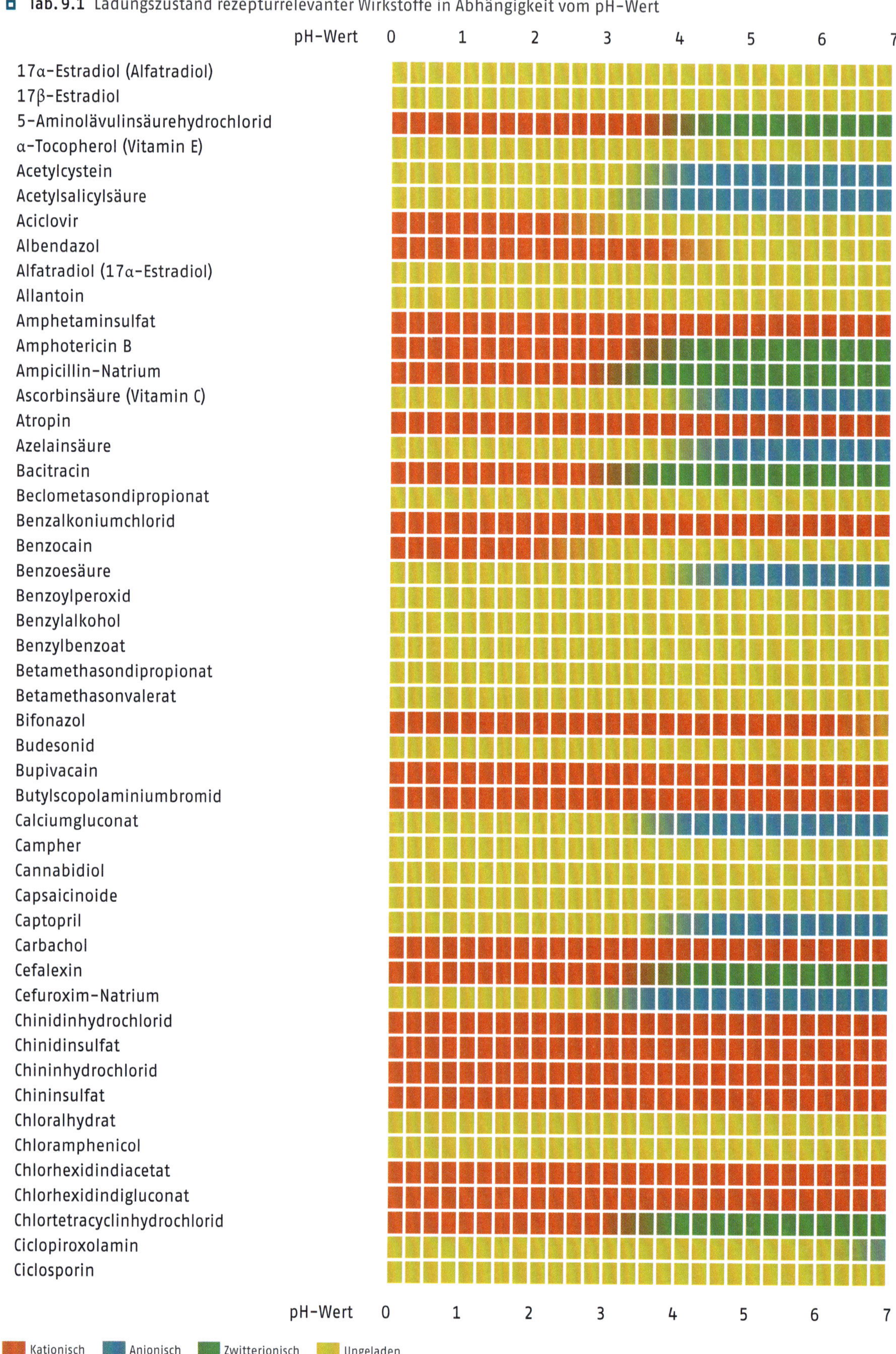

Tab. 9.1 Ladungszustand rezepturrelevanter Wirkstoffe in Abhängigkeit vom pH-Wert (Fortsetzung)

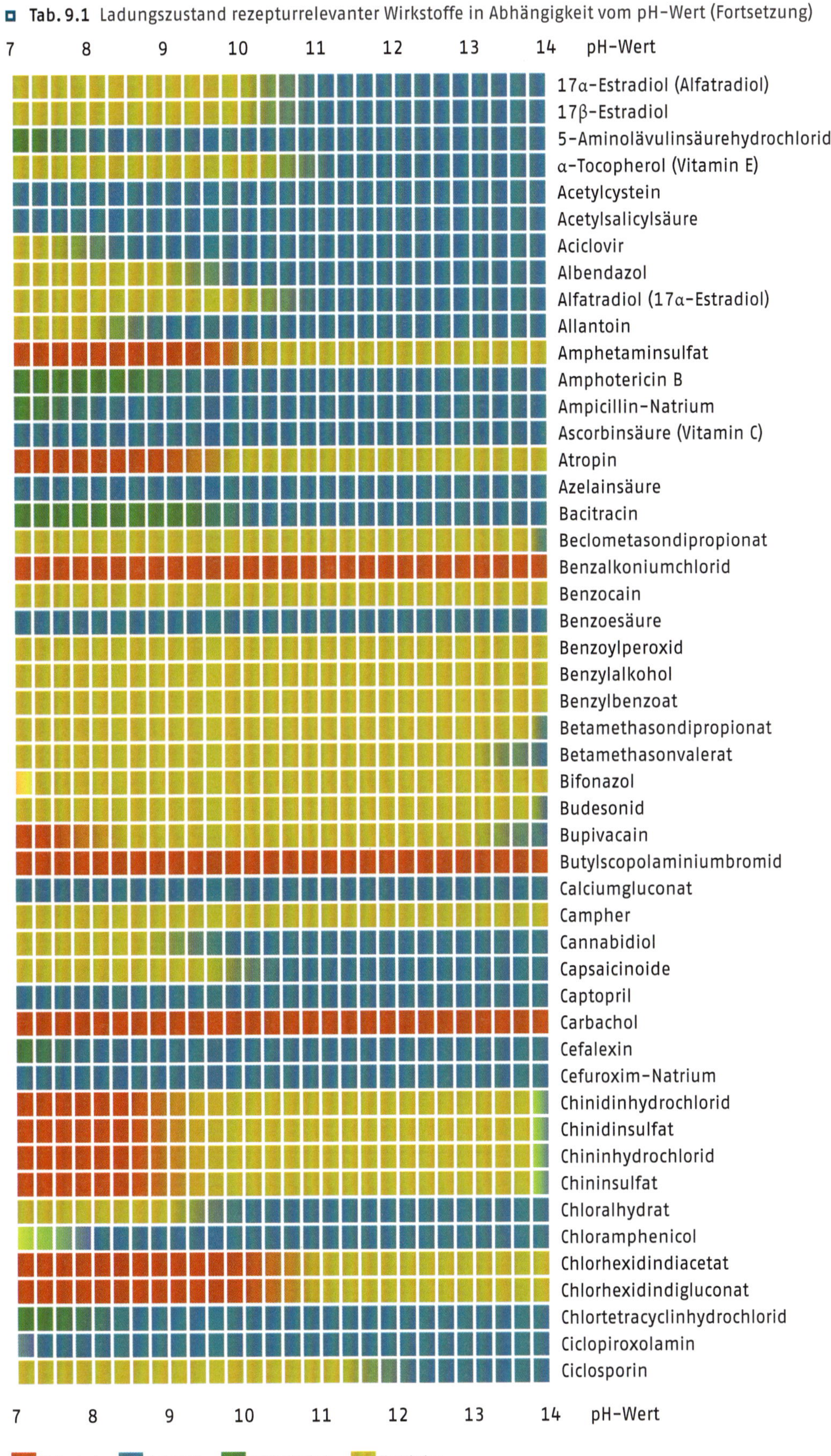

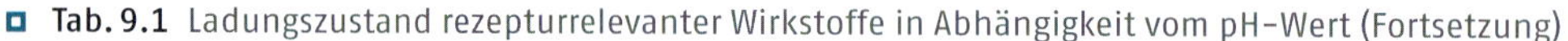

◘ **Tab. 9.1** Ladungszustand rezepturrelevanter Wirkstoffe in Abhängigkeit vom pH-Wert (Fortsetzung)

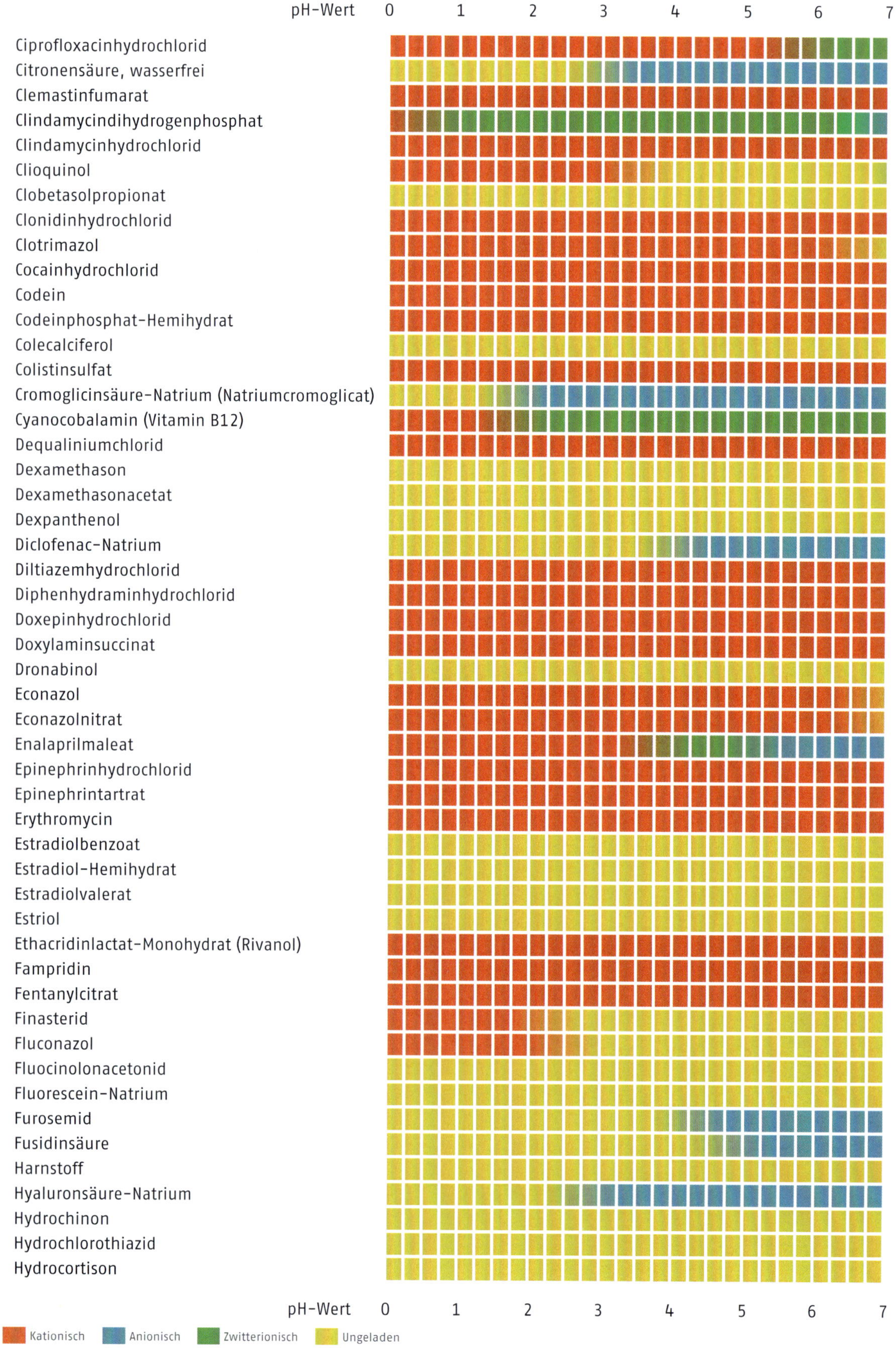

pH-Wert 0 1 2 3 4 5 6 7

Wirkstoff
Ciprofloxacinhydrochlorid
Citronensäure, wasserfrei
Clemastinfumarat
Clindamycindihydrogenphosphat
Clindamycinhydrochlorid
Clioquinol
Clobetasolpropionat
Clonidinhydrochlorid
Clotrimazol
Cocainhydrochlorid
Codein
Codeinphosphat-Hemihydrat
Colecalciferol
Colistinsulfat
Cromoglicinsäure-Natrium (Natriumcromoglicat)
Cyanocobalamin (Vitamin B12)
Dequaliniumchlorid
Dexamethason
Dexamethasonacetat
Dexpanthenol
Diclofenac-Natrium
Diltiazemhydrochlorid
Diphenhydraminhydrochlorid
Doxepinhydrochlorid
Doxylaminsuccinat
Dronabinol
Econazol
Econazolnitrat
Enalaprilmaleat
Epinephrinhydrochlorid
Epinephrintartrat
Erythromycin
Estradiolbenzoat
Estradiol-Hemihydrat
Estradiolvalerat
Estriol
Ethacridinlactat-Monohydrat (Rivanol)
Fampridin
Fentanylcitrat
Finasterid
Fluconazol
Fluocinolonacetonid
Fluorescein-Natrium
Furosemid
Fusidinsäure
Harnstoff
Hyaluronsäure-Natrium
Hydrochinon
Hydrochlorothiazid
Hydrocortison

pH-Wert 0 1 2 3 4 5 6 7

Kationisch · Anionisch · Zwitterionisch · Ungeladen

Tab. 9.1 Ladungszustand rezepturrelevanter Wirkstoffe in Abhängigkeit vom pH-Wert (Fortsetzung)

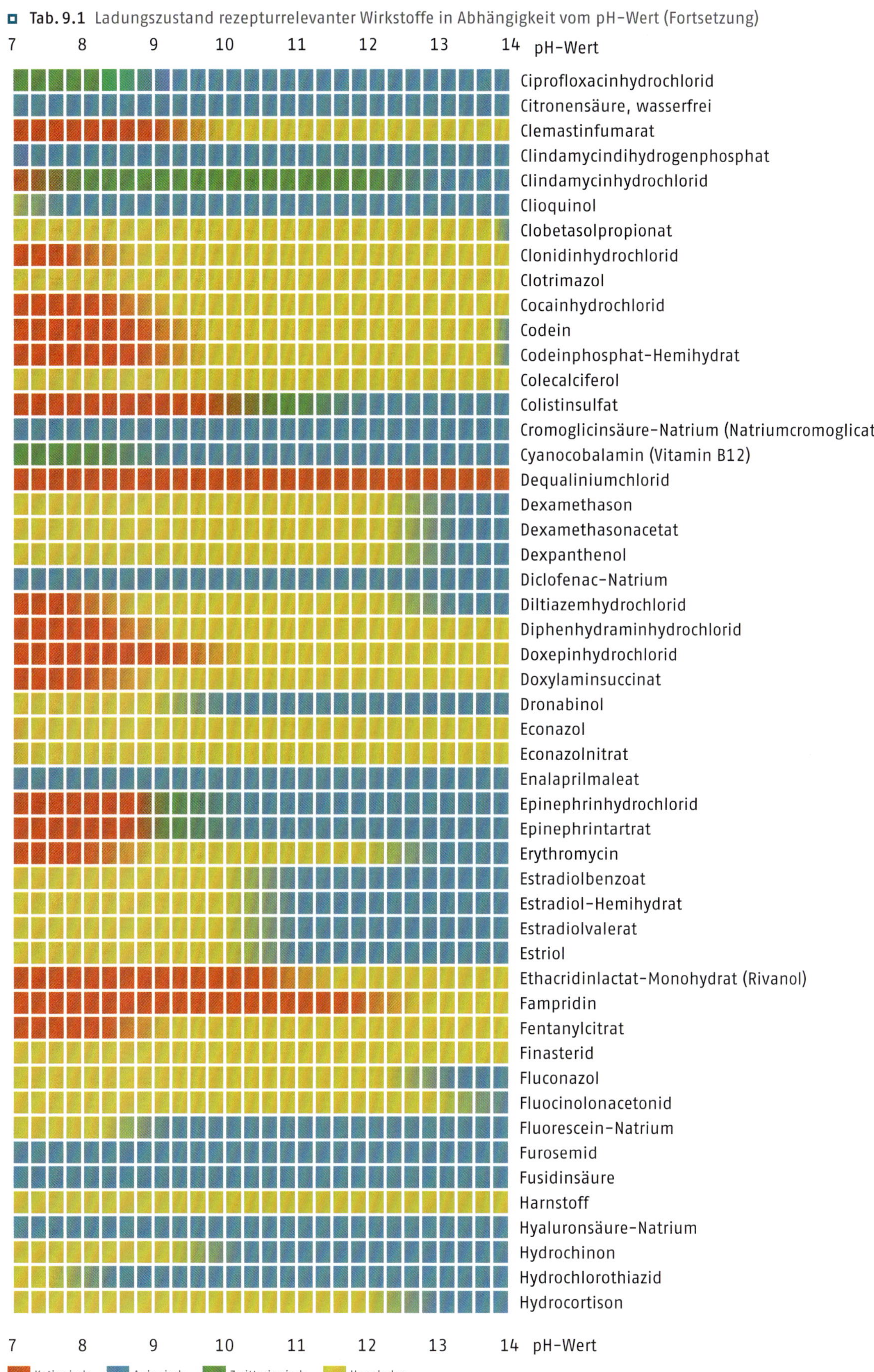

9

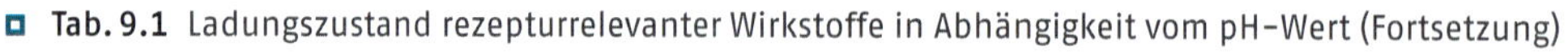

Tab. 9.1 Ladungszustand rezepturrelevanter Wirkstoffe in Abhängigkeit vom pH-Wert (Fortsetzung)

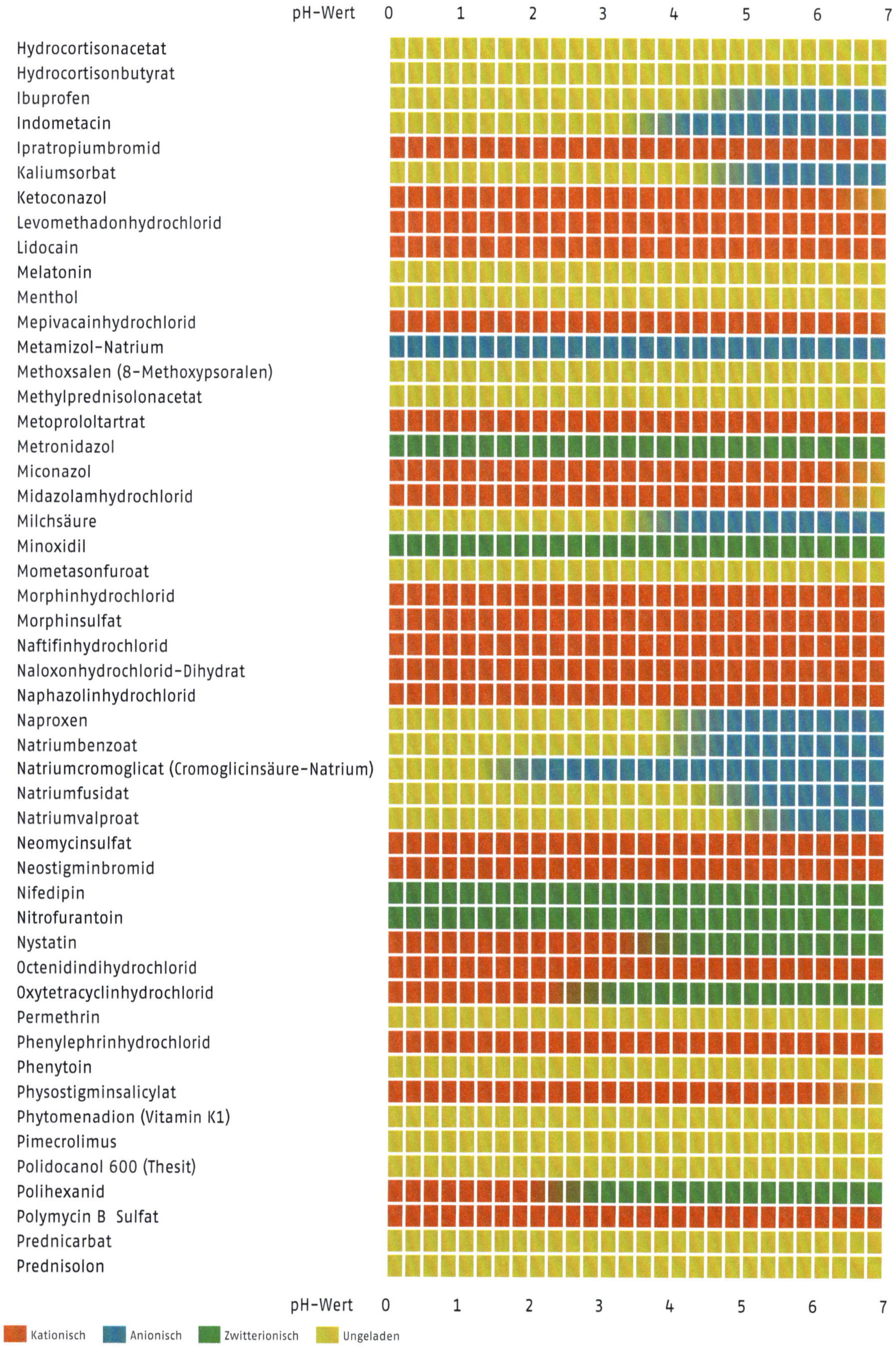

pH-Wert	0	1	2	3	4	5	6	7
Hydrocortisonacetat								
Hydrocortisonbutyrat								
Ibuprofen								
Indometacin								
Ipratropiumbromid								
Kaliumsorbat								
Ketoconazol								
Levomethadonhydrochlorid								
Lidocain								
Melatonin								
Menthol								
Mepivacainhydrochlorid								
Metamizol-Natrium								
Methoxsalen (8-Methoxypsoralen)								
Methylprednisolonacetat								
Metoprololtartrat								
Metronidazol								
Miconazol								
Midazolamhydrochlorid								
Milchsäure								
Minoxidil								
Mometasonfuroat								
Morphinhydrochlorid								
Morphinsulfat								
Naftifinhydrochlorid								
Naloxonhydrochlorid-Dihydrat								
Naphazolinhydrochlorid								
Naproxen								
Natriumbenzoat								
Natriumcromoglicat (Cromoglicinsäure-Natrium)								
Natriumfusidat								
Natriumvalproat								
Neomycinsulfat								
Neostigminbromid								
Nifedipin								
Nitrofurantoin								
Nystatin								
Octenidindihydrochlorid								
Oxytetracyclinhydrochlorid								
Permethrin								
Phenylephrinhydrochlorid								
Phenytoin								
Physostigminsalicylat								
Phytomenadion (Vitamin K1)								
Pimecrolimus								
Polidocanol 600 (Thesit)								
Polihexanid								
Polymycin B Sulfat								
Prednicarbat								
Prednisolon								
pH-Wert	0	1	2	3	4	5	6	7

Kationisch Anionisch Zwitterionisch Ungeladen

Tab. 9.1 Ladungszustand rezepturrelevanter Wirkstoffe in Abhängigkeit vom pH-Wert (Fortsetzung)

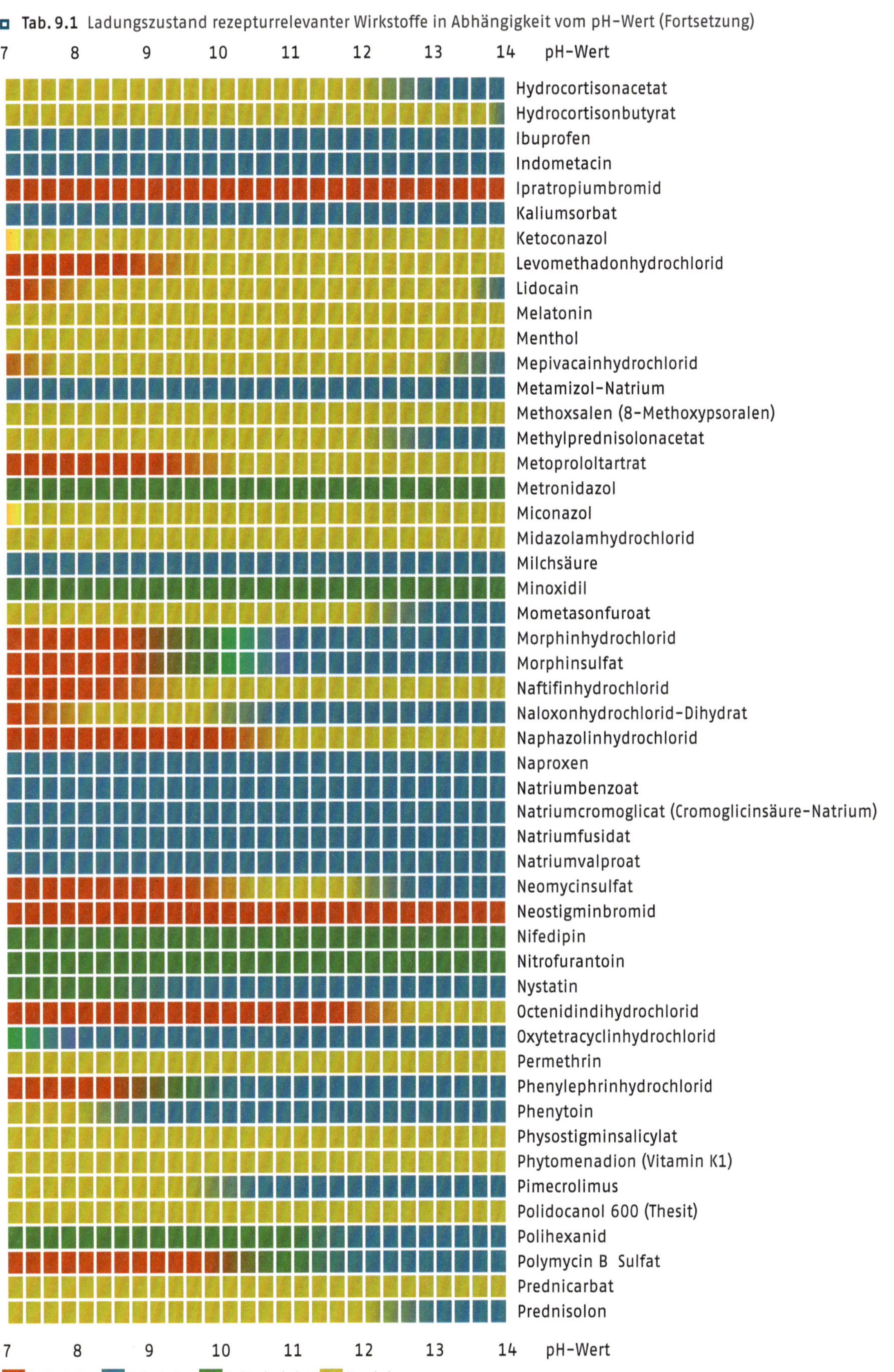

9

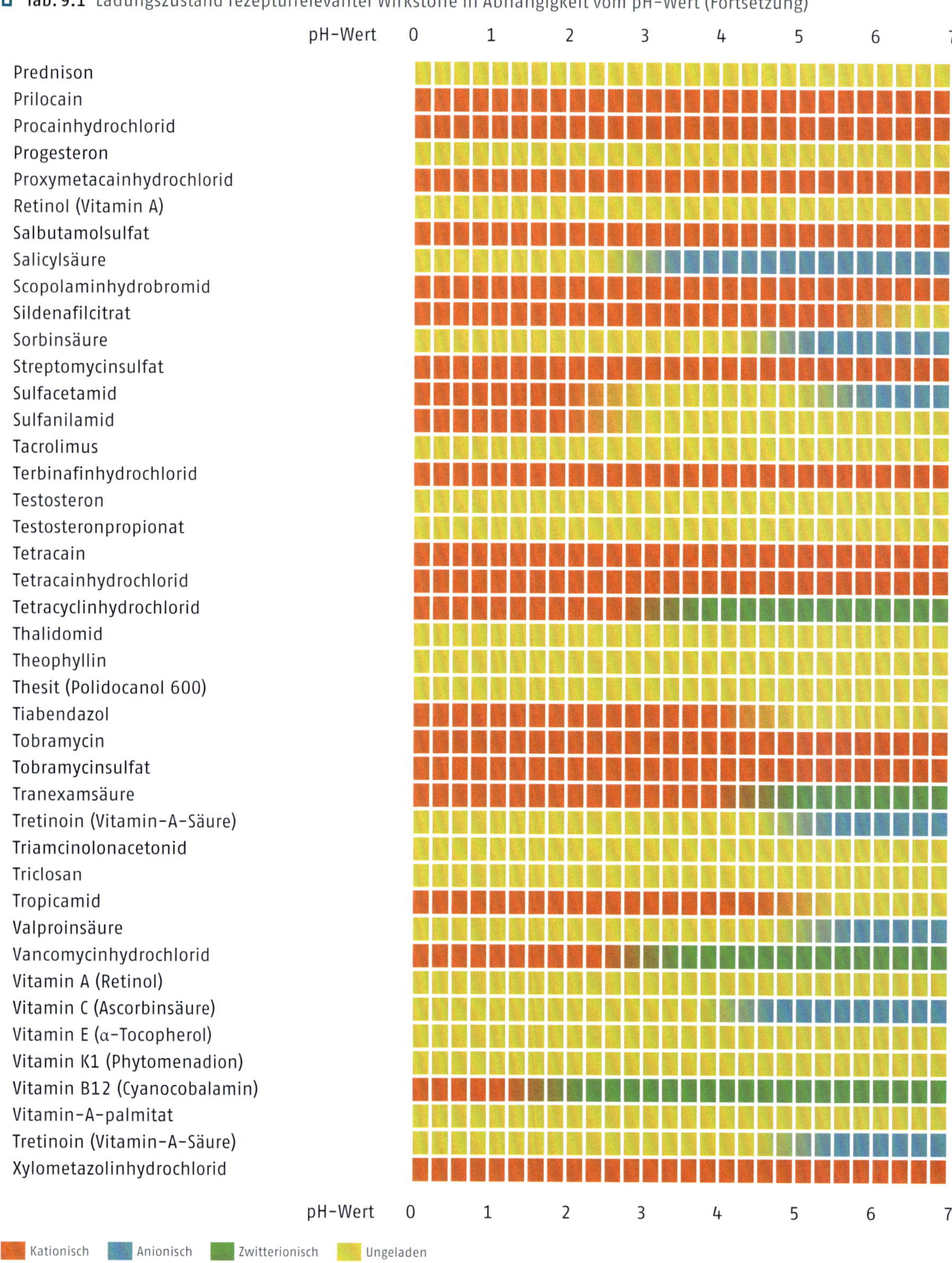

Tab. 9.1 Ladungszustand rezepturrelevanter Wirkstoffe in Abhängigkeit vom pH-Wert (Fortsetzung)

Tab. 9.1 Ladungszustand rezepturrelevanter Wirkstoffe in Abhängigkeit vom pH-Wert (Fortsetzung)

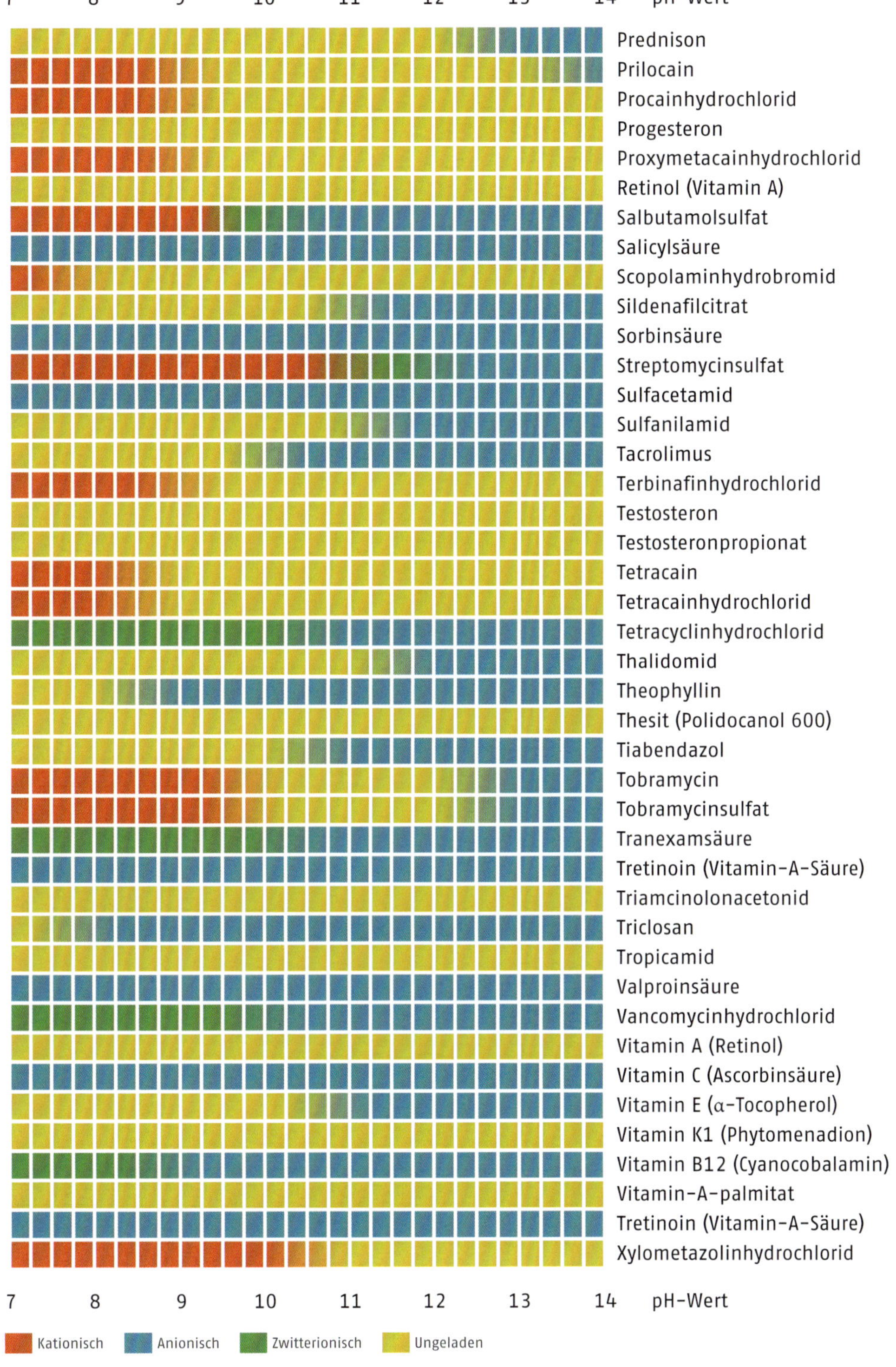

9

9.4.2 Lösungsvermittler

Gelegentlich werden auch Lösungsvermittler eingesetzt, um die Löslichkeit bestimmter Arzneistoffe in wässrigen Medien zu erhöhen oder Fällungen zu vermeiden. Im Falle von Augentropfen, die Kombinationen von Fluorescein-Natrium mit Lokalanästhetika wie Lidocain-, Oxybuprocain- oder Proxymetacainhydrochlorid enthalten, können durch den Zusatz von 1 bis 2 % Polysorbat 20 sogar bereits eingetretene Fällungen wieder aufgelöst werden. Hinsichtlich ihrer Wirkungsweise unterscheidet man drei Arten der Lösungsvermittlung:

1. **Komplexbildung:** Substanz und Lösungsvermittler verbinden sich zu einem Komplex und haben zusammen eine bessere Löslichkeit. (Beispiele: Natriumbenzoat, Natriumsalicylat oder Cyclodextrine)
2. **Veränderung des Lösevermögens:** Substanzen verändern die Lösemitteleigenschaften, etwa indem sie die Clusterstruktur des Wassers stören. (Beispiele: Strukturbrecher für Wasser sind unter anderem Glycerol oder Macrogole)
3. **Solubilisation:** Die zu lösende Substanz wird in Tensidmizellen aufgenommen. (Beispiele: Lecithin, Polysorbat)

9.4.3 Lösungsverhalten ausgewählter Wirk- und Konservierungsstoffe

Die Löslichkeitsdaten in ◘ Tab. 9.3 sollen die Auswahl eines geeigneten Lösungsmittels erleichtern bzw. helfen, die Ursache etwaiger Fällungserscheinungen zu eruieren. Die tabellierten Angaben beziehen sich auf die Löslichkeitsklassifizierung des Europäischen Arzneibuchs in ◘ Tab. 9.2.

Die Bezeichnung „teilweise löslich" charakterisiert Mischungen, bei denen sich einige, aber nicht alle Bestandteile lösen. Mit dem Merkmal „mischbar" werden ausschließlich Flüssigkeiten attribuiert, die mit dem angegebenen Lösungsmittel in jedem beliebigen Mengenverhältnis homogen mischbar sind.

Aufgrund ihrer herausgehobenen Bedeutung sind Wasser und Ethanol einzeln aufgeführt. Andere in der Rezeptur seltener, aber auch gebräuchliche Lösungsmittel sind in einer weiteren Spalte zusammengefasst. Ferner listet ◘ Tab. 9.3 häufig zu beobachtende Löslichkeitsprobleme bzw. Ausfällungen – sofern bekannt – mit den zugrunde liegenden Mechanismen bzw. möglichen Umgehungsstrategien.

Bitte beachten Sie

- Sofern nicht anders angegeben, beziehen sich konkrete Wertangaben zur Löslichkeit auf 100 ml *Lösungsmittel*, nicht auf das Volumen der fertigen Lösung.
- Hinsichtlich der tabellierten Ausfällungsreaktionen liegt es in der Natur einer solchen, auf Literaturbasis erstellten Liste, dass sie keinen Anspruch auf Vollständigkeit erheben kann, da nicht abzusehen ist, welche Ausfällungen im konkreten Einzelfall auftreten können, bislang aber noch nicht beschrieben wurden.

◘ **Tab. 9.2** Löslichkeitsklassifizierung

Bezeichnung	Ungefähre Anzahl Volumenteile Lösungsmittel in ml je g Substanz	Entspricht g Substanz je 100 ml
Sehr leicht löslich	< 1	> 100
Leicht löslich	1 bis 10	10 bis 100
Löslich	10 bis 30	3,33 bis 10
Wenig löslich	30 bis 100	1 bis 3,33
Schwer löslich	100 bis 1 000	0,1–1
Sehr schwer löslich	1 000 bis 10 000	0,01–0,1
Praktisch unlöslich	> 10 000	< 0,01

Tab. 9.3 Löslichkeit ausgewählter rezepturrelevanter Wirk- und Konservierungsstoffe in verschiedenen Lösungsmitteln und potenziell auftretende Ausfällungen (

Substanz	Wasser	Ethanol	Weitere Lösungsmittel	Ausfällungen
Aciclovir	Schwer löslich	Sehr schwer löslich in Ethanol 96 %		
Aluminiumchlorid-Hexahydrat	Sehr gut löslich (45,6 g/100 ml bei 20 °C)		Gut löslich in Glycerol, Propylenglycol und Alkohol-Wasser-Mischungen	Ausfällungen mit anionischen Gelbildnern (z. B. Carbomere, Carmellose-Natrium) und elektrolytempfindlichen Celluloseethern (z. B. Hypromellose) möglich
Ammoniumbituminosulfonat (Ichthyol)	Mischbar	Schwer löslich in Ethanol 96 %	Mischbar mit Glycerol, schwer löslich in fetten Ölen und flüssigem Paraffin	
Amphotericin B	Praktisch unlöslich	Praktisch unlöslich (0,05 g/100 ml)	Löslich in Propylenglycol und DMSO	Ausfällungen mit NaCl in liposomaler und solubilisierter Form; gilt nicht für Phospholipidkomplex aus Handelspräparat und suspendierte Substanz
Ampicillin-Natrium	Leicht löslich		Wenig löslich in Aceton, praktisch unlöslich in fetten Ölen und Paraffin	
Ascorbinsäure	Leicht löslich	Wenig löslich in Ethanol 96 %	Glycerol: 1 g/100 ml	
Atropinsulfat	Sehr leicht löslich	Leicht löslich in Ethanol 96 %		
Bacitracin	Leicht löslich	Leicht löslich in Ethanol 96 %		
Basisches Bismutgallat	Praktisch unlöslich	Praktisch unlöslich in Ethanol 96 %		
Basisches Bismutnitrat, schweres	Praktisch unlöslich; löst sich unter Zersetzung in Mineralsäuren	Praktisch unlöslich in Ethanol 96 %		
Beclomethasondipropionat	Praktisch unlöslich	Wenig löslich in Ethanol 96 %	Leicht löslich in Aceton	
Benzalkoniumchloridlösung	Mischbar Feststoff sehr leicht löslich	Mischbar Feststoff sehr leicht löslich		
Benzocain	Sehr schwer löslich	Leicht löslich in Ethanol 96 %		

Tab. 9.3 Löslichkeit ausgewählter rezepturrelevanter Wirk- und Konservierungsstoffe in verschiedenen Lösungsmitteln und potenziell auftretende Ausfällungen (Fortsetzung)

Substanz	Wasser	Ethanol	Weitere Lösungsmittel	Ausfällungen
Benzoesäure	Schwer löslich; in siedendem Wasser löslich	Leicht löslich in Ethanol 96 %	Leicht löslich in fetten Ölen	Natriumbenzoat besser löslich, im Anschluss ggf. pH-Wert mit wasserfreier Citronensäure absenken
Betamethason-dipropionat	Praktisch unlöslich	Wenig löslich in Ethanol 96 %	Leicht löslich in Aceton	
Betamethason-valerat	Praktisch unlöslich	6–8 g/100 ml	Isopropanol: 2 g/100 ml Schwer löslich in Mittelkettige Triglyceride, schwer löslich in Paraffin	
Butylscopolamin-hydrobromid	Leicht löslich	Wenig löslich in wasserfreiem Ethanol		
Campher	Schwer löslich	Sehr leicht löslich in Ethanol 96 %	Leicht löslich in fetten Ölen, sehr schwer löslich in Glycerol	
Capsaicinoide	Praktisch unlöslich	Leicht löslich in Ethanol 96 %	Leicht löslich in Ether	
Cefuroxim-Natrium	Leicht löslich (ca. 20 g/100 ml)	Sehr schwer löslich		Bei Lagerung von Augentropfen (NRF 15.29.) im Gefrierschrank Fällungen möglich (Hinweis: „Nach dem Auftauen durch Schütteln homogenisieren und eventuelle Fällungen auflösen.“)
Chinidinsulfat	Schwer löslich; in siedendem Wasser löslich	Löslich in Ethanol 96 %	Praktisch unlöslich in Aceton	
Chininhydro-chlorid	Löslich	Leicht löslich in Ethanol 96 %		
Chininsulfat	Schwer löslich, in siedendem Wasser wenig löslich	Wenig löslich in Ethanol 96 %		
Chinolinolsulfat-Kaliumsulfat	Leicht löslich	Teilweise löslich		Fällungen mit Erdalkaliionen durch Oxinatbildung, Fällung mit Zinksalzen
Chinolinolsulfat-Monohydrat (8-Hydroxy-chinolinsulfat-Monohydrat)	Gut wasserlöslich, kein Erwärmen erforderlich			
Chloramphenicol	Wenig löslich	40 g/100 ml	Propylenglycol: 15 g/100 ml Glycerol: 2 g/100 ml Propylenglycol 70 % in Wasser: 6 g/100 ml	Fällungen mit Benzalkoniumchlorid bei höherer Chloramphenicol-Konzentration

▫ Tab. 9.3 Löslichkeit ausgewählter rezepturrelevanter Wirk- und Konservierungsstoffe in verschiedenen Lösungsmitteln und potenziell auftretende Ausfällungen (Fortsetzung)

Substanz	Wasser	Ethanol	Weitere Lösungsmittel	Ausfällungen
Chlorhexidin-diacetat	1,8–1,9 g/100 ml	6,6 g/100 ml		>pH8: Ausfällung der Base; Fällungen mit Carbonat-, Chlorid-, Iodid-, Citrat-, Phosphat-, Tartrat- und Sulfat-Ionen möglich. Aufgrund der Neigung zur Übersättigung werden Fällungen mit anorganischen Anionen teilweise erst nach längerer Lagerung manifest, siehe Chlorhedxidindigluconat
Chlorhexidindi-gluconat	Sehr leicht löslich (Chlorhexidin Base 0,008 g/100 ml)			>pH8: Ausfällung der Base; Bildung schwer löslicher Salze mit zahlreichen anionischen Wirk- und Hilfsstoffen. Fällung durch Salzbildung mit anionischen Emulgatoren oder anionenaktiven Bestandteilen wie Ammoniumbituminosulfonat. Bei Kombination mit Ulcogant® Suspension Ausfällung der Base oder als schwerlösliches Salz. In Konzentration >0,05 % Fällungen mit Carbonat, Chlorid-, Iodid-, Citrat-, Phosphat-, Tartrat- und Sulfat-Ionen möglich.
Chlorhexidindi-hydrochlorid	Wenig löslich (etwa 0,06 g/100 ml)	Sehr schwer löslich	Wenig löslich in Propylenglycol	>pH8: Ausfällung der Base Bildung schwer löslicher Salze mit anionischen Wirk- und Hilfsstoffen. Siehe Chlorhedxidindigluconat
Chlortetracyclin-hydrochlorid	Schwer löslich, löst sich in Alkalihydroxid- und Alkalicarbonat-lösungen	Schwer löslich in Ethanol 96 %		
Chromoglicin-säure	Löslich (ca. 5 g/100 ml)			Ausfällung bei niedrigen pH-Werten möglich, Fällungen mit Ca^{2+}- und Mg^{2+}-Ionen möglich
Ciclopirox-Olamin	Wenig löslich (basische Reaktion: pH 8–9 bei 1%iger Lösung) (Ciclopirox schwer löslich)	Sehr leicht löslich		Gezielte Fällung als Ciclopirox bei Absenkung des pH-Werts z. B. durch Milch- oder Citronensäure; auch bei Kombination mit basenempfindlichen Wirkstoffen wie z. B. Mometasonfuroat durch Milchsäure in Basiscreme. Ausfällung von schwer wasserlöslichem Ciclopirox in alkoholfreien Zubereitungen.

9

Tab. 9.3 Löslichkeit ausgewählter rezepturrelevanter Wirk- und Konservierungsstoffe in verschiedenen Lösungsmitteln und potenziell auftretende Ausfällungen (Fortsetzung)

Substanz	Wasser	Ethanol	Weitere Lösungsmittel	Ausfällungen
Citronensäure, wasserfrei bzw. Citronensäure-monohydrat	Sehr leicht löslich			Ausfällung aufgrund von Glaskorrosion beim Sterilisieren
Clindamycin-dihydrogen-phosphat	Leicht löslich	Schwer löslich in Ethanol 96 %		
Clindamycin-hydrochlorid	Sehr leicht löslich	Schwer löslich in Ethanol 96 %		
Clioquinol	Praktisch unlöslich	Sehr schwer löslich	Praktisch unlöslich in Vaselin, sehr schwer löslich in Glycerol 85 % Propylenglycol: < 1 g/100 ml Hydriertes Erdnussöl: 0,25–0,4 g/100 ml	
Clobetasol-propionat	Praktisch unlöslich	Schwer löslich	Propylenglycol: 0,7 g/100 ml	
Clonidin-hydrochlorid	Löslich	Löslich in wasserfreiem Ethanol		
Clotrimazol	Praktisch unlöslich	9,5 g/100 ml	Löslich in fetten Ölen, praktisch unlöslich in Glycerol Propylenglycol: 3,5 g/100 ml Macrogol 400: 6,0 g/100 ml Isopropanol: 9,5 g/100 ml	Bildung praktisch unlöslicher Salze mit Natriumlaurylsulfat, Natriumcetylstearylsulfat und anderen anionischen Rezepturbestandteilen (manifest bei pH < 4,5)
Codein-Monohydrat	0,83 g/100 ml	50 g/100 ml	Praktisch unlöslich in verdünnten Alkalihydroxid-Lösungen	Ausfällung der Codein-Base bei pH-Erhöhung
Codeinphosphat-Hemihydrat	25 g/100 ml	0,22 g/100 ml		Ausfällung der Codein-Base bei pH-Erhöhung
Colistinsulfat (Polymyxin E)	Leicht löslich (> 50 g/100 ml)	Schwer löslich in Ethanol 96 %	Praktisch unlöslich in Aceton	Ausfällung der Base bei pH > 7,5 möglich
Cystin	0,01 g/100 ml Im Sauren und Alkalischen unter Salzbildung			Ausfällung bei Unterschreitung von pH 9,7; gezielte Fällung zur Herstellung von Suspensionsaugentropfen
Dexamethason	Praktisch unlöslich	2,38 g/100 ml	Propylenglycol: 1 g/100 ml	
Dexamethason-acetat	Praktisch unlöslich	Leicht löslich in Ethanol 96 %		
Dexpanthenol	Sehr leicht löslich	Leicht löslich in Ethanol 96 %		

Tab. 9.3 Löslichkeit ausgewählter rezepturrelevanter Wirk- und Konservierungsstoffe in verschiedenen Lösungsmitteln und potenziell auftretende Ausfällungen (Fortsetzung)

Substanz	Wasser	Ethanol	Weitere Lösungsmittel	Ausfällungen
Diltiazemhydrochlorid	Leicht löslich	Schwer löslich in Ethanol wasserfrei		Fällung mit anionischen Emulgatoren möglich → anionische Cremegrundlagen ungeeignet
Diphenhydraminhydrochlorid	86 g/100 ml	41 g/100 ml	Isopropanol: 3,5 g/100 ml	Ausfällung bei zu kalter Lagerung
Dithranol	Praktisch unlöslich	Sehr schwer löslich	Löslich in fetten Ölen und Octyldodecanol	
Econazolnitrat	Sehr schwer löslich	Schwer löslich in Ethanol 96 %		
Eisen-(III)-chlorid-Hexahydrat	Sehr leicht löslich	Löslich in Ethanol 96 %		Bildung farbiger Komplexe mit Methyl-4-hydroxybenzoat
Eisen-(III)-subsulfat-Decahydrat	20–22 g/100 ml			Monsel-Lösung: unter 22 °C Ausfällung möglich; Bildung farbiger Komplexe mit Methyl-4-hydroxybenzoat
Eisen-(III)-sulfat	Wenig löslich; nach Wärmeanwendung: 50 g/100 ml	Schwer löslich		Bildung farbiger Komplexe mit Methyl-4-hydroxybenzoat
Epinephrin	Praktisch unlöslich, löst sich in Salzsäure	Praktisch unlöslich in Ethanol 96 %		
Epinephrinhydrogentartrat	Leicht löslich	Schwer löslich in Ethanol 96 %		
Erythromycin	1,2 g/100 ml (mit steigender Temperatur abnehmend)	Leicht löslich in Ethanol 96 % (20 g/100 ml)		
Estradiolbenzoat	Praktisch unlöslich		Wenig löslich in Aceton	
Estradiol-Hemihydrat	Praktisch unlöslich	Wenig löslich in Ethanol 96 %	Löslich in Aceton	
Estradiolvalerat	Praktisch unlöslich	Löslich in Ethanol 96 %		
Estriol	Praktisch unlöslich	Wenig löslich in Ethanol 96 %		
Ethacridinlactat-Monohydrat (Rivanol®)	6,66 g/100 ml	Sehr schwer löslich in Ethanol 96 %		Ausfällung mit Chlorid-Ionen, z. B. aus Lidocainhydrochlorid. Fällung durch schwer lösliche Abbauprodukte bei erheblicher Zersetzung.
Ethinylestradiol	Praktisch unlöslich	Leicht löslich in Ethanol 96 %		
Finasterid	Praktisch unlöslich	Leicht löslich in wasserfreiem Ethanol		

Tab. 9.3 Löslichkeit ausgewählter rezepturrelevanter Wirk- und Konservierungsstoffe in verschiedenen Lösungsmitteln und potenziell auftretende Ausfällungen (Fortsetzung)

Substanz	Wasser	Ethanol	Weitere Lösungsmittel	Ausfällungen
Fluconazol	Schwer löslich		Löslich in Aceton	
Fluocinolon-acetonid	Praktisch unlöslich	Löslich in wasserfreiem Ethanol	Löslich in Aceton	
Fluorescein-Natrium	Leicht löslich	Löslich in Ethanol 96 %		Ausfällung der Säureform konzentrationsabhängig unter pH5,5
Gentamicinsulfat	Leicht löslich	Praktisch unlöslich	Praktisch unlöslich ein Aceton	
Gentianaviolett (Methylrosaniliniumchlorid)	Wenig löslich	Leicht löslich in Ethanol 96 %		
Harnstoff	Sehr leicht löslich	10 g/100 ml	Glycerol 85 %: 50 g/100 ml Praktisch unlöslich in fetten Ölen	Durch Verdunstungsverluste bedingte Auskristallisation möglich → Abfüllung in Aluminiumtuben, um Verdunstungsverluste zu vermeiden
Helles Ammoniumbituminosulfonat (Leukichthol)	Löslich		Mit Glycerol 85 % mischbar	
Heparin-Natrium	Leicht löslich			
Hydrochlorothiazid	Sehr schwer löslich	Wenig löslich in Ethanol 96 %	Löslich in Aceton	
Hydrocortison	Praktisch unlöslich	1,5 g/100 ml	Isopropanol 70 % (V/V): 3 g/100 ml Propylenglycol: 1,27 g/100 ml	Vorteil gegenüber Hydrocortisonacetat ist die bessere Löslichkeit bei der Herstellung von Hautspiritus-Rezepturen
Hydrocortisonacetat	Praktisch unlöslich	0,45 g/100 ml	Aceton: 0,11 g/100 ml	Vorteil gegenüber Hydrocortison ist die bessere Oxidationsstabilität in Rezepturen mit höheren pH-Werten und oxidativ wirkenden Faktoren
Hydrocortisonisobutyrat	Praktisch unlöslich	Wenig löslich in Ethanol 96 %	Löslich	
Ichthyol siehe Ammoniumbituminosulfonat				
Indometacin	Säureform praktisch unlöslich, Löslichkeit nimmt mit steigendem pH-Wert zu	2 g/100 ml	Löslich in Alkoholen und fetten Ölen (1 g/100 ml), Wärmeanwendung (110 °C) beim Lösen empfohlen	Bei Lagerung unter 15 °C Ausfällung aus Rizinus-/Erdnussölmischungen möglich
Iod	Sehr schwer löslich, sehr leicht löslich in konzentrierten Lösungen von Iodiden	Löslich in Ethanol 96 %	Schwer löslich in Ethanol 96 %	

Tab. 9.3 Löslichkeit ausgewählter rezepturrelevanter Wirk- und Konservierungsstoffe in verschiedenen Lösungsmitteln und potenziell auftretende Ausfällungen (Fortsetzung)

Substanz	Wasser	Ethanol	Weitere Lösungsmittel	Ausfällungen
Isoconazolnitrat	Sehr schwer löslich	Schwer löslich in Ethanol 96 %		
Isosorbiddinitrat, unverdünntes	Sehr schwer löslich, Löslichkeit von verdünntem Isosorbiddinitrat hängt vom Verdünnungsmittel und dessen Konzentration ab	Wenig löslich in Ethanol 96 %	Sehr leicht löslich in Aceton	
Kaliumpermanganat	Löslich in kaltem Wasser, leicht löslich in siedendem Wasser			
Kaliumsorbat	Sehr leicht löslich (138 g/100 ml)	Schwer löslich in Ethanol 96 %		Je nach pH-Wert Kaliumsorbat zuerst lösen, um die Ausfällung schwer wasserlöslicher Sorbinsäure im Sauren zu vermeiden. Wirksame Konservierung erfordert pH < 5,5; pH-Wert ggf. mit Citronensäure absenken (▶Kap. 6.2.2)
Ketoconazol	Praktisch unlöslich	Wenig löslich in Ethanol 96 %		
Kolloidales Silber zum äußerlichen Gebrauch	Leicht löslich	Praktisch unlöslich in Ethanol 96 %		
Lauromacrogol 400 siehe Polidocanol 600				
Leukichthol siehe Helles Ammoniumbituminosulfonat				
Levomethadonhydrochlorid	Löslich	Leicht löslich in Ethanol 96 %		
Lidocain	Praktisch unlöslich 0,4 g/100 ml	Sehr leicht löslich		
Lidocainhydrochlorid	Sehr leicht löslich	Leicht löslich in Ethanol 96 %		Ausfällung der Base bei pH-Erhöhung, ca. 4 % löslich bei pH 6,5–6,8 → pH-Einstellung sukzessive, um Ausfällung zu vermeiden. In Kombination mit Fluorescein Bildung schwerlöslicher Salze möglich.
Medizinische Kohle	Praktisch unlöslich	Praktisch unlöslich	Praktisch unlöslich in allen gebräuchlichen Lösungsmitteln	
Menthol	Praktisch unlöslich	Sehr leicht löslich in Ethanol 96 %	Leicht löslich in fetten Ölen und flüssigem Paraffin; sehr schwer löslich in Glycerol	

9

◻ **Tab. 9.3** Löslichkeit ausgewählter rezepturrelevanter Wirk- und Konservierungsstoffe in verschiedenen Lösungsmitteln und potenziell auftretende Ausfällungen (Fortsetzung)

Substanz	Wasser	Ethanol	Weitere Lösungsmittel	Ausfällungen
Metamizol-Natrium	Sehr leicht löslich	Löslich in Ethanol 96 %		
Methadon-hydrochlorid	Löslich	Leicht löslich in Ethanol 96 %		
Methoxsalen	Praktisch unlöslich	Löslich in siedendem Ethanol (0,01 g/100 ml)	Isopropanol: 0,7 g/100 ml Löslich in Propylenglycol, löslich in Aceton (2,5 g/100 ml)	
Methyl-4-hydroxybenzoat	Sehr schwer löslich	Leicht löslich in Ethanol 96 %		Ausfällung bei Lagerung im Kühlschrank Seltene, manifeste Unverträglichkeiten: ■ Ausfällung aus konzentrierter Elektrolyt-Lösung ■ Bildung farbiger Komplexe mit Eisen-(III)-Salzen
Methylprednisolonaceponat	Praktisch unlöslich	Leicht löslich	Schwer löslich in Aceton	
Methylrosaniliniumchlorid siehe Gentianaviolett				
Methylsalicylat	Sehr schwer löslich	Mischbar mit Ethanol 96 %	Mischbar mit fetten und ätherischen Ölen	
Metronidazol	1 g/100 ml	0,5 g/100 ml bei 20 °C; 1,5 g/100 ml bei 25 °C	Verdünnte Säuren: 10 g/100 ml	Ausfällungen bei Kaltlagerung konzentrierter Lösungen; Wärmeanwendung bei Einarbeitung in wasserhaltige Zubereitungen (besonders um 1 % Wirkstoffgehalt) führt beim Abkühlen zur Rekristallisation
Miconazol	Praktisch unlöslich < 0,0005 g/100 ml in Phosphatpuffer pH 7,9 (37 °C) 0,075 g/100 ml in Citratpuffer pH 3,0	10,5 g/100 ml	Isopropanol: 250 mg/ml Propylenglycol: 100 mg/ml Raffiniertes Erdnussöl: > 20 mg/ml	Ausfällungen bei Kaltlagerung, geht durch leichtes Erwärmen wieder in Lösung (beschrieben für NRF 11.80.)
Miconazolnitrat	0,03 g/100 ml, < 0,0005 g/100 ml in Phosphatpuffer pH7,9; 0,045 g/100 ml in Citratpuffer pH3	0,71 g/100 ml	Isopropanol: 0,070 g/100 ml Propylenglycol: 0,84 g/100 ml	Ausfällungen bei Kaltlagerung, geht durch leichtes Erwärmen wieder in Lösung (beschrieben für NRF 11.80.)
Milchsäure	Mischbar	Mischbar mit Ethanol 96 %		

Tab. 9.3 Löslichkeit ausgewählter rezepturrelevanter Wirk- und Konservierungsstoffe in verschiedenen Lösungsmitteln und potenziell auftretende Ausfällungen (Fortsetzung)

Substanz	Wasser	Ethanol	Weitere Lösungsmittel	Ausfällungen
Minoxidil	0,2 g/100 ml	1–2 g/100 ml	Löslich in Propylenglycol (> 2 g/100 ml) Löslichkeit in Mehrkomponentengemisch mit geringem Wasseranteil: z. B. Minoxidil 2 %, Propylenglycol 15 g, Wasser 15 g, Ethanol 96 % ad 100 g	Reihenfolge wichtig: Minoxidil in Propylenglycol/Ethanol-Mischung lösen; zum Schluss Wasser hinzugeben (Standardisierte Alternative: NRF 11.121.)
Mometasonfuroat	Praktisch unlöslich	Schwer löslich in Ethanol 96 %	Löslich in Aceton	
Naphazolinhydrochlorid	Leicht löslich	Löslich in Ethanol 96 %		
Natriumbenzoat	Leicht löslich	Wenig löslich in Ethanol 90 %		Je nach pH-Wert Reihenfolge des Lösens beachten, um Ausfällung der schwer wasserlöslichen Benzoesäure im Sauren zu vermeiden. Wirksame Konservierung erfordert pH < 5,5; pH-Wert ggf. mit Citronensäure absenken
Natriumfluorid	Löslich	Praktisch unlöslich in Ethanol 96 %		Während längerer Lagerung Ausfällung nach Reaktion mit Ca^{2+}-Ionen aus Kalk-Natron-Glas möglich → Kunststoffgefäße
Neomycinsulfat	Sehr leicht löslich	Sehr scher löslich in Ethanol 96 %	Praktisch unlöslich in Aceton	
Nystatin	Praktisch unlöslich	Praktisch unlöslich in Ethanol 96 %	Leicht löslich in Dimethylsulfoxid	
Octenidinhydrochlorid	Löslich	Leicht löslich in Ethanol 96 %		Ausfällung mit PHB-Estern. Ausfällung mit Sorbinsäure/Kaliumsorbat bzw. Kaliumsorbat/Citronensäure. Ausfällung mit Emulgierendem Cetylstearylalkohol bzw. Natriumcetylstearylsulfat. Ein Überschuss an Natriumcetylstearylsulfat gewährleistet zwar physikalische Stabilität, beeinträchtigt aber sehr wahrscheinlich die Octenidinwirkung (larvierte Inkompatibilität). Ausfällungen mit Dermatika-Grundlagen, die Sorbinsäure, oder Kaliumsorbat/Citronensäure enthalten.

◘ **Tab. 9.3** Löslichkeit ausgewählter rezepturrelevanter Wirk- und Konservierungsstoffe in verschiedenen Lösungsmitteln und potenziell auftretende Ausfällungen (Fortsetzung)

Substanz	Wasser	Ethanol	Weitere Lösungsmittel	Ausfällungen
Omeprazol	Sehr schwer löslich Löst sich in verdünnten Alkalihydroxidlösungen	Wenig löslich in Ethanol 96 %		
Oxybuprocainhydrochlorid	Leicht/sehr leicht löslich	Leicht löslich in Ethanol 96 %		In Mundspüllösungen Ausfällung mit Chlorhexidindichlorid möglich; In Kombination mit Fluorescein Bildung schwerlöslicher Salze möglich
Oxytetracyclinhydrochlorid	Leicht löslich (Beim Stehenlassen allmähliche Trübung)	Wenig löslich in Ethanol 96 %	Praktisch unlöslich in Diethylether	In Cremes bei pH 5–5,5 langsame Ausfällung der Base, dabei weiterrühren (gewollte Fällung!)
Permethrin (25:75)	Praktisch unlöslich	Leicht löslich in wasserfreiem Ethanol	Wenig löslich in Ethylenglycol	
Phenylephrinhydrochlorid	Leicht löslich	Leicht löslich in Ethanol 96 %		
Polidocanol 600 (Thesit)	Mischbar	Sehr leicht mischbar	Wenig mischbar mit Glycerol 85 %, zum Teil mischbar mit fette Ölen	
Polihexanid	Leicht löslich	Polihexanid-Lösung 20 % mit Ethanol mischbar	Löslich in Alkoholen, Macrogolen und Glycolen, Polihexanid-Lösung 20 % mit Isopropanol mischbar	Ausfällung in Anwesenheit starker Alkalien wie Natriumhydroxid, Natriumsilicat, Natriumphosphat und komplexen Phosphaten (teilweise erst nach längerer Lagerung, Autoklavierung oder Abkühlung manifest)
Polymyxin-B-sulfat	Löslich	Schwer löslich in Ethanol 96 %		
Povidon-Iod	Löslich	Löslich in Ethanol 96 %	Praktisch unlöslich in Aceton	
Prednicarbat	Praktisch unlöslich	Leicht löslich	Wenig löslich in Propylenglycol	
Prednisolon	0,077 g/100 ml	3,3 g/100 ml in Ethanol 96 % 3,7 g/100 ml in Ethanol 100 %	Glycerol 85 %: 0,115 g/100 ml Rizinusöl: 0,1 g/100 ml Erdnussöl, 2-Ethylhexyllauromyristat, dickflüssiges Paraffin: < 0,01 g/100 ml	Für alkoholisch-wässrige Lösungen vorzugsweise Alkoholform Prednisolon verwenden (höhere Löslichkeit). In hydrophiler Basisemulsion NRF S.25. Kristallwachstum über Nacht. Für Cremes mit suspendiertem Wirkstoff Prednisolonacetat verwenden (bessere Stabilität). In Anwesenheit von Wasser Umkristallisation zu Prednisolon-Sesquihydrat möglich.

Tab. 9.3 Löslichkeit ausgewählter rezepturrelevanter Wirk- und Konservierungsstoffe in verschiedenen Lösungsmitteln und potenziell auftretende Ausfällungen (Fortsetzung)

Substanz	Wasser	Ethanol	Weitere Lösungsmittel	Ausfällungen
Prednisolon-acetat	Praktisch unlöslich (0,0012 g/100 ml)	0,74 g/100 ml		Für alkoholisch-wässrige Lösungen vorzugsweise Alkoholform Prednisolon verwenden (höhere Löslichkeit)
Prednisolon-dihydrogen-phosphat-Dinatrium	Leicht löslich (33 g/100 ml)			In Form von NRF 34.1. mit Cetirizindihydrochlorid-Lösungen 10 mg/ml (wahrscheinlich auch 5 mg/ml Levocetirizindihydrochlorid) ohne Ausfällung mischbar
Prednisolon-hydrogensuccinat/-hemisuccinat	Praktisch unlöslich	Leicht löslich		Salzbildung bei Alkalizusatz
Prednison	Praktisch unlöslich	Schwer löslich in Ethanol 96 %		
Procainhydro-chlorid	Sehr leicht löslich	Löslich in Ethanol 96 %		
Progesteron	Praktisch unlöslich	Leicht löslich in wasserfreiem Ethanol	Wenig löslich in Aceton und fetten Ölen	
Propafenon-hydrochlorid (aus Fertigarzneimittel)	Löslich in heißem Wasser, schwer löslich in kalten Wasser	Praktisch unlöslich in Ethanol 96 %		Im neutralen und alkalischen Bereich ist mit Ausfällung der Base zu rechnen
Propyl-4-hydroxybenzoat	Sehr schwer löslich	Leicht löslich in Ethanol 96 %		Ausfällung bei Lagerung im Kühlschrank
Proxymetacain-hydrochlorid	Löslich	Wenig löslich in Ethanol 96 %	Praktisch unlöslich in Ether, Ethylacetat	In Kombination mit Fluorescein Bildung schwerlöslicher Salze möglich. Polysorbat in 2%iger Konzentration kann Fällungen verhindern oder bereits eingetretene Fällungen wieder auflösen
Resorcin	Sehr leicht löslich	Sehr leicht löslich in Ethanol 96 %		
Retinolester (Vitamin A)	Praktisch unlöslich	Löslich oder teilweise löslich in wasserfreiem Ethanol		
Rivanol® siehe Ethacridinlactat-Monohydrat				
Salbutamolsulfat	Leicht löslich	Praktisch unlöslich bis sehr schwer löslich in Ethanol 96 %		

9

Tab. 9.3 Löslichkeit ausgewählter rezepturrelevanter Wirk- und Konservierungsstoffe in verschiedenen Lösungsmitteln und potenziell auftretende Ausfällungen (Fortsetzung)

Substanz	Wasser	Ethanol	Weitere Lösungsmittel	Ausfällungen
Salicylsäure	Schwer löslich (0,2 g/100 ml)	7 g/100 ml	Glycerol 85 %: 4,8 g/100 ml MCT: 4,8 g/100 ml Erdnussöl: 2,2–2,5 g/100 ml Rizinusöl: 12 g/100 ml Octyldodecanol: 8 g/100 ml	Kann aus übersättigten Lösungen nach dem Abkühlen auskristallisieren. Besonders in hydrophilen Cremes Kristallwachstum nach Anlösen der Salicylsäure mit Rizinusöl oder Ethanol möglich
Schwefel zum äußerlichen Gebrauch	Praktisch unlöslich		Schwer löslich in pflanzlichen Ölen	
Scopolaminhydrobromid	Leicht löslich	Löslich in Ethanol 96 %		
Selendisulfid	Praktisch unlöslich			
Silbereiweiß	Kolloidal löslich	Praktisch unlöslich		
Silbereiweiß-acetyltannat	Kolloidal löslich	Praktisch unlöslich in Ethanol 96 %		Ausfällung mit Natriumchlorid
Silbernitrat	Sehr leicht löslich (200 g/100 ml)	Löslich in Ethanol 96 % (7,14 g/100 ml in Ethanol 90 %; 4 g/100 ml in Ethanol 94 %)	Leicht löslich in Glycerol	Ausfällungen bei 1 % Silbernitrat mit 0,005 % Thiomersal bzw. 0,02 % Benzalkoniumchlorid. Ausfällung mit Natriumchlorid
Sorbinsäure	Schwer löslich (0,16 g/100 ml bei 25 °C; 3,8 g/100 ml bei 100 °C)	Leicht löslich in Ethanol 96 %		Kaliumsorbat besser löslich, ggf. pH-Wert mit wasserfreier Citronensäure absenken
Steinkohlenteer	Praktisch unlöslich	Wenig löslich	Mischbar mit fetten Ölen und Fetten, wenig löslich in Aceton, praktisch unlöslich in Glycerol und flüssigen Paraffinen	
Steinkohlenteerlösung (Liquor carbonis detergens)	Mischbar; im Verhältnis 1+2 bis 1+9 ergeben sich gut aufschüttelbare Dispersionen	Mischbar mit Ethanol 70 %		Im Verhältnis 1+1 mit Wasser flocken die Bestandteile aus und lassen sich nicht wieder aufschütteln
Steinkohlenteerspiritus		Mit Ethanol 96 % mischbar		
Streptomycinsulfat	Sehr leicht löslich	Praktisch unlöslich in wasserfreiem Ethanol		
Tannin	Sehr leicht löslich	Leicht löslich in Ethanol 96 %	Leicht löslich in Aceton und Glycerol 85 %	

Tab. 9.3 Löslichkeit ausgewählter rezepturrelevanter Wirk- und Konservierungsstoffe in verschiedenen Lösungsmitteln und potenziell auftretende Ausfällungen (Fortsetzung)

Substanz	Wasser	Ethanol	Weitere Lösungsmittel	Ausfällungen
Tannin-Eiweiß	Sehr schwer löslich	Sehr schwer löslich in Ethanol 96 %		
Testosteron	Praktisch unlöslich	Leicht löslich in Ethanol 96 %	Praktisch unlöslich in fetten Ölen	
Testosteronpropionat	Praktisch unlöslich	Leicht löslich in Ethanol 96 %	Leicht löslich in Aceton, löslich in fetten Ölen	
Tetracainhydrochlorid	Leicht löslich	Löslich in Ethanol 96 %		
Tetracyclinhydrochlorid	Bei frischer Herstellung: 10 g/100 ml, dann allmähliche Trübung durch ausfallendes Tetracyclin	Schwer löslich	In Lipiden schlecht löslich	Teilneutralisation der Tetracyclinhydrochlorid-Lösung mit Natriumcitrat oder Natriumacetat führt in wasserhaltigen Zubereitungen zu einer Stabilisierung durch gezielte Fällung. (Fällung mit Gemisch aus 10 Teilen Tetracyclinhydrochlorid, 5 Teilen Natriumacetat und 1 Teil Natriumhydrogencarbonat). Für Fällung in halbfesten Zubereitungen nur nichtionische Grundlagen verwenden. Cave: Ausreichend lange rühren, da Ausfällung nur langsam erfolgt.
Theophyllin-Ethylendiamin	Leicht löslich (Theophyllin schwer löslich)			Wasserlöslichkeit wird durch hohen pH-Wert beeinflusst, da gelöstes Kohlendioxid aus der Luft zur Ausfällung von Theophyllin führen kann (s. gestrichene Monographie Mixtura theophyllini pro infantibus 30 mg/ml FNA)
Thesit siehe Polidocanol 600				
Tobramycin	Leicht löslich	Sehr schwer löslich in Ethanol 96 %		Teilneutralistation der basisch reagierenden Substanz mit Essigsäure. Ionische Wechselwirkungen mit anionischen Emulgatoren und Gelbildnern können zu Fällungen führen (Strukturähnlichkeit zu Gentamicinsulfat)
Tobramycinsulfat	Sehr leicht löslich			Ionische Wechselwirkungen mit anionischen Emulgatoren und Gelbildnern können zu Fällungen führen (Strukturähnlichkeit zu Gentamicinsulfat)

Tab. 9.3 Löslichkeit ausgewählter rezepturrelevanter Wirk- und Konservierungsstoffe in verschiedenen Lösungsmitteln und potenziell auftretende Ausfällungen (Fortsetzung)

Substanz	Wasser	Ethanol	Weitere Lösungsmittel	Ausfällungen
Tretinoin (Vitamin-A-Säure)	Praktisch unlöslich	Schwer löslich	Wenig löslich in Mittelkettige Triglyceride, sehr schwer löslich in dünnflüssigem Paraffin, wenig löslich in Propylenglycol	
Triamcinolon	Praktisch unlöslich			
Triamcinolon-acetonid	Praktisch unlöslich	Ethanol 96 %: 5 g/100 ml Ethanol 40 %: 0,144 g/100 ml	Isopropanol: 4 g/100 ml	Macrogolisch-wässrige Lösungen neigen bei Kaltlagerung zur Macrogol-Ausfällung
Trichloressigsäure	Sehr leicht löslich	Sehr leicht löslich in Ethanol 96 %		
Triclosan	Praktisch unlöslich		Wenig löslich in dickflüssigem Paraffin, leicht löslich in Propylenglycol, sehr leicht löslich in organischen Lösungsmitteln	
Valproinsäure	Sehr schwer löslich	Mischbar mit Ethanol 96 %		
Vancomycinhydrochlorid	Leicht löslich (10 g/100 ml), Abnahme der Löslichkeit mit steigendem pH-Wert	Schwer löslich (0,14 g/100 ml)		Bei höheren pH-Werten niedrigere Löslichkeit (1,5 %) → bei Tiefkühlung sind Ausfällungen zu erwarten
Vitamin A (Retinol)	Praktisch unlöslich	Leicht löslich in Ethanol 96 %	Praktisch unlöslich in Glycerol, leicht löslich in fetten Ölen	
Vitamin C (Ascorbinsäure)	Leicht löslich	Wenig löslich in Ethanol 96 %		
Vitamin E (a-Tocopherol)	Praktisch unlöslich	Leicht löslich in wasserfreiem Ethanol	Leicht löslich in Aceton und fetten Ölen	
Vitamin-A-Säure siehe Tretinoin				
Warfarin-Natrium	Sehr leicht löslich (100 g/100 ml)	Sehr leicht löslich in Ethanol 96 %	In Aceton löslich	Beim Ansäuern kommt es zur Ausfällung von Warfarin
Xylometazolin-hydrochlorid	Leicht löslich	Leicht löslich in Ethanol 96 %		
Yohimbinhydrochlorid	Wasser: 5 g/100 ml; heißes Wasser: 1,42 g/100 ml; Base praktisch unlöslich			Höher konzentrierte Lösungen zeigen Fällungen mit Natriumchlorid (ggf. Isotonisierung mit Mannitol), Risiko von Ausfällungen beim Tieffrieren
Zinkacetat-Dihydrat	Leicht löslich	Löslich in Ethanol 96 %		

Tab. 9.3 Löslichkeit ausgewählter rezepturrelevanter Wirk- und Konservierungsstoffe in verschiedenen Lösungsmitteln und potenziell auftretende Ausfällungen (Fortsetzung)

Substanz	Wasser	Ethanol	Weitere Lösungsmittel	Ausfällungen
Zinkchlorid	Sehr leicht löslich	Leicht löslich in Ethanol 96 %	Leicht löslich in Glycerol	
Zinkoxid	Praktisch unlöslich	Praktisch unlöslich		
Zinksulfat-Heptahydrat	Sehr leicht löslich	Praktisch unlöslich in Ethanol 96 %		

Literatur

Bracher F et al. Arzneibuch-Kommentar. 56. Aktualisierungslieferung, Deutscher Apotheker Verlag, Stuttgart 2017

Deutscher Arzneimittel Codex (DAC) inkl. Neues Rezeptur-Formularium (NRF), Rezepturhinweisen und Rezepturenfinder (online). Avoxa – Mediengruppe Deutscher Apotheker GmbH, Eschborn 2017

Eger K, Troschütz R, Roth H. Arzneistoffanalyse. 5. Aufl., Deutscher Apotheker Verlag, Stuttgart 2006

Europäisches Arzneibuch, Amtliche deutsche Ausgabe (einschl. aller Nachträge bis 9.1). Deutscher Apotheker Verlag, Stuttgart 2018

Franke P. Vitamin D3-Analogon / beta-Cyclodextrin-Kavitate – Herstellung, Charakterisierung und In-vitro-Liberation aus Dermatika. Dissertation. Humboldt-Universität zu Berlin. 1997

Gesellschaft für Dermopharmazie. „Wirkstoffdossiers für externe dermatologische Rezepturen“. Unter: http://www.gd-online.de/german/persoenlich/leitvorstand.htm (in der aktuellen Fassung von 2013)

www.dguv.de/ifa/stoffdatenbank

www.drugbank.ca

www.thieme.de/de/thieme-chemistry/roempp-54843.htm

Ziegler AS. Plausibilitäts-Check Rezeptur. 4. Aufl., Deutscher Apotheker Verlag, Stuttgart 2017

10 Inkompatibilitäten mit Emulgatoren und Tensiden

Ronja Wittmann

Die Zahl der in Rezepturarzneimitteln vorkommenden Emulgatoren ist beträchtlich, zumal durch die Weiterverarbeitung von Fertigarzneimitteln auch industriell eingesetzte Substanzen eine Rolle spielen, die als Ausgangsstoff in der Apotheke sonst nicht vorkommen. Da in Abhängigkeit von der chemischen Struktur, Inkompatibilitäten mit bestimmten Wirkstoffen auftreten können, muss der Emulgator jeder Creme bzw. Emulsion sorgfältig unter Berücksichtigung aller übrigen Rezepturkomponenten ausgewählt werden. Dies gilt mittelbar auch für mehrphasige Grundlagen, da die meisten Emulgatoren nicht als Ausgangsstoff verarbeitet werden, sondern bereits in den rezeptierten Vehikelsystemen enthalten sind. In der Konsequenz erfordern Unverträglichkeiten von Wirkstoff und Emulgator daher häufig den Austausch der gesamten Grundlage.

10.1 Grundproblem

Cremes und Emulsionen sind per definitionem mehrphasige Zubereitungen, die aus einer lipophilen und einer wässrigen Phase bestehen. Aufgrund des dispersen Zustands und der damit verbundenen hohen Grenzflächenenergie, sind derlei Systeme thermodynamisch instabil. Ohne geeignete Stabilisierungsmaßnahmen fließen die Tröpfchen der inneren Phase zusammen, sobald sie einander berühren. Um den bei der Herstellung erreichten dispersen Zustand zu fixieren und eine stabile Emulsion zu erhalten, werden in der Regel Emulgatoren eingesetzt, die zugleich die Herstellung erleichtern. Bei Cremes laufen prinzipiell dieselben Prozesse ab wie bei Emulsionen, aufgrund der höheren Viskosität der äußeren Phase allerdings deutlich verlangsamt.

Emulgatoren bilden eine, über ihre Funktion definierte, Untergruppe der Tenside. Da sie sowohl lipo- als auch hydrophile Strukturmerkmale aufweisen, können sie sich in der Grenzfläche zwischen Öl- und Wasserphase anreichern und so die Grenzflächenspannung herabsetzen bzw. eine Koaleszenz (= Zusammenfließen) der dispergierten Emulsionströpfchen verhindern. Neben Emulgatoren werden in Rezepturarzneimitteln auch andere, meist eher hydrophile Tenside eingesetzt, die u. a. folgenden Zwecken dienen:

- Solubilisierung schwer löslicher Wirkstoffe
- Verbesserung der Verteilung wasserunlöslicher Wirkstoffe
- Stabilisierung von Suspensionen
- Verbesserung der Benetzung von Haut bzw. Schleimhaut
- Penetrationsbeschleunigung
- Waschkonzentrate auf Haut bzw. Haar
- Viskositätserhöhung in Tensidgelen

Der amphiphile Aufbau und die daraus resultierende Grenzflächenaktivität sind zwar allen Tensiden gemein, chemisch betrachtet sowie hinsichtlich ihrer konkreten Funktion gehören sie jedoch zu ganz unterschiedlichen Gruppen. So können Emulgatoren in Abhängigkeit von ihrer chemischen Struktur W/O- oder O/W-Systeme ausbilden. Welche Phasenlage ein Emulgator stabilisiert, wird im Wesentlichen durch das Verhältnis von lipophilem zu hydrophilem Molekülanteil bestimmt. Nach der Bancroft-Regel bildet diejenige Phase einer Creme oder Emulsion die äußere, in der sich der Emulgator besser löst.

Die chemische Einteilung von Emulgatoren erfolgt in der Regel anhand ihrer hydrophilen Gruppe, die anionischer, kationischer, amphoterer oder auch nichtionischer Natur sein kann. Als ionische Gruppen kommen beispielsweise Carboxyl- oder Sulfatgruppen sowie protonierte oder substituierte Aminogruppen infrage, bei den nichtionischen, hydrophilen Gruppen handelt es sich meist um Alkoholfunktionen oder Macrogolketten. Die lipophilen Reste werden häufig von gesättigten oder ungesättigten Alkylketten, seltener von heterozyklischen oder aromatischen Ringsystemen gebildet. ◻ Tab. 10.1 enthält eine Übersicht wichtiger pharmazeutisch verwendeter Emulgatoren, einschließlich ihrer funktionellen und chemischen Klassifizierung.

In der Praxis ist allerdings nicht jeder Emulgator für jede Rezeptur geeignet. Infolge von Wechselwirkungen eines Emulgators mit anderen Rezepturbestandteilen können sowohl manifeste, als auch larvierte Inkompatibilitäten auftreten. Während ein Brechen der Zubereitung relativ schnell zu erkennen ist, werden larvierte Inkompatibilitäten erst nach einiger Zeit, möglicherweise auch gar nicht sichtbar. Unabhängig von der makroskopischen Erkennbarkeit einer Inkompatibilität zum Zeitpunkt der Herstellung muss jedoch gewähr-

Tab. 10.1 Klassifizierung pharmazeutisch relevanter Emulgatorgruppen

	W/O-Emulgatoren	O/W-Emulgatoren
Anionisch	Erdalkaliseifen (z. B. Calcium- oder Magnesiumstearat)	▪ Alkaliseifen (z. B. Natriumstearat) ▪ Alkylsulfate (z. B. Natriumcetylstearylsulfat [Lanette® E])
Amphoter	Phospholipide (z. B. Phosphatidylcholin)	
Kationisch		▪ Pyridiniumverbindungen (z. B. Cetylpyridiniumchlorid) ▪ Quartäre Ammoniumverbindungen (z. B. Cetrimid)
Nichtionisch	▪ Fettalkohole (z. B. Cetylstearylalkohol [Lanette® O]) ▪ Glycerolfettsäureester (z. B. Glycerolmonostearat) ▪ Macrogolfettalkoholether (z. B. Macrogol-4-laurylether [Brij® 30]) ▪ Sorbitanfettsäureester (z. B. Sorbitanmonolaurat [Span® 20]) ▪ Wollwachs bzw. Wollwachsalkohole	▪ Macrogolfettsäureester (z. B. Macrogol-8-stearat [Myrj® 45]) ▪ Macrogolglycerolfettsäureester (z. B. Macrogol-20-glycerolmonostearat [Tagat® S2]) ▪ Macrogolsorbitanfettsäureester (Polysorbate) (z. B. Macrogol-20-sorbitanmonolaurat [Polysorbat bzw. Tween® 20]) ▪ Polyoxypropylen-Polyoxyethylen-Block-Copolymere (Poloxamere) (z. B. Poloxamer 124)

leistet sein, dass eine Rezeptur während der gesamten Anwendungsdauer stabil bleibt und nicht an Qualität verliert. Auch wenn eine Zubereitung, mit bloßem Auge betrachtet, einwandfrei erscheint, kann es im Inneren der Creme durch äußerlich unsichtbare Wechselwirkungen zwischen Emulgator und Arzneistoff zu einer Wirkminderung kommen. Gleiches gilt für verschiedene Konservierungsmittel, deren konservierende Wirkung durch ionische Wechselwirkungen oder Wasserstoffbrückenbildung mit dem Emulgator abnehmen bzw. sogar ganz verloren gehen kann.

Hinsichtlich der Inkompatibilität von Emulgatoren mit anderen Rezepturbestandteilen sind in der alltäglichen Apothekenpraxis vor allem zwei Mechanismen von Bedeutung: zum einen die Inkompatibilität aufgrund ionischer Wechselwirkungen und zum anderen die Inkompatibilität zwischen Phenolen und Macrogolderivaten. Praktisch ebenfalls relevant, aufgrund der vergleichsweise geringen Anzahl betroffener Wirkstoffe aber deutlich seltener vorzufinden, sind Wechselwirkungen zwischen Emulgatoren und grenzflächenaktiven Arzneistoffen. Der Vollständigkeit halber sei darauf verwiesen, dass neben den nachfolgend beschriebenen molekularen, emulgatorassoziierten Mechanismen auch andere Ursachen zu einer Destabilisierung mehrphasiger Systeme bis hin zu einem Emulsionsbruch führen können. Diese werden in ▸Kap. 12 ausführlich erläutert.

10.1.1 Inkompatibilität aufgrund ionischer Wechselwirkungen

Zu ionischen Wechselwirkungen kommt es insbesondere in wasserhaltigen Zubereitungen, wenn ein Wirkstoff dissoziiert und mit entgegengesetzt geladenen Hilfsstoffmolekülen, insbesondere Emulgatoren, Salze bildet. Aufgrund der meist schlechten Löslichkeit der entstehenden Salze, kommt es häufig zu Ausfällungen mit einem Wirkverlust des Arzneistoffs bzw. Funktionsverlust des Hilfsstoffs. Letzteres bedeutet im Falle eines Emulgators eine Reduktion des Emulgiervermögens bis hin zum Brechen der Emulsion. Ionische Wechselwirkungen als Ursache emulgatorbedingter Inkompatibilitäten sind insbesondere deshalb von Bedeutung, weil der weit überwiegende Teil aller ionischen Emulgatoren als Anion vorliegt und viele wichtige Rezepturwirkstoffe in Form protonierter Basen (v. a. als Hydrochloride) und damit als Kation zum Einsatz kommen. Anzahl und Verbreitung kationischer Emulgatoren sowie anionischer Wirkstoffe (v. a. Natriumsalze) sind hingegen überschaubar, sodass diese Variante der Salzbildung in der Apothekenpraxis eine eher untergeordnete Rolle spielt.

10.1.2 Inkompatibilität aufgrund phenolisch-macrogolischer Wechselwirkungen

Insbesondere in hydrophilen Cremes werden häufig nichtionische Emulgatoren mit Macrogol (= Polyethylenglycol)-Partialstruktur eingesetzt, deren Ethersauerstoffe Wasserstoffbrückenbindungen zu den OH-Gruppen phenolischer Wirkstoffe ausbilden können. Diese Nebenvalenzbindung bewirkt ein Ausfällen oder Dehydratisieren des Emulgators und in letzter Konsequenz einen Bruch der Emulsion. Dieser kann sofort auftreten oder sich als zunächst larvierte Inkompatibilität zeitverzögert entwickeln. Im Einzelfall kann eine solche Emulgator-Wirkstoff-Fällung durch einen Emulgatorüberschuss solubilisiert werden (d. h. der Niederschlag löst sich auf), dennoch ist die Kombination von Phenolen und Macrogolderivaten aus grundsätzlichen

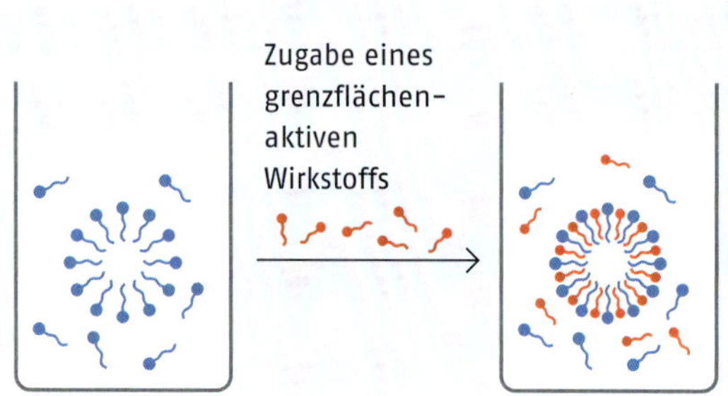

o Abb. 10.1 Schematische Darstellung der Mischmizellbildung bei Zugabe eines grenzflächenaktiven, hydrophilen Wirkstoffs zu einer O/W-Emulsion

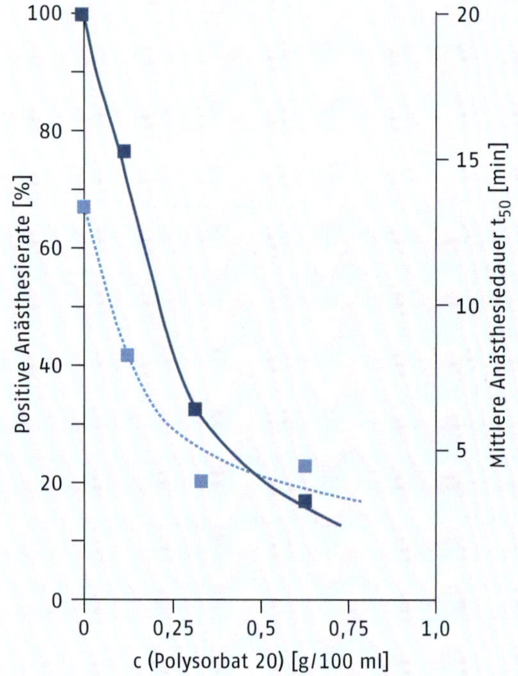

o Abb. 10.2 Verminderte Wirkung des Lokalanästhetikums Polidocanol durch Mischmizellbildung: Mit steigender Tensidkonzentration (Polysorbat 20) nehmen positive Anästhesierate (■) und mittlere Anästhesiedauer (■) ab (nach Thoma/Daniels DAV 2014).

Erwägungen prophylaktisch zu meiden. Um dies im Rahmen der Rezepturherstellung so einfach und effizient wie möglich zu gewährleisten, listet □ Tab. 10.2 die gängigsten phenolischen Wirkstoffe, die nicht mit macrogolischen Emulgatoren verarbeitet werden sollten.

Der Vollständigkeit halber sei erwähnt, dass neben Wirkstoffen auch phenolische Konservierungsmittel, wie beispielsweise Methyl- und Propyl-4-hydroxybenzoat, in teilweise erheblichem Umfang von nichtionischen Emulgatoren gebunden und dadurch in ihrer Wirksamkeit abgeschwächt werden. Meist nimmt dieser Effekt mit steigender Lipophilie des Konservierungsmittels zu. Bei der Plausibilitätsprüfung spielt dieses Phänomen in aller Regel jedoch keine entscheidende Rolle, da üblicherweise mit vorgefertigten Grundlagen gearbeitet wird, deren mikrobiologische Stabilität laboranalytisch nachgewiesen ist, was auch die Kompatibilität von Emulgator und Konservierungsmittel indirekt bestätigt.

10.1.3 Bildung von Mischmizellen

Eine weitere emulgatorassoziierte Inkompatibilität ist die Bildung von Mischmizellen mit grenzflächenaktiven Arzneistoffen. Besondere Gefahr besteht hier, wenn hydrophile Wirksubstanzen mit Tensideigenschaften in wasserreiche O/W-Cremes eingearbeitet werden sollen. Aufgrund ihrer Grenzflächenaktivität reichern sich die Wirkstoffmoleküle ebenfalls zwischen hydrophiler und lipophiler Phase an und bilden zusammen mit dem vorhandenen Emulgator sog. Mischmizellen (o Abb. 10.1).

Dies führt in der Folge nicht zwangsläufig zum direkten Bruch der Emulsionszubereitung (▸ Kap. 12.1.3), zumindest aber zu einer reduzierten Lagerstabilität. Daneben kann es auch zu einem merklichen Wirkverlust kommen, da in der Grenzfläche adsorbierte Wirkstoffmoleküle für eine direkte Penetration in die Haut nicht mehr zur Verfügung stehen. Wie aus o Abb. 10.2 hervorgeht, wird beispielsweise die Wirksamkeit des grenzflächenaktiven Lokalanästhetikums Polidocanol in 0,9%iger Kochsalzlösung bei Zugabe des nichtionischen Tensids Polysorbat 20 (Tween® 20) mit zunehmender Emulgator-Konzentration stark vermindert. Eine ähnliche Wirkminderung durch Mischmizellbildung ist auch in Cremes zu erwarten, zumal dort der Gehalt an nichtionischen Emulgatoren typischerweise etwa 5 % beträgt.

10.2 Allgemeine Handlungsempfehlung

Aus den vorausgehend genannten Gründen ist die Kompatibilität eines Emulgators mit den übrigen Rezepturbestandteilen im Zuge der Plausibilitätsprüfung sorgfältig abzuwägen. Hierbei ist zu beachten, dass geladene Emulgatoren bzw. Emulgatoren mit Macrogol-Partialstruktur nicht immer explizit in der Verordnung ausgewiesen sind, sondern sich mitunter als Bestandteil hinter einer rezeptierten DAB- bzw. DAC-Grundlage oder einem Handelsprodukt verbergen. Deshalb ist es wichtig, die Zusammensetzung fertig bezogener Grundlagen im Blick zu behalten und sie auch hinsichtlich der darin enthaltenen Emulgatoren auf etwaige Inkompatibilitäten zu prüfen. Um die Recherche im Apothekenalltag zu erleichtern, listet □ Tab. 10.3 eine Auswahl häufig verwendeter Rezepturgrundlagen, die insbesondere aufgrund darin enthaltener Emulgatoren ein gewisses Inkompatibilitätspotential aufweisen.

10.2.1 Grundlagentausch bei ionischen und phenolisch-macrogolischen Wechselwirkungen

Ist eine Inkompatibilität, wie im Falle der meisten emulgatorassoziierten Unverträglichkeiten eindeutig auf eine klar zuordenbare Wechselwirkung zwischen zwei Rezepturbestandteilen zurückzuführen, läge es nahe, eine der ursächlichen Substanzen auszutauschen oder zu eliminieren. Zumindest bei Wechselwirkungen zwischen Emulgatoren und Wirkstoffen erscheint ein solches Vorgehen jedoch wenig praktikabel. Zum einen wäre ein Austausch des Wirkstoffs nur mit ärztlicher Rücksprache möglich und sollte, um maximalen Therapieerfolg zu gewährleisten, allenfalls dann in Erwägung gezogen werden, wenn eine Inkompatibilität anders gar nicht zu beseitigen ist. Zum anderen ist auch der Austausch eines Emulgators nicht unproblematisch, da im Allgemeinen schwer abschätzbar ist, wie sich ein Vehikelsystem verhält, wenn sein Emulgator durch einen anderen ersetzt wird. Selbst bei vergleichbaren HLB-Werten (s. Kasten) können Emulgatoren unterschiedlicher chemischer Struktur zu einer veränderten Konsistenz sowie einem abweichenden physiko-chemischen Stabilitätsprofil führen. Im Übrigen würde die Rezepturherstellung durch einen Emulgatoraustausch ungleich aufwendiger, da die Apotheke in diesem Fall nicht auf kommerziell verfügbare Handelsprodukte zurückgreifen könnte, sondern die neu komponierte Grundlage selbst herstellen müsste. In der Praxis führt dies im Allgemeinen dazu, dass bei Inkompatibilitäten unter Beteiligung des Emulgators das Vehikelsystem als Ganzes gegen eine alternative Grundlage ausgetauscht wird. Mit diesem Vorgehen lassen sich sowohl die meisten Inkompatibilitäten aufgrund ionischer Wechselwirkungen, als auch die meisten Inkompatibilitäten zwischen Phenolen und Macrogolderivaten umgehen, wie die nachfolgenden Problemrezepturen zeigen.

HLB-Wert

Die Angabe des HLB-Werts (Hydrophilic-Lipophilic-Balance) dient zur Charakterisierung der hydrophilen/lipophilen Eigenschaften von Emulgatoren (bzw. Tensiden). Je niedriger der HLB-Wert, desto lipophiler, je höher, desto hydrophiler ist eine Substanz. Die HLB-Werte nichtionischer Moleküle werden auf einer Skala von 0 bis 20, die ionischer Moleküle auf einer Skala von 0 bis 40 angegeben.

Ionische Wechselwirkung. Ein typisches Beispiel für ionische Wechselwirkungen ist die Inkompatibilität von Natriumcetylstearylsulfat und Chlorhexidindigluconat. Neben Cetylstearylalkohol ist Natriumcetylstearylsulfat integraler Bestandteil des Mischemulgators Emulgierender Cetylstearylalkohol Typ A, der in der Anionischen

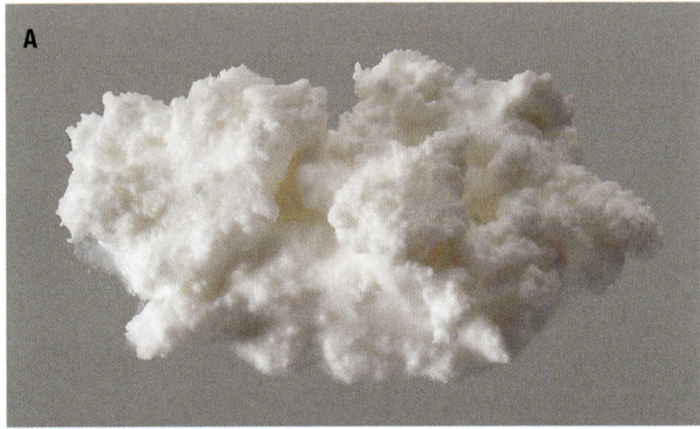

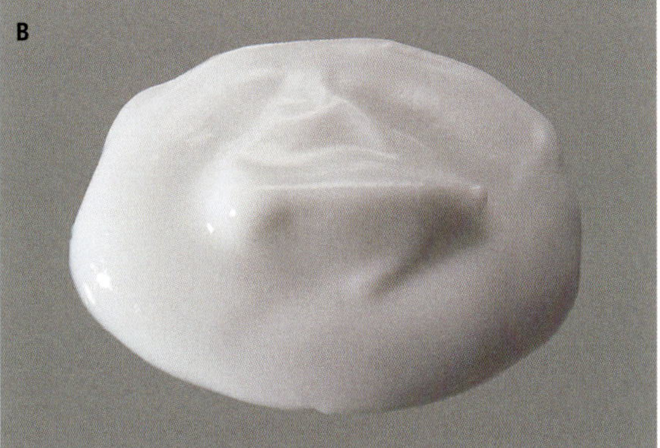

Abb. 10.3 Chlorhexidindigluconat 1 % in **A** Anionischer hydrophiler Creme DAB und **B** Basiscreme DAC

hydrophilen Creme DAB verwendet wird. In Gegenwart von Chlorhexidindigluconat bildet der Sulfatrest des anionischen Emulgators mit dem kationischen Teil des Wirkstoffs ein schwer lösliches Salz, das keine emulgierenden Eigenschaften mehr besitzt (Abb. 10.3 A). Um diese Inkompatibilität zu vermeiden, muss daher eine Grundlage mit einem nichtionischen Emulgator gewählt werden, beispielsweise Basiscreme DAC (Abb. 10.3 B).

Phenolisch-macrogolische Wechselwirkung. Abb. 10.4 illustriert ein Rezepturproblem, das durch einen Emulgator mit Macrogol-Partialstruktur ausgelöst wird: Bei der Einarbeitung von Tannin in Basiscreme DAC kommt es aufgrund einer Wechselwirkung zwischen den phenolischen Gruppen des Polyhydroxyphenols Tannin mit der Etherstruktur des macrogolhaltigen Emulgators Glycerol-20-monostearat in Basiscreme DAC zu sofortiger Präzipitatbildung (Abb. 10.4 A). Zu umgehen ist diese manifeste Inkompatibilität durch einen Austausch der Basiscreme DAC gegen eine andere hydrophile Grundlage, die keinen Emulgator mit Macrogol-Partialstruktur enthält. Infrage käme beispielsweise Anionische hydrophile Creme SR DAC, die als Emulgator ausschließlich Emulgierenden Cetylstearylalkohol Typ A enthält und daher mit Tannin kompatibel ist (Abb. 10.4 B).

Wie die vorausgehenden Beispiele zeigen, werden bei einem emulgatorinduzierten Tausch des Vehikelsystems üblicherweise Grundlagen mit anionischen Emulgatoren durch Grundlagen mit nichtionischen Emulgatoren

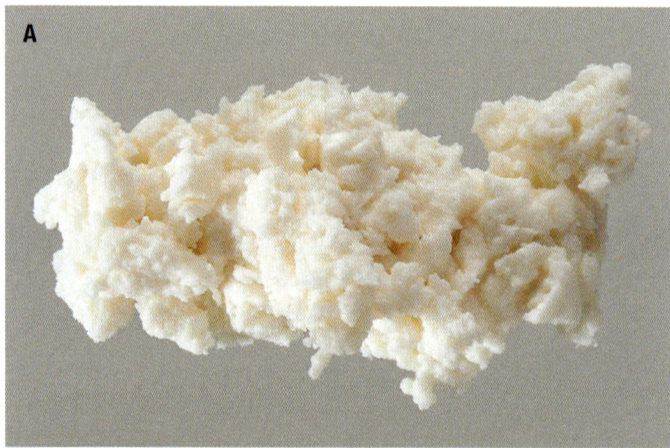

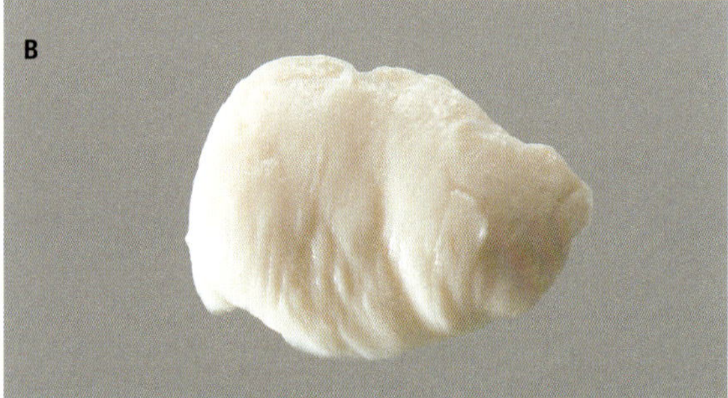

○ **Abb. 10.4** Tannin 5 % in A Basiscreme DAC und B Anionischer hydrophiler Creme SR DAC

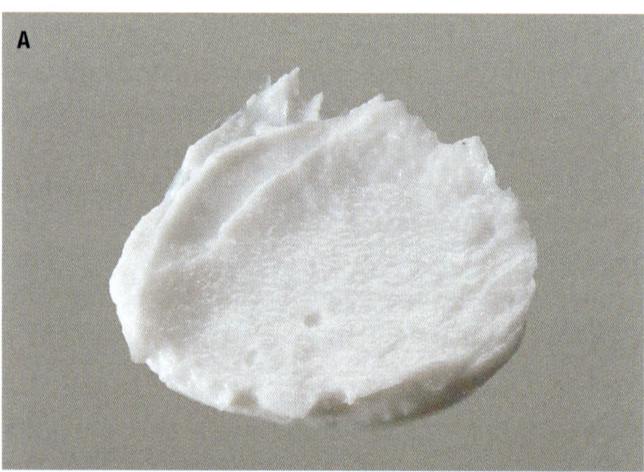

○ **Abb. 10.5** Triclosan 2 % in A Basiscreme DAC und B Anionischer hydrophiler Creme SR DAC

substituiert und umgekehrt. Da die meisten rezepturüblichen nichtionischen Emulgatoren Macrogol-Partialstrukturen aufweisen, wird dabei ein ionisches Wechselwirkungspotential durch ein phenolisch-macrogolisches Wechselwirkungspotential ersetzt und umgekehrt. Dies ist jedoch in aller Regel unproblematisch, da bei rezepturüblichen Wirkstoffen, bis auf wenige Ausnahmen (z. B. Ephinephrinhydrochlorid, Morphinhydrochlorid oder Salbutamolsulfat), ionische und phenolische Eigenschaften nicht gemeinsam vorkommen.

Sollten ärztlicherseits ionische und phenolische Wirkstoffe gemeinsam in einer mehrphasigen Zubereitung verordnet werden, für die aufgrund der sich überkreuzenden Emulgatorinkompatibilitäten keine mit allen Bestandteilen verträgliche Grundlage existiert, ist die Anfertigung zweier getrennter Rezepturen unter Verwendung einer jeweils kompatiblen Grundlage in Erwägung zu ziehen. Die Anfertigung voneinander getrennter Rezepturen empfiehlt sich jedoch nur, wenn alle anderen Möglichkeiten sorgfältig geprüft und ausgeschöpft sind. Informationen zu den rechtlichen Rahmenbedingungen für die Aufteilung einer ärztlichen Verordnung auf getrennte Rezepturen finden sich in ▸ Kap. 8.2.2.

10.2.2 Grenzflächenaktive Wirkstoffe

Da hinsichtlich der in ▸ Kap. 10.1.3 erwähnten Wirkminderung durch Mischmizellbildung kaum valide und Apotheken mit vertretbarem Aufwand zugängliche Daten vorliegen, reduziert sich das Problem bei der Einarbeitung grenzflächenaktiver Wirkstoffe in mehrphasige Zubereitungen weitgehend auf die physikalische Destabilisierung bzw. den in ▸ Kap. 12 ausführlich diskutierten Bruch der Emulsion. Hinsichtlich der konkreten Handlungsempfehlungen sei daher auf die Ausführungen in ▸ Kap. 12.2.2 sowie die Arbeitshilfe in □ Tab. 12.6 verwiesen.

10.3 Rezepturbeispiel

Verordnung

Triclosan	2,0 g
Basiscreme DAC	ad 100,0 g

M. D. S.: Zweimal täglich dünn auf die rechte Schulter auftragen.

Bei der Verarbeitung von Triclosan in Basiscreme DAC kommt es zu Wechselwirkungen zwischen der Phenolgruppe des Triclosans und dem in der Basiscreme enthaltenen Emulgator Macrogol-20-glycerolmonostearat. Diese Inkompatibilität ist nicht immer sofort zu erkennen und kann teilweise erst nach bis zu vier Wochen evident werden. Unmittelbar nach der Herstellung zeigt die Zubereitung zwar eine stumpfe Oberfläche ohne Glanz (○ Abb. 10.5 A), die von Apotheken unter Umständen eher als unschöne, aber durchaus vertretbare Optik, denn als manifeste Inkompatibilität gewertet wird. Im Laufe der Zeit kommt es jedoch erfahrungsgemäß zum Emulsionsbruch und zwar umso schneller, je höher der Wasseranteil der Formulierung ist.

In der optimierten Rezeptur wird Basiscreme DAC als Grundlage durch Anionische hydrophile Creme SR DAC ersetzt. Als Emulgator fungiert dabei der Emulgierende Cetylsteraylalkohol Typ A, der zwar mit Natriumcetylstearylsulfat eine anionische Komponente beinhaltet, die jedoch nicht mit Triclosan wechselwirkt. Dank der Abwesenheit macrogolischer Strukturen in der optimierten Rezeptur ist die Zubereitung mindestens sechs Monate stabil. Da das Lösevermögen von Triclosan in der lipophilen Grundlage ausreichend hoch ist, resultiert eine Lösungscreme mit glatter, samtiger Oberfläche (o Abb. 10.5 B). Allerdings gelangt der Wirkstoff alleine durch Anreiben mit der Grundlage nicht in die innere, lipophile Phase der Creme. Daher empfiehlt das NRF den Wirkstoff vorab in etwas 2-Ethylhexyllaurat zu lösen. Sollte das Lipid 2-Ethylhexyllaurat nicht verfügbar sein, kann der Wirkstoff aber auch mit Cremegrundlage angerieben und über den Dreiwalzenstuhl gegeben werden.

Optimierte Rezeptur

Triclosan	2,0 g
2-Ethylhexyllaurat	4,0 g
Anion. hydrophile Creme SR DAC (NRF S.27.)	ad 100,0 g

M. D. S.: Zweimal täglich dünn auf die rechte Schulter auftragen.

10.4 Arbeitshilfen

10.4.1 Phenolische Wirk- und Konservierungsstoffe

▫ Tab. 10.2 listet eine Auswahl, in der Rezeptur häufig vorkommender Wirkstoffe und Konservierungsmittel mit phenolischen OH-Gruppen, um einfach und schnell überprüfen zu können, ob Inkompatibilitäten mit einem macrogolischen Emulgator bzw. einer, macrogolische Emulgatoren enthaltenden Grundlage zu erwarten sind.

Bitte beachten Sie

- Die Liste ist weder abschließend noch vollständig. Aus dem Fehlen einer Substanz darf daher nicht geschlossen werden, dass diese per se keine Inkompatibilitäten mit macrogolischen Emulgatoren aufweist!
- Sofern die phenolische Partialstruktur eines Wirkstoffs für dessen Stabilität bzw. Kompatibilität mit anderen Wirk- bzw. Ausgangsstoffen erfahrungsgemäß keine oder allenfalls geringe Bedeutung hat, ist dies durch eine [1] ausdrücklich angegeben. In allen anderen Fällen ist aus Gründen des Patientenschutzes sicherheitshalber von galenisch relevanten Inkompatibilitäten auszugehen.

▫ **Tab. 10.2** Wirkstoffe und Konservierungsmittel mit phenolischen OH-Gruppen

- Alfatradiol[1]
- Basisches Bismutgallat
- Cannabidiol
- Capsaicinoide
- Chinolinolsulfat-Kaliumsulfat[1]
- Chinolinolsulfat-Monohydrat[1]
- Chlorocresol
- Chlortetracyclinhydrochlorid
- Clioquinol[1]
- Cresol
- Dithranol[1]
- Doxycyclin
- Dronabinol
- Epinephrinhydrochlorid
- Epinephrintartrat
- 17α-Estradiol[1]
- 17β-Estradiol[1]
- Estradiol-Hemihydrat[1]
- Estradiolvalerat[1]
- Estriol[1]
- Hydrochinon
- 4-Hydroxybenzoesäureester
- 8-Hydroxychinolinsulfat-Kaliumsulfat[1]
- 8-Hydroxychinolinsulfat-Monohydrat[1]
- Methyl-4-hydroxybenzoat
- Methylsalicylat
- Morphinhydrochlorid
- Morphinsulfat
- Naloxonhydrochlorid-Dihydrat
- Oxytetracyclinhydrochlorid
- Paracetamol
- Phenylephrinhydrochlorid
- Propyl-4-hydroxybenzoat
- Resorcin
- Salbutamolsulfat
- Salicylsäure[1]
- Steinkohlenteer
- Steinkohlenteerlösung
- Steinkohlenteerspiritus
- Tannin
- Tannin-Eiweiß
- Tetracyclinhydrochlorid
- α-Tocopherol[1]
- Triclosan
- Vancomycinhydrochlorid
- Vitamin E[1]

[1] Der phenolische Charakter der Substanz ist galenisch meist nicht relevant

10.4.2 Grundlagen mit emulgatorassoziiertem Inkompatibilitätspotential

Tab. 10.3 listet häufig verwendete Rezepturgrundlagen, die entweder …

- … macrogolische Emulgatoren enthalten und folglich mit phenolischen Wirk- und Hilfsstoffen potentiell inkompatibel sind, oder
- … anionische Emulgatoren enthalten und folglich mit kationischen Wirk- und Hilfsstoffen potentiell inkompatibel sind.

Prinzipiell wären zwar auch gegenionische Ausfällungen von anionischen Wirkstoffen mit kationischen Emulgatoren denkbar, letztere sind jedoch kaum verbreitet, sodass zum Zeitpunkt der Recherche kein rezepturrelevantes Vehikelsystem existierte, das einen Emulgator dieses Typs enthält.

Bitte beachten Sie

- Macrogolische bzw. ionische Emulgatoren sind in Rezepturen nicht immer explizit ausgewiesen, sondern mitunter Bestandteil der rezeptierten Grundlage. Bei unbekannten Grundlagen ist daher ggf. anhand ihrer Zusammensetzung zu prüfen, inwieweit mit emulgatorassoziierten Inkompatibilitäten zu rechnen ist!
- Aufgrund der Vielzahl verordneter und kommerziell verfügbarer Rezepturgrundlagen und Handelspräparate, war es notwendig eine Auswahl der am häufigsten eingesetzten Vehikelsysteme zu treffen. Aus dem Fehlen einer Grundlage darf daher nicht geschlossen werden, dass diese per se keine macrogolischen bzw. ionischen Emulgatoren enthält, vielmehr ist dies anhand der jeweiligen Zusammensetzung individuell zu prüfen.

Tab. 10.3 Auswahl häufig verwendeter Rezepturgrundlagen mit emulgatorassoziiertem Inkompatibilitätspotential

Grundlagen mit macrogolhaltigen Emulgatoren	Grundlagen mit anionischen Emulgatoren
▪ Asche Basis Creme	▪ Anionische hydrophile Creme DAB
▪ Asche Basis Lotio	▪ Anionische hydrophile Creme SR DAC
▪ Basis Cordes RK	▪ Asche Basis Creme
▪ Basiscreme DAC	▪ Asche Basis Lotio
▪ Basodexan Fettcreme	▪ Dimeticon-Salbe 10 % SR
▪ Basodexan Salbe	▪ Hydrophile Salbe DAB
▪ Basodexan Softcreme	▪ Lanette-Salbe
▪ Decoderm Basiscreme	▪ Linola Creme
▪ Dermatop Basiscreme	▪ Lotio Cordes
▪ Eucerinum O/W Grundlage	▪ Lygal Salbengrundlage
▪ Eucerinum W/O Grundlage	▪ Neribas Creme
▪ Excipial Hydrocreme	▪ Optiderm Creme
▪ Excipial Lipocreme	▪ Optiderm Lotion
▪ Excipial U 10 Lipolotio	▪ Physiogel Creme
▪ Excipial U Hydrolotio	▪ Sebexol Basic
▪ Excipial U Lipolotio	▪ Sebexol Creme Lotio
▪ Hydrophile Basisemulsion (NRF S.25.)	▪ Sebexol Lotio cum Urea 5 %
▪ Linola Creme	▪ Waschgelgrundlage (NRF S.37.)
▪ Milch Cordes	▪ Wasserhaltiges Liniment SR DAC (NRF S.40.)
▪ Nichtionische hydrophile Creme DAB	▪ Wolff Basis Creme Halbfett
▪ Optiderm Creme	▪ Zinkoxid-Neutralöl 50 % (NRF 11.113.)
▪ Optiderm Lotion	
▪ Unguentum Cordes	
▪ Vario-Grundlage	
▪ Verdünnte Basiscreme Caelo	
▪ Wolff Basis Creme Halbfett	

10.4.3 Emulgatoren

In ◘ Tab. 10.4 sind rezepturrelevante Emulgatoren mit ihren wichtigsten pharmazeutisch-technologischen Eigenschaften aufgeführt. Da jedoch gerade Emulgatoren häufig nicht unter ihrer Arzneibuchbezeichnung, sondern unter verschiedenen proprietären (eigenen) Handelsbezeichnungen vertrieben werden, sind auch einige ausgewählte Handelsnamen gelistet, die für den jeweiligen Hilfsstoff in der pharmazeutischen Fachliteratur bzw. im Ausgangsstoffhandel geläufig sind.

Bitte beachten Sie

Häufig beschreiben Arzneibuchmonographien zu Emulgatoren nicht nur einen Stoff, sondern eine Gruppe homologer Verbindungen mit zum Teil deutlich unterschiedlichen Eigenschaften. So sind beispielsweise Macrogol-4-laurylether und Macrogol-9-laurylether in der Ph. Eur.-Monographie „Macrogollaurylether" zusammengefasst. Aber auch bei eindeutiger Kennzeichnung handelt es sich keineswegs um Reinstoffe. Unter Umständen besteht Macrogol-9-laurylether neben anderen homologen Verbindungen zu weniger als 10 % aus dem namensgebenden Hauptbestandteil. Die galenischen Eigenschaften solcher Emulgatoren können sich deshalb auch bei gleicher Bezeichnung je nach Bezugsquelle unterscheiden.

Tab. 10.4 Auswahl im Arzneibuch beschriebener Emulgatoren mit ihren wichtigsten pharmazeutisch-technologischen Eigenschaften

Bezeichnung	Handelsname (INCI)	Formel	HLB	Phasenlage	Eigenschaften
Cholesterol					
Cholesterol	–		4,0	W/O-Emulgator	Nichtionisch
Fettalkohole					
Cetylstearylalkohol	Lanette® O (Cetearyl Alcohol)	Gemisch aus Cetylalkohol und Stearylalkohol	1	W/O-Emulgator	Nichtionisch
Alkylsulfate					
Natriumcetyl-stearylsulfat	Lanette® E (Sodium Cetearyl Sulfate)	Gemisch aus mindestens 40 Teilen Natriumcetylsulfat und Natriumstearylsulfat	37	O/W-Emulgator	Anionisch

Emulgierender Cetylstearylalkohol Typ A	Lanette® N (Cetearyl Alcohol (and) Sodium Cetearyl Sulfate)	Gemisch aus mindestens 80 Teilen Cetylstearylalkohol 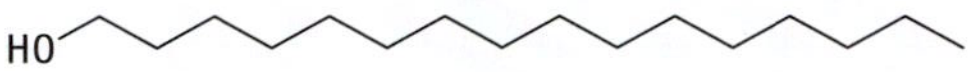 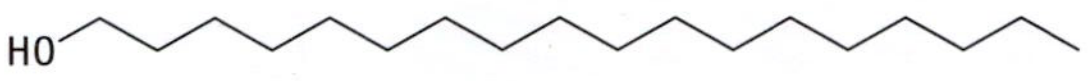 und mindestens 7 Teilen Natriumcetylstearylsulfat 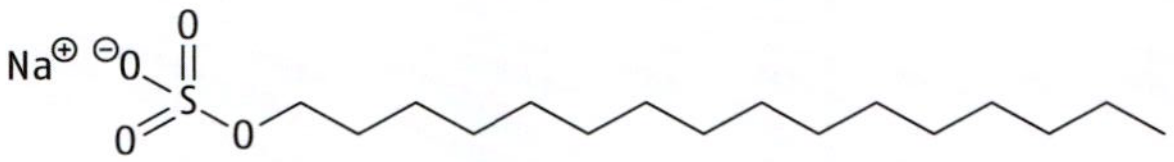 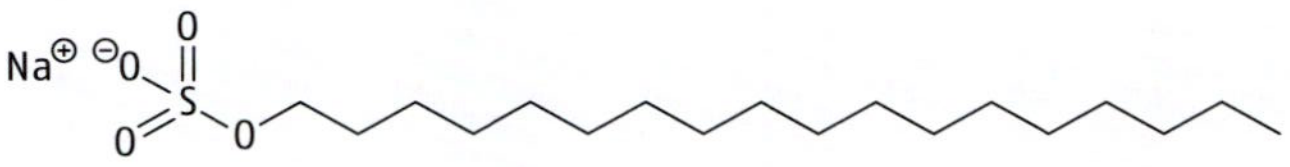		O/W-Emulgator	Anionisch
Emulgierender Cetylstearylalkohol Typ B	(Cetearyl Alcohol (and) Sodium Lauryl Sulfate)	Gemisch aus mindestens 80 Teilen Cetylstearylalkohol 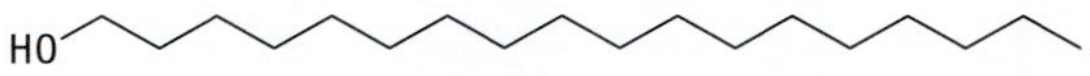 und mindestens 7 Teilen Natriumlaurylsulfat 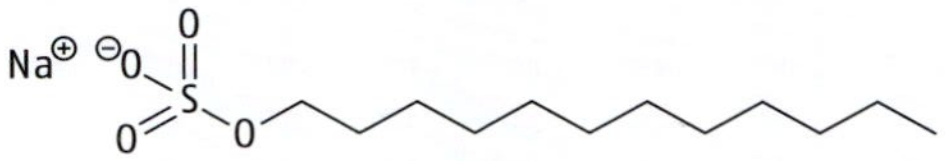		O/W-Emulgator	Anionisch
Natriumdodecylsulfat (Natriumlaurylsulfat)	Texapon® K12 (Sodium Lauryl Sulfate)	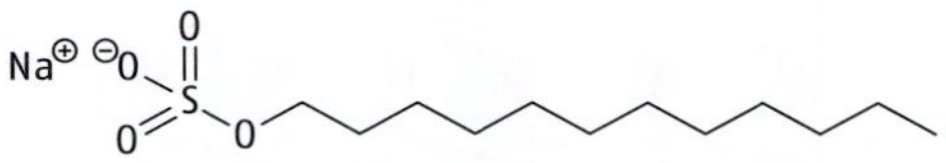	40	O/W-Emulgator	Anionisch
Glycerolfettsäureester					
Glycerolmonooleat 40	Tegin® O (Glyceryl Oleate)	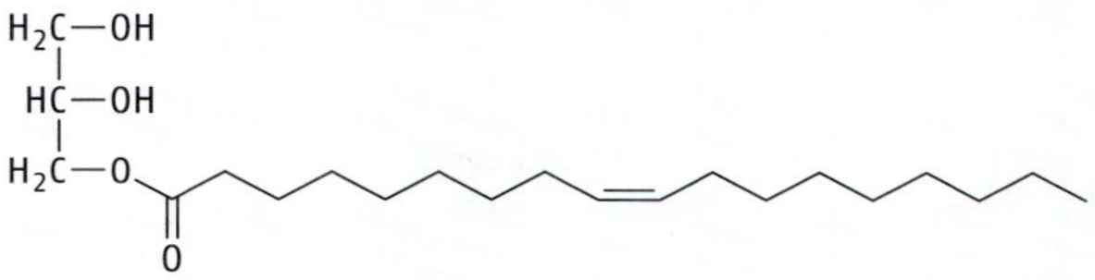	3,3	W/O-Emulgator	Nichtionisch

Tab. 10.4 Auswahl im Arzneibuch beschriebener Emulgatoren mit ihren wichtigsten pharmazeutisch-technologischen Eigenschaften (Fortsetzung)

Bezeichnung	Handelsname (INCI)	Formel	HLB	Phasenlage	Eigenschaften
Glycerolfettsäureester					
Glycerolmonostearat 40–55	(Glyceryl Stearate)	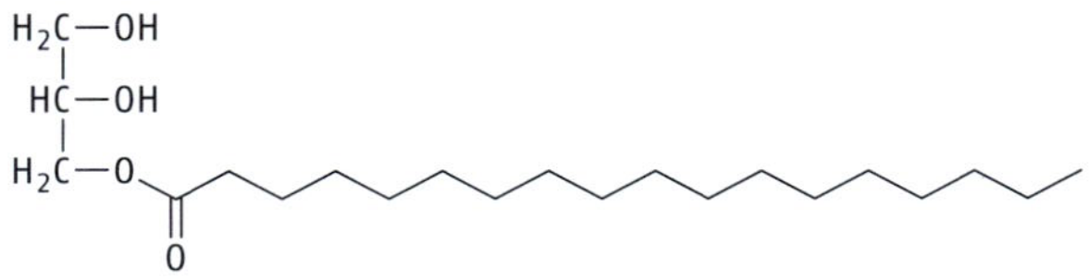 H_2C—OH, HC—OH, H_2C—O (Strukturformel)	3,8	W/O-Emulgator	Nichtionisch
Macrogolglycerolfettsäureester					
Macrogol-7-glycerolhydroxystearat	Arlacel® 989 (PEG-7 Hydrogenated Castor Oil)	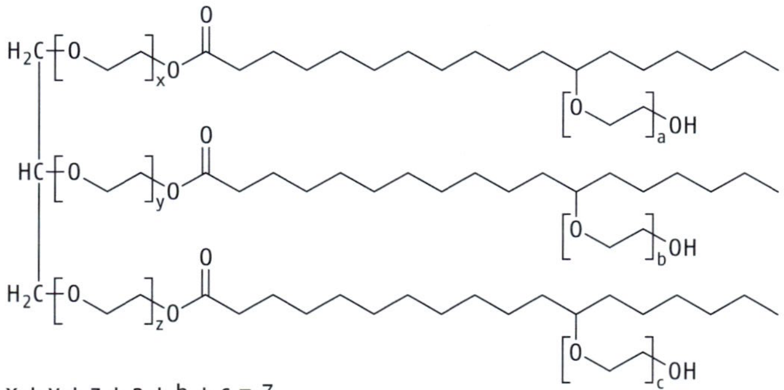 (Strukturformel) $x + y + z + a + b + c = 7$	4,5	W/O-Emulgator	Nichtionisch, macrogolhaltig
Macrogol-20-glycerolmonostearat	Tagat® S2 (PEG-20 Glyceryl Stearate)	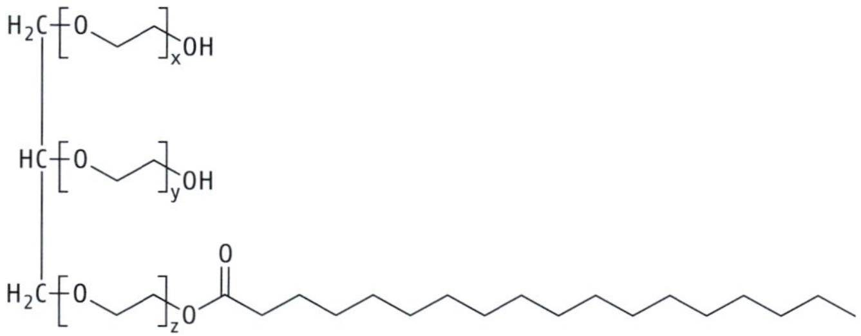 (Strukturformel) $x + y + z = 20$	15,6	O/W-Emulgator	Nichtionisch, macrogolhaltig

Macrogol-35-glycerolricinoleat	Kolliphor® EL Cremophor® EL (PEG-35 Castor Oil)	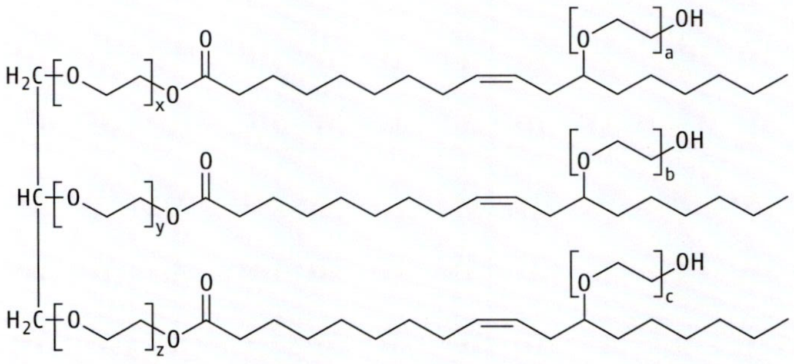 x + y + z + a + b + c = 30–50	12–14	O/W-Emulgator	Nichtionisch, macrogolhaltig
Macrogol-40-glycerolhydroxystearat	Kolliphor® RH 40 Cremophor® RH 40 (PEG-40 Hydrogenated Castor Oil)	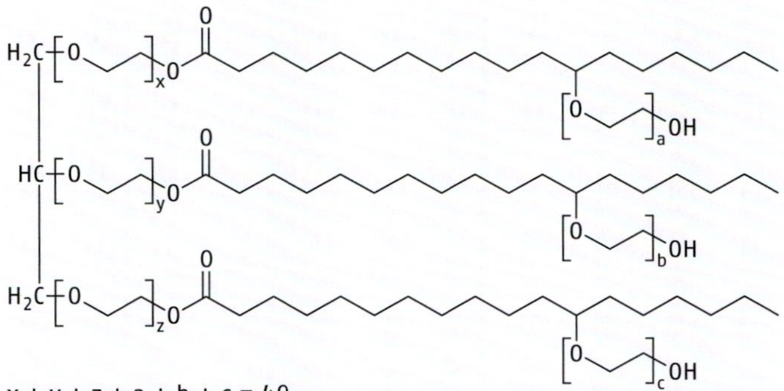 x + y + z + a + b + c = 40	14–16	O/W-Emulgator	Nichtionisch, macrogolhaltig
Macrogolfettalkoholether					
Macrogol-2-laurylether	Dehydol® LS 2 (Laureth-2)	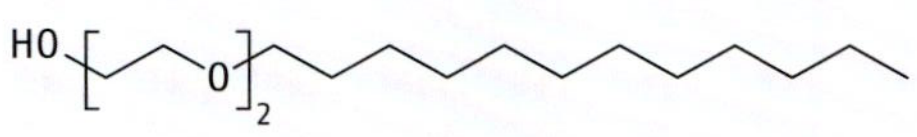	6,5	W/O-Emulgator	Nichtionisch, macrogolhaltig
Macrogol-4-laurylether	Brij® 30 (Laureth-4)	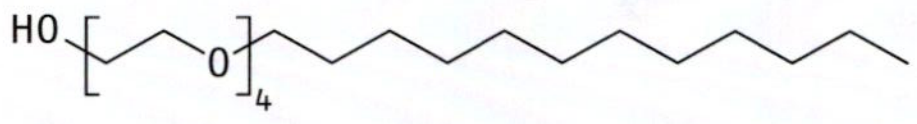	9,7	W/O-Emulgator	Nichtionisch, macrogolhaltig

Tab. 10.4 Auswahl im Arzneibuch beschriebener Emulgatoren mit ihren wichtigsten pharmazeutisch-technologischen Eigenschaften (Fortsetzung)

Bezeichnung	Handelsname (INCI)	Formel	HLB	Phasenlage	Eigenschaften
Macrogolfettalkoholether					
Macrogol-6-cetylstearylether	Cremophor® A6 (Ceteareth-6)	Gemisch aus Macrogol-6-cetylether 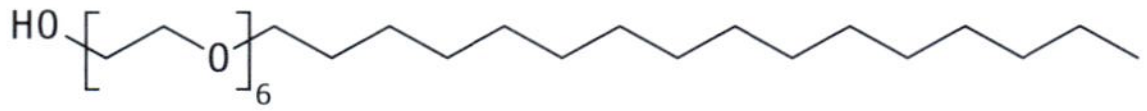 und Macrogol-6-stearylether 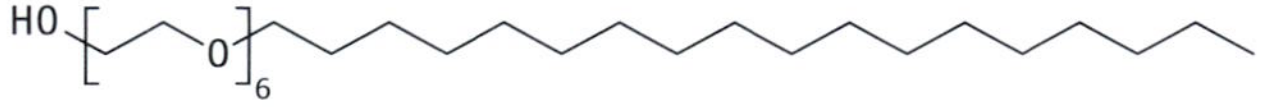	11	O/W-Emulgator	Nichtionisch, macrogolhaltig
Macrogol-9-laurylether	(Laureth-9)	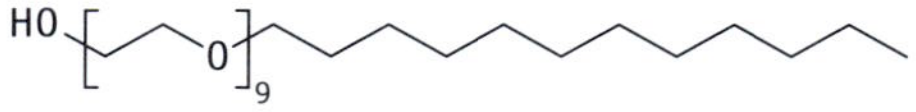	14	O/W-Emulgator	Nichtionisch, macrogolhaltig
Macrogol-20-cetylstearylether	Eumulgin® B2 (Ceteareth-20)	Gemisch aus Macrogol-20-cetylether 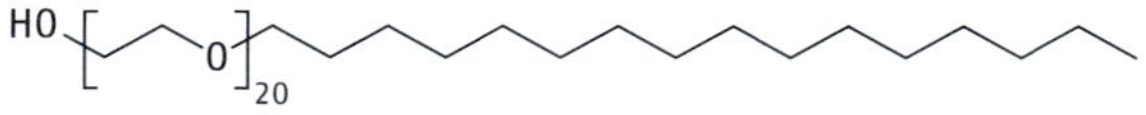 und Macrogol-20-stearylether 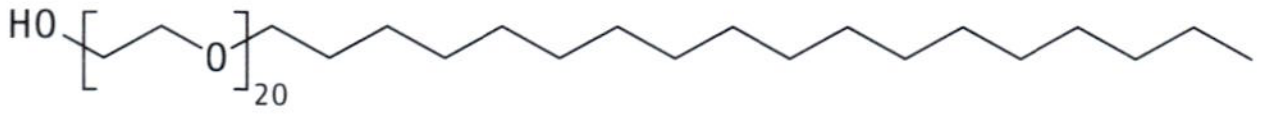	15	O/W-Emulgator	Nichtionisch, macrogolhaltig
Macrogol-25-cetylstearylether	Cremophor® A25 (Ceteareth-25)	Gemisch aus Macrogol-25-cetylether 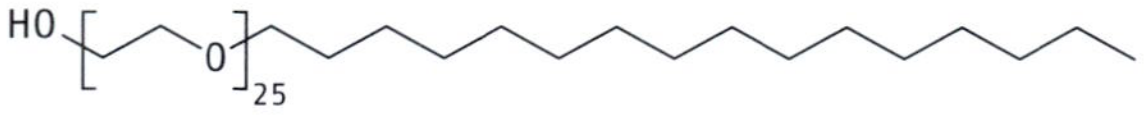 und Macrogol-25-stearylether 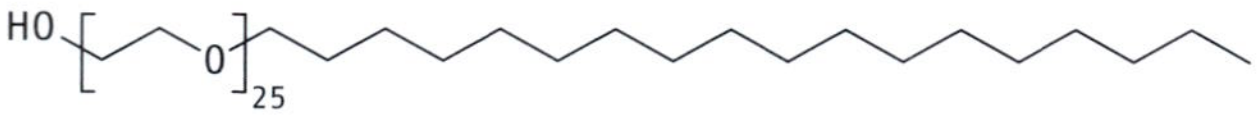	16	O/W-Emulgator	Nichtionisch, macrogolhaltig
Macrogolfettsäureester					
Macrogol-15-hydroxystearat	Kolliphor® HS15 (PEG-15 Hydroxy-stearate)	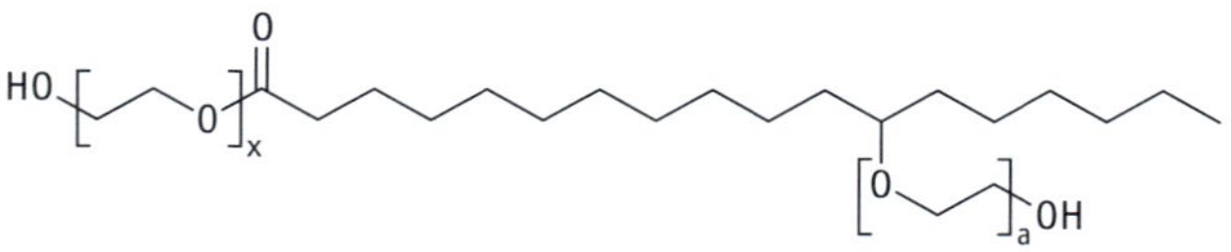	15	O/W-Emulgator	Nichtionisch, macrogolhaltig

Macrogol-8-stearat	Myrj™ 45 Cremophor® S (PEG-8 Stearate)	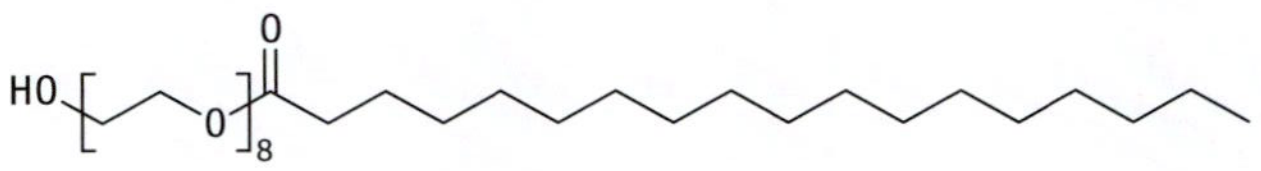	11,1	O/W-Emulgator	Nichtionisch, macrogolhaltig
Macrogol-9-stearat	Cremophor® S9 (PEG-9 Stearate)	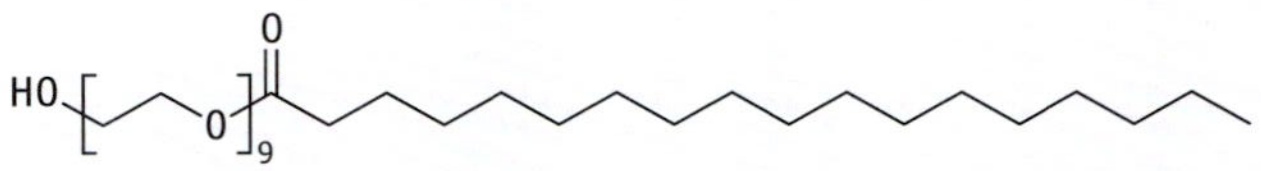	11,1	O/W-Emulgator	Nichtionisch, macrogolhaltig
Macrogolsorbitanfettsäureester					
Polysorbat 20 (Macrogol-20-Sorbitanmonolaurat)	Tween® 20 (Polysorbate 20)	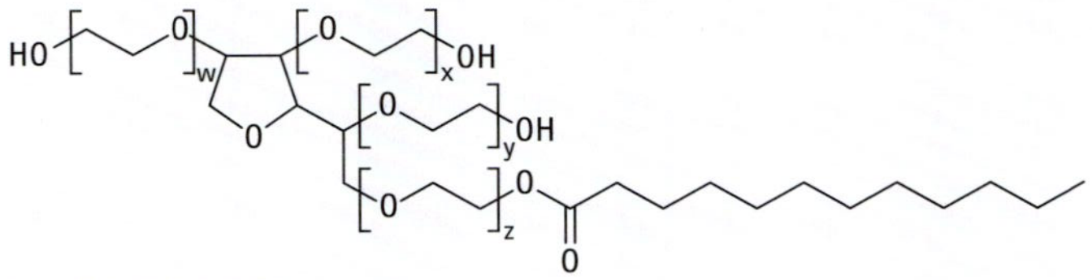 $w + x + y + z = 20$	16,7	O/W-Emulgator	Nichtionisch, macrogolhaltig
Polysorbat 40 (Macrogol-20-Sorbitanmono-palmitat)	Tween® 40 (Polysorbate 40)	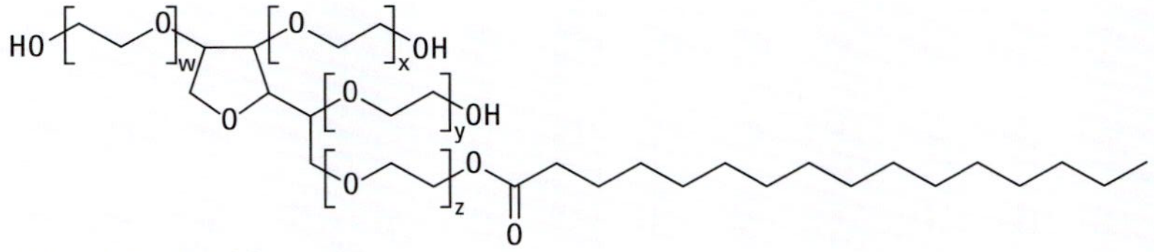 $w + x + y + z = 20$	15,6	O/W-Emulgator	Nichtionisch, macrogolhaltig
Polysorbat 60 (Macrogol-20-Sorbitanmono-stearat)	Tween® 60 (Polysorbate 60)	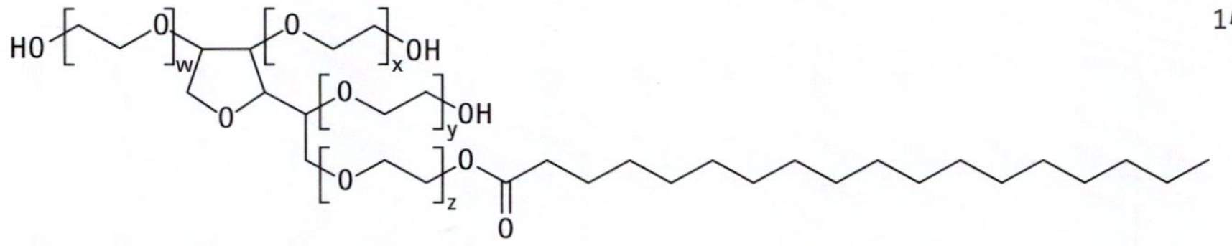 $w + x + y + z = 20$	14,9	O/W-Emulgator	Nichtionisch, macrogolhaltig

10

Tab. 10.4 Auswahl im Arzneibuch beschriebener Emulgatoren mit ihren wichtigsten pharmazeutisch-technologischen Eigenschaften (Fortsetzung)

Bezeichnung	Handelsname (INCI)	Formel	HLB	Phasenlage	Eigenschaften
Macrogolsorbitanfettsäureester					
Polysorbat 80 (Macrogol-20-Sorbitanmonooleat)	Tween® 80 (Polysorbate 80)	w + x + y + z = 20	15	O/W-Emulgator	Nichtionisch, macrogolhaltig
Polysorbat 85 (Macrogol-20-Sorbitantrioleat)	Tween® 85 (Polysorbate 85)	w + x + y + z = 20	11	O/W-Emulgator	Nichtionisch, macrogolhaltig
Sorbitanfettsäureester					
Sorbitanmonolaurat	Span® 20 Arlacel® 20 (Sorbitan Laurate)		8,6	W/O-Emulgator	Nichtionisch
Sorbitanmono-palmitat	Span® 40 Arlacel™ 40 (Sorbitan Palmitate)		6,7	W/O-Emulgator	Nichtionisch
Sorbitanmonostearat	Span® 60 Arlacel™ 60 (Sorbitan Stearate)		4,7	W/O-Emulgator	Nichtionisch

Tab. 10.4 Auswahl im Arzneibuch beschriebener Emulgatoren mit ihren wichtigsten pharmazeutisch-technologischen Eigenschaften (Fortsetzung)

Bezeichnung	Handelsname (INCI)	Formel	HLB	Phasenlage	Eigenschaften
Sorbitantristearat	Span® 65 Arlacel™ 65 (Sorbitan Tristearate)	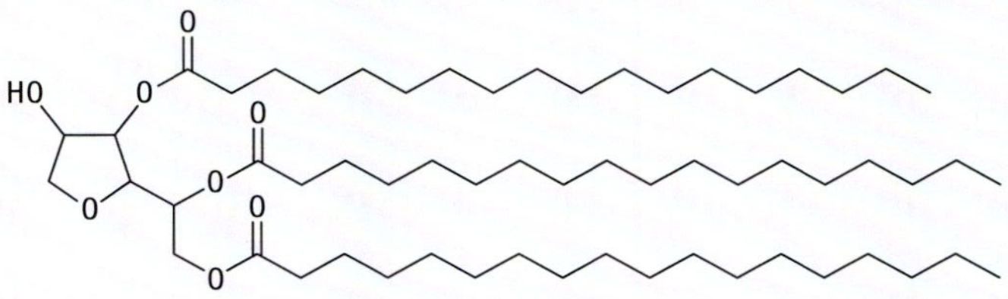	2,1	W/O-Emulgator	Nichtionisch
Sorbitanmonooleat	Span® 80 Arlacel™ 80 (Sorbitan Oleate)	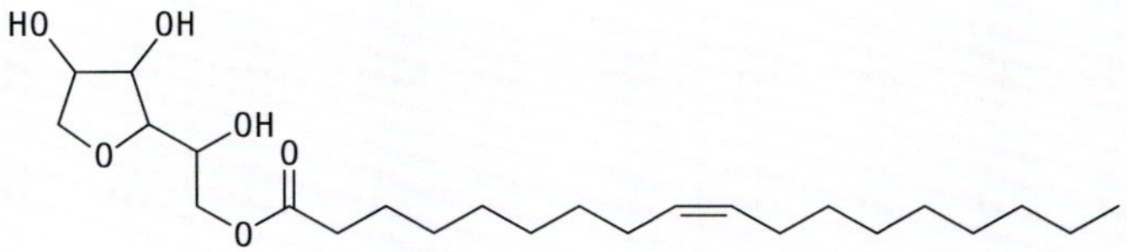	4,3	W/O-Emulgator	Nichtionisch
Sorbitantrioleat	Span® 85 Arlacel™ 85 (Sorbitan Trioleate)	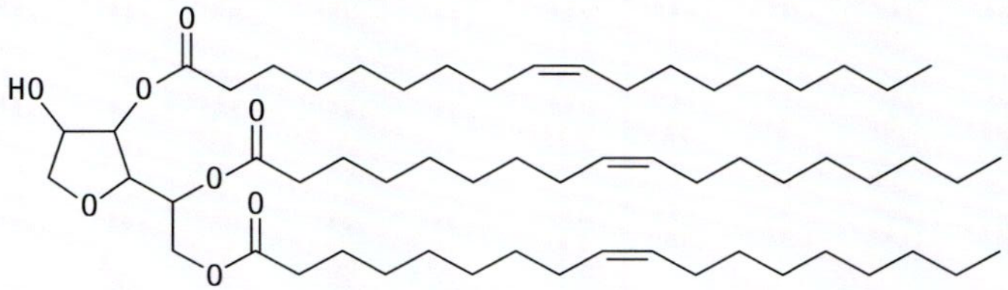	1,8	W/O-Emulgator	Nichtionisch
Wollwachs(alkohole)					
Wollwachs	(Lanolin)	Gereinigte, wasserfreie Substanz, die aus Schafwolle gewonnen wird. Sie besteht zu 95 % aus mehreren Estern höherer Fettsäuren mit Sterolen und aliphatischen Alkoholen. Den Hauptanteil bilden Cholesterol-Fettsäureester. Ein geeignetes Antioxidans kann zugesetzt sein.	4	W/O-Emulgator	Nichtionisch
Wollwachsalkohole	(Lanolin alcohol)	Alkoholfraktion aus der Verseifung von Wollwachs. Gemisch aus Sterolen und höheren aliphatischen Alkoholen. Ein geeignetes Antioxidans kann zugesetzt sein. Das Stoffgemisch, enthält mind. 30 % Cholesterol und freie Fettsäuren.	4	W/O-Emulgator	Nichtionisch

Weiterführende Literatur

Caelo Spezial – Emulgatoren und ihr Eigenschaften, Ausgabe 03, August 2013

Caelo Spezial – Plausibilitätsprüfung, Ausgabe 03, September 2014

Deutscher Arzneimittel Codex (DAC) inkl. Neues Rezeptur-Formularium (NRF), Rezepturhinweisen und Rezepturenfinder (online). Avoxa – Mediengruppe Deutscher Apotheker GmbH, Eschborn 2017

Deutsches Arzneibuch 2015, Amtliche Ausgabe. Deutscher Apotheker Verlag, Stuttgart 2015

Europäisches Arzneibuch, Amtliche deutsche Ausgabe (einschl. aller Nachträge bis 9.1). Deutscher Apotheker Verlag, Stuttgart 2018

Gloor M, Thoma K, Fluhr J. Dermatologische Externatherapie: Unter besonderer Berücksichtigung der Magistralrezeptur. Springer-Verlag Berlin Heidelberg 2000

Schiffter-Weinle H. Damit nichts bricht – Emulgatoren helfen bei galenischen Inkompatibilitäten. Deutsche Apotheker Zeitung 40/2016, S. 94 ff.

Schiffter-Weinle H. PEG – Das Multitalent. Deutsche Apotheker Zeitung 26/2015, S. 38 ff.

Thoma K (Begr.), Daniels, R (Bearb.). Apothekenrezeptur und -defektur. 6. Aktualisierungslieferung, Deutscher Apotheker Verlag, Stuttgart 2014

Wolf G. Rezepturen – Probleme erkennen, lösen, vermeiden. 4. Aufl., Deutscher Apotheker Verlag, Stuttgart 2013

Ziegler AS. aporello Hilfsstoffe in der Rezeptur. Deutscher Apotheker Verlag, Stuttgart 2015

Ziegler AS. Plausibilitäts-Check Rezeptur. 4. Aufl., Deutscher Apotheker Verlag, Stuttgart 2017

11 Einwaage für vorhandene Waagen zu gering

Ronja Wittmann

In der Apothekenrezeptur müssen immer wieder Wirk- und Hilfsstoffe (z. B. Konservierungsmittel) in so geringen Konzentrationen verarbeitet werden, dass ihre Einwaage auf apothekenüblichen Waagen nicht ohne weiteres mit hinreichender Genauigkeit gewährleistet werden kann. Da jede noch so genaue Waage einen individuellen Wägefehler aufweist, der mit abnehmender Einwaage zunimmt, muss für jedes Gerät eine individuelle Mindesteinwaage ermittelt werden, oberhalb der eine ausreichend exakte Wägung überhaupt erst möglich ist. Liegt die Einwaage eines Rezepturbestandteils unter dieser Grenze, muss die korrekte Dosierung auf andere Weise – beispielsweise durch die Verwendung von Stammzubereitungen – sichergestellt werden.

11.1 Grundproblem

Die exakte Wirkstoffkonzentration eines Arzneimittels ist ein entscheidendes Kriterium, um den gewünschten therapeutischen Effekt zu erreichen. Auch Apotheken haben daher bei jeder Rezepturherstellung die Einhaltung der genauen Arzneistoffkonzentration/-masse je Dosis bzw. Zubereitung zu gewährleisten. Grundvoraussetzung hierfür ist die genaue Wirkstoffeinwaage, aber auch das korrekte Auffüllen des Ansatzes auf die vorgegebene Sollmenge, damit am Ende die Wirkstoffkonzentration stimmt.

Generell sind Wägungen bei der Arzneimittelherstellung mit einer Genauigkeit von ±1 % durchzuführen, sofern dies technisch möglich ist. Als begründbare Ausnahmen nennt das NRF Anreibemittel für Suspensionssalben oder Puffer zur pH-Regulation, vorausgesetzt im letzten Schritt wird auf 100 % der Sollmenge aufgefüllt, sodass variierende Anreibemittel- oder Puffermengen anderweitig ausgeglichen werden.

Im Zuge der Rezepturplanung muss daher für jeden einzelnen Wägeschritt beurteilt werden, welche Waage jeweils geeignet ist. Hierzu ist es unerlässlich, die Genauigkeit aller in der Apotheke genutzten Waagen zu kennen bzw. behelfsweise abzuschätzen. Die entscheidende Kenngröße in diesem Kontext ist die sogenannte Mindesteinwaage, vom NRF definiert als „kleinste Masse, die mit einer bestimmten Waage mit vorgegebener Genauigkeit gewogen werden kann."

Für die Ermittlung der waagenspezifischen Mindesteinwaage existieren verschiedene Verfahren, auf die in ▸Kap. 11.2.1 näher eingegangen wird. Massen, die unterhalb der Mindesteinwaage liegen, können auf der betreffenden Waage nicht mit hinreichender Genauigkeit eingewogen werden. Wie die Wirkstoffauswahl in ◘ Tab. 11.1 verdeutlicht, gibt es eine ganze Reihe von Rezeptursubstanzen, die üblicherweise so niedrig dosiert werden, dass es schlichtweg unmöglich ist, sie auf apothekenüblichen Waagen mit der für Arzneimittel gebotenen Exaktheit einzuwiegen. Betrachtet man beispielsweise den Wirkstoff Methoxsalen, so müssten für 50 Gramm Zubereitung gerade einmal 0,3 bis 2,5 mg eingewogen werden, für kleinere Ansätze sogar noch weniger. Spätestens hier sind die Grenzen der Leistungsfähigkeit jeder noch so genauen Apothekenwaage überschritten.

Cave

Die Mindesteinwaage ist nicht zu verwechseln mit der Mindestlast, die das untere Ende des geeichten Wägebereichs einer Waage angibt. Die Mindestlast ist definiert als ein Vielfaches des Teilungswerts d (auch Ablesbarkeit genannt), der den kleinsten angezeigten Ziffernschritt der Waage kennzeichnet. Bei Feinwaagen beträgt die Mindestlast 100 · d, bei Präzisionswaagen – je nach Eichwert – 20 bzw. 50 · d. Zwar muss die absolute Mindestlast überschritten werden, um überhaupt eichpflichtig und mit hinreichender Genauigkeit wägen zu können, dies bedeutet aber im Umkehrschluss nicht, dass nach Überschreitung der Mindestlast alle noch so kleinen Massen exakt abgewogen werden können. Oder, um es praktisch auszudrücken: Die Wägung einer Substanz wird nicht genauer, nur weil ein ausreichend schweres Gefäß verwendet wird. Da die Mindestlast in der Regel bereits durch das Rezepturgefäß (Rezepturwaage) bzw. Wägeschiffchen (Analysenwaage) überschritten wird, die Einwaagegenauigkeit aber bei jedem einzelnen Wägeschritt gewährleistet werden muss, ist für die Apotheke die Mindesteinwaage (synonym: Minimaleinwaage) erfahrungsgemäß die im Alltag relevante Größe.

Tab. 11.1 Auswahl niedrig dosierter Wirkstoffe, die mit apothekenüblichen Waagen möglicherweise nicht mit hinreichender Genauigkeit eingewogen werden können

Wirkstoff	Übliche therapeutische Konzentration [%]	Erforderliche Einwaage für 50 g Zubereitung
Betamethasondipropionat	0,05	25 mg
Dexamethasonacetat	0,01–0,05	5–25 mg
Estradiol-Hemihydrat	0,005–0,015	2,5–7,5 mg
Fluocinolonacetonid	0,025	12,5 mg
Methoxsalen	0,0006–0,005	0,3–2,5 mg
Tretinoin	0,025–0,1	12,5–50 mg
Triamcinolonacetonid	0,025–0,1	12,5–50 mg

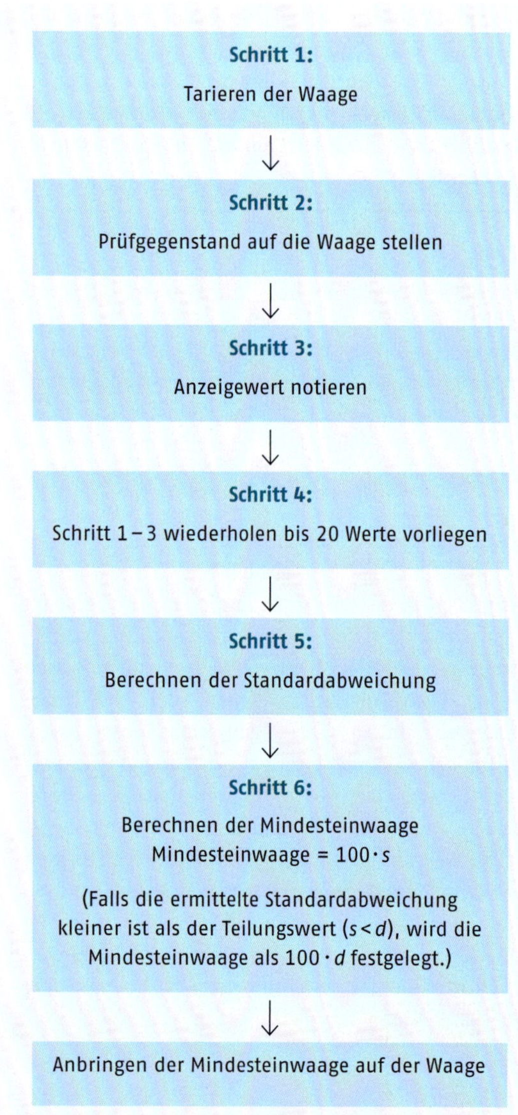

Abb. 11.1 Vorgehen bei der praktischen Bestimmung der Mindesteinwaage

11.2 Allgemeine Handlungsempfehlung

11.2.1 Ermittlung der Mindesteinwaage

Um die Wägbarkeit niedrig dosierter Wirkstoffe mit einer bestimmten Waage kompetent beurteilen zu können, muss zunächst deren Mindesteinwaage bekannt sein. Sie ist gerätespezifisch, d.h. sie muss für jede Waage individuell ermittelt und in regelmäßigen Abständen überprüft werden.

Das NRF beschreibt drei Verfahren zur Bestimmung der Mindesteinwaage:

1. Die Leistungsfähigkeit der Waage wird permanent und umfassend in eigener Verantwortung geprüft. Die Ergebnisse werden im Rahmen eines Qualitätssicherungssystems auf die unterschiedlichen Herstellungsvorgänge angewendet.
2. Als Maß für die Genauigkeit dienen die aus der Eichung resultierenden Verkehrsfehlergrenzen, die sich je nach Belastung der Waage in bis zu drei Bereiche mit verschiedenen Grenzwerten unterteilen lassen.
3. Der Streuung der Wägung wird mit dem Teilungswert d der Waagenanzeige gleichgesetzt, die Richtigkeit der Wägung durch Kalibrierung sichergestellt.

Während bei den Verfahren 2 und 3 unberücksichtigt bleibt, dass sich die Mindesteinwaage – je nach Aufstellungsort bzw. Umgebungsbedingungen – für ein und dieselbe Waage unterscheiden kann, ermittelt Verfahren 1 die Mindesteinwaage unter den tatsächlichen Gegebenheiten des jeweiligen Rezepturarbeitsplatzes. Das Verfahren 1 wird daher vom NRF bevorzugt und nachfolgend auch als einziges näher beschrieben. Das praktische Vorgehen ist in Abb. 11.1 schematisch dargestellt.

Für die Ermittlung der Mindesteinwaage nach NRF (Verfahren 1) wird ein definierter Prüfgegenstand zwanzigmal in voneinander unabhängigen Wägevorgängen gewogen, d. h. die Tara-Taste ist bei unbelasteter Waage vor jeder einzelnen Wägung erneut zu betätigen. Die Einzelmesswerte sollen dabei ohne echten Bedienfehler gewonnen werden, jedoch auch nicht unter optimalen Bedingungen, vielmehr sollen sämtliche Einflussfaktoren berücksichtigt werden, die die Genauigkeit des angezeigten Ergebnisses (innerhalb der üblichen Bedienungsweise) beeinträchtigen können und mit deren Auftreten im Arbeitsalltag realistischerweise zu rechnen ist. Dazu gehört auch ein Prüfgegenstand mit relativ großer Anfälligkeit für Luftbewegungen, wie etwa ein Becherglas oder eine Kunststoffkruke. Zudem soll nicht übertrieben genau gearbeitet werden, sondern in einer Art und Weise, die auch unter Alltagsbedingungen eingehalten werden kann.

Bei nicht schwankenden Werten der Anzeige ist auf den Stillstand der Waagenanzeige zu warten. Schwanken die Anzeigewerte, darf kein bestimmter oder erwarteter Wert bevorzugt werden, beispielsweise weil dieser bereits bei der vorherigen Wägung oder insgesamt öfter abzulesen war und daher vermutlich „richtiger" ist. Um diesen Effekt auszuschließen, wird bei schwankenden Werten empfohlen, den Blick kurz abzuwenden und nach erneutem Betrachten des Displays den ersten wahrnehmbaren Wert zu notieren. Auf diese Weise erfolgt die Auswahl des abgelesenen Werts ohne verfälschende Präferenz. Nach 20 Wägungen sind die so erhaltenen Einzelwerte statistisch auszuwerten.

Hierzu wird zunächst das arithmetische Mittel $\overline{x}$ aller n Wägeergebnisse x_i ermittelt:

$$\overline{x} = \frac{1}{n}\sum_{i=1}^{n} x_i = \frac{x_1 + x_2 + x_3 + \ldots + x_n}{n}$$

und hieraus die Standardabweichung s errechnet:

$$s = \sqrt{\frac{1}{n-1}\sum_{i=1}^{n} (x_i - \overline{x})^2}$$

Liegt das Ergebnis für s über dem Teilungswert d der Waage, ergibt sich die Mindesteinwaage m_{min} durch Multiplikation der Standardabweichung s mit dem Faktor 100:

$$m_{min} = 100 \cdot s \qquad \text{(falls } s > d\text{)}$$

Ist die ermittelte Standardabweichung s hingegen kleiner als der Teilungswert d, wird stattdessen der 100-fache Teilungswert d als Mindesteinwaage angegeben:

$$m_{min} = 100 \cdot d \qquad \text{(falls } s < d\text{)}$$

Die Bestimmung kann der Einfachheit halber unter Verwendung der Arbeitshilfe in ▸ Kap. 11.4.1 erfolgen und dokumentiert werden. Aber auch das NRF stellt hierfür Dokumente und elektronische Rechenhilfen zur Verfügung. Die festgelegte Mindesteinwaage ist gut sichtbar auf der Waage zu vermerken. Dabei empfiehlt es sich, die Mindesteinwaage sinnvoll aufzurunden, um die Sicherheit zu erhöhen, sodass nicht bei jeder geringfügigen Änderung der Benutzungs- oder Umgebungsbedingungen eine Neubestimmung der Mindesteinwaage erforderlich wird.

Typische Werte für die Mindesteinwaage liegen bei Feinwaagen mit einem Teilungswert d von 0,0001 g im Bereich von 0,020 g, bei Präzisionswaage mit einem Teilungswert d von 0,01 g bei etwa 1,00 g. Daraus leitet sich die einfache Faustregel ab, dass Einwaagen bis zu einem Gramm auf der Analysenwaage vorgenommen werden sollten. Einwaagen unterhalb von 0,020 g können mit apothekenüblichen Waagen in aller Regel nicht mehr mit hinreichender Genauigkeit gewogen werden, sodass an einer Verwendung von Rezepturkonzentraten oder Stammzubereitungen in diesem Fall meist kein Weg vorbeiführt (▸ Kap. 11.2.2).

11.2.2 Verarbeitung von Stammzubereitungen

Ist für eine Substanz eine sehr geringe Einwaage (etwa im unteren zweistelligen mg-Bereich oder gar darunter) erforderlich, besteht meist nur noch die Möglichkeit mit Stammzubereitungen zu arbeiten. Hierunter versteht man homogene Mischungen eines definiert konzentrierten Wirkstoffs mit einem inerten Träger, wodurch sich insgesamt höhere Einwaagen ergeben. Beispielsweise wäre es denkbar statt 5 mg Dexamethason 500 mg einer 1%igen Stammverreibung einzusetzen, die kommerziell bezogen oder aus 0,1 g Wirkstoff und 9,9 g einer geeigneten Grundlage selbst hergestellt werden kann. Im Gegensatz zur direkten Wirkstoffeinwaage, liegen alle bei Herstellung und Verwendung der Stammzubereitung vorkommenden Massen über der für Feinwaagen typischen Mindesteinwaage von etwa 20 mg (▸ Kap. 11.2.1).

Ist die Entscheidung gefallen, dass eine Rezeptur mithilfe einer Stammzubereitung angefertigt werden soll, bestehen folgende Möglichkeiten:

- Herstellung der Stammzubereitung für eine individuelle Einzelrezeptur,
- Herstellung der Stammzubereitung im Defekturmaßstab, falls diese häufiger benötigt wird und ihre Haltbarkeit ein solches Vorgehen erlaubt,
- Bezug fertiger Stammzubereitungen von kommerziellen Anbietern.

Bei der Eigenherstellung der Stammzubereitung, sei es für eine individuelle Einzelrezeptur oder im Defekturmaßstab, kann für diverse Stoffe auf NRF-Vorschriften zurückgegriffen werden. Einige dieser NRF-Stammzubereitungen können auch fertig über den Großhandel bezogen werden, darüber hinaus gibt es aber auch etliche kommerziell verfügbare Stammzubereitungen, die nicht im NRF beschrieben sind (◘ Tab. 11.2). Wie bei anderen Ausgangsstoffen bzw. Zwischenprodukten, ist die Haltbarkeit bzw. Weiterverarbeitungsfrist auch bei Stammzubereitungen begrenzt. Anhaltspunkte für die Festlegung der Weiterverarbeitungsfrist liefern die Empfehlungen des NRF bzw. die Angaben der Hersteller.

Neben dem Vorteil der höheren Wägegenauigkeit sprechen oft noch andere Gründe für die Verwendungen von Stammzubereitungen. Hierzu gehören beispielsweise problematische Vorgänge beim Abwiegen von Farbstoffen, die Gewährleistung einer besseren Homogenität und Dispersität bei Suspensionszubereitungen (▸Kap. 18.2.2) sowie eine Standardisierung bei hygroskopischen oder im Gehalt stark schwankenden Ausgangsstoffen. Daneben ermöglicht die Verwendung von Stammzubereitungen eine sichere und unkompliziertere Verarbeitung von Gefahrstoffen (keine bzw. weniger Wirkstoffstäube). Bei Stammzubereitungen mit hochpotenten Gefahrstoffen wird aus Gründen des Mitarbeiterschutzes empfohlen, diese – soweit möglich – als industriell gefertigte Ausgangsstoffe zu beziehen und von der Eigenherstellung abzusehen.

Diese von der Wägetechnik unabhängigen Vorzüge von Stammzubereitungen seien an dieser Stelle lediglich der Vollständigkeit halber erwähnt. Die weiteren Ausführungen dieses Kapitels fokussieren sich, dem hier behandelten Rezepturproblem entsprechend, ausschließlich auf wägeassoziierte Aspekte der Verwendung von Stammzubereitungen.

Stammlösungen

Stammlösungen zeichnen sich durch ihre einfache Herstellung sowie ihre hervorragende Homogenität aus. Allerdings können sie nur in Rezepturen eingesetzt werden, die ein der Stammlösung vergleichbares Lösevermögen für den eingesetzten Wirkstoff aufweisen, da sonst mit Rekristallisation zu rechnen ist.

Bei der Herstellung einer Stammlösung wird eine Substanzmenge eingesetzt, deren Masse groß genug ist, um ausreichend genau abgewogen zu werden. Anschließend wird die Substanz in einem Trägermedium, in der Regel Wasser, gelöst (z. B. ad 100,0 g). Im eigentlichen Rezepturansatz wird dann jene Teilmenge dieser Lösung verarbeitet, die die tatsächlich benötigte Menge der Substanz enthält.

Im Rahmen der Eigenherstellung in der Apotheke kann das Auflösen der Substanz visuell beurteilt werden, Probleme sind selten und allenfalls dann zu erwarten, wenn bekanntermaßen Löslichkeitsprobleme vorliegen, wie etwa bei Konserviertem Wasser DAC (▸Kap. 9.2.2). Bei wässrigen Systemen sind ggf. beschränkte Weiterverarbeitungsfristen zu beachten, wie sie sich etwa durch mikrobielles Wachstum oder aus chemischen bzw. physikalischen Instabilitäten ergeben.

Pulverförmige Stammverreibungen

Die Homogenität einer Stammzubereitung ist essentiell für die Dosierungsgenauigkeit daraus hergestellter Rezepturen. In dieser Hinsicht sind Stammverreibungen fester Wirkstoffe mit pulverförmigen Hilfsstoffen, wie Mannitol, Stärke oder Lactose-Monohydrat (▫Tab. 11.2), deutlich problematischer als Lösungen. Insbesondere bei der Herstellung niedrig konzentrierter Stammverreibungen, kommt jedem einzelnen Verreibungsschritt außerordentliche Bedeutung zu, da Inhomogenitäten der Stammzubereitung zwangsläufig zu Fehldosierungen in damit hergestellten Rezepturen führen. Der Vorteil der genaueren Wägbarkeit wäre mithin verschenkt.

Bei der Herstellung von Stammverreibungen mit pulverförmigen Trägern ist – ähnlich wie bei halbfesten Stammverreibungen – eine visuelle Kontrolle der Homogenität in der Regel nicht möglich (es sei denn, es handelt sich um den Ausnahmefall einer farbigen Substanz). Umso mehr ist auf eine angemessene Herstellungstechnik zu achten. Verreibungen im Verhältnis 1:100 sind dabei kritischer als Verreibungen im Verhältnis 1:10.

Erfolgt die Herstellung in einer Reibschale, sind deren Poren zunächst mit Hilfsstoff zu verschließen, damit kein Wirkstoff darin verloren geht, danach wird die Substanz angerieben. Die weitere Hilfsstoffzugabe erfolgt nach dem Prinzip der sukzessiven Verdünnung jeweils im Verhältnis 1+1, wobei die Wand der Reibschale wiederholt abgekratzt werden sollte.

Halbfeste Stammverreibungen bzw. Rezepturkonzentrate

Bei halbfesten Rezepturkonzentraten ist zu beachten, dass die Stammzubereitung mit der Rezepturgrundlage mischbar und kompatibel sein muss. Dementsprechend werden für Wirkstoffe, die üblicherweise sowohl in hydro- als auch in lipophilen Zubereitungen eingesetzt werden (z. B. Salicylsäure) unterschiedliche Rezepturkonzentrate benötigt (▫Tab. 11.2). Aufgrund der großen Auswahl kommerzieller Produkte erübrigt sich die Eigenherstellung halbfester Stammzubereitungen in vielen Fällen, zumal sie bei Berücksichtigung des Zeitaufwands und der dabei anfallenden Personalkosten auch nicht unbedingt die preisgünstigere Alternative darstellt. Entscheidet sich die Apotheke dennoch für die Eigenherstellung oder ist für die benötigte Substanz keine kommerzielle Stammverreibung verfügbar, so ist bei halbfesten Lösungskonzentraten darauf zu achten, dass auch die später verwendete Grundlage ein gutes Lösevermögen für den Wirkstoff aufweist, da sonst Rekristallisationen nach Verdünnung in der Rezeptur nicht auszuschließen sind. Qualitätsbestimmende Parameter bei halbfesten Suspensionskonzentraten sind deren Dispersität und maximale Partikelgröße. Beide lassen sich in aller Regel durch einen längeren und intensiveren Verreibungsprozess optimieren. Ferner empfiehlt es sich, mit einer hoch konzentrierten Vorverreibung zu starten, die dann in mehreren Schritten sukzessive auf die gewünschte Konzentration der Stammverreibung verdünnt wird.

11.3 Rezepturbeispiel

Verordnung

Triamcinolonacetonid	0,0125 g
Mittelkettige Triglyceride	q. s.
Basiscreme DAC	ad 50,0000 g

M. D. S.: Zweimal täglich auf die Wangen auftragen. Im Kühlschrank aufbewahren.

Die benötigte Triamcinolonacetonid-Masse ist für jede Waage mit einer Mindesteinwaage über 12,5 mg zu gering, um exakt abgewogen zu werden. Da dies auf quasi alle Apothekenwaagen zutrifft, muss bei dieser Rezeptur mit einer Stammzubereitung gearbeitet werden. Für den verordneten Wirkstoff steht eine ganze Reihe kommerziell erhältlicher Stammverreibungen zur Verfügung (◘ Tab. 11.2). Entscheidet sich die Apotheke beispielsweise für die Verwendung einer 10%igen, pulverförmigen Stammverreibung mit Mannitol, ergibt sich eine optimierte Rezeptur mit nachfolgenden Einwaagen:

Optimierte Rezeptur

Triamcinolonacetonid-Verreibung 10 % mit Mannitol DAC	0,1250 g
Mittelkettige Triglyceride	q. s.
Basiscreme DAC	ad 50,0000 g

M. D. S.: Zweimal täglich auf die Wangen auftragen. Im Kühlschrank aufbewahren.

Die einzusetzende Masse des Rezepturkonzentrats von 125 mg dürfte im Normalfall über der Mindesteinwaage einer handelsüblichen Feinwaage liegen und damit in den meisten Apotheken mit hinreichender Genauigkeit eingewogen werden können. Der im Vergleich zur Ausgangsrezeptur zehnfach höhere Feststoffanteil ist unproblematisch und beeinflusst auch die Haptik der fertigen Zubereitung kaum, da der absolute Feststoffanteil noch immer sehr gering ist und sich der Verreibungsträger Mannitol vollständig in Basiscreme DAC löst.

11.4 Arbeitshilfen

11.4.1 Formular zur Bestimmung der Mindesteinwaage nach NRF

Bestimmung der Mindesteinwaage m_{min} nach NRF

Waagenkennwerte:

Hersteller:	Typenbezeichnung:
Genauigkeitsklasse: ☐ I = Feinwaage (Analysenwaage) ☐ II = Präzisionswaage (Rezepturwaage)	
Mindestlast: Min = g	Höchstlast: Max = g
Teilungswert: d = g	Eichung gültig bis:
Kalibriert am:	Justiert am:

Messwerte:

Wägung-Nr.	Wägeergebnis [g]	Wägung-Nr.	Wägeergebnis [g]
1		11	
2		12	
3		13	
4		14	
5		15	
6		16	
7		17	
8		18	
9		19	
10		20	

Statistische Auswertung

Parameter	Formel	Ergebnis
Arithmetisches Mittel aus 20 Wägungen $\bar{x}$	$\bar{x} = \frac{1}{20} \sum_{i=1}^{n} x_i = \frac{x_1 + x_2 + x_3 + \ldots + x_{20}}{20}$	
Standardabweichung s	$s = \sqrt{\frac{1}{20-1} \sum_{i=1}^{n} (x_i - \bar{x})^2}$	
Minimaleinwaage m_{min}	falls $\mathbf{s} > \mathbf{d}$ gilt: $m_{min} = 100 \cdot \mathbf{s}$ falls $\mathbf{s} < \mathbf{d}$ gilt: $m_{min} = 100 \cdot \mathbf{d}$	

Geprüft am: ________________ Geprüft von: ________________

Abb. 11.2 Formular zur Bestimmung der Mindesteinwaage nach NRF

11.4.2 Rezepturübliche Stammzubereitungen

▫ Tab. 11.2 listet im NRF monographierte Stammzubereitungen sowie kommerziell erhältliche Rezepturkonzentrate verschiedener Hersteller.

Bitte beachten Sie

Die Auflistung der Stammzubereitungen des NRF ist nicht vollständig. Hier sind lediglich solche Stammzubereitungen aufgeführt, die im Hinblick auf einwaagebezogene Rezepturprobleme relevant erscheinen.

▫ **Tab. 11.2** Im NRF monographierte bzw. kommerziell erhältliche Stammzubereitungen zur Behebung einwaagebezogener Rezepturprobleme

Wirkstoff	Bezeichnung der Stammzubereitung	Trägermedium	NRF-Nr./Hersteller
Benzalkoniumchlorid	Edetathaltige Benzalkoniumchlorid-Stammlösung 0,1 %	Wasser für Injektionszwecke	NRF S.18.
	Benzalkoniumchloridlösung 0,1 % mit Natriumedetat 1 % ASR	Wasser für Injektionszwecke	PKH (apomix)
Betamethasonvalerat	Betamethasonvalerat-Verreibung 1 % mit Basiscreme DAC	Basiscreme	PKH (apomix)
	Betamethasonvalerat 1,22 % Cordes® RK	Basis Cordes RK	Ichthyol
	Betamethasonvalerat-Verreibung 10 % mit Reisstärke	Reisstärke	Fagron
	Betamethasonvalerat-Verreibung 10 % mit Mannitol	Mannitol	Fagron
Butylhydroxytoluol	Butylhydroxytoluol-Paraffinkonzentrat 2 %	Dickflüssiges Paraffin	NRF S.35.
Capsaicinoid	Propylenglycolisches Capsaicinoid-Konzentrat 2,5 %	Propylenglycol	NRF S.49.
Chlorhexidinacetat	Chlorhexidinacetat-Stammlösung 0,1 %	Wasser für Injektionszwecke	NRF S.7.
Clobetasolpropionat	Clobetasol 0,5 % Cordes® RK	Basis Cordes RK	Ichthyol
	Clobetasolpropionat-Verreibung 0,5 %	Basiscreme	PKH (apomix)
Clotrimazol	Clotrimazol 10 % Cordes® RK	Basis Cordes RK	Ichthyol
Dexamethason	Dexamethason-Verreibung 1 %	Nichtionische hydrophile Creme SR DAC	PKH (apomix)
	Dexamethason 1:10 Verreibung	Reisstärke	Fagron
Gentamicinsulfat	Gentamicin 1 % Cordes® RK	Basis Cordes RK	Ichthyol
Methoxsalen	Methoxsalen 0,006 % Cordes® RK	Basis Cordes RK	Ichthyol
Methyl-4-hydroxybenzoat	Methyl-4-hydroxybenzoat-Konzentrat 150 mg/ml	Propylenglycol	NRF S.34.
Metronidazol	Metronidazol-Verreibung 10 %	Weißes Vaselin	Caelo
	Metronidazol-Verreibung 10 %	Nichtionische hydrophile Creme SR DAC	PKH (apomix)
Misoprostol	Misoprostol Dispersion HPMC 1 %	Hypromellose	Fagron
Octenidindihydrochlorid	Octenidindihydrochlorid-Stammlösung 2 %	Glycerol / Gereinigtes Wasser	NRF S.50.

Tab. 11.2 Im NRF monographierte bzw. kommerziell erhältliche Stammzubereitungen zur Behebung einwaagebezogener Rezepturprobleme (Fortsetzung)

Wirkstoff	Bezeichnung der Stammzubereitung	Trägermedium	NRF-Nr./Hersteller
Polihexanid	Polihexanid-Stammlösung 0,1 %/1 %	Gereinigtes Wasser	NRF S.30.
Prednisolon	Prednisolon 1:10 Verreibung	Reisstärke	Fagron
Prednisolonacetat	Prednisolonacetat-Verreibung 10 %	Weißes Vaselin	Caelo
	Prednisolon[sic!]-Verreibung 1 %	Nichtionische hydrophile Creme SR DAC	PKH (apomix)
Salicylsäure	Salicylsäure-Konzentrat 2 %	Weißes Vaselin	Caelo
	Salicylsäure-Konzentrat 5 %	Weißes Vaselin	Caelo
	Salicylsäure-Konzentrat 10 %	Weißes Vaselin	Caelo
	Salicylsäure-Verreibung 50 %	Weißes Vaselin	Caelo
	Salicylsäure-Verreibung 50 % fettig	Gelbes Vaselin	PKH (apomix)
	Salicylsäure-Verreibung 50 % wässrig	Nichtionische hydrophile Creme SR DAC	PKH (apomix)
Thalidomid	Thalidomid-Rezepturkonzentrat 50 %	Macrogol 400 / Macrogol 1 500	NRF S.32.
Thiomersal	Thiomersal-Stammlösung 0,2 %	Wasser für Injektionszwecke	NRF S.4.
Tretinoin	Tretinoin-Lösung 3,33 mg/ml	Ethylmethylketon / Ethanol	Fagron
	Lipophiles Tretinoin-Rezepturkonzentrat 2 %	Weißes Vaselin	NRF S.29.
Triamcinolonacetonid	Triamcinolonacetonid-Verreibung 1 %	Nichtionische hydrophile Creme SR DAC	PKH (apomix)
	Triamcinolonacetonid-Verreibung 2 %	Weißes Vaselin	Caelo
	Triamcinolonacetonid 1:10 Verreibung	Reisstärke	Fagron
	Triamcinolonacetonid-Verreibung 10 % mit Mannitol DAC	Mannitol	Fagron

Weiterführende Literatur

Deutscher Arzneimittel Codex (DAC) inkl. Neues Rezeptur-Formularium (NRF), Rezepturhinweisen und Rezepturenfinder (online). Avoxa – Mediengruppe Deutscher Apotheker GmbH, Eschborn 2017

Hunnius C, Ammon HPT. Hunnius Pharmazeutisches Wörterbuch. 10. Aufl., Walter de Gruyter, Berlin – New York 2010

Pfeuffer J. Richtig wiegen – Welche Faktoren die Wägeergebnisse beeinflussen können. Deutsche Apotheker Zeitung 39/2016, S. 76 ff.

Seyferth S. Richtig wiegen – Gute Wägepraxis in der Apotheke, Deutscher Apotheker Verlag, Stuttgart 2015

12 Brechende Emulsionssysteme

Kirsten Seidel

Bei vielen der in Apotheken hergestellten Rezepturarzneimittel handelt es sich um mehrphasige Zubereitungen, die aus hydrophilen und lipophilen Bestandteilen bestehen und durch Emulgatoren stabilisiert werden. Durch den Zusatz weiterer oberflächenaktiver Substanzen wird die Stabilisierung insbesondere dann beeinträchtigt, wenn diese eine dem vorliegenden Emulsionstyp entgegengesetzte Phasenlage bewirken. Bei den störenden Substanzen kann es sich um Wirkstoffe handeln, aber auch um Emulgatoren aus einzuarbeitenden Zubereitungen (meist Handelspräparate) mit entgegengesetzter Phasenlage. O/W-Zubereitungen sollten daher grundsätzlich nicht mit W/O-Zubereitungen verarbeitet werden. Makroskopisch sichtbar wird die Störung von Emulsionssystemen meist durch den Austritt einer der beiden Phasen.

12.1 Grundproblem

Emulsionen bestehen aus einer lipophilen und einer hydrophilen Phase, von denen eine (die disperse Phase) in Form von Tröpfchen in der anderen (kontinuierlichen Phase) verteilt ist. Diesem Aufbau entsprechen vor allem flüssige Emulsionen. Zwar bestehen auch Cremes aus einer hydrophilen und einer lipophilen Phase, sie weisen jedoch nicht unbedingt diese klare Tröpfchenstruktur auf, sondern zeigen häufig komplexere Strukturen. Dennoch ist auch für die Stabilisierung von Cremes in aller Regel die Anwesenheit emulgierender Substanzen erforderlich. Eine Ausnahme bildet Kühlcreme DAB, bei der die Stabilisierung allein durch die hohe Viskosität der äußeren lipophilen Phase erreicht wird.

Je nachdem, welche der beiden Phasen die äußere bildet, spricht man von Öl-in-Wasser-(O/W-) oder Wasser-in-Öl-(W/O-)Emulsionen. Hydrophile Cremes oder Emulsionen haben eine äußere wässrige Phase, lipophile Cremes oder Emulsionen eine äußere lipophile Phase.

Einen Zwischenstatus besitzen ambiphile Grundlagen (z. B. Basiscreme DAC), die keine eindeutige Phasenlage aufweisen. Sie bestehen aus hydrophilen und lipophilen Komponenten und werden erst durch Weiterverarbeitung mit Wasser oder Lipidkomponenten eindeutig zu einer hydrophilen oder lipophilen Creme.

Entscheidend für die Phasenlage ist in erster Linie der verwendete Emulgator. Gemäß der sogenannten Bancroft-Regel bildet diejenige Phase, in der sich der verwendete Emulgator besser löst, die äußere Phase. Zwar liegt diese Phase häufig auch in einem größeren Anteil vor, das Mengenverhältnis ist für die Phasenlage jedoch nicht ausschlaggebend.

Um anhand der Emulgatorstruktur die Phasenlage vorauszusagen, gibt es einige Faustregeln:

- Emulgatoren mit ionischen Gruppen bilden meist O/W-Emulsionen
- Emulgatoren mit hohem PEG-Anteil bilden ebenfalls häufig O/W-Emulsionen
- Fettalkohole bilden in der Regel W/O-Emulsionen

Eine sichere Voraussage ist so jedoch nicht möglich. Insbesondere bei Emulgatorgemischen sind auch die Anteile der jeweiligen Einzelsubstanzen ausschlaggebend. Experimentell kann häufig vergleichsweise einfach bestimmt werden, welche Phasenlage vorliegt: Bei Zugabe von Wasser zu einem kleinen Teil der Zubereitung resultiert nach kurzem Verrühren nur dann eine homogene Mischung, wenn es sich bei der Zubereitung um ein O/W-System handelt.

Therapeutisch ist normalerweise – je nach Hautbeschaffenheit – ein bestimmter Emulsionstyp gewünscht: nach außen lipophile Zubereitungen werden meist auf trockener bis sehr trockener Haut verwendet, nach außen hydrophile Zubereitungen auf normaler bis fetter Haut oder erkrankungsbedingt feuchten Hautstellen. Über den tatsächlichen Wassergehalt kann bei Bedarf eine Anpassung an den Hautzustand des Patienten erfolgen, ferner lässt sich dadurch ein mehr oder weniger kühlender Effekt erzielen oder die Konsistenz der Zubereitung einstellen (▸ Kap. 19.2). Ambiphile Cremes bilden auch hier einen Kompromiss und können für viele Hauttypen angewendet bzw. durch Einarbeitung lipo- oder hydrophiler Komponenten auf den individuellen Hauttyp abgestimmt werden.

Wie die vorausgehenden Ausführungen zeigen, handelt es sich bei Cremes und Emulsionen um komplexe Systeme, bei denen alle Bestandteile gut aufeinander abgestimmt sein müssen. Das Mischen von Zubereitungen unterschiedlicher Phasenlage ist daher nur in seltenen Fällen (und auch dann nur in begrenztem Maße) möglich.

Auch das Einarbeiten zusätzlicher oberflächenaktiver Substanzen hat häufig eine Störung der inneren Struktur und damit ein Brechen der Emulsion zur

Tab. 12.1 Gegenüberstellung gängiger Bezeichnungen bei Handelspräparaten und der korrespondierenden Ph. Eur.-Bezeichnungen

Gängige Bezeichnungen bei Handelspräparaten	Bezeichnung im Ph. Eur.
Basissalbe, Fettsalbe, Salbe	Hydrophobe Salbe
Basissalbe, Basisfettsalbe, Salbe	Wasseraufnehmende Salbe
Basiscreme, Creme, Hydrocreme, Softcreme	Hydrophile Creme
Basissalbe, Fettcreme, Creme, Lipocreme, Salbe	Lipophile Creme

Folge. Zudem lassen sich in eine gegebene Emulsion nur begrenzt weitere lipophile oder hydrophile Flüssigkeitsmengen einarbeiten, ohne die Kapazität des Emulgators zu überschreiten. Die genannten Beispiele sind zugleich die häufigsten Ursachen für das Brechen mehrphasiger Systeme und werden daher nachfolgend ausführlicher erläutert.

12.1.1 Mischung phasenungleicher Zubereitungen

Generell sollte auf das Mischen von Zubereitungen gegensätzlicher Phasenlage verzichtet werden, da die Gefahr einer Instabilität groß ist. Verordnungen, die solche Kombinationen vorsehen, sind meist einer ärztlichen Unkenntnis der galenischen Problematik geschuldet. Zudem kann aus den Handelsnamen der verordneten Präparate oft nicht zweifelsfrei auf die Phasenlage der Zubereitung geschlossen werden, da hier zwar Konventionen, aber keine verbindlichen Vorgaben existieren. In Tab. 12.1 sind gängige Bezeichnungen für Handelspräparate unterschiedlicher Phasenlage zusammengefasst und den pharmazeutisch korrekten Bezeichnungen des Europäischen Arzneibuchs gegenübergestellt.

Zu beachten ist, dass „Emulsionen" im Europäischen Arzneibuch so nicht definiert sind. In Handelspräparaten wird häufig der Begriff „Lotion" für eine fließfähige Emulsion verwendet. Eine Aussage über die Phasenlage lässt sich jedoch auch hier nicht aus der Bezeichnung ableiten, da unter den Handelspräparaten ohne nähere Differenzierung sowohl hydrophile als auch lipophile Lotionen existieren.

Ziel einer „gemischten" Verordnung ist es häufig, die austrocknende Wirkung einer hydrophilen Creme mit hohem Wassergehalt ein Stückweit zu kompensieren, indem der Fettanteil erhöht wird, ohne jedoch gleich eine lipophile Creme zu verordnen. Dies gilt vermutlich insbesondere dann, wenn eine wirkstoffhaltige mit einer wirkstofffreien Creme verarbeitet werden soll. Allerdings lässt sich dieses Ziel in aller Regel durch den Wechsel zu einer anderen Grundlage mit höherem Fettgehalt bei gleicher Phasenlage einfacher und zuverlässiger erreichen.

Werden zwei wirkstoffhaltige Cremes unterschiedlicher Phasenlage verordnet, ist das primäre Ziel des Arztes vermutlich eine Kombination der beiden Wirkstoffe, sodass nach Möglichkeiten gesucht werden muss, die dem therapeutischen Ziel und der galenischen Problematik in gleicher Weise Rechnung tragen.

12.1.2 Erhöhung des Wasser- oder Lipidanteils

Die in einer Zubereitung vorhandene Emulgatormenge kann immer nur eine gewisse Menge an innerer Phase inkorporieren. Wird die Emulsionskapazität überschritten, resultiert eine inhomogene Zubereitung mit der latenten Tendenz zu brechen. Dies lässt sich zumeist auch nicht durch eine einfache Erhöhung des Emulgatoranteils kompensieren, da das Zusammenspiel der Einzelbestandteile in der Regel sehr viel komplexer ist. Dennoch ist eine Erhöhung des Wasser- oder Fettanteils bei den meisten Zubereitungen möglich, insbesondere dann, wenn der Anteil der äußeren Phase erhöht werden soll. Limitierender Faktor ist hierbei vor allem die aus der Einarbeitung resultierende Viskosität, die sich sowohl (z. B. bei Einarbeitung höher schmelzender Fette) in zähen, nicht mehr streichfähigen, als auch (z. B. bei Einarbeitung größerer Flüssigkeitsmengen) in dünnflüssigen, schlecht applizierbaren Zubereitungen äußern kann. Das Problem der Verflüssigung halbfester Zubereitungen wird in ▸ Kap. 15 ausführlich diskutiert.

12.1.3 Grenzflächenaktive Wirkstoffe

Die häufig angewendeten Wirkstoffe **Ammoniumbituminosulfonat** und **Polidocanol 600**, sowie **Steinkohlenteer** (auch als Lösung oder Spiritus), **Benzalkoniumchlorid**, **Octenidindihydrochlorid** und **Tannin** weisen eine gewisse Grenzflächenaktivität auf und wechselwirken daher mit mehrphasigen Systemen. Da die genannten Substanzen den Charakter eines O/W-Emulgators aufweisen, ist insbesondere eine Einarbeitung in entgegengesetzt aufgebaute W/O-Systeme meist nicht möglich. Lediglich durch eine deutliche Reduktion des Wassergehalts, gelingt es bei solchen Zubereitungen im Einzelfall, eine stabile Rezeptur herzustellen.

Makroskopisch sichtbar wird die Inkompatibilität zwischen grenzflächenaktivem Wirkstoff und einer Grundlage mit ungeeigneter Phasenlage meist durch ein Brechen der Emulsion, wie im Beispiel von 5 % Polidocanol 600 in Hydrophober Basiscreme DAC (Abb. 12.1). Allerdings kann die Destabilisierung einer Emulsion nicht nur als manifeste, sondern auch als (zunächst) larvierte Inkompatibilität auftreten. Folglich darf nicht davon ausgegangen werden, dass problematische Zubereitungen, die nach der Herstellung homogen aussehen, dies auch über den gesamten Anwendungszeitraum bleiben.

Auch O/W-Systeme werden in ihrem Aufbau durch solche Substanzen beeinflusst. Bis zu einem bestimmten Wirkstoffanteil äußert sich dies jedoch vor allem in einer mehr oder weniger ausgeprägten Verflüssigung der Zubereitung (▸ Kap. 15). Diese kann entweder toleriert oder durch Zugabe viskositätserhöhender Substanzen kompensiert werden (Tab. 15.1 bzw. Tab. 15.2).

12.2 Allgemeine Handlungsempfehlung

12.2.1 Mischung phasenungleicher Zubereitungen

Verordnet der Arzt die Kombination einer W/O- mit einer O/W-Zubereitung, muss zunächst geklärt werden, ob aus therapeutischer Sicht letztlich eine lipophile oder eine hydrophile Zubereitung erwünscht ist, um ausgehend davon einen adäquaten Vorschlag zur Optimierung der Rezeptur zu unterbreiten.

Unter Beachtung der Charakteristika der verordneten Grundlagen bzw. Handelspräparate kann dann ein Alternativvorschlag erarbeitet werden, der folgende Punkte berücksichtigen sollte:

- Wirkstoff(e) in gewünschter Konzentration (ggf. kann auf eine andere, aber therapieäquivalente Substanz ausgewichen werden)
- Zubereitung mit gewünschter Phasenlage
- Zubereitung mit gewünschtem Wassergehalt
- Zubereitung mit gewünschter bzw. angemessener Konsistenz

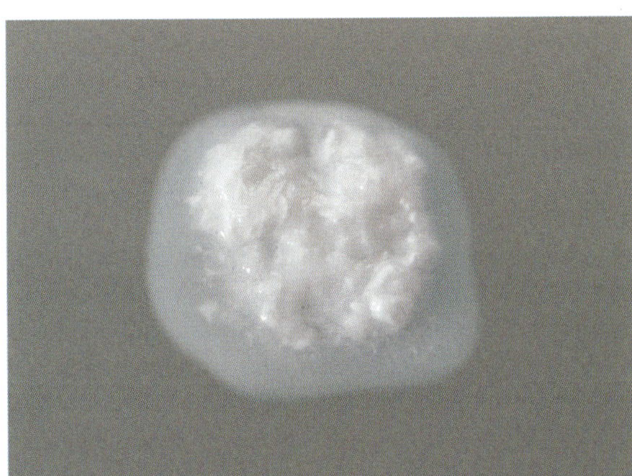

Abb. 12.1 5 % Polidocanol 600 in Hydrophober Basiscreme DAC

Selbstverständlich müssen bei der Erarbeitung eines Alternativvorschlags zudem die üblichen Fragestellungen hinsichtlich der mikrobiellen Anfälligkeit bzw. Konservierung (▸ Kap. 6 bzw. ▸ Kap. 7) und Kompatibilität aller Bestandteile (▸ Kap. 8 bis ▸ Kap. 13) beachtet werden.

Mischung von Linola® und Linola® Fett

Häufig verordnen Hautärzte eine Mischung der beiden Fertigpräparate Linola® (O/W-System) und Linola® Fett (W/O-System) zu gleichen Teilen, also eine Mischung von Systemen unterschiedlicher Phasenlage. Auch hier sollte hinterfragt werden, welche Phasenlage letztlich gewünscht ist, da je nach Herstellungsweise unterschiedliche Ergebnisse erzielt werden.

Zur Herstellung einer O/W-Zubereitung (was vermutlich häufig beabsichtigt ist), werden entweder beide Bestandteile auf 65 °C erwärmt und dann gemeinsam kaltgerührt, wobei verdunstetes Wasser zu ersetzen ist, oder Linola® wird vorgelegt und Linola® Fett bei Raumtemperatur eingearbeitet.

Eine W/O-Zubereitung wird erhalten, indem Linola® Fett vorgelegt und Linola® nach und nach eingearbeitet wird. Diese Mischung zeigt eine festere Konsistenz als die O/W-Zubereitung.

Nach Klärung der vom Arzt gewünschten Phasenlage kann bei problematischen Rezepturen zunächst überprüft werden, ob im Bereich des angestrebten Wassergehalts alternative Handelspräparate mit der gewünschten Phasenlage zur Verfügung stehen (Tab. 12.3 bis Tab. 12.5). Existieren solche Alternativen nicht, können grundsätzlich zwei Wege beschritten werden:

1. Erhöhung des Wasser- oder Lipidanteils in einer der verordneten Grundlagen durch direkte Zugabe, wobei die durch den Verdünnungseffekt erniedrigte Wirkstoffkonzentration zu beachten ist.
2. Einarbeitung von Rezeptursubstanzen in eine andere Grundlage, die von Hause aus hinsichtlich Phasenlage und Wassergehalt die gewünschten Charakteristika aufweist.

Erhöhung des Wasser- oder Lipidanteils

Meist ist der Zusatz von Wasser oder Lipidkomponenten zu einer mehrphasigen Grundlage in gewissem Maße möglich. Als Lipidkomponente sollten dabei bevorzugt lipophile Substanzen verwendet werden, die ohnehin bereits Bestandteil der Zubereitung sind. Eine denkbare Alternative wäre aber auch die Verwendung

Tab. 12.2 Verarbeitung von Polidocanol in verschiedenen Grundlagen ausgehend von einer inkompatiblen Verordnung in Hydrophober Basiscreme DAC

Hydrophobe Basiscreme DAC	Wasserarme hydrophobe Alternative (NRF 11.119.)	Hydrophile Alternative (NRF 11.118.)
Hydrophobe W/O-Creme mit 70 % hydrophilen Anteilen	Hydrophobe W/O-Creme mit 20 % hydrophilen Anteilen	Ambiphile Creme, mit tendenziell hydrophilem Charakter
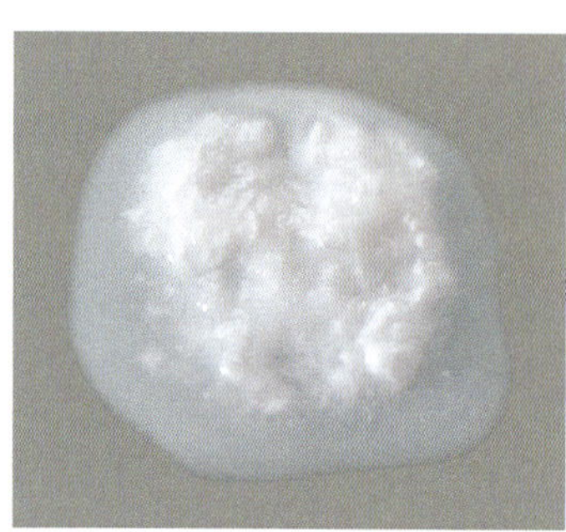	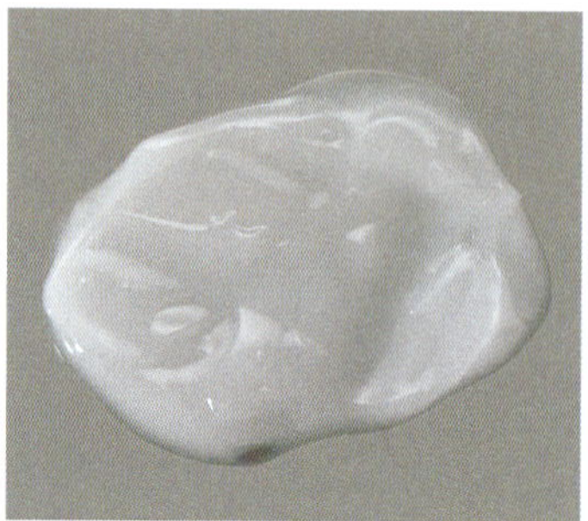	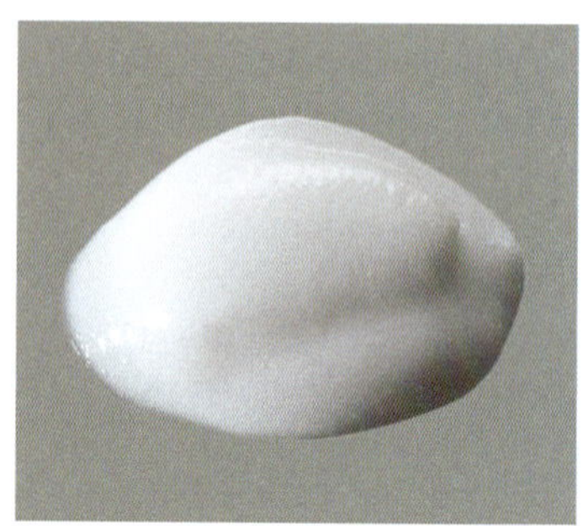
W/O-Cremes wie Hydrophobe Basiscreme DAC brechen in der Regel, wenn Polidocanol eingearbeitet werden soll. Um eine galenisch stabile Zubereitung zu erhalten, führt an einem Austausch der Grundlage kein Weg vorbei.	Die NRF-Monographie 11.119. beschreibt eine standardisierte Polidocanol-Rezeptur mit einer wasserarmen Grundlage, die Hydrophober Basiscreme DAC qualitativ ähnelt. Der Wasseranteil dieser Rezeptur beträgt allerdings lediglich ca. 10 % (statt 61 % bei Verwendung der Hydrophoben Basiscreme DAC).	Aufgrund des O/W-Tensidcharakters von Polidocanol ist die Verwendung hydrophiler Cremegrundlagen wie Basiscreme DAC weniger problematisch. Allerdings kann es zu einer Konsistenzabnahme kommen.

wasserfreier lipophiler Salben, die mit dem wirkstoffhaltigen Präparat kompatibel sind. Wird der Wasseranteil einer Zubereitung erhöht, ist ggf. auf die Notwendigkeit bzw. Möglichkeit einer geeigneten Nachkonservierung zu achten (▸ Kap. 6 und ▸ Kap. 7).

Eine geringfügige Erhöhung des Anteils der äußeren Phase ist in der Regel unproblematisch. Soll der Anteil der inneren Phase erhöht werden, ist die Kapazität des jeweiligen Emulgators zu beachten. Daten darüber, welche Mengen innerer Phase in eine bestimmte Grundlage maximal eingearbeitet werden können, enthalten u. a. das Arzneibuch, das DAC/NRF oder die entsprechenden Herstellerinformationen bzw. die Zusammenfassung dieser Angaben in Tab. 12.7.

Wirkstoffeinarbeitung in eine alternative Grundlage

Ist durch eine Erhöhung des Wasser- oder Lipidanteils der verordneten Zubereitung der gewünschte Wassergehalt nicht erreichbar, so ist der Wechsel auf eine andere Grundlage erforderlich. Diese sollte a priori die gewünschte Phasenlage und den gewünschten Wassergehalt aufweisen. Auch Besonderheiten, wie (nicht) enthaltene Konservierungsmittel sind zu beachten. Zudem ist es für diese Variante nötig, den gewünschten Wirkstoff (oder eine therapeutisch äquivalente Alternative) als Rezeptursubstanz zur Verfügung zu haben. Bei harnstoffhaltigen Grundlagen ist die Verfügbarkeit der Rezeptursubstanz unproblematisch, anders als bei manchen glucocorticoidhaltigen Fertigarzneimitteln, die in der Rezeptur verarbeitet werden. Diflucortolon-21-valerat, Amcinonid oder Flupredniden-21-acetat beispielsweise sind derzeit nicht als Rezeptursubstanz erhältlich. Bei der Suche nach geeigneten Alternativen muss die therapeutische Stärke beachtet werden – ein Austausch kann nur nach Rücksprache mit dem Arzt und nur innerhalb äquivalenter Wirkklassen erfolgen (▸ Kap. 5.4).

12.2.2 Grenzflächenaktive Wirkstoffe

Da die Einarbeitung grenzflächenaktiver Wirkstoffe in Mehrphasensysteme (vor allem bei W/O-Systemen) meist nur eingeschränkt möglich ist, sollte in diesem Fall möglichst auf geprüfte und validierte Zubereitungen zurückgegriffen werden. Wichtige Standardrezepturen für grenzflächenaktive Wirkstoffe sind in Tab. 12.6 zusammengestellt. In diesen erprobten Formulierungen wird der Wasseranteil mitunter drastisch (auf 5 % bis 10 %) reduziert, wodurch – zumindest in den genannten Fällen – eine ausreichende Stabilität erreicht werden kann. Für die inkompatible Verordnung von Polidocanol 5 % in Hydrophober Basiscreme DAC (▸ Kap. 12.1.3) bedeutet dies beispielsweise, die Verwendung der in NRF 11.119. monographierten wasserarmen Alternative (Tab. 12.2 bzw. Tab. 12.6).

Aufgrund des O/W-Tensidcharakters vieler grenzflächenaktiver Wirkstoffe ist die Verarbeitung in hydrophilen Cremegrundlagen meist weniger problematisch. Allerdings ist auch in diesen Fällen mit einer Mischmizellbildung zu rechnen, die infolge einer Veränderung der inneren Cremestruktur zu einer Konsistenzabnahme führen kann. Diese Verflüssigungstendenz wird durch eine Verarbeitung im automatischen Rührsystem, insbesondere bei hohen Umdrehungszahlen, zusätzlich verstärkt, weshalb bei der Verarbeitung oberflächenaktiver Substanzen in hydrophilen Emulsionen bzw. Cremes unbedingt auf die Wahl geeigneter Rührparameter zu achten ist (▸Kap. 17). Gegebenenfalls stellt in diesen Fällen eine manuelle Zubereitung die bessere Alternative dar. Wie die handgerührte Zubereitung von Polidocanol 5 % in Basiscreme DAC (NRF 11.118.) zeigt (◘Tab. 12.2), kann die Einarbeitung eines grenzflächenaktiven Wirkstoffs in hydrophile Standardgrundlagen im konkreten Fall auch ohne Anpassung der Grundlagenzusammensetzung funktionieren.

12.3 Rezepturbeispiel

Verordnung

Nerisona Creme	50,0 g
Nerisona Salbe	50,0 g

M. D. S.: Eine Woche lang einmal täglich dünn auf den Unterschenkel auftragen.

Bei dieser Rezeptur handelt es sich um die Mischung einer W/O-Creme (Nerisona Salbe, Wassergehalt 30 %) mit einer O/W-Creme (Nerisona Creme, Wassergehalt 68 %). Beide Zubereitungen enthalten als Wirkstoff 0,1 % Diflucortolon-21-valerat. Der resultierende Wassergehalt der verordneten Mischung berechnet sich zu (30 % + 68 %):2 = 49 %. Aufgrund der unterschiedlichen Phasenlage der beiden Rezepturkomponenten ist jedoch nicht von einer stabilen Emulsionszubereitung auszugehen, sodass nach galenisch vertretbaren Alternativen gesucht werden muss. Hierbei ist zu entscheiden, ob letztlich eine W/O- oder eine O/W-Zubereitung hergestellt werden soll.

Je nach vom Arzt gewünschter Phasenlage müsste entweder Nerisona Creme aufgefettet oder der Wassergehalt von Nerisona Salbe erhöht werden. Zur Auffettung besonders geeignet wäre die wirkstoffhaltige (aber wasserfreie) Nerisona Fettsalbe, da so die gewünschte Wirkstoffkonzentration erhalten bliebe. Optional könnte, unter Berücksichtigung der in ▸Kap. 12.2.1 genannten Aspekte, ein alternativer Formulierungsvorschlag erarbeitet oder auf eine (ggf. modifizierte) Standardrezeptur zurückgegriffen werden.

12.3.1 Herstellung einer lipophilen Creme

Um durch den Zusatz von Wasser zu Nerisona Salbe den gewünschten Wassergehalt zu erzielen, müsste man 72,86 g der Salbe 27,14 g Wasser zusetzen. Aus zwei Gründen ist dies keine sinnvolle Vorgehensweise:

1. Der Wirkstoffgehalt der Zubereitung wäre deutlich niedriger (0,07 %) als in der Originalrezeptur.
2. Es ist fraglich, ob die in Nerisona Salbe enthaltene Emulgatormenge zur Einarbeitung des Wassers ausreicht.

Für die Herstellung einer, der Verordnung vergleichbaren lipophilen Creme müsste demnach eine komplett neue Rezeptur konzipiert werden. Da der Wirkstoff nicht als Rezeptursubtanz zur Verfügung steht, muss zunächst ein alternatives Glucocorticoid gewählt werden. Diflucortolon ist ein Glucocorticoid der Klasse 4 (sehr stark wirksam), ebenso wie das als Rezeptursubstanz erhältliche Clobetasolpropionat, das ggf. als Alternative in Frage kommt. Eine solche Wirkstoffänderung müsste allerdings mit dem Arzt abgestimmt und von diesem autorisiert werden.

Als lipophile Grundlage mit einem Wassergehalt von 50 % käme beispielsweise Wollwachsalkoholcreme DAB in Betracht. Aufgrund des allergenen Potentials kann es jedoch sein, dass deren Verwendung unerwünscht ist. Eine weitere Möglichkeit wäre die Verwendung von Hydrophober Basiscreme DAC (Wassergehalt 64 %) oder (vorausgesetzt die benötigten Ausgangsstoffe sind verfügbar) eine an die Zusammensetzung der Hydrophoben Basiscreme DAC angelehnte Rezeptur, mit einem auf 49 % reduzierten Wassergehalt.

Optimierte Rezeptur: Lipophile Variante

Lipophile Clobetasolpropionat-Creme 0,05 %

Clobetasolpropionat (mikronisiert)	0,05 g
Triglyceroldiisostearat	4,30 g
Isopropylpalmitat	3,50 g
Hydrophobes Basisgel DAC	35,00 g
Kaliumsorbat	0,20 g
Wasserfreie Citronensäure	0,10 g
Magnesiumsulfat-Heptahydrat	0,35 g
Glycerol 85 %	7,50 g
Gereinigtes Wasser	ad 100,00 g

M. D. S.: Eine Woche lang einmal täglich dünn auf den Unterschenkel auftragen.

Da Clobetasolpropionat jedoch meistens in hydrophilen Cremes rezeptiert wird, ist der Lösungsvorschlag in ▸Kap. 12.3.2 vermutlich häufig der gewünschte.

12

12.3.2 Herstellung einer hydrophilen Creme

Bei Herstellung einer hydrophilen Creme errechnet sich die zur Auffettung von Nerisona Creme erforderliche Menge Nerisona Fettsalbe (bezogen auf einen Ansatz von 100 Gramm) wie folgt:

Gewünschte Wassermasse:	49,0 g
Für 49 g Wasser benötigte Nerisona Creme:	49,0 g : 68 % = 72,0 g
Fehlende Masse Nerisona Fettsalbe:	100,0 g − 72,0 g = 28,0 g

Der Vorteil dieser Variante wäre die Beibehaltung der verordneten Wirkstoffkonzentration. Leider gibt es seitens des Herstellers keine Informationen darüber, ob eine solche Zusammensetzung umsetzbar ist bzw. ob und unter welchen Bedingungen sich die beiden Präparate miteinander verarbeiten lassen. Allerdings spricht vieles dafür, dass die beschriebene Auffettung ein praktikables Vorgehen darstellt.

Optimierte Rezeptur: Hydrophile Variante 1

Nerisona Creme	72,0 g
Nerisona Fettsalbe	ad 100,0 g

M. D. S.: Eine Woche lang einmal täglich dünn auf den Unterschenkel auftragen.

Um galenisch auf Nummer sicher zu gehen, wäre es aber auch denkbar, dem Arzt eine standardisierte Alternative vorzuschlagen, was allerdings wieder mit einem Wirkstoffwechsel verbunden wäre. Geeignet erschiene beispielsweise die Hydrophile Clobetasolpropionat-Creme 0,05 % (NRF 11.76.). Da in dieser Zubereitung Basiscreme DAC als Grundlage eingesetzt wird, kann ihr Wassergehalt innerhalb einer großen Bandbreite variiert werden, was im konkreten Fall jedoch unnötig erscheint. Der Wassergehalt von Basiscreme DAC beträgt 40 %, zudem enthält die Rezeptur einen wässrigen Citratpuffer (5 % der Zubereitung), sodass der Gesamtanteil der wässrigen Phase sehr nahe beim ursprünglich verordneten Wassergehalt liegt.

Optimierte Rezeptur: Hydrophile Variante 2

Hydrophile Clobetasolpropionat-Creme 0,05 % (NRF 11.76.)

Clobetasolpropioat (mikronisiert)	0,05 g
Mittelkettige Triglyceride (zum Anreiben)	q. s.
Citronensäure 0,5 %-Natriumcitrat 0,5 %-Lsg.	5,00 g
Basiscreme DAC	ad 100,00 g

M. D. S.: Eine Woche lang einmal täglich dünn auf den Unterschenkel auftragen.

12.4 Arbeitshilfen

12.4.1 Grundlagen und Handelspräparate

Um dem Arzt im Falle der Verordnung einer Kombination phasenungleicher Zubereitungen einen Alternativvorschlag unterbreiten zu können, benötigt die Apotheke Informationen über den Wassergehalt der verordneten Präparate, um ausgehend davon eine geeignete Ersatzformulierung recherchieren zu können. ◘ Tab. 12.3 bis ◘ Tab. 12.5 ermöglichen dies wie folgt:

1. Ermittlung des Wassergehalts des/der verordneten Handelspräparate/s anhand von ◘ Tab. 12.3.
   Da bei einigen Präparaten auch wasserfreie Varianten existieren, die zur Einstellung des Wasser-/Lipidgehalts einer Creme genutzt werden können, sind diese ebenfalls gelistet.
2. Auswahl einer wirkstofffreien oder wirkstoffhaltigen Alternative zur Erreichung des in der verordneten Zubereitung angestrebten Wassergehalts anhand der nach Wassergehalt sortierten ◘ Tab. 12.4 (wirkstofffrei) bzw. ◘ Tab. 12.5 (wirkstoffhaltig).
   Da von den in ◘ Tab. 12.3 gelisteten Präparaten nur die Glucocorticoide und Harnstoff in Zubereitungen unterschiedlicher Phasenlage vorkommen, wurden in ◘ Tab. 12.5 nur diese beiden Wirkstoffklassen berücksichtigt.

Bitte beachten Sie

Die Nennung eines Präparats in ◘ Tab. 12.3 bis ◘ Tab. 12.5 bedeutet nicht zwangsläufig, dass es sich hierbei um ein Fertigarzneimittel handelt oder valide Prüfzertifikate bzw. -vorschriften für die Ausgangsstoffprüfung in der Apotheke erhältlich sind. Hinsichtlich der Voraussetzungen für die Verarbeitung von Handelspräparaten in Rezepturarzneimitteln sei auf die Ausführungen in ▸ Kap. 3 verwiesen.

Tab. 12.3 Phasenlage und Wassergehalt verschiedener Grundlagen und Handelspräparate

Präparat	Phasenlage	Wassergehalt	Wirkstoff
Abitima Clinic Gesichtscreme	O/W	ca. 70 %	
Abitima Clinic Körpercreme	O/W	ca. 50 %	
Alfason Basis Cresa	O/W	30 %	
Alfason Crelo	O/W	79 %	0,1 % Hydrocortison-17-butyrat
Alfason Creme	O/W	69 %	0,1 % Hydrocortison-17-butyrat
Alfason Cresa	O/W	30 %	0,1 % Hydrocortison-17-butyrat
Alfason Repair	W/O	33 %	
Alfason Salbe	Oleogel		0,1 % Hydrocortison-17-butyrat
Allergika Augenlidcreme	W/O	50–60 %	
Allergika Basiscreme	O/W	60–70 %	
Allergika Basissalbe	Ohne Emulgatoren		
Allergika Creme urea 5 %	W/O	60–70 %	5 % Harnstoff
Allergika Hydrolotio sensitive	O/W	60–70 %	
Allergika Lipolotio sensitive	W/O	50–60 %	
Allergika Lipolotio urea 10 %	W/O	30–40 %	10 % Harnstoff
Allergika Lipolotio urea 5 %	W/O	50–60 %	5 % Harnstoff
Allergika Lipolotio urea 5 % F	W/O	30–40 %	5 % Harnstoff
Allergika Nachtkerzenölcreme	W/O	50–60 %	
Amciderm Basiscreme	O/W	ca. 80 %	
Amciderm Basisfettsalbe	Nichtionischer Emulgator: Macrogol-20-glycerolmonostearat und Cetylstearylalkohol		
Amciderm Creme	O/W	ca. 70 %	0,1 % Amcinonid
Amciderm Salbe	W/O	ca. 50 %	0,1 % Amcinonid
Anefug Simplex	O/W	ca. 76 %	
Anionische hydrophile Creme DAB	O/W	70 %	
Anionische hydrophile Creme mit Propylenglycol	O/W	58 %	
Anionische hydrophile Creme SR DAC	O/W	64 %	
Aqua-non Hermal Emulsion	O/W	ca. 80 %	
Asche Basis Creme	O/W	68 %	
Asche Basis Fettsalbe	Ohne Emulgatoren		
Asche Basis Lotio	O/W	75 %	
Asche Basis Salbe	W/O	33 %	

OW-System W/O-System amphiles System einphasiges System

Tab. 12.3 Phasenlage und Wassergehalt verschiedener Grundlagen und Handelspräparate (Fortsetzung)

Präparat	Phasenlage	Wassergehalt	Wirkstoff
Basis Cordes RK	ambiphil	13–15 %	
Basodexan Fettcreme	W/O	ca. 10 %	10 % Harnstoff
Basodexan Salbe	Nichtionischer Emulgator: Sorbitanlaurat		10 % Harnstoff
Basodexan Softcreme	O/W	ca. 70 %	10 % Harnstoff
Bepanthen Wund- und Heilsalbe	W/O	25 %	5 % Dexpanthenol
BetaGalen Creme	O/W	77 %	0,122 % Betamethasonvalerat
BetaGalen Salbe	Ohne Emulgatoren		0,122 % Betamethasonvalerat
BetaGalen Lotion	O/W	86 %	0,122 % Betamethasonvalerat
Ciclopoli Creme	O/W	60 %	1 % Ciclopirox-Olamin
ClobeGalen Creme	O/W	77 %	0,05 % Clobetasolpropionat
ClobeGalen Lotion	O/W	86 %	0,05 % Clobetasolpropionat
ClobeGalen Salbe	Ohne Emulgatoren		0,05 % Clobetasolpropionat
ClotriGalen Creme	O/W	68 %	1 % Clotrimazol
Curatoderm Emulsion	O/W	ca. 50 %	4 µg Tacalcitol
Decoderm tri Creme	O/W	ca. 50 %	0,1 % Flupredniden-21-acetat
Dermapharm Basiscreme	O/W	59–65 %	
Dermapharm Basissalbe	W/O	61 %	
Dermatop Basiscreme	O/W	67 %	
Dermatop Basis-Fettsalbe	Nichtionischer Emulgator: Glycerolmonooleat		
Dermatop Basissalbe	W/O	39 %	
Dermatop Creme	O/W	67 %	0,25 % Prednicarbat
Dermatop Fettsalbe	Nichtionischer Emulgator: Glycerolmonooleat		0,25 % Prednicarbat
Dermatop Salbe	W/O	39 %	0,25 % Prednicarbat
Dermifant Kindercreme Cremy	W/O	50–60 %	
Dermifant Kinderlotion	W/O	50–60 %	
DuoGalen Creme	O/W	60 %	0,02 % Flumetasonpivalat
Ecural Fettcreme	W/O	k. A.	0,1 % Mometasonfuroat
Ecural Salbe	W/O	< 5 %	0,1 % Mometasonfuroat
Eucerinum anhydricum	Nichtionischer Emulgator: Cetylstearylalkohol		
Eucerinum O/W Grundlage	O/W	76 %	
Eucerinum W/O Grundlage	W/O	79 %	
Excipial Hydrocreme	O/W	> 60 %	
Excipial Lipocreme	W/O	> 40 %	

OW-System W/O-System amphiles System einphasiges System

Tab. 12.3 Phasenlage und Wassergehalt verschiedener Grundlagen und Handelspräparate (Fortsetzung)

Präparat	Phasenlage	Wassergehalt	Wirkstoff
Excipial U 10 Lipolotio	W/O	> 50 %	10 % Harnstoff
Excipial U Hydrolotio	O/W	> 80 %	2 % Harnstoff
Excipial U Lipolotio	W/O	> 50 %	4 % Harnstoff
Hautpflegesalbe W/L SR	W/O	67 %	
Hydrocutan Creme 0,25 %	O/W	60–70 %	0,25 % Hydrocortison
Hydrocutan Creme 0,5 %	O/W	75–85 %	0,5 % Hydrocortison
Hydrocutan Creme 1 %	O/W	75–85 %	1 % Hydrocortison
HydroGalen Creme	O/W	77 %	1 % Hydrocortison
HydroGalen Lotion	O/W	86 %	1 % Hydrocortison
HydroGalen Salbe	Anionischer Emulgator: Aluminiumstearat Nichtionischer Emulgator: Sorbitansesquioleat		1 % Hydrocortison
Hydrophobe Basiscreme DAC (NRF S.41.)	W/O	64 %	
Hydrophobe Triclosan Creme 1 %	W/O	63–64 %	1 % Triclosan
Hydrophobe Triclosan Creme 2 %	W/O	62–63 %	2 % Triclosan
Lanette-Salbe	O/W	60 %	
Lanolin DAB	W/O	20 %	
Laticort Creme	O/W	ca. 70 %	0,1 % Hydrocortison-17-butyrat
Laticort Salbe	Ohne Emulgatoren		
Linola Creme	O/W	82 %	
Linola Fett Creme	W/O	40 %	
Linola H fett N Creme	W/O	ca. 35 %	0,4 % Prednisolon
Linoladiol H N Creme	O/W	ca. 70 %	0,005 % Estradiol 0,4 % Prednisolon
Linoladiol N Creme	O/W	ca. 70 %	0,01 % Estradiol (als Estradiol-Hemihydrat)
Lipoderm Lotion	W/O	> 60 %	
Lipoderm Omega Lotion	W/O	> 50 %	
Micotar Creme	O/W	65–75 %	2 % Miconazolnitrat
Milch Cordes	O/W	74–84 %	
Momecutan Fettcreme	W/O	< 5 %	0,1 % Mometasonfuroat
Neribas Creme	O/W	68 %	
Neribas Fettsalbe	Ohne Emulgatoren		

OW-System W/O-System amphiles System einphasiges System

◻ **Tab. 12.3** Phasenlage und Wassergehalt verschiedener Grundlagen und Handelspräparate (Fortsetzung)

Präparat	Phasenlage	Wassergehalt	Wirkstoff
Neribas Salbe	W/O	30 %	
Nerisona Creme	O/W	68 %	0,1 % Diflucortolon-21-valerat
Nerisona Fettsalbe	Ohne Emulgatoren		0,1 % Diflucortolon-21-valerat
Nerisona Salbe	W/O	30 %	0,1 % Diflucortolon-21-valerat
Neuroderm Akut Creme 0,1 %	O/W	ca. 50 %	0,1 % Hydrocortisonbuteprat
Neuroderm Pflegecreme	W/O	48–52 %	
Neuroderm Pflegecreme Lipo	W/O	28–32 %	
Neuroderm Pflegelotio	W/O	53–57 %	
Nichtionische hydrophile Creme DAB	O/W	50 %	
Nichtionische hydrophile Creme SR DAC (NRF S.26.)	O/W	64 %	
Nichtionisches Wasserhaltiges Liniment SR DAC (NRF S.39.)	O/W	82 %	
Onychomal Creme	O/W	ca. 40 %	20 % Harnstoff
Optiderm Creme	O/W	ca. 70 %	5 % Harnstoff
Optiderm Lotion	O/W	ca. 70 %	5 % Harnstoff
Prednicarbat acis Creme	O/W	60–70 %	0,25 % Prednicarbat
Prednicarbat acis Fettsalbe	Ohne Emulgatoren		0,25 % Prednicarbat
Prednicarbat acis Salbe	W/O	40–50 %	0,25 % Prednicarbat
Prednicarbat GALEN Creme	O/W	67 %	0,25 % Prednicarbat
Prednitop Creme	O/W	60–70 %	0,25 % Prednicarbat
Prednitop Fettsalbe	Nichtionischer Emulgator: Glycerolmonooleat		0,25 % Prednicarbat
Prednitop Salbe	W/O	40–50 %	0,25 % Prednicarbat
Sebexol Basic	O/W	> 75 %	
Sebexol Creme Lotio	O/W	> 75 %	
Sebexol Lotio cum Urea 5 %	O/W	> 75 %	5 % Harnstoff
Selergo 1 % Creme	O/W	60 %	1 % Ciclopirox-Olamin
Skinoren 20 % Creme	O/W	51 %	20 % Azelainsäure
Soderm Creme	O/W	65–75 %	0,122 % Betamethasonvalerat
Soderm Lotio	O/W	80–90 %	0,122 % Betamethasonvalerat
Soderm Salbe	Ohne Emulgatoren		0,122 % Betamethasonvalerat

OW-System W/O-System amphiles System einphasiges System

Tab. 12.3 Phasenlage und Wassergehalt verschiedener Grundlagen und Handelspräparate (Fortsetzung)

Präparat	Phasenlage	Wassergehalt	Wirkstoff
Tannosynt Creme	O/W	ca. 70 %	1 % Phenolsulfonsäure-Phenol-Urea-Formaldehyd-Kondensat, Natriumsalz (synthetischer Gerbstoff)
TriamGalen Creme	O/W	77 %	0,1 % Triamcinolonacetonid
TriamGalen Lotion	O/W	86 %	0,1 % Triamcinolonacetonid
TriamGalen Salbe	Anionischer Emulgtor: Aluminiumstearat Nichtionischer Emulgator: Sorbitansesquioleat		0,1 % Triamcinolonacetonid
Unguentum Cordes	Nichtionische Emulgatoren: Macrogolstearat 400, Glycerolmonostearat, Sorbitanmonostearat		
Wasserhaltige Wollwachsalkoholsalbe SR DAC	W/O	50 %	
Wasserhaltiges Liniment SR DAC (NRF S.40.)	O/W	82 %	
Weiche Salbe DAC	W/O	10 %	
Wolff Basis Creme Halbfett	O/W	ca. 73 %	
Wollwachsalkoholcreme DAB	W/O	50 %	

OW-System W/O-System amphiles System einphasiges System

Tab. 12.4 listet wirkstofffreie Cremegrundlagen (sortiert nach Wassergehalt), mit deren Hilfe der in einer verordneten Zubereitung angestrebte Wassergehalt möglicherweise erreicht werden kann.

Tab. 12.4 Wirkstofffreie Grundlagen (sortiert nach steigendem Wassergehalt)

Wassergehalt	Grundlage	Phasenlage
10 %	Weiche Salbe DAC	W/O
13–15 %	Basis Cordes	Ambiphil
20 %	Lanolin DAB	W/O
30 %	Alfason Basis Cresa	O/W
30 %	Neribas Salbe	W/O
28–32 %	Neuroderm Pflegecreme Lipo	W/O
33 %	Alfason Repair	W/O
33 %	Asche Basis Salbe	W/O
39 %	Dermatop Basissalbe	W/O
40 %	Basiscreme DAC	Ambiphil
40 %	Linola Fett Creme	W/O
> 40 %	Excipial Lipocreme	W/O
ca. 50 %	Abitima Clinic Körpercreme	O/W

OW-System W/O-System amphiles System einphasiges System

Tab. 12.4 Wirkstofffreie Grundlagen (sortiert nach steigendem Wassergehalt) (Fortsetzung)

Wassergehalt	Grundlage	Phasenlage
> 50 %	Lipoderm Omega Lotion	W/O
48–52 %	Neuroderm Pflegecreme	W/O
50 %	Nichtionische hydrophile Creme DAB	O/W
50 %	Wasserhaltige Wollwachsalkoholsalbe SR DAC	W/O
50 %	Wollwachsalkoholcreme DAB	W/O
50–60 %	Allergika Augenlidcreme	W/O
50–60 %	Allergika Lipolotio sensitive	W/O
50–60 %	Allergika Nachtkerzenölcreme	W/O
50–60 %	Dermifant Kindercreme Cremy	W/O
50–60 %	Dermifant Kinderlotion	W/O
53–57 %	Neuroderm Pflegelotio	W/O
58 %	Anionische hydrophile Creme mit Propylenglycol	O/W
60 %	Lanette-Salbe	O/W
> 60 %	Excipial Hydrocreme	O/W
> 60 %	Lipoderm Lotion	W/O
61 %	Dermapharm Basissalbe	W/O
62 %	Dermapharm Basiscreme	O/W
64 %	Anionische hydrophile Creme SR DAC	O/W
64 %	Hydrophobe Basiscreme DAC (NRF S.41.)	W/O
64 %	Nichtionische hydrophile Creme SR DAC (NRF S.26.)	O/W
60–70 %	Allergika Hydrolotio sensitive	O/W
67 %	Dermatop Basiscreme	O/W
67 %	Hautpflegesalbe W/L SR	W/O
68 %	Asche Basis Creme	O/W
68 %	Neribas Creme	O/W
60–70 %	Allergika Basiscreme	O/W
ca. 70 %	Abitima Clinic Gesichtscreme	O/W
70 %	Anionische hydrophile Creme DAB	O/W
ca. 73 %	Wolff Basis Creme Halbfett	O/W
75 %	Asche Basis Lotio	O/W
> 75 %	Sebexol Basic	O/W
> 75 %	Sebexol Creme Lotio	O/W

OW-System W/O-System amphiles System einphasiges System

Tab. 12.4 Wirkstofffreie Grundlagen (sortiert nach steigendem Wassergehalt) (Fortsetzung)

Wassergehalt	Grundlage	Phasenlage
ca. 76 %	Anefug Simplex	O/W
76 %	Eucerinum O/W Grundlage	O/W
79 %	Eucerinum W/O Grundlage	W/O
74–84 %	Milch Cordes	O/W
ca. 80 %	Amciderm Basiscreme	O/W
ca. 80 %	Aqua-non Hermal Emulsion	O/W
82 %	Linola Creme	O/W
82 %	Nichtionisches Wasserhaltiges Liniment SR DAC (NRF S.39.)	O/W
82 %	Wasserhaltiges Liniment SR DAC (NRF S. 40)	O/W

OW-System W/O-System amphiles System einphasiges System

Tab. 12.5 listet glucocorticoid- und harnstoffhaltige Cremes (sortiert nach Wassergehalt), mit deren Hilfe der in einer verordneten Zubereitung angestrebte Wassergehalt möglicherweise erreicht werden kann.

Tab. 12.5 Wirkstoffhaltige halbfeste Zubereitungen, innerhalb der Wirkstoffklassen sortiert nach steigendem Wassergehalt

Wassergehalt	Wirkstoff	Präparat	Phasenlage
Glucocorticoide			
Amcinonid			
ca. 50 %	0,1 % Amcinonid	Amciderm Salbe	W/O
ca. 70 %	0,1 % Amcinonid	Amciderm Creme	O/W
Betamethasonvalerat			
65–75 %	0,122 % Betamethasonvalerat	Soderm Creme	O/W
77 %	0,122 % Betamethasonvalerat	BetaGalen Creme	O/W
80–90 %	0,122 % Betamethasonvalerat	Soderm Lotio	O/W
86 %	0,122 % Betamethasonvalerat	BetaGalen Lotion	O/W
Clobetasolpropionat			
77 %	0,05 % Clobetasolpropionat	ClobeGalen Creme	O/W
86 %	0,05 % Clobetasolpropionat	ClobeGalen Lotion	O/W
Diflucortolon-21-valerat			
30 %	0,1 % Diflucortolon-21-valerat	Nerisona Salbe	W/O
68 %	0,1 % Diflucortolon-21-valerat	Nerisona Creme	O/W
Flumetasonpivalat			
60 %	0,02 % Flumetasonpivalat	DuoGalen Creme	O/W
Flupredniden-21-acetat			
ca. 50 %	0,1 % Flupredniden-21-acetat	Decoderm tri Creme	O/W

OW-System W/O-System amphiles System einphasiges System

Tab. 12.5 Wirkstoffhaltige halbfeste Zubereitungen, innerhalb der Wirkstoffklassen sortiert nach steigendem Wassergehalt (Fortsetzung)

Wassergehalt	Wirkstoff	Präparat	Phasenlage
Hydrocortison			
60–70 %	0,25 % Hydrocortison	Hydrocutan Creme 0,25 %	O/W
75–85 %	0,5 % Hydrocortison	Hydrocutan Creme 0,5 %	O/W
75–85 %	1 % Hydrocortison	Hydrocutan Creme 1 %	O/W
77 %	1 % Hydrocortison	HydroGalen Creme	O/W
86 %	1 % Hydrocortison	HydroGalen Lotion	O/W
Hydrocortisonbuteprat			
ca. 50 %	0,1 % Hydrocortisonbuteprat	Neuroderm Akut Creme 0,1 %	O/W
Hydrocortison-17-butyrat			
30 %	0,1 % Hydrocortison-17-butyrat	Alfason Cresa	O/W
69 %	0,1 % Hydrocortison-17-butyrat	Alfason Creme	O/W
70 %	0,1 % Hydrocortison-17-butyrat	Laticort Creme	O/W
79 %	0,1 % Hydrocortison-17-butyrat	Alfason Crelo	O/W
Mometasonfuroat			
k. A. (sehr gering)	0,1 % Mometasonfuroat	Ecural Fettcreme	W/O
< 5 %	0,1 % Mometasonfuroat	Ecural Salbe	W/O
< 5 %	0,1 % Mometasonfuroat	Momecutan Fettcreme	W/O
Prednicarbat			
39 %	0,25 % Prednicarbat	Dermatop Salbe	W/O
40–50 %	0,25 % Prednicarbat	Prednicarbat acis Salbe	W/O
40–50 %	0,25 % Prednicarbat	Prednitop Salbe	W/O
60–70 %	0,25 % Prednicarbat	Prednicarbat acis Creme	O/W
60–70 %	0,25 % Prednicarbat	Prednitop Creme	O/W
67 %	0,25 % Prednicarbat	Dermatop Creme	O/W
67 %	0,25 % Prednicarbat	Prednicarbat GALEN Creme	O/W
Prednisolon			
ca. 35 %	0,4 % Prednisolon	Linola H fett N Creme	W/O
Triamcinolonacetonid			
77 %	0,1 % Triamcinolonacetonid	TriamGalen Creme	O/W
86 %	0,1 % Triamcinolonacetonid	TriamGalen Lotion	O/W

k. A. = keine Angaben

OW-System W/O-System amphiles System einphasiges System

Tab. 12.5 Wirkstoffhaltige halbfeste Zubereitungen, innerhalb der Wirkstoffklassen sortiert nach steigendem Wassergehalt (Fortsetzung)

Wassergehalt	Wirkstoff	Präparat	Phasenlage
Harnstoff			
ca. 10 %	10 % Harnstoff	Basodexan Fettcreme	W/O
30–40 %	10 % Harnstoff	Allergika Lipolotio urea 10 %	W/O
30–40 %	5 % Harnstoff	Allergika Lipolotio urea 5 %F	W/O
ca. 40 %	20 % Harnstoff	Onychomal Creme	O/W
> 50 %	4 % Harnstoff	Excipial U Lipolotio	W/O
> 50 %	10 % Harnstoff	Excipial U 10 Lipolotio	W/O
50–60 %	5 % Harnstoff	Allergika Lipolotio urea 5 %	W/O
65 %	5 % Harnstoff	Allergika Creme urea 5 %	W/O
ca. 70 %	5 % Harnstoff	Optiderm Creme	O/W
ca. 70 %	5 % Harnstoff	Optiderm Lotion	O/W
ca. 70 %	10 % Harnstoff	Basodexan Softcreme	O/W
> 75 %	5 % Harnstoff	Sebexol Lotio cum Urea 5 %	O/W
> 80 %	2 % Harnstoff	Excipial U Hydrolotio	O/W

OW-System W/O-System amphiles System einphasiges System

12.4.2 Grenzflächenaktive Wirkstoffe

◻ Tab. 12.6 listet ausschließlich im NRF monographierte Standardzubereitungen, die grenzflächenaktive Wirkstoffe enthalten. Zur Kompatibilität der hier aufgeführten Arzneistoffe mit anderen offizinellen Grundlagen oder Fertigarzneimitteln sei auf die einschlägigen Standardtabellenwerke (z. B. Ziegler, AS. Plausibilitäts-Check Rezeptur) verwiesen.

◻ **Tab. 12.6** Rezepturhinweise und im NRF monographierte Standardrezepturen zu grenzflächenaktiven Wirkstoffen

Wirkstoff	Hinweise und Standardrezepturen
Ammoniumbituminosulfonat	Standardisierte lipophile Creme: ▪ NRF 11.12. Lipophile Ammoniumbituminosulfonat-Creme (5 % bis 50 %) mit Wassergehalt 5 % bis 9,5 % auf Grundlage von Wollwachsalkoholsalbe DAB Einarbeitung in Basiscreme DAC oder Anionische Hydrophile Creme DAB möglich; bei Verflüssigung durch hydrophile Gelbildner stabilisieren (▶ Kap. 15)
Benzalkoniumchlorid	▪ Grenzflächenaktivität stark ausgeprägt ▪ Einsatz aber vor allem als Konservierungsmittel in niedriger Konzentration, daher keine Probleme zu erwarten
Octenidindihydrochlorid	▪ Keine systematischen Untersuchungen ▪ Verflüssigung durch Einarbeitung in Basiscreme DAC in therapeutischer Konzentration bekannt
Polidocanol (Lauromacrogol 400)	Standardisierte hydrophile Creme: ▪ NRF 11.118. Hydrophile Polidocanol-Creme 5 % / 10 % auf Grundlage von Basiscreme DAC Standardisierte lipophile Cremes: ▪ NRF 11.119. Lipophile Polidocanol-Creme 5 % / 10 % mit Wassergehalt 5 % bis 10 % auf Grundlage von Hydrophobem Basisgel DAC ▪ NRF 11.120. Lipophile Polidocanol-Creme 5 % mit Harnstoff 5 % und Wassergehalt 10 % auf Grundlage von Hydrophobem Basisgel DAC Alternativ zu den standardisierten lipophilen Cremes sind Zubereitungen mit aufgefetteter Basiscreme DAC oder mit Unguentum Cordes® möglich Hautemulsionen: ▪ Verdünnung von Basiscreme DAC mit Wasser/Propylenglycol und Carbomer-Zusatz physikalisch stabil, auch Auffettung mit dickflüssigem Paraffin möglich
Steinkohlenteerlösung/ -spiritus	Einarbeitung in hydrophile Cremes unproblematisch: ▪ NRF 11.86. Hydrophile LCD-Creme 5 % / 10 % / 20 % auf Grundlage von Anionischer Hydrophiler Creme DAB ▪ NRF 11.107. Hydrophile Salicylsäure-Creme 5 % mit Steinkohlenteerspiritus 10 % auf Grundlage von Nichtionischer Hydrophiler Creme SR DAC ▪ Für lipophile Cremes keine standardisierten Zubereitungen (wohl aber für hydrophobe Salben); die Einarbeitung von etwas Wasser unter Ausnutzung der Tensidstruktur könnte machbar sein ▪ Einarbeitung in Kühlcreme DAB in Konzentrationen von 5 % und 10 % physikalisch stabil
Tannin	▪ Anwendung vor allem in hydrophilen Zubereitungen (Inkompatibilität mit Macogolhaltigen Emulgatoren und Gelbildnern beachten) ▪ Für lipophile Cremes könnte ein verminderter Wassergehalt zielführend sein; standardisierte Rezepturen existieren jedoch nicht

12.4.3 Einarbeitung von Flüssigkeiten

Um den Wasser- oder Fettgehalt einer mehrphasigen Zubereitung zu verändern, kann der Anteil der inneren oder äußeren Phase innerhalb gewisser Grenzen erhöht werden. ▫ Tab. 12.7 fasst einschlägige Daten aus dem Arzneibuch, dem DAC/NRF sowie entsprechenden Herstellerinformationen zusammen und gibt an, welche Wasser- bzw. Lipidmengen jeweils ohne größere Probleme eingearbeitet werden können.

Bitte beachten Sie

Bei der Einarbeitung größerer Flüssigkeitsmengen bleibt die ursprüngliche Phasenlage zum Teil erhalten, zum Teil kehrt sie sich um. Wird der Anteil an äußerer Phase durch den Zusatz einer Flüssigkeit erhöht, ist jedoch immer mit einer mehr oder weniger ausgeprägten Verflüssigung zu rechnen.

▫ **Tab. 12.7** Wasser- bzw. Lipidaufnahmekapazität ausgewählter Rezepturgrundlagen und Handelspräparate

Grundlage	Phasenlage	Wassergehalt	Weitere Wasseraufnahme	Weitere Lipidaufnahme
Anionische Hydrophile Creme DAB	O/W	70 %	ca. 80 % (Verflüssigung)	ca. 25 %
Basis Cordes® RK	Ambiphil	14 %	10–80 %	k. A.
Basiscreme DAC	Ambiphil	40 %	ca. 80 %	ca. 20 %
Excipial® Hydrocreme	O/W	> 60 %	20 %	k. A.
Excipial® Lipocreme	W/O	> 40 %	80 %	k. A.
Excipial® Mandelölsalbe	einphasig	0 %	50 % ohne Erwärmen 65 % mit Erwärmen (beide Zubereitungen „schwitzen" relativ schnell)	k. A.
Excipial® U Hydrolotio	O/W	> 80 %	k. A.	10 % (z. T. 20 %)
Nichtionische Hydrophile Creme DAB	O/W	50 %	ca. 75 % (Verflüssigung)	k. A.
Unguentum Cordes®	einphasig	0 %	bis 30 % → W/O 50 % bis 60 % → O/W	bis 20 %

k. A. = keine Angaben

OW-System W/O-System amphiles System einphasiges System

Weiterführende Literatur

Deutscher Arzneimittel Codex (DAC) inkl. Neues Rezeptur-Formularium (NRF), Rezepturhinweisen und Rezepturenfinder (online). Avoxa – Mediengruppe Deutscher Apotheker GmbH, Eschborn 2017

Dr. August Wolff GmbH & Co. KG Arzneimittel. Ihre Dr. Wolff-Rezepturen (Rezepturfibel Stand 2015)

Galderma Laboratorium. Magistralrezeptur-Empfehlungen Excipial (Stand Februar 2016)

ICHTHYOL-GESELLSCHAFT Cordes, Hermanni & Co. (GmbH & Co.) KG. Grundlagen-Details und Kompatbilitätstabellen zur Rezeptur

Wolf G. Rezepturen – Probleme erkennen, lösen, vermeiden. 4. Aufl., Deutscher Apotheker Verlag, Stuttgart 2013

Ziegler AS. Plausibilitäts-Check Rezeptur. 4. Aufl., Deutscher Apotheker Verlag, Stuttgart 2017

13 Inkongruenz der rezeptierbaren pH-Bereiche

Andreas S. Ziegler

Viele Wirkstoffe dürfen zur Sicherstellung ihrer Stabilität und Wirksamkeit nur in bestimmten pH-Bereichen verarbeitet werden. Daher ist im Rahmen der Plausibilitätsprüfung zu evaluieren, inwieweit der rezeptierbare pH-Bereich des verordneten Wirkstoffs mit dem pH-Wert der Grundlage bzw. des Lösungsmittels übereinstimmt. Sollte der Wirkstoff im pH-Bereich der Zubereitung nicht ausreichend wirksam bzw. chemisch stabil sein, muss die Rezeptur entsprechend modifiziert werden. Von verschiedenen Möglichkeiten der pH-Korrektur, über den Grundlagenaustausch bis hin zu einer Verkürzung der Aufbrauchfrist stehen verschiedene Problemlösungsansätze zur Verfügung, die individuelle Vor- und Nachteile aufweisen bzw. an bestimmte Voraussetzungen geknüpft sind und daher mit pharmazeutischem Sachverstand ausgewählt werden müssen.

13.1 Grundproblem

Einige Wirkstoffe, vor allem solche mit bestimmten funktionellen Gruppen (z. B. Ester, Amide, Lactone oder Lactame) sind in wässrigen Medien hydrolyseempfindlich. Da die Hydrolyse jedoch in aller Regel pH-abhängig abläuft, lässt sie sich meist auf ein Minimum reduzieren, indem man sich dem pH-Stabilitätsoptimum des jeweiligen Arzneistoffs so weit wie möglich annähert. In der Praxis ist es jedoch schlichtweg unmöglich, jedes Rezepturarzneimittel auf das individuelle pH-Optimum einer bestimmten Wirksubstanz einzustellen, weshalb stattdessen substanzspezifisch sog. „rezeptierbare pH-Bereiche" definiert werden, die angeben, welches pH-Milieu in wasserhaltigen Zubereitungen – zumindest über einen begrenzten Zeitraum – eine ausreichende pharmazeutische Qualität erwarten lässt. In die Betrachtungen geht dabei nicht nur die chemische Stabilität der Wirkstoffmoleküle ein, sondern ggf. auch eine Veränderung des Ladungszustands, die sich möglicherweise bei pH-Verschiebungen aus den spezifischen pK_S/pK_B-Werten der Wirkstoff-Säuren und -Basen ergibt. Unabhängig von der Beurteilung der chemischen Stabilität muss der jeweilige Arzneistoff natürlich auch im gesamten rezeptierbaren pH-Bereich eine adäquate therapeutische Wirksamkeit aufweisen. So ist Gentamicinsulfat beispielsweise im pH-Spektrum von 2 bis 14 chemisch stabil, therapeutisch wirksam jedoch nur bei pH 4,5 bis 8, was den rezeptierbaren pH-Bereich entsprechend einschränkt. In der Regel orientiert sich die Festlegung der rezeptierbaren pH-Bereiche an rezepturtypischen Anwendungszeiträumen, d. h. er wird so bestimmt, dass Stabilität und Wirksamkeit über mehrere Wochen bis hin zu einigen Monaten gewährleistet sind.

Der pH-Wert einer fertigen Zubereitung wird einerseits bestimmt durch die pK_S/pK_B-Werte ggf. verarbeiteter Wirkstoffsäuren und -basen sowie deren, sich aus der ärztlichen Verordnung ergebenden Einsatzkonzentrationen und andererseits durch den Ausgangs-pH-Wert der verwendeten Grundlagen bzw. Lösungsmedien. Während aus der Inkongruenz der rezeptierbaren pH-Bereiche verschiedener Wirkstoffe zwangsläufig deren Unvereinbarkeit in ein und derselben Rezeptur resultiert (▸ Kap. 8.2), kann ein bezogen auf den/die Wirkstoff/e unpassender pH-Wert von Grundlage oder Lösungsmedium häufig in gewissem Rahmen (z. B. durch Pufferzusatz) angeglichen werden, um die pharmazeutische Qualität der Zubereitung über den Anwendungszeitraum sicherzustellen.

Der Vollständigkeit halber sei erwähnt, dass der pH-Wert nicht nur unmittelbar für die Stabilität und Wirksamkeit der meisten Arzneistoffe relevant ist. Infolge einer (De-)Protonierung von Basen und Säuren bzw. ihrer jeweiligen Salze können auch diverse Sekundärinkompatibilitäten auftreten, die durch die Einstellung eines adäquaten pH-Werts meist vollständig vermeidbar sind. Hierzu gehören u. a. Ionenreaktionen infolge der Bildung neuer Ionen (▸ Kap. 8.1.1 bzw. ▸ Kap. 9.1.1), Ausfällungen durch die Überführung von Substanzen in Formen, die im betreffenden Medium unlöslich sind (▸ Kap. 9.1.1) oder die Inaktivierung/Ausfällung von Konservierungsmitteln (▸ Kap. 6.1 bzw. ▸ Kap. 6.2). Auch diese Gesichtspunkte sind bei der Festlegung des akzeptablen bzw. einzustellenden pH-Bereichs einer Rezeptur ggf. zu berücksichtigen.

13.2 Allgemeine Handlungsempfehlung

Sind der rezeptierbare pH-Wert eines Wirkstoffs und der sich im Zusammenspiel mit dem Vehikelsystem einstellende pH-Wert des fertigen Arzneimittels nicht zumindest teilweise deckungsgleich, bestehen verschiedene Handlungsoptionen. Zum einen ist es in vielen Fällen möglich, den pH-Wert einer Zubereitung durch

Zusatz pH-aktiver Komponenten, insbesondere mithilfe geeigneter Puffersysteme, auf den rezeptierbaren pH-Bereich der eingesetzten Wirkstoffe einzustellen. Zum anderen kann – unter Einhaltung bestimmter galenischer Regeln – auch die Grundlage als Ganzes getauscht werden, was sich insbesondere in jenen Fällen, in denen der pH-Wert der Grundlage durch das Konservierungsmittel determiniert wird, als vergleichsweise naheliegende und einfache Lösung darstellt. Zu guter Letzt wäre es auch denkbar, den Wirkstoff sehenden Auges außerhalb seines rezeptierbaren pH-Bereichs zu verarbeiten, und dieser Tatsache dadurch Rechnung zu tragen, dass die Haltbarkeitsangabe der Zubereitung stark reduziert wird. In der Praxis scheitert diese letztgenannte Option jedoch häufig daran, dass Apotheken hierfür kaum valide Daten zur Verfügung stehen und eine Aufbrauchfrist von möglicherweise nur wenigen Tagen für den Patienten wenig praktikabel erscheint.

13.2.1 pH-Korrektur

Um zu entscheiden, ob der pH-Wert einer Rezeptur mithilfe von Säuren bzw. Basen oder mithilfe einer Pufferlösung eingestellt werden soll, muss bekannt sein, welches Ziel vorrangig verfolgt wird. Geht es nur darum, den pH auf einen bestimmten Wert einzustellen, bei dem auch im Laufe der Zeit nicht mit einer exo- oder endogenen pH-Verschiebung gerechnet werden muss, sollten bevorzugt Säuren und Basen als pH-Korrigenzien eingesetzt werden. Ist hingegen während der Lagerung eine pH-Verschiebung zu erwarten, z. B. aufgrund von Lufteinwirkung (CO_2), Ionenaustausch mit dem Packmittel (insbesondere bei Glasarten minderer Güte) oder durch Zersetzungsreaktionen einzelner Rezepturbestandteile (z. B. Harnstoff), empfiehlt es sich, den gewünschten pH-Wert durch Pufferzugabe mittel- bzw. langfristig zu stabilisieren.

Auch der Applikationsort spielt bei der Wahl des pH-Korrigens eine Rolle, da unphysiologische pH-Werte auf Schleimhäuten, insbesondere aber im Auge schlecht toleriert werden. Liegt der aus Stabilitätsgründen erforderliche pH-Wert eines Rezepturarzneimittels außerhalb des akzeptablen physiologischen Bereichs des Applikationsorts, so ist auf eine Pufferung zu verzichten, um eine etwaige Gewebeschädigung zu verhindern, denn nur Zubereitungen, die praktisch keine Pufferkapazität aufweisen, können von körpereigenen Puffersystemen nach erfolgter Applikation ggf. kurzfristig an den physiologischen pH-Wert angeglichen werden. Augentropfen beispielsweise, die Wirkstoffe enthalten, deren rezeptierbarer pH-Bereich im deutlich Sauren liegt, können zur Sicherstellung der Lagerstabilität mit Säuren auf einen sauren pH-Wert eingestellt werden. Durch das körpereigene Puffersystem der Tränenflüssigkeit wird sich der pH am Applikationsort nach der Anwendung rasch wieder auf den physiologischen pH-Wert von etwa 7,4 stabilisieren. Bei einer Einstellung des pH-Werts der genannte Zubereitung mithilfe eines Puffers, dessen Kapazität möglicherweise sogar größer ist als die Pufferkapazität der Tränenflüssigkeit, würde der unphysiologische pH-Wert auch am Applikationsort stabilisiert und möglicherweise zu einer Schädigung des Auges führen.

Während bei standardisierten Rezepturen die pH-Einstellung meist durch Säuren/Basen erfolgen kann, ist bei freien Rezepturkompositionen häufig ein Pufferzusatz zu bevorzugen. Halbfeste Rezepturarzneimittel, zumal wasserhaltige, sind in aller Regel Mehr- bzw. Vielstoffgemische, deren pH-Wert durch ganz unterschiedliche Komponenten (mit)beeinflusst wird, sodass sich die tatsächliche Reaktion der Zubereitung (sauer/basisch/möglicherweise intrinsisch gepuffert) kaum noch vorhersehen lässt. Während bei Standard-Rezepturen, die für das Erreichen eines bestimmten pH-Werts zuzusetzende Säure/Base-Menge durch laboranalytische Untersuchungen ermittelt wurde und bekannt ist, liegen derlei Erkenntnisse für nicht-standardisierte Rezepturen eben gerade nicht vor. Grundsätzlich läge es daher nahe, die pH-Wert-Einstellung durch eine entsprechende Inprozesskontrolle zu verfolgen. Bei Emulsionen und Cremes (insbesondere bei W/O-Phasenlage oder geringen Wassergehalten) ist dies mit Indikatorpapier oder -stäbchen jedoch in der Regel nicht zuverlässig möglich. Zudem können sich gemessener und in der Rezeptur tatsächlich vorliegender Absolutwert mitunter beträchtlich unterscheiden. Die Einstellung des pH-Werts mithilfe eines Puffers erscheint in diesem Fall daher als die zielführendere Strategie.

Es liegt in der Natur eines Puffersystems, dass der sich einstellende pH-Wert – eine ausreichende Pufferkapazität vorausgesetzt – ausschließlich vom Stoffmengenverhältnis der beiden Pufferkomponenten abhängt. Das bedeutet: Ist das Verhältnis der beiden Pufferkomponenten in Bezug auf den anzustrebenden pH-Wert der Rezeptur richtig gewählt und ist die Menge des zugesetzten Puffers (und damit seine Kapazität) ausreichend, wird sich in der Zubereitung stets – zumindest näherungsweise – der gewünschte pH-Wert einstellen. Eine messtechnische Überprüfung ist demzufolge entbehrlich. Vor diesem Hintergrund erscheint die Pufferung von nicht standardisierten Dermatika nicht nur zuverlässiger sondern auch praktikabler als das Austitrieren mit Säuren oder Basen unter Zuhilfenahme von pH-Sticks. Ein weiterer Vorteil von Puffersystemen ist die Stabilisierung des pH-Werts über die Zeit, die beispielsweise bei Harnstoffzubereitungen von Bedeutung ist. In ungepufferter wässriger Lösung bewirkt selbst eine geringfügige Harnstoffhydrolyse im Laufe der Zeit eine für die Wirksamkeit und Stabilität einiger anderer

Wirk- bzw. Hilfsstoffe (z. B. Glucocorticoide oder Konservierungsmittel) relevante pH-Erhöhung. Beispielsweise steigt der pH-Wert einer 10%igen wässrigen Harnstofflösung bei einem Zersetzungsgrad von gerade einmal 0,27 % von ursprünglich 6,15 auf 8,4.

Wie diese wenigen Beispiele zeigen, kann die Notwendigkeit einer pH-Korrektur viele Gründe haben, die auch nicht immer auf den ersten Blick ersichtlich sind. Zusammenfassend spielen in aller Regel einer oder mehrere der folgenden Aspekte eine Rolle:

- Verhinderung von Hydrolyse- oder anderen Zersetzungsreaktionen durch Einstellen der Zubereitung auf einen pH-Bereich, in dem der Wirkstoff ausreichend chemisch stabil ist
- Einhaltung eines pH-Fensters, in dem der Wirkstoff wirksam ist (Gentamicinsulfat: chemisch stabil bei pH 2 bis 14, therapeutisch wirksam jedoch nur bei pH 4,5 bis 8)
- Lösung schlecht löslicher Basen oder Säuren durch Salzbildung (z. B. Überführung von Lidocain in Lidocainhydrochlorid)
- Auslösung der Gelbildung bei Einsatz von pH-abhängigen Gelbildnern (z. B. Polyacrylat-Gele)
- Freisetzung der wirksamen Form bestimmter Wirkstoffe (Fällung von Ciclopirox aus Ciclopirox-Olamin) oder Konservierungsmittel (z. B. Sorbinsäure aus Kaliumsorbat) durch Ansäuerung

Wie diese Aufstellung zeigt, schränkt die Vielfalt der Ursachen, die möglicherweise eine pH-Korrektur erfordern, die Möglichkeiten dieser Maßnahme ein Stückweit ein, da die zur Erreichung unterschiedlicher galenischer Ziele einzustellenden pH-Bereiche unter Umständen konfligieren. So ist es eben nicht möglich Salicylsäure mit einem rezeptierbaren pH-Bereich ≤ 4 in einem Polyacrylat-Gel zu verarbeiten, dessen Gelgerüst in diesem pH-Bereich kollabiert (▸ Kap. 15.2.4). Es gibt schlichtweg keinen pH-Wert, auf den die Zubereitung eingestellt werden könnte, der die Wirksamkeit des Arzneistoffs und die physikalische Stabilität der Grundlage zugleich gewährleistet. Eine pH-Korrektur scheidet als galenische Maßnahme demnach aus, stattdessen wäre beispielsweise ein Austausch der Gelgrundlage in Betracht zu ziehen (▸ Kap. 13.2.2).

pH-Korrektur mit Säuren bzw. Basen

Starke Säuren und Basen, wie etwa Salzsäure oder Natriumhydroxid, eignen sich im Allgemeinen nur dann zur pH-Einstellung von Rezepturen, wenn tatsächlich eine stark saure bzw. basische Reaktion oder eine pH-Korrektur mit möglichst geringer Pufferkapazität gewünscht ist. In allen anderen Fällen sind schwache Säuren und Basen besser geeignet, da der pH-Wert sich dann bei geringen Konzentrationsabweichungen weniger stark ändert und auf diese Weise präziser justiert werden kann. Statt Salzsäure werden in Rezepturen daher häufig Essig- oder Citronensäure eingesetzt, statt Natriumhydroxid das weniger stark basische Trometamol. Um eine möglichst exakte pH-Einstellung zu gewährleisten, müssen pH-Korrigentien, unabhängig von ihrer Säure-/Basenstärke, auch in Kleinstmengen gut handhabbar sein. Unter anderem deshalb sind kristalline Basen, wie Trometamol, oder basische Salze, wie Natriumcitrat bzw. -acetat, den hygroskopischen und schlecht teilbaren Natriumhydroxid-Plätzchen vorzuziehen. Eine Übersicht von Säuren/Basen bzw. sauer/basisch reagierenden Salzen, die gemeinhin als pH-Regulantien in Rezepturarzneimitteln zum Einsatz kommen, ist in ◘ Tab. 13.7 zusammengesellt.

Da sich der pH-Wert einer Zubereitung naturgemäß aus dem Zusammenspiel aller darin enthaltenen pH-aktiven Komponenten ergibt, ist die Menge des tatsächlich benötigten pH-Korrigens im Allgemeinen kaum vorherzusagen, zumal insbesondere viele halbfeste Grundlagen Mehrstoffgemische darstellen, deren Bestandteile den pH-Wert in mannigfacher Weise beeinflussen können. Hierzu gehören etwa saure Konservierungsmittel (z. B. Sorbinsäure), Emulgatoren (z. B. Stearinsäure) oder Gelbildner (z. B. Polyacrylsäure), aber auch in der Grundlage bereits enthaltene pH-Korrigenzien, die zugesetzt wurden, damit bestimmte Hilfsstoffe ihre Funktion erfüllen können (z. B. Neutralisation von Polyacrylsäure mit Natronlauge zum Auslösen der Gelbildung). Angesichts der komplexen Zusammensetzung gängiger Rezepturformulierungen und der wechselseitigen Beeinflussung pH-aktiver Komponenten (z. B. intrinsische Puffer-Bildung, etwa durch die Kombination von Kaliumsorbat und Citronensäure), ist – selbst bei Kenntnis der genauen Mengenverhältnisse – normalerweise weder exakt vorhersehbar, welcher pH-Wert sich eo ipso einstellt, noch welche Menge eines sauren oder basischen pH-Korrigens zugesetzt werden muss, um einen vordefinierten Zielwert zu erreichen.

Die Übersicht standardisierter Erythromycin-Zubereitungen in ◘ Tab. 13.1 belegt dies eindrucksvoll. Alle dort gelisteten Rezepturen wurden laboranalytisch geprüft und sind über acht bzw. zwölf Wochen chemisch und galenisch stabil. Erythromycin reagiert in gelöster Form selbst deutlich basisch und kann in ungepufferten Zubereitungen pH-Werte bis 10,5 erreichen. Der rezeptierbare pH-Wert des Arzneistoffs liegt jedoch bei pH 8 bis 9 (in Suspensionen zwischen 7 und 10), weshalb der pH-Wert in den meisten Fällen durch Zugabe von Citronensäure abgesenkt werden muss. Wie die tabellierten Werte zeigen, gibt es Grundlagen, die gar keiner pH-Korrektur bedürfen und trotzdem eine ausreichende Stabilität gewährleisten, während andere Vehikelsysteme einen Citronensäure-Zusatz erfordern, der sich bei gleicher Erythromycin-Konzentration um das bis zu 20-fache unterscheiden kann (vgl. Erythromycin

Tab. 13.1 Einsatzkonzentration von Citronensäure als pH-Korrigens in standardisierten Erythromycin-Zubereitungen in Abhängigkeit von der Wirkstoffkonzentration (Haltbarkeitszeitraum in Klammern)

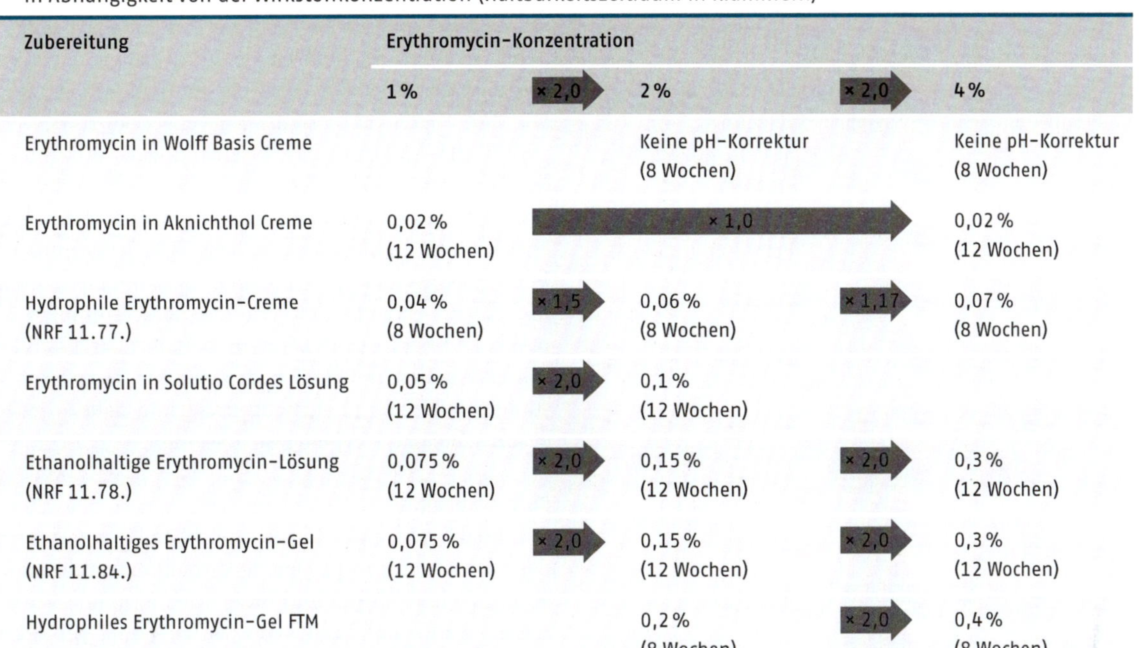

Zubereitung	Erythromycin-Konzentration				
	1 %	× 2,0	2 %	× 2,0	4 %
Erythromycin in Wolff Basis Creme			Keine pH-Korrektur (8 Wochen)		Keine pH-Korrektur (8 Wochen)
Erythromycin in Aknichthol Creme	0,02 % (12 Wochen)	× 1,0			0,02 % (12 Wochen)
Hydrophile Erythromycin-Creme (NRF 11.77.)	0,04 % (8 Wochen)	× 1,5	0,06 % (8 Wochen)	× 1,17	0,07 % (8 Wochen)
Erythromycin in Solutio Cordes Lösung	0,05 % (12 Wochen)	× 2,0	0,1 % (12 Wochen)		
Ethanolhaltige Erythromycin-Lösung (NRF 11.78.)	0,075 % (12 Wochen)	× 2,0	0,15 % (12 Wochen)	× 2,0	0,3 % (12 Wochen)
Ethanolhaltiges Erythromycin-Gel (NRF 11.84.)	0,075 % (12 Wochen)	× 2,0	0,15 % (12 Wochen)	× 2,0	0,3 % (12 Wochen)
Hydrophiles Erythromycin-Gel FTM			0,2 % (8 Wochen)	× 2,0	0,4 % (8 Wochen)

4 % in Aknichthol Creme vs. Hydrophiles Erythromycin-Gel 4 % FTM). Zudem zeigen die Beispiele in Tab. 13.1, dass (insbesondere in mehrphasigen Zubereitungen) nicht zwangsläufig ein linearer Zusammengang zwischen Wirkstoffkonzentration und zuzusetzender Menge des pH-Korrigens besteht. So erfordert beispielsweise eine Verdopplung des Wirkstoffgehalts in Hydrophiler Erythromycin-Creme NRF 11.77. zur Aufrechterhaltung eines angemessenen pH-Werts lediglich eine Erhöhung der Citronensäure-Menge um das 1,5- bzw. 1,17-Fache. Bei der Verarbeitung von Erythromycin in Aknichthol Creme bleibt die Menge an zuzusetzender Citronensäure bei einer Vervierfachung der Erythromycin-Konzentration sogar konstant. Die Tatsache, dass bei diesen beiden Formulierungen vergleichsweise geringe und nicht proportional zur Erythromycin-Konzentration steigende Citronensäure-Mengen für die pH-Regulation erforderlich sind, deuten auf einen suspendierten oder in anderer Form gebundenen Erythromycin-Anteil hin.

Während der für eine adäquate pH-Einstellung erforderliche Säure-/Basenzusatz bei standardisierten Rezepturen experimentell ermittelt wurde und der Herstellungsvorschrift zu entnehmen ist, erfolgt die pH-Korrektur bei freien Rezepturkompositionen, infolge der bereits erwähnten unzureichenden Vorausberechenbarkeit der obligaten Säure-/Basenmengen, mithilfe von Inprozesskontrollen in Form von Tüpfeltests bzw. potentiometrischen pH-Messungen. Dies setzt konsequenterweise eine hinreichend genaue Messbarkeit des pH-Werts voraus, was jedoch erfahrungsgemäß nicht bei allen Zubereitungen gewährleistet ist. Während wässrige Lösungen einer validen pH-Wert-Messung normalerweise problemlos zugänglich sind, ist dies bei halbfesten Zubereitungen häufig nicht der Fall.

pH-Korrektur mit Puffersystemen

Scheitert die pH-Einstellung einer frei komponierten Rezeptur mit Säuren/Basen an einer nur unzureichend genau durchführbaren pH-Bestimmung bzw. an der Diskrepanz zwischen messbarem und in der Zubereitung effektiv vorliegendem pH-Wert, empfiehlt sich der Einsatz von Puffersystemen, bei denen sich in vergleichsweise engen Grenzen der durch das Konzentrationsverhältnis der Pufferkomponenten vorgegebene pH-Wert einstellt. Die zugrundeliegenden Gesetzmäßigkeiten erlauben es, den pH-Wert eines Puffers mithilfe der sog. Henderson-Hasselbalch-Gleichung zu berechnen. Umgekehrt kann damit aus dem Ziel-pH-Wert ermittelt werden, in welchem Verhältnis die beiden Pufferkomponenten zueinander stehen müssen, um selbigen zu erreichen. Das Rechenbeispiel auf der nächsten Seite zeigt dies exemplarisch.

Rechenbeispiel

Es soll ein Lactatpuffer mit einem pH-Wert von 4,1 hergestellt werden. Als Pufferkomponenten stehen Milchsäure (pK_S = 3,85) und Natriumlactat zur Verfügung.

Es gilt die Henderson-Hasselbalch-Gleichung:

$$pH = pK_S + \lg\frac{c(\text{konjugierte Base})}{c(\text{Säure})} =$$

$$= pK_S + \lg\frac{c(\text{Natriumlactat})}{c(\text{Milchsäure})}$$

mit pH_{Soll} = 4,1 und pK_S = 3,85 ergibt sich:

$$4{,}1 = 3{,}85 + \lg\frac{c(\text{Natriumlactat})}{c(\text{Milchsäure})}$$

Nach Umformung erhält man:

$$\lg\frac{c(\text{Natriumlactat})}{c(\text{Milchsäure})} = 4{,}1 - 3{,}85 = 0{,}25$$

Durch Entlogarithmieren ergibt sich für das Verhältnis der Konzentrationen:

$$\frac{c(\text{Natriumlactat})}{c(\text{Milchsäure})} = 1{,}78 \rightarrow$$

$$c(\text{Natriumlactat}) = 1{,}78 \cdot c(\text{Milchsäure})$$

Um einen Lactat-Puffer mit pH 4,1 herzustellen, muss Milchsäure demnach zusammen mit der 1,78-fachen Stoffmenge (nicht Masse!) Natriumlactat in Wasser gelöst werden. Unter Berücksichtigung der molaren Massen M ($M_{Milchsäure}$=90 g/mol bzw. $M_{Natriumlactat}$=112 g/mol) ergibt sich ein Massenverhältnis von Natriumlactat zu Milchsäure von 2,22.

Betrachtet man den zur Harnstoffstabilisierung in den NRF-Rezepturen NRF 11.71., NRF 11.72., NRF 11.74. oder NRF 11.129 eingesetzten Milchsäure/Lactat-Puffer so werden dort Natriumlactat-Lösung 50 % m/m und Milchsäure 90 % m/m im Massenverhältnis 4:1 eingesetzt, was unter Berücksichtigung der prozentualen Massengehalte der eingesetzten Lösungen exakt dem oben ermittelten Massenverhältnis entspricht:

$$\frac{m(\text{Natriumlactat})}{m(\text{Milchsäure})} = \frac{50\,\% \cdot 4}{90\,\% \cdot 1} = \frac{2}{0{,}9} = 2{,}22$$

Der eingesetzte Milchsäure/Lactat-Puffer puffert demnach um einen pH-Wert von 4,1, der zugleich die Wirksamkeit der in allen vorgenannten NRF-Rezepturen enthaltenen Kaliumsorbat/Sorbinsäure-Konservierung gewährleistet.

Allerdings erfolgt die Herstellung von Puffersystemen nicht zwangsläufig aus einer schwachen Säure/Base und ihrer jeweils korrespondierenden Base/Säure. Teilweise werden die korrespondierenden Ionen in situ durch Zusatz von Salzsäure oder Natronlauge gebildet, teilweise ergeben sich Puffersysteme auch aus der Kombination heterogener Molekülspezies, wie beispielsweise bei Citronensäure-Natriummonohydrogenphosphat-Puffern. Infolgedessen sind die Berechnungen nicht immer so einfach, wie es nach dem vorausgehenden Beispiel möglicherweise den Anschein hat. Zur besseren Übersicht zeigt **o** Abb. 13.1 die Kennlinien verschiedener gängiger Puffersysteme in Abhängigkeit vom prozentualen Mengenverhältnis ihrer Komponenten. Die Pufferbereiche (= steiler Kurvenverlauf respektive geringe pH-Änderung bei Verschiebung der prozentualen Zusammensetzung) sind dabei mit durchgezogenen Linien dargestellt, nicht gepufferte pH-Bereiche (= flacher Kurvenverlauf respektive starke pH-Änderung bei Verschiebung der prozentualen Zusammensetzung) mit gestrichelten Linien. Wie aus den Kennlinien in **o** Abb. 13.1 hervorgeht, kann mit den dort dargestellten Puffersystemen im Prinzip der gesamte rezepturrelevante pH-Bereich (2–12) abgedeckt und nahezu jeder gewünschte pH-Wert eingestellt werden.

Pufferkapazität

Die Effektivität eines Puffers ist abhängig von den in der Pufferlösung vorliegenden Absolutkonzentrationen an schwachen Säuren und Basen, denn in einer Zubereitung kann der Zusatz von Säuren nur abgepuffert werden, solange die Base des Puffers noch in ausreichender Menge vorliegt. Umgekehrt kann ein Basenzusatz nur abgepuffert werden, wenn noch genügend Puffersäure vorhanden ist. Im Allgemeinen gilt die Pufferwirkung als erschöpft, wenn das Säure/Base-Verhältnis den Wert 1 zu 10 (bzw. 10 zu 1) überschreitet. Vereinfacht ausgedrückt bedeutet dies gemäß der Henderson-Hasselbalch-Gleichung: Der pH-Wert der gepufferten Zubereitung kann um $pK_S \pm 1$ schwanken, bevor der Puffer seine Wirkung verliert. Hieraus ergibt sich, dass die Pufferwirkung u. a. von der relativen Lage des pK_S-Werts der Puffersäure zum zu stabilisierenden pH-Wert der Zubereitung abhängt: Liegen die beiden Werte weit auseinander, wirkt der Puffer im relevanten pH-Bereich nicht mehr. Liegt der pK_S-Wert deutlich über dem pH, so besteht die Pufferwirkung möglicherweise nur einseitig gegenüber dem Einfluss von Basen. Umgekehrt besteht die Pufferwirkung nur gegenüber dem Einfluss von Säuren, wenn der pK_S-Wert deutlich unter dem zu stabilisierenden pH liegt. Je geringer der Unterschied zwischen zu stabilisierendem pH und Puffer-pK_S, umso gleichmäßiger wirkt die Pufferung in beide Richtungen und desto größer ist die Pufferkapazität. Die Pufferkapazität β beschreibt die Änderung des pH-Werts der Pufferlösung in Abhängigkeit vom Säure- bzw. Basezusatz: $\beta = \frac{\Delta c}{\Delta pH}$

Ein Puffersystem hat die Kapazität β = 1, wenn sich bei Zugabe von 1 mol H_3O^+-Ionen (bzw. OH^--Ionen) zu einem Liter Pufferlösung der pH-Wert um eine Einheit ändert. Die Pufferkapazität gibt also an, welche Menge an Säure oder Base, von einem Puffer ohne wesentliche Änderung des pH-Werts abgefangen werden kann (**o** Abb. 13.2). Sie ist somit ein Maß für die Stabilität des

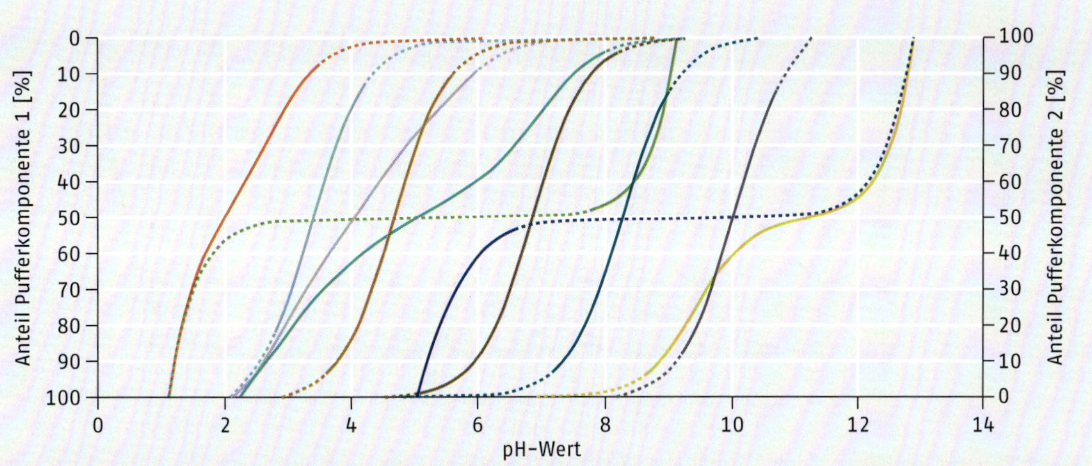

— HCl 0,1 mol/l + Glycin 0,1 mol/l
— HCl 0,1 mol/l + Natriumborat 0,1 mol/l (aus Borsäure 0,2 mol/l + NaOH 0,1 mol/l)
— Milchsäure 0,5 mol/l (5 g Milchsäure 90% m/m ad 100 ml H_2O) + Natriumlactat 0,223 mol/l (5 g Natriumlactat-Lösung 50% m/m ad 100 ml H_2O)
— Wasserfreie Citronensäure 1% m/m (≘ 0,052 mol/l) + Natriumcitrat-Dihydrat 1% m/m (≘ 0,034 mol/l)
— Wasserfreie Citronensäure 0,1 mol/l + $Na_2HPO_4 \cdot 2\ H_2O$ 0,2 mol/l
— Essigsäure 0,1 mol/l + Natriumacetat 0,1 mol/l
— KH_2PO_4 0,667 mol/l + Na_2HPO_4 0,667 mol/l
— Dinatriumcitrat 0,1 mol/l (aus Citronensäure-Monohydrat 0,1 mol/l und NaOH 0,2 mol/l) + NaOH 0,1 mol/l
— Trometamol-HCl 0,2 mol/l (aus Trometamol 0,2 mol/l + HCl 0,2 mol/l) + Trometamol 0,2 mol/l
— Glycin 0,1 mol/l + NaOH 0,1 mol/l
— $NaHCO_3$ 0,05 mol/l + Na_2CO_3 0,05 mol/l

Abb. 13.1 Kennlinien verschiedener Puffersysteme in Abhängigkeit vom prozentualen Mengenverhältnis der eingesetzten Pufferkomponenten (—— Pufferbereich; ----- nicht gepufferter Bereich)

pH-Werts einer Lösung bei Zugabe von Basen oder Säuren.

Neben der Relation zwischen dem pK_S-Wert der Puffersäure und zu stabilisierendem pH der Zubereitung spielen auch die Art der enthaltenen pH-aktiven Verbindungen sowie deren Absolutkonzentrationen eine wichtige Rolle für die Pufferkapazität. Je höher die Gesamtkonzentration der Pufferlösung, desto größer ist die Pufferkapazität (Abb. 13.3). Dennoch kann und sollte die Konzentration der in Rezepturarzneimitteln eingesetzten Pufferlösungen nicht beliebig erhöht werden, da eine damit einhergehende erhöhte Ionenstärke oder spezifische Effekte der Puffersubstanzen, die Wirkstoff- bzw. Zubereitungsstabilität beeinträchtigen können. Die Pufferkonzentration sollte demnach ausreichend hoch gewählt werden, um den pH der Zubereitung zu stabilisieren, zugleich aber nicht höher als nötig, um nachteilige Effekte durch zu hohe Ionenkonzentrationen oder Viskositätserniedrigungen durch zu großen Flüssigkeitszusatz bei halbfesten Zubereitungen zu vermeiden. Einen Anhaltspunkt für gängige Pufferkonzentrationen liefern geprüfte und standardisierte Rezepturvorschriften, wie sie den Arbeitshilfen in den Tab. 13.9 und Tab. 13.10 zu entnehmen sind.

Faustregel zur Puffermenge

Die Molarität in der Rezeptur häufig eingesetzter Standard-Pufferlösungen ist in der Regel so gewählt, dass sich bei Einsatz in 5%iger Konzentration bezogen auf die Gesamtmasse des Rezepturarzneimittels eine ausreichende Pufferkapazität ergibt, um den pH-Wert der Zubereitung über einige Monate zu stabilisieren, was der üblichen Laufzeit vieler wasserhaltiger Dermatika entspricht. Dies ergibt sich zumindest aus den Empfehlungen der einschlägigen Fachliteratur. Warum die Puffermenge dabei quellenübergreifend auf die Gesamtmenge des Rezepturarzneimittels bezogen wird, erschließt sich jedoch nicht. Da das Ziel der Pufferung ja darin besteht, den pH-Wert der wässrigen Phase zu stabilisieren, erschiene es logischer und konsequent, die Puffermenge am hydrophilen Anteil der Zubereitung zu orientieren. Die pauschale Faustregel mit Bezug auf die Gesamtmasse, lässt sich allenfalls so erklären, dass sie den herstellenden Apotheken die Festlegung der zuzusetzenden Puffermenge erleichtern soll, da der

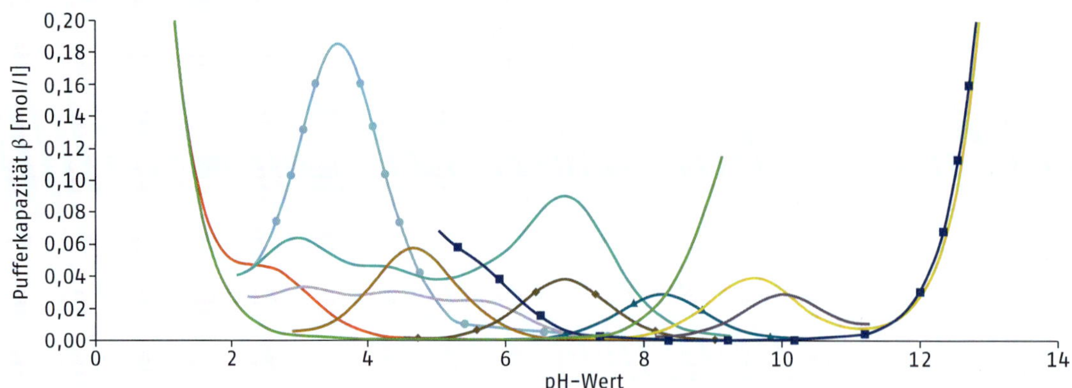

— HCl 0,1 mol/l + Natriumborat 0,1 mol/l (aus Borsäure 0,2 mol/l + NaOH 0,1 mol/l)

— HCl 0,1 mol/l + Glycin 0,1 mol/l

-•- Milchsäure 0,5 mol/l (5 g Milchsäure 90% m/m ad 100 ml H_2O) + Natriumlactat 0,223 mol/l (5 g Natriumlactat-Lösung 50% m/m ad 100 ml H_2O)

— Wasserfreie Citronensäure 0,1 mol/l + $Na_2HPO_4 \cdot 2\ H_2O$ 0,2 mol/l

— Wasserfreie Citronensäure 1% m/m (≙ 0,052 mol/l) + Natriumcitrat-Dihydrat 1% m/m (≙ 0,034 mol/l)

— Essigsäure 0,1 mol/l + Natriumacetat 0,1 mol/l

-♦- KH_2PO_4 0,667 mol/l + Na_2HPO_4 0,667 mol/l

-■- Dinatriumcitrat 0,1 mol/l (aus Citronensäure-Monohydrat 0,1 mol/l und NaOH 0,2 mol/l) + NaOH 0,1 mol/l

-▲- Trometamol-HCl 0,2 mol/l (aus Trometamol 0,2 mol/l + HCl 0,2 mol/l) + Trometamol 0,2 mol/l

— Glycin 0,1 mol/l + NaOH 0,1 mol/l

— $NaHCO_3$ 0,05 mol/l + Na_2CO_3 0,05 mol/l

Abb. 13.2 pH-Abhängigkeit der Pufferkapazität β für verschiedene Puffersysteme

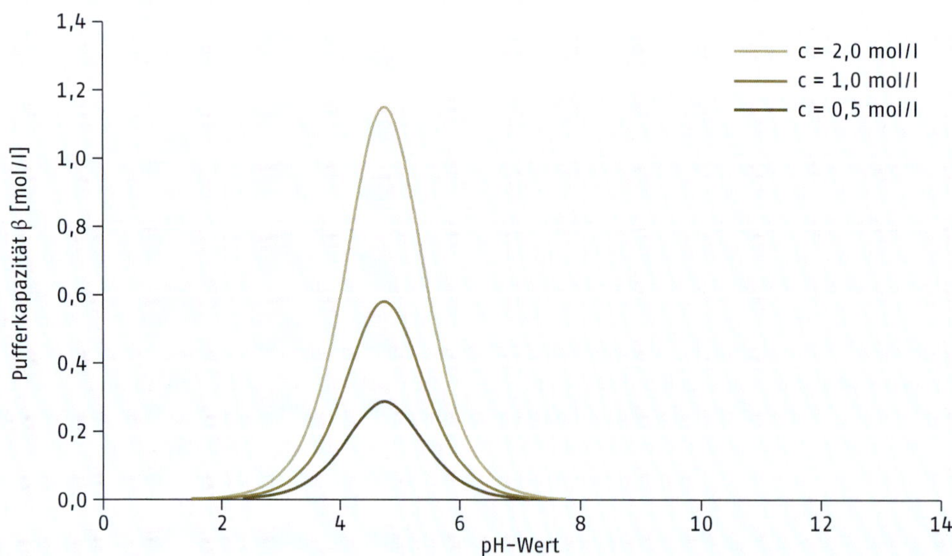

Abb. 13.3 Pufferkapazität β (β = Δc/ΔpH mit Δc = Zusatz an starker Base) eines Essigsäure-Acetatpuffers (pK_S = 4,75) unterschiedlicher Gesamtkonzentration. Die maximale Pufferkapazität der verschiedenen Lösungen liegt bei pH = pK_S. Sie ist umso größer, je höher die Konzentration der Pufferlösung ist.

Tab. 13.2 Bekannte Varianten von Anionischer Hydrophiler Creme DAB

Bezeichnung der Variante	pH-Wert der Grundlage	Rezeptierbarer pH-Bereich, in dem die Konservierung der Grundlage wirksam bleibt
Anionische Hydrophile Creme DAB mit Sorbinsäure	4,0–5,0	3,5–5,0
Anionische Hydrophile Creme DAB mit PHB-Estern	ca. 6,0	2,0–12,0
Anionische hydrophile Creme mit Propylenglycol[1]	ca. 6,0	2,0–12,0

[1] Die Konservierung mit Propylenglycol ist in der offiziellen DAB-Monographie nicht beschrieben. Sie ist jedoch im Ausgangsstoffhandel verfügbar und erfüllt alle pharmazeutischen Qualitätskriterien für eine Verarbeitung in Rezepturarzneimitteln.

wässrige Anteil einer Zubereitung ggf. aus der Zusammensetzung errechnet bzw. diese möglicherweise erst recherchiert werden müsste. Werden proprietäre Handelspräparate eingesetzt, lässt sich der Anteil der hydrophilen Phase in Ermangelung entsprechender Mengenangaben unter Umständen gar nicht ermitteln. Insofern erscheint die Faustregel Pufferlösungen in 5%iger Konzentration einzusetzen als probates und praxistaugliches Vorgehen.

Wahl des richtigen Puffers

Soll der pH-Wert eines Rezepturarzneimittels stabilisiert werden, ergibt sich hierfür aus den vorausgehenden Ausführungen folgende Handlungsempfehlung: Zunächst ist zu prüfen, ob die Zubereitung bzw. der vorgesehene Applikationsort eine pH-Einstellung mithilfe von Säuren bzw. Basen oder eine Pufferung nahelegen. In letzterem Fall, sollte ein Puffersystem gewählt werden, dessen pK_S-Wert dem angestrebten pH-Wert möglichst nahe kommt, da dann die stärkste Pufferwirkung erzielt wird. Hilfreiche Anhaltspunkte für die Auswahl des Puffers bzw. für die Festlegung der einzusetzenden Konzentration liefern die Sammlungen geprüfter Herstellungsvorschriften. Eine Auswahl wichtiger und häufig verwendeter Puffer in Rezepturarzneimitteln findet sich in den ◘ Tab. 13.8 bis ◘ Tab. 13.10. Abschließend ist anzumerken, dass nicht konservierte Pufferlösungen mikrobiell anfällig sind und deshalb nicht in größeren Mengen auf Vorrat hergestellt werden können. Als Inprozesskontrollen im Rahmen der Herstellung kommt insbesondere die pH-Messung mittels Indikatorpapier/-stäbchen oder Potentiometer in Betracht, die bei der reinen Pufferlösung – anders als bei fertigen halbfesten Zubereitungen – völlig problemlos durchgeführt werden kann.

13.2.2 Grundlagenaustausch

Ist die pH-Korrektur mit Säuren, Basen oder Puffern unter (weitgehender) Beibehaltung der ärztlich verordneten Formulierung nicht möglich, z. B. weil die zur Erreichung verschiedener galenischer Ziele erforderlichen pH-Werte miteinander konfligieren, ist ein Austausch der Grundlage häufig die einzig verbleibende Möglichkeit, eine Rezeptur doch noch anfertigen zu können. Aber auch unabhängig von anderweitig nicht lösbaren Fällen stellt der Grundlagentausch häufig eine probate und vergleichsweise wenig aufwendige Maßnahme zur Behebung pH-bedingter Rezepturprobleme dar.

Pharmazeutische Rahmenbedingungen

Grundsätzlich ist es das Ziel jeder Rezepturoptimierung, sich so eng wie möglich an die Originalverordnung zu halten. Vor diesem Hintergrund erscheint die Änderung einer Grundlage auf den ersten Blick als sehr weitgehende Maßnahme, was in der praktischen Umsetzung jedoch nicht zwangsläufig der Fall sein muss und daher in Abhängigkeit von der konkreten Rezepturformulierung differenziert zu betrachten ist. So wird der pH-Wert wasserhaltiger Grundlagen, und nur diese sind ja in diesem Kontext relevant, in der Regel durch das verwendete Konservierungsmittel vorgegeben. Die meisten offizinellen Grundlagen werden laut Arzneibuch- bzw. DAC/NRF-Monographie mit Sorbinsäure konserviert, was – um die Wirksamkeit der Konservierung zu gewährleisten – ein saures pH-Milieu (3,5 bis 5,0) erfordert. Dies führt dazu, dass viele offizinelle Grundlagen mit Standardkonservierung für Wirkstoffe mit rezeptierbarem pH-Bereich im Neutralen oder Basischen ungeeignet sind. Häufig ist es jedoch möglich, die gleiche Grundlage mit einem anderen Konservierungsmittel einzusetzen. So sind von Anionischer Hydrophiler Creme DAB drei Varianten bekannt, die sich in ihren rezeptierbaren pH-Bereichen teilweise unterscheiden (◘ Tab. 13.2):

Soll ein nur im Basischen stabiler Wirkstoff in Anionischer Hydrophiler Creme DAB verarbeitet werden, liegt es daher nahe, eine Grundlagen-Variante zu wählen, die in diesem pH-Bereich auch die mikrobiologische Stabilität der Zubereitung gewährleistet, da andernfalls die Aufbrauchfrist deutlich herabgesetzt werden müsste (▸ Kap. 13.3). Eine Übersicht der rezeptierbaren pH-Bereiche offizineller Grundlagen einschließlich der monographierten bzw. erhältlichen Konservierungsvarianten findet sich in der Arbeitshilfe in ◘ Tab. 13.12.

Wird im Rahmen einer Rezepturoptimierung lediglich von einer Konservierungsmittel-Variante auf eine

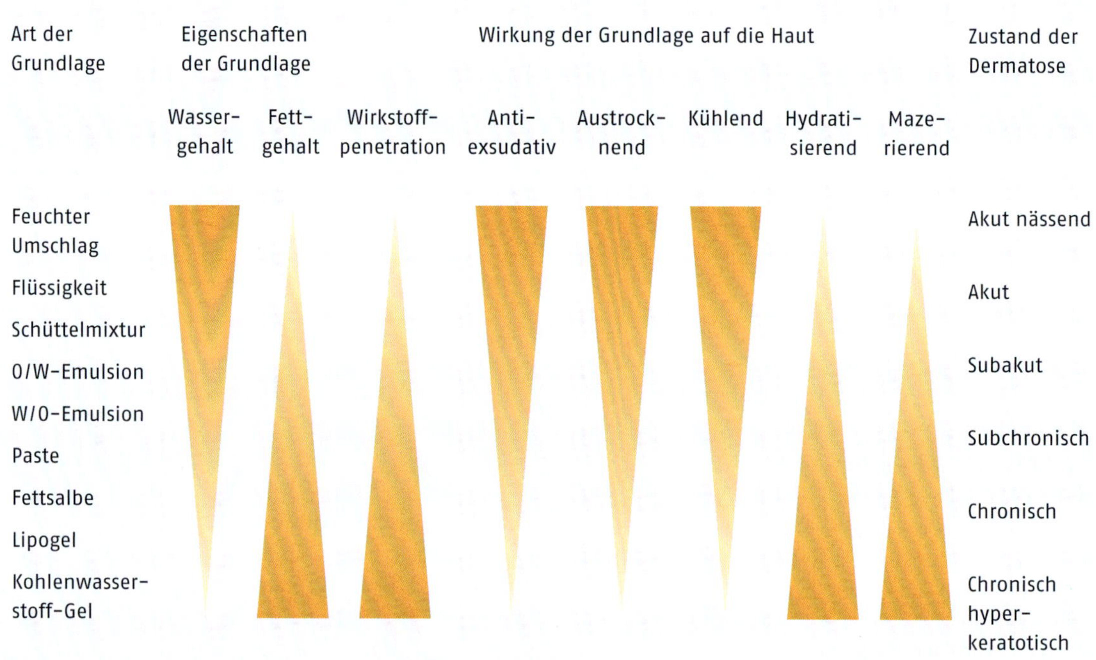

Abb. 13.4 Einsatzbereiche und Wirkeffekte verschiedener Dermatikagrundlagen

andere gewechselt, so ist durchaus zu hinterfragen, ob unter diesen Umständen überhaupt von einem Grundlagenaustauch zu sprechen ist, denn üblicherweise assoziiert man mit diesem Begriff eine substanzielle Änderung des Vehikelsystems, die dazu führt, dass sich die Zusammensetzung des fertigen Rezepturarzneimittels in einer ganzen Reihe von Komponenten unterscheidet, mit entsprechend weitreichenden Konsequenzen. Da insbesondere halbfeste Grundlagen in der topischen Dermatotherapie nicht nur als Träger des inkorporierten Wirkstoffs fungieren, sondern auch einen, im Wesentlichen durch den physikochemischen Charakter des Vehikelsystems bestimmten Beitrag zur intendierten Wirkung des Arzneimittels leisten, stellt sich in vielen Fällen die Frage der therapeutischen Gleichwertigkeit, der seitens der Apotheke, zunächst vorrangig unter galenischen Gesichtspunkten, ins Auge gefassten Alternativgrundlage. Dies gilt insbesondere vor dem Hintergrund des § 7 Abs. 1 ApBetrO, der die Verwendung anderer als in der Verschreibung genannter Ausgangsstoffe grundsätzlich gestattet, sofern diese keine eigene arzneiliche Wirkung aufweisen und die arzneiliche Wirkung der Zubereitung nicht nachteilig beeinflussen können. Auch deshalb sind bei der Auswahl einer Alternativgrundlage u. a. folgende Aspekte zu berücksichtigen:

1. Akuität der Erkankung
   Die Eigenwirkung eines Vehikels kann sich auf rein physikalische Effekte beschränken, wie Kühlung oder Abdeckung, oder aber – je nach Zusammensetzung – mehr oder weniger stark ausgeprägte Wechselwirkungen mit der Haut eingehen und dadurch insbesondere deren Barriereeigenschaften maßgeblich beeinflussen. Bei Anwendung auf erkrankter Haut entscheidet, sofern keine anderen vorrangigen Kriterien zu erfüllen sind, die Akuität der Dermatose, über den zu bevorzugenden Grundlagentyp. Die in diesem Kontext relevanten Auswahlkriterien sind in Abb. 13.4 zusammengefasst. Wie daraus hervorgeht wird eine akut nässende Dermatose mit feuchten Umschlägen behandelt, während bei chronischen Dermatosen, die mit einer Verdickung der Hornschicht (Hyperkeratose) einhergehen, wasserfreie Fettsalben eingesetzt werden. Diese wirken aufgrund ihrer (teil)okklusiven Eigenschaften hauterweichend. Die vermehrte Hydratation der Haut lässt Wirkstoffe leichter in die stark verhornte Haut eindringen und sorgt so für eine bessere Tiefenwirkung.
2. Hauttyp
   Patienten mit trockener Haut, beispielsweise Atopiker oder Ichthyosis-Patienten, benötigen stark fettende Grundlagen, wie hydrophobe Salben oder W/O-Absorptionssalben, evtl. kommen auch weiche Pasten oder W/O-Cremes in Frage. Patienten mit fetter oder seborrhoischer Haut sollten hingegen mit wenig fettenden, eher hydrophilen Grundlagen therapiert werden, d. h. mit hydrophilen Cremes, Salben, Gelen oder Schüttelmixturen. Bei Patienten, die weder dem trockenen, noch dem fettigen Hauttyp

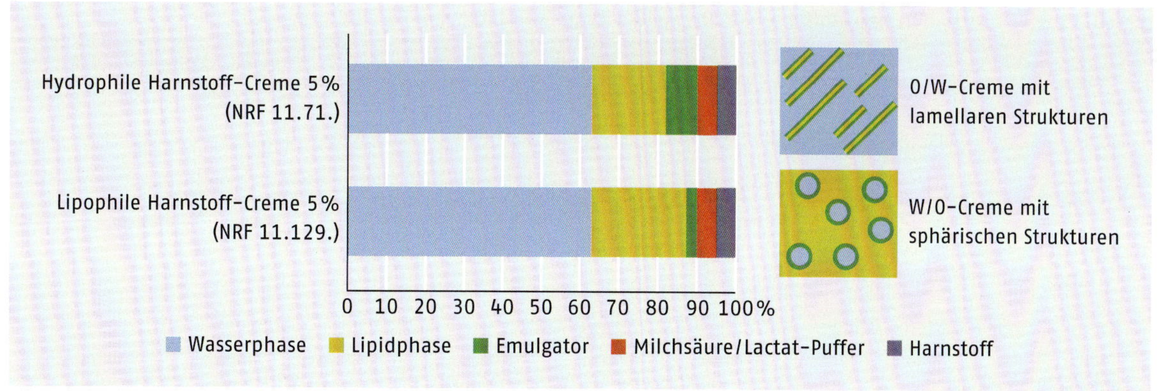

Abb. 13.5 Prozentuale Zusammensetzung und galenische Modellstruktur von Hydrophiler und Lipophiler Harnstoffcreme NRF 11.71. bzw. NRF 11.129. Harnstoff und Milchsäure/Lactat-Puffer sind jeweils in der wässrigen Phase gelöst.

zuzuordnen sind, werden bevorzugt fettarme hydro- oder ambiphile Cremes eingesetzt.

3. Applikationsort
   Neben dem Zustand der Dermatose und dem Hauttyp sollte bei der Grundlagenauswahl auch der Applikationsort berücksichtigt werden. Hierbei spielen insbesondere Kriterien wie Verteilbarkeit und Abwaschbarkeit eine Rolle (▸ Kap. 19). Auf stark behaarter Haut sind beispielsweise hydrophile Salben, Hydrogele oder hydrophile Lösungen bzw. Schüttelmixturen zu bevorzugen.
4. Dermopharmakokinetik
   Ein unter pharmazeutischen, aber auch unter juristischen Gesichtspunkten ganz entscheidendes Kriterium für die Beurteilung der therapeutischen Äquivalenz verschiedener Grundlagen ist die Vergleichbarkeit der dermopharmakokinetischen Eigenschaften des durch den Grundlagenaustausch entstehenden galenischen Gesamtsystems (Wirkstoff + Vehikel).

Die praktische Bedeutung der vorgenannten Aspekte für die Grundlagenwahl veranschaulicht eine Gegenüberstellung von Hydrophiler und Lipophiler Harnstoffcreme (NRF 11.71. bzw. NRF 11.129.). Beide Formulierungen enthalten 5 % Harnstoff und 5 % Milchsäure/Natriumlactat-Puffer in einer Grundlage, die aus etwa 60 % Wasser- und etwa 20 % Lipidphase besteht (Abb. 13.5). Bei der Hydrophilen Harnstoffcreme resultiert wegen des hydrophilen Emulgierenden Cetylstearylalkohols eine O/W-Creme mit lamellaren, beinahe gelartigen Gerüststrukturen, während im anderen Fall der lipophile Emulgator Triglyceroldiisostearat eine wasserreiche W/O-Creme mit sphärischen Mizellen bildet (Abb. 13.5).

Die für Harnstoff in diesem Rezepturbeispiel gefundenen Zusammenhänge zwischen Formulierungstyp und den entsprechen anwendungsrelevanten (v. a. dermopharmakokinetischen) Eigenschaften sind in Tab. 13.3 zusammengefasst. Wie daraus hervorgeht, wird Harnstoff aus der hydrophilen Creme schneller freigesetzt, wobei relativ lange ein hoher Harnstoffanteil in den oberen Hornschichten erhalten bleibt, während nur wenig Wirkstoff in die darunterliegende Epidermis und Dermis penetriert. Wird Harnstoff in lipophiler Creme verabreicht, erfolgt eine langsame Wirkstofffreigabe, allerdings penetriert der Wirkstoff in diesem Fall weitaus stärker in Epidermis und Dermis. Diese Befunde entsprechen der häufig verallgemeinernd formulierten Regel, dass der Transport einer hydrophilen Substanz aus lipophilen Vehikeln begünstigt wird. Im Gegensatz dazu sollen hydrophile Grundlagen für lipophile Wirkstoffe gewählt werden, um höhere Verteilungskoeffizienten zwischen Haut und Vehikel und damit eine bessere Penetration in die Haut zu erreichen.

Wie aus dem Harnstoff-Beispiel exemplarisch hervorgeht, werden Ausmaß und Geschwindigkeit der Aufnahme von dermal applizierten Wirkstoffen maßgeblich durch die Eigenschaften des Vehikels sowie dessen Wechselwirkung mit dem Wirkstoff und der Haut bestimmt. Da die Apotheke gem. § 7 ApBetrO Abs. 1 gewährleisten muss, dass die therapeutische Wirksamkeit des Rezepturarzneimittels durch den Grundlagentausch nicht beeinträchtigt wird, ist sie bei der Wahl der Alternativgrundlage nicht völlig frei. Dies sollte jedoch zu keiner zu großen Zurückhaltung führen, wenn es darum geht, eine ansonsten inkompatible Rezeptur durch einen Grundlagentausch in eine anfertigbare Formulierung zu überführen. Dies gilt umso mehr, wenn man bedenkt welche Dermatika im Fertigarzneimittelbereich ein und derselben aut-idem-Gruppe zugeordnet und damit als therapeutisch austauschbar angesehen werden. Betrachtet man beispielsweise 1%ige Hydrocortison-Cremes, so ist festzustellen, dass dort hydro-, lipo- und ambiphile Cremes mit ganz unterschiedlichen Wassergehalten in einer aut-idem-Gruppe zusammengefasst werden (Tab. 13.4)

Im Allgemeinen erfolgt ein Grundlagenaustausch unter der Prämisse, so nahe wie möglich am ärztlich verordneten Vehikelsystem zu bleiben, um die therapeutischen und dermopharmakokinetischen Gesamt-

Tab. 13.3 Eigenschaften Harnstoff-haltiger Dermatika in Abhängigkeit vom Formulierungstyp

Eigenschaft	Hydrophile Harnstoff-Creme NRF 11.71.	Lipophile Harnstoff-Creme NRF 11.129.
Geschwindigkeit der Harnstoffpenetration	Schnell	Protrahiert
Persistenz der Harnstoffpenetration	Kurzzeitig	Lang anhaltend
Verteilungsgradient Cornea zu Basalzellschicht	Steil abfallend	Gleichmäßig
Hydratisierende Harnstoffwirkung	Gut	Sehr gut
Okklusionseffekt	Gering	Hoch
Tiefenwirkung	Gering	Hoch
Reduktion des transepidermalen Wasserverlusts	Gut	Sehr gut
Penetrationsfördernder Effekt	Mäßig	Sehr gut
Bevorzugter Zeitpunkt der Anwendung	Tagsüber	Zur Nacht
Akzeptanz der Haptik	Gut	Mäßig

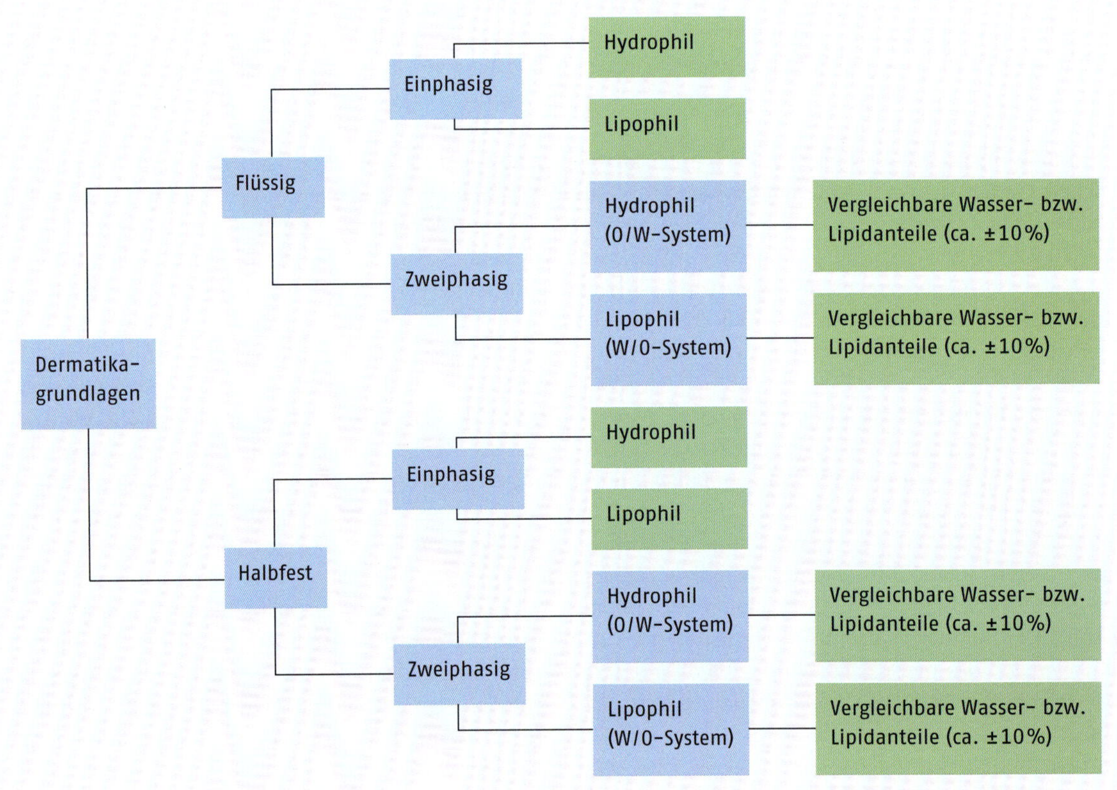

Abb. 13.6 Entscheidungsbaum zur Abschätzung der therapeutischen und dermopharmakokinetischen Äquivalenz verschiedener Vehikelsysteme im Rahmen eines pH-bedingten Grundlagenaustausches

eigenschaften der Zubereitung so wenig wie möglich zu verändern. Die Suche nach einer galenisch plausiblen Ausweichoption sollte daher anhand des in Abb. 13.6 dargestellten Entscheidungsbaums erfolgen, indem eine Alternativgrundlage ausgewählt wird, die – der Baumstruktur folgend – in dasselbe grüne Feld einzusortieren ist wie das initial verordnete Vehikelsystem. So wäre beispielsweise ein halbfestes O/W-Emulsionssystem durch

Tab. 13.4 Exemplarische Auflistung verschiedener Hydrocortison-Präparate derselben aut-idem-Gruppe (Stand: März 2018)

Präparat	Grundlagentyp	Wassergehalt	pH-Wert	Emulgatorsystem	Konservierung	Zusammensetzung laut Herstellerangaben
Ebenol Creme 1 % Hydrocortison Heumann 1 % Creme Hydrocortison HEXAL 1,0 % Creme Hydrocutan Creme 1 %	O/W-Emulsion	75–85 %	4,0–5,0	Anionisch: Natrium-Cetylstearylsulfat im Emulgierenden Cetylstearylalkohol Typ A Nichtionisch: Cetylstearylalkohol im Emulgierenden Cetylstearylalkohol Typ A; Glycerolmonostearat	Kaliumsorbat	1 % Hydrocortison; Carbomer 980; Dimeticon 350; Emulgierender Cetylstearylalkohol Typ A; Glycerol 85 %; Glycerolmonostearat; Kaliumsorbat; Mittelkettige Triglyceride; Dinatriumedetat-Dihydrat; Octyldodecanol; Trometamol; Oleyloleat; Gereinigtes Wasser
HydroGalen Creme	O/W-Emulsion	77 %	3,5–4,5	Nichtionisch: Cetylstearylalkohol; Macrogolcetylstearylether-20	Phenoxyethanol	1 % Hydrocortison; Phenoxyethanol; Decyloleat; Cetylstearylalkohol; Macrogolcetylstearylether-20; Propylenglycol; Dimeticon 20; Citronensäure; Natriummonohydrogenphosphat-Dihydrat; Gereinigtes Wasser
Linolacort Hydro 1,0 Creme	Ambiphile Grundlage	ca. 38 %	3,5–4,5	Nichtionisch: Cetylstearylalkohol; Glycerolmonostearat; Macrogol-20-glycerolmonostearat	Benzylalkohol	1 % Hydrocortison; Benzylalkohol; Cetylstearylalkohol; Citronensäure; Dimeticon; Dinatriumedetat; Glycerolmonostearat; Macrogol-20-glycerolmonostearat; Natriumcitrat; Propylenglycol; Mittelkettige Triglyceride; Weißes Vaselin; Gereinigtes Wasser
Sanatison Mono 1 %	W/O-Emulsion	55–60 %	2,5–5,4	Nichtionisch: Glycerolisostearat; Polyglyceryl-3-oleat	Sorbinsäure (α-Tocopherol als Antioxidans)	1 % Hydrocortison; Sorbinsäure; all-rac-α-Tocopherol; Glycerol 85 %; Glycerolisostearat; Hexyldodecanoat; Magnesiumsulfat-Heptahydrat; Dünnflüssiges Paraffin; Hydriertes Rizinusöl; Polyglyceryl-3-oleat; THG-Wachs WX; Weißes Vaselin; Maiskeimöl; Natives Weizenkeimöl; Retinolpalmitat; Gereinigtes Wasser

ein ebensolches mit vergleichbarem Wasser- bzw. Lipidgehalt (z. B. Anionische hydrophile Creme SR DAC gegen Nichtionische hydrophile Creme SR DAC) auszutauschen.

Um eine Alternativgrundlage auswählen zu können, benötigt die Apotheke demnach Informationen über die Phasenlage sowie den Wassergehalt der verordneten Grundlage, sowie ggf. infrage kommender Alternativen. Angaben dazu finden sich in ◘ Tab. 12.3 bis ◘ Tab. 12.5 der Arbeitshilfen in ▸ Kap. 12.4.

Rechtliche Rahmenbedingungen

Die Frage, ob bzw. inwieweit eine inkompatible Grundlage gegen eine andere austauscht werden kann, ist nicht nur eine pharmazeutische, sondern auch eine juristische. Entscheidend ist dabei die Beurteilung, ob ein Rezepturarzneimittel mit geänderter Grundlage noch der Verordnung des Arztes entspricht. Hiervon ist grundsätzlich auszugehen, solange die pharmazeutischen Belange abgewogen werden und die zur Rede stehenden Grundlagen keine eigene arzneiliche Wirkung besitzen. Etwas anderes gilt gem. § 7 Abs. 1 Satz 2 ApBetrO lediglich dann, wenn Ausgangsstoffe verwendet werden, die die arzneiliche Wirkung nachteilig beeinflussen können. Dies ist jedoch in der Regel nicht anzunehmen, da es ja gerade das originäre Ziel der Plausibilitätsprüfung und einer möglicherweise daraus resultierenden Anpassung der Formulierung ist, eine besser geeignete und unter allen auf Literaturbasis prüfbaren Aspekten kompatible Grundlage auszuwählen.

Auch aus abrechnungstechnischer Sicht, steht dem pharmazeutisch statthaften Austausch einer Grundlage nichts entgegen. Die Zubereitung kann mit der geänderten Zusammensetzung auf dem Verordnungsblatt taxiert werden, wobei ein Hinweis auf die sich aus der Ausgangsverordnung ergebende Implausibilität und die daraus notwendigerweise resultierende Rezepturanpassung vermerkt werden sollten. Dies kann beispielsweise durch eine kurze handschriftliche Notiz geschehen, aus der hervorgeht, welche pharmazeutischen Bedenken bestanden. Unter diesen Voraussetzungen ist die Taxation nicht zu beanstanden und auch die gesetzliche Krankenkasse leistungspflichtig. Die übrigen Voraussetzungen für die Erstattungsfähigkeit, wie etwa die Verschreibungspflicht bei Rezepturen für Erwachsene, bleiben davon selbstverständlich unberührt.

13.2.3 Verkürzung der Haltbarkeit

Immer wieder ist davon zu hören, dass einzelne Apotheken bei der Verarbeitung von Wirkstoffen außerhalb des jeweils rezeptierbaren pH-Bereichs, keine galenischen Maßnahmen zur Optimierung der Rezeptur ergreifen, sondern getreu dem Motto „Augen zu und durch" den vermeintlich einfacheren Weg beschreiten und die Haltbarkeit des Rezepturarzneimittels verkürzen. Ein solches Vorgehen ist zwar prinzipiell denkbar, einfacher als der Einsatz des galenischen Instrumentariums zur Rezepturverbesserung ist es indes nicht, zumindest dann, wenn es pharmazeutisch fundiert sein soll. Häufig scheitert eine solche Herangehensweise auch an den fehlenden und für Apotheken überdies meist nur schwer zugänglichen Daten zur Abbaukinetik vieler rezepturrelevanter Wirkstoffe außerhalb des rezeptierbaren pH-Bereichs. Dies führt dazu, dass für die einzelne Apotheke unter Alltagsbedingungen kaum abschätzbar ist, wie stark die Haltbarkeit eines, nicht in seinem rezeptierbaren pH-Bereich verarbeiteten, Wirkstoffs reduziert werden müsste. Die Annahme von Pauschalwerten, denen zufolge die Haltbarkeit solcher Rezepturarzneimittel undifferenziert auf beispielsweise eine Woche verkürzt wird, erscheint aus zweierlei Gründen problematisch. Zum einen ist eine so kurze Haltbarkeit in den allermeisten Fällen weder der verordneten Rezepturmenge, noch der erforderlichen Therapiedauer angemessen, zum anderen ist selbst bei stark reduzierter Haltbarkeit nicht gesagt, dass die Wirksamkeit des Rezepturarzneimittels über den gesamten angegebenen Zeitraum gewährleistet ist. Erythromycin beispielsweise wird außerhalb des rezeptierbaren pH-Bereichs so schnell zersetzt, dass schon bei schwach sauren pH-Werten (pH< 6) binnen weniger Stunden eine vollständige Inaktivierung eintritt. Folglich existiert keine rational begründbare Haltbarkeit, mit der Erythromycin im sauren Milieu verarbeitet und an Patienten abgegeben werden könnte. Freilich reagieren nicht alle Wirkstoffe so schnell wie Erythromycin, im Allgemeinen zeigen die pH-Stabilitätsprofile der meisten Wirkstoffe an den Grenzen des rezeptierbaren pH-Bereichs jedoch einen deutlichen, mitunter sprunghaften Anstieg der für den Zersetzungsprozess zu beobachtenden Reaktionsgeschwindigkeitskonstante k_{obs}. Die für wässrige Lösungen, bei teilweise deutlich erhöhten Temperaturen, ermittelten Werte aus ○ Abb. 13.7 können zwar nicht eins zu eins auf halbfeste Zubereitungen übertragen werden, prinzipiell ist in Cremes, Emulsionen oder Hydrogelen bei Raumtemperatur jedoch mit ähnlichen Kurvenverläufen zu rechnen.

Da die absolute Veränderung der Zersetzungskonstante k_{obs} aufgrund der logarithmischen Skalierung anhand der vorausgehenden Abbildung nur schwer abzuschätzen ist, fasst ◘ Tab. 13.5 die entsprechenden Werte noch einmal übersichtlich zusammen. Angegeben ist jeweils der Faktor, um den sich die Zersetzungsreaktion bei der genannten Untersuchungstemperatur beschleunigt, wenn der pH-Wert einer wässrigen Wirkstofflösungen gegenüber dem unteren Grenzwert des rezeptierbaren pH-Bereichs um eine pH-Einheit abgesenkt bzw. gegenüber dem oberen Grenzwert um eine pH-Einheit erhöht wird. Wie die Messergebnisse zeigen, wird die Zersetzungsgeschwindigkeit selbst bei

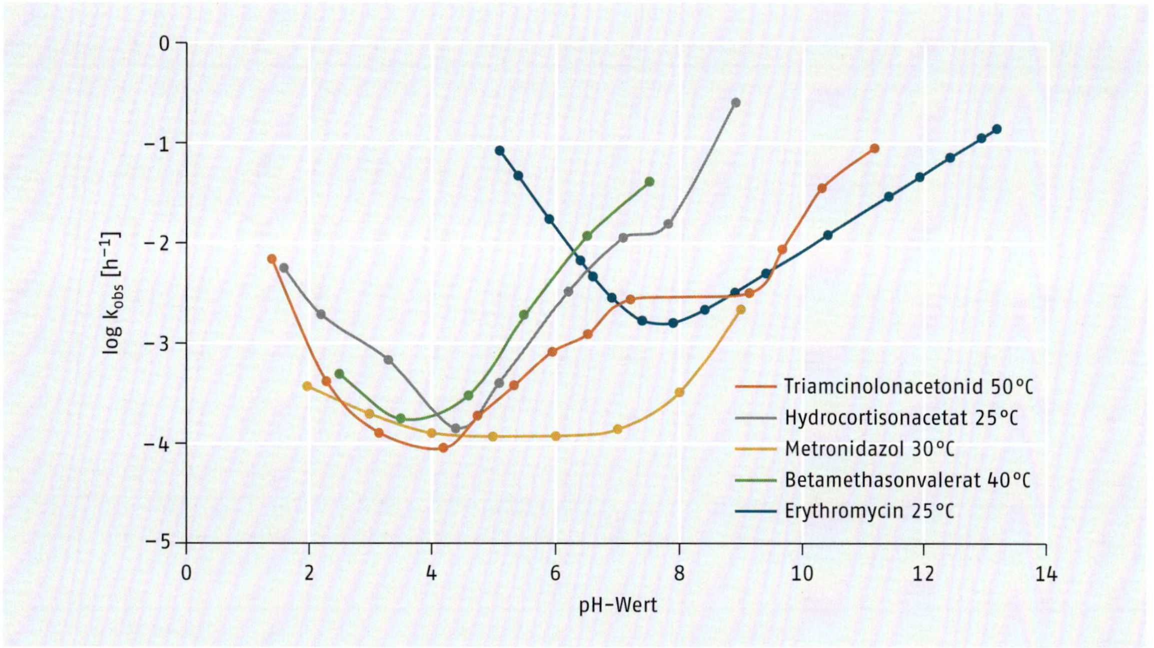

Abb. 13.7 Reaktionsgeschwindigkeitskonstante k_{obs} für die Zersetzung ausgewählter Rezepturwirkstoffe in wässriger Lösung in Abhängigkeit vom pH-Wert

dieser vergleichsweise geringen pH-Abweichung mindestens verdoppelt in einigen Fällen sogar mehr als Verzehnfacht. Dabei treten nicht nur zwischen den einzelnen Wirkstoffen deutliche Unterschiede zu Tage, sondern auch in Abhängigkeit davon, ob vom rezeptierbaren pH-Bereich nach oben oder unten abgewichen wird.

Wie diese willkürliche Zusammenstellung einiger prominenter Rezepturwirkstoffe zeigt, sind verallgemeinernde oder gar pauschale, substanzübergreifende Angaben zur Wirkstoffstabilität außerhalb des rezeptierbaren pH-Bereichs nicht statthaft. Im Übrigen setzen auch substanzspezifische Angaben notwendigerweise laboranalytische Untersuchungen voraus, die immerhin in gewissem Rahmen unter Nutzung theoretischer Rechenmodelle von den Untersuchungsbedingungen auf davon abweichende Aufbewahrungsbedingungen übertragen werden können. Beispielsweise hat das NRF für Triamcinolonacetonid mithilfe der RGT-Regel aus den bei 50 °C ermittelten Zersetzungsgeschwindigkeitskonstanten k_{obs} für verschiedene pH-Werte konkrete Haltbarkeitszeiträume bei 20 °C abgeleitet (Tab. 13.6).

Ein solcher Aufwand ist im normalen Rezepturalltag jedoch weder zumut- noch abbildbar. Da die Apotheke gemäß § 7 Abs. 1 ApBetrO die gleichbleibende Qualität eines Rezepturarzneimittels über den gesamten Haltbarkeitszeitraum zu gewährleisten hat, scheidet eine Verkürzung der Aufbrauchfrist nach pflichtgemäßem Ermessen demnach in aller Regel aus, es sei denn, es liegen konkrete rezeptur- zumindest aber wirkstoffspezifische Erkenntnisse vor, die nach aktuellem Stand von Wissenschaft und Technik eine fundierte Schätzung der tatsächlichen Haltbarkeit ermöglichen. Meist handelt es sich in diesem Fällen jedoch um standardisierte Formulierungen, zu denen laboranalytische Stabilitätsuntersuchungen durchgeführt wurden.

13.3 Rezepturbeispiel

Verordnung

Erythromycin	4,00 g
Anionische Hydrophile Creme DAB (konserviert mit Sorbinsäure)	ad 200,00 g

M. D. S.: Für etwa 6 Wochen 2- bis 4-mal täglich auf die Wangen auftragen.

Im Allgemeinen kommt Anionische Hydrophile Creme DAB in der im Arzneibuch spezifizierten Form in den Handel, d. h. mit Sorbinsäure-Konservierung. Dies führt im konkreten Beispiel zu einer Inkompatibilität mit dem Wirkstoff, da in Abhängigkeit von der Konzentration des basisch reagierenden Erythromycins ein pH-Wert resultiert, der entweder die Wirkstoffzersetzung beschleunigt (pH < 8) oder die Konservierung beeinträchtigt (pH > 5,5). Da die Stabilisierung des Wirkstoffs im Zweifelsfall Vorrang hat, würde dies bedeuten, dass der pH der Zubereitung auf den rezeptierbaren pH-Bereich von Erythromycin einzustellen ist. Infolgedessen wäre die Konservierung jedoch nicht mehr gegeben und die Zubereitung mikrobiell anfällig. Gemäß den Empfehlungen des NRF für unkonservierte hydrophile Cremes in Tuben oder Spenderdosen wäre die Auf-

Tab. 13.5 Untersuchungsergebnisse zur Veränderung der Zersetzungskinetik einiger ausgewählter Rezepturwirkstoffe in wässrigen Lösungen außerhalb ihres rezeptierbaren pH-Bereichs

Wirkstoff	Temperatur	Rezeptierbarer pH-Bereich	Beschleunigungsfaktor der Zersetzungsreaktion bei Abweichung des rezeptierbaren pH-Bereichs um eine pH-Einheit	
			Unterschreitung der unteren Grenze	Überschreitung der oberen Grenze
Erythromycin	25 °C	7–10	×6	×2
Hydrocortisonacetat	25 °C	3–7	×3	×2
Metronidazol	30 °C	3–8	×2	×7
Betamethasonvalerat	40 °C	2–5	×16	×4
Triamcinolonacetat	50 °C	2–9	×17	×11

Tab. 13.6 Geschätzte Haltbarkeitsfristen $t_{90\,\%}$ für Triamcinolonacetonid-Lösungen mit unterschiedlichen pH-Werten bei 20 °C aus den bei 50 °C ermittelten Zersetzungsgeschwindigkeitskonstanten k_{obs}.

pH	k_{obs} [$d^{-1} \cdot 10^{-3}$]	$t_{90\,\%}$ bei 50 °C [d]	$t_{90\,\%}$ bei 20 °C [d]*
1,40	161	0,6544	5–18
2,30	9,67	10,8956	87–294
3,14	3,04	34,6581	277–936
3,64	2,65	39,7587	318–1073
4,20	2,12	49,6984	398–1342
4,76	4,41	23,8913	191–645
5,34	8,94	11,7853	94–318
5,94	19,5	5,4031	43–146
6,51	29	3,6331	29–98
7,20	64,5	1,6335	13–44
9,13	75,8	1,3900	11–38
9,66	204	0,5165	4–14
10,09	498	0,2116	2–6
10,29	827	0,1274	1–3
11,17	2130	0,0495	0–1

* Aus den experimentell ermittelten Zersetzungsgeschwindigkeitskonstanten lassen sich die Haltbarkeitsfristen $t_{90\,\%}$ bei 50 °C errechnen und hieraus die Haltbarkeitsfristen $t_{90\,\%}$ bei 20 °C schätzen, indem man gemäß der RGT-Regel pro Verringerung der Reaktionstemperatur um 10 °C eine Verlangsamung der Zersetzung um den Faktor 2 (kürzerer errechneter $t_{90\,\%}$-Wert) bis 3 (längerer errechneter $t_{90\,\%}$-Wert) annimmt.

brauchfrist in diesem Fall aus Gründen der mikrobiologischen Instabilität auf eine Woche zu verkürzen, was angesichts einer intendierten Therapiedauer von sechs Wochen und einer dafür verordneten Menge von 200 Gramm jedoch wenig praktikabel erscheint. Es gilt daher eine Alternativformulierung zu finden, die sowohl die Stabilität des Arzneistoffs, als auch die Wirksamkeit des Konservierungsmittels gewährleistet. Eine Möglichkeit bestünde darin, auf eine mit Propylenglycol konservierte Variante der Anionischen Hydrophilen Creme zurückzugreifen. Diese Abwandlung ist zwar im DAB nicht monographiert, sie erfüllt aber dennoch alle pharmazeutischen und juristischen Voraussetzungen, um in einem Rezepturarzneimittel verarbeitet zu werden. Der große Vorteil der Propylenglycol-Konservierung besteht in ihrer vollkommen pH-unabhängigen antimikrobiellen Wirksamkeit, weshalb der pH-Wert einer mit Propylenglycol konservierten Anionischen Hydrophilen Creme auf jeden beliebigen pH-Wert zwischen 2 und 12 eingestellt werden kann, ohne dass die Aufbrauchfrist herabgesetzt werden müsste. Eine solche Korrektur ist bei der vorliegenden Verordnung tatsächlich erforderlich, um die Zubereitung auf den rezeptierbaren pH-Bereich von Erythromycin (pH 8–9) einzustellen. In Analogie zu anderen Rezepturen werden hierfür 0,12 Gramm Citronensäure eingesetzt. Diese sollte allerdings vorsichtshalber nicht unmittelbar zusammen mit dem Wirkstoff verarbeitet, sondern erst am Ende der Herstellung zugegeben werden, da Erythromycin im sauren Milieu rascher Zersetzung unterliegt. Üblicherweise wird Citronensäure in Form einer 0,5%igen Stammlösung eingesetzt, dies erscheint im vorliegenden Fall aufgrund der großen Ansatzmenge jedoch entbehrlich, da die dafür benötigte Citronensäure-Menge groß genug ist, um auf apothekenüblichen Waagen mit hinreichender Genauigkeit abgewogen zu werden. Bei Aufbewahrung im Kühlschrank ist von einer Aufbrauchfrist von zwei Monaten auszugehen, die den gesamten geplanten Anwendungszeitraum abdeckt.

Optimierte Rezeptur

Erythromycin	4,00 g
Citronensäure	0,12 g
Anionische Hydrophile Creme mit Propylenglycol	ad 200,00 g

M. D. S.: Für etwa 6 Wochen 2- bis 4-mal täglich auf die Wangen auftragen. Im Kühlschrank (< 8 °C) aufbewahren.

13.4 Arbeitshilfen

13.4.1 Rezeptierbare pH-Bereiche

Da diverse Wirkstoffe nur in bestimmten pH-Bereichen stabil und/oder wirksam sind, sollte überprüft werden, inwieweit die stabilen pH-Bereiche der einzelnen Substanzen untereinander bzw. bei flüssigen und halbfesten Zubereitungen mit dem pH-Wert des Lösungsmittels/der Grundlage kongruent sind.

Die rezeptierbaren pH-Bereiche in ◘ Tab. 13.7 geben an, welches Milieu – zumindest über einen begrenzten Zeitraum – eine ausreichende Stabilität des Wirkstoffs in wasserhaltigen Zubereitungen erwarten lässt. In die Betrachtungen ging dabei nicht nur die chemische Stabilität der Wirkstoffmoleküle ein, sondern auch mögliche Veränderungen des Ladungszustands, die sich bei pH-Wert-Verschiebungen aus den spezifischen pKS-Werten der Wirkstoff-Säuren und -Basen ergeben können.

Bitte beachten Sie

Aus einer fehlenden Angabe zum rezeptierbaren pH-Bereich darf nicht geschlossen werden, dass die betreffende Wirksubstanz pH-unabhängig verarbeitet werden kann. Mitunter konnten der wissenschaftlichen Fachliteratur diesbezüglich keine adäquaten Daten entnommen werden, was mitunter daran liegt, dass der betreffende Wirkstoff in erster Linie in wasserfreien Zubereitungen oder als Feststoff verarbeitet wird.

◘ **Tab. 13.7** Rezeptierbare pH-Bereiche bzw. pH-Optima ausgewählter rezepturrelevanter Wirkstoffe

Wirkstoff	Rezeptierbarer pH-Bereich bzw. pH-Optimum
Acetazolamid	pH-Optimum 4
Aciclovir	> 2
Albendazol	3,5–7
Allantoin	pH-Optimum 6,5
Aluminiumchlorid-Hexahydrat	≤ 4
5-Aminolävulinsäure-hydrochlorid	< 3
Ammoniumbitumino-sulfonat (Ichthyol)	3–10
Amphotericin B	pH-Optimum 5,5–7
Ampicillin-Natrium	pH-Optimum 4,8
Atropinsulfat-Monohydrat	4–5,5
Bacitracin	4–7
Basisches Bismutgallat	6–10
Basisches Bismutnitrat	6–10
Benzalkoniumchlorid	4–8
Benzocain	4–5

13

Tab. 13.7 Rezeptierbare pH-Bereiche bzw. pH-Optima ausgewählter rezepturrelevanter Wirkstoffe (Fortsetzung)

Wirkstoff	Rezeptierbarer pH-Bereich bzw. pH-Optimum
Benzoylperoxid	4–6
Benzydaminhydrochlorid	4,5
Betamethasondipropionat	4–8
Betamethasonvalerat	2–5
Bifonazol	2–10
Budesonid	< 5,5
Campher	2–10
Captopril	pH-Optimum 3,5
Carbachol	3–6,5
Chinolinolsulfat-Kaliumsulfat (8-Hydroxychinolinsulfat-Kaliumsulfat)	2–12
Chinolinolsulfat-Monohydrat (8-Hydroxychinolinsulfat-Monohydrat)	2–12
Chloramin T (Tosylchloramid-Natrium)	7–10 (pH-Optimum 9)
Chloramphenicol	2–7
Chlorhexidindiacetat	4–8
Chlorhexidindigluconat	4–8
Chlortetracyclinhydrochlorid	4–6
Ciclopiroxolamin	3–9
Ciclosporin	5–6
Clindamycindihydrogenphosphat	4–6,5
Clindamycinhydrochlorid	3–5
Clioquinol	≤ 8
Clobetasolpropionat	2–9
Clotrimazol	3,5–10
Cocainhydrochlorid	< 7,2 (besser < 5)
Codein	pH-Optimum 3,5
Colistinsulfat	5–7
Cyanocobalamin (Vitamin B_{12})	4,5–5
Dexamethason	2–7
Dexamethasonacetat	2–7
Dexpanthenol	3–7
Diclofenac-Natrium	4–7
Diltiazemhydrochlorid	4–6
Dithranol	≤ 7
Doxycyclinhyclat	pH-Optimum 5–6
Eosin-Dinatrium	5–7
Erythromycin	7–10 (Suspension); 8–9 (Lösung)
Estradiol-Hemihydrat	pH-unabhängig
Ethacridinlactat-Monohydrat (Rivanol)	5–9
Fluocinolonacetonid	2–5
Folsäure	2–10
Fuchsin	5–6
Fusidinsäure	≤ 6
Gentamicinsulfat	4,5–8 (Wirkungseinschränkung bei pH<6)
Gentianaviolett (Methylrosaniliniumchlorid)	5–6
Glycerol	1–9
Glyceroltrinitrat	– (wasserfreie Grundlage)
Glycolsäure	< 4
Griseofulvin	2–7
Harnstoff	1–12
Helles Ammoniumbituminosulfonat (Leukichthol)	2–8
Heparin-Natrium	pH-Optimum 7–8
Hydrochinon	< 4
Hydrochlorothiazid	pH-Optima bei 2,5 und 11,5
Hydrocortison	3–6,5
Hydrocortisonacetat	3–7
Hydrocortisonbutyrat	3,5–4,5
8-Hydroxychinolinsulfat-Kaliumsulfat (Chinolinolsulfat-Kaliumsulfat)	2–12

Tab. 13.7 Rezeptierbare pH-Bereiche bzw. pH-Optima ausgewählter rezepturrelevanter Wirkstoffe (Fortsetzung)

Wirkstoff	Rezeptierbarer pH-Bereich bzw. pH-Optimum
8-Hydroxychinolinsulfat-Monohydrat (Chinolinol-sulfat-Monohydrat)	2–12
Ichthyol (Ammonium-bituminosulfonat)	4–10
Iod	< 7
Ipratropiumbromid	< 8
Kanamycinsulfat	2–11; pH-Optimum 7–8
Ketoconazol	5–7
Leukichthol (Helles Ammo-niumbituminosulfonat)	2–8
Levomethadonhydrochlorid	pH-Optimum 3–6
Lidocain	4–7
Lidocainhydrochlorid	4–7
Methadonhydrochlorid	pH-Optimum 3–6
Methoxsalen (8-Methoxypsoralen)	5–7
Methylrosaniliniumchlorid (Gentianaviolett)	5–6
Metronidazol	3–8 ; pH-Optimum 4–6
Miconazol	3–8
Miconazolnitrat	3–8
Midazolamhydrochlorid	3–4
Milchsäure	1–10
Minoxidil	4–6
Mometasonfuroat	1,5–8
Morphinhydrochlorid	pH-Optimum 3–3,5
Morphinsulfat	pH-Optimum 3–3,5
Mupirocin-Calcium	4–7
Natriumchlorid	pH-unabhängig
Natriumfusidat	≤ 7
Natriumhypochlorit	8–13
Neomycinsulfat	7–8
Neostigminbromid	< 7 (pH-Optimum 4–6)
Nicotinamid	pH-Optimum 5–7
Nystatin	5–7
Octenidindihydrochlorid	2–12
Omeprazol	Bei pH < 4 Umwandlung des Prodrugs in den aktiven Metaboliten
Oxybutyninhydrochlorid	< 7 (pH-Optimum 4)
Oxytetracyclinhydrochlorid	4–6
Paracetamol	pH-Optimum 5–7
Polidocanol 600 (Thesit)	pH-unabhängig
Polihexanid	5–8
Polymyxin-B-sulfat	2–7
Povidon-Iod	3,5–8
Prednicarbat	3,5–8
Prednisolon	3–6,5
Prednisolonacetat	3–7
Prilocain	pH-Optimum 3–4
Progesteron	≤7
Ranitidinhydrochlorid	pH-Optimum 4,5–6
Rivanol (Ethacridinlactat-Monohydrat)	5–9
Salicylsäure	≤ 4
Schwefel	pH-unabhängig
Selendisulfid	2–4
Silbereiweiß	> 5
Silbereiweiß-Acetyltannat	> 5
Silbernitrat	≤ 6
Steinkohlenteer	2–8
Steinkohlenteerlösung	2–8
Steinkohlenteerspiritus	2–8
Tannin	≤ 7
Testosteron	≤ 7
Testosteronpropionat	≤ 7
Tetracain	3–6,5
Tetracainhydrochlorid	3–6,5

Tab. 13.7 Rezeptierbare pH-Bereiche bzw. pH-Optima ausgewählter rezepturrelevanter Wirkstoffe (Fortsetzung)

Wirkstoff	Rezeptierbarer pH-Bereich bzw. pH-Optimum
Tetracyclinhydrochlorid	4–6
Thalidomid	< 6
Thesit (Polidocanol 600)	pH-unabhängig
Tiabendazol	4,5–9
Tosylchloramid-Natrium (Chloramin T)	7–10 (pH-Optimum 9)
Tranexamsäure	5–8
Tretinoin (Vitamin-A-Säure)	≥ 3
Triamcinolonacetonid	2–9
Trichloressigsäure	< 1
Triclosan	1–9
Vitamin B_{12} (Cyanocobalamin)	4,5–5
Vitamin-A-Säure (Tretinoin)	≥ 3
Wasserstoffperoxid-Lösung	≤ 3,5
Zinkchlorid	< 5
Zinkoxid	4–12
Zinksulfat-Heptahydrat	< 5,5

13.4.2 Säuren und Basen zur pH-Korrektur

Die folgende Übersicht bietet eine Auswahl von pH-Korrigenzien, die eingesetzt werden können, um den pH-Wert einer Zubereitung im Hinblick auf den rezeptierbaren pH-Bereich ihrer Inhaltsstoffe zu korrigieren bzw. zu optimieren.

Tab. 13.8 Säuren und Basen zur pH-Korrektur

Bezeichnung	pK_S-Wert	Anmerkung
Säuren		
Wasserfreie Citronensäure (oder Citronensäure-Monohydrat)	pK_S = 3,1/4,7/6,4 Mittelstarke, dreiwertige Carbonsäure	Zur pH-Einstellung bei Konservierung mit Natriumbenzoat oder Kaliumsorbat
Milchsäure 90 %	pK_S = 3,85 Einwertige Carbonsäure (Flüssigkeit mit 10 % Wasseranteil)	Zur Säuerung und gezielten Fällung von Ciclopirox aus basisch reagierendem Ciclopirox-Olamin; zur Salzbildung und Löslichkeitserhöhung von Ketoconazol
Phosphorsäure 85 %	pK_S = 2,1/7,1/12,3 Starke, anorganische Säure	Zur pH-Einstellung wenn eine stark saure Reaktion erforderlich ist
Salzsäure 1 %	pK_S = −6 Starke anorganische Säure	Zur pH-Einstellung wenn eine stark saure Reaktion erforderlich ist oder ein niedriger pH-Wert bei geringer Pufferkapazität erreicht werden soll
Basen		
Natriumacetat-Trihydrat	pK_S = 4,7 Basisch reagierender, kristalliner Feststoff	Zur pH-Erhöhung; zur Fällung von Tetracyclinen aus ihren Hydrochloriden
Trometamol	pK_S = 8,2 Stark basisch reagierender, kristalliner Feststoff	Zur Teilneutralisation von Polyacrylsäure, insbesondere in alkoholhaltigen Gelen; zur pH-Erhöhung
Natriumhydroxid	Stark basisch reagierende Plätzchen	Zur Teilneutralisation von Polyacrylsäure; Verwendung ausschließlich in Form verdünnter Lösungen

13.4.3 Puffer zur pH-Korrektur

Die nachfolgende Zusammenstellung rezepturgeeigneter Puffersysteme unterscheidet zwischen im NRF vorkommenden Standardpuffersystemen (◘ Tab. 13.9), die – in gewissem Rahmen – auch für vergleichbare galenische Zielsetzungen in frei komponierten Rezepturen eingesetzt werden können, und Puffergemischen, die aus zwei verschiedenen Stammlösungen hergestellt und durch individuelle Variation ihres jeweiligen Mengenverhältnisses auf den im Einzelfall gewünschten pH-Wert eingestellt werden können (◘ Tab. 13.10 und ◘ Tab. 13.11).

Die ◘ Tab. 13.10 und ◘ Tab. 13.11 dienen als Handreichung für die Herstellung von Pufferlösungen, um ganz konkrete pH-Werte zu stabilisieren. Sie ergänzen einander, indem in ◘ Tab. 13.10 zunächst ein Puffersystem ausgewählt und die dafür benötigten Stammlösungen hergestellt werden. Das Verhältnis, in dem die beiden Stammlösungen miteinander zu mischen sind, ergibt sich aus der jeweiligen Rechenformel in der Spalte „Zusammensetzung der Pufferlösung". Die darin einzusetzenden Werte für x (bzw. y) sind ◘ Tab. 13.11 zu entnehmen.

Bitte beachten Sie

- Zur Herstellung von Pufferlösungen ist ausschließlich frisch aufgekochtes, gereinigtes Wasser einzusetzen, da Leistungswasser aufgrund seines CO_2- bzw. Kalkgehalts (Kohlensäure-Hydrogencarbonat-Puffer) möglicherweise zu anderen als den gewünschten pH-Werten führt.
- Die pH-Werte von Pufferlösungen sind teilweise temperaturabhängig und können daher in gewissem Umfang von den nachfolgend tabellierten Werten abweichen. Da rezeptierbare pH-Bereiche jedoch im Allgemeinen eine gewisse Schwankungsbreite zulassen, hält sich die praktische Bedeutung temperaturbedingter Abweichungen üblicherweise in Grenzen.
- Nicht konservierte Pufferlösungen sind mikrobiell anfällig und können daher nicht in größeren Mengen auf Vorrat hergestellt werden.

◘ **Tab. 13.9** Im NRF eingesetzte Standardpuffersysteme mit ihren Einsatzbereichen

Bezeichnung	pK_S-Wert	Anmerkung
Citratpuffer		
Natriumcitrat-Dihydrat	pK_S = 3,1/4,7/6,4 Basisch reagierender, kristalliner Feststoff	■ Zur Stabilisierung hydrolyseempfindlicher Corticosteroide (z. B. Betamethason-17-valerat, Clobetasol-17-propionat und Dexamethason) ■ Meist Natriumcitrat-Dihydrat-Lösung 0,5 % (m/m) und Citronensäure-Lösung 0,5 % (m/m) zu gleichen Teilen (pH = 4,2) in 5 %iger Konzentration bezogen auf die Gesamtmasse der Zubereitung
Wasserfreie Citronensäure (oder Citronensäure-Monohydrat)	pK_S = 3,1/4,7/6,4 Mittelstarke, dreiwertige Carbonsäure	
Lactatpuffer		
Natriumlactat-Lösung	pK_S = 3,9 50 %ige wässrige Lösung, reagiert etwa pH-neutral	■ Zur sauren Pufferung von Harnstoff-Zubereitungen und in Vaginalgelen ■ Meist Natriumlactat-Lösung 50 % (m/m) und Milchsäure 90 % (m/m) im Verhältnis 4+1 und in 5 %iger Konzentration bezogen auf die Gesamtmasse der Zubereitung
Milchsäure	pK_S = 3,9 Flüssigkeit mit 10 % Wasseranteil, einwertige Carbonsäure	
Phosphat-Citrat-Puffer		
Natriummonohydrogenphosphat-Dihydrat	pK_S = 2,2/7,1/12,3 Basisch reagierender, kristalliner Feststoff	■ Zur Pufferung von wasserhaltigen Metronidazol- oder Triclosan-Zubereitungen, sofern nicht bereits durch eine vorkonservierte Grundlage ein leicht saurer pH-Wert erzeugt wird ■ Meist 48,5 ml 0,1 M-Citronensäure-Lösung und 51,5 ml 0,2 M-Natriummonohydrogenphosphat-Dihydrat-Lösung (pH = 5) in 5 %iger Konzentration bezogen auf die Gesamtmasse der Zubereitung
Wasserfreie Citronensäure (oder Citronensäure-Monohydrat)	pK_S = 3,7/4,7/6,4 Mittelstarke, dreiwertige Carbonsäure	
Phosphat-Puffer		
Natriummonohydrogenphosphat-Dodecahydrat	pK_S = 2,2/7,1/12,3 Basisch reagierender, kristalliner Feststoff	■ Je nach Zusammensetzung zur Pufferung in einem weiten pH-Bereich geeignet. Einsatz meist in 5%iger Konzentration bezogen auf die Gesamtmasse der Zubereitung
Natriumdihydrogenphosphat-Dihydrat	pK_S = 2,2/7,1/12,3 Basisch reagierender, kristalliner Feststoff	

Tab. 13.10 Charakteristika ausgewählter Puffersysteme zur gezielten pH-Korrektur einschließlich der bei ihrer Herstellung einzusetzenden Stammlösungen.

Nr.	pH-Bereich	Puffersystem	Stammlösung A		Stammlösung B		Zusammensetzung der Pufferlösung (Tab. 13.11)	T in °C
			c in mol/l	Puffersubstanz	c in mol/l	Puffersubstanz		
1	1,1–3,5	Glycin/HCl	0,1	Glycin (7,5 g Glycin + 5,85 g NaCl in 1 l)	0,1	HCl	x ml A + (100 – x) ml B	20
2	1,1–4,9	Na-Citrat/HCl	0,1	Na-Citrat (21,01 g Citronensäure-Monohydrat + 8 g[a] NaOH in 1 l)	0,1	HCl	x ml A + (100 – x) ml B	20
3	2,2–8,0	Citronensäure/Na_2HPO_4	0,1	Wasserfreie Citronensäure (19,2 g/l)	0,2	$Na_2HPO_4 \cdot 2\,H_2O$ (35,6 g/l)	x ml A + (100 – x) ml B	21
4	3,6–5,6	Essigsäure/Na-Acetat	0,2	Essigsäure (12,0 g/l)	0,2	Na-Acetat (16,4 g/l)	x ml A + y ml B auf 100 ml	23
5	5,0–8,2	KH_2PO_4/Na_2HPO_4	0,667	$Na_2HPO_4 \cdot 2\,H_2O$ (11,88 g/l)	0,667	KH_2PO_4 (9,08 g/l)	x ml A + (100 – x) ml B	20
6	5,0–6,6	Na-Citrat/NaOH	0,1	Na-Citrat (21,01 g Citronensäure-Monohydrat + 8 g[a] NaOH in 1 l)	0,1	NaOH	x ml A + (100 – x) ml B	20
7	5,8–8,0	KH_2PO_4/NaOH	0,1	KH_2PO_4 (13,61 g/l)	0,1	NaOH	50 ml A + x ml B auf 100 ml	25
8	6,8–9,1	Borsäure/Na-Borat	0,2	Borsäure (12,4 g/l)	0,05	Na-tetraborat-Decahydrat (19,1 g/l)	x ml A + (100 – x) ml B	20
9	7,2–9,0	Trometamol/HCl	0,2	Trometamol (24,2 g/l)	0,2	HCl	25 ml A + x ml B auf 100 ml	23
10	7,8–8,9	Na-Borat/HCl	0,1	Na-Borat (12,37 g Borsäure + 4 g[b] NaOH in 1 l)	0,1	HCl	x ml A + (100 – x) ml B	20
11	8,6–12,9	Glycin/NaOH	0,1	NaOH	0,1	Glycin (7,5 g Glycin + 5,85 g NaCl in 1 l)	x ml A + (100 – x) ml B	20
12	9,2–11,0	Na-Borat/NaOH	0,1	NaOH	0,1	Na-Borat (12,37 g Borsäure + 4 g[b] NaOH in 1 l)	x ml A + (100 – x) ml B	20
13	9,2–10,7	Na_2CO_3/$NaHCO_3$	0,2	Na_2CO_3 (wasserfrei) (21,1 g/l)	0,2	$NaHCO_3$ (16,8 g/l)	x ml A + y ml B auf 100 ml	23
14	10,9–12,0	Na_2HPO_4/NaOH	0,05	Na_2HPO_4	0,1	NaOH	50 ml A + x ml B	25

[a] bzw. 200 ml einer NaOH-Lösung, c = 1 mol/l.
[b] bzw. 100 ml einer NaOH-Lösung, c = 1 mol/l.

Tab. 13.11 Zur Herstellung einer Pufferlösung des jeweils angegebenen pH-Werts benötigte Volumina x bzw. y gemäß der in Tab. 13.10 angegebenen Rechenvorschrift.

pH-Wert	Nr.								
	1	2	3	4		5	6	7	8
	x	*x*	*x*	*x*	*y*	*x*	*x*	*x*	*x*
1,0									
1,1	5,7	4,8							
1,2	14,6	11,1							
1,3	22,6	15,9							
1,4	28,9	19,3							
1,5	33,8	22,2							
1,6	38,0	24,6							
1,7	41,7	26,5							
1,8	45,3	28,2							
1,9	48,9	29,5							
2,0	51,9	30,6							
2,1	54,9	31,7							
2,2	57,6	32,6	98,0						
2,3	60,3	33,6	–						
2,4	63,6	34,5	93,8						
2,5	66,6	35,4	–						
2,6	69,6	36,4	89,1						
2,7	72,8	37,3	–						
2,8	76,0	38,3	84,2						
2,9	79,2	39,3	–						
3,0	82,1	40,3	79,5						
3,1	84,8	41,5	–						
3,2	87,1	42,7	75,3						
3,3	89,2	44,0	–						
3,4	91,0	45,4	71,5						
3,5	92,5	46,8	–						
3,6		48,4	67,8	46,3	3,7				
3,7		50,1	–	–	–				
3,8		51,9	64,5	44,0	6,0				
3,9		53,8	–	–	–				
4,0		56,0	61,5	41,0	9,0				

Tab. 13.11 Zur Herstellung einer Pufferlösung des jeweils angegebenen pH-Werts benötigte Volumina x bzw. y gemäß der in Tab. 13.10 angegebenen Rechenvorschrift. (Fortsetzung)

pH-Wert	Nr.								
	1	2	3	4		5	6	7	8
	x	*x*	*x*	*x*	*y*	*x*	*x*	*x*	*x*
4,1		58,5	–	–	–				
4,2		61,1	58,6	36,8	13,2				
4,3		64,3	–	–	–				
4,4		67,9	55,9	30,5	19,5				
4,5		71,9	–	–	–				
4,6		76,9	53,25	25,5	24,5				
4,7		82,2	–	–	–				
4,8		88,0	50,7	20,0	30,0				
4,9		95,6	–	–	–				
5,0			48,5	14,8	35,2	0,95	96,4		
5,1			–	–	–	1,35	90,3		
5,2			46,4	10,5	39,5	1,80	85,1		
5,3			–	–	–	2,30	80,4		
5,4			44,3	8,8	41,2	3,00	76,0		
5,5			–	–	–	3,90	72,3		
5,6			42,0	4,8	45,2	4,90	69,0		
5,7			–			6,20	66,0		
5,8			39,6			7,90	63,6	3,6	
5,9			–			9,80	61,5	4,6	
6,0			36,9			12,1	59,6	5,6	
6,1			–			15,0	58,0	6,8	
6,2			33,9			18,4	56,6	8,1	
6,3			–			22,1	55,4	9,7	
6,4			30,8			26,4	54,6	11,6	
6,5			–			31,3	53,7	13,9	
6,6			27,3			37,2	53,0	16,4	
6,7			–			43,0		19,3	

Tab. 13.11 Zur Herstellung einer Pufferlösung des jeweils angegebenen pH-Werts benötigte Volumina x bzw. y gemäß der in Tab. 13.10 angegebenen Rechenvorschrift. (Fortsetzung)

pH-Wert	Nr.										
	3	5	7	8	9	10	11	12	13		14
	x	*x*	*x*	*x*	*x*	*x*	*x*	*x*	*x*	*y*	*x*
6,8	22,8	49,2	22,4	97,0							
6,9	–	55,2	25,9	–							
7,0	18,2	61,2	29,1	–							
7,1	–	67,0	32,1	94,0							
7,2	13,1	72,6	34,7	–	22,1						
7,3	–	77,7	37,0	–	–						
7,4	9,1	81,8	39,1	90,0	20,7						
7,5	–	85,2	41,1	–	–						
7,6	6,3	88,5	42,8	85,0	19,2						
7,7	–	91,2	44,2	–	–						
7,8	4,3	93,6	45,3	80,0	16,3	53,4					
7,9	–	95,5	46,1	75,0	–	54,65					
8,0	2,7	96,9	46,7	–	13,4	55,85					
8,1				70,0	–	57,15					
8,2				65,0	11,0	58,65					
8,3				–	–	60,7					
8,4				55,0	8,3	62,95					
8,5				–	–	65,25					
8,6				45,0	6,1	68,0	5,80				
8,7				40,0	–	71,2	7,10				
8,8				30,0	4,1	75,5	8,60				
8,9				–	–	80,5	10,4				
9,0				20,0	2,5		12,4				
9,1				10,0			14,6				
9,2							17,0		2,0	23,0	
9,3							19,7	8,90	–	–	
9,4							22,3	15,4	4,8	20,3	
9,5							25,3	21,0	–	–	
9,6							28,0	26,8	8,0	17,0	
9,7							31,0	32,3			

13

Tab. 13.11 Zur Herstellung einer Pufferlösung des jeweils angegebenen pH-Werts benötigte Volumina x bzw. y gemäß der in Tab. 13.10 angegebenen Rechenvorschrift. (Fortsetzung)

pH-Wert	Nr.										
	3	5	7	8	9	10	11	12	13		14
	x	*x*	*x*	*x*	*x*	*x*	*x*	*x*	*x*	*y*	*x*
9,8							33,8	36,3	11,0	14,0	
9,9							36,2	39,0	–	–	
10,0							38,3	41,0	13,8	11,3	
10,1							40,2	42,7	–	–	
10,2							41,9	44,0	16,5	8,5	
10,3							43,5	45,2	–	–	
10,4							44,8	46,3	19,3	5,8	
10,5							45,8	47,2	–	–	
10,6							46,7	48,0	21,3	3,8	
10,7							47,4	48,6			
10,8							48,0	49,1			
10,9							48,5	49,5			3,3
11,0							48,9	49,9			4,1
11,1							49,5				5,1
11,2							49,8				6,3
11,3							50,2				7,6
11,4							50,6				9,1
11,5							51,0				11,1
11,6							51,4				13,5
11,7							51,9				16,2
11,8							52,6				19,4
11,9							53,4				23,0
12,0							54,4				26,9
12,1							55,8				
12,2							57,4				
12,3							59,4				
12,4							61,8				
12,5							65,4				
12,6							70,0				
12,7							75,0				

Tab. 13.11 Zur Herstellung einer Pufferlösung des jeweils angegebenen pH-Werts benötigte Volumina x bzw. y gemäß der in Tab. 13.10 angegebenen Rechenvorschrift. (Fortsetzung)

pH-Wert	Nr.									
	3	5	7	8	9	10	11	12	13		14
	x	x	x	x	x	x	x	x	x	y	x
12,8							81,0				
12,9							90,0				

13.4.4 Rezeptierbare pH-Bereiche offizineller Grundlagen einschließlich gängiger Konservierungsvarianten

Tab. 13.12 listet die wichtigsten, wasserhaltigen Vehikelsysteme, die in DAB bzw. DAC/NRF monographiert sind, gruppiert nach Zubereitungstyp sowie ggf. nach Phasenlage. Wasserfreie Vehikel bleiben unberücksichtigt, da dort keine pH-bedingten Inkompatibilitäten zwischen Wirkstoff und Grundlage auftreten können.

Bitte beachten Sie

- In den Monographien offizineller Grundlagen wird heute an erster Stelle standardmäßig die Konservierung mit Sorbinsäure und nicht, wie früher, mit p-Hydroxybenzoesäureestern vorgeschrieben, da letztere bei dermaler Anwendung ein allergenes Potential besitzen. Dies schließt den Einsatz von p-Hydroxybenzoesäureestern jedoch nicht grundsätzlich aus, vielmehr ist der Wechsel des Konservierungsmittels von Sorbinsäure auf Methyl- bzw. Propyl-4-hydroxybenzoat in vielen Arzneibuchmonographien explizit erlaubt, sofern dies aus galenischen oder therapeutischen Gründen erforderlich ist.
- Die Zusammenstellung berücksichtigt alle gemäß Monographie zulässigen Konservierungsvarianten, wenngleich einige davon (zumindest derzeit) nicht kommerziell angeboten werden. Gegebenenfalls kann daher eine Eigenherstellung aus den Einzelkomponenten erforderlich sein.
- Darüber hinaus enthält die Übersicht vereinzelt Konservierungsvarianten, die zwar nicht in der offiziellen Monographie enthalten sind, die jedoch im Ausgangsstoffhandel bezogen werden können und die, unabhängig vom fehlenden Monographiebezug, alle pharmazeutischen Qualitätskriterien für eine Verarbeitung in Rezepturarzneimitteln erfüllen.

Tab. 13.12 Rezeptierbare pH-Bereich offizineller Grundlagen (soweit erhältlich auch in unterschiedlichen Konservierungsvarianten)

Grundlage	0	0,5	1	1,5	2	2,5	3	3,5	4	4,5	5	5,5	6	6,5	7	7,5	8	8,5	9	9,5	10	10,5	11	11,5	12	12,5	13	13,5	14	Grundlage
Hydrophile Flüssigkeiten																														
Ethanolhaltige Zinkoxidschüttelmixtur NRF 11.3.																														Ethanolhaltige Zinkoxidschüttelmixtur NRF 11.3.
Hydrophile Basisemulsion NRF S.25.																														Hydrophile Basisemulsion NRF S.25.
Zinkoxidschüttelmixtur DAC																														Zinkoxidschüttelmixtur DAC
Lipophile Cremes (O/W)																														
Hydrophobe Basiscreme DAC (mit Sorbinsäure-Konservierung)																														Hydrophobe Basiscreme DAC (mit Sorbinsäure-Konservierung)
Hydrophobe Basiscreme DAC (unkonserviert)																														Hydrophobe Basiscreme DAC (unkonserviert)
Kühlcreme DAB (ohne Stabilisator)																														Kühlcreme DAB (ohne Stabilisator)
Kühlcreme DAB (stabilisiert mit Tocopherolacetat)																														Kühlcreme DAB (stabilisiert mit Tocopherolacetat)
Kühlcreme DAB (stabilisiert mit Oxynex®)																														Kühlcreme DAB (stabilisiert mit Oxynex®)

pH-Wert des Vehikelsystems nach der Herstellung

Rezeptierbarer pH-Bereich, der eine hinreichende chemische, physikalische (und bei konservierten Grundlagen mikrobiologische) Stabilität des Vehikelsystems gewährleistet

Tab. 13.12 Rezeptierbare pH-Bereich offizineller Grundlagen (soweit erhältlich auch in unterschiedlichen Konservierungsvarianten) (Fortsetzung)

Grundlage	0	0,5	1	1,5	2	2,5	3	3,5	4	4,5	5	5,5	6	6,5	7	7,5	8	8,5	9	9,5	10	10,5	11	11,5	12	12,5	13	13,5	14	Grundlage
Lanolin																														Lanolin
Wasserhaltige Wollwachsalkoholsalbe SR mit weißem/gelbem Vaselin																														Wasserhaltige Wollwachsalkoholsalbe SR mit weißem/gelbem Vaselin
Weiche Creme DAC																														Weiche Creme DAC
Wollwachsalkoholcreme DAB																														Wollwachsalkoholcreme DAB
Wollwachsalkoholcreme DAB (mit Konserviertem Wasser DAC)																														Wollwachsalkoholcreme DAB (mit Konserviertem Wasser DAC)
Hydrophile Cremes (W/O)																														
Anionische hydrophile Creme DAB (unkonserviert)																														Anionische hydrophile Creme DAB (unkonserviert)
Anionische hydrophile Creme DAB (mit Sorbinsäure-Konservierung)																														Anionische hydrophile Creme DAB (mit Sorbinsäure-Konservierung)
Anionische hydrophile Creme (mit Propylenglycol)																														Anionische hydrophile Creme (mit Propylenglycol)
Anionische hydrophile Creme SR DAC (unkonserviert)																														Anionische hydrophile Creme SR DAC (unkonserviert)

pH-Wert des Vehikelsystems nach der Herstellung

Rezeptierbarer pH-Bereich, der eine hinreichende chemische, physikalische (und bei konservierten Grundlagen mikrobiologische) Stabilität des Vehikelsystems gewährleistet

Tab. 13.12 Rezeptierbare pH-Bereich offizineller Grundlagen (soweit erhältlich auch in unterschiedlichen Konservierungsvarianten) (Fortsetzung)

Grundlage	0	0,5	1	1,5	2	2,5	3	3,5	4	4,5	5	5,5	6	6,5	7	7,5	8	8,5	9	9,5	10	10,5	11	11,5	12	12,5	13	13,5	14	Grundlage
Hydrophile Cremes (W/O)																														
Anionische hydrophile Creme SR DAC (mit Sorbinsäure-Konservierung)								▒	█	█	▒																			Anionische hydrophile Creme SR DAC (mit Sorbinsäure-Konservierung)
Basiscreme DAC					▒	▒	▒	▒	▒	▒	█	█	▒	▒	▒	▒	▒	▒	▒	▒	▒	▒	▒	▒						Basiscreme DAC
Nichtionische hydrophile Creme DAB (mit Sorbinsäure-Konservierung)								█	█	▒	▒																			Nichtionische hydrophile Creme DAB (mit Sorbinsäure-Konservierung)
Nichtionische hydrophile Creme DAB (unkonserviert)					▒	▒	▒	▒	▒	▒	▒	▒	█	▒	▒	▒	▒	▒	▒	▒	▒	▒	▒	▒						Nichtionische hydrophile Creme DAB (unkonserviert)
Nichtionische hydrophile Creme SR DAC (unkonserviert)					▒	▒	▒	▒	▒	▒	▒	▒	█	▒	▒	▒	▒	▒	▒	▒	▒	▒	▒	▒						Nichtionische hydrophile Creme SR DAC (unkonserviert)
Nichtionische hydrophile Creme SR DAC (NRF S.26.)								▒	█	█	▒																			Nichtionische hydrophile Creme SR DAC (NRF S.26.)
Nichtionisches Wasserhaltiges Liniment DAC (NRF S.39.)								▒	█	█	▒																			Nichtionisches Wasserhaltiges Liniment DAC (NRF S.39.)
Wasserhaltiges Liniment SR DAC								▒	█	█	▒																			Wasserhaltiges Liniment SR DAC

▒ pH-Wert des Vehikelsystems nach der Herstellung
█ Rezeptierbarer pH-Bereich, der eine hinreichende chemische, physikalische (und bei konservierten Grundlagen mikrobiologische) Stabilität des Vehikelsystems gewährleistet

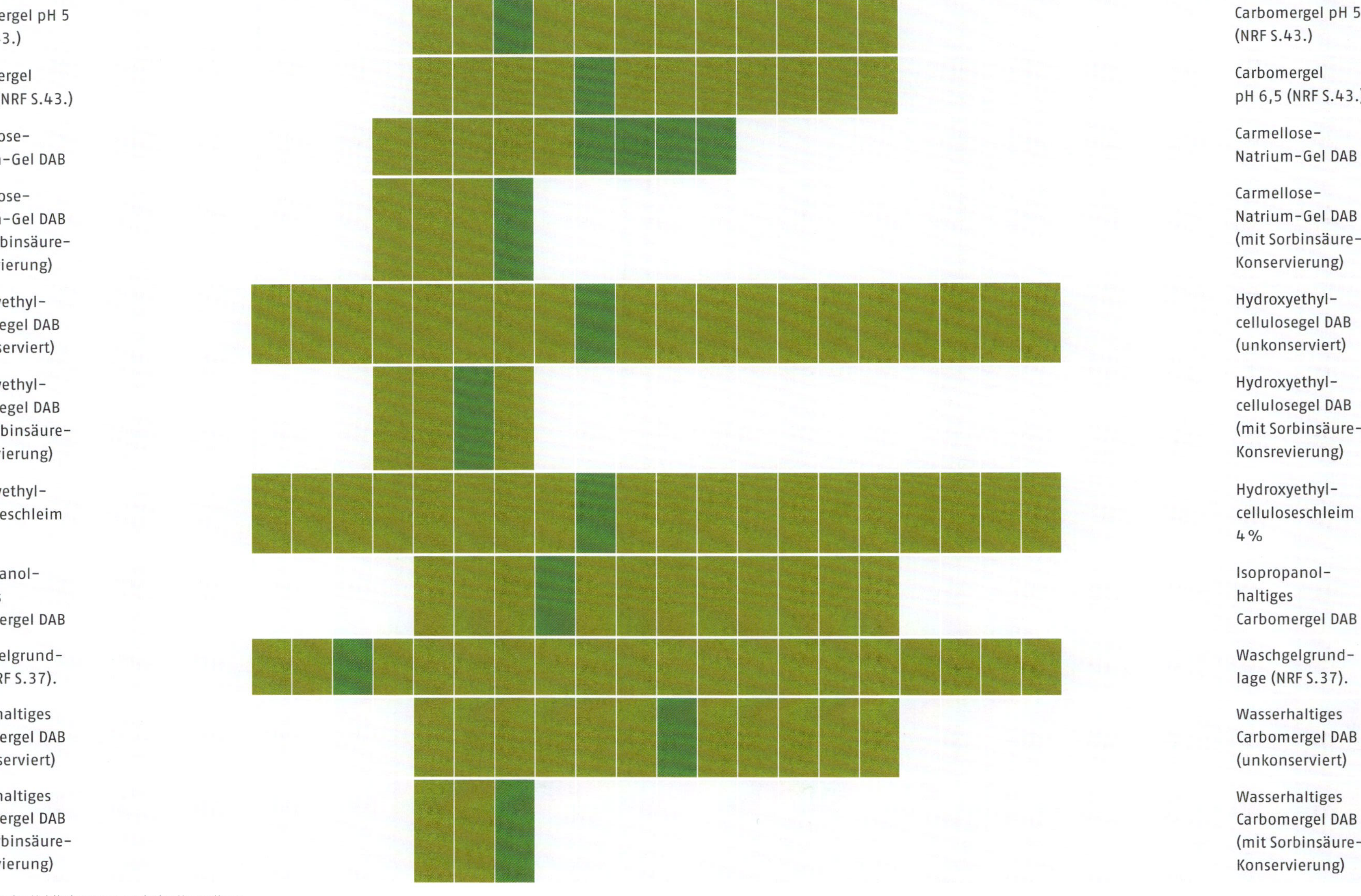

pH-Wert des Vehikelsystems nach der Herstellung

Rezeptierbarer pH-Bereich, der eine hinreichende chemische, physikalische (und bei konservierten Grundlagen mikrobiologische) Stabilität des Vehikelsystems gewährleistet

13

Weiterführende Literatur

Allen LV. The Art, Science and Technology of Pharmaceutical Compounding. 5. Aufl., American Pharmacists Association, Washington D. C. 2012

Bauer KH, Frömming KH, Führer C. Pharmazeutische Technologie. 10. Aufl., Deutscher Apotheker Verlag, Stuttgart 2017

Brüchert C. Pufferung von Rezepturen – Wann ist sie nötig? Wann ist sie sinnvoll? Deutsche Apotheker Zeitung 35/2015, S. 54 ff.

Chada R, et al. Degradation kinetics of metronidazole and its mutual prodrug with ciprofloxacin: a calorimetric analysis. Int. J. Biol. Chem. Sci. 1(3): 197–210, 2007

Cyran W (Begr.), Rotta C (Hrsg.). Apothekenbetriebsordnung Kommentar. Deutscher Apotheker Verlag, Stuttgart 2017

Daniels R. Externagrundlagen – Einfluss der Galenik bei der Therapie des Atopischen Ekzems. Symposium der GD-Fachgruppe Magistralrezepturen. 11. Jahrestagung der GD – 27. März 2007

Daniels R. Externatherapie von Hauterkrankungen – Beitrag der Galenik zum Therapieerfolg. DPhG-Vortrag in Münster am 12.01.2010

Daniels R. Die richtige Galenik für kranke Haut. Pharmazeutische Zeitung 24/2009

Deutscher Arzneimittel Codex (DAC) inkl. Neues Rezeptur-Formularium (NRF), Rezepturhinweisen und Rezepturenfinder (online). Avoxa – Mediengruppe Deutscher Apotheker GmbH, Eschborn 2017

Deutsches Arzneibuch 2017, Amtliche Ausgabe. Deutscher Apotheker Verlag, Stuttgart 2017

Dolder R, Skinner FS (Hrsg.). Ophthalmika. 4. Aufl., Wissenschaftliche Verlagsgesellschaft Stuttgart, 1990

Europäisches Arzneibuch, Amtliche deutsche Ausgabe (einschl. aller Nachträge bis 9.1). Deutscher Apotheker Verlag, Stuttgart 2018

Garbe C, Reimann H. Dermatologische Rezepturen. 3. Aufl., Georg Thieme Verlag, Stuttgart 2016

Gesellschaft für Dermopharmazie. „Wirkstoffdossiers für externe dermatologische Rezepturen“. Unter: http://www.gd-online.de/german/persoenlich/leitvorstand.htm (in der aktuellen Fassung von 2013)

Gloor M, Thoma K, Fluhr J. Dermatologische Externatherapie. Springer-Verlag, Berlin – Heidelberg 2000

Huang L. Ozonation of Erythromycin and the Effects of pH, Carbonate and Phosphate Buffers, and Initial Ozone Dose. University of Texas at Austin 2011

Hunnius C, Ammon HPT. Hunnius Pharmazeutisches Wörterbuch. 10. Aufl., Walter de Gruyter, Berlin – New York 2010

Kenley RA et al. Temperatur and pH Dependence of FLuocinolone Acetonide Degradation in a Topical Cream Formulation. Pharm. Res. 4(4): 342–347. 1987

Khattak S. Stability of Betamethasone esters in some Topical Dossage Forms and its Impact on their biological Potential. Hamdard University Karachi 2010

Niedner R, Ziegenmeyer J (Hrsg.). Dermatika. Wissenschaftliche Verlagsgesellschaft Stuttgart, 1992

Saalfrank V. Darf der Apotheker bei pharmazeutischen Bedenken die Rezeptur ändern? Deutsche Apotheker Zeitung 15/2013, S. 58 ff.

Schäfer P (Hrsg.). Allgemeinpharmazie. Deutscher Apotheker Verlag, Stuttgart 2017

Schiffter HA, Ziegler AS. Formelsammlung Pharmazie. Wissenschaftliche Verlagsgesellschaft Stuttgart, 2013

Schröter S, Taube KM, Harnstoff. Therapeutische Verfahren in der Dermatologie: Dermatika und Kosmetika. Blackwell Wissenschaft Berlin 2001

Thoma K (Begr.), Daniels, R (Bearb.). Apothekenrezeptur und -defektur. 7. Aktualisierungslieferung, Deutscher Apotheker Verlag, Stuttgart 2017

Trissel LA. Trissel's Stability of Compounded Formulations. 5. Aufl., American Pharmacists Association, Washington D. C., 2012

Wagner, H., Charakterisierung des Arzneistofftransportes in Humanhaut unter In-vitro- und In-vivo-Bedingungen sowie unter Berücksichtigung des Einflusses zweier In-vitro-Testsyteme. Dissertation, Universität des Saarlandes, Saarbrücken 2001.

Ziegler AS. aporello Hilfsstoffe in der Rezeptur. Deutscher Apotheker Verlag, Stuttgart 2015

Ziegler AS. aporello Wirkstoffe in der Rezeptur. 2. Aufl., Deutscher Apotheker Verlag, Stuttgart 2015

Ziegler AS. Immer gut Puffern – Spagat zwischen Stabilität und Verträglichkeit. Deutsche Apotheker Zeitung 40/2016, S. 72 ff.

Ziegler AS. Plausibilitäts-Check Rezeptur. 4. Aufl., Deutscher Apotheker Verlag, Stuttgart 2017

14 Nicht-isotone Zubereitungen

Andreas S. Ziegler

Parenterale, ophthale, nasale, sowie zum Teil auch auriculare Zubereitungen müssen durch Isotonisierung an den osmotischen Druck der Blut-, Tränen- oder Gewebeflüssigkeit angepasst werden, um eine schmerzfreie Applikation zu ermöglichen bzw. Gewebeschäden am Applikationsort zu vermeiden. Je nach Rezepturzusammensetzung kann daher der Zusatz eines geeigneten Isotonisierungsmittels erforderlich sein. Dieser Hilfsstoffzusatz wird seitens der Ärzte jedoch nicht immer (korrekt) rezeptiert, so dass in der Apotheke ein geeignetes Isotonisierungsmittel ausgewählt und dessen Einsatzkonzentration ermittelt werden muss.

14.1 Grundproblem

Bei wässrigen Parenteralia, Ophthalmika, Nasalia sowie am Mittelohr applizierten Auricularia spielt der osmotische Druck der Zubereitung eine entscheidende Rolle für die Verträglichkeit des verabreichten Arzneimittels. Da mit einer unzureichenden Isotonisierung aber nicht nur eine möglicherweise schmerzhafte Applikation, sondern schlimmstenfalls sogar eine irreversible Schädigung von empfindlichen Geweben und Schleimhäuten einhergeht, ist die Osmolalität ein ganz entscheidendes Qualitätskriterium parenteral, ophthal, nasal oder auricular applizierter Rezepturarzneimittel. Die Übersicht in ◘ Tab. 14.1 zeigt bei welchen Darreichungsformen im Allgemeinen oder unter bestimmten Bedingungen Isotonie anzustreben ist.

Häufig sind sich Rezepturarzneimittel verordnende Ärzte der Tonisierungsproblematik nicht bewusst oder überlassen diese bewusst der Apotheke. In der Regel führt dies dazu, dass Verordnungen zu isotonisierender Rezepturarzneimittel, sofern es sich nicht um standardisierte Rezepturvorschriften handelt, keinerlei oder allenfalls allgemeine („Tonisierungsmittel q. s.“), schlimmstenfalls sogar falsche Angaben zur Tonisierung enthalten (▸ Kap. 14.3.2).

◘ **Tab. 14.1** Darreichungsformen, bei denen Isotonie anzustreben ist

Darreichungsform	Rationale für die Notwendigkeit der Isotonisierung
Auricularia	Anders als bei Augen- und Nasentropfen ist es bei wässrigen Zubereitungen zur Anwendung am Ohr meist nicht notwendig, eine weitgehend isotone Angleichung vorzunehmen. In manchen Fällen sind hypertone Effekte sogar Bestandteil der Therapie. Die Forderung der annähernden Isotonie bezieht sich vornehmlich auf die Anwendung am Mittelohr, um Vestibularisstörungen zu vermeiden.
Nasalia	Bezüglich der Isotonie entsprechen die Verhältnisse im Nasenschleim denen in Blut- und Tränenflüssigkeit. Auf ein hypotones Milieu reagieren die Zilien stärker als auf ein hypertones. Wässrige Lösungen zur Anwendung in der Nase sollen, soweit nicht aus therapeutischen Gründen Hyperosmolarität erwünscht ist, annähernd isoton, jedoch nicht hypoton sein. Diese Forderung ist strenger zu sehen als bei Augentropfen, da auf der Nasenschleimhaut kaum Verdünnungseffekte eintreten.
Ophthalmika	Um Schmerz- und Reizerscheinungen am Auge zu minimieren, sollten wässrige Augentropfen der Tränenflüssigkeit isoton angeglichen werden. Der osmotische Druck der Tränenflüssigkeit beträgt etwa 286 mosmol/kg. Wässrige Lösungen mit einem osmotischen Druck von 222 bis 445 mosmol/kg gelten als reizarm, im Bereich von 127 bis 475 mosmol/kg kann von einer weitgehend schmerzfreien Applikation ausgegangen werden. Hypertone Lösungen verträgt das Auge besser als hypotone, wobei Abweichungen von der Isotonie in allen Fällen zu verstärktem Tränenfluss und damit zu rascher Verdünnung führen. Eine möglichst genaue Einstellung des osmotischen Werts ist insbesondere dann geboten, wenn die Zubereitung am entzündeten Auge appliziert oder chronisch angewendet werden soll. Bei öligen Augentropfen entfällt die Isotonisierung.
Parenteralia	Weicht der osmotische Druck einer parenteralen Zubereitung von dem des Blutplasmas ab, können bei der Applikation in einen Muskel Schmerzen, bei hoher Konzentration auch Nekrosen auftreten. Bei zu schneller intravenöser Injektion kann es zu Blutveränderungen wie Hämolyse oder Thrombenbildung kommen. Deshalb sind blutisotone Lösungen anzustreben.

14.2 Allgemeine Handlungsempfehlung

Bei den in ◘ Tab. 14.1 genannten Fällen hat die Apotheke im Rahmen der Plausibilitätsprüfung grundsätzlich durch entsprechende Berechnung zu prüfen, ob die Zubereitung isoton ist bzw. ob sich möglicherweise ergebende Abweichungen des osmotischen Drucks vom physiologischen Wert toleriert werden können. Hierbei gilt: Je größer die applizierte Menge, desto geringer ist der Toleranzbereich. Gegebenenfalls ist die Tonizität des Arzneimittels den physiologischen Bedingungen anzugleichen. Hypotone Lösungen sind, wenn möglich, durch den Zusatz eines geeigneten Hilfsstoffs zu isotonisieren. Hypertone Lösungen ließen sich zwar prinzipiell durch Lösungsmittelzusatz isotonisieren, davon ist jedoch Abstand zu nehmen, da die Zubereitung dadurch in vielfältiger Weise verändert würde – nicht zuletzt durch eine geringere Wirkstoffkonzentration. Bei hypertonen Zubereitungen, deren Anwendung nicht mehr tolerierbar erscheint, sollte die Rezeptur demnach von Grund auf neu formuliert werden. Diesbezüglich ist allerdings anzumerken, dass hypertone Lösungen ohne eine Verminderung der Wirkstoffkonzentration und damit wohl auch des Wirkungsgrades kaum korrigierbar sind.

Für die praktische Durchführung einer Angleichung des osmotischen Drucks an die physiologischen Verhältnisse werden in der einschlägigen Literatur verschiedene Wege beschrieben. Infolge der fehlenden apparativen Ausstattung und des damit einhergehenden hohen Zeitaufwands, kommt das pragmatische Verfahren des sukzessiven Aufsalzens hypotoner Lösungen unter kontinuierlicher Kontrolle des sich ergebenden osmotischen Drucks mithilfe eines Osmometers für die Rezepturherstellung im Allgemeinen nicht in Frage. Stattdessen wird der notwendige Zusatz an Isotonisierungsmittel auf der Grundlage gegebener mathematischer Beziehungen rechnerisch ermittelt.

Für die Prüfung der Isotonie sowie die Berechnung des ggf. notwendigen Hilfsstoffzusatzes haben sich verschiedene Berechnungsmöglichkeiten etabliert, die im folgenden Kapitel vorgestellt werden.

14.2.1 Quantitative Berechnung isotonisierender Zusätze

Quantitative Berechnungen isotonisierender Zusätze beruhen im Wesentlichen auf der Tatsache, dass es sich beim osmotischen Druck um eine sog. kolligative Größe handelt, d. h. er hängt lediglich von der Anzahl der osmotisch wirksamen Teilchen in einer Lösung ab, nicht aber von deren stofflicher Beschaffenheit. Demzufolge kann von jeder anderen kolligativen Eigenschaft, wie etwa der Siedepunktserhöhung oder der Gefrierpunktserniedrigung, unmittelbar auf den osmotischen Druck einer Lösung geschlossen werden.

Um das Gesamtmaß des Beitrags verschiedener gelöster Stoffe in einer Lösung auf ihren osmotischen Druck auszudrücken, wird in der Regel die Osmolalität ξ_m angegeben. Sie ist definiert als die Konzentration osmotisch wirksamer Teilchen in einer Lösung, bezogen auf ein Kilogramm Lösungsmittel. Die Einheit der Osmolalität ist Osmol je Kilogramm ($osmol \cdot kg^{-1}$). Für gewöhnlich wird jedoch die kleinere Einheit Milliosmol je Kilogramm ($mosmol \cdot kg^{-1}$) verwendet.

Als akzeptable Näherung für die Osmolalität ξ_m einer gegebenen wässrigen Lösung gilt:

$$\xi_m = \nu \cdot b \cdot \phi \quad [mosmol \cdot kg^{-1}]$$

ξ_m Osmolalität [$mosmol \cdot kg^{-1}$]

ν Zahl der Teilchen, in die ein Molekül dissoziiert (Falls der gelöste Stoff nicht in ionisierter Form vorliegt, gilt: $\nu = 1$; sonst steht ν für die Gesamtzahl der vorhandenen oder durch Dissoziation aus einem Molekül des gelösten Stoffs gebildeten Ionen.)

b Molale Konzentration (=Molalität) (= Molanzahl der gelösten Substanz je Kilogramm Lösungsmittel [$mol \cdot kg^{-1}$])

ϕ Molaler osmotischer Koeffizient, der die Wechselwirkungen zwischen den Ionen entgegengesetzter Ladung in der Lösung berücksichtigt; er ist unter anderem abhängig von der Molalität b. Je komplexer die Lösung zusammengesetzt ist, desto schwieriger wird die Bestimmung von ϕ.

Isotonisierungsberechnung unter Verwendung der Gefrierpunktserniedrigung

Die quantitative Berechnung isotonisierender Zusätze mit Hilfe der Gefrierpunktserniedrigung beruht auf der Tatsache, dass diese ebenfalls eine kolligative Eigenschaft darstellt und damit den gleichen Gesetzmäßigkeiten unterliegt wie der osmotische Druck selbst. Daher kann von der Gefrierpunktserniedrigung unmittelbar auf den osmotischen Druck einer Zubereitung geschlossen werden. Zwischen Osmolalität und Gefrierpunktserniedrigung ΔT_f besteht dabei folgende Beziehung:

$$\xi_m = \frac{\Delta T_f}{K_f} \cdot 1000 \quad [mosmol \cdot kg^{-1}]$$

ξ_m Osmolalität [$mosmol \cdot kg^{-1}$]

ΔT_f Gefrierpunktserniedrigung der Lösung gegenüber reinem Lösungsmittel [K]

K_f Kryoskopische Konstante des Lösungsmittels (für Wasser gilt: $K_f = 1{,}86\ K \cdot kg \cdot mol^{-1}$)

Die Gefrierpunktserniedrigung einer Lösung, die isotonisiert werden soll, kann experimentell ermittelt und mithilfe nachfolgender Formel näherungsweise mit ausreichender Genauigkeit bestimmt werden:

$$\Delta T_f = K_f \cdot b \cdot i = \frac{K_f \cdot m_{AS} \cdot 1000 \cdot i}{m_L \cdot M_{AS}} \quad [K]$$

ΔT_f Gefrierpunktserniedrigung der Lösung gegenüber reinem Lösungsmittel [*K*]

K_f Kryoskopische Konstante (für Wasser gilt: K_f = 1,86 K · kg · mol^{-1})

b Molale Konzentration der gelösten Substanz [kg · mol^{-1}]

i van't-Hoff-Faktor [–]

Bei Elektrolyten wird die Anzahl der osmotisch wirksamen Teilchen bestimmt von der Anzahl der Ionen, in die der Elektrolyt dissoziiert, bei Elektrolyten mit unvollständiger Dissoziation zusätzlich vom Dissoziationsgrad α. Beide Einflüsse werden durch den van't-Hoff-Faktor i berücksichtigt:

$$i = 1 + \alpha(n - 1) \quad [-]$$

α Dissoziationsgrad [–]

n Anzahl Ionen, in die der Stoff beim Lösen zerfällt [–]

m_{AS} Masse des gelösten Arzneistoffs [g]

m_L Masse des Lösungsmittels [g]

M_{AS} Molmasse des gelösten Arzneistoffs [g · mol^{-1}]

Enthält eine Lösung mehrere Wirk- bzw. Hilfsstoffe, so ergibt sich die Gesamtgefrierpunktserniedrigung aus der Summe der Gefrierpunktserniedrigungen der jeweiligen Einzelsubstanzen.

Wurde die Gefrierpunktserniedrigung einer gegebenen pharmazeutischen Formulierung ermittelt, ergibt sich die Hilfsstoffmenge, die zugesetzt werden muss, um eine isotone Zubereitung zu erhalten, aus der nachfolgenden Gleichung. Die Berechnung beruht auf der Tatsache, dass die Gefrierpunktserniedrigung einer isotonen wässrigen Zubereitung 0,52 K beträgt.

$$m_{HS} = \frac{(0{,}52 - \Delta T_f) \cdot m_L \cdot M_{HS}}{K_f \cdot 1000 \cdot i} \quad [g]$$

m_{HS} Masse des zur Isotonisierung zuzusetzenden Hilfsstoffs [g]

0,52 Gefrierpunktserniedrigung der Tränenflüssigkeit bzw. des Blutserums gegenüber reinem Wasser [K]

ΔT_f Gefrierpunktserniedrigung der zu isotoniersierenden Wirkstofflösung [K]

m_L Masse des Lösungsmittels [g]

M_{HS} Molmasse des isotonisierenden Hilfsstoffs [g · mol^{-1}] [g · mol^{-1}]

K_f kryoskopische Konstante (für Wasser gilt: K_f = 1,86 K · kg · mol^{-1})

i van't-Hoff-Faktor

Isotonisierungsberechnung unter Verwendung der DAC-Methode

Die DAC-Methode bedient sich ebenfalls der Gefrierpunktserniedrigung, um die zum Erreichen der Isotonie erforderliche Hilfsstoffmenge zu ermitteln. Als Besonderheit wird hier jedoch grundsätzlich mit der Gefrierpunktserniedrigung von 1%igen Lösungen gerechnet. Dementsprechend erhält man auch die benötigte Menge des isotoniserenden Zusatzes als Prozentangabe:

$$n_H^{\%} = \frac{0{,}52 - n_{AS}^{\%} \cdot \Delta T_f^{AS_{1\%}}}{\Delta T_f^{H_{1\%}}} \quad [\%]$$

$n_H^{\%}$ Menge des zur Isotonisierung zuzusetzenden Hilfsstoffs [%]

0,52 Gefrierpunktserniedrigung der Tränenflüssigkeit bzw. des Blutserums gegenüber reinem Wasser [K]

$n_{AS}^{\%}$ Arzneistoffgehalt der Lösung [%]

$\Delta T_f^{AS_{1\%}}$ Gefrierpunktserniedrigung einer 1%igen Lösung des betreffenden Arzneistoffs gegenüber reinem Wasser [K] (vgl. Angaben in ◘ Tab. 14.3)

$\Delta T_f^{H_{1\%}}$ Gefrierpunktserniedrigung einer 1%igen Lösung des betreffenden Hilfsstoffs gegenüber reinem Wasser [K] (vgl. Angaben in ◘ Tab. 14.3)

> Enthält eine Lösung mehrere Arzneistoffe, sind die jeweiligen Werte für $n_{AS}^{\%} \cdot \Delta T_f^{AS_{1\%}}$ zu addieren.

Ist der $\Delta T_f^{1\%}$-Wert eines bestimmten Arznei- oder Hilfsstoffs nicht bekannt, lässt er sich mit folgender Formel ermitteln:

$$\Delta T_f^{1\%} = \frac{L_{iso} \cdot 10}{M_r} \quad [K]$$

$\Delta T_f^{1\%}$ Gefrierpunktserniedrigung einer 1%igen Lösung des betreffenden Arznei- oder Hilfsstoffs gegenüber reinem Wasser [K].

L_{iso} L_{iso}-Wert (molare Gefrierpunktserniedrigung bei isotoner Konzentration) $\left[\frac{K \cdot l}{mol}\right]$

M_r Relative Molekülmasse des betreffenden Arznei- oder Hilfsstoffs

Der Einfachheit und Übersichtlichkeit halber, sind in den nachfolgenden Arbeitshilfen (◘ Tab. 14.3) sowohl

◘ **Tab. 14.2** Durchschnittswerte der molaren Gefrierpunktserniedrigung bei isotoner Konzentration (L_{iso}-Durchschnittswerte)

Typ	$L_{iso}\left[\frac{K \cdot l}{mol}\right]$	Beispiele
Nichtelektrolyte	1,9	Saccharose, Glycerol, Harnstoff, Campher
Schwache Elektrolyte	2,0	Borsäure, Cocain, Phenobarbital
Bi-bivalente Elektrolyte	2,0	Magnesiumsulfat, Zinksulfat
Mono-monovalente Elektrolyte	3,4	Natriumchlorid, Cocainhydrochlorid
Mono-bivalente Elektrolyte	4,3	Natriumsulfat, Atropinsulfat
Bi-monovalente Elektrolyte	4,8	Zinkchlorid, Calciumbromid
Mono-trivalente Elektrolyte	5,2	Natriumcitrat, Natriumphosphat
Tri-monovalente Elektrolyte	6,0	Aluminiumchlorid, Eiseniodid
Tetraborat-Elektrolyte	7,6	Natriumborat, Kaliumborat

die L_{iso}-Werte, als auch die daraus abgeleiteten Werte für $\Delta T_f^{1\%}$ angegeben. Für Substanzen, deren L_{iso}-Wert nicht bekannt ist, listet ◘ Tab. 14.2 die L_{iso}-Durchschnittswerte für verschiedene Elektrolyte.

Isotonisierungsberechnung unter Verwendung des Natriumchlorid-Äquivalents

Berechnung des Natriumchloridäquivalents

In den Fällen, in denen keine Zahlenwerte für die DAC-Methode angegeben sind, kann auch mit den sogenannten E-Werten des Natriumchloridäquivalents gearbeitet werden. Das Natriumchlorid-Äquivalent E gibt die Natriumchlorid-Menge in Gramm an, die in der gleichen Menge Wasser gelöst, die gleiche osmotische Aktivität aufweist wie 1 g der zu verarbeitenden Substanz. Die Werte für das Natriumchlorid-Äquivalent E können den Arbeitshilfen in ◘ Tab. 14.3 entnommen werden.

Zur Durchführung wird zuerst die Natriumchloridäquivalentmasse für sämtliche Arznei- und Hilfsstoffe berechnet:

$$m'_{NaCl} = E \cdot m_S$$

m'_{NaCl} Natriumchlorid-Äquivalentmasse (= Masse an Natriumchlorid, die der Substanzmasse äquivalent ist) [g]

E Natriumchloridäquivalent

m_S Masse der Substanz (Arzneistoff bzw. Hilfsstoff) [g]

Infolge der Tatsache, dass eine isotone Lösung erhalten wird, wenn 0,9 g Natriumchlorid mit Wasser zu 100 ml gelöst wird, lässt sich das Natriumchlorid-Defizit einer Zubereitung, das heißt der für eine isotone Lösung erforderliche Natriumchlorid-Zusatz, wie folgt berechnen:

$$m_{NaCl} = 0{,}9 \cdot \frac{V_{ges}}{100} - \Sigma m'_{NaCl} \quad [g]$$

m_{NaCl} Natriumchlorid-Defizit bzw. der für eine isotone Lösung erforderliche Natriumchlorid-Zusatz [g]

V_{Ges} Volumen der Zubereitung [ml]

$\Sigma m'_{NaCl}$ Summe der Natriumchlorid-Äquivalentmassen aller eingesetzten Arznei- und Hilfsstoffe [g]

Diese Methode kann selbstverständlich nur dann sinnvoll genutzt werden, wenn Natriumchlorid auch für den Einsatz in der zu isotonisierenden Zubereitung geeignet ist (vgl. Rezepturbeispiel in ▸ Kap. 14.3.2).

Berechnung des notwendigen Lösungsmittelvolumens (White-Vincent-Methode)

Das Natriumchloridäquivalent eines Arzneistoffs kann auch zur Berechnung des für die Herstellung einer isotonen Arzneistofflösung erforderlichen Wasservolumens verwendet werden. Danach wird mit isotoner Hilfsstofflösung auf das erforderliche Endvolumen aufgefüllt.

$$V_{iso} = \Sigma m'_{NaCl} \cdot V_{iso}^{1g\,NaCl} \quad [ml]$$

V_{iso} Für die Herstellung einer isotonen Lösung erforderliches Wasservolumen [ml]

$\Sigma m'_{NaCl}$ Summe der Natriumchlorid-Äquivalentmassen aller eingesetzten Arznei- und Hilfsstoffe [g]

$V_{iso}^{1g\,NaCl}$ Volumen einer isotonen Lösung von 1 g Natriumchlorid $\left(V_{iso}^{1g\,NaCl} = 111{,}1\,ml \cdot g^{-1}\right)$

Diese Methode erweist sich insofern als besonders praktisch, als beim anschließenden Auffüllen auf die Sollmenge jede isotone Lösung verwendet werden kann, die mit dem Wirkstoff und dem ggf. erforderlichen Konservierungsmittel kompatibel ist. Dies ermöglicht die pH-Einstellung mit isotonen Pufferlösungen oder den Zusatz viskositätserhöhender isotoner Lösungen.

Verwendung von Nomogrammen

Die erforderlichen Mengen isotonisierender Zusätze können auch mithilfe von Isotonisierungsnomogrammen ermittelt werden. Im Falle des in ◘ Abb. 14.1 dargestellten Nomogramms wird zunächst der L_{iso}-Wert aus ◘ Tab. 14.2 entnommen und auf Skala 1 aufgetragen. Von diesem Punkt aus wird eine Gerade zum Konzentrationswert auf Skala 2 gezogen (durchgezogene Linie). Der Kreuzungspunkt mit der Hilfsskala 3 dient zur Ermittlung der Menge an Natriumchlorid, die zur Isotonisierung von 100 ml Lösung benötigt werden. Zu diesem Zweck wird auf Skala 4 der Punkt, der der Molekülmasse der gelösten Substanz entspricht, markiert. Von hier wird eine Linie durch den Kreuzungspunkt auf der Hilfsskala 3 bis zur Skala 5 gezogen (gepunktete Linie) und damit die Menge an Natriumchlorid in Gramm ermittelt, die zur Isotonisierung benötigt wird. Soll mit Sorbit, Glucose oder Kaliumnitrat isotonisiert werden, so braucht vom erhaltenen Punkt auf Skala 5 nur horizontal nach links gegangen werden, um dort die entsprechenden Werte der alternativen Isotonisierungsmittel abzulesen (gestrichelte Linie).

14.2.2 Wahl eines geeigneten Isotonisierungsmittels

Da der osmotische Druck einer Zubereitung ausschließlich von der Anzahl der darin gelösten Teilchen abhängt, kommen grundsätzlich alle im Lösungsmittel (in der Regel Wasser) löslichen Substanzen als Isotonisierungsmittel in Frage. In der Praxis ergeben sich jedoch einige Einschränkungen. So muss das Isotonisierungsmittel in der Zubereitung nicht nur gut löslich sein, es darf auch keine Inkompatibilitäten mit anderen Bestandteilen des Rezepturarzneimittels aufweisen und dessen pH-Wert allenfalls in einem Maße beeinflussen, das die Einhaltung der rezeptierbaren pH-Bereiche aller eingesetzten Wirk- und ggf. Konservierungsstoffe gewährleistet. Ferner darf das Isotonsierungsmittel selbst keine reizenden oder gar schädigenden Effekte auf den Applikationsort ausüben. In der Praxis haben sich daher insbesondere die in ▸ Kap. 14.4.1 aufgeführten Substanzen bewährt. Zu ihnen liegen umfassende Erfahrungen und Daten vor, sodass sich ihr Einsatz im Apothekenalltag weitgehend problemlos gestaltet, sofern einige substanzspezifische Restriktionen berücksichtigt werden.

14.3 Rezepturbeispiele

14.3.1 Unzureichende bzw. fehlende Angaben zur Isotonisierung

Verordnung

Atropinsulfat-Monohydrat	0,200 g
Borsäure	q. s.
Thiomersal-Stammlösung 0,02 %	q. s.
Wasser für Injektionszwecke	ad 10,000 g

M. D. S.: Dreimal täglich einen Tropfen in den Bindehautsack einträufeln.

Für die Zubereitung dieser Rezeptur stellt sich die Frage, welche Mengen an konservierender Thiomersal-Stammlösung 0,02 % bzw. isotonisierender Borsäure zugesetzt werden müssen, um haltbare und isotone Augentropfen herzustellen.

Bei der **Konservierung** von Augentropfen beträgt die Normkonzentration von Thiomersal gem. DAC Anlage A in der fertigen Zubereitung 0,002 % ($c_{Zubereitung}$). Da derart kleine Mengen nicht mit ausreichender Sicherheit abgewogen werden können, ist mit einer Stammlösung zu arbeiten (▸ Kap. 11.2.2), die in diesem Fall auch rezeptiert wurde. Sofern die Konzentration der Stammlösung $c_{Stammlösung}$ bekannt ist (hier: 0,02 %) lässt sich die davon benötige Menge $m_{Stammlösung}$ mithilfe des Mischungskreuzes wie folgt errechnen:

$$m_{Stammlösung} = \frac{m_{Zubereitung} \cdot c_{Zubereitung}}{c_{Stammlösung}} = \frac{10{,}0\,g \cdot 0{,}002\%}{0{,}02\%} = 1{,}0\,g$$

Wichtig ist hierbei, dass die Konzentrationsangaben jeweils in Massenprozent (oder in Mol pro Liter) anzugeben sind, da bei realen Mischungen Volumeneffekte auftreten können. Die einzuwiegende Menge Thiomersal-Stammlösung 0,02 % beträgt demnach 1,0 g.

Die für eine **Isotonisierung** einzusetzende Borsäure-Menge kann mithilfe der Gefrierpunktserniedrigung auf Basis der DAC-Methode errechnet werden (▸ Kap. 14.2.1). Die dafür erforderlichen Werte für Atropinsulfat-Monohydrat $\left(\Delta T_f^{Atropinsulfat \cdot H_2O_{1\%}} = 0{,}07\right)$, Thiomersal $\left(\Delta T_f^{Thiomersal_{1\%}} = 0{,}08\right)$ und Borsäure $\left(\Delta T_f^{Borsäure_{1\%}} = 0{,}28\right)$ sind den Arbeitshilfen in ◘ Tab. 14.3 zu entnehmen.

$$n^{\%}_{Borsäure} = \frac{0{,}52 - \left(n^{\%}_{Atropinsulfat \cdot H_2O} \cdot \Delta T_f^{Atropinsulfat \cdot H_2O_{1\%}} + n^{\%}_{Thiomersal} \cdot \Delta T_f^{Thiomersal_{1\%}}\right)}{\Delta T_f^{Borsäure_{1\%}}} = \frac{0{,}52 - (2 \cdot 0{,}07 + 0{,}002 \cdot 0{,}08)}{0{,}28} = 1{,}36\%$$

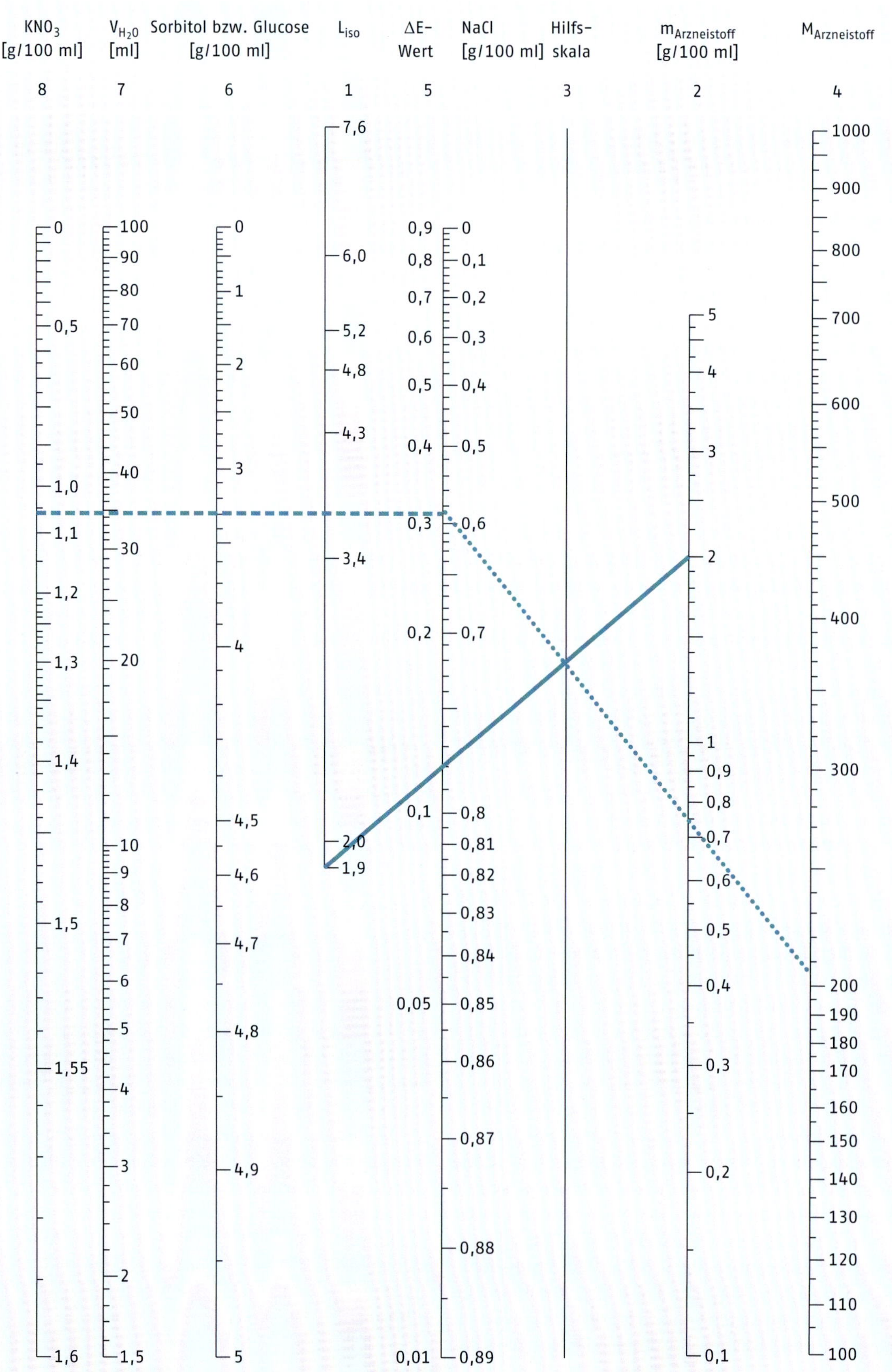

Abb. 14.1 Isotonisierungsnomogramm: Eine 2 %ige Dexpanthenol-Lösung soll isotonisiert werden. Dexpanthenol besitzt eine Molmasse 205,3 g · mol^{-1} und als Nichtelektrolyt einen L_{iso}-Wert von 1,9 $K \cdot l \cdot mol^{-1}$ (Tab. 14.2). Für Natriumchlorid ergibt sich eine Isotonisierungsmenge von 0,586 % bzw. für Kaliumnitrat von 1,062 %.

Wie aus der Gleichung hervorgeht, leistet die geringe Thiomersal-Menge keinen nennenswerten Beitrag zur Gefrierpunktserniedrigung ($0{,}002 \cdot 0{,}08 < 0{,}0002$K), sodass das Konservierungsmittel bei der Berechnung des Isotonisierungszusatzes in diesem Fall faktisch vernachlässigt werden könnte.

Zu Gewährleistung der Isotonie müsste die Zubereitung 1,36 % Borsäure enthalten. Bezogen auf die verordnete Gesamtmenge der Lösung von 10,0 g beträgt die einzuwiegende Borsäure-Menge demnach 0,136 g.

Optimierte	**Rezepte**
Atropinsulfat-Monohydrat	0,200 g
Borsäure	0,136 g
Thiomersal-Stammlösung 0,02 %	1,000 g
Wasser für Injektionszwecke	ad 10,000 g

M. D. S.: Dreimal täglich einen Tropfen in den Bindehautsack einträufeln.

14.3.2 Falsche bzw. ungeeignete Isotonisierung

Verordnung	
Silbereiweiß	0,200 g
Natriumchlorid	0,072 g
Gereinigtes Wasser	ad 10,000 g

M. D. S.: Bis zu sechsmal täglich 1 bis 3 Tropfen in jedes Nasenloch einträufeln.

Da es sich bei der Verordnung um eine kolloidale wässrige Lösung zur Anwendung auf der Nasenschleimhaut handelt, ist die Zubereitung zu isotonisieren. Dessen ist sich offenbar auch der rezeptierende Arzt bewusst und fügt seiner Verordnung 0,072 g Natriumchlorid als Isotonisierungsmittel hinzu. Eine rechnerische Überprüfung der Isotonisierung bringt folgendes Ergebnis:

Die Natriumchloridäquivalentmasse m'_{NaCl} für 0,200 g Silbereiweiß beträgt unter Verwendung der in ◘ Tab. 14.3 gelisteten E-Werts ($E_{Silbereiweiß} = 0{,}09$):

$$m'_{NaCl} = E \cdot m_S = 0{,}09 \cdot 0{,}200\ g = 0{,}018\ g$$

Daraus ergibt sich für ein Gesamtvolumen der Lösung von 10 ml ($V_{Ges} = 10$ ml, da $\rho_{Zubereitung} \approx 1{,}0$g/ml) gemäß nachfolgender Formel ein Natriumchlorid-Defizit von:

$$\begin{aligned} m_{NaCl} &= 0{,}9\ g \cdot \frac{V_{ges}}{100\ ml} - \Sigma m'_{NaCl} \\ &= 0{,}9\ g \cdot \frac{10\ ml}{100\ ml} - 0{,}018\ g = 0{,}09\ g - 0{,}018\ g \\ &= 0{,}072\ g \end{aligned}$$

Dies entspricht exakt der rezeptierten Natriumchloridmenge. Wie sich zeigt, wurde die Menge des Isotonisierungsmittels also richtig berechnet. In diesem Fall ergibt sich jedoch ein anderes Problem: Durch den Zusatz von Chlorid-Ionen würden die Silber-Ionen des Wirkstoffs als schwerlösliches Silberchlorid gefällt (○ Abb. 14.2). Demzufolge ist das verordnete Isotonisierungsmittel mit dem verordneten Wirkstoff inkompatibel, sodass die Apotheke einen anderen, geeigneten Hilfsstoff auswählen muss, um die Zubereitung zu isotonisieren. Infrage kämen nichtionische und pH-inaktive Isotonisierungsmittel wie Mannitol, Sorbitol oder Glycerol 85 %. Der Zusatz eines Konservierungsmittels ist aufgrund der antimikrobiellen Eigenschaft des Wirkstoffs Silbereiweiß nicht erforderlich.

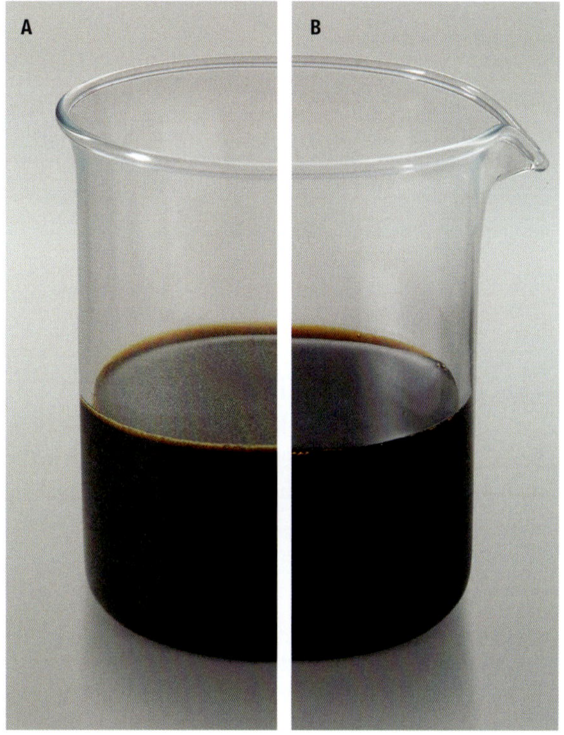

○ **Abb. 14.2** Silbereiweiß-Nasentropfen 2 % isotonisiert mit **A** Natriumchlorid (Ausfällung von Silberchlorid schwimmt auf der Oberfläche) **B** Mannitol

Im konkreten Fall hat sich die Apotheke für Mannitol entschieden (○ Abb. 14.2). Die benötigte Menge an Isotonisierungsmittel erhält sie durch Einsetzen der Wirkstoffkonzentration $\left(n^{\%}_{Silbereiweiß} = 2\%\right)$ sowie der in ◘ Tab. 14.3 gelisteten Werte $\left(\Delta T_f^{Silbereiweiß_{1\%}} = 0{,}05;\ \Delta T_f^{Mannitol_{1\%}} = 0{,}10\right)$ in die Formel der DAC-Methode:

$$\begin{aligned} n^{\%}_{Mannitol} &= \frac{0{,}52 - n^{\%}_{Silbereiweiß} \cdot \Delta T_f^{Silbereiweiß_{1\%}}}{\Delta T_f^{Mannitol_{1\%}}} \\ &= \frac{0{,}52 - 2{,}0 \cdot 0{,}05}{0{,}10} = 4{,}2\ \% \end{aligned}$$

Die verbesserte Rezeptur mit Mannitol als Isotonisierungsmittel setzt sich demnach wie folgt zusammen:

Optimierte Rezeptur

Silbereiweiß	0,200 g
Mannitol	0,420 g
Gereinigtes Wasser	ad 10,000 g

M. D. S.: Bis zu sechsmal täglich 1 bis 3 Tropfen in jedes Nasenloch einträufeln.

14.4 Arbeitshilfen

14.4.1 Charakteristika in der Rezeptur gebräuchlicher Isotonisierungsmittel

Die nachfolgenden Isotonisierungsmittel haben sich in der Praxis bewährt, sodass sich ihr Einsatz im Apothekenalltag weitgehend problemlos gestaltet, sofern die in der Übersicht genannten Restriktionen berücksichtigt werden.

Bitte beachten Sie

- Das Isotonisierungsmittel muss in der Zubereitung gut löslich sein und darf keine Inkompatibilitäten mit anderen Bestandteilen des Rezepturarzneimittels aufweisen.
- Durch die Isotonisierung darf der pH-Wert allenfalls in einem Maße beeinflusst werden, das die Einhaltung der rezeptierbaren pH-Bereiche aller eingesetzten Wirk- und ggf. Konservierungsstoffe gewährleistet.

Borsäure

Isotone Konzentration: 1,90 %

pH der isotonen Lösung: Ca. 4,8 (bei Abwesenheit weiterer pH-aktiver Komponenten)

Die Pufferwirkung reiner Borsäure ist gering, sodass es trotz eines möglicherweise unphysiologisch sauren pH-Werts kaum zu Irritationen kommt.

Häufig wird Borsäure in Kombination mit Borax (Natriumtetraborat-Decahydrat) im pH-Bereich zwischen 7,5 und 8,5 als Puffer eingesetzt.

Inkompatibilitäten: Alkalicarbonate und -hydroxide, Hexamin, quartäre Ammoniumsalze, Tannin, Tenside

Einsatzbereiche/Besonderheiten: Der Einsatz von Borsäure als Isotonisierungsmittel erfolgt meist dann, wenn zwischen dem Arzneistoff und dem häufig verwendeten Natriumchlorid eine Inkompatibilität besteht oder bei der Isotonisierung zugleich eine pH-Erniedrigung erwünscht ist.

Aufgrund verschiedener Stellungnahmen der Bundesoberbehörde sind borhaltigen Arzneimittel als bedenklich einzustufen (▸ Kap. 1.4). Sie dürfen daher auch rezepturmäßig nicht hergestellt werden. Von diesem Verbot explizit ausgenommen ist der Einsatz von Borsäure und deren Salzen in Augenarzneimitteln. Bezüglich der Kontraindikation bei Säuglingen und Kindern unter 3 Jahren hat das BfArM 2005 eine erneute Bewertung von borhaltigen Arzneimitteln vorgenommen und ist zu dem Ergebnis gekommen, dass ein Warnhinweis bzw. die Angabe von Kontraindikationen bei Ophthalmika auch für diese Patientengruppe nicht erforderlich ist.

Glucose(-Monohydrat)

Isotone Konzentration: Glucose 5,00 %, Glucose-Monohydrat 5,50 %

pH der isotonen Lösung: Kaum pH-aktiv (in 10%iger Lösung pH 5,9)

Inkompatibilitäten: Alkalien, Furosemid, Gentamicin(sulfat), Procain, Oxidationsmittel; Braunverfärbungen durch Maillard-Reaktion mit Aminverbindungen (z. B. Aminosäuren, Peptiden und Proteinen)

Einsatzbereiche/Besonderheiten: Glucose wird als isotonisierender Zusatz verwendet, wenn Elektrolyte allgemein unerwünscht sind.

Der Einsatz von Glucose als Isotonisierungsmittel in Ophthalmika ist möglich, wenngleich ein Keimwachstum dadurch eventuell begünstigt wird. Bei Herstellung unter aseptischen Bedingungen, erscheint es vertretbar, kleinvolumige Abpackungen (ggf. auch ohne Konservierungsmittel) wenige Tage lang aufzubewahren.

Am Auge können hypertone Lösungen (bis 40 %) zum Abschwellen (Entquellung) eingesetzt werden. Wie Mannitol erhöht Glucose geringfügig die Viskosität der Zubereitung und damit deren Verweilzeit am Auge.

Parenteral können isotone Glucose-Lösungen über eine periphere Vene appliziert werden. Hypertone Lösungen (10- bis 50%ig) sollten hingegen über einen zentralen Venenkatheter infundiert werden, um Venenreizungen zu reduzieren.

Glycerol

Isotone Konzentration: 2,56 %

pH der isotonen Lösung: pH-inaktiv

Inkompatibilitäten: Starke Oxidationsmittel, Borax (Natriumtetraborat), Kaliumpermanganat (Explosionsgefahr!); Verfärbung in Gegenwart von Licht mit Zinkoxid, basischem Bismutnitrat, Eisenverbindungen, Phenolen, Salicylaten und Tannin; Inaktivierung von Penicillin; konservierende Wirkung von Benzoesäure/Natriumbenzoat reduziert.

Einsatzbereiche/Besonderheiten: Glycerol kann zur Isotonisierung auch parenteral verabreichter O/W-Emulsionen verwendet werden. In Augentropfen lässt es sich, ähnlich wie hypertone Salzlösungen, als

Diagnostikum oder Osmotherapeutikum einsetzen. Bei isotonen Lösungen ist die Viskositätserhöhung durch Glycerol so gering, dass eine manuelle Sterilfiltration weiterhin möglich ist.

Kaliumnitrat

Isotone Konzentration: 1,56 %

pH der isotonen Lösung: pH-inaktiv

Inkompatibilitäten: Reduzierend wirkende Substanzen (z. B. Fe^{2+})

Einsatzbereiche/Besonderheiten: Ähnlich wie Natriumnitrat wird auch Kaliumnitrat als isotonisierender Zusatz gewählt, wenn Natriumchlorid mit einem der übrigen Bestandteile inkompatibel ist (z. B. mit Silbersalzen).

Mannitol

Isotone Konzentration: 5,07 %

pH der isotonen Lösung: pH-inaktiv

Inkompatibilitäten: Komplexbildung mit Eisen-, Kupfer-, Aluminium- und anderen Metallionen (insbesondere in alkalischer Lösung)

Einsatzbereiche/Besonderheiten: Mannitol kann als isotonisierender Zusatz eingesetzt werden, wenn Elektrolyte allgemein unerwünscht sind. Im Gegensatz zu Glucose besitzt Mannitol keine reduzierende Aldehydgruppe.

Der Einsatz von Mannitol als Isotonisierungsmittel in Ophthalmika ist möglich, wenngleich ein Keimwachstum dadurch eventuell begünstigt wird. Bei Herstellung unter aseptischen Bedingungen, erscheint es vertretbar, Einzeldosisabpackungen ohne Konservierungsmittel im Kühlschrank bis zu einer Woche lang aufzubewahren.

Mannitol wird in hypertonen Ophthalmika (10–15 % in der Wasserphase) als Diagnostikum zur Unterscheidung unterschiedlicher Quellungsveränderungen an der Hornhaut oder als hypertones Osmotherapeutikum eingesetzt. Wie Glucose erhöht Mannitol geringfügig die Viskosität der Zubereitung und damit deren Verweilzeit am Auge.

Natriumchlorid

Isotone Konzentration: 0,90 %

pH der isotonen Lösung: pH-inaktiv

Inkompatibilitäten: Amphotericin B, Blei-, Quecksilber(I)- und Silbersalze (Fällung), die Löslichkeit von Methyl-4-hydroxybenzoat wird durch Natriumchlorid deutlich verringert, Erniedrigung der Viskosität von Carbomer, Hydroxyethylcellulose- und Hydroxypropylcellulosegelen.

Einsatzbereiche/Besonderheiten: Aus Gründen der Praktikabilität (keine pH- oder Viskositätsveränderung, Verwendung von Standardformeln zur Berechnung der Isotonie) ist Natriumchlorid das mit Abstand am häufigsten eingesetzte Isotonisierungsmittel. Da es im Gegensatz zu Glucose oder Mannitol das Keimwachstum nicht fördert, ist es auch für die Isotonisierung größerer Volumina (z. B. Spüllösungen oder Kontaktlinsenflüssigkeiten) geeignet.

Aus der Praxis sind hypertone Zubereitungen mit Natriumchlorid-Konzentrationen von bis zu 10 % bekannt. Sie werden als Diagnostikum bzw. zu therapeutischen Zwecken bei Hornhautödemen eingesetzt. Für die Langzeittherapie chronischer Hornhautödeme sind hypertone Natriumchlorid-Augentropfen nicht geeignet, da sie an Wirksamkeit verlieren und Narbenbildung möglich ist.

Natriumnitrat

Isotone Konzentration: 1,36 %

pH der isotonen Lösung: pH-inaktiv

Inkompatibilitäten: Reduzierend wirkende Substanzen (z. B. Fe^{2+})

Einsatzbereiche/Besonderheiten: Ähnlich wie Kaliumnitrat wird auch Natriumnitrat als isotonisierender Zusatz gewählt, wenn Natriumchlorid mit einem der übrigen Bestandteile inkompatibel ist (z. B. mit Silbersalzen).

Natriumtetraborat-Decahydrat (Borax)

Isotone Konzentration: 2,6 % (Cave: die osmotische Aktivität von Borax ist nicht direkt proportional zur Konzentration)

pH der isotonen Lösung: Ca. 9 bei Abwesenheit weiterer pH-aktiver Komponenten.

Häufig wird Borax in Kombination mit Borsäure im pH-Bereich zwischen 7,5 und 8,5 als Puffer eingesetzt.

Inkompatibilitäten: Acriflavin(salze), Alaun, Alkaloidsalze, Ethacridin(salze), Gelatine A, Glycerol, Gummi arabicum, Quecksilberchlorid, Säuren, Schwermetall(salze), Wasserstoffperoxid, Zinksulfat

Einsatzbereiche/Besonderheiten: Borax wird gerne als basisch reagierendes Salz zur pH-Erhöhung in Augenzubereitungen verwendet, da der Umgang mit ihm einfacher ist als mit hygroskopischem, schnell verwitterndem und ätzendem Natriumhydroxid.

Aufgrund verschiedener Stellungnahmen der Bundesoberbehörde sind borhaltige Arzneimittel als bedenklich einzustufen (▸ Kap. 1.4). Sie dürfen daher auch rezepturmäßig nicht hergestellt werden. Von diesem Verbot explizit ausgenommen ist der Einsatz von Borsäure und deren Salze in Augenarzneimitteln. Bezüglich der Kontraindikation bei Säuglingen und Kindern unter 3 Jahren hat das BfArM 2005 eine erneute Bewertung von borhaltigen Arzneimitteln vorgenommen und ist zu dem Ergebnis gekommen, dass ein Warnhinweis bzw. die Angabe von Kontraindikationen bei Ophthalmika auch für diese Patientengruppe nicht erforderlich ist.

Sorbitol

Isotone Konzentration: 5,07 %

pH der isotonen Lösung: pH-inaktiv

Inkompatibilitäten: Eisen-, Kupfer- und Aluminiumionen (Komplexbildung, insbesondere in stark alkalischer Lösung); Penicillin (Katalyse der Zersetzung).

Einsatzbereiche/Besonderheiten: Hinsichtlich seiner Einsatzmöglichkeiten ist Sorbitol mit anderen Kohlenhydraten wie Glucose oder Mannitol vergleichbar, in der Praxis findet es sich vor allem in Infusionslösungen, wo es neben seinen isotonisierenden Eigenschaften auch als Energieträger fungiert.

14.4.2 Isotonisierungskennwerte ausgewählter Arzneistoffe

▫ Tab. 14.3 enthält alle für Isotonieberechnungen erforderlichen Angaben zu 140 gängigen Wirk- und Hilfsstoffen. Sofern entsprechende Daten existieren, ist bei Wirkstoffen – neben den einschlägigen Kennzahlen – auch angegeben, welche Isotonisierungsmittel mit ihnen nachgewiesenermaßen kompatibel und damit zur osmotischen Angleichung geeignet sind. Um das Nachschlagen in verschiedenen Tabellen/Quellen zu vermeiden, werden – soweit möglich – auch Angaben zu kompatiblen Konservierungsmitteln gemacht, auch wenn sie nicht Gegenstand dieses Kapitels sind.

Falls eines der empfohlenen Konservierungsmittel zugesetzt wird, sind deren übliche Einsatzkonzentrationen zu beachten und der sich daraus ergebende Tonizitätsbeitrag ggf. bei der Isotonisierung zu berücksichtigen:

Konservierungsmittel	Abkürzung in ▫ Tab. 14.3	Einsatzkonzentration
Benzalkoniumchlorid (ggf. mit Natriumedetat-Zusatz)	B	0,005–0,02 %
Benzylalkohol	BA	0,5–2 %
Chlorobutanol	CB	0,05–0,5 %
Chlorhexidindiacetat	C	0,01–0,1 %
Thiomersal	T	0,001–0,01 %

Falls eine Konservierung – beispielsweise aufgrund antimikrobieller Eigenschaften des Wirkstoffs – entfallen kann, wird dies explizit angegeben, ein Halbgeviertstrich („–") bedeutet hingegen lediglich, dass keine gesicherten Angaben verfügbar sind.

Bei den Angaben kompatibler Konservierungs- und Isotonisierungsmittel handelt es sich um eine wertende Reihung, bei der die erstgenannten Substanzen zu bevorzugen sind.

Bitte beachten Sie

- Alle Kennwerte zu Wirkstoffen, hinter denen in Klammern eine Gehaltsangabe steht, beziehen ausschließlich auf Lösungen bis zu dieser Maximalkonzentration. Darüber können auch mit den angegebenen Hilfsstoffen Inkompatibilitäten (z. B. Ausfällungen) auftreten.
- Die angegebenen L_{iso}-Werte wurden größtenteils experimentell an realen Mischungen ermittelt und können daher von den Idealwerten in ▫ Tab. 14.2 abweichen.

▫ **Tab. 14.3** Isotonisierungskennwerte ausgewählter Arzneistoffe

Arzneistoff	Konservierung	Isotonisierung	E-Wert	$\Delta T_f^{1\%}$	M_r	L_{iso}
Aceclidinhydrochlorid	–	Borsäure	0,28	0,16	205,7	3,3
Acetylcholinchlorid	–	–	0,33	0,19	181,7	3,5
Acetylcystein	B	–	0,21	0,13	163,2	2,1
Aluminiumkaliumsulfat-Dodecahydrat	–	–	0,18	0,08	474,4	4,3
Amfetaminsulfat	–	–	0,22	0,13	368,5	4,8
Amikacin-bis(hydrogensulfat)	–	–	–	0,03	782,0	2,3

– = gesicherte Angaben nicht verfügbar

Tab. 14.3 Isotonisierungskennwerte ausgewählter Arzneistoffe (Fortsetzung)

Arzneistoff	Konservierung	Isotonisierung	E-Wert	$\Delta T_f^{1\%}$	M_r	L_{iso}
Ampicillin-Natrium	–	–	0,16	0,09	371,4	3,4
Ascorbinsäure	B	NaCl	0,18	0,10	176,1	1,9
Atropinsulfat-Monohydrat (bis 2 %)	T, B	Borsäure	0,13	0,07	695,0	5,3
Bacitracin	B, CB	NaCl, Borsäure	0,50	0,03	1422,7	1,9
Benzalkoniumchlorid	Entfällt	NaCl, Borsäure	0,16	0,10	–	3,4
Benzylalkohol	Entfällt	NaCl, Borsäure	0,17	0,10	108,1	1,9
Benzylpenicillin-Natrium	–	NaCl	0,18	0,10	356,4	3,8
Betamethason-Natriumphosphat	–	–	0,18	–	516,4	–
Boraxfreies Silbereiweiß-Acetyltannat	Entfällt	Mannitol, KNO_3	–	0,15	–	–
Boraxhaltiges Silbereiweiß-Acetyltannat	Entfällt	Mannitol, KNO_3	–	0,10	–	–
Borsäure (bis 3 %)	T, B	NaCl, Borax	0,50	0,28	61,8	1,8
Calciumchlorid-Dihydrat	B	NaCl	0,30	0,30	147,0	4,9
Calciumchlorid-Hexahydrat (bis 2 %)	B	NaCl	0,35	0,20	219,1	4,4
Calcium-D-pantothenat	–	–	0,19	0,10	476,6	4,8
Carbachol (bis 3 %)	B	Borsäure	0,32	0,20	182,5	3,4
Cefazolin-Natrium	–	–	–	0,08	476,5	3,8
Cefotaxim-Natrium	–	–	–	0,08	477,4	3,8
Cetrimoniumbromid	–	–	0,15	0,09	364,5	3,4
Chloramphenicol (bis 0,5 %)	T, B	Borsäure/Borax	0,10	0,06	323,1	1,9
Chloramphenicolsucccinat-Natrium	T, B	Borsäure/Borax	0,14	0,08	445,2	3,4
Chlorhexidindiacetat	Entfällt	NaCl, Borsäure	0,25	–	625,6	–
Chlorhexidindihydrochlorid	Entfällt	–	0,25	0,07	578,4	4,3
Chlorobutanol	Entfällt	–	0,24	0,13	186,5	2,5
Chlortetracyclinhydrochlorid	–	–	0,09	0,06	515,4	3,4
Cinchocainchlorid	B	Borsäure, Phosphatpuffer pH 6,0	0,13	0,09	379,9	3,4
Ciprofloxacinhydrochlorid	–	–	–	0,05	385,8	1,9
Clonidinhydrochlorid	–	–	0,22	0,13	266,6	–
Cocainhydrochlorid (bis 4 %)	–	NaCl	0,16	0,09	339,8	3,2
Cyclopentolathydrochlorid	B	Borsäure pH 4 kein Puffer, KCl	0,20	0,10	327,8	3,4

– = gesicherte Angaben nicht verfügbar

Tab. 14.3 Isotonisierungskennwerte ausgewählter Arzneistoffe (Fortsetzung)

Arzneistoff	Konser-vierung	Isotonisierung	E-Wert	$\Delta T_f^{1\%}$	M_r	L_{iso}
Dexamethason-Natriumphosphat	B, CB	Borsäure/Borax auf pH 8,0, NaCl	0,18	0,10	516,4	4,3
Dexpanthenol	–	–	0,18	0,09	205,3	1,9
Diphenhydraminhydrochlorid	T	–	0,28	0,12	291,8	3,4
Ecothiopatiodid	CB	Mannitol	0,16	0,09	383,2	3,4
Ephedrinhydrochlorid (bis 2,5 %)	B	NaCl	0,28	0,16	201,7	3,6
Ephedrinsulfat	–	–	–	0,13	446,5	5,8
Epinephrin (bis 1 %)	T	Borsäure/Borax	–	–	183,2	–
Epinephrinhydrogentartrat (bis 1,5 %)	T	Borsäure	0,18	0,11	333,3	3,7
Ergometrinmaleat	–	–	–	0,09	441,5	4,0
Ethacridinlactat	–	–	–	0,03	361,4	1,1
Ethylmorphinhydrochlorid-Dihydrat	–	–	0,16	0,09	385,9	3,6
Flucloxacillin-Natrium	–	–	–	0,08	493,9	4,0
Fluorescein-Natrium (bis 2 %)	–	NaCl	0,30	0,18	376,3	6,9
Fructose	–	–	–	0,10	180,2	1,9
Gentamicinsulfat	B	Borsäure, NaCl	–	0,04	ca. 600	–
Glucose, wasserfrei	–	–	0,16	0,10	180,2	1,9
Glucose-Monohydrat	–	–	–	0,09	198,2	1,9
Glycerol	C	–	0,35	0,20	92,1	1,8
Glycerol 85 %	C	–	–	0,18	–	–
Harnstoff	–	–	0,57	0,33	60,1	2,1
Heparin-Natrium	–	–	0,08	–	6000–20000	–
Histamindihydrochlorid	–	–	–	0,25	184,1	4,6
Histidinhydrochlorid-Monohydrat	–	–	–	0,15	209,6	3,1
Homatropinhydrobromid (bis 1 %)	B	Borsäure	0,17	0,10	356,3	3,6
Hydrocortisonsuccinat-Natrium	–	NaCl	0,15	0,09	484,5	4,3
Hydroxyethylcellulose	B	NaCl, Phosphatpuffer	–	≈0	–	
L-Hyoscyaminhydrobromid	–	–	0,19	0,10	370,3	3,4
L-Hyoscyaminsulfat	–	–	0,15	0,06	695,0	4,3
Idoxuridin	B, CB	NaCl, Borsäure	–	–	354,1	–

– = gesicherte Angaben nicht verfügbar

Tab. 14.3 Isotonisierungskennwerte ausgewählter Arzneistoffe (Fortsetzung)

Arzneistoff	Konservierung	Isotonisierung	E-Wert	$\Delta T_f^{1\%}$	M_r	L_{iso}
Indometacin	B	NaCl, Phosphatpuffer pH 7,4	–	–	357,8	–
Kaliumchlorid	–	–	0,76	0,43	74,6	3,3
Kaliumdihydrogensphosphat	–	–	0,41	0,24	136,1	3,3
Kaliumiodid	BA	Borsäure/Borax	0,35	0,20	166,0	3,3
Kaliummonohydrogenphosphat	–	–	0,45	0,26	174,2	4,5
Kaliumnitrat	–	NaCl	0,56	0,32	101,1	3,4
Kanamycinsulfat	–	Borsäure/Borax	0,07	0,09	484,5	4,3
Kupfer(II)-sulfat-Pentahydrat	–	–	0,18	0,10	249,7	2,6
Lidocainhydrochlorid	B, T	–	0,21	0,12	288,8	3,4
Mannitol	–	–	0,17	0,10	182,2	1,9
Magnesiumsulfat-Heptahydrat	–	–	0,17	0,10	246,5	2,5
Mercaptaminhydrochlorid	–	–	0,49	0,29	113,6	3,3
Metacholiniumchlorid	–	–	–	0,18	–	–
Methylatropiniumnitrat	–	–	–	0,10	366,4	3,7
Methylcellulose (bis 0,5 %)	B	NaCl	–	≈0	–	–
Mezlocillin-Natrium	–	–	–	0,06	579,6	3,5
Morphinhydrochlorid-Trihydrat	–	–	–	0,08	375,8	3,0
Naphazolinhydrochlorid	B	Borsäure, NaCl	0,24	0,14	246,7	3,3
Naphazolinnitrat	–	–	0,21	0,12	273,3	3,4
Natriummonohydrogenphosphat-Dodecahydrat	B	–	0,2	0,13	358,1	5,0
Natriumacetat	–	–	0,75	0,41	82,0	3,4
Natriumchlorid	–	–	1,00	0,58	58,4	3,4
Natriumcromoglicat	B	Phosphatpuffer pH 7,4	0,14	–	512,3	–
Natriumdihydrogenphosphat-Dihydrat	B	–	0,36	0,21	156,0	3,2
Natriumdisulfit (bis 0,1 %)	B	NaCl	0,61	0,39	104,0	3,7
Natriumedetat (bis 2,5 %)	B	NaCl	0,24	0,15	380,2	5,7
Natriumhydrogencarbonat (bis 1 %)	B	NaCl	0,65	0,38	84,0	3,2
Natriumiodid (bis 1,5 %)	BA	Borsäure/Borax NaCl	0,38	0,22	149,9	3,4
Natriummonohydrogenphosphat	B	–	0,51	0,35	142,0	5,0
Natriummonohydrogenphosphat-Dihydrat	B	–	0,41	0,24	178,0	4,4

– = gesicherte Angaben nicht verfügbar

Tab. 14.3 Isotonisierungskennwerte ausgewählter Arzneistoffe (Fortsetzung)

Arzneistoff	Konservierung	Isotonisierung	E-Wert	$\Delta T_f^{1\%}$	M_r	L_{iso}
Natriumnitrat	–	–	0,67	0,40	85,0	3,4
Natriumpropionat	–	–	0,6	0,35	96,1	3,4
Natriumsalicylat	–	NaCl	–	0,21	160,1	3,4
Natriumtetraborat (bis 1,5 %)	–	NaCl	0,42	0,24	381,4	9,4
Natriumthiosulfat	–	–	0,31	0,17	248,2	4,3
Neomycinsulfat	B	NaCl, Borsäure	0,11	0,06	–	–
Neostigminbromid (bis 3,5 %)	B	NaCl	0,22	0,12	303,2	3,2
Oxybuprocainhydrochlorid (bis 1 %)	T	Borsäure	0,13	0,11	344,9	3,4
Oxybutyninhydrochlorid	–	–	–	0,08	394,0	3,2
Oxymetazolinhydrochlorid	–	–	0,22	0,11	296,8	3,4
Oxytetracyclinhydrochlorid	–	NaCl	0,14	0,08	496,9	3,4
Phenylephrinhydrochlorid	T, CB, B	Borsäure	0,32	0,19	203,7	3,5
Physostigminsalicylat (bis 0,2 %)	T	Borsäure/Borax	0,16	0,09	413,5	3,9
Pilocarpinhydrochlorid (bis 4 %)	–	NaCl	0,22	0,14	244,7	3,7
Pilocarpinnitrat	–	–	–	0,14	271,3	3,7
Piperacillin-Natrium	–	–	–	0,06	539,5	3,2
Polymyxin-B-sulfat	B	NaCl	0,09	0,05	≈1 000	4,3
Polyvinylalkohol	CB, B	Borsäure, NaCl	–	≈0	> 20 000	–
Povidon		NaCl (Ausfällung in Wärme)	–	0,01	–	–
Povidon-Iod	Entfällt	NaCl, Phosphatpuffer	–	0,01	–	–
Prednisolonhydrogensuccinat-Natrium	B, T	Borsäure/Borax; Phosphatpuffer	0,15	0,09	482,5	4,3
Procainhydrochlorid (bis 3,5 %)	B	Borsäure	0,21	0,12	272,8	2,3
Procainnitrat	–	–	–	0,11	299,3	3,4
Propylenglykol	–	–	0,45	0,25	76,1	1,9
Proxymetacain	B, CB	Borsäure	0,17	–	330,9	–
Resorcin (bis 2,5 %)		NaCl	0,28	0,16	110,1	1,9
Scopolaminhydrobromid (bis 0,5 %)	B	Borsäure	0,12	0,07	438,3	3,1
Silbereiweiß	Entfällt	Mannitol, KNO_3	0,09	0,05	–	–
Silbereiweiß-Acetyltannat, boraxfrei	Entfällt	Mannitol, KNO_3	–	0,15	–	–
Silbereiweiß-Acetyltannat, boraxhaltig	Entfällt	Mannitol, KNO_3	–	0,10	–	–

– = gesicherte Angaben nicht verfügbar

Tab. 14.3 Isotonisierungskennwerte ausgewählter Arzneistoffe (Fortsetzung)

Arzneistoff	Konservierung	Isotonisierung	E-Wert	$\Delta T_f^{1\%}$	M_r	L_{iso}
Silbernitrat (bis 1 %)	Entfällt	Mannitol, KNO_3	0,33	0,19	169,9	3,3
Streptomycinsulfat	–	NaCl	0,06	0,05	1457,4	7,6
Sulfacetamid-Natrium-Monohydrat (bis 10 %)	–	NaCl	0,24	0,14	254,2	3,4
Sulfadiazin-Natrium	–	NaCl	0,23	0,13	272,3	3,4
Tannin	–	–	0,03	0,02	–	2,0
Tetracainhydrochlorid (bis 1 %)	C	Borsäure	0,19	0,11	300,8	3,2
Tetracyclinhydrochlorid	–	NaCl	0,14	0,08	480,9	4,0
Tetryzolinhydrochlorid	B	NaCl, Borsäure/Borax pH 6,2–6,5	0,24	0,14	236,8	3,4
Thiomersal	Entfällt	–	0,09	0,08	404,8	3,4
Timololmaleat	B	NaCl, Phosphatpuffer pH 7,4	0,13	–	432,5	–
Tolazolinhydrochlorid (bis 10 %)	B	NaCl	0,29	0,19	196,7	3,4
Tropicamid	B	Phosphatpuffer	0,09	0,07	284,4	2,0
Vancomycinhydrochlord	–	–	0,05	0,02	ca. 3300	–
Xylometazolin	B	Borsäure, Borsäure/Borax pH 6,0–6,5	0,21	0,12	280,8	3,4
Zinkacetat	T, B	NaCl, Borsäure	–	–	219,5	–
Zinksulfat-Heptahydrat (bis 0,25 %)	T, B	Borsäure	0,16	0,09	287,5	2,5

– = gesicherte Angaben nicht verfügbar

Weiterführende Literatur

Bauer KH, Frömming KH, Führer C. Pharmazeutische Technologie. 9. Aufl., Deutscher Apotheker Verlag, Stuttgart 2012

Bundesinstitut für Arzneimittel und Medizinprodukte (BfArM): Risikoinformation vom 20. Mai 2005: Kontraindikationen/Warnhinweise in den Produktinformationen von Ophthalmika, die Borverbindungen enthalten

Cyran W (Begr.), Rotta C (Hrsg.). Apothekenbetriebsordnung Kommentar. Deutscher Apotheker Verlag, Stuttgart 2018

Deutscher Arzneimittel Codex (DAC) inkl. Neues Rezeptur-Formularium (NRF), Rezepturhinweisen und Rezepturenfinder (online). Avoxa – Mediengruppe Deutscher Apotheker GmbH, Eschborn 2017

Deutsches Arzneibuch 2017, Amtliche Ausgabe. Deutscher Apotheker Verlag, Stuttgart 2017

Dolder R, Skinner FS, Ophthalmika. Pharmakologie, Biopharmazie und Galenik der Augenarzneimittel, 4. Aufl., Wissenschaftliche Verlagsgesellschaft Stuttgart, 1990

Europäisches Arzneibuch, Amtliche deutsche Ausgabe (einschl. aller Nachträge bis 9.1). Deutscher Apotheker Verlag, Stuttgart 2018

Fahr A, Voigt R. Pharmazeutische Technologie für Studium und Beruf. 12. Aufl., Deutscher Apotheker Verlag Stuttgart 2015

Gebler H, Tabellen für die pharmazeutische Praxis. 9. Ergänzungslieferung, Avoxa – Mediengruppe Deutscher Apotheker GmbH, Eschborn 2013

Hunnius C, Ammon HPT. Hunnius Pharmazeutisches Wörterbuch. 10. Aufl., Walter de Gruyter, Berlin – New York 2010

Kircher, W. Arzneiformen richtig anwenden – Sachgerechte Anwendung und Aufbewahrung der Arzneiformen. 4. Aufl., Deutscher Apotheker Verlag, Stuttgart 2016

Kircher W, Tost F, Walz L. Augenarzneimittel – Therapie, Anwendung und Beratung. Deutscher Apotheker Verlag, Stuttgart 2016

Leuenberger, H. Martin – Physikalische Pharmazie. 4. Aufl., Wissenschaftliche Verlagsgesellschaft Stuttgart 2002

Schiffter HA, Ziegler AS. Formelsammlung Pharmazie für Studium und Beruf. Wissenschaftliche Verlagsgesellschaft Stuttgart, 2012

Thoma K (Begr.), Daniels, R (Bearb.). Apothekenrezeptur und -defektur. 6. Aktualisierungslieferung, Deutscher Apotheker Verlag, Stuttgart 2014

Nürnberg E, Surmann P (Hrsg.). Hagers Handbuch der pharmazeutischen Praxis (Band 2). 5. Aufl., Springer-Verlag, Heidelberg Berlin 1992

Ziegler AS. aporello Hilfsstoffe in der Rezeptur. Deutscher Apotheker Verlag, Stuttgart 2015

Ziegler AS. aporello Wirkstoffe in der Rezeptur. 2. Aufl., Deutscher Apotheker Verlag, Stuttgart 2015

Ziegler AS. Plausibilitäts-Check Rezeptur. 4. Aufl., Deutscher Apotheker Verlag, Stuttgart 2017

15 Verflüssigung halbfester Zubereitungen

Kirsten Seidel

Halbfeste Zubereitungen sollen sich gut auf der Haut verstreichen lassen, ohne vorher aus der Verpackung zu fließen. Im Rahmen der Rezepturherstellung kann es jedoch durch eine Vielzahl unterschiedlicher Ursachen zur Verflüssigung halbfester Zubereitungen kommen. In diesen Fällen ist zu beurteilen, ob die Verflüssigung noch tolerierbar ist oder ob sie möglicherweise das sichtbare Anzeichen einer Inkompatibilität darstellt, die auch die Wirksamkeit des Rezepturarzneimittels beeinträchtigt. Handelt es sich um ein rein physikalisches Phänomen ohne therapeutische Relevanz, so lässt sich die Verflüssigung häufig schon durch eine Anpassung der Herstellungsparameter vermeiden. Reicht dies alleine nicht aus, kann die Viskosität der Zubereitung ggf. durch den Zusatz von schmelzpunktsteigernden Substanzen oder Gelbildnern erhöht werden, um die dermale Applizierbarkeit des Rezepturarzneimittels sowie die Adhärenz der Patienten zu gewährleisten.

15.1 Grundproblem

Verflüssigen sich halbfeste Zubereitungen, so ist ihre Applikation erschwert, die Akzeptanz beim Patienten verringert und die Gefahr der Sedimentation ungelöster Bestandteile erhöht. Als Ursache für dieses Phänomen kommen im Wesentlichen folgende Gründe in Betracht:

- Schmelzpunktdepression (meist infolge der Bildung eines Eutektikums)
- Einarbeitung (zu) großer Flüssigkeitsmengen
- Verwendung von Wirkstoffen, die die innere Struktur der Zubereitung stören
- Prozessbedingte Einflussfaktoren (z. B. Einarbeitung von Luft, zu hohe mechanische Belastung, zu hohe/niedrige Verarbeitungs-/Lagertemperaturen)
- Viskositätserniedrigung durch einen für den verwendeten Gelbildner ungeeigneten pH-Wert der Zubereitung

Da den genannten Ursachen ganz unterschiedliche Mechanismen zugrunde liegen, auf die in unterschiedlicher Weise reagiert werden kann bzw. muss, werden diese nachfolgend separat betrachtet.

15.1.1 Bildung von Eutektika

Unter einem Eutektikum versteht man ein Gemisch mehrerer Substanzen, das einen gegenüber den Einzelsubstanzen erniedrigten Schmelzpunkt (= Schmelzpunktdepression) aufweist. Grundlagen eutektischer Salben sind beispielsweise Paraffine (z. B. Vaselin) oder Macrogolsalben, die sich nach der Wirkstoffeinarbeitung infolge der Schmelzpunktdepression beim Abkühlen auf Raumtemperatur nicht mehr ausreichend verfestigen. Galenisch relevant ist dies vor allem bei Salben, die einen gelösten Wirkstoffanteil von 10 % oder mehr enthalten. Typische Wirkstoffe, die therapeutisch in solch hohen Konzentrationen eingesetzt werden und sich in den üblicherweise für sie eingesetzten Grundlagen lösen, sind beispielsweise Campher, Lidocain, Methylsalicylat oder Menthol. Die meisten anderen rezepturüblichen Wirkstoffe werden für gewöhnlich in zu geringen Dosierungen eingesetzt, als dass eine nennenswerte Schmelzpunktdepression zu erwarten wäre, oder sie liegen suspendiert vor und bilden demnach kein Eutektikum.

15.1.2 Einarbeitung zu großer Flüssigkeitsmengen

Bei der Einarbeitung von Flüssigkeiten in halbfeste Grundlagen sind die Auswirkungen auf die Viskosität der Zubereitung im Wesentlichen konzentrationsabhängig, wobei folgende Fälle zu unterscheiden sind:

- Einarbeitung von Flüssigkeiten in Gele oder Salben
- Einarbeitung von Flüssigkeiten in Cremes
  - Erhöhung des Anteils innerer Phase
  - Erhöhung des Anteils äußerer Phase

Da die innere Struktur der meisten Salben mit der von Gelen vergleichbar ist, kann hinsichtlich der Einarbeitung von Flüssigkeiten auf eine Unterscheidung zwischen diesen beiden Darreichungsformen verzichtet werden. Sofern der Anteil des Strukturgebers (z. B. langkettige Paraffine, Wachse oder Macrogole) weiterhin ausreichend hoch ist, bleibt der halbfeste Charakter der Zubereitung erhalten. Wird der Anteil des Strukturgebers zu klein, kommt es zur Verflüssigung.

Bei der Einarbeitung von Flüssigkeiten in die äußere Phase von Cremes sind die Verhältnisse ähnlich wie bei der Verdünnung von Salben und Gelen. Eine Erhöhung des Anteils an innerer Phase indes kann sogar zu einer gesteigerten Viskosität der Zubereitung führen, allerdings nur solange die Emulgatorkapazität für die Aufnahme weiterer Flüssigkeitsmengen ausreicht. Wird die

Kapazität des Emulgators überschritten, ist mit einem Austritt der inneren Phase bzw. einem Bruch der Emulsion zu rechnen (▸ Kap. 12).

Welchen Flüssigkeitsanteil eine Zubereitung ohne weitere Verflüssigung aufzunehmen vermag, ist dabei sehr unterschiedlich: beispielsweise lassen sich in Macrogolsalben nur etwa 5 % Wasser einarbeiten, in Anionische hydrophile Creme DAB hingegen bis zu 400 % (die bei größeren Wassermengen auftretende Verflüssigung wird auch zur Herstellung von Emulsionen genutzt).

15.1.3 Prozessbedingte Einflussfaktoren

Einarbeitung von Luft im automatischen Rührsystem

Bei der Verarbeitung von Cremes in automatischen Rührsystemen muss gewissenhaft darauf geachtet werden, dass keine Luft in die Zubereitung eingearbeitet wird. Auch ohne zusätzliche negative Einflussfaktoren (mechanische Belastung oder Temperaturanstieg) kann die Inkorporation von Luft zu einer voluminösen, schaumigen Masse flüssiger Konsistenz führen. Dieses Phänomen ist insbesondere bei der Verarbeitung von Basiscreme DAC zu beobachten, aber auch andere Zubereitungen (vor allem hydrophile Cremes) zeigen solches Verhalten mehr oder weniger stark ausgeprägt.

Mechanische Belastung

Alle halbfesten Zubereitungen unterliegen einer gewissen Scherverflüssigung, die auch nötig ist, um die Zubereitung einfach und bequem auf die Haut auftragen zu können. Während dieses Verhalten bei der Applikation in gewissem Maße erwünscht ist, stellt die (möglicherweise irreversible) Verflüssigung unter mechanischer Belastung bei der Herstellung eine entscheidende Herausforderung dar – nicht zuletzt deshalb, weil die auftretenden Scherkräfte dort in der Regel deutlich größer sind und das Phänomen damit wesentlich stärker in Erscheinung tritt als bei der Anwendung durch den Patienten. Die größte mechanische Belastung bei der Herstellung halbfester Zubereitungen entsteht, in Abhängigkeit von der Drehzahl, bei der Verarbeitung in automatischen Rührsystemen.

Nach dem Einwirken hoher Scherkräfte baut sich die innere Struktur von Grundlagen bzw. Zubereitungen unterschiedlich schnell wieder auf. Ist die Struktur sofort nach Beendigung des Rührvorgangs wiederhergestellt, spricht man von (rein) plastischen Systemen. Dieses Verhalten zeigen beispielsweise Carbomergele. Thixotrope Zubereitungen (beispielsweise Celluloseether-Gele oder Salben mit einem hohen Vaselinanteil) benötigten eine gewisse Ruhezeit, während der die Viskosität wieder zunimmt. Die Struktur rheodestruktiver Zubereitungen hingegen wird durch einen solchen Rührvorgang irreversibel zerstört. Zubereitungen mit rheodestruktivem Verhalten sind in der Rezeptur allerdings selten zu finden – es wäre jedoch bei Gelen auf Gelatinebasis zu erwarten.

Temperatur

Auch die Temperatur beeinflusst die Viskosität halbfester Zubereitungen. Gemeint ist hiermit nicht nur die bei vielen halbfesten Systemen zu beobachtende Erweichung beim Erwärmen, die beim Abkühlen auf Raumtemperatur meist vollständig reversibel ist, sondern auch andere – mitunter deutlich komplexere – Temperatureffekte, wie beispielsweise folgende:

- Wird Hydrophobes Basisgel DAC auf über 70 °C erwärmt, so wird seine Struktur irreversibel zerstört und auch bei nachfolgender Abkühlung auf Raumtemperatur bildet sich kein streichfähiges Gel mehr.
- Poloxamergele (z. B. Thermogel NRF S.51.) verflüssigen sich im Kühlschrank und sind bei Raumtemperatur fest. Dieses Verhalten ist reversibel und unkritisch, jedoch sollte bei der Verarbeitung suspendierter Substanzen in solchen Gelen auf die Kühlschranklagerung verzichtet werden, um Sedimentationseffekte zu vermeiden.

15.1.4 Einfluss des pH-Wertes auf die Gelviskosität

Carbomer-Gele (Polyacrylat-Gele) zeigen eine pH-abhängige Viskosität. Dies ist darauf zurückzuführen, dass das Polymer im nativen Zustand zusammengeknäult vorliegt und viele benachbarte Säuregruppen beinhaltet. Erst durch Deprotonierung dieser Säuregruppen, und die daraus resultierende gleichsinnige Ladung nahe beieinanderliegender funktioneller Gruppen, streckt sich das Molekül und ist in der Lage ein Gelgerüst auszubilden (○ Abb. 15.1).

Hydrogele auf Carbomer-Basis sind daher empfindlich gegenüber einem zu starken Absinken des pH-Werts. Wie ○ Abb. 15.2 und ○ Abb. 15.3 zeigen, fällt die Viskosität eines wässrigen Carbomergels unter pH 5 schnell und deutlich ab. Auch ein Anstieg des pH-Werts über 11 hätte eine Verflüssigung zur Folge, derart alkalische pH-Werte wären in der Rezeptur jedoch extrem ungewöhnlich.

Die pH-Abhängigkeit der Viskosität muss nicht nur beim Einarbeiten von Wirkstoffen in reine Carbomergele beachtet werden, auch einige Cremes enthalten einen Carbomeranteil, der als zusätzlicher Konsistenzgeber der äußeren Phase dient. Werden solche Zubereitungen zu stark angesäuert (beispielsweise, um das pH-Optimum eines bestimmten Wirkstoffs oder Konservierungsmittels einzustellen oder durch Einarbeitung sauer reagierender Substanzen), kann dies ebenfalls zu einer Verflüssigung der Zubereitung führen.

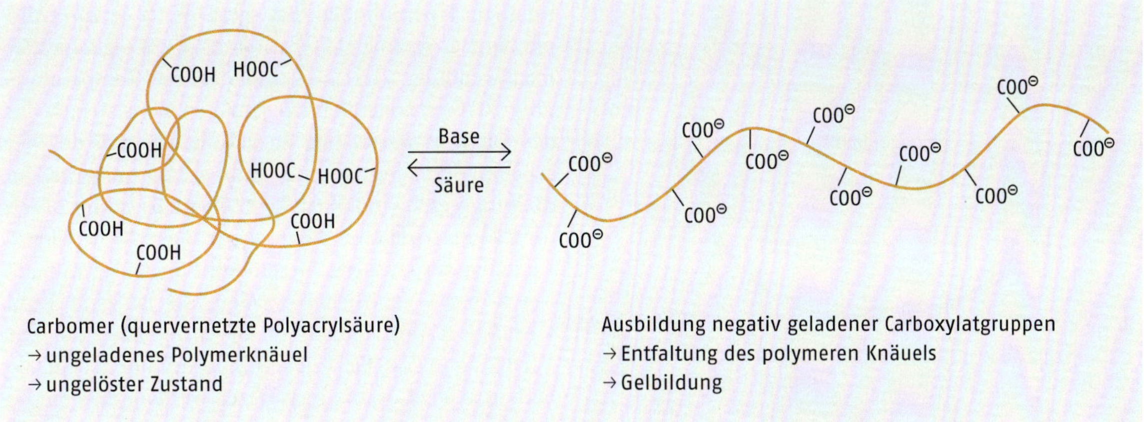

Abb. 15.1 Prozess der Gelbildung bzw. Verflüssigung bei Gelen auf Carbomer-Basis

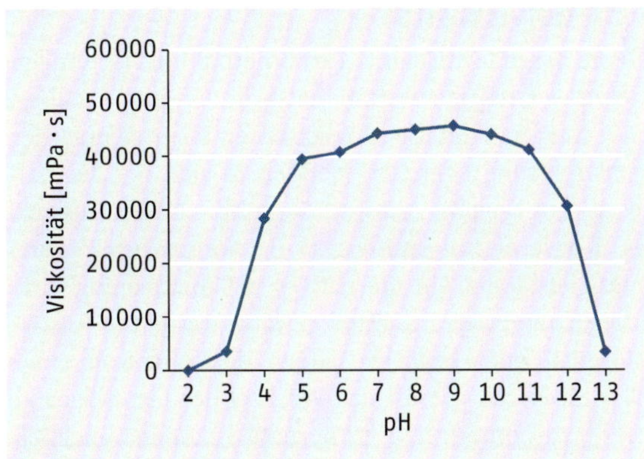

Abb. 15.2 Abhängigkeit der Viskosität eines 0,5%igen Carbomergels vom pH-Wert

15.1.5 Einarbeitung bestimmter Wirkstoffe

Für die oberflächenaktiven Wirkstoffe Ammoniumbituminosulfonat, Chlorhexidinsalze und Polidocanol sowie für Harnstoff wurde ebenfalls ein verflüssigender Einfluss auf die Viskosität verschiedener Rezepturarzneimittel beobachtet. Da diesen Verflüssigungen unterschiedliche Mechanismen zugrunde liegen, erfolgt eine konkrete Einzelfallbetrachtung in Zusammenhang mit den Handlungsempfehlungen in ▸ Kap. 15.2.5.

15.2 Allgemeine Handlungsempfehlung

Je nach Ursache einer bei der Herstellung auftretenden Verflüssigung sind unterschiedliche Maßnahmen zu ergreifen, die nachfolgend näher ausgeführt werden.

15.2.1 Bildung von Eutektika

Bei den in ▸ Kap. 15.1.1 genannten Salben ist meist der Zusatz höher schmelzender Substanzen (z. B. Wachse oder mikrokristallines Paraffin) geeignet, um eine Verflüssigung zu vermeiden bzw. dem eutektischen System seine ursprüngliche Konsistenz zurückzugeben. Eine Übersicht geeigneter lipophiler Konsistenzgeber findet sich in ▫ Tab. 15.2. Die festigende Wirkung kommt dabei entweder durch eine Erhöhung des Schmelzpunkts und/oder die Ausbildung eines Gelgerüsts zustande.

15.2.2 Einarbeitung zu großer Flüssigkeitsmengen

Kommt es durch die Einarbeitung größerer Flüssigkeitsmengen zu einem relevanten Konsistenzverlust der Zubereitung, so kann diesem durch Zusatz viskositätserhöhender Substanzen entgegengewirkt werden. Je nachdem, welche Phasenlage bzw. Charakteristik die Zubereitung besitzt, können hierbei die in ▫ Tab. 15.1 aufgeführten hydrophilen Substanzen oder die in ▫ Tab. 15.2 aufgeführten lipophilen Substanzen zum Einsatz kommen.

15.2.3 Prozessbedingte Einflussfaktoren

Einarbeitung von Luft im automatischen Rührsystem

Nach dem Befüllen der Kruke muss durch Verschieben des Krukenbodens in Richtung Deckel dafür gesorgt werden, dass sich möglichst keine Luft mehr in der Kruke befindet, bevor der Rührvorgang gestartet wird. Da die Einarbeitung von Luft durch höhere Temperaturen während des Rührvorgangs zusätzlich begünstigt wird, muss gegebenenfalls die Rührgeschwindigkeit reduziert werden. Alternativ kann der Rührvorgang zur zwischenzeitlichen Abkühlung (ggf. mehrmals) pausiert werden.

Mechanische Belastung

Wird eine Zubereitung durch zu hohe Umdrehungsgeschwindigkeiten im Rührsystem verflüssigt, so kann eine Verringerung der Umdrehungsgeschwindigkeit (bei gleichzeitiger Verlängerung der Rührzeit) zielführend sein. Sicherer ist in diesem Fall jedoch die manuelle Herstellung in der Fantaschale.

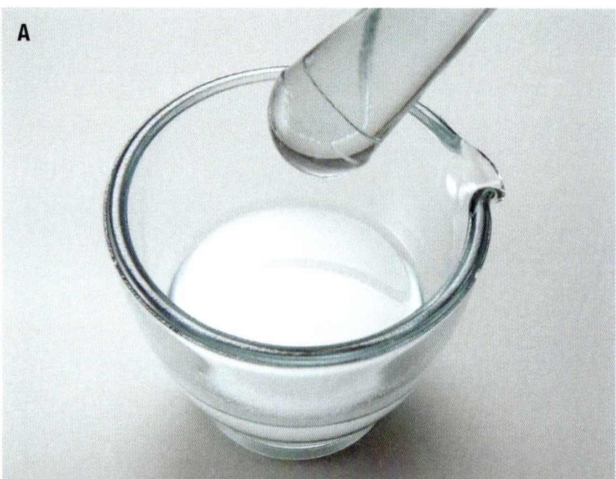

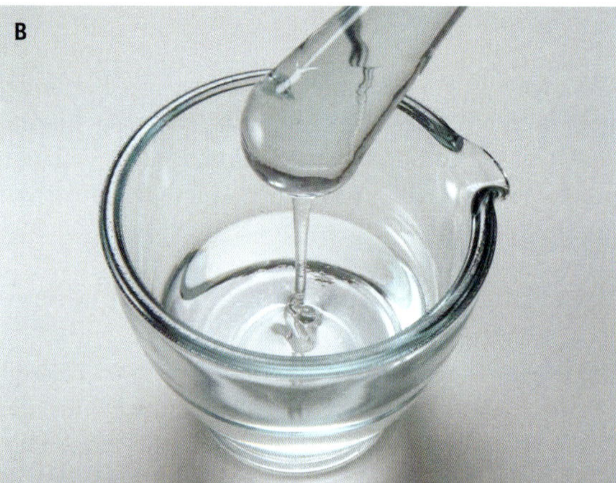

Abb. 15.3 Salicylsäure-Gel 6 % mit **A** Wasserhaltigem Carbomergel DAB und **B** Ethanolhaltigem Hypromellose-Gel (NRF 11.54.). Der durch den Wirkstoff Salicylsäure verursachte saure pH-Wert < 3 führt zu einer Verflüssigung (und Trübung) des Carbomergels (Mechanismus ▸Kap. 15.1.4). Daher muss auf eine andere Grundlage ausgewichen werden, deren Gelbildung pH-unabhängig verläuft.

Ein Beispiel für diesbezüglich äußerst empfindliche Zubereitungen ist die Abwaschbare Salbengrundlage (NRF S.31.), bestehend aus Natriumdodecylsulfat, Vaselin, Sorbitanmonostearat und Paraffin. Bei der Verarbeitung im automatischen Rührsystem, insbesondere bei höherer Rührgeschwindigkeit und längerer Rührzeit, nimmt die Konsistenz der Zubereitung deutlich ab. Die Grundlage wird annähernd gießfähig. Dieser Effekt ist zwar beim Stehenlassen reversibel, jedoch kann in der Zwischenzeit der eingearbeitete Wirkstoff sedimentieren. Wird die Zubereitung nicht mehr homogenisiert, sobald sie wieder salbenartig ist, bleibt der Wirkstoff ungleichmäßig verteilt. Abwaschbare Salbengrundlage (NRF S.31.) sollte daher nicht im automatischen Rührsystem verarbeitet werden.

Temperatur

Wärmeempfindliche Zubereitungen müssen unter Temperaturkontrolle hergestellt werden. Bei der Verarbeitung von Hydrophobem Basisgel DAC (z. B. zu Hydrophober Basiscreme DAC) wird sogar auf jegliche Wärmeanwendung verzichtet, um den bei Temperaturen über 70 °C eintretenden irreversiblen Konsistenzverlust des Oleogels zuverlässig zu verhindern. Bei der Verarbeitung im automatischen Rührsystem muss die Umdrehungsgeschwindigkeit daher ebenfalls (unter Beachtung von Herstellerempfehlungen) angepasst werden.

Sollen suspendierte Bestandteile in Gelen auf Poloxamerbasis verarbeitet werden, so ist eine Kühlschranklagerung unbedingt zu vermeiden, um eine Verflüssigung des Gels zu verhindern. Zudem sollte der Patient explizit drauf hingewiesen werden, dass die Zubereitung bei Raumtemperatur aufzubewahren ist.

15.2.4 Einfluss des pH-Werts auf die Gelviskosität

Müsste der pH-Wert einer carbomerhaltigen Grundlage (Gel oder Creme) aus Stabilitätsgründen unter 5 abgesenkt werden, sind die Möglichkeiten einer galenischen Problemlösung begrenzt. Handelt es sich bei der pH-Absenkung um eine Anforderung aufgrund der Auswahl des Konservierungsmittels (z. B. Sorbinsäure), kann unter Umständen ein alternatives, pH-unabhängig wirksames Konservierungsmittel gewählt werden (▸Kap. 6). Erfordert (oder bewirkt) jedoch der Wirkstoff einen solch niedrigen pH, ist der Wechsel der Grundlage zu einer carbomerfreien Alternative unausweichlich. ○ Abb. 15.3 zeigt dies am Beispiel eines Gels mit 6 % Salicylsäure: Das Carbomergel wird verflüssigt und durch den ausfallenden Gelbildner getrübt. Ein Wechsel zu einem Gel auf Hypromellose-Basis ist sinnvoll.

Ist das Absinken des pH-Werts ein nicht aus Stabilitäts- oder Wirksamkeitsgründen erforderlicher Effekt, wie er (konzentrationsabhängig) durch Einarbeitung von Lidocain-HCl oder Chinolinolsulfat zu beobachten wäre, kann – beispielsweise durch Zugabe von Trometamol (oder NaOH-Lösung) – eine erneute Erhöhung des pH-Werts erfolgen.

15.2.5 Einarbeitung bestimmter Wirkstoffe

Die im Folgenden beschriebenen Wirkstoffe können in Abhängigkeit von Herstellungsprozess und verwendeter Grundlage zu einer mehr oder weniger ausgeprägten Verflüssigung der Zubereitung führen. Die hierfür ursächlichen Mechanismen sind allerdings nicht in jedem Fall bekannt.

Ammoniumbituminosulfonat

Grundsätzlich lässt sich das grenzflächenaktive Ammoniumbituminosulfonat zwar in hydrophile Cremes und Hautemulsionen einarbeiten, mitunter werden hierbei jedoch Verflüssigungen beobachtet, die vermutlich auf eine Mischmizellbildung zurückzuführen sind. Durch die Verwendung von Hydroxyethylcellulose- oder Carmellose-

Natrium-Gelen kann Abhilfe geschaffen werden. Die Verwendung von Carbomer-Gelen ist aufgrund ionischer Wechselwirkungen keine geeignete Option.

Bei der Verarbeitung mit Zinkoxidschüttelmixtur DAC kommt es ebenfalls zu einer Verflüssigung, die eine beschleunigte Sedimentation der Feststoffe sowie eine schlechtere Aufschüttelbarkeit zur Folge hat. Daher wird in der NRF-Rezepturvorschrift Ammoniumbituminosulfonat-Zinkoxidschüttelmixtur (NRF 11.2.) in Abhängigkeit von der Wirkstoffkonzentration Bentonit als Viskositätserhöher zugesetzt. Auch der Einsatz von Aluminium-Magnesium-Silicat wäre denkbar, wurde jedoch bislang nicht in eine standardisierte Rezeptur umgesetzt.

Chlorhexidinsalze

Für Chlorhexidinsalze wird vor allem eine starke Verflüssigung von Zubereitungen beschrieben, die im automatischen Rührsystem hergestellt werden (▸Kap. 17.1.2). Bei der Verwendung von Rührsystemen sollte daher die Umdrehungsgeschwindigkeit so niedrig wie möglich eingestellt werden. Alternativ ist die manuelle Herstellung in der Fantaschale empfehlenswert (○Abb. 17.1). Dies gilt insbesondere bei der Hydrophilen Triamcinolonacetonid-Creme mit Chlorhexidindigluconat (NRF 11.136.), für die im DAC/NRF wegen nicht akzeptabler Konsistenzverluste explizit von der Herstellung im automatischen Rührsystem abgeraten wird.

Harnstoff

In keratolytischen Cremezubereitungen werden zum Teil Harnstoff-Konzentrationen von bis zu 40 % verordnet. Bei einem entsprechend hohen Wasseranteil (1 g Wasser löst etwa 1 g Harnstoff) löst sich dieser vollständig auf. Bei Verwendung der Nichtionischen Hydrophilen Creme SR DAC ist dies ohne Abnahme der Konsistenz möglich, bei Basiscreme DAC (mit Wasserzusatz), Anionischer hydrophiler Creme DAB oder Nichtionischer hydrophiler Creme DAB ist hingegen eine Verflüssigung zu beobachten. Um die Viskosität dieser Zubereitungen zu erhöhen, können hydrophile Konsistenzgeber wie beispielsweise Hydroxyethylcellulose 250 (5 %) oder Hypromellose 4000 (1 %) zugesetzt werden (□Tab. 15.1).

Bei der Einarbeitung von mehr als 3 % Harnstoff in Sebexol®-Emulsionen kommt es ebenfalls zu einer Verflüssigung, der durch Verdickung mit Xanthan (0,1 % bis 0,3 %) entgegengewirkt werden kann.

Polidocanol

In hydrophilen mehrphasigen Zubereitungen führt der grenzflächenaktive Wirkstoff Polidocanol zu einer Verflüssigung, die möglicherweise ebenfalls auf die Bildung von Mischmizellen zurückzuführen ist. Im Allgemeinen wird daher empfohlen, auf die Herstellung standardisierter Rezepturen, wie z. B. Hydrophile Polidocanol-Creme (NRF 11.118.) zurückzugreifen. Die Verflüssigung ist stärker ausgeprägt, wenn die Herstellung der Zubereitung im automatischen Rührsystem erfolgt, sodass für polidocanolhaltige Rezepturen in solchen Fällen dringend die Hinweise der Rührsystemanbieter beachtet werden sollten (▸Kap. 17.1.2). Alternativ ist die manuelle Herstellung vorzuziehen.

Die Einarbeitung von Polidocanol in lipophile Cremes ist weniger aufgrund von Verflüssigung, als vielmehr aufgrund der Gefahr eines Emulsionsbruchs problematisch (▸Kap. 12). Auch in diesem Fall sollten daher nur standardisierte bzw. validierte Rezepturvorschriften genutzt werden.

15.3 Rezepturbeispiel

Verordnung

Polidocanol	5,0 g
Hydrophile Basisemulsion DAC	ad 100,0 g

M. D. S.: Ein- bis mehrmals täglich auf die betroffene Körperstelle auftragen.

Aufgrund der Grenzflächenaktivität des Wirkstoffs würde die Hydrophile Basisemulsion DAC so stark verflüssigt, dass innerhalb weniger Stunden mit einem Aufrahmen der Emulsion zu rechnen ist. Anstelle der Hydrophilen Basisemulsion DAC wird daher die Verwendung von mit Wasser verdünnter Basiscreme DAC empfohlen. Zur Gewährleistung der mikrobiellen Stabilität sollten 20 % des ergänzten Wassers durch Propylenglycol ersetzt werden. Um eine langfristige Stabilität der Emulsion sicherzustellen, empfiehlt sich außerdem der Zusatz einer kleinen Menge Carbomer 50 000. Zur Einstellung des für die Viskositätserhöhung benötigten pH-Bereichs ist schließlich der Zusatz einer Base wie Trometamol nötig, sodass sich eine optimierte Rezeptur folgender Zusammensetzung ergibt:

Optimierte Rezeptur

Polidocanol	5,0 g
Propylenglycol	20,0 g
Carbomer 50 000 (je nach gewünschter Konsistenz)	0,25–0,5 g
Trometamol	0,2 g
Basiscreme DAC	10,0 g
Gereinigtes Wasser	ad 100,0 g

M. D. S.: Ein- bis mehrmals täglich auf die betroffene Körperstelle auftragen.

Bei der Herstellung werden zunächst Carbomer, Propylenglycol und Trometamol in Wasser gelöst, anschließend wird Basiscreme DAC ergänzt und schließlich der Wirkstoff eingearbeitet.

15.4 Arbeitshilfen

◘ Tab. 15.1 und ◘ Tab. 15.2 enthalten einige hydro- bzw. lipophile Konsistenzgeber, die in Abhängigkeit von der jeweiligen Grundlage eingesetzt werden können, um Verflüssigungen zu kompensieren.

Die angegebenen Einsatzkonzentrationen orientieren sich an dem für halbfeste Zubereitungen üblichen Viskositätsbereich. Sollen besonders weiche bzw. konsistente Zubereitungen hergestellt werden, kann es daher im Einzelfall notwendig sein, von den gelisteten Angaben nach unten bzw. oben abzuweichen.

Bitte beachten Sie

Liegen dem Konsistenzverlust vermeidbare herstellungstechnische Ursachen zugrunde, sind diese zunächst soweit wie möglich auszuschließen, bevor eine Formulierungsänderung erwogen wird.

Weiterführende Literatur

Breitkreutz, Kiefer, Mehlhorn Fit für die Rezeptur, 2. Aufl., Avoxa – Mediengruppe Deutscher Apotheker GmbH, Eschborn 2014

Deutscher Arzneimittel Codex (DAC) inkl. Neues Rezeptur-Formularium (NRF), Rezepturhinweisen und Rezepturenfinder (online). Avoxa – Mediengruppe Deutscher Apotheker GmbH, Eschborn 2017

Schmidt PC, Lang S. Pharmazeutische Hilfsstoffe, Avoxa – Mediengruppe Deutscher Apotheker GmbH, Eschborn 2013

The Lubrizol Corporation. Neutralizing Carbopol® and Pemulen™ Polymers in Aqueous and Hydroalcoholic Systems, TDS-237. September 2009

Wolf G. Rezepturen – Probleme erkennen, lösen, vermeiden. 4. Aufl., Deutscher Apotheker Verlag, Stuttgart 2013

◘ **Tab. 15.1** Hydrophile Konsistenzgeber für halbfeste Zubereitungen

Bezeichnung	Einsatzkonzentration	Charakteristika
Bentonit	0,5–20 %	▪ Ausbildung einer Fließgrenze ab ca. 5 % ▪ Synergistische Gelbildung mit Carmellose-Natrium und Xanthan-Gummi ▪ Rezeptierbarer pH-Bereich: > 6
Carbomer 50 000	0,5–1 %	▪ Quellung nach Neutralisation mit Basen ▪ Ionische Wechselwirkungen beachten ▪ Rezeptierbarer pH-Bereich: 5–10
Hydroxyethylcellulose (HEC)	HEC 250: 5–8 % HEC 5 000: 2–3 %	▪ Die Kennzahl gibt die Viskosität einer 2%igen Lösung an ▪ Auch HEC 10 000 kann in der Rezeptur verwendet werden, ist aber anspruchsvoller in der Verarbeitung ▪ Rezeptierbarer pH-Bereich: 2–12 (Optimum 5–12)
Hypromellose	Hypromellose 4 000: 2–6 %	▪ Die Kennzahl gibt die Viskosität einer 2%igen Lösung an ▪ Andere Hypromellose-Typen sind nicht rezepturtypisch
Xanthan	0,1–0,3 %	▪ Ab 0,75 % Ausbildung einer Fließgrenze ▪ Sehr hohe Lösungsgeschwindigkeit in kaltem und warmem Wasser ▪ Viskosität zwischen pH 6 und 9 konstant

◘ **Tab. 15.2** Lipophile Konsistenzgeber für halbfeste Zubereitungen

Bezeichnung	Einsatzkonzentration	Charakteristika
Carnaubawachs	0,1–50 %	Schmelzpunkt: 80–88 °C
Cetylpalmitat	Meist um 7 %, teilweise bis zu 20 %	Schmelzpunkt meist um 50 °C, es existieren jedoch auch Typen mit höherem Schmelzpunkt
Gelbes oder gebleichtes Wachs	5–20 % zur Konsistenzerhöhung in Salben und Cremes 3–10 % zur Einstellung der Viskosität von Lipogelen	Schmelzpunkt: 62–65 °C
Mikrokristallines Paraffin	20 %	Unterschiedliche Qualitäten erhältlich Schmelzpunkt: bis 95 °C

16 Suspension instabil oder nicht aufschüttelbar

Stefan Seyferth

Suspensionen sind disperse Systeme, in denen die dispergierte Phase als im Dispersionsmittel ungelöster Feststoff vorliegt. Grundsätzliches Ziel ist es, den während der Herstellung erzeugten homogen-dispersen Zustand über den gesamten Zeitraum der Lagerung und Anwendung aufrechtzuerhalten. Suspensionen sind jedoch thermodynamisch instabile Systeme, bei denen sich Sedimentationsphänomene nie ganz vermeiden lassen. Nach Ph. Eur. dürfen Suspensionen zwar ein Sediment zeigen, gleichwohl müssen sie gut aufschüttelbar sein und so lange stabil bleiben, dass die Entnahme einer homogenen Dosis möglich ist. Dies auch bei Rezepturarzneimitteln zu gewährleisten, ist Aufgabe der herstellenden Apotheke, wobei ein vielfältiges Instrumentarium galenischer Maßnahmen zur Verfügung steht, um dieses Ziel zu erreichen.

16.1 Grundproblem

Die auffälligste Eigenschaft von Suspensionen ist die Sedimentation der dispergierten Partikel. In welchem Zeitraum und in welchem Ausmaß Sedimentationserscheinungen auftreten, wird von der Gesamtheit aller Wechselwirkungen zwischen der dispersen Phase und dem verwendeten Dispersionsmittel bestimmt. Im Wesentlichen hängt das Sedimentationsverhalten einer Suspension von folgenden Parametern ab:

Tab. 16.1 Parameter, die das Sedimentationsverhalten von Suspensionen (mit)beeinflussen

Disperse Phase	Dispersionsmittel
Partikelgröße/-form	Viskosität, Fließverhalten
Dichte	Dichte
Löslichkeit bzw. Lösungsgeschwindigkeit im Dispersionsmittel	Polarität (lipophil, hydrophil) und Ionenstärke bzw. Ionenart
pH-Abhängigkeit der Löslichkeit	pH-Wert
Benetzbarkeit	Oberflächenspannung
Qualitative und quantitative Zusammensetzung	
Chemische und physikalische Kompatibilität	

Trotz aller Bemühungen lässt sich die Sedimentation in Suspensionen aus thermodynamischen Gründen nie ganz verhindern. Im Verlauf der Lagerung können die Teilchen innerhalb des Sediments zudem aggregieren und am Boden des Gefäßes einen festen Sedimentkuchen bilden (sog. Caking), sodass die Gleichförmigkeit der Dosierung nicht mehr gewährleistet ist. Suspensionen müssen daher vor jedem Gebrauch geschüttelt werden, um den Wirkstoff gleichmäßig über das gesamte Volumen zu verteilen, was nur bei gut formulierten Zubereitungen in ausreichendem Maße gelingt.

Ziel einer Suspensionsherstellung lege artis ist es demnach, die Sedimentationsgeschwindigkeit der inneren Phase soweit wie möglich zu reduzieren, auf alle Fälle aber eine hinreichende Redispergierbarkeit des Sediments und damit die erforderliche Dosiergenauigkeit zu gewährleisten. Letztere ist nicht zuletzt deshalb von Bedeutung, weil Suspensionen häufig in der Pädiatrie eingesetzt werden, um eine niedrige Wirkstoffdosierung zu ermöglichen, die nicht als Fertigarzneimittel verfügbar ist.

16.2 Allgemeine Handlungsempfehlung

Bei Vorliegen einer Rezeptur mit unbefriedigendem Sedimentationsverhalten bzw. unzureichender Aufschüttelbarkeit oder gar einem verbackenen Sediment, ist in der Regel ein neuer Ansatz mit geänderter Formulierung erforderlich.

Von Fall zu Fall wäre auch zu überlegen, ob die Rezeptur nicht durch Wahl eines anderen Trägermediums in eine Lösung überführt werden kann, beispielsweise indem bei wässrigen Zubereitungen (sofern therapeutisch denkbar) Alkohole wie Glycerol, Propylenglykol, Ethanol oder Isopropanol zugefügt werden oder den Wasseranteil ganz ersetzen (▸ Kap. 9.2.4). Auch bei öligen Suspensionen hat die Auswahl des lipophilen Trägermediums mitunter erheblichen Einfluss auf die Löslichkeit eines Wirkstoffs, wie das Rezepturbeispiel in ▸ Kap. 16.3 verdeutlicht.

Nachfolgend wird ausführlich erläutert, welche galenischen Maßnahmen für die Stabilisierung schnell sedimentierender bzw. schlecht aufschüttelbarer Suspensionen in Frage kommen. Alternativ besteht die Möglichkeit auf vorgefertigte, kommerziell erhältliche

Suspensionsträgermedien zurückzugreifen, zu denen für viele Wirkstoffe bereits geprüfte Rezepturen mit validen Stabilitäts- und Kompatibilitätsdaten zur Verfügung stehen.

16.2.1 Reformulierung bzw. Hilfsstoffzusatz

Für die Herstellung einer stabilen, gut aufschüttelbaren Suspension ist an erster Stelle der Zusatz viskositätserhöhender Substanzen zu erwägen, daneben sollte aber auch die Möglichkeit des Bezugs einer feineren Teilchengröße für den dispergierten Wirkstoff geprüft werden. Auch dichteerhöhende, konservierende oder geschmackskorrigierende Hilfsstoffe kommen als stabilisierende bzw. adhärenzfördernde Zusätze in Frage. Einen Anhaltspunkt hinsichtlich Art und Menge dieser Zusätze liefern die standardisierten Rezepturen des NRF bzw. die Beispielformulierung eines oral applizierbaren Suspensionsträgermediums in ◘ Tab. 16.2.

Neben der Formulierungsoptimierung durch entsprechenden Hilfsstoffzusatz bzw. die Wahl eines geeigneten Dispersionsmediums, ist darauf zu achten, dass Suspensionszubereitungen grundsätzlich kalt herzustellen sind, da die Anwendung von Wärme eventuell zu einer temporär erhöhten Löslichkeit führt. Während der anschließenden Rekristallisation beim Abkühlen der Zubereitung kann es zum Wachsen bzw. Verwachsen der Teilchen kommen (▸ Kap. 18.2.4), was sich negativ sowohl auf das Sedimentationsverhalten, als auch auf die Aufschüttelbarkeit des Sediments auswirkt (vgl. ● Abb. 16.1).

Mikronisierte Wirkstoffe

Die Sedimentationsgeschwindigkeit in einer Suspension steht in quadratischem Verhältnis zur Teilchengröße der dispergierten Feststoffpartikel. Das bedeutet, eine Verdopplung des Partikeldurchmessers führt zu einer Vervierfachung der Sedimentationsgeschwindigkeit. Möglichst kleine Partikel sind also ein wesentlicher Faktor, wenn es darum geht, die Sedimentation zu verzögern. Am leichtesten ist eine ausreichend feine Partikelgröße durch den Bezug mikrofeiner bzw. mikronisierter Substanzqualitäten zu gewährleisten. Eine Übersicht mikronisiert erhältlicher Wirkstoffe ist in ◘ Tab. 18.1 zusammengestellt. Ist die benötigte Rezeptursubstanz nicht in ausreichend feiner Partikelgröße verfügbar, muss diese durch Zerkleinern und Sieben gröberer Substanzqualitäten in der Apotheke erreicht werden.

Viskositätserhöhende Hilfsstoffe

Viskositätserhöhende Zusätze wie Bentonit, Tragant oder Hydroxyethylcellulose verzögern die Sedimentation und verbessern die Aufschüttelbarkeit, da sie auch als mechanische Barriere fungieren, um eine allzu große Annäherung der suspendierten Partikel und damit eine Agglomeration oder gar ein Verbacken des Sediments zu verhindern.

Bei der Herstellung wird der (möglichst fein) gepulverte Wirkstoff in einer Fantaschale mit dem fertigen Trägermedium angerieben, um eine möglichst gute Dispergierung zu erreichen, dann wird mit weiterer Trägerflüssigkeit bis zum Endgewicht bzw. -volumen aufgefüllt. Alternativ wäre es denkbar, vorgefertigte Rezepturkonzentrate (Dispersion erleichtert) einzusetzen, die direkt in eine Flasche gegeben und mit der vorher hergestellten Trägerlösung verschüttelt werden.

Standardisierte Rezepturen (vgl. ◘ Tab. 16.2) verwenden mitunter verschiedene Viskositätserhöher, teilweise in Kombination mit dichteerhöhenden Substanzen, die in Form von Zucker oder Zuckeralkoholen zugleich den Geschmack verbessern (◘ Tab. 16.6). Einige viskositätssteigernde Hilfsstoffe einschließlich ihrer substanzspezifischen Eigenschaften sind in ◘ Tab. 16.5 zusammengestellt.

Dichteerhöhende Hilfsstoffe

Die Dichtedifferenz zwischen Feststoff und Dispersionsmittel ist die wesentliche Triebkraft der Sedimentation. In aller Regel hat der Feststoff die höhere Dichte und sinkt deshalb zu Boden. Eine Erhöhung der Dichte des Dispersionsmittels verringert den Dichteunterschied der beiden Phasen und verlangsamt dadurch die Sedimentation. Eine vollständige Dichteangleichung brächte sie sogar weitgehend zum Erliegen. Gängige Substanzen, die eingesetzt werden, um die Dichte des Dispersionsmittels zu erhöhen, sind Saccharose, Glycerol oder Sorbitol. Die Praktikabilität dichteangleichender Maßnahmen ist allerdings begrenzt, da die thermischen Ausdehnungskoeffizienten der beiden Phasen sehr unterschiedlich sind und somit die Dichteangleichung nur für die Temperatur gelten kann, bei der sie ausgeführt wurde. Zur Optimierung von Rezepturarzneimitteln kann der Dichteangleich daher nur sehr eingeschränkt empfohlen werden.

Konservierungsmittel

Da es sich, insbesondere bei oral applizierten Suspensionen, häufig um wässrige und damit mikrobiell anfällige Zubereitungen handelt, ist in der Regel der Zusatz von Konservierungsmitteln erforderlich, die in kommerziell erhältlichen Suspendierhilfsmitteln (▸ Kap. 16.2.2) üblicherweise bereits enthalten sind. Wird das Trägermedium einer wässrigen Suspension in der Apotheke hergestellt, muss die Notwendigkeit einer Konservierung individuell beurteilt und ggf. ein geeignetes Konservierungsmittel ausgewählt werden. Für orale Zubereitungen kommen hierbei grundsätzlich: Benzoesäure/Natriumbenzoat, Sorbinsäure/Kaliumsorbat, Ethanol, PHB-Ester oder Propylenglycol in Frage. Ausführliche Informationen zur Konservierung finden sich in ▸ Kap. 6.2.4.

Geschmackskorrigentien

Gerade bei Kindern spielt der Geschmack eines Arzneimittels oft eine wichtige Rolle. Geschmackskorrigentien leisten daher insbesondere – aber nicht nur – in dieser Zielgruppe einen erheblichen Betrag zur Adhärenz. Am einfachsten ist der Zusatz von Süßungsmitteln wie Saccharose oder Glucose. Weniger oder nicht kariogen sind Zuckeraustauschstoffe wie Mannitol, Sorbitol oder Xylitol. Bei ihrem Einsatz muss ab Einzeldosen von 10 bis 20 Gramm und Tagesdosen von 30 bis 50 Gramm mit einem laxierenden Effekt gerechnet werden. Glycerol 85 % schmeckt ebenfalls süß und besitzt eine Süßkraft von ca. 60 % verglichen mit Saccharose.

Daneben gibt es Süßstoffe, deren Süßkraft zum Teil deutlich höher liegt, die aber im Gegensatz zu Zucker und Zuckeraustauschstoffen keinen oder nur einen äußerst geringen Brennwert besitzen. Saccharin-Natrium wird in Konzentrationen von 0,02 % (vgl. Viskose Morphinhydrochlorid-Lösung NRF 2.4.) bis 0,1 % eingesetzt (vgl. Metoclopramid-Lösung 1 mg/ml NRF 6.6.). Natriumcyclamat wird in NRF 19.9. zu 0,19 % (m/V) zusammen mit Glycerol 85 % verwendet, in NRF 7.15. in ähnlicher Konzentration von 0,2 % (m/V). Eine Zusammenstellung ausgewählter Süßungsmittel, die in Rezepturarzneimitteln eingesetzt werden können, findet sich in ◘ Tab. 16.6.

Darüber hinaus werden zur Geschmacksverbesserung verschiedene Aromen eingesetzt. ◘ Tab. 16.7 zeigt eine Übersicht im Rezepturbereich einsetzbarer, kommerziell erhältlicher Aromastoffe.

Musterformulierung eines offizinell hergestellten Suspensionsträgermediums

In ◘ Tab. 16.2 ist eine, auf Basis der vorausgehenden Ausführungen erarbeitete Musterformulierung für ein oral applizierbares Suspensionsträgermedium zusammengestellt. Die darin enthaltene Saccharose, neben Wasser Hauptbestandteil der Formulierung, dient als Süßungsmittel sowie zur Erhöhung von Dichte und Viskosität. Während Natriumchlorid den Geschmack der Suspension harmonisiert, fungiert Tragant als Verdickungsmittel, das die Suspension so gut stabilisiert, sodass selbst nicht mikronisierte Wirkstoffe nur langsam sedimentieren. Kaliumsorbat ist in Verbindung mit Citronensäure als Konservierungsmittel enthalten. Alle Bestandteile der genannten Musterformulierung sind gängige Rezeptursubstanzen und können in Anlehnung an die NRF-Rezepturen NRF 2.5. und NRF 26.4. einfach zu einem Suspensionsträgermedium verarbeitet werden.

16.2.2 Verwendung kommerziell erhältlicher Suspensionsträgermedien

Für die Herstellung von Suspensionen in der Apotheke werden auch vorgefertigte Trägerflüssigkeiten angeboten, für die zu einer Vielzahl unterschiedlicher Arzneistoffe Kompatibilitäts- bzw. Stabilitätsdaten verfügbar sind, was die Plausibilitätsprüfung deutlich erleichtert. Die kommerziell erhältlichen Trägermedien enthalten meist Konservierungsmittel, viskositätserhöhende Stoffe, Geschmacksverbesserer und Puffer, die primär den pH-Wert kontrollieren, aber auch als Peptisatoren fungieren können.

◘ **Tab. 16.2** Musterformulierung eines oral applizierbaren Suspensionsträgermediums

Substanz	Menge
Tragant	0,60 g
Saccharose	22,00 g
Natriumchlorid	0,50 g
Kaliumsorbat	0,15 g
Wasserfreie Citronensäure	0,35 g
Gereinigtes Wasser	ad 100,00 ml

Ora®-Trägermedien

Die Ora®-Trägermedien (◘ Tab. 16.3) werden von der Firma Perrigo angeboten und sind vor allem in den USA verbreitet. Sie lassen sich aber problemlos als Import aus dem Ausland beziehen und werden daher auch in Deutschland eingesetzt.

In Krankenhausapotheken werden diese Produkte häufig verwendet, um Wirkstoffe oder Fertigarzneimittel in gut dosierbare Suspensionen für die Pädiatrie zu überführen. Dabei werden die Wirkstoffe bzw. zerkleinerten Fertigarzneimittel-Tabletten zunächst mit dem Suspendierhilfsmittel Ora-Plus® angerieben, dann mit Ora-Plus® aufgestockt und anschließend zur Geschmacksverbesserung bis zum vorgeschriebenen Volumen mit Ora-Sweet® ergänzt. Unter dem Namen Ora-Blend® werden die beiden Trägerkomponenten auch als vorgefertigte Mischung angeboten, bei der zwar die Verarbeitung möglicherweise etwas erschwert ist, die aber ein identisch zusammengesetztes Endprodukt ergibt. Zudem sind mit Ora-Sweet SF® (SF = sugar free) und Ora-Blend SF® zuckerfreie Varianten erhältlich, viele Stabilitätsdaten beziehen sich jedoch auf die zuckerhaltigen Trägermedien. Die Ora®-Produkte haben einen pH-Wert von 4,2 und sind mit Methyl-4-hydroxbenzoat und Kaliumsorbat konserviert, Ora Sweet SF® zusätzlich mit Propyl-4-hydroxbenzoat. Durch die enthaltenen Konservierungsstoffe ist ein antimikrobieller Schutz für mindestens 2 Monate gegeben. Ora-Sweet® enthält Sorbitol, was bei Einnahme entsprechender Mengen durch osmotische Effekte abführend wirken kann. Durch den süßen Geschmack und die enthaltenen Aromen werden die Produkte,

Tab. 16.3 Zusammensetzung verschiedener Ora®-Produkte als Trägermedien für (pädiatrische) Suspensionszubereitungen

Ora-Plus®	Gereinigtes Wasser, mikrokristalline Cellulose, Carmellose-Natrium, Xanthangummi, Carrageenan, Calciumsulfat, Natriumphosphat, Natriumdihydrogenphosphat, Citronensäure, Dimeticon, Kaliumsorbat, Methyl-4-hydroxbenzoat
Ora-Sweet®	Gereinigtes Wasser, Sucrose, Glycerol, Sorbitol, Geschmackskorrigenzien, Natriumdihydrogenphosphat, Citronensäure, Kaliumsorbat, Methyl-4-hydroxbenzoat
Ora-Blend® SF	Gereinigtes Wasser, Sorbitol, Glycerol, Geschmackskorrigenzien, mikrokristalline Cellulose, Carmellose-Natrium, Xanthangummi, Carrageenan, Calciumsulfat, Natriumphosphat, Saccharin-Natrium, Natriumdihydrogenphosphat, Natriumcitrat, Citronensäure, Dimeticon, Methyl-4-hydroxbenzoat, Propyl-4-hydroxybenzoat, Kaliumsorbat
Ora-Sweet® SF	Gereinigtes Wasser, Glycerol, Sorbitol, Saccharin-Natrium, Xanthangummi, Geschmackskorrigenzien, Citronensäure, Natriumcitrat, Methyl-4-hydroxbenzoat, Propyl-4-hydroxbenzoat, Kaliumsorbat

Tab. 16.4 Zusammensetzung verschiedener Syrspend®-Produkte als Trägermedien für Suspensionszubereitungen

Syrspend® SF PH4 aromafrei (Flüssigkeit)	Gereinigtes Wasser, vorverkleisterte Stärke, Natriumcitrat, Citronensäure, Sucralose, Natriumbenzoat, Äpfelsäure, Simeticon
Syrspend® SF PH4 Kirscharoma (Flüssigkeit)	Gereinigtes Wasser, vorverkleisterte Stärke, Natriumcitrat, Citronensäure, Sucralose, Natriumbenzoat, Äpfelsäure, Simeticon, Kirscharoma
Syrspend® SF PH4 (Pulver)	Vorverkleisterte Stärke, Natriumcitrat, Citronensäure, Sucralose
Syrspend® Alka (Pulver)	Calciumcarbonat, vorverkleisterte Stärke, Sucralose

trotz häufig bitter schmeckender Arzneistoffe, gut von Kindern angenommen. Da Ora®-Trägermedien seit vielen Jahren eingesetzt werden, existieren Erfahrungen sowie Kompatibilitäts- und Stabilitätsdaten zu einer ganzen Reihe von Wirkstoffen. Sie sind in Tab. 16.8 zusammengestellt.

InOrpha®

Ein weiteres, kommerziell vertriebenes Produkt ist InOrpha® von der Firma Inresa. Es enthält Gereinigtes Wasser, Glycerol, Hydroxyethylcellulose, Sucralose (zur Maskierung bitteren Geschmacks), Karamellaroma und ein Puffersystem aus Citronensäure und Natriumcitrat (pH = 4,7). Die einfache Zusammensetzung unter Verwendung apothekenüblicher Hilfsstoffe kann die Plausibilitätsprüfung erleichtern. Auch bei InOrpha® existieren Stabilitätsdaten für verschiedene Arzneistoffe, die in Form zerkleinerter Fertigarzneimittel-Tabletten in der Trägerflüssigkeit dispergiert werden. Sie sind in Tab. 16.9 zusammengestellt.

Syrspend®-Produkte

Die Firma Fagron bietet unter der Bezeichnung Syrspend® ebenfalls ein System von Trägermedien (Tab. 16.4) an, die in Form der vorgefertigten Lösungen Syrspend® SF PH4 Kirscharoma bzw. aromafrei erhältlich sind. Beide Medien sind mit Natriumbenzoat konserviert, was die Anwendung bei Neugeborenen limitiert. Daneben gibt es Syrspend® SF PH4 als Pulver, das noch mit Wasser versetzt werden muss und kein Konservierungsmittel enthält. Syrspend® SF Alka Pulver ergibt aufgrund des Bestandteils Calciumcarbonat nach Zugabe von Wasser einen pH >7, der beispielsweise für säurelabile Substanzen wie Omeprazol erforderlich ist.

Als Viskositätserhöher kommt bei allen Produktvarianten vorverkleisterte Stärke zum Einsatz, die – im Gegensatz zu nativen Stärken – zur Ausbildung viskoser Flüssigkeiten keine erhöhte Temperatur erfordert.

Bei Verwendung der flüssigen Suspendierhilfsmittel Syrspend® SF PH4 (mit und ohne Aroma) wird der Wirkstoff entweder vorab zerkleinert oder direkt mit einer kleinen Menge Suspendierhilfsmittel zu einer gleichmäßigen Paste angerieben. Danach wird portionsweise weiteres Syrspend® SF PH4 zugegeben. Die Suspension kann nun in einen Messzylinder überführt werden, der bereits etwas Syrspend® SF PH4 enthält. Danach wird die Fantaschale mit kleinen Portionen Sysrpend® ausgespült und dem Ansatz im Messzylinder zugefügt, bevor auf das gewünschte Volumen aufgefüllt wird.

Bei der Verwendung der Syrspend®-Pulver wird der Wirkstoff bzw. das zerkleinerte Fertigarzneimittel mit Syrspend® SF PH4 (6,5 g für 100 ml Suspension) bzw. Syrspend® Alka (6,3 g für 100 ml Suspension) gemischt, bevor die Mischung in ein verschließbares, graduiertes

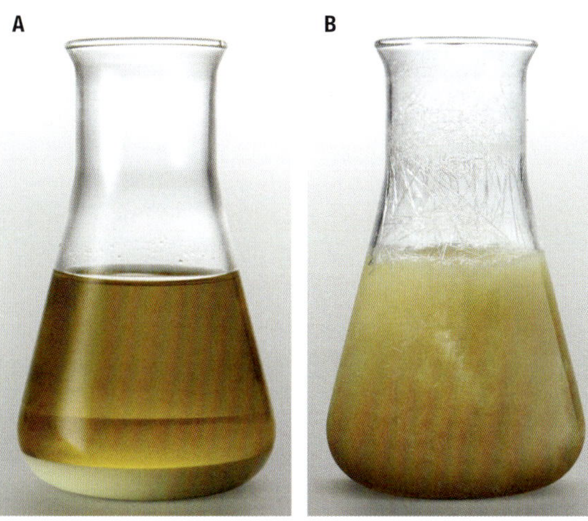

o Abb. 16.1 Salicylsäure in Olivenöl. **A** Salicylsäure sedimentiert in Olivenöl, **B** Nach zwischenzeitlichem Erwärmen kommt es zur Rekristallisation der Salicylsäure mit Bildung eines großvolumigen, verbackenen Sediments.

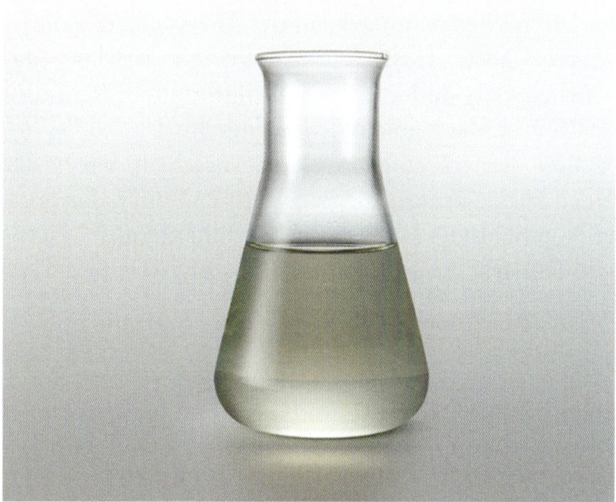

o Abb. 16.2 Salicylsäure löst sich in einem Gemisch aus Rizinusöl und Octyldodecanol. Auch beim Abkühlen nach zwischenzeitlichem Erwärmen bleibt die Lösung klar.

Gefäß überführt wird. Nach Zugabe von Gereinigtem Wasser bis zum Sollvolumen der Zubereitung wird das Gefäß verschlossen und kräftig geschüttelt.

Um die Rezepturherstellung mit SyrSpend® SF weiter zu erleichtern und noch effizienter zu gestalten, hat Fagron für einige Wirkstoffe spezielle Herstellsets entwickelt. Mit den Herstellsets erhält die Apotheke neben dem Trägermedium auch den entsprechenden Wirkstoff, Dokumentations-, Dosier- und Applikationshilfen sowie eine Sekundärverpackung für die Abgabe an den Patienten. Die Herstellsets sind so konzipiert, dass je Set bis zu sechs Wirkstoffsuspensionen à 100 ml hergestellt werden können.

Auch Fagron stellt für viele Arzneistoffe Informationen bzgl. Kompatibilität und Stabilität der mit Syrspend® hergestellten Zubereitungen (◘ Tab. 16.10) zur Verfügung. Die Trägermedien sind über den Großhandel oder direkt bei Fagron zu beziehen.

16.3 Rezepturbeispiel

Verordnung

Salicylsäure	10,00 g
Olivenöl	ad 100,00 g

M. D. S.: Ein- bis dreimal täglich auf die betroffene Stelle der Kopfhaut auftragen.

Da Salicylsäure in Olivenöl eine Löslichkeit von nur 2,5 % besitzt, handelt es sich bei der verordneten Rezeptur um eine Suspension. In öligen Grundlagen suspendierte Salicylsäure zeigt erfahrungsgemäß eine rasche Sedimentation. Zudem kommt es leicht zu Kristallwachstum sowie einem Verbacken des Sediments. Wird die Zubereitung erwärmt (bei der Herstellung oder während der Aufbewahrung beim Patienten), erhöht sich die Löslichkeit der Salicylsäure, beim Abkühlen kommt es aber schon bald zur Rekristallisation mit deutlich sichtbarem Kristallwachstum und Bildung eines verbackenen Sediments (o Abb. 16.1).

Unabhängig von der Sedimentationsproblematik ist eine Suspension für die Anwendung auf der Kopfhaut ohnehin nicht optimal, da die Salicylsäure in Form feiner Kristallnadeln einmassiert werden müsste. Insofern ist die Verabreichung der Salicylsäure in Form einer Lösung wünschenswert, was freilich möglich ist, da durchaus lipophile Flüssigkeiten zur Verfügung stehen, die auch für 10 % Salicylsäure ein ausreichendes Lösevermögen aufweisen. In raffiniertem Rizinusöl beispielsweise beträgt die Löslichkeit für Salicylsäure 12 %. Das Olivenöl könnte in der verordneten Rezeptur also einfach durch Rizinusöl ersetzt werden. Andererseits könnte auch auf die standardisierte Rezeptur NRF 11.44. zurückgegriffen werden, die neben Rizinusöl auch Octyldodecanol enthält, in dem Salicylsäure zu 8 % löslich ist. Diese Zubereitung wird auf 65 bis 75 °C erwärmt, um eine ausreichende Lösungsgeschwindigkeit zu erhalten und ergibt eine schwach gelb gefärbte Salicylsäure-Lösung, in der keine Rekristallisationsphänomene auftreten (o Abb. 16.2).

Optimierte Rezeptur

Salicylsäure	10,00 g
Raffiniertes Rizinusöl	60,00 g
Octyldodecanol	ad 100,00 g

M. D. S.: Ein- bis dreimal täglich auf die betroffene Stelle der Kopfhaut auftragen.

Um die Zubereitung besser aus den Haaren auswaschbar zu machen, kann ggf. auf das Abwaschbare Salicylsäureöl NRF 11.85. zurückgegriffen werden, das – neben Octyldodecanol – statt raffiniertem Rizinusöl das Tensid Macrogolaurylether enthält.

Eine weitere standardisierte Vorschrift bietet das Neue Formularium Austriacum (NFA) mit Salicylsäure-Kopföl (10 %) NFA, das neben Ethanol und Macrogol-400-stearat vor allem Isopropylmyristat und Erdnussöl enthält.

16.4 Arbeitshilfen

16.4.1 Viskositätserhöhende Zusätze

◻ Tab. 16.5 listet gebräuchliche viskositätserhöhende Zusätze mit ihren Eigenschaften und Hinweisen zur Verarbeitung. Ferner wird auf NRF-Rezepturen verwiesen, die diese Zusätze enthalten.

Bitte beachten Sie

- Eine Viskositätserhöhung ist zur Stabilisierung von Suspensionszubereitungen zwar wünschenswert, hat jedoch mit Augenmaß zu erfolgen, damit die Zubereitung nicht zu zähflüssig wird, was einerseits die Dosiergenauigkeit beeinträchtigen und andererseits die Geduld des Patienten bei der Entnahme überstrapazieren könnte. Eine Orientierung an den genannten Beispielkonzentrationen wird daher empfohlen.
- Durch den Ionencharakter einzelner Substanzen und ihre individuellen rezeptierbaren pH-Bereiche ergeben sich möglicherweise Inkompatibilitäten mit dem Wirkstoff oder anderen Bestandteilen der Zubereitung, die bei der Auswahl des viskositätserhöhenden Zusatzes zu berücksichtigen sind.

◻ **Tab. 16.5** Viskositätserhöhende Zusätze zur Stabilisierung von Suspensionen

Substanz (Handelsname)	Konzentrationsbereich/Eigenschaften	Verarbeitungshinweise	Beispielkonzentrationen
Hydroxyethylcellulose 250 (Natrosol 250 G)	▪ Grenze zwischen viskoser Lösung und Gel bei ca. 8 % ▪ nichtionisch ▪ wasserlöslich ▪ grenzflächenaktiv ▪ weitgehend pH-unabhängig einsetzbar ▪ inkompatibel mit bestimmten phenolischen Wirkstoffen (z. B. Tannin) und Konservierungsmitteln (u. a. Chlorocresol) ▪ nicht toxisch, nicht allergen und nicht reizend, keine Resorption im Gastrointestinaltrakt, physiologisch inert ▪ wasserdampfsterilisierbar (Cave: Viskositätsreduktion beim Autoklavieren)	Unter intensivem Rühren auf Wasser aufstreuen und einige Zeit weiterrühren, unter gelegentlichem Umrühren quellen lassen. **Alternativ:** Mit anderen Feststoffen mischen und dann mit Wasser übergießen (NRF 8.3.), ggf. zunächst mit einer Teilmenge anreiben (NRF 21.4.). Quellungszeit notwendig. Quellung kann in erwärmtem Wasser beschleunigt werden (NRF S.20.).	▪ 1 % (m/V) in Thalidomid-Saft (NRF 32.1.) ▪ 1,5 % in Isotonische Nystatin-Suspension (NRF 21.4.) ▪ 1,25 % in Clobetasolpropionat-Lidocainhydrochlorid-Nystatin-Suspension ▪ 3 % in Budesonid-Suspensionsgel ▪ 4 % in Hydroxyethylcelluloseschleim Mucilago (PKH Halle)
Tragant	▪ Konzentrationen zwischen 0,6 und 2 % erzeugen hochviskose Lösungen ▪ anionisch ▪ in Wasser nur teilweise löslich ▪ nicht grenzflächenaktiv ▪ rezeptierbarer pH-Bereich: 4–8 (Optimum bei 5) ▪ mikrobielle Verunreinigung möglich (auf Prüfzertifikat achten) ▪ nicht toxisch, nicht reizend, kann jedoch allergische Reaktionen auslösen ▪ wasserdampfsterilisierbar (Cave: Viskositätsabnahme beim Autoklavieren). In Tragant eingearbeitete Wirkstoffe können infolge Mizellbildung inaktiviert werden.	Mit doppelter Menge Ethanol oder Glycerol anreiben, Wasser langsam, in einer Portion zugeben und quellen lassen. **Alternativ:** Mit anderen Feststoffen mischen, mit heißem Wasser übergießen und quellen lassen (NRF 2.5.). Wässrige Zubereitungen mit 0,1 % Benzoesäure/Natriumbenzoat oder 0,2 % einer Mischung aus Methyl- und Propyl-4-hydroxybenzoat [3+1] konservieren.	▪ 0,6 % (m/V) in Naproxen-Saft (NRF 2.5.) ▪ 0,6 % (m/V) in Hydrochlorothiazid-Saft (NRF 26.4.)

Tab. 16.5 Viskositätserhöhende Zusätze zur Stabilisierung von Suspensionen (Fortsetzung)

Substanz (Handelsname)	Konzentrationsbereich/Eigenschaften	Verarbeitungshinweise	Beispielkonzentrationen
Bentonit	▪ In Konzentrationen von 0,5–3 % zur Stabilisierung von Suspensionen einsetzbar ▪ anionisch ▪ praktisch unlöslich in Wasser und wässrigen Lösungen, in Gegenwart von Wasser quillt die Substanz und bildet eine geschmeidige Masse (ab 3 % thixotrop) ▪ nicht grenzflächenaktiv ▪ in Wasser ergeben sich ohne weitere Zusätze pH-Werte zwischen 9,5 und 10,5; unterhalb von etwa pH 6 verliert Bentonit seine rheologischen Eigenschaften ▪ inkompatibel mit bestimmten Elektrolyten und kationischen Wirkstoffen; Ausfällung im Sauren ▪ nicht toxisch, nicht allergen und nicht reizend, keine Resorption im Gastrointestinaltrakt	Auf heißes Wasser aufstreuen und unter gelegentlichem Umrühren quellen lassen. **Alternativ:** Mit anderen Feststoffen mischen und zunächst mit Teilmenge der flüssigen Komponenten bzw. Wasser anreiben (vgl. NRF 11.2.). Beschleunigung der Quellung durch Wärme und starkes Rühren.	▪ 2,6 % (m/V) in Kohle-Suspension (NRF 19.5.) ▪ 1–2 % in Ammoniumbituminosulfonat-Zinkoxid-Schüttelmixtur (NRF 11.2.)
Arabisches Gummi	▪ Konzentrationen zwischen 5 und 10 % ergeben viskose, nicht gelierende, wässrige Lösungen ▪ anionisch ▪ sehr gute Wasserlöslichkeit (50 %), sprühgetrocknet besser wasserlöslich ▪ O/W-Emulgatoreigenschaft ▪ pH-Wert einer 5%igen Lösung: 4,0–5,0; Viskosität im Bereich pH 5–10 konstant (Optimum bei pH 6–7) ▪ mikrobielle Verunreinigung möglich (Prüfzertifikat) ▪ Inkompatibilität mit kationischen Polymeren ▪ nicht toxisch	Mit kaltem Wasser anreiben und etwa 3 Stunden quellen lassen. **Alternativ:** Schleimherstellung: mit gleicher Menge warmen Wassers anreiben, nach dem Erkalten mit Wasser auf gewünschte Konzentration ergänzen.	▪ 0,6 % in Kombination: 0,6 g Arabisches Gummi mit 0,6 g Tragant, 0,06 g Natriumbenzoat, 0,005 g Anisöl, Sauerkirschsirup 13,3 ml und Zuckersirup 26,7 ml, Gereinigtes Wasser ad 100 ml (Prednison-Saft in Trissel LA. Stability of compounded formulations)

16.4.2 Süßungsmittel

Die in Tab. 16.6 gelisteten Süßungsmittel kommen für den Einsatz in oral applizierten Rezepturarzneimitteln infrage.

Bitte beachten Sie

- Da Zucker wie Saccharose und Glucose als Süßungsmittel in relativ hohen Konzentrationen eingesetzt werden, sind sie für Zubereitungen, die für Diabetiker bestimmt sind, nur sehr eingeschränkt geeignet. Falls eine Süßung erforderlich ist, sollte bei dieser Patientengruppe auf Süßstoffe ausgewichen werden, die keinen unmittelbaren Einfluss auf den Blutzuckerspiegel haben.
- Ab Einzeldosen von 10 bis 20 Gramm bzw. Tagesdosen von 30 bis 50 Gramm muss bei Zuckeraustauschstoffe wie Mannitol, Sorbitol oder Xylitol mit laxierender Wirkung gerechnet werden.

Tab. 16.6 Süßungsmittel für oral verabreichte Rezepturarzneimittel

Süßungsmittel	Relativer Süßungsgrad	Konzentration mit Beispielen
Zucker (Einsatz bei Diabetiker eingeschränkt)		
Saccharose	1,0	Weiter Konzentrationsbereich, üblicherweise zwischen 20 und 60 % 64 % in Zuckersirup DAB 25 % in Midazolamhydrochlorid-Lösung (NRF 17.3.)
Glucose	0,7	Weiter Konzentrationsbereich, gängig zwischen 20 und 60 %
Zuckeraustauschstoffe		
Mannitol	0,6–0,7	weiter Konzentrationsbereich, üblicherweise zwischen 20 und 60 %
Sorbitol	0,5–0,6	Weiter Konzentrationsbereich, üblicherweise zwischen 20 und 60 % 5 % (m/V) in Kohle-Suspension (NRF 19.5.) 25,8 % (m/V) in Prednisolon-Saft (NRF 34.1.) als Sorbitol-Lösung 70 % nicht kristallisierend
Xylitol	1,0	Weiter Konzentrationsbereich, üblicherweise zwischen 20 und 60 % 15 % in Chlorhexidin-Mundspüllösung (Schweizer Magistralrezeptur 5.2–225)
Süßstoffe		
Natriumcyclamat	40	0,2 % in Viskoser Benzydaminhydrochlorid-Mundspüllösung mit Lidocainhydrochlorid und Dexpanthenol (NRF 7.15.)
Saccharin	400–550	0,1 % in Furosemid-Lösung (NRF 26.1./NRF 26.2.)

16.4.3 Aromastoffe

Tab. 16.7 zeigt eine Übersicht im Rezepturbereich einsetzbarer, kommerziell erhältlicher Aromastoffe.

Die Arbeitshilfen der Tab. 16.8 bis Tab. 16.10 enthalten von den Herstellern zur Verfügung gestellte Kompatibilitäts- bzw. Stabilitätsdaten für eine Auswahl rezepturrelevanter Wirkstoffe in kommerziell erhältlichen Suspensionsträgermedien.

Tab. 16.7 Aromastoffe für oral verabreichbare Rezepturarzneimittel

Aromastoff	Lieferant	Einsatzkonzentration	Ethanolgehalt
Bananen-Aroma	Caelo	0,2 %[1] 0,1 % (m/V) in Prednisolon-Saft (NRF 34.1.)	–
Contramarum-Aroma	Caelo	1,5 %[1] 10 % als Bestandteil der Stammzubereitung Aroma-Farbmittel-Konzentrat „gelb" (NRF S.23.) (Weiterverdünnung in der Rezeptur)	20 % (V/V)
Erdbeer-Aroma	Caelo	0,2 %[1]	–
Himbeer-Aroma	Caelo	< 0,272 %[1] 0,11 % (m/V) in Midazolamhydrochlorid-Lösung (NRF 17.3)	–
Orangen-Aroma	Caelo	0,5–1 %[1] 0,1 % (m/V) in Propranololhydrochlorid-Lösung (NRF 11.142.)	ca. 72 % (V/V)
Aprikosen-Aroma	Fagron	0,5 %	12–16 % (V/V)
Orangen-Aroma	Fagron	0,1 % (m/V) in Propranololhydrochlorid-Lösung (NRF 11.142.)	Enthält Ethanol
Pfefferminzöl	Fagron, Caelo	2 Tropfen auf 100 ml in Chloralhydrat-Saft (NRF 17.4.)	–

[1] Herstellerangaben beziehen sich auf Lebensmittel

16.4.4 Ora®-Produkte

◘ Tab. 16.8 enthält Angaben zur Stabilität verschiedener Arzneistoffe in 1:1-Mischungen von Ora-Plus® mit Ora-Sweet® oder Ora-Sweet-SF®. Die Daten wurden zum Teil unter Verwendung der pulverförmigen Arzneistoffe, zum Teil unter Verwendung zerkleinerter Fertigarzneimittel wie Tabletten und Kapseln (Füllgüter) ermittelt. Nähere Angaben finden sich beim Hersteller http://www.perrigo.com/business/education.aspx. Sofern nichts anderen angegeben ist, gelten die Angaben zur Stabilität bei Aufbewahrung in einem lichtgeschützten Behältnis sowohl für den Kühlschrank, als auch bei Raumtemperatur. Nicht untersuchte Zubereitungen sind mit „–" gekennzeichnet. Mitunter beziehen sich die gelisteten Daten auf die Wirkstoffstabilität in ungemischten Ora®-Produkten oder in der vorgefertigte Mischung Ora-Blend®, was jedoch ggf. explizit erwähnt ist.

Bitte beachten Sie

- Die in ◘ Tab. 16.8 tabellierten, auf Stabilität getesteten Wirkstoffkonzentrationen entsprechen üblichen bzw. besonders häufig eingesetzten Dosierungen. Im konkreten Einzelfall kann die Dosierung dennoch – mitunter deutlich – abweichen, insbesondere bei Wirkstoffen, die nach Körpergewicht dosiert werden. Die Tabelle eignet sich daher nicht zur Überprüfung der Dosierungsplausibilität im Sinne des § 7 Abs. 1b ApBetrO. Unabhängig davon erscheint es im Rahmen der Rezepturherstellung jedoch legitim, die in den Tabellen getroffenen Stabilitätsaussagen auf andere Wirkstoffkonzentrationen sinngemäß zu übertragen.
- Einige der gelisteten Wirkstoffe sind derzeit nicht als Rezeptursubstanz erhältlich, stattdessen kann auf geeignete Fertigarzneimittel zurückgegriffen werden, die dann als Ausgangsstoff eingesetzt werden. Hierbei ist nicht nur auf eine adäquate Vorverarbeitung (z. B. ausreichendes Zermörsern von Tabletten), sondern auch auf mögliche Inkompatibilitäten zwischen dem Trägermedium und den Hilfsstoffen des Fertigarzneimittels sowie auf etwaige Unverträglichkeiten des Patienten (z. B. Lactose-Intoleranz o. ä.) zu achten.
- Alle Stabilitätsdaten gelten ausschließlich bei den jeweils spezifizierten Aufbewahrungstemperaturen, die unbedingt eingehalten werden sollten.

◘ **Tab. 16.8** Angaben zur Kompatibilität und Haltbarkeit verschiedener Wirkstoffe in Ora®-Produkten

Arzneistoff	Konzentration (mg/ml)	Stabilität in Ora-Plus®/ Ora-Sweet® 1:1*	Stabilität in Ora-Plus®/ Ora-Sweet-SF® 1:1*
Acetazolamid	25	60 Tage	60 Tage
Allopurinol	20	60 Tage	60 Tage
Alprazolam	1	60 Tage	60 Tage
Amphetamin (Adderall® – Gemisch verschiedener Amphetamine)	1	30 Tage bei RT 30 Tage in Ora-Sweet® 30 Tage in Ora-Plus®	–
Amiodaron	5	42 Tage bei 25 °C 91 Tage bei 4 °C mit $NaHCO_3$ eingestellt auf pH 6–7	–
Amlodipinbesylat	1	56 Tage bei 25 °C 91 Tage bei 4 °C	–
Aprepitant	20	90 Tage bei 4 °C in Ora-Blend®	90 Tage bei 4 °C in Ora-Blend®
Atenolol	2	–	90 Tage bei 25 °C in Ora-Sweet-SF®
Azathioprin	50	60 Tage	60 Tage

* Bei Raumtemperatur (RT) bzw. im Kühlschrank (KS) in lichtgeschütztem Behältnis

Tab. 16.8 Angaben zur Kompatibilität und Haltbarkeit verschiedener Wirkstoffe in Ora®-Produkten (Fortsetzung)

Arzneistoff	Konzentration (mg/ml)	Stabilität in Ora-Plus®/ Ora-Sweet® 1:1*	Stabilität in Ora-Plus®/ Ora-Sweet-SF® 1:1*
Baclofen	10	60 Tage	60 Tage
Benazeprilhydrochlorid	2	30 Tage im Kühlschrank	–
Bethanecholchlorid	5	60 Tage	60 Tage
Captopril	0,75	14 Tage bei 5 °C / 7 Tage bei 25 °C	10 Tage bei 5 °C / 5 Tage bei 25 °C
Carbamazepin	25/50	–	6 Monate bei 23 °C
Celecoxib	10	93 Tage in Ora-Blend®	93 Tage in Ora-Blend®
Chinidinsulfat	10	60 Tage	60 Tage
Ciprofloxacinhydroclorid	50	56 Tage in Ora-Plus®/Syrup NF 1:1	56 Tage in Ora-Plus®/Syrup NF 1:1
Chloroquinphosphat	15	60 Tage	60 Tage
Chlorpromazinhydrochlorid	100	3 Monate in Ora-Sweet®	–
Cisaprid	1	60 Tage	60 Tage
Clonazepam	0,1	60 Tage	60 Tage
Clopidogrel	5	60 Tage	–
Clozapin	20	63 Tage bei RT 63 Tage bei RT in Ora-Plus® 63 Tage bei RT in Ora-Sweet®	–
Codeinphosphat	3	98 Tage bei 25 °C in Ora-Sweet®	–
Cyclophosphamid	10	56 Tage im KS in 0,9 % Kochsalzlösung/Ora-Plus® 1:1, (bei RT 10 % Wirkstoffverlust nach 6 Tagen)	–
Dapson	2	91 Tage	–
Diclofenac-Natrium	10	93 Tage in Ora-Blend®	93 Tage in Ora-Blend®
Diltiazemhydrochlorid	12	60 Tage	60 Tage
Dipyridamol	10	60 Tage	60 Tage
Dolasetronmesylat	10	–	90 Tage
Enalaprilmaleat	1	60 Tage	60 Tage
Famotidin	8	95 Tage bei RT	–
Flecainidacetat	20	60 Tage	60 Tage
Flucytosin	10	60 Tage	60 Tage
Gabapentin	100	56 Tage bei RT 91 Tage im KS	–
Ganciclovir	100	–	123 Tage bei RT
Glycopyrrolat	0,5	90 Tage bei RT	90 Tage bei RT
Granisetronhydrochlorid	0,05	91 Tage	
Hydralazinhydrochlorid	4	1 Tag bei 5 °C	2 Tage bei 5 °C

* Bei Raumtemperatur (RT) bzw. im Kühlschrank (KS) in lichtgeschütztem Behältnis

Tab. 16.8 Angaben zur Kompatibilität und Haltbarkeit verschiedener Wirkstoffe in Ora®-Produkten (Fortsetzung)

Arzneistoff	Konzentration (mg/ml)	Stabilität in Ora-Plus®/ Ora-Sweet® 1:1*	Stabilität in Ora-Plus®/ Ora-Sweet-SF® 1:1*
Itraconazol	20	56 Tage	–
Ketoconazol	20	60 Tage	60 Tage
Labetalolhydrochlorid	40	60 Tage	60 Tage
Lamotrigin	1	91 Tage	91 Tage
Lansoprazol	3	91 Tage in 1:1-Mischung aus $NaHCO_3$-Lösung 8,4 % und Ora-Plus®/Ora-Sweet®-Mischung (1:1), die vorher auf pH 8,4 eingestellt wurde mit NaOH	–
Levetiracetam	50	91 Tage in Ora-Plus®/Ora-Sweet®	–
Levodopa/Carbidopa	5/1.25	4 Wochen bei RT 6 Wochen im KS	–
Levofloxacin	50	57 Tage in Ora-Plus®/Erdbeer-Sirup	57 Tage in Ora-Plus®/Erdbeer-Sirup
Lisinopril	1	–	42 Tage bei 25 °C in Wasser (5 %), Ora-Sweet-SF® (80 %) und Bicitra 15 % (zur Anpassung des pH-Werts auf pH 4–5)
Lorazepam	1	91 Tage bei 4 °C 28 Tage bei 22 °C	–
Losartan-Kalium	2,5	–	4 Wochen im KS
Melatonin	1	90 Tage bei RT	90 Tage bei RT
Metolazon	1	60 Tage	60 Tage
Metoprololtartrat	10	60 Tage	60 Tage
Metronidazol	50	60 Tage	60 Tage
Metronidazolbenzoat	16	90 Tage bei RT 90 Tage bei RT in Ora-Plus®	–
Moxifloxacin	20	90 Tage bei RT	90 Tage bei RT
Naratriptan	0,5	7 Tage bei 23 °C 90 Tage bei 4 °C	7 Tage bei 23 °C 90 Tage bei 4 °C
Natriumphenylbutyrat	200	90 Tage bei 25 °C	90 Tage bei 25 °C
Nifedipin	4	91 Tage	–
Nitrofurantoin	10	91 Tage	–
Norfloxacin	20	56 Tage in Ora-Plus®/Erdbeer-Sirup 1:1	56 Tage in Ora-Plus®/Erdbeer-Sirup 1:1
Ondansetronhydrochlorid	0,8	42 Tage im KS	42 Tage im KS
Oseltamivirphosphat	6 15	– –	35 Tage bei 2–8 °C in Ora-Sweet-SF® 5 Tage bei 25 °C in Ora-Sweet-SF® 35 Tage in Ora-Sweet SF®

* Bei Raumtemperatur (RT) bzw. im Kühlschrank (KS) in lichtgeschütztem Behältnis

Tab. 16.8 Angaben zur Kompatibilität und Haltbarkeit verschiedener Wirkstoffe in Ora®-Produkten (Fortsetzung)

Arzneistoff	Konzentration (mg/ml)	Stabilität in Ora-Plus®/ Ora-Sweet® 1:1*	Stabilität in Ora-Plus®/ Ora-Sweet-SF® 1:1*
Oxandrolon	1	90 Tage bei RT	90 Tage bei RT
Perphenazin	0,5	30 Tage in Ora-Sweet® bei RT	–
Phenobarbital	10	115 Tage bei RT	115 Tage bei RT
Procainamidhydrochlorid	50	60 Tage	60 Tage
Propylthiouracil	5	91 Tage bei 4 °C 70 Tage bei 25 °C	–
Pyrazinamid	10	60 Tage	60 Tage
Quinapril	1	6 Wochen im KS in Wasser, Ora-Sweet® und Bicitra (zur Anpassung des pH-Werts auf pH < 6,5)	6 Wochen im KS in Wasser, Ora-Sweet-SF® und Bicitra (zur Anpassung des pH-Werts auf pH < 6,5)
Rifabutin	20	12 Wochen	–
Rifampicin	25	28 Tage	28 Tage
Rifaximin	20	60 Tage bei RT	60 Tage bei RT
Rufinamid	40	90 Tage bei RT	90 Tage bei RT
Sildenafil	2,5	91 Tage	–
Sotalolhydrochlorid	5	84 Tage	84 Tage
Spironolacton	25	60 Tage	60 Tage
Spironolacton/ Hydrochlorothiazid	5/5	60 Tage	60 Tage
Sulfasalazin	100	91 Tage	–
Sumatriptan	5	21 Tage im KS	21 Tage im KS
Sunitinib	10	60 Tage	–
Tadalafil	5	91 Tage bei RT	–
Tacrolimus	1 0,5	132 Tage bei RT 56 Tage bei RT in Ora-Plus®/ Sirup simplex	–
Temozolomid	10	60 Tage im KS 7 Tage bei RT	60 Tage im KS 21 Tage bei RT
Terbinafin	25	42 Tage	–
Tetracyclinhydrochlorid	25	28 Tage (vorzugsweise Tetracyclin-Base zur Herstellung verwenden)	10 Tage bei 5 °C 7 Tage bei RT, (vorzugsweise Tetracyclin-Base zur Herstellung verwenden)
Thalidomid	20	35 Tage bei 4 °C	–
Theophyllin	5	90 Tage bei RT	90 Tage bei RT
Thiaminhydrochlorid	100	91 Tage	–

* Bei Raumtemperatur (RT) bzw. im Kühlschrank (KS) in lichtgeschütztem Behältnis

Tab. 16.8 Angaben zur Kompatibilität und Haltbarkeit verschiedener Wirkstoffe in Ora®-Produkten (Fortsetzung)

Arzneistoff	Konzentration (mg/ml)	Stabilität in Ora-Plus®/ Ora-Sweet® 1:1*	Stabilität in Ora-Plus®/ Ora-Sweet-SF® 1:1*
Thioguanin	20	63 Tage bei 19–23 °C	–
Tiagabin	1	90 Tage bei 4 °C 70 Tage bei 25 °C	–
Tramadol	5	–	90 Tage
Valaciclovirhydrochlorid	50	14 Tage bei 4 °C	14 Tage bei 4 °C
Valganciclovir	60	35 Tage	–
Valsartan	4	–	75 Tage im KS 30 Tage bei RT
Vancomycinhydrochlorid	25	26 Tage bei RT in sterilem Wasser für Injektionszwecke und Ora-Sweet® (1:1) 75 Tage bei 4 °C in sterilem Wasser für Injektionszwecke und Ora-Sweet® (1:1)	–
Venlafaxinhydrochlorid	15	28 Tage in Ora-Plus®/Ora-Sweet	–
Verapamilhydrochlorid	50	60 Tage	60 Tage
Ziprasidonmesylat	2,5	14 Tage bei RT in Ora-Sweet® 6 Wochen im KS in Ora-Sweet®	–

* Bei Raumtemperatur (RT) bzw. im Kühlschrank (KS) in lichtgeschütztem Behältnis

16.4.5 InOrpha®-Produkte

Bei den, unter Verwendung von InOrpha® hergestellten und geprüften Suspensionen kamen die Wirkstoffe ausschließlich in Form von Fertigarzneimitteln zum Einsatz. Eine Übertragbarkeit der Stabilitätsdaten auf andere als die genannten Fertigarzneimittel erscheint naheliegend und vertretbar, als gesichert gelten kann sie indes nicht (Tab. 16.9).

Tab. 16.9 Angaben zur Kompatibilität und Haltbarkeit verschiedener Wirkstoffe in InOrpha®-Produkten

Wirkstoff	Konzentration	Fertigarzneimittel	InOrpha®	Laufzeit*
Baclofen	1 mg/ml	10 Tabl. Baclofen 10 mg	ad 100,0 g	4 Wochen RT[1]
Captopril	1 mg/ml	4 Tabl. Captohexal 25 mg	ad 100,0 g	14 Tage KS[1]
Clonidin	5 µg/ml	1 Amp. Catapressan 150 µg Amp.	ad 30,0 ml	4 Wochen KS[2]
Enalapril	1 mg/ml	10 Tabl. Enahexal 10 mg	ad 100,0 g	4 Wochen KS[2]
Hydrochlorothiazid	5 mg/ml	20 Tabl. HCT 25 mg	ad 100,0 g	4 Wochen RT[1]
Lamotrigin	1 mg/ml	4 Tabl. Lamotrigin 25 mg	ad 100,0 g	4 Wochen KS[1]
Levodopa/Carbidopa	5/1,25 mg/ml	5 Tabl. Nacom 100/25 mg	ad 100,0 g	4 Wochen RT[1]
Metronidazol	20 mg/ml	5 Tabl. Metronidazol 400 mg	ad 100,0 g	4 Wochen RT[1]
Phenobarbital	15 mg/ml	100 Tabl. Luminaletten 15 mg	ad 100,0 g	4 Wochen RT[3]
Rifampicin	30 mg/ml	5 Tabl. Eremfat 600 mg	ad 100,0 g	4 Wochen RT[1]

* RT = Raumtemperatur, KS = Kühlschrank
[1]Informationen der Fa. Fagron [2]Schmidt, Lipp: Orale Liquida für die Pädiatrie, DAZ Nr.44 2009 S.54–61 [3]Secundum Artem Fa. Paddock

Tab. 16.9 Angaben zur Kompatibilität und Haltbarkeit verschiedener Wirkstoffe in InOrpha®-Produkten (Fortsetzung)

Wirkstoff	Konzentration	Fertigarzneimittel	InOrpha®	Laufzeit*
Spironolacton	10 mg/ml	10 Tabl. Spironolacton 100 mg	ad 100,0 g	4 Wochen RT[2]
Sultiam	5 mg/ml	10 Tabl. Ospolot 50 mg	ad 100,0 g	14 Tage KS[3]
Theophyllin	5 mg/ml	4 Retkps. Euphylong 125 mg Inhalt gemörsert	ad 100,0 g	4 Wochen KS[3]

* RT = Raumtemperatur, KS = Kühlschrank

[1]Informationen der Fa. Fagron [2]Schmidt, Lipp: Orale Liquida für die Pädiatrie, DAZ Nr.44 2009 S.54–61 [3]Secundum Artem Fa. Paddock

16.4.6 SyrSpend®-Produkte

Fagron hat ein umfassendes Studienprogramm initiiert, im Zuge dessen die Kombination von SyrSpend® SF mit einer Vielzahl von pharmazeutischen Wirkstoffen auf Kompatibilität und Stabilität untersucht wurde. Tab. 16.10 enthält ein Zusammenfassung der bislang durchgeführten Studien, die im Journal of Pharmaceutical and Biomedical Analysis sowie dem International Journal of Pharmaceutical Compounding veröffentlicht wurden und dort in aller Ausführlichkeit nachgelesen werden können.

Tab. 16.10 Angaben zur Kompatibilität und Haltbarkeit verschiedener Wirkstoffe in Syrspend®-Produkten

Wirkstoff	Therapeutisch übliche Konzentration	SyrSpend SF (aromafrei oder mit Kirscharoma) [1]	SyrSpend SF PH4 (Pulver) [2]	SyrSpend SF Alka (Pulver) [2]
Acetazolamid	25 mg/ml	90 Tage	60 Tage	n. k.
Allopurinol	20 mg/ml	90 Tage	60 Tage	n. k.
Alprazolam	1 mg/ml	90 Tage	60 Tage	n. k.
Amiodaronhydrochlorid	5 mg/ml	90 Tage	60 Tage	n. k.
Amitriptylinhydrochlorid	10 mg/ml	90 Tage	60 Tage	n. k.
Amlodipin (als Amlodipinbesilat)	1 mg/ml	90 Tage	60 Tage	n. k.
Atenolol	1 mg/ml 5 mg/ml	60 Tage 90 Tage	60 Tage	n. k.
Atropinsulfat	0,1 mg/ml	90 Tage	60 Tage	n. k.
Baclofen	10 mg/ml	90 Tage	60 Tage	n. k.
Captopril	0,8 mg/ml	14 Tage bei 2–8 °C	14 Tage	n. k.
Carbamazepin	25 mg/ml	90 Tage	60 Tage	n. k.
Carvedilol	1 mg/ml	90 Tage	60 Tage	n. k.
Celecoxib	10 mg/ml	90 Tage	60 Tage	n. k.
Chinidinsulfat	10 mg/ml	90 Tage	60 Tage	n. k.
Chloralhydrat	100 mg/ml	60 Tage	60 Tage	n. k.
Chloroquinphosphat	15 mg/ml	90 Tage	60 Tage	n. k.
Ciclosporin A	100 mg/ml	90 Tage	60 Tage	n. k.
Ciprofloxacinhydrochlorid	50 mg/ml	90 Tage	60 Tage	n. k.
Clomipraminhydrochlorid	5 mg/ml	90 Tage	60 Tage	n. k.

[1] Haltbarkeitsdauer bei 15–25 °C, sofern nicht anders angegeben

[2] Haltbarkeitsdauer bei 2–8 °C, sofern nicht anders angegeben

Tab. 16.10 Angaben zur Kompatibilität und Haltbarkeit verschiedener Wirkstoffe in Syrspend®-Produkten (Fortsetzung)

Wirkstoff	Therapeutisch übliche Konzentration	SyrSpend SF (aromafrei oder mit Kirscharoma) [1]	SyrSpend SF PH4 (Pulver) [2]	SyrSpend SF Alka (Pulver) [2]
Clonazepam	0,2 mg/ml	90 Tage	60 Tage	n. k.
Coffein	10 mg/ml	90 Tage	60 Tage	n. k.
Colecalciferol (Vitamin D3)	50 000 I. E./ml	90 Tage	60 Tage	n. k.
Cyanocobalamin (Vitamin B12)	0,2 mg/ml	90 Tage	n. k.	n. k.
Dapson	2 mg/ml	90 Tage	60 Tage	n. k.
Dexamethason	1 mg/ml	90 Tage	60 Tage	n. k.
Diclofenac-Natrium	5 mg/ml	90 Tage	60 Tage	n. k.
Diltiazemhydrochlorid	12 mg/ml	90 Tage	60 Tage	n. k.
Dipyridamol	10 mg/ml	90 Tage	60 Tage	n. k.
Domperidon	5 mg/ml	90 Tage	60 Tage	n. k.
Enalaprilmaleat	1 mg/ml	90 Tage	60 Tage	n. k.
Esomeprazol-Magnesium-Trihydrat	3 mg/ml	n. k.	n. k.	60 Tage
Flecainidacetat	20 mg/ml	90 Tage	60 Tage	n. k.
Folsäure	10 mg/ml	90 Tage	60 Tage	n. k.
Furosemid	1 mg/ml	n. k.	n. k.	14 Tage
Gabapentin	50 mg/ml	90 Tage	60 Tage	n. k.
Glutamin	250 mg/ml	90 Tage	60 Tage	n. k.
Glycopyrroniumbromid	0,5 mg/ml	90 Tage	60 Tage	n. k.
Haloperidol	0,5 mg/ml	90 Tage	60 Tage	n. k.
Hydrochlorothiazid	5 mg/ml	90 Tage	60 Tage	n. k.
Hydrocortison	2 mg/ml	90 Tage	60 Tage	n. k.
Hydrocortison-21-hydrogensuccinat	2 mg/ml	60 Tage	60 Tage	n. k.
Hydrocortisonnatriumphosphat	2 mg/ml	60 Tage	60 Tage	n. k.
Imipraminhydrochlorid	5 mg/ml	90 Tage	60 Tage	n. k.
Isoniazid	10 mg/ml	90 Tage	60 Tage	n. k.
Itraconazol	20 mg/ml	90 Tage	60 Tage	n. k.
Ketoconazol	20 mg/ml	90 Tage	60 Tage	n. k.
Ketoprofen	20 mg/ml	90 Tage	60 Tage	n. k.
Labetalolhydrochlorid	40 mg/ml	90 Tage	60 Tage	n. k.
Lamotrigin	1 mg/ml	90 Tage	60 Tage	n. k.

[1] Haltbarkeitsdauer bei 15–25 °C, sofern nicht anders angegeben
[2] Haltbarkeitsdauer bei 2–8 °C, sofern nicht anders angegeben

Tab. 16.10 Angaben zur Kompatibilität und Haltbarkeit verschiedener Wirkstoffe in Syrspend®-Produkten (Fortsetzung)

Wirkstoff	Therapeutisch übliche Konzentration	SyrSpend SF (aromafrei oder mit Kirscharoma) [1]	SyrSpend SF PH4 (Pulver) [2]	SyrSpend SF Alka (Pulver) [2]
Levodopa / Carbidopa	5/1,25 mg/ml	30 Tage (60 Tage bei 2–8 °C)	60 Tage	n. k.
Levofloxacin	50 mg/ml	90 Tage	60 Tage	n. k.
Lisinopril-Dihydrat	1 mg/ml	90 Tage	60 Tage	n. k.
Loperamidhydrochlorid	1 mg/ml	90 Tage	60 Tage	n. k.
Lorazepam	1 mg/ml	60 Tage (90 Tage bei 2–8 °C)	60 Tage	n. k.
Melatonin	3 mg/ml	90 Tage	60 Tage	n. k.
Methotrexat	2,5 mg/ml	90 Tage	60 Tage	n. k.
Metoprololtartrat	10 mg/ml	90 Tage	60 Tage	n. k.
Metronidazolbenzoat	80 mg/ml	90 Tage	60 Tage	n. k.
Midazolamhydrochlorid	1 mg/ml	58 Tage	58 Tage	n. k.
Minocyclinhydrochlorid	10 mg/ml	60 Tage	60 Tage	n. k.
Nadolol	10 mg/ml	90 Tage	60 Tage	n. k.
Naltrexonhydrochlorid	1 mg/ml	90 Tage	60 Tage	n. k.
Naproxen	25 mg/ml	90 Tage	60 Tage	n. k.
Nifedipin	4 mg/ml	90 Tage	60 Tage	n. k.
Nitrofurantoin	2 mg/ml	90 Tage	60 Tage	n. k.
Omeprazol	2 mg/ml / 5 mg/ml	n. k.	n. k.	60 Tage
Ondansetronhydrochlorid	0,8 mg/ml	90 Tage	60 Tage	n. k.
Oseltamivirphosphat	15 mg/ml	30 Tage bei 2–8 °C	30 Tage	n. k.
Oxandrolon	3 mg/ml	90 Tage	60 Tage	n. k.
Pantoprazol-Natrium	3 mg/ml	n. k.	n. k.	60 Tage
Paracetamol	50 mg/ml	90 Tage	60 Tage	n. k.
Penicillamin	50 mg/ml	90 Tage	60 Tage	n. k.
Pentoxifyllin	20 mg/ml	90 Tage	60 Tage	n. k.
Phenobarbital	9 mg/ml	90 Tage	60 Tage	n. k.
Phenytoin	15 mg/ml	90 Tage	60 Tage	n. k.
Prednisolondihydrogenphosphat-dinatrium	1,5 mg/ml	30 Tage	30 Tage	n. k.
Pregabalin	20 mg/ml	90 Tage	60 Tage	n. k.
Propranololhydrochlorid	1 mg/ml	90 Tage	60 Tage	n. k.

[1] Haltbarkeitsdauer bei 15–25 °C, sofern nicht anders angegeben
[2] Haltbarkeitsdauer bei 2–8 °C, sofern nicht anders angegeben

Tab. 16.10 Angaben zur Kompatibilität und Haltbarkeit verschiedener Wirkstoffe in Syrspend®-Produkten (Fortsetzung)

Wirkstoff	Therapeutisch übliche Konzentration	SyrSpend SF (aromafrei oder mit Kirscharoma) [1]	SyrSpend SF PH4 (Pulver) [2]	SyrSpend SF Alka (Pulver) [2]
Propylthiouracil	5 mg/ml	90 Tage	60 Tage	n. k.
Pyridoxinhydrochlorid (Vitamin B6)	50 mg/ml	90 Tage	60 Tage	n. k.
Ranitidinhydrochlorid	14 mg/ml	36 Tage (58 Tage bei 2–8 °C)	58 Tage	n. k.
Riboflavin (Vitamin B2)	10 mg/ml	90 Tage	60 Tage	n. k.
Rifampicin	25 mg/ml	60 Tage	60 Tage	n. k.
Sertralinhydrochlorid	10 mg/ml	90 Tage	60 Tage	n. k.
Sildenafil Citrat	2,5 mg/ml	90 Tage	60 Tage	n. k.
Simvastatin	1 mg/ml	90 Tage bei 2–8 °C	60 Tage	n. k.
Spironolacton	25 mg/ml	90 Tage	60 Tage	n. k.
Sulfadiazin	100 mg/ml	90 Tage	60 Tage	n. k.
Sulfasalazin	100 mg/ml	90 Tage	60 Tage	n. k.
Tacrolimus-Monohydrat	1 mg/ml	90 Tage	60 Tage	n. k.
Terbinafinhydrochlorid	25 mg/ml	90 Tage	60 Tage	n. k.
Tetracyclinhydrochlorid	25 mg/ml	90 Tage	60 Tage	n. k.
Thiaminchloridhydrochlorid (Vitamin B_1)	100 mg/ml	90 Tage	60 Tage	n. k.
Tiagabinhydrochlorid	1 mg/ml	30 Tage (90 Tage bei 2–8 °C)	60 Tage	n. k.
Topiramat	5 mg/ml	90 Tage	60 Tage	n. k.
Tramadolhydrochlorid	10 mg/ml	90 Tage	60 Tage	n. k.
Trimethoprim	10 mg/ml	90 Tage	60 Tage	n. k.
Ursodesoxycholsäure	30 mg/ml	60 Tage bei 2–8 °C	60 Tage	n. k.
Valsartan	4 mg/ml	90 Tage	60 Tage	n. k.
Vancomycinhydrochlorid	50 mg/ml	90 Tage bei 2–8 °C	60 Tage	n. k.
Verapamilhydrochlorid	50 mg/ml	60 Tage bei 2–8 °C	60 Tage	n. k.
Zonisamid	10 mg/ml	90 Tage	60 Tage	n. k.

[1] Haltbarkeitsdauer bei 15–25 °C, sofern nicht anders angegeben
[2] Haltbarkeitsdauer bei 2–8 °C, sofern nicht anders angegeben

Weiterführende Literatur

Deplazes C, Möll F, Gloor S, Panizzon R. Dermatologische Magistralrezepturen der Schweiz. 3. Aufl., Dermatologische Magistralrezepturen, Winterthur 2010

Deutscher Arzneimittel Codex (DAC) inkl. Neues Rezeptur-Formularium (NRF), Rezepturhinweisen und Rezepturenfinder (online). Avoxa – Mediengruppe Deutscher Apotheker GmbH, Eschborn 2017

Jew RK, Soo-Hoo W, Erush SC. Extemporaneous Formulations for Pediatric, Geriatric and Special Needs Patients. 2. Aufl., American Society of Health-System Pharmacists, Bethesda 2010

Quest Educational Services Inc. Secundum Artem "Stability of extemporaneously prepared oral liquid formulations" I-XI (5.4, 6.1, 6.2, 14.1, 14.3, 15.1, 16.1, 16.3, 17.1, 17.3. 20.1)

sites.ualberta.ca/~csps/JPPS9_3/MS_973_Review/MS_973.html

Trissel LA. Trissel's Stability of Compounded Formulations. 5. Aufl., American Pharmacists Association, Washington 2012

https://de.fagron.com/sites/default/files/fad_kompatibilitatstabelle_nov-2014_web.pdf

https://de.fagron.com/sites/default/files/product/document/syrspendr_sf_kompatibilitatstabelle.pdf

www.fagron.com/en/knowledge/compounding-matters/formulas

www.fagron.de (Syrspend®)

www.inresa-plus.de (Inorpha®)

www.klinikum.uni-heidelberg.de/Informationen-fuer-oeffentliche-Apotheken.136269.0.html

www.perrigo.com/business/bibliography.aspx

www.perrigo.com/business/education.aspx

www.psnz.org.nz/Category?Action=View&Category_id=284

www.stabilis.org

17 Problemrezepturen im automatischen Rührsystem

Kirsten Seidel

Automatische Rührsysteme sind aus der Apothekenrezeptur kaum noch wegzudenken. Dennoch wirft die rationale Auswahl der Rührparameter immer wieder Fragen auf. Erfahrungsgemäß gibt es nicht die eine Einstellung, mit der alle Rezepturen gelingen. Die Hersteller der Geräte führen daher regelmäßig Untersuchungen zur Qualität der Zubereitungen durch, sodass die verfügbaren Empfehlungen immer detaillierter und individueller werden. Zudem sind einige Wirkstoffe bei der Verarbeitung im automatischen Rührsystem problematischer als andere. Vor allem Chlorhexidindigluconat, Erythromycin, Harnstoff, Metronidazol und Polidocanol erfordern besondere Aufmerksamkeit. Auch die homogene Verteilung von (niedrig konzentrierten) Glucocorticoiden in halbfesten Grundlagen verlangt häufig besondere Sorgfalt.

17.1 Grundproblem

Aufgrund der einfachen und sauberen Handhabung und der vergleichsweise kurzen Herstellungszeiten erfreut sich der Einsatz automatischer Rührsysteme bei der Herstellung halbfester Rezepturarzneimittel großer Beliebtheit. In der Praxis wird die Leistungsfähigkeit dieser Systeme allerdings mitunter überschätzt, was in manchen Fällen durch das Vortäuschen einer kurzfristigen physikalischen Stabilität begünstigt wird. So gibt es einige Zubereitungen, die gar nicht bzw. nur unter bestimmten Bedingungen in automatischen Rührsystemen hergestellt werden können. Befürchtungen, die beim Einsatz automatischer Rührsysteme grundsätzlich von einer Minderung der pharmazeutischen Qualität ausgehen, sind jedoch unbegründet. Bei Beachtung gewisser Einschränkungen sowie einschlägiger Herstellervorgaben, ist die Verarbeitung im automatischen Rührsystem eine der manuellen Herstellung durchaus ebenbürtige Alternative.

17.1.1 Vor- und Nachteile automatischer Rührsysteme

Da es sich bei automatischen Rührsystemen um weitgehend geschlossene Systeme handelt, ist unter hygienischen Aspekten ein Vorteil gegenüber der Herstellung in der Fantaschale zu sehen. Weiterhin ist für viele Zubereitungen das Herstellgefäß zugleich das Abgabegefäß, was ebenfalls zu einer besseren Hygiene beiträgt. Die geschlossene Arbeitsweise reduziert zudem den Kontakt mit Wirkstoffen und leistet damit einen Beitrag zur Arbeitssicherheit. Darüber hinaus werden Verdunstungsverluste während der Herstellung minimiert.

Automatische Rührsysteme ermöglichen eine weitgehende Standardisierung der Prozessbedingungen, sodass bei geeigneten Parametern und sorgfältiger Dokumentation reproduzierbar eine hohe Qualität der so hergestellten Rezepturarzneimittel erwartet werden darf.

Dies gilt jedoch nur, wenn die Wirkstoffe (gerade bei Suspensionszubereitungen) in geeigneter (= mikronisierter) Teilchengröße verwendet werden, da in den Rührsystemen keine Zerkleinerung erfolgt.

Bei der Wahl der Rührparameter muss zudem beachtet werden, dass keine Universaleinstellung existiert, die für jede nur denkbare Zubereitung eine angemessene Qualität gewährleistet. Kritische Aspekte sind insbesondere die entstehende Prozesswärme, die Rekristallisation (▸ Kap. 18) oder Destabilisierung zur Folge haben kann, sowie die Gefahr der Zerstörung des inneren Gerüsts einer Zubereitung durch vergleichsweise hohe Scherkräfte (▸ Kap. 15). Da diese Prozesse möglicherweise auch nach der organoleptischen Endprüfung voranschreiten, das Rezepturarzneimittel dann aber dem Blick der herstellenden Person entzogen ist, besteht gerade bei nicht standardisierten Zubereitungen die Gefahr unentdeckt bleibender Instabilitäten.

17.1.2 Kritische Wirkstoffe

Einige Wirkstoffe haben besondere Eigenschaften, die ihre Verarbeitung im Rührsystem zwar nicht unmöglich machen, bei der Parameterwahl jedoch zwingend beachtet werden müssen, um auch im automatischen Rührsystem eine Zubereitung angemessener Qualität herzustellen. Im Folgenden werden diese Wirkstoffe mit ihren, für die Verarbeitung in automatischen Rührsystemen relevanten, Besonderheiten kurz vorgestellt.

Chlorhexidindigluconat

Chlorhexidindigluconat besitzt grenzflächenaktive Eigenschaften. Durch zu hohe Drehzahlen während der Einarbeitung in eine Creme verflüssigt sich die Zubereitung (▸ Kap. 15). Um dem entgegenzuwirken, muss die Umdrehungsgeschwindigkeit möglichst niedrig gehalten werden. Hieraus resultiert notwendigerweise eine Verlängerung der Prozesszeit, um weiterhin eine ausreichende Homogenität der Zubereitung zu gewähr-

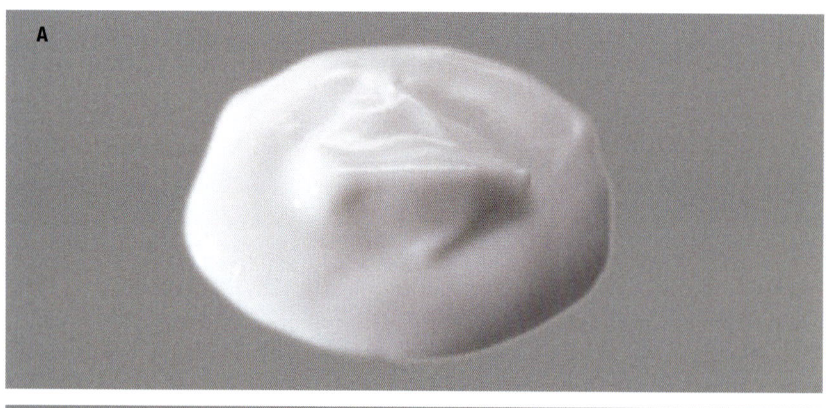

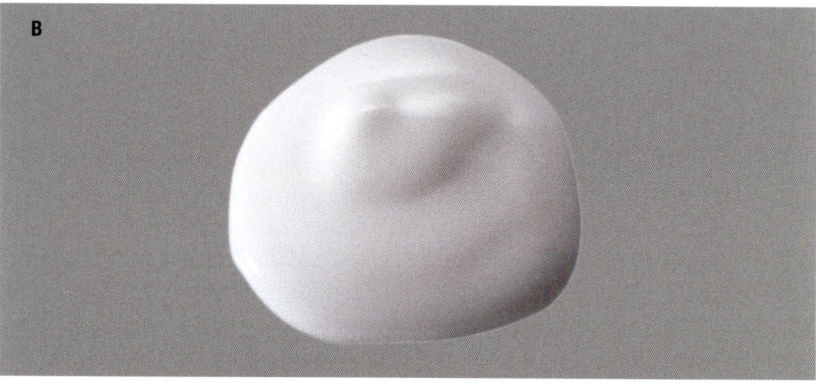

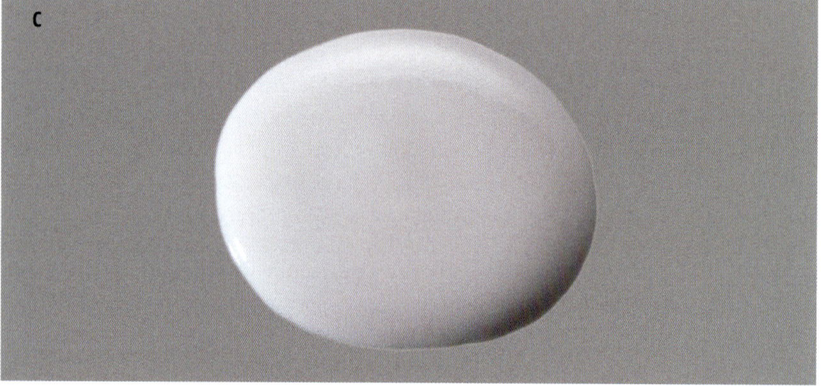

o Abb. 17.1 Chlorhexidindigluconat 1 % in Basiscreme DAC. **A** handgerührt, **B** gerührt bei 800 U/min im Topitec® Automatic, **C** gerührt bei 1 500 U/min im Topitec® Automatic

leisten. Dennoch werden Chlorhexidindigluconat-haltige Zubereitungen im automatischen Rührsystem häufig (etwas) flüssiger als bei manueller Herstellung in der Fantaschale, dies ist jedoch in den meisten Fällen tolerierbar. o Abb. 17.1 zeigt diesen Effekt anhand einer 1%igen Mischung aus Chlorhexidindigluconat und Basiscreme DAC.

Erythromycin

Erythromycin neigt als mikronisierte Rezeptursubstanz zu starker Agglomeratbildung und ist mit vielen gängigen Rezepturgrundlagen vergleichsweise schlecht benetzbar. Zudem unterliegt die Rohstoffqualität mitunter erheblichen Schwankungen. Es ist daher essentiell, dass der Wirkstoff gut angerieben wird, um Agglomerate in der fertigen Zubereitung zu vermeiden. Bei der Verwendung von Standardprozessen liefert die Verarbeitung im Rührsystem oft keine zufriedenstellenden Ergebnisse.

Glucocorticoide

Mikronisierte Glucocorticoide neigen ebenfalls zu Agglomeratbildung. Hinzu kommt, dass sie oftmals in vergleichsweise niedriger Konzentration eingesetzt werden, was eine homogene Wirkstoffverteilung besonders erschwert. Aus diesem Grund ist es auch hier ratsam, den Mischprozess gegenüber weniger anspruchsvollen Zubereitungen zu intensivieren und besonders gut zu kontrollieren. Sofern verfügbar, ist die Verwendung von Rezepturkonzentraten dringend zu empfehlen.

Harnstoff

Bei Harnstoff ist darauf zu achten, dass die Zeit für den Lösevorgang der Substanz ausreichend ist. Wenn der

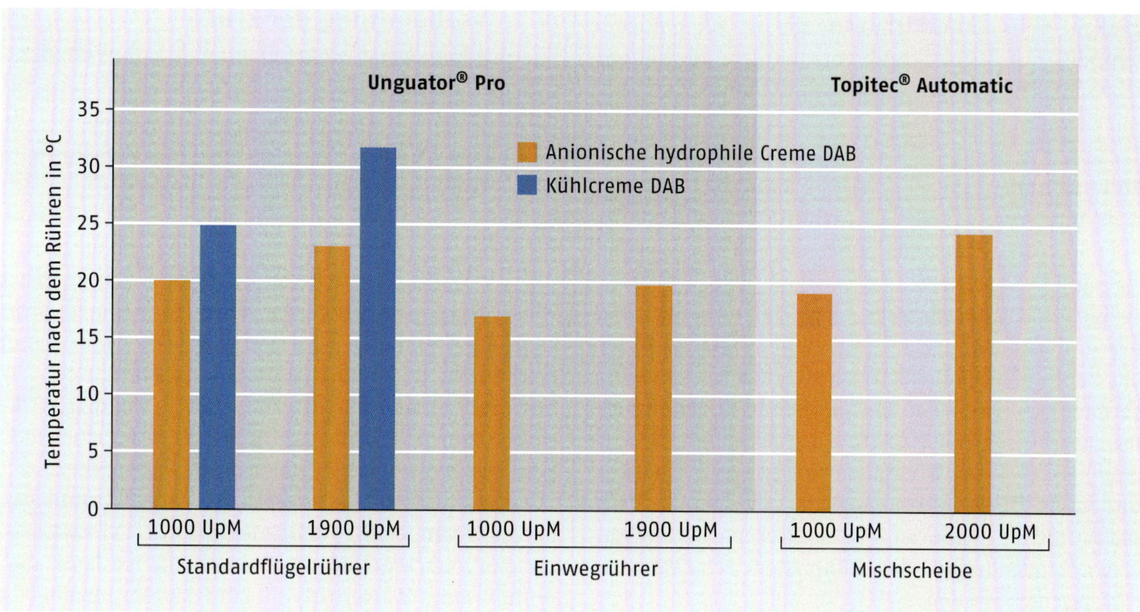

○ Abb. 17.2 Temperatur 10 %iger Harnstoff-Cremes, die im Unguator® Pro oder Topitec® Automatic bei unterschiedlichen Rührgeschwindigkeiten mit verschiedenen Rührwerkzeugen hergestellt wurden (Rührzeit 2:30 Minuten).

eingesetzte Harnstoff nach der empfohlenen Prozesszeit noch nicht vollständig in der Zubereitung gelöst ist (obwohl dies aufgrund der Löslichkeit möglich wäre), wird empfohlen, zunächst eine Rührpause zu machen, damit die durch den Mischvorgang erwärmte Zubereitung wieder auf Raumtemperatur abkühlen kann. Im Anschluss wird der Mischprozess, wenn nötig, wiederholt. Falls die Rührdauer insgesamt verlängert wird, sollte die Rührgeschwindigkeit reduziert werden, um die Temperaturbelastung gering zu halten, weil Harnstoff über Raumtemperatur beginnt, sich merklich zu zersetzen.

Da die durch den Rührvorgang entstehende Wärme teilweise durch die beim Lösevorgang entstehende Kälte kompensiert wird, ist eine allgemeingültige Vorhersage zur Temperaturbelastung des Wirkstoffs nicht möglich. Allerdings steigt die Gefahr einer Erwärmung mit der Verwendung festerer Grundlagen sowie einem höheren Harnstoffanteil. ○ Abb. 17.2 vergleicht die Temperatur in der Spenderdose direkt nach dem Rührprozess für unterschiedliche 10%ige Harnstoff-Cremes. Für die Untersuchungen kamen der Topitec® Automatic und der Unguator® PRO zum Einsatz, die Umgebungstemperatur (und damit auch die Temperatur der verwendeten Grundlagen) betrug etwa 20,5 °C. Die Rührdauer wurde auf 2:30 Minuten festgesetzt. Sie ist somit kürzer, als für den Topitec® empfohlen (für die verwendete Menge von 50 g werden hier 4:00 min empfohlen, im Unguator® hingegen 2:20 für Emulsionen bei Raumtemperatur). In beiden Systemen wurden zwei Geschwindigkeiten verglichen: 1 000 U/min und 2 000 U/min (beim Unguator® PRO lassen sich 2 000 U/min nicht einstellen, es wurde daher auf 1 900 U/min reduziert). Keine der untersuchten Zubereitungen enthielt nach dem Rühren noch ungelöste Bestandteile. Die maximale Temperatur wurde mit 24,4 °C im Topitec® bei (zu) hoher Rührgeschwindigkeit beobachtet. Im Unguator® ist deutlich zu erkennen, dass die Verwendung der Standardflügelrührer zu einer höheren Temperatur führt als die für eine solche Lösungsrezeptur empfohlenen Einwegrührer. Zudem lässt sich das Abkühlen der Zubereitung unter Raumtemperatur durch den endothermen Lösevorgang sowohl für die Zubereitungen im Topitec® bei empfohlener Geschwindigkeit als auch für die Unguator®-Rezepturen mit empfohlenem Rührwerkzeug deutlich erkennen.

Zum Vergleich wurde mit der Kühlcreme DAB zusätzlich eine festere Grundlage gewählt, die als Worstcase-Szenario im Unguator® mit dem Standardflügelrührer hergestellt wurde. Hier konnte bei 1 000 U/min eine Temperatur von 25,1 °C gemessen werden, bei 1 900 U/min war sogar ein Anstieg auf 31,8 °C zu verzeichnen. In beiden Fällen war der Harnstoff unmittelbar nach dem Rührvorgang nicht vollständig in der Kühlcreme gelöst. In einem solchen Fall sollte unbedingt eine Rührpause eingelegt werden, damit sich die Rezeptur abkühlen kann, bevor der Mischvorgang fortgesetzt wird.

Metronidazol

Durch eine Temperaturerhöhung auf über 30 °C während des Rührvorgangs kann es zur Übersättigung der Wasserphase kommen. Um- und Rekristallisation beim Abkühlen sind die Folge. Daher sollte bei der Herstellung von Suspensionszubereitungen mit Metronidazol besonders auf die Temperatur geachtet werden. Grundsätzlich ist es empfehlenswert, die zu verwendende Grundlage im Kühlschrank vorzukühlen, die Rührgeschwindigkeit herabzusetzen und die Rührdauer entsprechend zu verlängern.

Polidocanol

Aufgrund seiner Grenzflächenaktivität stört Polidocanol Emulsionssysteme und führt somit zu einer Verflüssigung (▸Kap. 15.2.5) oder gar zum Brechen (▸Kap. 12.2.2) bestehender O/W-Zubereitungen. Generell ist folglich nur die Verarbeitung in standardisierten Rezepturen empfehlenswert. Da die Verflüssigung vermehrt auftritt, wenn entsprechende Zubereitungen im automatischen Rührsystem hergestellt werden, ist eine Reduktion der Rührgeschwindigkeit zwingend erforderlich. Wann immer möglich, sollte bei der Parameterwahl für Polidocanol-haltige Rezepturen auf konkrete Empfehlungen der Rührsystem-Hersteller zurückgegriffen werden.

Die Herstellung von W/O-Zubereitungen ist nur bei stark reduziertem Wasseranteil möglich, wobei auch hier nur standardisierte Zubereitungen zum Einsatz kommen sollten. Selbst diese weisen jedoch im Allgemeinen eine deutlich geringere Stabilität auf als viele andere Zubereitungen.

17.2 Allgemeine Handlungsempfehlung

Generell können im automatischen Rührsystem bei entsprechender Parameterwahl nahezu alle halbfesten Rezepturen hergestellt werden. Dabei ist es sowohl möglich, Wirkstoffe in vorgefertigte Grundlagen einzuarbeiten, als auch Grundlagen aus ihren Einzelbestandteilen herzustellen. Entsprechende Hinweise zur Parameterwahl bieten die Herstellerinformationen der entsprechenden Rührsysteme. In einigen Fällen (z. B. bei niedriger Viskosität der Zubereitung) muss aber nach dem Herstellungsprozess ein Packmittel gewählt werden, das für Applikation und Dosierung besser geeignet ist, als die Spenderdose, in der zuvor die Herstellung erfolgte.

17.2.1 Wirkstoffqualität

Da während des Mischvorgangs keine Teilchenzerkleinerung stattfindet, sollen in automatischen Rührsystemen bei der Herstellung von Suspensionszubereitungen nach Möglichkeit nur mikronisierte Wirkstoffe eingesetzt werden. Vor allem bei Verarbeitung kleiner Wirkstoffmengen empfiehlt sich die Verwendung von Stammverreibungen (▸Kap. 18.2), die zugleich die erforderliche Teilchengröße und die Dispersität der Zubereitung sicherstellen.

17.2.2 Vorbereitung der Kruke

Für eine homogene Wirkstoffverteilung ist es unerlässlich, die Einwaage nach dem Sandwichverfahren vorzunehmen (◉Abb. 17.3): Hierbei wird zunächst die Grundlage in der Kruke vorgelegt und anschließend der Wirkstoff zugegeben. Dieser sollte nicht mittig aufgetragen werden, da sich in der Krukenmitte später die Rührwelle des Mischwerkzeugs befindet und die gleichmäßige Wirkstoffverteilung sonst nicht gewährleistet ist. Wenn möglich, sollte der Wirkstoff aber auch nicht ganz am Rand der Kruke eingebracht werden, um Rückstände an der Krukenwand zu vermeiden. Die restliche Grundlage wird dann genutzt, um den Wirkstoff komplett zu bedecken. Eventuell zu verarbeitende Flüssigkeiten werden zuletzt in die Kruke gegeben.

Sofern nicht anders angegeben, werden Grundlagen bei Raumtemperatur verarbeitet. Erfordert eine Rezeptur das Aufschmelzen der Bestandteile, so kann dies mithilfe eines Wasserbads direkt in der entsprechenden Kruke erfolgen.

Vor dem Rührvorgang soll enthaltene Luft aus der Kruke entfernt werden: dies erfolgt durch ein Verschieben des Krukenbodens in Richtung Deckel, wobei überschüssige Luft entweicht. Bei Verwendung von Topitec®-Kruken wird eine leicht schaukelnde Bewegung empfohlen, damit die Luft am Rand des Hubbodens austreten und dieser leichter verschoben werden kann (◉Abb. 17.4).

Dies dient zur Vermeidung der Einarbeitung größerer Luftmengen, was eine Verflüssigung der Zubereitung und auch eine Volumenzunahme zur Folge hätte. Eine mögliche Folge wäre, dass die Zubereitung bereits während des Rührvorganges aus der Kruke quillt. Weiterhin besteht die Gefahr, dass spätestens beim Öffnen der Kruke größere Mengen austreten.

17.2.3 Anreiben in der Kruke

In einigen Fällen – wie bei der Herstellung von Suspensionszubereitungen in der Fantaschale – muss der Wirkstoff zunächst angerieben werden. Im Rührsystem kann dabei – im Gegensatz zur Fantaschale – häufig auf die Grundlage zurückgegriffen werden. Die konkrete Durchführung des Anreibevorgangs unterscheidet sich je nach Gerätetyp.

Durchführung des Anreibevorgangs

Im **Unguator®** wird dies standardmäßig für Zubereitungen mit einem suspendierten Wirkstoffanteil von weniger als 2 % empfohlen. Hierzu wird ein Standardflügelrührer verwendet und der Hubboden in die unterste Position geschoben, um die gesamte Innenwand der Kruke nutzen zu können. In die Kruke werden etwa 30 % der halbfesten Grundlage gefüllt, der Wirkstoff zugegeben und mit etwas Grundlage bedeckt. Nun wird der Anreibevorgang gestartet. Auf diese

Richtige Verarbeitung

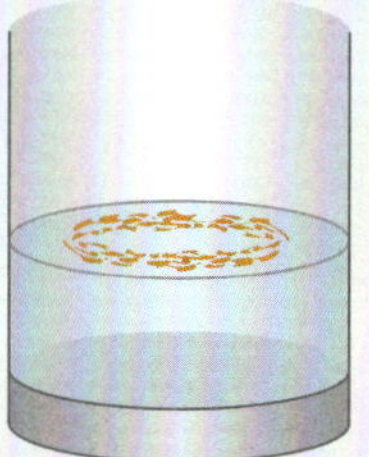

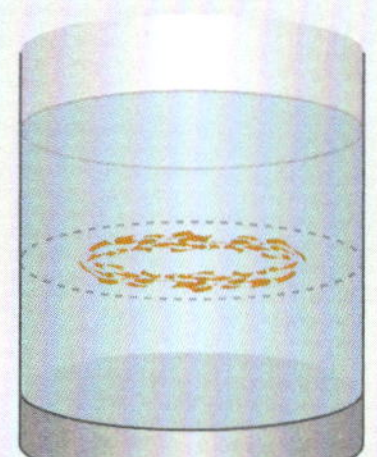

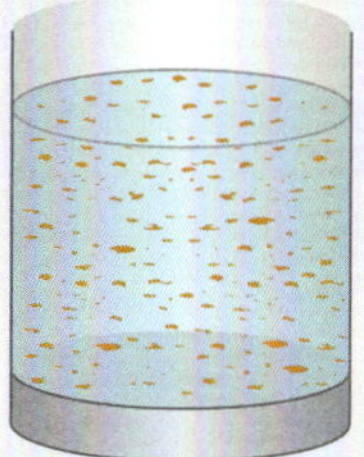

Feststoffe nach Vorlage der halben Grundlagenmenge ringförmig zugeben.

Nach dem Einfüllen der zweiten Hälfte der Grundlage ist der „Wirkstoffring" von allen Seiten mit der Grundlage umgeben.

Eine ausreichende Zeit mit angemessener Umdrehungszahl mischen, bis der Wirkstoff homogen in der Zubreitung verteilt ist.

Falsche Verarbeitung

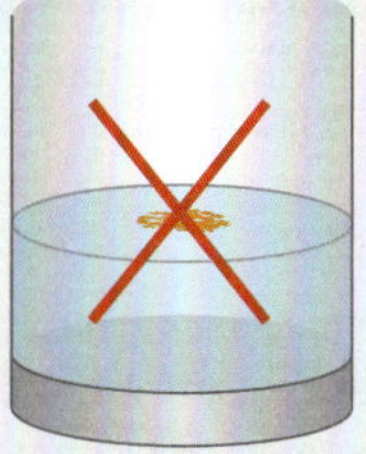

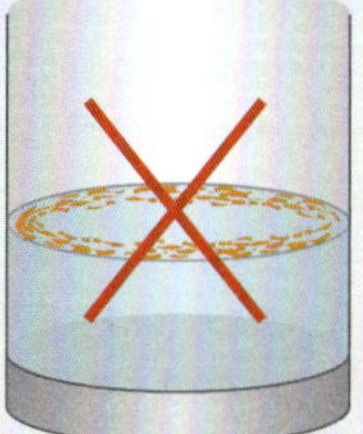

Feststoffe nicht mittig zugeben, um ein Anhaften am Rührerschaft zu vermeiden.

Feststoffe nicht am Rand zugeben, um ein Anhaften an der Gefäßwand (Cave: Adsorptionsphänomene) oder eine unzureichende Erfassung durch die Mischscheibe (Totbereiche) zu vermeiden.

Abb. 17.3 Korrekte Anwendung des Sandwich-Verfahrens zur Verarbeitung von Wirkstoffen in automatischen Rührsystemen

Weise fungieren Krukenwand und Flügelrührer wie Fantaschale, Pistill und Kartenblatt. Abb. 17.5 veranschaulicht diese Vorgehensweise.

Bei Zubereitungen, in die während des Rührvorgangs leicht Luft eingearbeitet wird (z. B. Basiscreme DAC, Linola® Creme, wasserhaltiges Liniment und Anionische hydrophile Creme DAB), sollte zu Beginn des Anreibevorgangs überschüssige Luft durch Hochschieben des Krukenbodens aus der Kruke entfernt werden. Während des Anreibevorgangs schiebt sich der Krukenboden dann nach unten, sodass dennoch die Fläche der gesamten Krukenwand für den Anreibevorgang genutzt wird.

Im **Topitec®** ist die Herstellung von solchen Anreibekonzentraten durch das Design der Mischscheiben der zweiten Generation ebenfalls möglich geworden. Bisherige Untersuchungen haben gezeigt, dass damit auch bei besonders anspruchsvollen Rezepturen das externe Anreiben in der Fantaschale entfallen kann. Hierzu laufen die herstellerseitigen Untersuchungen noch, sodass bezüglich der Anwendbarkeit laufend mit neuen Erkenntnissen zu rechnen ist. Bisher ist das sogenannte „2-schrittige Mischen" nur für Krukengrößen von 30 bis 100 g empfohlen. Für welche konkreten Rezepturen diese Vorgehensweise empfohlen wird, kann dem jeweils aktuellsten Rezepturhandbuch entnommen werden.

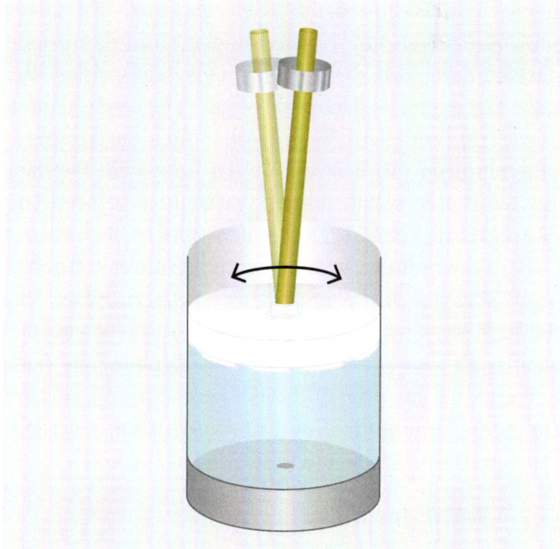

Abb. 17.4 Bei Topitec®-Kruken führt eine Schaukelbewegung dazu, dass der Hubboden leicht schräg steht und die Luft ringsum am Rand des Hubbodens entweichen kann.

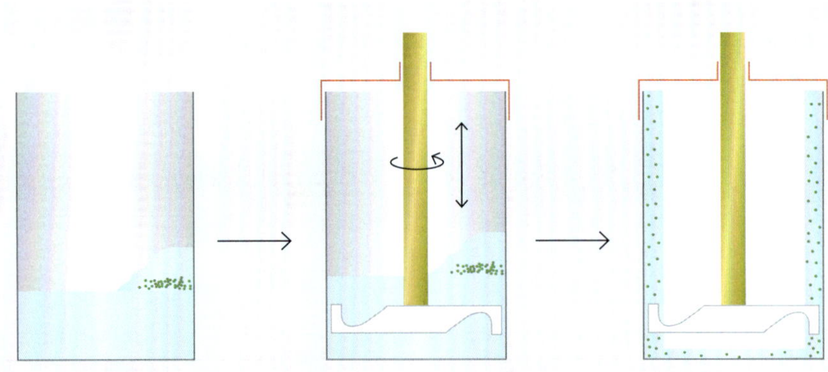

Abb. 17.5 Durchführen eines Anreibevorgangs im Unguator® (Beschreibung siehe Text)

Wahl des Rührwerkzeugs

Bei Verwendung des Topitec® stellt sich die Frage nach der Wahl des Rührwerkzeugs nicht, da es durch die Ansatzgröße bzw. das verwendete System vorgegeben ist. Rezepturansätze können nur mit Einweg-Mischscheiben hergestellt werden, während im Defektursystem ein Mehrwegrührer zum Einsatz kommt.

Für den Unguator® stehen jedoch grundsätzlich zwei unterschiedliche Rührwerkzeuge zur Verfügung: Einwegrührer (EWR) und Standardflügelrührer (SFR). Die Wahl zwischen diesen beiden ist abhängig von der Art der Zubereitung. Sofern ein Anreibevorgang erforderlich ist, muss der Standardflügelrührer verwendet werden. Generell wird daher für die Herstellung von Suspensionszubereitungen die Verwendung des Standardflügelrührers empfohlen. Einwegrührer sind vor allem für Emulsionen und Gele geeignet. Vor allem beim Kaltrühren von Zubereitungen kann damit eine stärkere Zerteilung der Tröpfchen erreicht werden. Bei stark färbenden Substanzen ist die Verwendung von Einwegrührern ebenfalls sinnvoll. Sollen Suspensionszubereitungen mit Einwegrührern hergestellt werden, müssen Rezepturkonzentrate verwendet werden, da Einwegrührer keine Agglomerate zerkleinern können.

Bei Verwendung der Standardflügelrührer können je nach Rezeptur in seltenen Fällen unvermischte Bestandteile in Strömungsnischen des Rührers zurückbleiben. Fallen bei der Endkontrolle Agglomerate oder Pulvernester auf, sollten diese abgekratzt und an eine andere Stelle innerhalb der Kruke überführt werden. Danach ist der Rührvorgang zu wiederholen.

17.2.4 Wahl der Rührparameter

Rezepturhandbücher

Die Gerätehersteller bieten auf ihren Websites ständig aktualisierte Herstellungshinweise zu konkreten Rezepturen, die in Rezepturhandbüchern zusammengefasst sind. Die Empfehlungen basieren größtenteils auf Ringversuchen des ZL, an denen die Gerätehersteller regelmäßig teilnehmen. Eine Aktualisierung und Erweiterung erfolgt laufend. Es bietet sich daher an, in der Apotheke eine aktuelle Liste bereitzuhalten, mit der schnell überprüft werden kann, ob eine bestimmte Rezeptur bereits in diesen Handbüchern zu finden ist.

Topitec®

Für den Topitec® BASIC existiert kein eigenes Rezepturhandbuch, es wird jedoch empfohlen, auf die Hinweise zum Topitec® Automatic zurückzugreifen. Diese unterscheiden sich zum Teil deutlich von den Empfehlungen, die zum Topitec® Touch gegeben werden. Dies liegt vor allem daran, dass ab dem Topitec® Touch die meisten Rührprozesse zweistufig erfolgen. In den Handbüchern sind dabei nicht nur Empfehlungen zur Herstellung konkreter wirkstoffhaltiger Rezepturen enthalten, ein großer Teil widmet sich auch der Herstellung von Grundlagen (sowohl Cremes, als auch Gelen) aus Einzelbestandteilen.

Im Topitec® Touch und im Topitec® Expert sind die im Rezepturhandbuch beschriebenen Zubereitungen zudem in Form von voreingestellten Rührprogrammen hinterlegt.

Unguator®

Auch für die verschiedenen Generationen des Unguator® stehen auf der Homepage des Herstellers Rührempfehlungen zum Download bereit. Bei neueren Geräten der Generationen QMS und 2 100 sowie dem Modell Unguator® PRO sind außerdem diverse Rezepturen bereits einprogrammiert, sodass die passenden Parameter besonders einfach ausgewählt werden können.

Systemparametertabellen

Die Gerätehersteller stellen allgemeine Systemparametertabellen zur Verfügung, die eine Orientierungshilfe bieten, wenn keine Problemwirkstoffe oder -grundlagen verarbeitet werden und auch kein expliziter Hinweis zur konkreten Rezeptur existiert. Ihr Aufbau unterscheidet sich in Abhängigkeit vom Gerätetyp mitunter deutlich. Gemeinsam ist ihnen, dass die Art der herzustellenden Rezeptur bzw. die verwendete Grundlage vor allem die Rührgeschwindigkeit beeinflusst, während die Rührdauer vor allem – jedoch nicht nur – von der Ansatzmenge abhängt.

Topitec®

Für Topitec® BASIC und Topitec® Automatic erfolgt die Unterteilung nach der konkreten Grundlage und der Krukengröße. Empfindliche Grundlagen wie Kühlcreme DAB oder auch das Hydrophobe Basisgel DAC werden bei nur 700 U/min gerührt, während Basiscreme DAC generell bei 1 500 U/min verarbeitet werden kann. Die meisten Salben und viele Cremes werden bei 1 000 U/min gerührt, Gele bei 500 U/min. Die Rührdauer erstreckt sich von 3 Minuten für 20-Gramm-Kruken bis hin zu 12 Minuten für 200-Gramm-Kruken.

Für Topitec® Touch und Topitec® Expert hingegen werden die Grundlagen in verschiedenen Kategorien zusammengefasst:

- Creme fest (z. B. Kühlcreme DAB, Wollwachsalkoholcreme DAB, Hydrophobe Basiscreme DAB),
- Creme weich (z. B. Basiscreme DAC, Anionische hydrophile Creme DAB),
- Emulsion, Lotion, Schüttelmixtur (z. B. Hydrophile Basisemulsion DAC),
- Gel (z. B. 2-Propanolhaltiges Carbomergel DAB),
- Paste (z. B. Zinkpaste DAB),
- Salbe (z. B. Vaselin, Wollwachsalkoholsalbe DAB, Macrogolsalbe DAC).

Für Cremes, Pasten und Salben werden in diesen Geräten generell zweistufige Prozesse empfohlen, wobei für die erste Stufe eine kürzere Zeit bei (meist) höherer Geschwindigkeit gewählt wird. Auch hier verlängert sich die Mischzeit bei der Verwendung größerer Kruken.

Unguator®

Die Unguator®-Tabellen sind nach Rezepturtypen untergliedert. Die Einteilung unterscheidet folgende Kategorien:

- Emulsionssalben / Lösungssalben ohne Wärmeanwendung (z. B. Einarbeitung von löslichen Wirkstoffen oder Wasser in fertige Grundlagen),
- Emulsionssalben / Lösungssalben mit Wärmeanwendung (z. B. Herstellung von Cremes aus Einzelbestandteilen),
- Suspensionssalben, differenziert nach Feststoffanteil über/unter 2 % (alle Zubereitungen, in die ein suspendierter Wirkstoff eingearbeitet wird),
- Gele (Herstellung aus Einzelbestandteilen),
- Besonderheiten (z. B. Rezepturen mit oberflächenaktivem Wirkstoff oder scherempfindlichen Grundlagen, außerdem Verarbeitung von habfesten Rezepturkonzentraten; für letztgenannten Fall gibt es ab dem Unguator® BASIC die Kategorie „Weich in Weich").

Hinweise im DAC/NRF

Bei einigen Rezepturen (◻ Tab. 17.3) sind auch im DAC/NRF Besonderheiten bei der Herstellung im (halb-)automatischen Rührsystem aufgeführt. Diese beschreiben möglicherweise auftretende Probleme und geben Handlungsempfehlungen, ohne jedoch konkrete Rührparameter zu nennen.

Hersteller-Support

Beide Gerätehersteller bieten die Möglichkeit des individuellen Supports über E-Mail oder Telefon. Die entsprechenden Kontaktmöglichkeiten sind ◻ Tab. 17.1 zu entnehmen.

Vorgehensweise bei neuen Rezepturen

Trotz der stetig wachsenden Zahl von Rezepturen mit validierten Rührprozessen kann noch immer der Fall eintreten, dass eine neue Fragestellung auftaucht. Handelt es sich bei den Rezepturbestandteilen um unproblematische Substanzen, orientiert sich die Herstellung an den Systemparametertabellen der Gerätehersteller. Dies ist zwar keine Erfolgsgarantie, führt aber in vielen Fällen zu akzeptablen Ergebnissen.

Handelt es sich indes um Substanzen, deren Verarbeitung in Rührsystemen bekanntermaßen Probleme bereitet, ist diese Vorgehensweise nicht zu empfehlen. Möglicherweise wurden jedoch bereits ähnliche Rezepturen validiert, sodass eine Übertragung der entsprechenden Parameter auf die neue Zubereitung denkbar erscheint. Dies sollte bevorzugt nach Rücksprache mit den Geräteherstellern geschehen, da dort viele Erfahrungswerte vorliegen. Zudem werden die Hersteller durch sich häufende Anfragen für bestimmte Probleme sensibilisiert und können entsprechende Empfehlungen erarbeiten. Für selten vorkommende Rezepturen oder bei Zeitmangel ist jedoch auch ein Ausweichen auf die manuelle Herstellung in der Fantaschale denkbar.

Der Entscheidungsbaum in ○ Abb. 17.6 zeigt, wie die Apotheke, in Abhängigkeit von der jeweiligen Ausgangssituation, schnell und zuverlässig zur Festlegung adäquater Rührparameter gelangt.

Dokumentation

Es ist unbedingt zu empfehlen, die verwendeten Rührparameter so exakt wie möglich im Herstellungsprotokoll zu dokumentieren, um eine reproduzierbare Qualität der konkreten Rezeptur zu ermöglichen. Dies gilt insbesondere für:

- einzelne Einwaagen im Sandwichverfahren,
- Krukengröße/-art,
- Rührwerkzeug (im Unguator®),
- Rührdauer und -geschwindigkeit,
- Inprozesskontrollen,
- Wiederholung von Prozessschritten aufgrund unzureichender Ergebnisse von Inprozesskontrollen,
- verwendete Zubehörteile (Applikatoren, Variodüsen, Dosierhülse o. ä.).

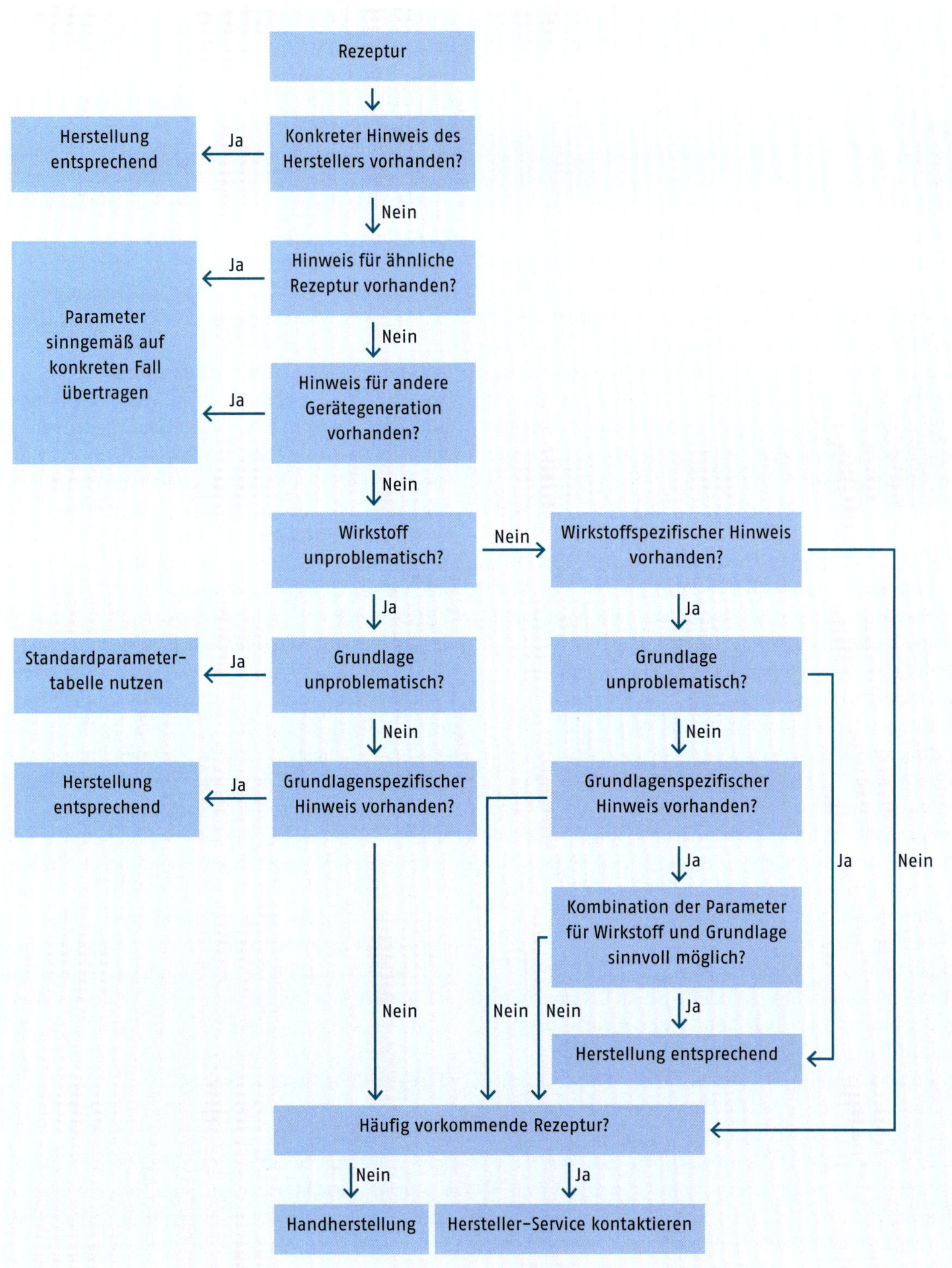

Abb. 17.6 Entscheidungsbaum zur Wahl geeigneter Parameter im automatischen Rührsystem

Organoleptische Prüfung

Gerade bei (noch) nicht standardisierten Zubereitungen ist es wichtig, sich nach dem Rührvorgang von der Qualität der hergestellten Rezeptur zu überzeugen, um den Prozess ggf. zu verlängern. Bei kritischen Rezepturen sollte die abschließende Kontrolle mit besonders großer Sorgfalt vorgenommen werden. Als kritisch sind in diesem Zusammenhang vor allem Rezepturen zu betrachten, bei denen ein niedrig konzentrierter Wirkstoff suspendiert vorliegt. Als Kontrollen bieten sich vor allem an:

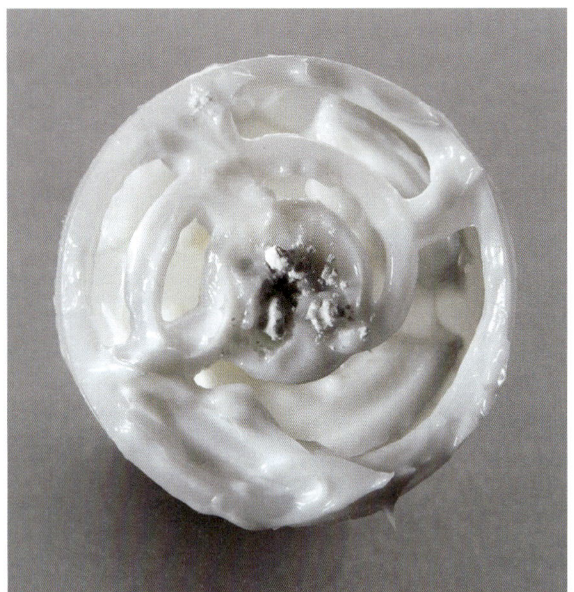

Abb. 17.7 An der Rührwelle anhaftende Feststoffagglomerate

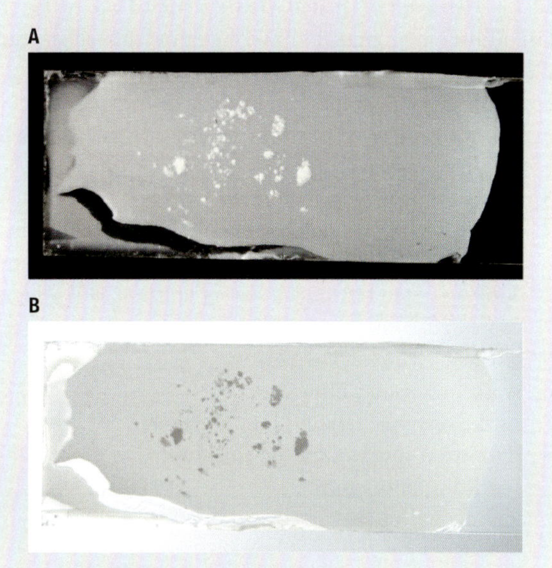

Abb. 17.8 Ausstreichtest einer inhomogenen Zubereitung **A** im Auflicht, **B** im Durchlicht

- Eine Kontrolle des Mischwerkzeugs auf anhaftende Feststoffagglomerate. Sind solche zu sehen (Abb. 17.7), müssen sie in die Kruke überführt und der Rührvorgang verlängert werden.
- Das Ausstreichen einer kleinen Probe der Zubereitung auf einer Glasplatte bzw. zwischen zwei Objektträgern. Sind hier noch Agglomerate zu erkennen (Abb. 17.8), muss der Rührvorgang ebenfalls verlängert werden. Diese Prüfung sollte im Falle des Anreibens schon durchgeführt werden, bevor die restliche Grundlage ergänzt wird.
- Die Überprüfung der Konsistenz der Zubereitung. Bei einer starken Verflüssigung muss hinterfragt werden, ob die geplante Anwendung noch möglich bzw. ob die Stabilität der Zubereitung noch gegeben ist (▸ Kap. 15). Möglicherweise genügt die Verwendung eines anderen Packmittels oder der Einsatz der kleinsten Variodüse in die Unguator®-Kruke, um das Problem zu beheben.

17.3 Rezepturbeispiel

Das folgende Rezepturbeispiel wird exemplarisch für den Unguator e/s und den Topitec® Automatic behandelt.

Verordnung

Clotrimazol	0,80 g
Gereinigtes Wasser	16,00 g
Unguentum Cordes	ad 80,00 g

M. D. S.: Dreimal täglich dünn auf die erkrankte Hautstelle auftragen.

Aufgrund der Einarbeitung von Wasser ist bei dieser Rezeptur ohne weitere Anhaltspunkte nicht auf den ersten Blick zu erkennen, welche Systemparameter geeignet sind. Für diese (bereits in zwei Ringversuchen geprüfte) Rezeptur liegen jedoch konkrete Empfehlungen der Gerätehersteller vor. Die Einarbeitung von Wasser in Unguentum Cordes ist bis zu einem Anteil von 20 % laut Angaben der Ichthyol-Gesellschaft problemlos mit einem automatischen Rührsystem möglich.

17.3.1 Herstellung mit dem Topitec® Automatic

Laut Rezepturhandbuch des Topitec® Automatic ist folgende Vorgehensweise empfohlen:

1. die Hälfte der Grundlage in die Kruke einwiegen und glattstreichen,
2. mikronisierten Wirkstoff abwiegen und ringförmig versetzt zugeben,
3. restliche Grundlage ergänzen,
4. Wasser zuletzt einwiegen,
5. Kruke verschließen und Luft entfernen,
6. Rührvorgang mit den nachfolgend empfohlenen Rührparametern.

	Standardparameter (für diese Rezeptur ungeeignet)	Empfehlung
Rührgeschwindigkeit	1 000 U/min	1. Stufe 500 U/min 2. Stufe 1 500 U/min
Rührdauer	6:00 min	1. Stufe 0:30 min 2. Stufe 5:00 min

17.3.2 Herstellung mit dem Unguator® e/s

Die Rührempfehlungen zum Unguator® e/s sehen für diese Rezeptur folgenden Herstellungsablauf vor:

1. ca. 30 % der Grundlage in der Kruke vorlegen,
2. mikronisierten Wirkstoff abwiegen und seitlich versetzt zugeben,
3. Wirkstoff mit etwas Grundlage bedecken,
4. Anreibevorgang mit den gemäß nachfolgender Tabelle empfohlenen Geräteparametern unter Verwendung des Standardflügelrührers starten; Hubboden dabei in der untersten Position belassen,
5. restliche Grundlage ergänzen,
6. Wasser als letztes Einwiegen,
7. Kruke verschließen und Luft entfernen,
8. Hauptrührvorgang mit den nachfolgend empfohlenen Rührparametern.

	Standardparameter	Empfehlung (für diese Rezeptur)
Rührgeschwindigkeit	Anreibevorgang: Stufe 8–9 Hauptrührvorgang: Stufe 8–9	Anreibevorgang: Stufe 9 Hauptrührvorgang: Stufe 9
Rührdauer	Anreibevorgang: 0:30 min Hauptrührvorgang: 2:00 min	Anreibevorgang: 0:30 min Hauptrührvorgang: 2:30 min

17.4 Arbeitshilfen

17.4.1 Hilfestellung zur Wahl der Rührparameter

Neuere Gerätegenerationen (ab Topitec® Touch bzw. Unguator® QMS/2100) enthalten verschiedene Programme, die sich zum Teil auf konkrete Rezepturen beziehen. Ältere Geräte bieten diese Option nicht, daher muss besonderes Augenmerk auf die Wahl angemessener Rührparameter gelegt werden. ◘ Tab. 17.1 nennt Quellen, die hierbei eine Hilfestellung bieten.

◘ **Tab. 17.1** Quellen für die Wahl geeigneter Rührparameter in automatischen Rührsystemen

	Topitec®	Unguator®
Systemparametertabelle	Unterteilt nach Grundlagen: Wahl der Rührgeschwindigkeit je nach Grundlage, Wahl der Rührzeit vor allem nach Ansatzmenge Tabellen existieren für: ▪ Topitec® BASIC ▪ Topitec® Automatic ▪ Topitec® Touch ▪ Topitec® Expert	Unterteilt nach Rezepturtypen: Wahl von Rührgeschwindigkeit und -dauer sowie Anzahl der Prozessschritte vorgegeben Tabellen existieren für: ▪ Unguator® B/R ▪ e/s ▪ QMS ▪ 2100 ▪ BASIC ▪ EMP
Rezepturhandbuch	Enthält Rezepturhinweise zur Herstellung von standardisierten und frei komponierten Rezepturen sowie Grundlagen. Rezepturhandbücher zum Download verfügbar für: ▪ Topitec® Automatic (ebenfalls passend für Topitec® BASIC) ▪ Topitec® Touch ▪ Topitec® Expert	Enthält Rezepturhinweise zur Herstellung von standardisierten und frei komponierten Rezepturen. Rezepturhandbücher zum Download verfügbar für: ▪ Unguator® B/R ▪ e/s ▪ QMS ▪ 2100
Website	www.topitec.de	www.unguator.de
Telefon-Hotline	02624 107-145 02624 107-146	0951 58255
E-Mail	info@wepa-apothekenbedarf.de	kontakt@unguator.com

17.4.2 Problemwirkstoffe

Die Verarbeitung einiger Wirkstoffe im automatischen Rührsystem kann problematisch sein. Die häufigsten Probleme und adäquate Lösungsmöglichkeiten sind in ◘ Tab. 17.2 aufgeführt.

Bitte beachten Sie

Die Liste der Problemwirkstoffe ist weder vollständig noch abschließend. Insbesondere zu selten rezeptierten Wirkstoffen existieren wenige, allgemein zugängliche Erfahrungswerte für die Verarbeitung in automatischen Rührsystemen. Vor allem bei Substanzen, die den gelisteten Problemwirkstoffen ähnliche Eigenschaften (Grenzflächenaktivität, Thermolabilität, stark temperaturabhängige Löslichkeit) aufweisen, ist grundsätzlich mit vergleichbaren Schwierigkeiten zu rechnen.

◘ **Tab. 17.2** Problemwirkstoffe bei Verarbeitung im automatischen Rührsystem

Wirkstoff	Problem → Lösung
Chlorhexidindigluconat	Verflüssigung der Zubereitung bei zu hoher Rührgeschwindigkeit → niedrigste Geschwindigkeit wählen, Rührdauer erhöhen
Diltiazemhydrochlorid	Verflüssigung der Zubereitung bei zu hoher Rührgeschwindigkeit → Rührgeschwindigkeit reduzieren
Erythromycin	Benetzung problematisch → Anreibevorgang erforderlich
Glucocorticoide	Zerteilung von Agglomeraten häufig schwierig → Kontrolle auf Agglomerate, evtl. Anreibevorgang
Harnstoff	Zubereitungen mit gelöstem Wirkstoff: Zubereitung nach Rührvorgang körnig → Wartezeit zum Temperaturausgleich einhalten, Rührvorgang ggf. wiederholen
	Zubereitungen mit suspendiertem Wirkstoff in hoher Konzentration: Harnstoff ist thermolabil → Rührgeschwindigkeit senken, Rührdauer verlängern, evtl. Wartezeiten einplanen
Metronidazol	Zu hohe Wärmebelastung führt zu Rekristallisation → vorgekühlte Grundlage verwenden, evtl. Rührgeschwindigkeit reduzieren und Rührdauer verlängern
Polidocanol	Verflüssigung der Zubereitung → nur standardisierte und validierte Rezepturen mit geprüften Parametern im Rührsystem herstellen

17.4.3 Konkrete Rezepturhinweise

Zu vielen Rezepturen geben die Hersteller automatischer Rührsysteme konkrete Verarbeitungshinweise. Diese werden, insbesondere im Zusammenhang mit den Ringversuchen des ZL, laufend aktualisiert. Darüber hinaus werden auch im DAC/NRF rezepturspezifische Besonderheiten für die Herstellung im automatischen Rührsystem beschrieben. Um den Apotheken die alltägliche Recherche zu konkreten Rezepturen zu erleichtern, führt ◘ Tab. 17.3 die verfügbaren Hinweise unterschiedlicher Quellen übersichtlich zusammen und vermerkt kurz, auf welche Aspekte bei der jeweiligen Herstellung besonders zu achten ist. Die Nennung sämtlicher Einzelheiten für alle Gerätegenerationen würde den Rahmen dieses Werkes jedoch sprengen, weshalb für detaillierte Angaben auf die in der Tabelle genannten Quellen verwiesen werden muss.

Die bei der Herstellung im automatischen Rührsystem besonders zu beachtenden Aspekte lassen sich grob in drei Kategorien einteilen:

Verpackung. Aufgrund der dünnflüssigen Konsistenz mancher Zubereitungen (vor allem bei hydrophilen Emulsionen) ist unter Umständen das Umfüllen in eine Plastikflasche o. ä. ratsam. Unguator®-Nutzer können häufig alternativ die kleinste Variodüse einsetzen. Auch Licht- und Sauerstoffausschluss oder evtl. notwendiges Aufschütteln können eine Rolle spielen.

Anreibevorgang bzw. Verwendung von Rezepturkonzentraten. Der Standard-Anreibevorgang im Unguator® für Suspensionszubereitungen mit niedrigem Wirkstoffgehalt (▸ Kap. 17.2.3) wird in ◘ Tab. 17.3 nicht explizit erwähnt. Eine Markierung in der Spalte „Anreibevorgang/Konzentrate“ bedeutet vielmehr, dass das Standardverfahren möglicherweise nicht zum gewünschten Erfolg führt, sodass ein intensivierter Anreibevorgang oder die Verwendung von Rezepturkonzentraten dringend empfohlen wird.

Rührgeschwindigkeit anpassen bzw. Konsistenz beachten. In den meisten Fällen wird die Verringerung der Umdrehungsgeschwindigkeit gegenüber den Standardparametern bei gleichzeitiger Verlängerung der Rührzeit empfohlen. Auch eine eventuelle Verflüssigung durch den automatischen Rührvorgang wird in dieser Spalte markiert.

Ein Kreuz in Klammern (X) in einer der Spalten bedeutet, dass die entsprechende Problematik nicht in jedem Rührsystem beschrieben wurde.

Bitte beachten Sie

Ist nachfolgend von Standardparametern die Rede, so bezieht sich dies auf die in ▶Kap. 17.2.4 erläuterten Standardrührparametertabellen. Da sich diesbezüglich jedoch nicht alle Gerätegenerationen gleich verhalten, sind in Abhängigkeit vom konkret verwendeten Rührermodell möglicherweise individuelle Einschränkungen zu berücksichtigen. Der Begriff „Standardparameter" meint daher explizit *nicht* die beim Einschalten des Geräts voreingestellten Rührparameter.

Tab. 17.3 Besonderheiten konkreter Rezepturen bei der Herstellung in automatischen Rührsystemen

Grundlage (ggf. NRF-Nummer)	Quellen			Besonders zu beachtende Aspekte			Bemerkung
	DAC/NRF	Topitec®	Unguator®	Verpackung	Anreibevorgang Konzentrate	Geschwindigkeit Konsistenz	
Aluminiumchlorid-Hexahydrat							
Gel NRF 11.24.	X	X					DAC/NRF: Trübung durch zu hohe Umdrehungsgeschwindigkeit Topitec®: Gelbildner anreiben und dann langsam rühren, Quellvorgang (ca. 1 Stunde) abwarten, ggf. erneut langsam rühren
Viskose Lösung NRF 11.132.	X						DAC/NRF: Trübung durch zu hohe Umdrehungsgeschwindigkeit
Ammoniumbituminosulfonat							
Wollwachsalkoholsalbe DAB und Wasser NRF 11.12.	X	X					
Betamethasonvalerat							
Hydrophile Hautemulsionsgrundlage NRF 11.47.	X	X	X	X			Schüttelmixturflasche mit Klappscharnierverschluss als Packmittel Topitec®: Standardparameter Unguator: verlängerter Hauptrührvorgang
Kühlcreme DAB		X	X			(X)	Topitec®: Standardparameter Unguator®: gekühlte Grundlage, langsamer und länger rühren
Chlorhexidindigluconat							
Basiscreme DAC NRF 11.116.	X	X				X	Rührgeschwindigkeit auf Minimum reduzieren

(X) bedeutet, dass das entsprechende Problem nicht in jedem Rührsystem beschrieben wurde

Tab. 17.3 Besonderheiten konkreter Rezepturen bei der Herstellung in automatischen Rührsystemen (Fortsetzung)

Grundlage (ggf. NRF-Nummer)	Quellen			Besonders zu beachtende Aspekte			Bemerkung
	DAC/NRF	Topitec®	Unguator®	Verpackung	Anreibevorgang Konzentrate	Geschwindigkeit Konsistenz	
Chlorhexidindigluconat + Triamcinolonacetonid → siehe Triamcinolonacetonid + Chlorhexidindigluconat							
Clioquinol							
Titandioxid-Schüttelmixtur (modifizierte Lotio alba aquosa)		X	X	X	X		Topitec®: Wirkstoff mit Glycerol 85 % in der Fantaschale anreiben; intensiver Mischvorgang; geeignetes Abgabegefäß verwenden Unguator®: geeignetes Abgabegefäß verwenden
Clobetasolpropionat							
Basiscreme DAC NRF 11.76.		X	X				Topitec®: Standardparameter Unguator®: Rührvorgang etwas verlängert
Clotrimazol							
Anionische Hydrophile Creme DAB		X					Topitec®: Standardparameter
Unguentum Cordes® inkl. Wasserzusatz		X	X				Topitec®: zweistufiger Prozess empfohlen Unguator®: Hauptrührvorgang etwas verlängert
Dexamethason							
Anionische Hydrophile Creme DAB		X	X				Topitec®: Standardparameter (wurde überarbeitet) Unguator®: Standardparameter (wurde überarbeitet)
Diltiazem-Hydrochlorid							
Basiscreme DAC NRF 5.7.	X	X				X	Deutliche Reduktion der Rührgeschwindigkeit
Dimethylsulfoxid							
Basiscreme DAC NRF 2.6.	X						Exotherme Reaktion bei größeren Ansätzen beachten
Dithranol (evtl. mit Salicylsäure)							
Abwaschbare Salbengrundlage NRF 11.52.	X					X	Starke Konsistenzerniedrigung der Grundlage → Sedimentationsgefahr
Vaselin NRF 11.51.	X			X			Licht-/Sauerstoffausschluss → Aluminiumtuben als Packmittel

(X) bedeutet, dass das entsprechende Problem nicht in jedem Rührsystem beschrieben wurde

◘ **Tab. 17.3** Besonderheiten konkreter Rezepturen bei der Herstellung in automatischen Rührsystemen (Fortsetzung)

Grundlage (ggf. NRF-Nummer)	Quellen			Besonders zu beachtende Aspekte			Bemerkung
	DAC/NRF	Topitec®	Unguator®	Verpackung	Anreibevorgang Konzentrate	Geschwindigkeit Konsistenz	
Erythromycin							
Basiscreme DAC NRF 11.77.	X	X			X	X	Topitec®: Anreiben des Wirkstoffs in der Kruke, Rührgeschwindigkeit und Zeiten variieren teilweise
Ethanolhaltiges Gel NRF 11.84.	X						Herstellung aus Einzelbestandteilen im Rührsystem prinzipiell möglich (Herstellerhinweise für die Gelherstellung beachten)
Linola®		X	X		X		Topitec®: externer Anreibevorgang empfohlen; Linola® nicht in Systemparametertabelle gelistet Unguator®: Anreibe- und Hauptrührvorgang bei niedriger Geschwindigkeit deutlich verlängert
Erythromycin + Metronidazol							
Basiscreme DAC NRF 11.138.	X	X	X		X		Anreiben problematisch, vorgekühlte Grundlage verwenden
Harnstoff							
Anionische Hydrophile Creme DAB NRF 11.71.		X	X				Topitec®: teilweise reduzierte Rührdauer Unguator®: Standardparameter (EWR verwenden)
Hydrophile Basisemulsion DAC NRF 11.72.	X			X			Schüttelmixturflasche mit Klappscharnierverschluss als Packmittel
Kühlcreme DAB		X					Topitec®: zweimaliges Durchlaufen des Standardprozesses, pausieren zum Temperaturausgleich
Wollwachsalkoholcreme DAB NRF 11.74.	X	X					Herstellung durch Einarbeiten von Puffer und Wasser im Rührsystem möglich Topitec®: zweistufiger Prozess: 1. Wasseranteil in Creme einarbeiten, 2. Harnstoff und restliche Bestandteile einarbeiten
Hydrocortison							
Basiscreme DAC NRF 11.36.		X	X			(X)	Topitec®: Standardparameter Unguator®: Anreibevorgang teilweise deutlich verlängert
Hydrocortisonacetat							
Nichtionische Hydrophile Creme DAB NRF 11.15.		X	X		(X)		Topitec®: Anreibevorgang beachten Unguator®: Hauptrührvorgang verlängert

(X) bedeutet, dass das entsprechende Problem nicht in jedem Rührsystem beschrieben wurde

Tab. 17.3 Besonderheiten konkreter Rezepturen bei der Herstellung in automatischen Rührsystemen (Fortsetzung)

Grundlage (ggf. NRF-Nummer)	Quellen			Besonders zu beachtende Aspekte			Bemerkung
	DAC/NRF	Topitec®	Unguator®	Verpackung	Anreibevorgang Konzentrate	Geschwindigkeit Konsistenz	
Metronidazol							
Gel NRF 11.65.		X	X			X	Herstellung aus Einzelbestandteilen auch im Rührsystem möglich
Anionische Hydrophile Creme DAB		X	X			(X)	Hydrophiles Rezepturkonzentrat empfohlen Topitec®: vorgekühlte Grundlage verwenden Unguator®: vorgekühlte Grundlage verwenden, Rührgeschwindigkeit reduzieren, Rührdauer verlängern
Nichtionisches wasserhaltiges Liniment DAC NRF 11.91.	X	X	X		X	X	DAC/NRF: hydrophiles Rezepturkonzentrat verwenden Topitec®: Anreiben des Wirkstoffs in der Kruke, Rührgeschwindigkeit und Zeiten variieren teilweise; vorgekühlte Grundlage verwenden Unguator®: vorgekühlte Grundlage verwenden
Metronidazol + Erythromycin → siehe Erythromycin + Metronidazol							
Mometasonfuroat							
Basiscreme DAC		X	X		(X)	(X)	Topitec®: Standardparameter Unguator®: intensivierter Anreibevorgang
Polidocanol							
Basiscreme DAC NRF 11.118.		X				X	Topitec®: deutlich reduzierte Rührgeschwindigkeit
Hydrophobes Basisgel DAC und Wasser NRF 11.119.	X			X		X	DAC/NRF: Umfüllung in Aluminiumtube oder Schüttelmixturflasche empfohlen, da ein Auslaufen der Lipide aus dem Hubboden beobachtet wurde
Wollwachsalkoholalbe DAB und Wasser		X					Topitec®: zweistufiger Prozess: 1. Wasseranteil in Creme einarbeiten, 2. Polidocanol einarbeiten
Polihexanid							
Hydrophiles Gel NRF 11.131.	X			X			Herstellung im Rührsystem möglich; zur Sterilisation / chemothermischen Behandlung in geeignetes Gefäß umfüllen
Macrogolsalbe NRF 11.137.	X	X					Herstellung möglich, visuelle Kontrolle des Geliervorganges aber erschwert

(X) bedeutet, dass das entsprechende Problem nicht in jedem Rührsystem beschrieben wurde

Tab. 17.3 Besonderheiten konkreter Rezepturen bei der Herstellung in automatischen Rührsystemen (Fortsetzung)

Grundlage (ggf. NRF-Nummer)	Quellen			Besonders zu beachtende Aspekte			Bemerkung
	DAC/NRF	Topitec®	Unguator®	Verpackung	Anreibevorgang Konzentrate	Geschwindigkeit Konsistenz	
Prednicarbat							
Basiscreme DAC + Wasser NRF 11.144.	X	X			X	X	DAC/NRF: Herstellung nur laut spezifischer Anweisung Topitec®: Anreiben des Wirkstoffs in der Kruke, Rührgeschwindigkeit und Zeiten variieren teilweise
Prednisolon + Salicylsäure							
Wollwachsalkoholcreme DAB		X	X		X		Topitec®: bei Verwendung mikronisierter Substanzen externer Anreibevorgang sowie nachträgliche Bearbeitung mit dem Dreiwalzenstuhl nötig; Standardparameter im Topitec® Touch ungeeignet Unguator®: Anreibe- und Hauptrührvorgang deutlich verlängert
Prednisolonacetat							
Basiscreme DAC NRF 11.35.		X	X		X		Topitec®: bei Verwendung mikronisierter Substanz ist ein externer Anreibevorgang empfohlen, der bei Verwendung des Konzentrats entfällt; dann Verwendung von Standardparametern Unguator®: Hauptrührvorgang etwas verlängert
Salicylsäure							
Vaselin NRF 11.43.		X					mikronisierte Substanz oder Rezepturkonzentrat verwenden
Salicylsäure + Prednisolon → siehe Prednisolon + Salicylsäure							
Steinkohlenteerlösung							
Vaselin NRF 11.87.	X	X					DAC/NRF: Herstellung nur laut spezifischer Anweisung Topitec®: zweistufiger Prozess: 1. Carbomer ohne Aufschmelzen in Vaselin einarbeiten, 2. Steinkohlenteerlösung einarbeiten
Triamcinolonacetonid							
Hydrophile Basisemulsion DAC NRF 11.90.	X						Schüttelmixturflasche mit Klappscharnierverschluss als Packmittel
Triamcinolonacetonid + Chlorhexidindigluconat							
Basiscreme DAC	X					X	Herstellung im Rührsystem nicht empfohlen (Verflüssigung)

(X) bedeutet, dass das entsprechende Problem nicht in jedem Rührsystem beschrieben wurde

Tab. 17.3 Besonderheiten konkreter Rezepturen bei der Herstellung in automatischen Rührsystemen (Fortsetzung)

Grundlage (ggf. NRF-Nummer)	Quellen			Besonders zu beachtende Aspekte			Bemerkung
	DAC/NRF	Topitec®	Unguator®	Verpackung	Anreibevorgang Konzentrate	Geschwindigkeit Konsistenz	
Triclosan							
Anionische Hydrophile Creme SR DAC NRF 11.135.	X						DAC/NRF: hochtouriges Rühren vermeiden (Wirkstoffstabilität)
Hydrophobe Basiscreme DAC NRF 11.122.	X	X	X			(X)	DAC/NRF: hochtouriges Rühren vermeiden (Wirkstoffstabilität) Topitec®/Unguator®: Standardprogramme
Zinkoxid							
als hydrophiles Liniment NRF 11.109.	X						Herstellung im Rührsystem auch aus Einzelbestandteilen möglich
mittelkettige Triglyceride NRF 11.113.	X			X			Herstellung im Rührsystem möglich, Abfüllung in Weithalsglas zwecks Aufschüttelbarkeit empfohlen

(X) bedeutet, dass das entsprechende Problem nicht in jedem Rührsystem beschrieben wurde

Weiterführende Literatur

Deutscher Arzneimittel Codex (DAC) inkl. Neues Rezeptur-Formularium (NRF), Rezepturhinweisen und Rezepturenfinder (online). Avoxa – Mediengruppe Deutscher Apotheker GmbH, Eschborn 2017

GAKO® International GmbH. Unguator®: Bedienungsanleitungen, Beispielrezepturen, Zusammenfassung der Rührparameter, aktuelle Veröffentlichungen

Seidel K, Wittmann R. Rezepturausstattung gem. ApBetrO, Deutscher Apotheker Verlag, Stuttgart 2016

WEPA Apothekenbedarf GmbH & Co KG. Topitec®: Bedienungsanleitungen, Rezepturhandbücher, Systemparametertabellen, Newsletter, Website

17

18 Raue oder körnige Zubereitungen

Kirsten Seidel

Suspendierte Wirkstoffe sollen in der Grundlage homogen verteilt sein und eine Größe aufweisen, die nicht zu einem unangenehmen Hautgefühl führt. Auch nach der Herstellung sollte möglichst kein Partikelwachstum zu beobachten sein, da dies zu einer Abnahme der Wirkung aufgrund niedrigerer Lösungsgeschwindigkeit führen kann. Nötigenfalls ist dem mit geeigneten galenischen Maßnahmen entgegenzuwirken.

18.1 Grundproblem

Halbfeste Suspensionszubereitungen zur Anwendung auf der Haut sollen eine angemessene Teilchengröße aufweisen. Die frühere Empfehlung eines maximalen Durchmessers von 180 µm ist inzwischen der Empfehlung gewichen, grundsätzlich mikronisierte Wirkstoffe zu verarbeiten. Ausgelöst durch unterschiedliche Ursachen kann es jedoch dazu kommen, dass die verarbeiteten Partikel wachsen – und zwar so weit, dass sie auf der Haut zu spüren sind, was ab einem Partikeldurchmesser von etwa 100 µm der Fall ist.

Allgemein gesprochen tritt dieses Partikelwachstum – die sog. Rekristallisation – vor allem dann auf, wenn die vorübergehend erhöhte Löslichkeit eines Wirkstoffs in der fertigen Zubereitung wieder auf das Normalmaß absinkt (meist durch Temperaturveränderungen oder Verlust bzw. Verdünnung von Lösemitteln). Dies führt dazu, dass vorhandene Kristalle als Impfkristalle fungieren, an denen sich vormals oder zwischenzeitlich gelöste Partikel wieder abscheiden.

Neben Rekristallisationserscheinungen kann aber auch der Herstellprozess selbst die Ursache für spürbare Partikel auf der Haut sein: Wurden Agglomerate nicht ausreichend zerteilt oder Ausgangsstoffe mit ungeeignet großem Partikeldurchmesser verwendet, kann dies allein schon Grund für die haptische Wahrnehmung der Partikel sein. Folglich bedarf es einer angemessenen Herstellungstechnik mit geeigneten Inprozesskontrollen, durch die etwaige Rekristallisationsursachen bewusst vermieden werden.

Die Rekristallisation ist ein Prozess, der häufig zeitverzögert abläuft: Rezepturen, die direkt nach der Herstellung noch keine größeren Kristalle aufweisen, können diese bereits am Folgetag oder aber erst nach einigen Wochen dennoch enthalten.

Neben dem unangenehmen Hautgefühl besitzen größere Partikel auch eine langsamere Lösungsgeschwindigkeit, was mit einer verminderten Wirksamkeit einhergehen kann.

18.2 Allgemeine Handlungsempfehlung

18.2.1 Verwendung mikronisierter Wirkstoffe

Mikronisierte Wirkstoffe besitzen gegenüber größeren (pulverförmigen) Partikeln einige Vorteile:

- infolge der größeren Teilchenanzahl sind sie leichter homogen in der Grundlage zu verteilen,
- sie können ihre Wirkung aufgrund der höheren Lösungsgeschwindigkeit schneller entfalten,
- sie hinterlassen kein unangenehmes Gefühl auf der Haut.

Dem gegenüber steht vor allem der Nachteil, dass mikronisierte Wirkstoffe zur Agglomeratbildung neigen. Dieser Nachteil kann aber durch einen geeigneten Herstellungsprozess (Anreiben, ▸ Kap. 18.2.3) ausgeglichen werden. Inzwischen ist eine Vielzahl von Wirkstoffen direkt in mikronisierter Form erhältlich (◘ Tab. 18.1), sodass ihre Verarbeitung in der Rezeptur größtenteils problemlos umsetzbar ist.

18.2.2 Verwendung von Rezepturkonzentraten

In Rezepturkonzentraten ist der Wirkstoff bereits in eine halbfeste Grundlage eingearbeitet. Dadurch wird die spätere homogene Verteilung erleichtert. Solche Rezepturkonzentrate können fertig bezogen oder nach einschlägigen DAC/NRF-Vorschriften selbst hergestellt werden. In der Apotheke ist vor allem die Herstellung eines Harnstoff-Rezepturkonzentrats von Bedeutung, da hierfür derzeit keine Bezugsquelle existiert. Eine entsprechende Vorschrift ist die Harnstoff-Stammverreibung 50 % (NRF S.8.).

Bei der Verwendung von Rezepturkonzentraten muss unbedingt darauf geachtet werden, dass die benötigte Einwaage anhand des tatsächlichen Wirkstoffgehalts im Konzentrat erfolgt, ggf. unter Berücksichtigung eines etwaigen Korrekturfaktors. Hinweise dazu finden sich in ▸Kap. 11. Bezugsquellen für fertige Rezepturkonzentrate sind in ◘ Tab. 18.2 gelistet.

18.2.3 Verwendung eigener Anreibungen

Grundsätzliche Vorgehensweise

Wird eine Suspensionszubereitung direkt aus einem mikronisierten Wirkstoff und einer halbfesten Grundlage hergestellt, ist immer ein separater Anreibevorgang anzuraten. Dies gilt prinzipiell sowohl für die Arbeit in der Fantaschale, als auch in automatischen Rührgeräten oder im Rolliersystem. Nur so können Agglomerate in der fertigen Zubereitung zuverlässig vermieden werden. Gerade dem Anreibeschritt ist große Aufmerksamkeit zu widmen, da sich Agglomerate in größerer Verdünnung nur noch schwer beseitigen lassen.

In der **Fantaschale** gibt man das Anreibemittel zu dem abgewogenen Wirkstoff (bei Wirkstoffmengen unter 100 mg die zehnfache Masse; bei Wirkstoffmengen über 100 mg zweimal die doppelte Masse) und vermischt beides unter regelmäßigem Abkratzen so lange, bis keine Agglomerate mehr vorhanden sind. In einem weiteren Schritt erfolgt die sog. Aufstockung mit Grundlage auf etwa 10 % der Gesamtansatzmenge. Die übrige Grundlage wird dann in der Regel insgesamt zugegeben und unter häufigem Abkratzen eingearbeitet.

Bei der Verwendung eines **Unguator®** sollen suspendierte Wirkstoffe ebenfalls angerieben werden (▸Kap. 17.2.3). Meist kann dazu die halbfeste Grundlage verwendet werden, ohne dass ein weiteres Anreibemittel nötig wäre. Hierfür ist der Standardflügelrührer einzusetzen. Als Fläche zum Anreiben dient dabei die gesamte Krukenwand. Der Boden befindet sich also in der untersten Position. Dieser Anreibevorgang wird mit etwa 30 % der Grundlage durchgeführt, wobei der Wirkstoff leicht seitlich versetzt in die Grundlage eingebettet werden sollte (○ Abb. 17.5).

Auch im **Topitec®** ist es durch ein Redesign der Mischscheiben möglich geworden, Wirkstoffe direkt in der Kruke zunächst mit einem Teil der Grundlage anzureiben, bevor die restliche Menge der Grundlage zugesetzt wird. Ein tatsächlicher Vorteil gegenüber der weniger aufwendigen Einwaage im Sandwich-Verfahren wurde z. B. für galenisch anspruchsvolle Rezepturen wie Hydrophile Erythromycin-Creme (NRF 11.77.) oder Hydrophile Metronidazol-Creme (NRF 11.91.) gezeigt.

Weitergehende Ausführungen zur Anreibung in automatischen Rührsystemen sind in ▸Kap. 17.2.3 zu finden.

Bei Verwendung des **Tubag®-Rolliersystems** soll der Wirkstoff in einem Teil des Folienbeutels mit einem Anteil der Grundlage verarbeitet werden und dann durch Ausstreichen im Beutel auf Agglomerate geprüft werden. Bei zufriedenstellender Qualität kann der Rest der Grundlage eingearbeitet werden.

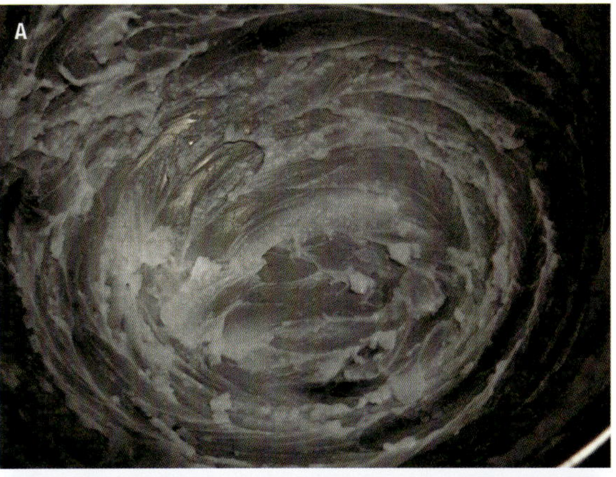

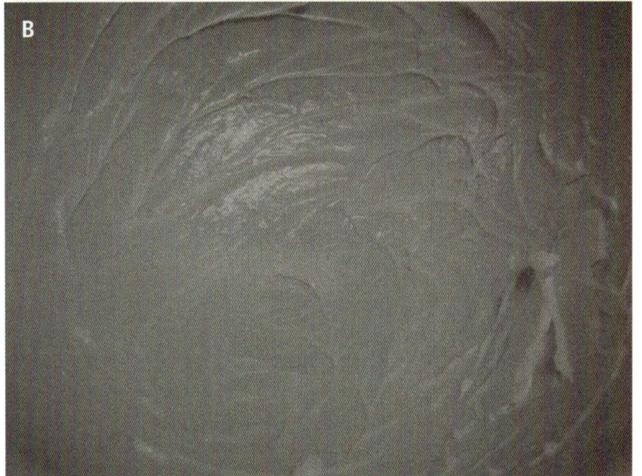

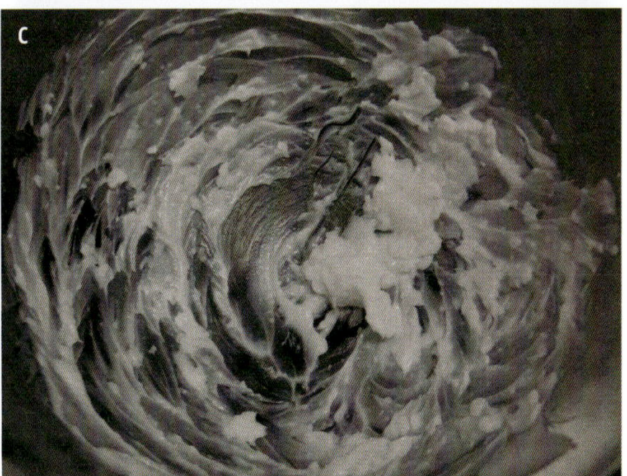

○ **Abb. 18.1** Erythromycin in Basiscreme DAC in einer Fantaschale aus **A** Edelstahl, **B** Melamin und **C** Glas

Wahl des Arbeitsgeräts

Soll – was in der Rezeptur häufig der Fall ist – ein weißer Wirkstoff in einer weißen Grundlage verteilt werden, bietet es sich bei manueller Herstellung nicht an, hierfür auch eine weiße Fantaschale (z. B. aus Melamin) zu verwenden, da etwaige Klumpen vor einem weißen Hintergrund nur sehr schwer zu erkennen sind. Stattdessen empfiehlt es sich, eine Fantaschale aus Edelstahl oder aus Glas zu verwenden, da die visuelle Kontrolle allein dadurch deutlich erleichtert wird. Veranschaulicht wird dies durch ○ Abb. 18.1, die Erythromycin in

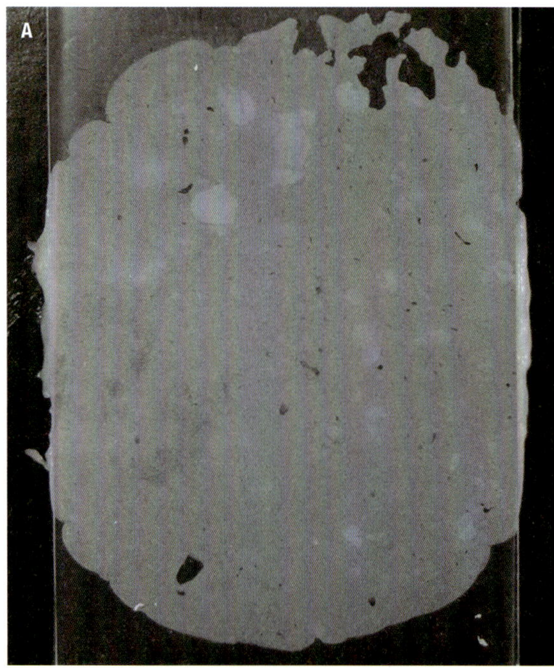

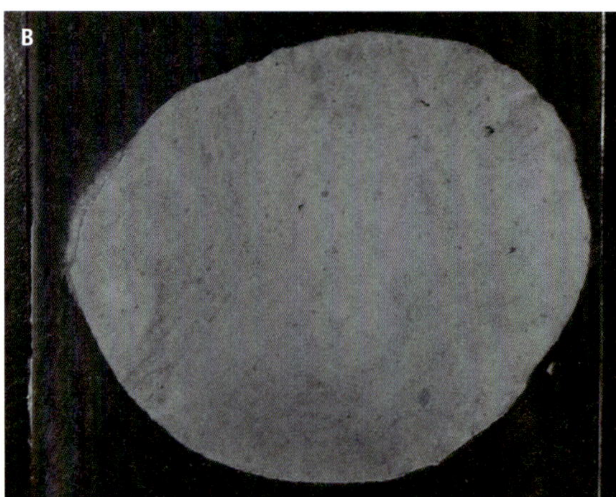

○ Abb. 18.2 Ausstreichtest zwischen zwei Objektträgern von Erythromycin in Basiscreme DAC. **A** Nach kurzem Anreiben. **B** Nach verlängertem Anreiben bis zur Agglomeratfreiheit.

Basiscreme DAC nach kurzem Anreiben – also eine durchaus noch inhomogene Zubereitung – in verschiedenen Herstellungsgefäßen zeigt.

Auf dem obersten Bild (A) wurde eine Fantaschale aus Edelstahl, in der Mitte (B) eine Fantaschale aus Melamin und unten eine Fantaschale aus Glas (C) verwendet. Es wird deutlich, dass auf der mittleren Abbildung schon die Creme selbst kaum erkennbar ist, während auf den Bildern (A) und (C) die noch vorliegenden Agglomerate deutlich sichtbar sind. Eine Überprüfung der Agglomeratfreiheit sollte zusätzlich durch das Ausstreichen einer kleinen Menge zwischen zwei Objektträgern erfolgen. Betrachtet man die ausgestrichene Probe vor einem dunklen Hintergrund, so sind Agglomerate sehr gut zu erkennen – selbst wenn die Zubereitung in der Fantaschale möglicherweise schon gut aussah.

○ Abb. 18.2 A zeigt einen Ausstreichtest der Zubereitung aus Erythromycin und Basiscreme DAC zu einem Zeitpunkt, an dem in der Fantaschale kaum noch Klumpen zu erkennen waren. Daher wurde weiter angerieben, bis die Zubereitung auch im Ausstreichtest homogen war (○ Abb. 18.2 B).

Wahl des Anreibemittels

In den einfachsten Fällen kann die Grundlage selbst als Anreibemittel verwendet werden. Hierfür ist es wichtig, dass der Wirkstoff gut von der Grundlage benetzt wird und die Konsistenz ein intensives Vermischen ermöglicht. Ist dies nicht der Fall, müssen andere Substanzen (meist Flüssigkeiten) als Anreibemittel verwendet werden, die folgende Anforderungen erfüllen:

- Das Anreibemittel muss mit allen weiteren Rezepturbestandteilen kompatibel sein und sollte die Zusammensetzung der Grundlage möglichst wenig beeinflussen. Häufig können Flüssigkeiten verwendet werden, die bereits Bestandteil der Grundlage sind.
- Der Wirkstoff darf beim Anreiben nicht gelöst werden, daher sollte die Löslichkeit der Flüssigkeit für den Wirkstoff so gering wie möglich sein.
- Das Anreibemittel muss sich gut mit der äußeren Phase einer mehrphasigen Zubereitung vermischen lassen. Geeignete hydrophobe Flüssigkeiten wären mittelkettige Triglyceride oder dickflüssiges Paraffin. Als hydrophile Anreibemittel kommen beispielsweise Glycerol oder Propylenglycol in Frage.
- Der Wirkstoff muss gut benetzt werden, um die homogene Verteilung und die Zerstörung von Agglomeraten zu ermöglichen. Häufig sind mittelkettige Triglyceride diesbezüglich eine gute Wahl.
- Das Anreibemittel darf nicht flüchtig sein, Alkohole sind daher ungeeignet.

Beispiele für standardisierte Rezepturen und geeignete Anreibemittel finden sich in □ Tab. 18.3. Darüber hinaus gibt □ Tab. 18.5 eine Übersicht über die Löslichkeit einiger schwer wasserlöslicher Arzneistoffe in verschiedenen Flüssigkeiten.

18.2.4 Vermeidung von Rekristallisationserscheinungen

Vermeidung vorübergehender Löslichkeitserhöhung

Kein Erwärmen während der Herstellung

Durch Anwendung von Wärme wird die Löslichkeit einiger Substanzen deutlich erhöht. Wärme tritt als Begleiterscheinung in automatischen Rührsystemen auf, wobei Ausmaß und Relevanz dieser Erscheinung von der Konsistenz der Grundlage, dem Feststoffanteil und der Umdrehungsgeschwindigkeit abhängen. Ein weiterer Aspekt ist die Herstellung von halbfesten Grundlagen aus Einzelbestandteilen: Grundsätzlich sollte die Einarbeitung suspendierter Wirkstoffe erst erfolgen, nachdem die Grundlage kaltgerührt wurde. Das aus gegenteiligem Vorgehen resultierende Problem zeigt ▣ Abb. 18.3.

Bei dem gezeigten Beispiel handelt es sich um **Salicylsäure**, die in Form des feinen Pulvers mit geschmolzenem Vaselin verarbeitet wurde. Anschließend erfolgte die Lagerung bei Raumtemperatur über einen Zeitraum von zwei Wochen. ▣ Abb. 18.3 A zeigt den Zustand direkt nach der Herstellung (bereits mit ungeeigneter Partikelgröße, da keine mikronisierte Ware verwendet wurde). ▣ Abb. 18.3 B entstand nach zwei Wochen. Dabei ist deutlich zu erkennen, wie stark die Kristalle gewachsen sind.

Die Verarbeitung von **Metronidazol** in automatischen Rührsystemen ist unter dem Gesichtspunkt der Erwärmung besonders problematisch. Aufgrund der hohen Wasserlöslichkeit von Metronidazol im Vergleich zur Einsatzkonzentration (die Löslichkeit liegt bei etwa 0,8 %), ist gerade bei niedrig konzentrierten Cremes (1 % Wirkstoffgehalt) häufig ein hoher gelöster Wirkstoffanteil vorhanden. Da sich Metronidazol zudem stark temperaturabhängig löst (Löslichkeit in Wasser bei 20 °C: 1,0 g/100 ml; bei 25 °C 1,1 g/100 ml), muss insbesondere bei Zubereitungen mit einem Wirkstoffgehalt um 1 % bezogen auf die Wasserphase verstärkt darauf geachtet werden, keine Wärme anzuwenden. Eine Zubereitung mit deutlich höherem Wirkstoffanteil ist aufgrund des relativ größeren ungelösten Anteils unempfindlicher für Rekristallisationserscheinungen.

Bei der Verarbeitung von Metronidazol im automatischen Rührsystem wird daher generell eine Vorkühlung der Grundlage im Kühlschrank empfohlen. Um eine Auskristallisation während der Lagerung zu vermeiden, soll die fertige Zubereitung hingegen unbedingt bei Raumtemperatur aufbewahrt werden.

Auch bei **Miconazolnitrat** wurde berichtet, dass sich bei Erwärmung ein deutlich erhöhter Wirkstoffanteil löst. Bei der Verarbeitung mit Basiscreme DAC wird in NRF 11.79. explizit darauf hingewiesen, dass bei Erwärmung im Verlauf der Herstellung eine Rekristallisation zu langen Nadeln erfolgen kann. Allerdings wird von der Verwendung von Rührsystemen nicht grundsätzlich abgeraten und auch eine Vorkühlung der Grundlage – zumindest nicht expressis verbis – empfohlen.

Keine Lösemittel beim Anreiben

Löst sich während des Anreibens ein beträchtlicher Teil des Wirkstoffs, so ist die Gefahr groß, dass es zu Rekristallisationserscheinungen kommt (sofern sich in der fertigen Rezeptur nur eine geringe Menge des Wirkstoffs löst). Beispielhaft werden im Folgenden mikroskopische Aufnahmen von **Erythromycin**-Rezepturen gezeigt, die mit unterschiedlichen Anreibemitteln hergestellt wurden. Die Grundzusammensetzung der untersuchten Zubereitungen war wie folgt:

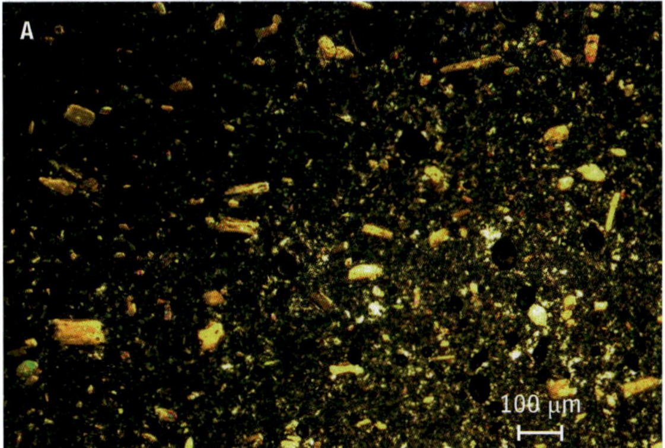

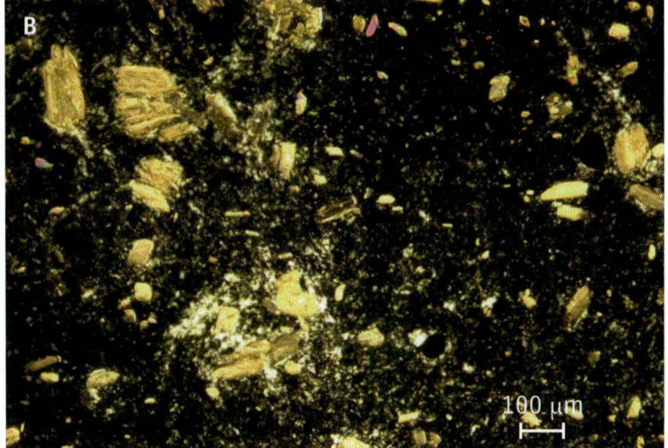

▣ **Abb. 18.3** Mit geschmolzenem Vaselin angeriebene Salicylsäure. Polarisationsmikroskopische Aufnahmen **A** direkt nach der Herstellung, **B** Kristallwachstum nach zwei Wochen

Erythromycin	0,5 g
Anreibemittel	2,0 g
Basiscreme DAC	ad 50,0 g

Zur Herstellung wurde der Wirkstoff, wie im NRF empfohlen, in einer Fantaschale in zwei Schritten mit dem Anreibemittel verrieben, bis eine klumpenfreie Zubereitung (Kontrolle zwischen zwei Objektträgern) entstanden ist. Anschließend wurde mit Basiscreme zunächst auf 5,0 g aufgestockt und schließlich auf die Gesamtansatzmenge von 50 g ergänzt. Die ▣ Abb. 18.4 bis ▣ Abb. 18.6 zeigen polarisationsmikroskopische Aufnahmen der Zubereitungen nach zweiwöchiger Lagerung bei Raumtemperatur. Dabei ist deutlich zu erkennen, dass sich die untersuchten Anreibemittel in drei Kategorien einteilen lassen:

Gute Anreibemittel. Gut geeignet sind mittelkettige Trigylceride, dickflüssiges Paraffin und 10%ige Polysorbat-20-Lösung: die Erythromycin-Kristalle sind nicht nadelförmig gewachsen, sondern liegen auch

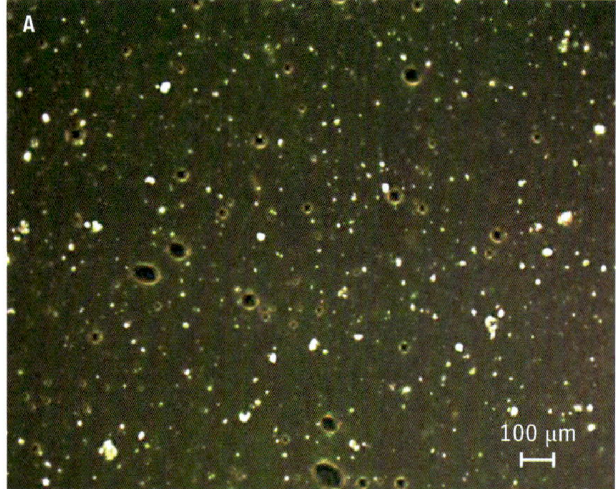

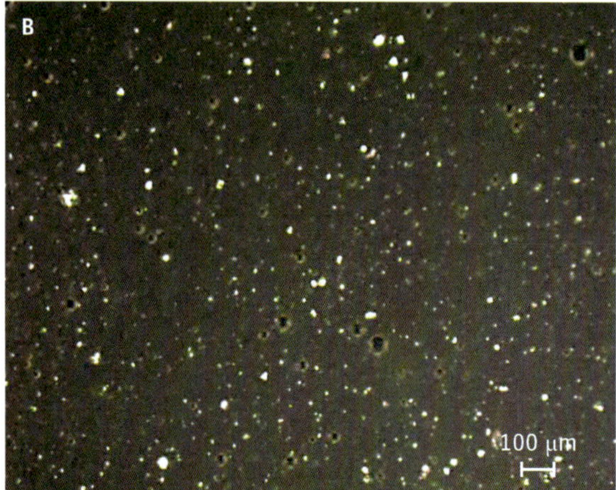

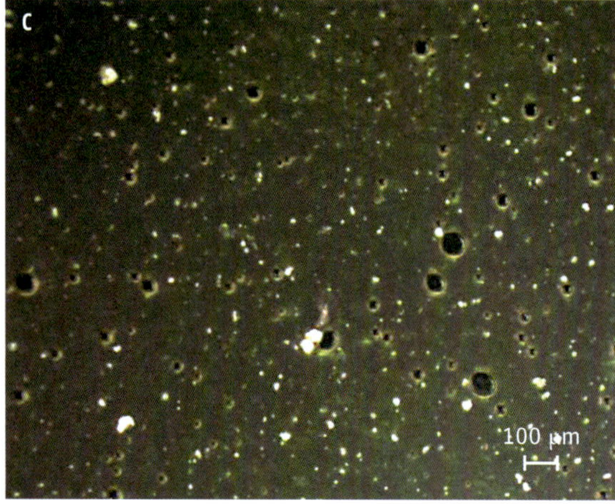

Abb. 18.4 Polarisationsmikroskopische Aufnahme von 1 % Erythromycin in Basiscreme DAC unter Verwendung verschiedener Anreibemittel. **A** Mittelkettige Triglyceride, **B** Dickflüssiges Paraffin, **C** 10%ige Polysorbat-20-Lösung

nach zwei Wochen noch in ihrer ursprünglichen regelmäßigen Partikelform vor (Abb. 18.4).

Weniger geeignete Anreibemittel. Weniger geeignet ist Propylenglycol: Zwar sind noch Kristalle in ihrer Ausgangsform zu erkennen, es haben sich aber bereits einige Nadeln gebildet, wobei davon auszugehen ist, dass sich bei längerer Lagerung noch mehr und noch größere Kristalle entwickeln (Abb. 18.5).

Die trotz einer geringeren Löslichkeit von Erythromycin schlechtere Eignung von Propylenglycol gegenüber mittelkettigen Triglyceriden (Tab. 18.5), liegt möglicherweise darin begründet, dass Basiscreme DAC selbst einen höheren Anteil Propylenglycol (nämlich 10 %) als mittelkettige Triglyceride (7,5 %) enthält.

Ungeeignetes Anreibemittel. Ungeeignet ist Ethanol: Hier sind deutlich Nadeln zu erkennen (Abb. 18.6), deren Länge mitunter bis zu 140 µm beträgt. Die Größe der Ausgangspartikel lag in der Größenordnung von 10 µm bis 30 µm. Zum einen ist die Löslichkeit von Erythromycin in Ethanol sehr hoch, zum anderen verflüchtigt sich Ethanol, sodass eine Rekristallisation unvermeidlich ist.

Kühlschranklagerung

Da die Löslichkeit einiger Substanzen bei niedriger Umgebungstemperatur deutlich unter ihrer Löslichkeit bei Raumtemperatur liegt, kann es bei der Aufbewahrung solcher Zubereitungen im Kühlschrank zu Rekristallisation bzw. Kristallwachstum kommen. Besonders deutlich wird dies am Beispiel von **Propyl-4-Hydroxybenzoat**: die Löslichkeit beträgt bei 25 °C noch etwa 0,04 %, sinkt jedoch im Kühlschrank auf ca. 0,018 % und damit unter die Konzentration in Konserviertem Wasser DAC (0,025 %). An dieser Stelle sei darauf hingewiesen, dass auch aus mikrobiologischer Sicht die Kühlschranklagerung konservierter Rezepturen grundsätzlich nicht empfehlenswert ist, da hiermit eine deutliche Verringerung der mikrobiellen Aktivität einhergehen kann (▸ Kap. 6.2.4).

Auch **Harnstoff-Cremes** neigen bei Aufbewahrung im Kühlschrank zur Rekristallisation, da die Löslichkeit von Harnstoff in Wasser bei Raumtemperatur etwa 50 % beträgt, im Kühlschrank aber auf ca. 40 % absinkt. Dank der sehr guten Wasserlöslichkeit des Wirkstoffs sind temperaturbedingte Ausfällungen in Harnstoffzubereitungen bei erneuter Erwärmung auf Raumtemperatur allerdings meist reversibel.

Verdunstungsverluste

Ein weiterer Rekristallisationseffekt, der bei wasserhaltigen **Harnstoff-Zubereitungen** auftreten kann, ist häufig auf eine ungeeignete Verpackung zurückzuführen. Gerade bei Zubereitungen mit einem hohen Wasseranteil kann es durch ungeeignete Packmittel zu relevanten Verdunstungsverlusten kommen, beispielsweise bei der Verwendung von Schraubdeckeldosen. Hierbei beginnt die Verdunstung einerseits beim Öffnen der Kruke (aufgrund der vergleichsweise großen Oberfläche), andererseits kann das Wasser auch durch die dampfdurchlässige Gefäßwandung sowie das nicht dicht abschließende Deckelgewinde entweichen. Durch den Wasserverlust wird die Löslichkeitsgrenze (möglicherweise auch nur lokal) unterschritten, sodass Harnstoffkristalle ausfallen. Sinnvoll wäre daher der Einsatz einer wasserdampfundurchlässigen Verpackung, wie etwa einer Aluminiumtube.

Umkristallisation

In wasserhaltigen Cremes kommt es bei der Verwendung von **Prednisolon** durch Umkristallisation bereits über Nacht zu Kristallwachstum. Abb. 18.7 zeigt eine prednisolonhaltige Creme direkt nach der Herstellung (A) bzw. nach kurzer Lagerung (B). Die sich bildenden Kristallbüschel sind deutlich zu erkennen. Sie bestehen aus Prednisolon-Sesquihydrat. Um diesen Effekt zu vermeiden, sollte in wasserhaltigen Rezepturen anstelle von Prednisolon grundsätzlich der Ester Prednisolonacetat verwendet werden.

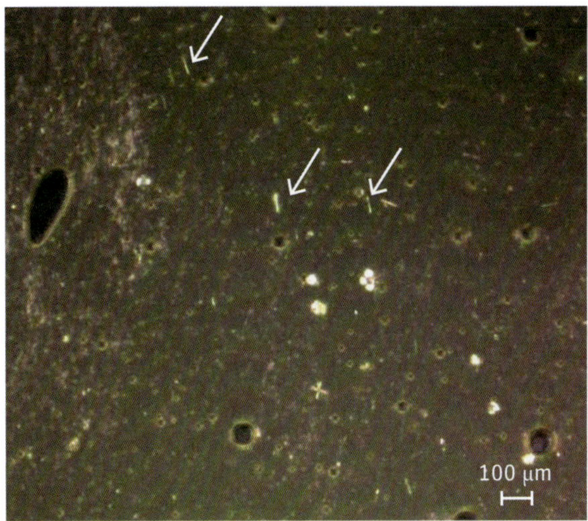

Abb. 18.5 Polarisationsmikroskopische Aufnahme von 1 % Erythromycin in Basiscreme DAC unter Verwendung von Propylenglycol als Anreibemittel. Die entstandenen Wirkstoffnadeln sind deutlich zu erkennen (Pfeile).

18

18.3 Rezepturbeispiel

Verordnung

Erythromycin	0,9 g
Ethanol 96 %	4,5 g
Linola®	ad 30,0 g

M. D. S.: Zweimal täglich auf die Wangen auftragen.

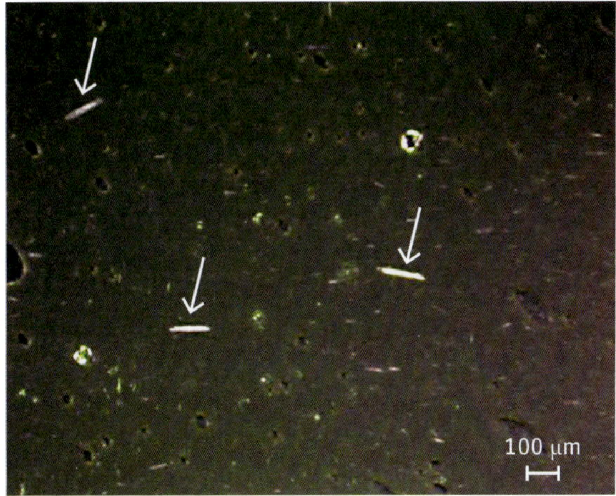

Abb. 18.6 Polarisationsmikroskopische Aufnahme von 1 % Erythromycin in Basiscreme DAC unter Verwendung von Ethanol als Anreibemittel. Die entstandenen Wirkstoffnadeln sind deutlich zu erkennen (Pfeile).

Erythromycin löst sich bei dem hier rezeptierten Mengenverhältnis annähernd vollständig in Ethanol. Dieser wird jedoch im Anschluss sowohl verdunsten, als auch während der Herstellung verdünnt. Um eine Rekristallisation zu vermeiden, ist Ethanol daher gegen ein geeignetes Anreibemittel auszutauschen, in dem sich Erythromycin nicht löst. Im konkreten Fall existiert sogar eine Empfehlung des Grundlagenherstellers (Dr. August Wolff GmbH & Co. KG Arzneimittel), derzufolge zum Anreiben eine 10%ige Polysorbat-20-Lösung verwenden werden soll. Andere geeignete Anreibemittel (je nach verwendeter Grundlage) sind Tab. 18.3 zu entnehmen.

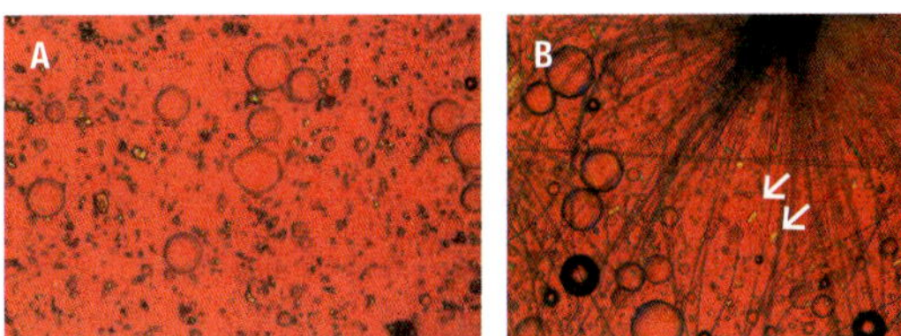

Abb. 18.7 Prednisolonhaltige Creme **A** direkt nach der Herstellung, **B** nach kurzer Lagerung, die Kristalle aus Prednisolon-Sesquihydrat sind hier deutlich zu erkennen (Pfeile).

Optimierte Rezeptur

ZRB D06-22 Erythromycin 4 % in Linola

Erythromycin	0,9 g
Polysorbat-20-Lösung 10 %	q. s.
Linola	ad 30,0 g

M. D. S.: Zweimal täglich auf die Wangen auftragen.

18.4 Arbeitshilfen

18.4.1 Bezugsquellen für mikronisiert erhältliche Wirkstoffe

Das Sortiment mikronisierter Substanzen verschiedener Ausgangsstofflieferanten für Apotheken unterscheidet sich zum Teil deutlich, sodass eine Recherche nach einer konkreten Substanz in der Regel lohnt. Die Zusammenstellung der Liste mikronisiert erhältlicher Wirkstoffe erfolgte anhand online zugänglicher Produktlisten (◘ Tab. 18.1).

Bitte beachten Sie
Vereinzelt werden mikronisierte Glucocorticoide auch in Kleinstmengen von 100 mg angeboten. Hierbei handelt es sich in der Regel um Referenzsubstanzen, deren Einsatz in der Rezeptur unwirtschaftlich ist und die daher nachfolgend nicht gelistet sind.

◘ **Tab. 18.1** Mikronisiert erhältliche Wirkstoffe

Wirkstoff	Händler	Abgabemengen
Beclometasondipropionat	Euro OTC Pharma	100 mg / 250 mg / 500 mg / 1 g / 2 g / 5 g
Betamethasondipropionat	Caelo	500 mg / 1 g / 5 g / 25 g
	Euro OTC Pharma	1 g / 5 g / 25 g
Betamethasonvalerat	Caelo	250 mg / 1 g / 5 g / 10 g / 25 g
	Euro OTC Pharma	250 mg / 500 mg / 1 g / 2,5 g / 5 g / 10 g / 25 g / 50 g / 100 g
Budesonid	Caelo	100 mg / 250 mg / 500 mg / 1 g
	Euro OTC Pharma	500 mg / 1 g / 5 g
Chloramphenicol	Euro OTC Pharma	1 g / 5 g / 10 g / 25 g / 50 g / 100 g / 250 g / 500 g / 1 kg
Clioquinol	Euro OTC Pharma	5 g / 10 g / 25 g / 50 g / 100 g / 250 g / 500 g / 1 kg
Clobetasolpropionat	Caelo	250 mg / 1 g / 5 g / 10 g / 25 g
	Euro OTC Pharma	250 mg / 500 mg / 1 g / 5 g / 10 g / 25 g / 50 g
Clotrimazol	Caelo	5 g / 25 g / 100 g / 250 g / 1 kg
	Euro OTC Pharma	5 g / 10 g / 25 g / 50 g / 100 g / 250 g / 500 g / 1 kg
Cyproteronacetat	Euro OTC Pharma	1 g / 5 g / 25 g / 500 g / 1 kg
Dexamethason	Caelo	100 mg / 500 mg / 1 g / 5 g / 25 g
	Euro OTC Pharma	100 mg / 500 mg / 1 g / 5 g / 10 g / 25 g / 50 g / 100 g
Dexamethasonacetat	Caelo	100 mg / 500 mg / 1 g / 5 g
	Euro OTC Pharma	100 mg / 250 mg / 500 mg / 1 g / 2,5 g / 5 g / 10 g / 25 g
Erythromycin	Caelo	1 g / 5 g / 10 g / 50 g / 100 g / 250 g / 1 kg
	Euro OTC Pharma	5 g / 10 g / 25 g / 50 g / 100 g / 250 g / 500 g / 1 kg
Estradiol-Hemihydrat	Euro OTC Pharma	1 g / 5 g / 10 g / 25 g / 100 g
Estriol	Caelo	250 mg / 1 g / 5 g
	Euro OTC Pharma	1 g / 5 g / 10 g / 100 g
Finasterid	Euro OTC Pharma	1 g / 5 g
Fluocinolonacetonid	Caelo	100 mg / 500 mg / 1 g
	Euro OTC Pharma	100 mg / 250 mg / 500 mg / 1 g / 5 g

Tab. 18.1 Mikronisiert erhältliche Wirkstoffe (Fortsetzung)

Wirkstoff	Händler	Abgabemengen
Hydrocortison	Caelo	1 g / 5 g / 10 g / 25 g / 100 g / 250 g
	Euro OTC Pharma	1 g / 2,5 g / 5 g / 10 g / 25 g / 50 g / 100 g / 250 g
Hydrocortisonacetat	Caelo	1 g / 5 g / 10 g / 25 g / 100 g / 250 g
	Euro OTC Pharma	1 g / 2,5 g / 5 g / 10 g / 25 g / 50 g / 100 g / 250 g
Methylprednisolon	Inresa	5 g
Metronidazol	Caelo	5 g / 25 g / 100 g / 250 g / 1 kg
	Euro OTC Pharma	5 g / 10 g / 25 g / 50 g / 100 g / 250 g / 500 g / 1 kg
Miconazolnitrat	Euro OTC Pharma	5 g / 25 g / 100 g / 1 kg
Mometasonfuroat	Caelo	100 mg / 500 mg / 1 g / 5 g / 25 g
	Euro OTC Pharma	1 g / 10 g / 50 g
Neomycinsulfat	Euro OTC Pharma	1 g / 5 g / 10 g / 25 g / 50 g / 100 g / 250 g / 500 g / 1 kg
Nystatin	Caelo	1 g / 5 g / 25 g / 100 g / 250 g / 1 kg
	Euro OTC Pharma	1 g / 5 g / 10 g / 25 g / 50 g / 100 g / 250 g / 500 g / 1 kg
Polymyxin-B-sulfat	Euro OTC Pharma	1 g / 5 g / 10 g / 50 g
Prasteron	Euro OTC Pharma	1 g / 5 g / 10 g / 25 g / 100 g / 250 g / 1 kg
Prednicarbat	Caelo	1 g / 5 g / 10 g
	Euro OTC Pharma	1 g / 5 g / 10 g / 25 g / 100 g
Prednisolon	Caelo	1 g / 5 g / 25 g
	Euro OTC Pharma	1 g / 5 g / 10 g / 25 g / 50 g / 100 g
Prednisolonacetat	Caelo	1 g / 5 g / 25 g
	Euro OTC Pharma	1 g / 5 g / 10 g / 25 g / 50 g / 100 g / 1 kg
Prednison	Caelo	1 g / 5 g / 25 g
	Euro OTC Pharma	1 g / 5 g / 10 g / 25 g
Prognenolon	Euro OTC Pharma	1 g / 5 g / 10 g / 25 g / 100 g
Progesteron	Caelo (mikrobiell)	1 g / 5 g / 25 g / 100 g / 250 g / 1 kg
	Caelo (synthetisch)	25 g / 100 g / 250 g / 1 kg
	Euro OTC Pharma (95 % < 10 µm)	250 g / 1 kg
	Euro OTC Pharma (99 % < 20 µm)	1 g / 5 g / 10 g / 25 g / 50 g / 100 g / 250 g / 1 kg / 5 kg
Salicylsäure	Caelo	100 g / 250 g / 1 kg / 5 kg
Selendisulfid	Euro OTC Pharma	5 g / 10 g / 25 g / 50 g / 100 g / 250 g
Testosteron	Caelo	1 g / 5 g / 25 g
	Euro OTC Pharma	1 g / 5 g / 25 g / 500 g
	Fagron	5 g / 25 g

▫ Tab. 18.1 Mikronisiert erhältliche Wirkstoffe (Fortsetzung)

Wirkstoff	Händler	Abgabemengen
Testosteronpropionat	Caelo	1 g / 5 g / 25 g
	Euro OTC Pharma	1 g / 5 g / 10 g / 25 g / 500 g / 1 kg
Tretinoin	Caelo	500 mg / 1 g / 5 g
Triamcinolon	Caelo	250 mg / 500 mg / 1 g
Triamcinolonacetonid	Caelo	250 mg / 500 mg / 1 g / 5 g / 10 g / 25 g / 100 g
	Euro OTC Pharma	1 g / 2,5 g / 5 g / 10 g / 25 g / 50 g / 100 g

18.4.2 Bezugsquellen für Rezepturkonzentrate

Mittlerweile können viele Rezepturkonzentrate direkt bezogen werden, sodass die aufwendigere Eigenherstellung entfällt. Die Zusammenstellung von ▫ Tab. 18.2 erfolgte anhand online zugänglicher Produktlisten. Über die Qualität der Konzentrate hinsichtlich ihrer Partikelgrößenverteilung kann keine Aussage gemacht werden.

Bitte beachten Sie

- Bei der Verarbeitung von Rezepturkonzentraten ist für die Berechnung der notwendigen Einwaage nicht nur der nominelle Gehalt der Stammzubereitung, sondern auch der sich möglicherweise aus einem etwaigen Mindergehalt (vgl. Analysenzertifikat) ergebende Einwaagekorrekturfaktor zu berücksichtigen.
- Um Probleme bei der Verarbeitung des Rezepturkonzentrats zu vermeiden, ist darauf zu achten, dass die Grundlage des Rezepturkonzentrats mit der Grundlage der Zubereitung problemlos mischbar und kompatibel ist.

▫ Tab. 18.2 Rezepturkonzentrate und ihre Bezugsquellen

Wirkstoff, Konzentration	Grundlage	Konzentrattyp	Bezugsquelle	Abgabemengen
Betamethasonvalerat 1 %	Basiscreme DAC	Ambiphil	PKH (apomix)	50 g / 100 g
Betamethasonvalerat 1,22 %	Basis Cordes® RK	Ambiphil	Ichthyol	10 g
Clobetasolpropionat 0,5 %	Basis Cordes® RK	Ambiphil	Ichthyol	10 g
	Basiscreme DAC	Ambiphil	PKH (apomix)	50 g / 100 g
Clotrimazol 10 %	Basis Cordes® RK	Ambiphil	Ichthyol	10 g
Dexamethason 1 %	Nichtionische Hydrophile Creme SR	Hydrophil	PKH (apomix)	30 g / 100 g
Gentamicin 1 %	Basis Cordes® RK	Ambiphil	Ichthyol	10 g
Methoxsalen 0,006 %	Basis Cordes® RK	Ambiphil	Ichthyol	10 g
Metronidazol 10 %	Nichtionische Hydrophile Creme SR	Hydrophil	PKH (apomix)	100 g
Metronidazol 25 %	Weißes Vaselin	Lipophil	Caelo	50 g
Prednisolon 1 %	Nichtionische Hydrophile Creme SR	Hydrophil	PKH (apomix)	100 g
Salicylsäure 5 %	Gelbes Vaselin	Lipophil	PKH (apomix)	100 g / 500 g

Tab. 18.2 Rezepturkonzentrate und ihre Bezugsquellen (Fortsetzung)

Wirkstoff, Konzentration	Grundlage	Konzentrattyp	Bezugsquelle	Abgabemengen
Salicylsäure 50 %	Gelbes Vaselin	Lipophil	PKH (apomix)	100 g
	Nichtionische Hydrophile Creme SR	Hydrophil	PKH (apomix)	100 g
	Weißes Vaselin	Lipophil	Caelo	100 g / 250 g / 1 kg / 5 kg
Triamcinolonacetonid 1 %	Nichtionische Hydrophile Creme SR	Hydrophil	PKH (apomix)	50 g
Triamcinolonacetonid 2 %	Weißes Vaselin	Lipophil	Caelo	20 g

18.4.3 In Rezeptursammlungen empfohlene Anreibemittel

Vor allem das NRF, aber auch die Informationsmaterialien einiger Grundlagenhersteller empfehlen für bestimmte Wirkstoff-Grundlagen-Kombinationen konkret geeignete Anreibemittel. In Tab. 18.3 sind einige häufig vorkommende Beispiele zusammengestellt.

Bitte beachten Sie

Die Angaben in Tab. 18.3 sind keine allgemeingültigen Empfehlungen für einen Wirkstoff, sondern ausschließlich in Verbindung mit der jeweils genannten Grundlage zu verstehen. Die Übertragbarkeit auf andere Grundlagen ist zwar naheliegend, muss aber im konkreten Einzelfall betrachtet und beurteilt werden.

Tab. 18.3 In Rezeptursammlungen empfohlene Anreibemittel

Arzneistoff	Empfohlenes Anreibemittel	Grundlage	Quelle
Betamethasonvalerat	Mittelkettige Triglyceride	Basiscreme DAC	NRF 11.37.
Clobetasolpropionat	Mittelkettige Triglyceride	Basiscreme DAC	NRF 11.76.
Erythromycin	Polysorbat-20-Lösung (10 %)	Anefug Simplex	Dr. Wolff Rezepturfibel
		Linola	ZRB D06-22
		Wolff Basis Creme	ZRB D06-24
	Mittelkettige Triglyceride	Basiscreme DAC	NRF 11.77.
	Polysorbat-20-Lösung (10 %)	Sebexol® Basic oder Creme-Lotio	Sebexol Rezepturempfehlung Emulsionen
	Glycerol (wasserfrei)	Basiscreme DAC	NRF 11.138. (hier in Kombination mit Metronidazol)
Hydrocortison	Mittelkettige Triglyceride	Basiscreme DAC	NRF 11.36.
Hydrocortisonacetat	Glycerol 85 %	Nichtionische hydrophile Creme DAB	NRF 11.15.
Metronidazol	Nichtionisches wasserhaltiges Liniment DAC	Nichtionisches wasserhaltiges Liniment DAC	NRF 11.91.
	Glycerol (wasserfrei)	Basiscreme DAC	NRF 11.138. (hier in Kombination mit Erythromycin)
Miconazolnitrat	Mittelkettige Triglyceride	Bassicreme DAC	NRF 11.79.
Nystatin	Anionische hydrophile Creme DAB	Anionische hydrophile Creme DAB	NRF 11.105.
Prednicarbat	Mittelkettige Trigylceride	Basiscreme DAC	NRF 11.144.
Prednisolonacetat	Mittelkettige Triglyceride	Basiscreme DAC	NRF 11.35.

18

Tab. 18.3 In Rezeptursammlungen empfohlene Anreibemittel (Fortsetzung)

Arzneistoff	Empfohlenes Anreibemittel	Grundlage	Quelle
Tretinoin	Butylhydroxytoluol-Paraffinkonzentrat 2 %	Basiscreme DAC	NRF 11.100.
		Weißes Vaselin	NRF 11.101.
		Hydrophobe Basiscreme DAC	NRF 11.123.
Triamcinolonacetonid	Mittelkettige Trigylceride	Basiscreme DAC	NRF 11.38.

18.4.4 Löslichkeit dermatologischer Wirkstoffe in rezepturüblichen Flüssigkeiten

Die in Rezepturarzneimitteln am häufigsten suspendiert vorliegenden Wirkstoffe, sind Erythromycin, Metronidazol, Salicylsäure und Glucocorticoide. Für sie sind daher in Tab. 18.5 einige Daten zur Löslichkeit zusammengestellt.

Die Daten stammen aus eigenen Untersuchungen und setzen sich wie folgt zusammen: der tabellierte Zahlenwert gibt die Löslichkeit (bzw. einen Löslichkeitsbereich) in Milligramm Wirkstoff je Gramm Lösemittel an. Da aber die Eignung als Anreibemittel nicht allein von der Löslichkeit abhängt, sondern auch von üblicherweise verwendeten Mengen, wurde bei der Eignungsbeurteilung folgende Überlegung zugrunde gelegt:

Als Berechnungsgrundlage dient die kleinste Wirkstoffmenge, die bei der niedrigsten, therapeutisch üblichen Konzentration in einem 50-Gramm-Ansatz eingesetzt würde. Diesem Wirkstoff würde bei der Herstellung je nach Einwaage entweder die zehnfache (< 100 mg Wirkstoff) oder die vierfache Masse (≥ 100 mg Wirkstoff) Anreibemittel zugesetzt. Da das NRF ab 100 mg Wirkstoff aufwärts eine relativ kleinere Menge des Anreibemittels verwendet, können hier etwas höhere Absolutwerte der Löslichkeit toleriert werden. Die entsprechenden Substanzen sind mit * gekennzeichnet.

Die Beurteilung der Eignung als Anreibemittel erfolgte in vier Stufen: eine „sehr gute Eignung" wird für jene Fälle angegeben, in denen sich weniger als 1 % des verwendeten Wirkstoffs in der empfohlenen Menge Anreibemittel löst. Als „gut geeignet" werden Anreibemittel bezeichnet, in denen sich zwischen 1 % und maximal 10 % des Wirkstoffs lösen. Bei einer Löslichkeit von 10 % bis 25 % des Wirkstoffs wird die Eignung mit „fraglich" beurteilt. Substanzen, für die keine Löslichkeitsgrenze ermittelt werden konnte, da sie über 25 mg Wirkstoff je Gramm Lösemittel (Obergrenze der Versuchsreihe) liegt, wurden als ungeeignete Anreibemittel klassifiziert. Das entsprechende Farbschema zeigt Tab. 18.4.

Bitte beachten Sie

- Ob sich eine Flüssigkeit tatsächlich als Anreibemittel eignet, hängt nicht nur von der Löslichkeit des Wirkstoffs ab, sondern auch von der Kompatibilität mit der Grundlage, sowie dem in der Grundlage eventuell bereits vorhandenen Anteil des Anreibemittels (möglichst nicht zu hoch, insbesondere bei relevanter Löslichkeit).
- Ethanol ist aufgrund seiner Flüchtigkeit generell kein gutes Anreibemittel. Dennoch ist es häufig wichtig, die Löslichkeit in Ethanol zu kennen. Daher sind die entsprechenden Werte in Tab. 18.5 ebenfalls aufgeführt. Auch die Angabe der Wasserlöslichkeit dient lediglich der Information, da Wasser in aller Regel kein geeignetes Anreibemittel darstellt.

Tab. 18.4 Farbschema zur Beurteilung der Eignung als Anreibemittel

Farbe	Ermittelte Löslichkeit	Eignung als Anreibemittel
	< 1 % des Wirkstoffs im verwendeten Anreibemittel löslich	Unter Löslichkeitsaspekten sehr gute Eignung als Anreibemittel
	1–10 % des Wirkstoffs im verwendeten Anreibemittel löslich	Unter Löslichkeitsaspekten gute Eignung als Anreibemittel
	10–25 % des Wirkstoffs im verwendeten Anreibemittel löslich	Verwendbarkeit als Anreibemittel unter Löslichkeitsaspekten fraglich
	Mehr als 25 mg Wirkstoff je g Anreibemittel löslich	Keine Eignung als Anreibemittel

Tab. 18.5 Löslichkeit (Milligramm Wirkstoff je Gramm Lösemittel) dermatologischer Wirkstoffe in rezepturüblichen Flüssigkeiten und deren Eignung als Anreibemittel (Farbschema Tab. 18.4)

	Ethanol	Glycerin	Macrogol 400	Mandelöl	Paraffin	Propylen-glycol	Rizinusöl	Triglyceride (mittel-kettig)	Wasser
Betamethason-valerat	>25	<0,5	6,5–9	0,5–1	<0,5	4–6,5	4–6,5	2–3	<0,5
Clobetasol-propionat	>25	<0,5	>25	1–1,5	<0,5	4–6,5	0,5–1	2–3	<0,5
Clotrimazol	>25	<0,5	10–17,5	4–6,5	0,5–1	>25	10–17,5	10–17,5	<0,5
Dexamethason	17,5–25	<0,5	10–17,5	<0,5	<0,5	10–17,5	0,5–1	<0,5	<0,5
Erythromycin	>25	3–4	>25	4–6,5	<0,5	6,5–9	17,7–25	9–10	0,5–1
Hydrocortison	17,5–25	0,5–1	6,5–9	<0,5	<0,5	4–6,5	1,5–2	<0,5	<0,5
Hydrocortison-acetat	3–4	<0,5	2–3	<0,5	<0,5	1–1,5	<0,5	<0,5	<0,5
Metronidazol	17,5–25	3–4	17,5–25	0,5–1	<0,5	17,5–25	0,5–1	1–1,5	9–10
Prednisolon	>25	1,5–2	4–6,5	<0,5	<0,5	10–17,5	0,5–1	<0,5	<0,5
Prednisolon-acetat	6,5–9	<0,5	4–6,5	<0,5	<0,5	3–4	<0,5	<0,5	<0,5
Salicylsäure	>25	3–4	>25	6,5–9	1,5–2	>25	>25	>25	2–3
Triamcinolon-acetonid	>25	<0,5	6,5–9	<0,5	<0,5	9–10	<0,5	<0,5	<0,5

Weiterführende Literatur

Deutscher Arzneimittel Codex (DAC) inkl. Neues Rezeptur-Formularium (NRF), Rezepturhinweisen und Rezepturenfinder (online). Avoxa – Mediengruppe Deutscher Apotheker GmbH, Eschborn 2017

Euro OTC Pharma® GmbH. Löslichkeitstabelle Wirkstoffe

Dr. August Wolff GmbH & Co. KG Arzneimittel. Ihre Dr. Wolff-Rezepturen (Rezepturfibel Stand 2015)

Lee FM. Lahti LE. Solubility of Urea in Water-Alcohol Mixtures; Journal of Chemical and Engineering Data, Vol. 17, No. 3, 1972; 304–306

DEVESA Dr. Reingraber GmbH & Co. KG. Sebexol® Emulsionen Rezepturempfehlung

Toxnet HSDB (U. S. National Library of Medicine 8600 Rockville Pike, Bethesda, MD 20894, National Institutes of Health, Health & Human Services) 2016

19 Klebrige Haptik der Zubereitung

Dominic Kram

Dermatika mit klebriger Haptik finden bei Patienten oft nur schwer Akzeptanz. Als Konsequenz wird nicht selten die Zahl der Anwendungen reduziert oder die Therapie vorzeitig abgebrochen. Bei Rezepturarzneimitteln liegt es in der Hand des Apothekers die Konsistenz und das Auftrageverhalten einer Zubereitung so anzupassen, dass die Therapietreue nicht unter einer unzureichenden Haptik leidet.

19.1 Grundproblem

Die Therapie von Hauterkrankungen erfolgt in erster Linie durch die topische Applikation halbfester Zubereitungen. Da die Haut zugleich unser größtes Sinnesorgan darstellt, ist der Patient beim Verstreichen eines Dermatikums unmittelbar mit dessen taktilen Eigenschaften wie Glätte, Weichheit, Wachsigkeit, Klebrigkeit, Einzieh- und Rückstandsverhalten konfrontiert. Die angenehme Haptik eines Rezepturarzneimittels ist daher eine entscheidende Voraussetzung für dessen Akzeptanz.

Eine aufliegende, wachsige oder gar klebrige Haptik führt in den meisten Fällen zu einer deutlichen Beeinträchtigung der Adhärenz. Dies gilt insbesondere bei der Behandlung großer Hautareale bzw. des Gesichts und der Hände, wo von Natur aus besonders viele Sinneszellen angesiedelt sind. Abhilfe schafft häufig eine Modifikation der Rezeptur bzw. in manchen Fällen auch eine veränderte Herstellungstechnik. Dabei darf weder die Kompatibilität der Inhaltsstoffe außer Acht gelassen, noch der therapeutische Nutzen geschmälert werden.

19.2 Allgemeine Handlungsempfehlung

Eine wichtige Voraussetzung, um Anwendungsfehler bei Dermatika-Rezepturen zu vermeiden, ist das ausführliche Patientengespräch, denn nur wer über die Therapie und die Bedürfnisse seiner Patienten Bescheid weiß, kann darauf angemessen reagieren. Geht aus dem Gespräch hervor, dass die Therapietreue infolge einer unangenehmen Haptik gefährdet sein könnte, gibt es verschiedene Möglichkeiten, das Hautgefühl zu verbessern. Oft kann die Formulierung bereits durch einfache Maßnahmen, wie sie aus ○ Abb. 19.1 hervorgehen, optimiert werden.

19.2.1 Beeinflussung der Haptik durch Anpassung der Formulierung

Um ein leichtes, nicht fettendes Hautgefühl zu erzeugen, ist es wichtig die vorliegende Formulierung sowie die Funktion ihrer Komponenten zu verstehen. Da sich jeweils spezifische Optimierungsansätze ergeben, ist es sinnvoll die Bestandteile in Wirkstoffe, Basiskomponenten und Hilfsstoffe zu unterscheiden.

+
- Erhöhung des Wasseranteils
- Zugabe von Hilfsstoffen wie Spreitmitteln, Gleitmitteln oder Tensiden

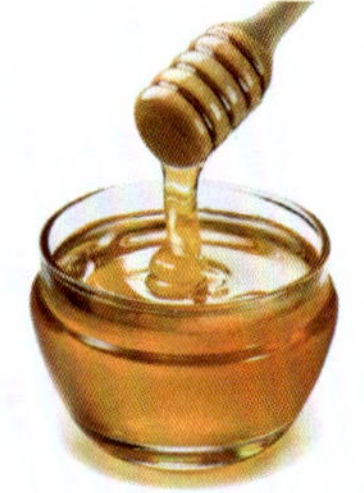

„Klebrige" Formulierung

−
- Reduktion des Feststoffanteils
- Reduktion „klebriger" Fettkomponenten, Emollientien und Wirkstoffe

↻
- Austausch niedrigspreitender Öle gegen hochspreitende
- Wechsel des Emulgatorsystems (z. B. O/W anstelle von W/O)
- Austausch „klebriger" Fettkomponenten, Emollientien und Wirkstoffe
- Bewusst hochtourige Herstellung von O/W-Emulsionen
- Austausch der Grundlage

○ **Abb. 19.1** Mögliche Maßnahmen zur Vermeidung einer klebrigen Haptik halbfester Rezepturarzneimittel

Wirkstoffe

Wirkstoffe sind nur selten verantwortlich für eine unangenehme Haptik, zumal ihre Einsatzkonzentration meist im Promille- oder niedrigen Prozentbereich liegt. Dieser Umstand ist erfreulich, da Wirkstoffe nur im unumgänglichen Ausnahmefall in ihrer Menge verändert oder ganz ausgetauscht werden sollten. Zudem wäre ein solches Vorgehen mit einer ärztlichen Rücksprache und der Ausstellung eines neuen Rezepts verbunden.

Einige Wirkstoffe, deren substanzspezifische Eigenschaften – nicht zuletzt aufgrund ihrer vergleichsweise hohen Einsatzkonzentration – auf die Haptik einer Rezeptur durchschlagen können, sowie ggf. geeignete Optimierungsmaßnahmen finden sich in ◘ Tab. 19.1.

Größere Mengen ungelöster Feststoffe (z. B. Zinkoxid und Weizenstärke in Zinkpaste DAB) können, unabhängig von den individuellen Stoffeigenschaften, ebenfalls zu zähen, mitunter klebrigen Produkten führen. Prinzipiell ließe sich die Haptik dieser Zubereitungen durch eine Reduktion des Feststoffanteils verbessern, allerdings ist hierbei der Beitrag der jeweiligen Substanz zur Wirksamkeit der Zubereitung zu berücksichtigen, sodass einem solchen Vorgehen aus therapeutischer Sicht enge Grenzen gesetzt sind.

Im Fokus einer etwaigen Reformulierung stehen folglich Basiskomponenten (Fette, Öle, Wachse, Wasseranteil etc.) und Hilfsstoffe (Spreitmittel, Emulgatoren, Konsistenzgeber, Filmbildner, Antioxidantien, Komplexbildner, Konservierungsstoffe, viskositätsregulierende Additive, Aroma- und Duftstoffe), zumal viele dieser Bestandteile die Haptik von Dermatika entscheidend mitbestimmen und damit eine wichtige Stellschraube bei deren Nachjustierung darstellen.

Basiskomponenten

Die Entscheidung über eine Änderung von Basiskomponenten ist in jedem Fall sehr individuell, da sie maßgeblich von den jeweils verordneten Rezepturbestandteilen bestimmt wird. Ist beispielsweise ein Emulgator mit hohem Wasserbindungsvermögen (z. B. Lanette® N) enthalten, kann allein durch Variation des Wasseranteils nahezu jede beliebige Konsistenz eingestellt werden. Neben dem Wassergehalt spielen aber auch andere Basiskomponenten eine entscheidende Rolle. So kann ggf. der Anteil höherschmelzender Fette und Wachse, die für eine feste Konsistenz sorgen, verringert oder gegen Öle mit niedrigem Erstarrungspunkt bzw. geeignetem Spreitverhalten (s. u.) ausgetauscht werden. Die Reduktion hoher Feststoffanteile (◘ Tab. 19.1) ist ein weiterer möglicher Ansatzpunkt, um das Empfinden auf der Haut zu verbessern. Beispielsweise wäre es denkbar, pulverförmige durch halbfeste Stammverreibungen auszutauschen – sofern solche verfügbar sind – oder anstelle von pulverförmigen Stammzubereitungen mit Stärke als Trägermedium Verreibungen auf Mannitol-Basis einzusetzen, da sich Mannitol in vielen Grundlagen besser löst.

Statt einer Erhöhung des Wasseranteils bzw. einer Reduktion oder gar Elimination von Komponenten mit negativem Einfluss auf die Haptik (◘ Tab. 19.1), kann durch den Zusatz geeigneter Spreitmittel (◘ Tab. 19.2) häufig bereits mit geringem Aufwand ein deutlich angenehmeres Hautgefühl erzielt werden. Dieses Vorgehen hat zudem den Vorteil, dass die Formulierung nicht komplett neu aufgebaut, sondern im besten Fall lediglich ein Hilfsstoff ergänzt werden muss.

Hilfsstoffe (Spreitmittel)

Eine zentrale, die Haptik eines Dermatikums in hohem Maße mitbestimmende Eigenschaft ist das sogenannte Spreitvermögen. Hierunter versteht man die Fähigkeit einzelner Substanzen oder Formulierungen (Pasten, Salben, Cremes, Lotionen etc.) sich auf der Haut flächig auszubreiten. In der Kosmetik charakterisiert man das Spreitvermögen flüssiger Fettkomponenten üblicherweise durch den sog. Spreitwert. Dieser beschreibt die Fläche [mm^2] menschlicher Unterarmhaut, die bei standardisiertem Raumklima (23 °C und 60 % relative Luftfeuchte) zehn Minuten nach der Applikation einer definierten Menge von einer flüssigen Ölkomponente bedeckt wird.

Für die Akzeptanz, aber auch für die gleichmäßige Flächenverteilung der Wirkstoffe eines Dermatikums ist es wichtig, dass die enthaltenen Fettkomponenten ein angemessenes Spreitverhalten aufweisen. Während hoch spreitende Substanzen ein unmittelbar nach dem Auftrag einsetzendes Glättegefühl erzeugen, das allerdings nach kurzer Zeit abfällt, bewirken niedrig spreitende Substanzen nur ein geringes Glättegefühl, das dafür lange Zeit erhalten bleibt (● Abb. 19.2).

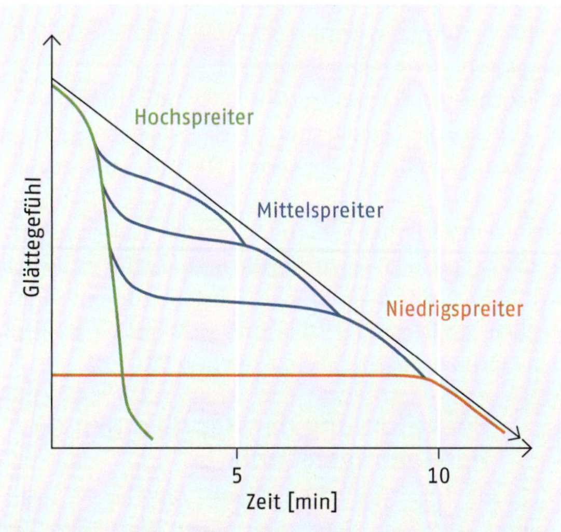

● **Abb. 19.2** Korrelation von Spreitverhalten und erzeugtem Glättegefühl auf der Haut in Abhängigkeit von der Zeit. Nach Kawa et al. 1999

19

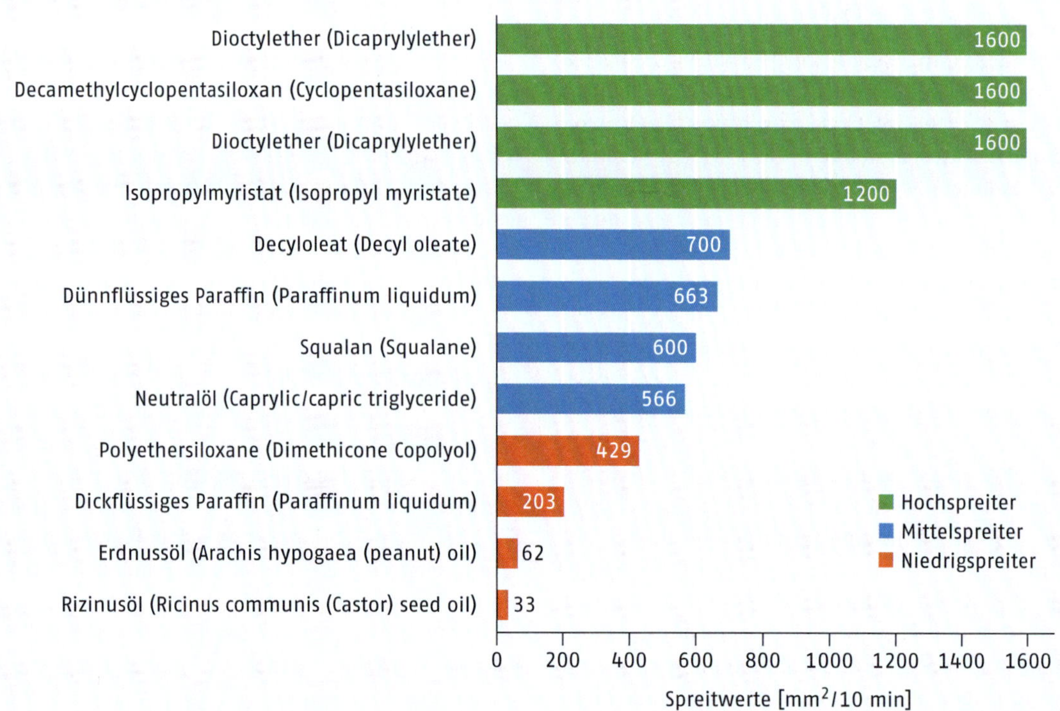

Abb. 19.3 Ausgewählte niedrig-, mittel- und hochspreitende Hilfsstoffe bzw. Basiskomponenten (INCI-Bezeichnung in Klammern)

Im Wesentlichen wird das Spreitvermögen lipophiler Substanzen von deren Viskosität und Oberflächenspannung bestimmt. Zubereitungen mit niedriger Viskosität und geringer Oberflächenspannung spreiten gemeinhin schneller als Zubereitungen mit hoher Viskosität bzw. Oberflächenspannung. Auch die subjektiv empfundene Absorptionsfähigkeit der Haut für ein bestimmtes Öl und der Zeitverlauf des fettigen Gefühls korrelieren mit der Spreitbarkeit.

Nach Ansmann wird das Spreitverhalten von Ausgangsstoffen wie folgt klassifiziert:

- Hochspreiter: Spreitwerte > 1 000 mm^2/10 min.
- Mittelspreiter: Spreitwerte von 500–1 000 mm^2/10 min.
- Niedrigspreiter: Spreitwerte < 500 mm^2/10 min.

Ein exemplarischer Überblick welche Ausgangsstoffe welcher Spreitklasse zuzuordnen sind, findet sich in Abb. 19.3, eine ausführliche Substanzliste mit individuellen Stoffcharakteristika und sich daraus ergebenden Optimierungsmöglichkeiten in Tab. 19.2.

19.2.2 Beeinflussung der Haptik durch die Herstellungstechnik

Nicht nur Inhaltstoffe beeinflussen die Haptik: Insbesondere O/W-Emulsionen bekommen eine feinere Textur, wenn sie hochtourig z. B. mit einem Ultra Turrax® oder anderen schnell laufenden Rührwerken emulgiert werden. Durch den hohen Energieeintrag werden die inneren Fetttröpfchen der Emulsion kleiner und gleichmäßiger dispergiert, eine haptisch leichter wirkende Textur ist die Folge. Das Einarbeiten von Luft, das freilich auch zu einer leichteren, sahneartigen Konsistenz führt, sollte allerdings grundsätzlich vermieden werden, um oxidative Vorgänge nicht unnötig zu fördern. An ihre Grenzen stößt die Herstellung mit hohen Scherkräften bei Wirkstoffen oder Zubereitungen, die auf mechanische Belastung sensibel reagieren. Auch sind derlei hochtourige Rührwerke nur in wenigen Apotheken vorhanden (Topitec® und Unguator® gehören nicht dazu).

19.2.3 Grenzen der Haptikoptimierung

Dem Bemühen, Patienten ein Dermatikum mit einer angenehmen, adhärenzfördernden Haptik zur Verfügung zu stellen, sind in der Praxis gewisse Grenzen gesetzt. So ist bei allen Formulierungsänderungen mit der gebotenen Umsicht zu agieren, um insbesondere bei Emulsionen ein Aufrahmen oder gar Brechen auszuschließen. Larvierte Inkompatibilitäten sind zudem im Vorfeld nur schwer abzuschätzen und erfordern einen entsprechenden Beobachtungszeitraum.

Eine Modifikation der Formulierung ist insbesondere nicht möglich, wenn …

- … dadurch die Stabilität des Systems gefährdet wird,
- … auftretende Inkompatibilitäten zu befürchten sind,
- … der therapeutische Nutzen gemindert wird oder gar verloren geht.

Kann die Haptik durch den Austausch einer Grundlage gegen eine, für den gewünschten Wirkstoff und Therapiezweck bereits bewährte Basis ausreichend verbessert werden, ist es unsinnig das Rad neu zu erfinden. Stattdessen wird empfohlen, in diesem Fall das Vehikelsystem als Ganzes zu wechseln, zumal Plausibilitätsprüfung und Festlegung der Aufbrauchfrist bei ganz oder teilweise standardisierten Rezepturformulierungen wesentlich leichter sind.

19.3 Rezepturbeispiel

Verordnung

Clotrimazol	1,00 g
Glycerol 85 %	10,00 g
Wollwachsalkoholsalbe	50,00 g
Gereinigtes Wasser	ad 100,00 g

M. D. S.: Dreimal täglich unter den Achseln auftragen.

Die Verordnung ist zur Behandlung einer Mykose unter den Achseln bestimmt. Im persönlichen Gespräch erläutert die Kundin, dass sie neben der diagnostizierten Pilzinfektion, aufgrund des intensiven Gebrauchs von Deodorantien, gerade an dieser Körperstelle sehr trockene und empfindliche Haut hat. Die Anwendung einer klebrigen Creme unter den Achseln stößt bei ihr daher auf Ablehnung.

Zur genauen Betrachtung und Lösungsfindung kann die verordnete Rezeptur gedanklich in die, in ◘ Tab. 19.1 gelisteten, funktionellen Bestandteile zerlegt werden.

Die Basis der Rezeptur ist eine sehr reichhaltige W/O-Creme, die aus Wollwachsalkoholsalbe DAB und gereinigtem Wasser besteht. Aufgrund ihres Emulsionstyps und der enthaltenen Wollwachsalkohole besitzt sie von Natur aus eine eher feste, klebrige Konsistenz. Das Glycerol wird in diesem Fall als Emolliens eingesetzt. Von Nachteil ist allerdings, dass die Substanz selbst klebrige Eigenschaften aufweist, was angesichts der hohen Einsatzkonzentration von 10 % spürbar zum Tragen kommt. Clotrimazol hat per se keinen unmittelbar negativen Einfluss auf die Haptik der Zubereitung. Die Tatsache, dass der Wirkstoff dreimal täglich aufgetragen werden muss, darf im Gesamtkontext einer unangenehm klebrigen Rezeptur jedoch durchaus als Nachteil gewertet werden. Eine hinreichende Therapietreue erscheint nach dem vorangegangen Patientengespräch unwahrscheinlich, weshalb eine alternative adhärenzfördernde Formulierung gefunden werden sollte.

◘ **Tab. 19.1** Zerlegung der Beispielrezeptur in ihre funktionellen Bestandteile

Rezepturbestandteil	Funktion	[%]	Substanzgruppe, galenische Funktion, Eigenschaften
Clotrimazol	Wirkstoff	1,00	Antimykotikum; lipophil
Glycerol 85 %	Wirkstoff	10,00	Mehrwertiger Alkohol; Emolliens; hydrophil
Cetylstearylalkohol[1]	Hilfsstoff	0,25	W/O-Emulgator Mischung aus Cetyl- und Stearylalkohol; konsistenzgebender Bestandteil der Fettphase; lipophil
Wollwachsalkohole[1]	Hilfsstoff	3,00	W/O-Emulgator; Emolliens; Rückfetter; lipophil
Weißes Vaselin[1]	Basiskomponente	46,75	Gemisch aus gesättigten, aliphatischen Kohlenwasserstoffen; Fettkomponente mit okklusiver Wirkung; Emolliens; lipophil
Gereinigtes Wasser	Basiskomponente	39,00	Basis der Wasserphase; Lösemittel für hydrophile Rezepturbestandteile

[1] Bestandteil der rezeptierten Wollwachsalkoholsalbe

Problematisch ist, dass die verordnete Grundlage auf Basis einer Wollwachsalkoholcreme mit 10 % Glycerol nur sehr begrenzten Spielraum für Formulierungsänderungen bietet. Eine deutliche Erhöhung des Wasseranteils ist nicht möglich – die Zubereitung würde brechen. Die Reduktion des Glycerolanteils auf 5 % ist zwar prinzipiell denkbar, eine merklich angenehmere Haptik allein dadurch aber nicht zu erwarten, da die Grundlage selbst für die unangenehme Sensorik hauptverantwortlich ist. Weitaus effektiver wäre demnach ein Austausch der verordneten W/O-Grundlage durch eine geeignete O/W-Grundlage. Ein solcher Wechsel wäre allerdings mit dem Nachteil verbunden, dass die gewünschte, hydratisierende Wirkung deutlich schwächer ausfiele. Eine andere Option wäre der Austausch der W/O-Emulgatoren, insbesondere der Wollwachsalkohole gegen andere W/O-Emulgatoren mit angenehmerer Haptik, sowie eine Reduktion des hohen, schlecht spreitenden Vaselin-Anteils. Eine kurzfristige Umsetzung dieses Lösungsansatzes dürfte sich im Apothekenalltag jedoch schwierig gestalten. Es erscheint daher deutlich praktikabler auf eine bereits etablierte Grundlage mit den gewünschten Eigenschaften zu wechseln. Infrage kommt beispielsweise die Verwendung von Hydrophober Basiscreme DAC (NRF S.41.). Ihr Wasseranteil liegt mit 64,29 % deutlich über dem der verordneten Creme, überdies enthält die Grundlage bereits 5 % Glycerol. Hydrophobe Basiscreme DAC wirkt stark hydratisierend und stark fettend und ist damit für die Behandlung trockener Haut bestens geeignet. Der Okklusionseffekt von Hydrophober Basiscreme DAC ist nur mäßig ausgeprägt, was gerade bei Neigung zu Hyperhidrose von Vorteil ist. Um auf eine Glycerolkonzentration von 10 % verzichten zu können, besteht die Option, Harnstoff als weiteres Emolliens zu ergänzen. Im NRF findet sich beispielsweise eine Lipophile Harnstoff Creme NRF 11.129. mit Hydrophober Basiscreme DAC als Grundlage, die ein geeignetes Clotrimazol-Vehikel darstellt. Daraus ergibt sich folgende optimierte Rezeptur:

Optimierte Rezeptur

Clotrimazol	1,0 g
Harnstoff	5,0 g
Milchsäure 90 % (m/m)	1,0 g
Natriumlactat-Lösung 50 % (m/m)	4,0 g
Hydrophobe Basiscreme DAC	ad 100,0 g

Hydrophobe Basiscreme DAC enthält:

3,00 %	Triglyceroldiisostearat
2,40 %	Isopropylpalmitat
24,60 %	Hydrophobes Basisgel
0,14 %	Kaliumsorbat
0,07 %	Wasserfreie Citronensäure
0,50 %	Magnesiumsulfat
5,00 %	Glycerol 85 %
64,29 %	Gereinigtes Wasser

M. D. S.: Dreimal täglich unter den Achseln auftragen.

Eine weitere einleuchtende Idee zur Steigerung der Therapietreue wäre der Austausch von Clotrimazol gegen Bifonazol. Das sensorische Empfinden wird dadurch zwar nicht beeinflusst, allerdings wäre in diesem Fall die einmal tägliche Applikation der Creme ausreichend. Eine Diskussion dieser Option mit dem verordnenden Arzt erscheint daher durchaus lohnenswert.

19.4 Arbeitshilfen

19.4.1 Maßnahmen zur Vermeidung

◘ Tab. 19.2 listet mögliche Ursachen für eine unangenehme Haptik und schlägt verschiedene Maßnahmen vor, die zur Optimierung der jeweiligen Formulierung ergriffen werden können.

Bitte beachten Sie

- Bei allen Formulierungsänderungen ist mit der gebotenen Umsicht zu agieren, um insbesondere bei Emulsionen ein Aufrahmen oder gar Brechen auszuschließen.
- Eine Optimierung der Haptik rechtfertigt es nicht, Inkompatibilitäten in Kauf zu nehmen.
- Durch die Anpassung der Formulierung darf der therapeutische Nutzen nicht gemindert werden, insofern ist ggf. auch der Beitrag der Basiskomponenten zur Gesamtwirkung der Zubereitung im Auge zu behalten

◘ **Tab. 19.2** Rezeptursubstanzen mit potentiell negativem Einfluss auf die Haptik und geeignete Optimierungsmaßnahmen

Rezeptursubstanzen	Maßnahmen zur Optimierung
Wirkstoffe mit potentiell negativem Einfluss auf die Haptik	
Glycerol	▪ Hohe Einsatzkonzentrationen vermeiden (< 5 % unproblematisch) ▪ Im Bedarfsfall Kombination mit anderen feuchtigkeitsbindenden Substanzen (Natriumchlorid, Harnstoff, Pentylenglycol) ▪ Zugabe von 1–5 % Betain (Trimethylglycin) zur Verbesserung des sensorischen Empfindens
Dexpanthenol	▪ Zugabe von Hilfsstoffen, die das klebrige Hautgefühl kompensieren, z. B. Dicaprylylcarbonat, Isopropylmyristat, Diisopropyladipat, Betain (Trimethylglycin)
Weihrauchtrockenextrakt	▪ Zugabe von 1–5 % Betain (Trimethylglycin) zur Verbesserung des sensorischen Empfindens

Tab. 19.2 Rezeptursubstanzen mit potentiell negativem Einfluss auf die Haptik und geeignete Optimierungsmaßnahmen (Fortsetzung)

Rezeptursubstanzen	Maßnahmen zur Optimierung
Basiskomponenten mit potentiell negativem Einfluss auf die Haptik	
Niedrig spreitende Öle (z. B. dickflüssiges Paraffin, Rizinusöl, Sheaöl)	▪ Austausch durch hochspreitende bis mittelspreitende Öle (z. B. Kokosöl, Neutralöl, Palmkernöl, Squalan) ▪ Zugabe von Hilfsstoffen wie Dicaprylylcarbonat, Isopropylmyristat, Diisopropyladipat, Hexamethyldisiloxan, Cyclopentasiloxan
Viskositätserhöhende Konsistenzgeber und Emollientien (z. B. Sheabutter, Kakaobutter, Mangobutter, Wollwachs, Bienenwachs, Cetylpalmitat, Cetylalkohol, Hartparaffin, Carnaubawachs)	▪ Reduktion des Konsistenzgeberanteils bzw. Verdünnung mit hoch- bis mittelspreitenden Ölen (z. B. Kokosöl, Neutralöl, Palmkernöl, Squalan, Aprikosenkernöl) ▪ Zugabe von Hilfstoffen wie Dicaprylylcarbonat, Isopropylmyristat, Diisopropyladipat, Hexamethyldisiloxan, Cyclopentasiloxan
Ölige Rezepturen ohne Wasseranteil	▪ Zusatz von Phosphatidylcholin, um das Einziehen in die Haut zu beschleunigen ▪ Tipp für den Patienten: Anwendung der Zubereitung auf der leicht feuchten Haut nach dem Duschen oder Baden
Grundlagen mit hohen Feststoffanteilen (z. B. Aluminium-, Magnesium- bzw. Zinkstearate, Mais-, Reis- bzw. Weizenstärke, Titandioxid, weißer Ton, Zinkoxid)	▪ Reduktion des Feststoffanteils, sofern möglich (Cave: ggf. Beitrag einzelner Substanzen zur Wirksamkeit der Zubereitung berücksichtigen, z. B. bei Zinkoxid) ▪ Austausch von pulverförmigen durch halbfeste Stammverreibungen, bzw. Verwendung von pulverförmigen Verreibungen auf Mannitol- statt Stärkebasis, da sich Mannitol in vielen Grundlagen besser löst
Hilfsstoffe mit potentiell negativem Einfluss auf die Haptik	
Gelbildner (z. B. Xanthan, Carrageenan, Alginate, chemisch modifizierte Celluloseverbindungen)	▪ Reduktion oder Verzicht
Glycerol	▪ Hohe Einsatzkonzentrationen vermeiden (< 5 % unproblematisch) ▪ Im Bedarfsfall Kombination mit anderen feuchtigkeitsbindenden Substanzen (Natriumchlorid, Harnstoff, Pentylenglycol) ▪ Zugabe von 1–5 % Betain (Trimethylglycin) zur Verbesserung des sensorischen Empfindens

19

19.4.2 Spreitmittel

Die Gruppe der Spreitmittel, sofern man überhaupt von „einer Gruppe“ sprechen kann, ist äußerst divers, was deutlich wird, wenn man die infrage kommenden Substanzen ihren chemischen Stoffklassen zuordnet (◘ Tab. 19.3). Der Einsatz von Spreitmitteln bietet zudem den Vorteil, dass die Formulierung nicht neu aufgebaut, sondern im besten Fall lediglich ein Hilfsstoff ergänzt werden muss.

◘ **Tab. 19.3** Für den Einsatz in Rezepturarzneimitteln geeignete Spreitmittel

Chemische Stoffklasse	Beispielsubstanzen mit ihren haptikrelevanten Charakteristika
Fettalkohole und Fettalkoholether	▪ Fettalkohole ▪ Octyldodecanol (INCI: Octyldodecanol) Mittelspreitend; öllöslich; Tensidcharakter; mit rückfettender und pflegender Wirkung ▪ Fettalkoholether ▪ Dioctylether (INCI: Dicaprylylether) Hochspreitendes Öl; hydrolysestabil; vermittelt ein trockenes Hautgefühl; auch für Formulierungen mit extremen pH-Werten geeignet
Ester	▪ Native flüssige Wachsester ▪ Jojobawachs (INCI: Simmondsia chinensis (jojoba) seed wax) Gemisch von Wachsestern mit 38–44 Kohlenstoffatomen; nicht oxidationsempfindlich; gutes Einziehverhalten; hinterlässt keinen Fettglanz ▪ Natürliche flüssige Wachsester ▪ Dicaprylylcarbonat (INCI: Dicaprylyl Cabonate) Fettkörper auf pflanzlicher Basis mit pflegenden Eigenschaften; hinterlässt keinen Fettglanz ▪ Synthetische Ester Bestehen aus einem Alkohol und einer oder mehreren Fettsäuren. ▪ Isopropylmyristat (INCI: Isopropyl myristate) Hochspreitend; Emolliens; penetrationsfördernd; wird als teilweiser oder vollständiger Ersatz für pflanzliche Öle verwendet ▪ Diisopropyladipat (INCI: Diisopropyl adipate) hochspreitend; Emolliens; nicht fettend
Kohlenwasserstoffe	▪ Flüssige Kohlenwasserstoffe ▪ Dünnflüssiges Paraffin Mittelspreitend; Emolliens; Viskositätsregler ▪ Squalan (INCI: Squalane) Mittelspreitend; geeignet, um das taktile Empfinden der Formulierung zu optimieren
Silikonöle	▪ Siloxane bzw. Polysiloxane Sehr große Stoffgruppe mit je nach chemischem Aufbau extrem variierenden Eigenschaften. Es gibt hydrophile, lipophile, dünnflüssige oder auch zähflüssige Vertreter. ▪ Hexamethyldisiloxan (INCI: Disiloxane) Unpolares Lösungsmittel; Antischaummittel; Emolliens; flüchtig wie Wasser – allerdings ohne kühlende Wirkung ▪ Decamethylcyclopentasiloxan (INCI: Cyclopentasiloxane) Hochspreitend; gut löslich in Alkohol; bei niedriger Verdunstungswärme flüchtig

Weiterführende Literatur

Ammon HPT, Schubert-Zsilavecz M. Hunnius Pharmazeutisches Wörterbuch. 11. Aufl., Walter de Gruyer Berlin New York 2014

Bährle-Rapp M. Springer Lexikon Kosmetik und Körperpflege. 3. Aufl., Springer Medizin Verlag Heidelberg 2007

Bruns C. Dissertation, Entwicklung und Validierung eines hautähnlichen Systems zur Testung von Emollientien zur dermalen Anwendung, Freie Universität Berlin 2008

Ellsässer S. Körperpflegekunde und Kosmetik. 2. Aufl., Springer-Verlag Berlin Heidelberg New York 2008

Fischer U, Schüler K, Rezeptur, Qualität in 7 Schritten. 2. Aufl., Deutscher Apotheker Verlag, Stuttgart 2016

Gloor M. et al. Dermatologische Externatherapie. Springer-Verlag Berlin Heidelberg New York 2000

Käser H. Naturkosmetische Rohstoffe, Wirkung, Verarbeitung, kosmetischer Einsatz. Freya Verlag, Linz 2010

Kawa R. et al. Das Synergistic-Sun-System-Konzept: Synergien in der Formulierungswelt kosmetischer Sonnenschutzprodukte nutzen, Parfümerie Kosmetik, 80 (3) 17–23, 1999

Krist S. Lexikon der pflanzlichen Fette und Öle. 2. Aufl., Springer-Verlag Wien 2013

Lautenschläger H. Korneotherapie – Bindeglied zwischen Dermatologie und Kosmetik. KOKO Kosmetikvertrieb GmbH & Co. KG 2011; 121

Niedner R, Ziegenmeyer J. Dermatika, Therapeutischer Einsatz, Pharmakologie und Pharmazie. Wissenschaftliche Verlagsgesellschaft Stuttgart

Ziegler AS. Plausibilitäts-Check Rezeptur. 4. Aufl., Deutscher Apotheker Verlag, Stuttgart 2017

20 Zubereitung und Packmittel inkompatibel

Dominic Kram

Während industriell hergestellte Fertigarzneimittel bereits in geeigneter Verpackung auf den Markt kommen, liegt die Wahl des passenden Packmittels für Rezepturarzneimittel in der Hand des Apothekers. Ziel einer geeigneten Verpackung ist es, die Zubereitung vor physikalischen, mikrobiologischen oder chemischen Veränderungen zu schützen und so die erforderliche Arzneimittelqualität während des gesamten Anwendungszeitraums zu gewährleisten. Um dieses Ziel zu erreichen, sind Wechselwirkungen zwischen dem Arzneimittel und einem möglicherweise inadäquaten Packmittel auszuschließen. Darüber hinaus sollte das Packmittel eine einfache und korrekte Anwendung der Zubereitung ermöglichen und – falls nötig – auch einen Beitrag zur Arzneimittelsicherheit leisten. Die Wahl des adäquaten Primärpackmittels ist folglich keine Nebensächlichkeit am Ende der Herstellung, sondern Voraussetzung für eine erfolgreiche und sichere Arzneitherapie.

20.1 Grundproblem

20.1.1 Packmittelanforderungen

So unterschiedlich wie Rezeptur- und Defekturarzneimittel in der Apotheke sind, so groß und vielfältig ist auch das Angebot an Packmitteln. Die richtige Wahl ist folglich nicht immer einfach, zumal häufig verschiedene Anforderungen parallel zu erfüllen sind. Hierzu zählen unter anderem:

- der Ausschluss von Wechselwirkungen bzw. gegenseitigen Beeinträchtigungen, die infolge des unmittelbaren Kontakts zwischen Arznei- und Primärpackmittel auftreten können,
- der Schutz fotoinstabiler Inhaltsstoffe durch lichtundurchlässige Packmittel,
- der Schutz mikrobiologisch sensibler Zubereitungen vor Verkeimung (▸ Kap. 7.2.3),
- die Berücksichtigung der motorischen Fähigkeiten und individuellen Wünsche einzelner Patienten, um maximale Adhärenz zu erreichen,
- die Gewährleistung einer sicheren, komplikationslosen, genauen sowie hygienischen Entnahme, Dosierung und Anwendung,
- die leichte und unkomplizierte Befüllung in der Rezeptur,
- die Wirtschaftlichkeit des Packmittels im alltäglichen Apothekenbetrieb.

Die gleichen Anforderungen gelten, mit gewissen Einschränkungen, auch für Verschlüsse (Schraubkappen, Tropfeinsätze, Pipetten, etc.), die integraler Bestandteil der Behältnisse sind, sowie für Dosier- und Applikationshilfen, die unmittelbar mit der Zubereitung in Berührung kommen.

20.1.2 Packmittelinkompatibilitäten

Um die Kompatibilität einer Zubereitung mit einem Packmittel zu beurteilen, muss mit pharmazeutischem Sachverstand vorgegangen werden. Je nach Packmaterial, das in der Produktspezifikation oder anhand des Prüfzertifikats ersichtlich ist, sind in Abhängigkeit von den Eigenschaften des Füllguts unterschiedliche Inkompatibilitäten denkbar. Sowohl rein physikalische Phänomene wie Sorption, Migration und Permeation, als auch die chemische Korrosion des Packmittels durch den Inhalt können die Arzneimittelqualität beeinträchtigen und damit die Therapie gefährden (○ Abb. 20.1). Bekannte Packmittelinkompatibilitäten und Vermeidungsstrategien finden sich in □ Tab. 20.2.

In der pharmazeutischen Praxis manifestieren sich Wechselwirkungen zwischen Arznei- und Packmittel unter anderem in folgenden Erscheinungen:

1. Sorption. Unter Sorption versteht man ganz allgemein Vorgänge, die zur Anreicherung einer Substanz innerhalb einer Phase oder an einer Grenzfläche zwischen zwei Phasen (flüssig/(halb)fest bzw. gasförmig/(halb)fest) führen. Dabei handelt es sich um verschiebbare Gleichgewichtsprozesse, die durch Temperatur- oder Konzentrationsänderungen sowie Verdrängungsreaktionen beeinflusst werden. Die Anreicherung an einer Grenzfläche bezeichnet man als Adsorption, die innerhalb einer Phase als Absorption (○ Abb. 20.1). Für Wechselwirkungen zwischen Arznei- und Packmitteln sind grundsätzlich beide Sorptionsarten relevant. Besonders betroffen sind Konservierungsmittel in bestimmten Kunststoffbehältnissen. Infolge von Adsorption sinkt die Menge des in der Zubereitung gelösten Konservierungsmittels mitunter so stark ab, dass die für eine antimikrobielle Wirkung erforderliche Mindestkonzentration möglicherweise nicht mehr erreicht und die mikrobiologische Stabilität nicht mehr gewährleistet werden kann (▸Kap. 7.2.1). Die Sorption hat jedoch nicht nur negative Effekte. So ist dieser Mechanismus auch dafür verantwortlich, dass W/O-Emulsionen in hydrophoben Verpackungen (Polyethylen, Polypropylen) häufig stabiler sind, da diese Packmittel ggf. aus der Zubereitung austretendes Öl zu einem gewissen Maß aufnehmen können.

2. Migration. Die Migration beschreibt den Übergang von Verpackungskomponenten (z. B. Kunststoffadditiven) in das Arzneimittel. Sie wird daher gelegentlich auch als Desorption bezeichnet (Abb. 20.1). Ihr Ausmaß wird vom pH-Wert und den in der Zubereitung enthaltenen Lösungsmitteln beeinflusst. Durch den Übergang von Substanzen des Packmaterials in die Zubereitung können Veränderungen des pH-Werts, reduzierende oder oxidierende Effekte, Verfärbungen sowie Ausfällungen auftreten. Darüber hinaus haben die herausgelösten Inhaltsstoffe möglicherweise negative Folgen für ihre Ursprungsmatrix. Betroffen sind insbesondere Kunststoffe, bei denen der Verlust von Additiven (Antioxidantien, Weichmacher, Farbstoffe, Gleitmittel, Stabilisatoren etc.) zu inakzeptablen Veränderungen des Packmittels führen kann. Im Falle der UV-Absorbentien ist zu beachten, dass diese, neben dem Eigenschutz für das Packmaterial, auch eine protektive Wirkung für das Arzneimittel übernehmen.

3. Permeation. Unter Permeation versteht man sowohl den Transport einer Substanz aus der Umwelt durch die Verpackung in das Füllgut, als auch umgekehrt (Abb. 20.1). Beispiele aus der Praxis sind die Aufnahme von Luftsauerstoff aus der Umgebung in das Arzneimittel, was in der Folge die Zersetzung oxidationsempfindlicher Wirkstoffe begünstigt, bzw. die Verdunstung von Wasser oder Alkohol durch die Wandung von Kunststoffgefäßen, wodurch Konzentrationsveränderungen und damit Fehldosierungen auftreten können. Aber auch der Wirkstoff selbst kann durch Permeation verloren gehen, so sollten Iod-Zubereitungen in Glasbehältnisse abgefüllt werden, da Behältnisse aus Kunststoff (insbesondere Polyethylen) für Iod durchlässig sind, was zu einer Gehaltsminderung führen kann.

4. Korrosion. Bezogen auf Packmittel versteht man unter Korrosion eine Reaktion mit dem Füllgut (ggf. auch mit der Umgebung), die eine relevante Veränderung des Materials bewirkt und zu einer Beeinträchtigung seiner Funktion führen kann (Abb. 20.1). Pharmazeutische Beispiele für die Zersetzung eines Primärpackmittels durch seinen Inhalt sind das Aufquellen, Verspröden und anschließende Brechen von Pipettensaugern aus Brom- bzw. Chlorbutylkautschuk oder thermoplastischen Elastomeren bei Kontakt mit fetten oder ätherischen Ölen (Abb. 20.2) sowie der Angriff von

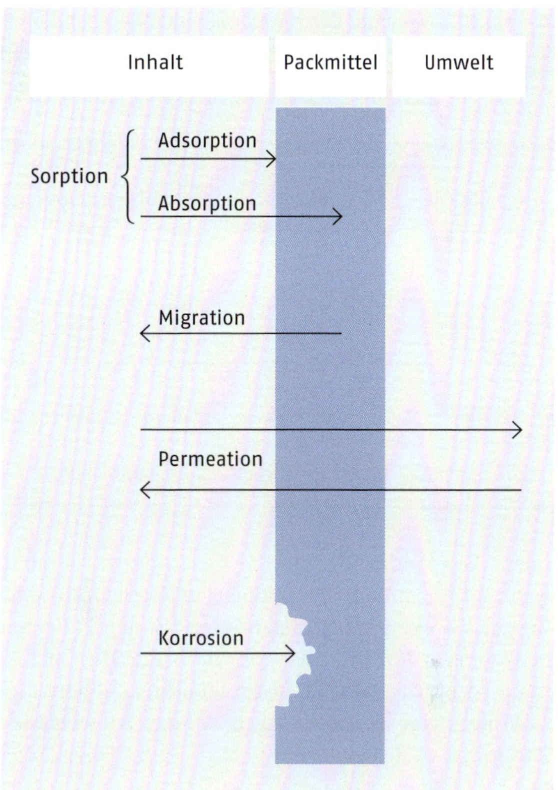

Abb. 20.1 Wechselwirkungsmechanismen zwischen Arzneimittel, Packmittel und Umwelt

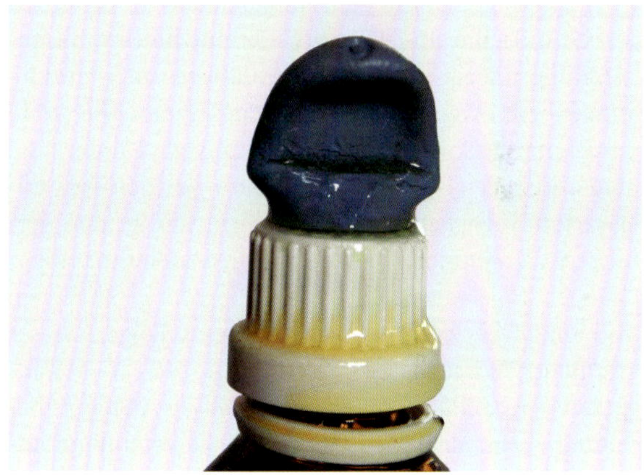

Abb. 20.2 Zerstörung eines Pipettensaugers aus thermoplastischem Elastomer (TPE) durch ätherisches Sandelholzöl nach sechsmonatiger Lagerung

Packmaterialien aus Polyvinylchlorid (PVC) oder Polymethylacrylat (PMMA) durch Macrogole (Tab. 20.2).

20.1.3 Beurteilung des Gefährdungspotentials

Um das von Packmittelinteraktionen ausgehende Gefährdungspotential im Vorfeld abzuschätzen, hat die FDA – unter Berücksichtigung des Applikationsorts – die in Tab. 20.1 dargestellte Risikobewertung vorgenommen. Wie daraus hervorgeht, bergen Packmittelinteraktionen bei flüssigen Arzneiformen zur parente-

Tab. 20.1 Grad der durch Wechselwirkungen mit dem Packmittel hervorgerufenen Bedenken bei verschiedenen Darreichungsformen in Abhängigkeit von der Applikationsart (modifiziert nach FDA)

Grad der Bedenken	Wahrscheinlichkeit von Wechselwirkungen mit dem Packmittel		
	Hoch	Mittel	Gering
Am höchsten	■ Inhalationsaerosole und -lösungen ■ Injektabilia	■ Pulverförmige Parenteralia ■ Pulverförmige Inhalanda ■ Sterile Pulver	
Hoch	■ Flüssige Ophthalmika ■ Transdermale Salben und Pflaster ■ Nasale Aerosole und Sprays		
Gering	■ Flüssige und halbfeste topische Zubereitungen ■ Flüssige orale Zubereitungen	■ Topische Puder ■ Orale Puder	■ Orale Hart- und Weichkapseln ■ Tabletten

ralen Anwendung das größte Gefährdungspotential, während Packmittelinteraktionen bei festen Oralia eine vergleichsweise geringe Gefährdung für den Patienten bedeuten. In Abhängigkeit vom individuellen Gefährdungspotential sind dementsprechend mal höhere und mal niedrigere Anforderungen an das zu wählende Packmittel zu stellen.

20.1.4 Beitrag von Packmitteln zur Arzneimittelsicherheit

Inkompatibilitäten mit dem Inhalt sind nicht die einzigen Gründe, die ein Packmittel für eine bestimmte Zubereitung ungeeignet erscheinen lassen, auch Überlegungen zur Arzneimittelsicherheit können die Wahl des Packmittels mitbestimmen, denn viele Kinder sind klug und neugierig. Oft zeigen schon die Kleinsten unerwartete Fertigkeiten und Geschick, um an den verführerisch anmutenden Inhalt von Arzneimittelverpackungen zu gelangen. Zur Vermeidung der gefährlichen und möglicherweise schwerwiegenden Folgen dieses kindlichen Wissens- und Tatendrangs, ist – in Abhängigkeit vom Gefährdungspotential der jeweiligen Zubereitung – ein, auch unter diesen Gesichtspunkten adäquates Packmittel zu wählen.

20.2 Allgemeine Handlungsempfehlung

20.2.1 Gewähr der pharmazeutischen Packmittelqualität

Grundsätzlich muss ein Packmittel, ebenso wie sein Inhalt, pharmazeutische Qualität besitzen. Diese kann mittels Prüfzertifikat des Herstellers nachgewiesen werden, sodass in der Apotheke lediglich eine einfache Packmittelprüfung nach § 13 ApBetrO durchzuführen ist. In der alltäglichen Praxis sollte demnach, wann immer möglich, auf zertifizierte Ware von vertrauenswürdigen Herstellern (Tab. 20.4) zurückgegriffen werden. Die visuelle Prüfung auf Identität, Sauberkeit und Unversehrtheit, sowie die anschließende Freigabe durch den verantwortlichen Apotheker sind zu dokumentieren. Arbeitshilfen der Bundesapothekerkammer oder digitale Prüfvorlagen, wie z. B. das Dr. Lennartz Laborprogramm für Apotheken, erleichtern das Prozedere.

20.2.2 Packmaterialien

In der Apotheke finden üblicherweise Packmittel aus Glas, Kunststoff oder Aluminium Verwendung. Sie weisen u. a. folgende Spezifika auf:

Glas. Glas besitzt viele Vorzüge, wie beispielsweise ein neutrales Geruchs- und Geschmacksverhalten sowie die seiner Transparenz zu verdankende Möglichkeit einer kontinuierlichen Inhaltskontrolle. Ferner ist Glas je nach Anforderungsprofil in verschiedenen Qualitäten erhältlich. Die pharmazeutische Fachliteratur berichtet immer wieder über pH-Verschiebungen in wässrigen Zubereitungen, die in Glasbehältnisse verpackt sind, da hier ein Ionenaustausch stattfinden kann, bei dem Alkalien freigesetzt werden. Im Allgemeinen verläuft dieser Prozess in, für den pharmazeutischen Einsatz angebotenen, Packmitteln jedoch so langsam, dass bei gängigen Rezepturlaufzeiten von einigen Monaten nicht mit relevanten, insbesondere aber nicht mit akut stabilitätsgefährdenden Effekten zu rechnen ist.

Kunststoff. In den letzten Jahrzehnten haben sich auch im Rezepturbereich Kunststoffbehältnisse immer mehr durchgesetzt. Sie sind im Vergleich zu Glas sicherer gegen Bruch, leichter, günstiger und dank zahlreicher Applikationshilfen und Verschlüsse breiter einsetzbar. Nachteil vieler Kunststoffe ist, dass sie im Vergleich zu Glas und Aluminium weniger inert sind und damit ein höheres Wechselwirkungsrisiko aufweisen.

Aluminium. Aluminiumtuben zeichnen sich durch ihre hervorragenden Barriereeigenschaften aus. Sie sind wasserdampf-, aroma-, gas-, öl-, fett- und lichtundurchlässig, was sich positiv auf die Haltbarkeit des Inhalts auswirkt. Da Tuben mittlerweile ausnahmslos mit hochwertigen Lackbeschichtungen in den Handel kommen, werden sie von apothekenüblichen Füllgütern kaum mehr angegriffen. Früher häufiger vorkommende Inkompatibilitäten, wie etwa die Korrosion von Aluminiumtuben durch Aluminiumchloridhexahydrat-Gel NRF 11.24. sind daher in der Praxis kaum noch relevant.

20.2.3 Packmittelwahl

In vielen Fällen können Packmittelinkompatibilitäten ausgeschlossen werden, indem auf die Verpackungsempfehlungen der Arzneibücher und Codices sowie der einschlägigen Fachgesellschaften zurückgegriffen wird. Dort werden für viele Standardrezepturen jeweils geeignete Packmittel angegeben.

Neben der in ▸Kap. 20.2.2 diskutieren Materialfrage spielen bei der Wahl eines geeigneten Packmittels noch zahlreiche weitere Aspekte eine wichtige Rolle. Die nachfolgende Checkliste fasst die wichtigsten zusammen und soll die Beurteilung der Eignung eines bestimmten Packmittels für den geplanten Einsatz erleichtern.

Checkliste zur Packmittelwahl

Größe

- ☐ An Inhaltsmenge angepasst, ggf. unter Berücksichtigung der Dichte (Cave: mögliche Volumenzunahme durch Einarbeitung von Luft!)
- ☐ Leerraum vermeiden
- ☐ Ausreichendes Aufschüttelvolumen bei dispersen Systemen

Entnahme zur Applikation

- ☐ Tuben aufgrund mangelnder Aufschüttelbarkeit für disperse Systeme ungeeignet
- ☐ Pastöse, zähe Zubereitungen schlecht aus Spenderdosen/Tuben entnehmbar

Visuelle Kontrolle der Zubereitung

- ☐ Produktveränderung erwartet → transparente Packmittel
- ☐ Tuben/Spenderdose → Sichtkontrolle nur bei Entnahme möglich

Schutz vor mikrobieller Kontamination

- ☐ Kontaktfläche bei Entnahme ↓ bedeutet mikrobielle Kontamination ↓
- ☐ Große Öffnungen → Hilfsmittel zur Entnahme

Schutz vor Luftfeuchtigkeit und Verdunstung

- ☐ Kleine Entnahmeöffnungen (z. B. Enghalsflaschen bei flüchtigem Inhalt)
- ☐ Glas dichter als Kunststoff

Schutz vor Licht und Sauerstoff

- ☐ **Cave:** verschiedene Qualitäten bei Kruken/Spenderdosen (Lichtundurchlässigkeit gewährleistet?)

20.2.4 Packmittelgrundausstattung

Nach einer Resolution der Arbeitsgemeinschaft der Pharmazieräte Deutschlands (APD) vom Oktober 2014 muss in jeder Apotheke eine Grundausstattung an Primärpackmitteln vorhanden sein. Die APD nimmt hierbei Bezug auf die BAK-Leitlinie „Prüfung und Lagerung der Primärpackmittel". In der Leitlinie selbst sind zwar keine Packmittel gelistet, dafür aber im zugehörigen Kommentar. Demzufolge sollte die Grundausstattung jeder Apotheke folgende Primärpackmittel umfassen:

- Primärpackmittel für flüssige Arzneiformen:
  - Augentropfenflaschen, sterilverpackt,
  - Gewindeflaschen aus Braunglas, einschließlich Tropfflaschen und Weithalsgläser.
- Primärpackmittel für halbfeste Arzneiformen:
  - Tuben aus Aluminium mit Innenschutzlackierung,
  - Kruken aus Kunststoff,
  - Kruken mit Spenderfunktion.
- Primärpackmittel für feste Arzneiformen:
  - Teebeutel verschiedener Größen, innen beschichtet,
  - Pulver-Beutel,
  - Primärpackmittel für die Herstellung von Kinder-, Erwachsenen- und Vaginalzäpfchen, insbesondere Kunststoffeinmalgießfolien.
- Applikationshilfen, spezielle Verschlüsse, z. B.:
  - Kolbenpipetten mit nicht-Luer-kompatibler Öffnung mit unterschiedlichen Nennvolumina (z. B. 1, 5 und 50 ml) und passende Verschlüsse,
  - Tropfeinsätze (zu bevorzugen sind Kolbenpipetten mit nicht-Luer-kompatibler Öffnung und passende Verschlüsse, besonders 1-ml und 5-ml Kolbenpipetten für Tropfen),
  - Pipettenmonturen (zu bevorzugen sind für Nasentropfen 1-ml-Kolbenpipetten mit nicht-Luer-kompatibler Öffnung und passende Verschlüsse),
  - Deoroller,
  - Spatel,
  - Kindersichere Verschlüsse.

Zur Liste der in jeder Apotheke vorrätig zu haltenden Packmittel und Applikationshilfen gehören demnach auch orale Dosierspritzen (Kolbenpipetten) zur Dosierung flüssiger Peroralia. Sie ermöglichen eine genaue patientenindividuelle Dosierung peroraler Rezepturarzneimittel in einem großen Volumenbereich. Damit sind sie anderen Dosiereinrichtungen in der Regel überlegen und müssen deshalb in jeder Apotheke zur Verbesserung der Arzneimitteltherapiesicherheit vorhanden sein.

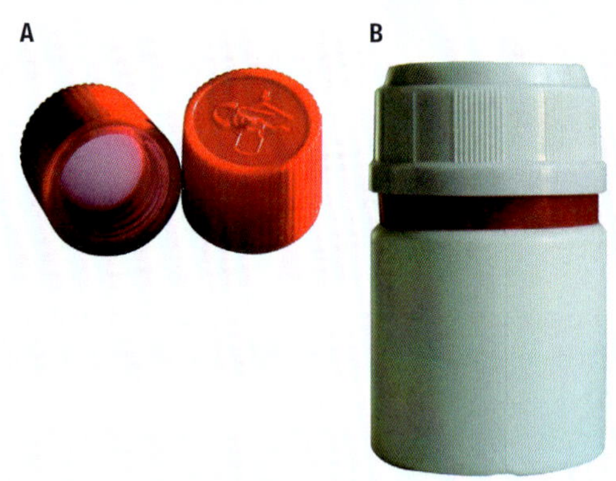

Abb. 20.3 A Kindersicherer Drück-Dreh-Verschluss für Medizinflaschen, B Kindergesicherte Flasche für die Take-Home-Substitution gem. §12 Abs. 1 Nr. 4 BtMVV

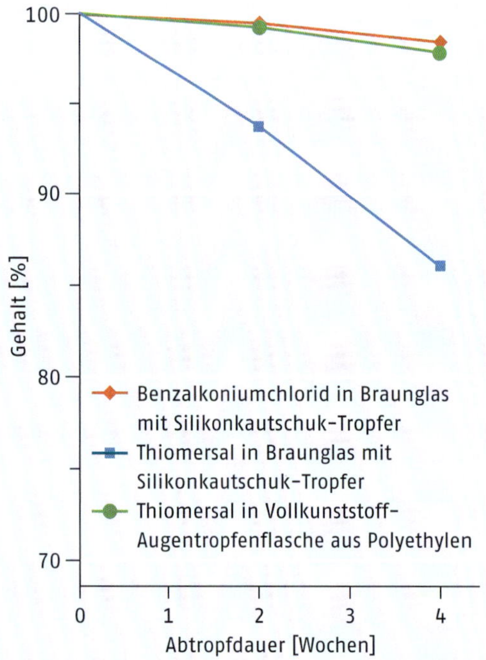

Abb. 20.4 Gehaltsverluste von Thiomersal bzw. Benzalkoniumchlorid in verschiedenen Augentropfenbehältnissen während einer vierwöchigen Anwendungssimulation.

20.2.5 Kindergesicherte Packmittel

Bei zulassungspflichtigen Fertigarzneimitteln gibt es verbindliche Vorgaben für kindergesichert zu verpackende Wirkstoffe bzw. Zubereitungen. Diese gelten jedoch nicht zwingend für Rezepturarzneimittel. Dennoch sollten auch in der Apotheke hergestellte Zubereitungen, entsprechend dem allgemein anerkannten Stand der pharmazeutischen Wissenschaft, so abgepackt werden, dass die Gefährdung von Kindern ausgeschlossen ist. In erster Linie betroffen sind Zubereitungen zum Einnehmen sowie Zubereitungen mit Wirkstoffen geringer therapeutischer Breite. Eine kindergesicherte Verpackung wird daher insbesondere für oral verabreichte Rezepturarzneimittel empfohlen, die einen der in Tab. 20.3 aufgeführten Wirkstoffe enthalten. Zwingend vorgeschrieben ist die kindergesicherte Verpackung gem. §12 Abs. 1 Nr. 4 BtMVV bei der Take-Home-Substitution.

20.3 Rezepturbeispiel

Verordnung

Atropinsulfat(-Monohydrat)	0,100 g
Borsäure	0,161 g
Thiomersal-Stammlösung 0,02 %	1,000 g
Wasser für Injektionszwecke	ad 10,000 g

Vorhandenes Packmittel: Braunglas mit Elastomer-Tropfer aus Silikonkautschuk

M. D. S.: Einmal morgens einen Tropfen in das schielende Auge eintropfen.

Verordnet sind Atropin-Augentropfen zur Behandlung des Schielens. Eine Recherche ergab, dass die Rezeptur der NRF-Monographie 15.2. entspricht, in der auch der Sorptionsverlust von Thiomersal durch die Bindung an Elastomere thematisiert wird. Nun handelt es sich bei dem in dieser Apotheke vorhandenen Tropfer aus Silikonkautschuk ausgerechnet um ein solches Elastomer. Wie ein Blick in die wissenschaftliche Literatur zeigt, muss bei Verwendung dieses Tropfers binnen vier Wochen mit einer Abnahme des Thiomersal-Gehalts von weit über 10 % gerechnet werden (Abb. 20.4), wodurch die konservierende Wirkung nicht mehr in vollem Umfang gewährleistet ist.

Als alternatives Konservierungsmittel nennt das NRF Benzalkoniumchlorid in Kombination mit Natriumedetat. Wie aus Abb. 20.4 hervorgeht, adsorbiert der vorhandene Silikonkautschuk-Tropfer zwar auch Benzalkoniumchlorid, jedoch bei weitem nicht so stark wie Thiomersal. Falls das Packmittel nicht gewechselt werden soll, wäre daher der Austausch von Thiomersal durch Benzalkoniumchlorid möglicherweise ein probates Mittel, um die mikrobielle Stabilität zumindest für vier Wochen zu gewährleisten.

Zur Konservierung mit Benzalkoniumchlorid wird üblicherweise nicht der Grundstoff, sondern eine konzentrierte edetathaltige Benzalkoniumchlorid-Stammlösung 0,1 % (NRF S.18.) verwendet. Dies hat mehrere Gründe: Zum einen ist die Herstellung der Augentropfen dadurch wägetechnisch einfacher umzusetzen (▸ Kap. 11.2.2), zum anderen leistet Natriumedetat wegen seiner synergistischen antimikrobiellen Wirkung einen wesentlichen Beitrag zur Konservierung.

Die angestrebte Einsatzkonzentration im Endprodukt ist 0,01 %. Eine optimierte Rezeptur könnte demnach wie folgt aussehen:

Optimierte Rezeptur bei unverändertem Packmittel

Atropinsulfat(-Monohydrat)	0,100 g
Borsäure	0,161 g
Benzalkoniumchlorid-Stammlösung 0,1 %	1,000 g
Wasser für Injektionszwecke	ad 10,000 g

Packmittel unverändert: Braunglas mit Elastomer-Tropfer aus Silikonkautschuk

M. D. S.: Einmal morgens einen Tropfen in das schielende Auge eintropfen.

Die bessere Alternative ist es jedoch, die standardisierte und geprüfte NRF-Rezeptur nicht zu verändern und stattdessen auf ein Packmittel auszuweichen, an das Thiomersal nicht bzw. nur in noch vertretbarem Ausmaß adsorbiert. Wie der Graph in ○ Abb. 20.4 zeigt, kommt hierfür beispielsweise eine weichmacherfreie Vollkunststoff-Augentropfenflasche aus Polyethylen in Frage. Zwar sind auch bei Verwendung dieses Packmittels sorptionsbedingte Verluste nicht ganz auszuschließen, die ausreichende Konservierung über eine Aufbrauchfrist von vier Wochen wird hierdurch jedoch nicht gefährdet.

Optimiertes Packmittel bei unveränderter Rezeptur

Austausch von

Braunglas mit Elastomer-Tropfer aus Silikonkautschuk

gegen

Vollkunststoff-Augentropfenflasche aus Polyethylen

20.4 Arbeitshilfen

20.4.1 Packmittelinkompatibilitäten

□ Tab. 20.2 listet mögliche Inkompatibilitäten häufig vorkommender Rezepturbestandteile mit verschiedenen Abgabebehältnissen sowie Alternativverpackungen, mit denen das Problem umgangen werden kann.

Bitte beachten Sie

- Die nachfolgende Klassifikation bestimmter Packmittel als „geeignet" oder „ungeeignet" bezieht sich ausschließlich auf das Behältnismaterial, nicht auf die Behältnisgeometrie (z. B. Öffnungsweite, Applikationseignung, etc.).
- Ob ein hier als geeignet eingestuftes Packmittel seinen Zweck für eine konkrete Zubereitung tatsächlich erfüllt, insbesondere hinsichtlich Entnahme, Dosierung, Kontaminationsschutz, ggf. Arzneimittelsicherheit, etc., ist in jedem Einzelfall individuell zu beurteilen.

□ **Tab. 20.2** Primärpackmittelinkompatibilitäten und Vermeidungsstrategien

Inhalt	Ungeeignetes Primärpackmittel	Geeignetes Primärpackmittel
Benzalkoniumchlorid	Gefäße aus Kunststoff, Elastomermaterialien (Sorption des Konservierungsmittels)	Glasbehältnisse (aufrechte Lagerung bei Verschlussteilen aus Elastomeren)
Chlorhexidindiacetat	Sorption an Elastomermaterialien	Glasbehältnisse (aufrechte Lagerung bei Verschlussteilen aus Elastomeren), Tuben mit eingebrannten Innenlacken
Flüchtige Substanzen	Gefäße aus Polyethylen (Spenderdosen)	Glasbehältnisse mit Polypropylenverschluss
Lichtempfindliche Substanzen (z. B.: Chloramphenicol, Clioquinol, Dithranol, Glucocorticoide, Menadion, Methoxsalen, Neomycin, Nifedipin, Tretinoin)	Weiß-opake Kunststoffkruken ohne zertifizierte Lichtundurchlässigkeit (Wirkverlust)	Aluminiumtuben, Kunststoffkruken mit zertifizierter Lichtundurchlässigkeit, Gefäße aus Braunglas
Macrogolsalbe DAC	Gefäße aus weichem Polyvinylchlorid (PVC), Polymethylacrylat (PMMA), Celluloseacetat (CA), Celluloseacetobutyrat (CAB), Celluloid, Polyurethan-Elastomere (PUR), (Packmittel wird angegriffen)	Behältnisse aus Polypropylen (PP), Polethylen (PE), Polyoxymethylen (POM), Tuben mit eingebrannten Innenlacken

▸

Tab. 20.2 Primärpackmittelinkompatibilitäten und Vermeidungsstrategien (Fortsetzung)

Inhalt	Ungeeignetes Primärpackmittel	Geeignetes Primärpackmittel
Methylsalicylat	Gefäße mit Polystyrol (Packmittel wird angegriffen)	Glasbehältnisse
Mittelkettige Triglyceride	Gefäße mit Polystyrol (Packmittel wird angegriffen)	Glasbehältnisse
Öle, Ätherische Öle	Gefäße mit Brom-, Chlorbutylkautschuk-haltigen Pipettensaugern oder Pipettensaugern aus thermoplastischem Elastomer (Pipettensauger wird porös)	Pipettensauger aus Nitrilkautschuk bzw. Augentropfflaschen aus Polyethylen
Povidon-Iod	Behältnisse aus Kunststoff, insbesondere Polyethylen (durchlässig für Iod → Gehaltsminderung)	Glasbehältnisse, Tuben mit eingebrannten Innenlacken
Wasserstoffperoxid	Packmittel aus Polyvinylchlorid (PVC) (Packmittel wird angegriffen)	Behältnisse aus Glas, Polyethylen (PE), Polypropylen (PP), Polyethylenterephthalat (PET)

20.4.2 Kindersicher zu verpackende Wirkstoffe

Auch wenn, außer bei der Take-Home-Substitution gem. § 12 Abs. 1 Nr. 4 BtMVV, für Rezepturarzneimittel keine rechtlich verpflichtenden Vorgaben zur kindergesicherten Verpackung von Rezepturarzneimitteln existieren, wird empfohlen oral verabreichte Rezepturarzneimittel, die einen der nachfolgend aufgeführten Wirkstoffe enthalten, kindergesichert zu verpacken, um eine Gefährdung von Kindern soweit wie möglich auszuschließen.

Tab. 20.3 Arzneistoffe, für die bei oralen Darreichungsformen eine kindergesicherte Verpackung empfohlen wird

- Acetylsalicylsäure
- Ameisensäure
- Amfetaminsulfat
- Amifampridin
- Atropinsulfat
- Benzydaminhydrochlorid
- Chloralhydrat
- Codeinphosphat-Hemihydrat
- Dexamfetaminsulfat
- 3,4-Diaminopyridin
- Diclofenac-Natrium
- Dihydrocodein[(R,R)-tartrat]
- Doxepinhydrochlorid
- Dronabinol
- Eisen(II)-sulfat
- Eisen(III)-chlorid-Hexahydrat
- Eisen(III)-subsulfat-Lösung
- Fampridin
- Indometacin
- Kaliumpermanganat
- Levomethadonhydrochlorid
- Lithiumorotat-Monohydrat
- Metamizol-Natrium
- Methadonhydrochlorid
- Midazolamhydrochlorid
- Morphinhydrochlorid
- Morphinsulfat
- Naproxen
- Natriumfluorid
- Opiumtinktur
- Oxalsäure-Dihydrat
- Paracetamol
- Phenylbutazon
- Pilocarpinhydrochlorid
- Pilocarpinnitrat
- Propyphenazon
- Ribavirin
- Salicylamid

20.4.3 Bezugsquellen

Im Internet findet sich eine Vielzahl von Packmittelherstellern und -lieferanten, deren Produkte jedoch nicht in allen Fällen den Qualitätsansprüchen für einen pharmazeutischen Einsatz genügen. ◘ Tab. 20.4 listet daher eine Auswahl an Lieferanten von Packmitteln für pharmazeutische Zwecke sowie deren jeweiligen Sortimentsschwerpunkt.

Bitte beachten Sie

- Gemäß §13 ApBetrO dürfen zur Herstellung von Arzneimitteln nur primäre Verpackungsmaterialien verwendet werden, die gewährleisten, dass die Arzneimittel vor physikalischen, mikrobiologischen oder chemischen Veränderungen geschützt sind und die daher für die beabsichtigten Zwecke geeignet sind.
- Zwar enthält die Apothekenbetriebsordnung expressis verbis keine Verpflichtung, die Qualität der Behältnisse für die Rezeptur und Defektur in der Apotheke zu prüfen und zu dokumentieren. Allerdings folgt aus §6 Abs. 1 ApBetrO in Verbindung mit §55 Abs. 8 AMG, dass nur solche mit den Arzneimitteln in Berührung kommende Behältnisse und Umhüllungen verwendet werden dürfen, die den anerkannten pharmazeutischen Regeln entsprechen und nach diesen Regeln auch geprüft wurden. Beim Bezug von Primärpackmitteln mit Zertifikaten sind die Behältnisse daher visuell auf Identität, Sauberkeit und Unversehrtheit zu prüfen.

◘ **Tab. 20.4** Bezugsquellen für Primärpackmittel zur pharmazeutischen Verwendung

Unternehmen	Adresse/Kontakt	Sortimentsschwerpunkt
Gerschon GmbH Verpackungen Cosmetics/Pharma	Hainerbergweg 40 61462 Königstein im Taunus Tel.: 06174-7017 Fax: 06174-1312 www.gerschon.de	Flaschen aus Glas oder Kunststoff, sowie zahlreiche Verschlüsse, Sprühköpfe, Pinsel, Tropfer, etc.
iphas Pharma-Verpackung GmbH	Schumanstraße 12 52146 Würselen Tel.: 02405-46520 Fax: 02405-92222 www.iphas.de	Breites Sortiment an Packmitteln aus Glas, Kunststoff oder Aluminium sowie passende Verschlüsse, Aufsätze und Applikatoren
Pompl direkt e. K.	Im Gewerbegebiet 17 91355 Hiltpoltstein Tel.: 09153-98117 Fax: 09153-98116 www.pompl-direkt.de	Ausgewähltes Sortiment an PET-Dosen, Tablettendosen und Dosierhilfen
PRI-PAC e. K.	Gartenstraße 38 52249 Eschweiler Tel.: 02403-5026990 Fax: 02403-5026992 www.pripac.de	Breites Sortiment an Packmitteln aus Glas, Kunststoff oder Aluminium sowie passende Verschlüsse, Aufsätze und Applikatoren
Rink Pharma-Bedarf GmbH	Lindenstraße 24 73072 Donzdorf/Württ. Tel.: 07162-21521 Fax: 07162-29107 www.rink-pharmabedarf.de	Das in der Apotheke notwendige Kernsortiment an Primärpackmitteln

Tab. 20.4 Bezugsquellen für Primärpackmittel zur pharmazeutischen Verwendung (Fortsetzung)

Unternehmen	Adresse/Kontakt	Sortimentsschwerpunkt
Rosa Heinz GmbH	Straßfeld 6 85777 Fahrenzhausen Tel.: 08133-918590 Fax: 08133-918599 www.rosa-heinz.de	Diverse Flaschen und Tiegel aus Glas und Kunststoff
Rudolf Spiegel GmbH	Robert-Koch-Str. 9 53501 Grafschaft Tel.: 02225-992525 Fax: 02225-992626 www.rudolf-spiegel.de	Das in der Apotheke notwendige Kernsortiment an Primärpackmitteln
Sensoplast Pharma Closure Systems	Sensoplast Packmitteltechnik GmbH Auf dem Höhchen 1-5 56587 Oberhonnefeld Deutschland Tel.: 02634-98147-0 Fax: 0234-98147-20 www.sensoplast.de	Schraubverschlüsse, Tropfeinsätze, Pipetten-, Pinsel- und Spatelmonturen
WEPA Apothekenbedarf GmbH & Co KG	Am Fichtenstrauch 6-10 56204 Hillscheid Tel.: 02624-1070 Fax: 02624-107444 www.wepa-apothekenbedarf.de	Breites Sortiment an Packmitteln aus Glas, Kunststoff oder Aluminium sowie passende Verschlüsse, Aufsätze und Applikatoren
Zscheile & Klinger GmbH	Tarpenring 6 22419 Hamburg Tel.: 040-856369 Fax: 040-858579 www.zscheile-klinger.de	Großhandel für Apothekenbedarf mit dem klassischen Kernsortiment an Primärpackmitteln

Weiterführende Literatur

BAK (Bundesapothekerkammer). Leitlinie „Prüfung und Lagerung der Primärpackmittel“ einschl. Kommentar, Eschborn 2016

Deutscher Arzneimittel Codex (DAC) inkl. Neues Rezeptur-Formularium (NRF), Rezepturhinweisen und Rezepturenfinder (online). Avoxa – Mediengruppe Deutscher Apotheker GmbH, Eschborn 2017

FDA, Guidance for Industry: Container Closure Systems for Packaging Human Drugs and Biologics, 1999

Fischer U, Schüler K. Zubereitung abfüllen – Schritt 6 der Rezepturherstellung in sieben Schritten. Deutsche Apotheker Zeitung, 49: 74 ff., 2012

Gesellschaft für Dermopharmazie; Leitlinien zur dermatologischen Rezeptur; http://www.gd-online.de/german/persoenlich/leitvorstand.htm

Haverkamp JB. Bisphenol A und Bisphenol A-diglycidylether (BADGE) als extractables / leachables aus Aluminiumtuben für den pharmazeutischen Gebrauch. Dissertation, Universität Bonn 2009

http://www.cosmacon.de/migration/

Rueck C. Untersuchung der Permeation von Etikettenklebstoffen auf Polyacrylatbasis durch pharmazeutische Kunststoffbehältnisse. Dissertation, Freie Universität Berlin 2009

Thoma K (Begr.), Daniels, R (Bearb.). Apothekenrezeptur und -defektur. 7. Aktualisierungslieferung, Deutscher Apotheker Verlag, Stuttgart 2017

Sachregister

A

Abgabe 90–91
Abitima®, Prüfzertifikate und -vorschriften 23
Abitima® Clinic Gesichtscreme 217, 222
Abitima® Clinic Körpercreme 217, 221
Abklatschtest 86
Abrechnung
- getrennte Rezepturen 103–104
- Grundlagenaustausch 240
Absorption
- Alter 32–33
- Kinder 28
- Unterschied zu Adsorption 336
abwaschbare Salbengrundlage 278
Aceclidinhydrochlorid 268
Acetat-Puffer 248
Acetazolamid
- in Ora®-Produkten 289
- in Syrspend®-Produkten 294
Acetylcholinchlorid 268
Acetylcystein
- Isotonisierung 268
- Konservierung 268
- pH-abhängiger Ladungszustand 162–163
Acetylsalicylsäure
- Dosierung 47
- kindergesicherte Verpackung 342
- pH-abhängiger Ladungszustand 162–163
Acetyltannat 269
Aciclovir
- Ausfällungen 171
- Dosierung 47
- Löslichkeit 171
- pH-abhängiger Ladungszustand 162–163
Adhärenz, beeinträchtigte 328
Adsorption 336
aerobe Mikroorganismen, Gesamtanzahl 87–88
Agglomerate
- Bildung 316
- Vermeidung 317
Airless-Spender 90
Albendazol, pH-abhängiger Ladungszustand 162–163
Alfason®, Prüfzertifikate und -vorschriften 23
Alfason® Basis Cresa 217, 221
Alfason® Crelo 217
Alfason® Creme 217
Alfason® Cresa 217
Alfason® Repair 217, 221
Alfason® Salbe 217
Alfatradiol
- Dosierung 47
- pH-abhängiger Ladungszustand 162–163
- Wirkstoffkombinationen 108
Alginate, Einfluss auf die Haptik 333
Alkohol-Wasser-Mischung, Verarbeitung 160
Alkylsulfate, Emulgatoreigenschaften 194
Allantoin, pH-abhängiger Ladungszustand 162–163
Allergie, PHB-Ester 82
Allergika®, Prüfzertifikate und -vorschriften 23
Allergika® Augenlidcreme 217, 222
Allergika® Basiscreme 217, 222
Allergika® Basissalbe 217
Allergika® Creme urea 5% 217
Allergika® Hydrolotio 217
Allergika® Hydrolotio sensitive 222
Allergika® Lipolotio sensitive 217, 222
Allergika® Lipolotio urea 5 % 217
Allergika® Lipolotio urea 5% F 217
Allergika® Lipolotio urea 10 % 217
Allergika® Nachtkerzenölcreme 217, 222
Allopurinol
- in Ora®-Produkten 289
- in Syrspend®-Produkten 294
Alopecia areata 38
Alprazolam
- in Ora®-Produkten 289
- in Syrspend®-Produkten 294
Alter
- Absorption 32–33
- Cytochrom-P450-Enzyme 33
- Dosierung 30–35
- First-pass-Effekt 33
- Metabolisierung 33
- Pharmakodynamik 33–34
- Pharmakokinetik 32–33
- physiologische Veränderungen 34
- Plasmaproteinbindung 33
- potenziell inadäquate Medikation 33–35
- Verteilungsvolumen 33
Altershaut 38–39
Aluminiumacetat-tartrat-Lösung
- Dosierung 47
- Wirkstoffkombinationen 108
Aluminiumacetat-tartrat, antimikrobielle Wirksamkeit 95
Aluminiumbehältnisse 338
Aluminiumchlorid
- ionische Wechselwirkungen 98
- L_{iso}-Wert 262
Aluminiumchlorid-Hexahydrat
- antimikrobielle Wirksamkeit 95
- Ausfällungen 171
- im automatischen Rührsystem 310
- Dosierung 47
- Löslichkeit 171
Aluminiumkaliumsulfat
- antimikrobielle Wirksamkeit 95
- Dosierung 47
- ionische Wechselwirkungen 98
Aluminiumkaliumsulfat-Dodecahydrat 268
Aluminiumstearate, Einfluss auf die Haptik 333
Amciderm®, Prüfzertifikate und -vorschriften 23
Amciderm® Basiscreme 217, 223
Amciderm® Basisfettsalbe 217
Amciderm® Creme 217
Amciderm® Salbe 217
Amcinonid
- Verfügbarkeit 214
- Wassergehalt von Zubereitungen 223
Ameisensäure, kindergesicherte Verpackung 342
Amfetaminsulfat
- Isotonisierung 268
- kindergesicherte Verpackung 342
- Konservierung 268
Amifampridin, kindergesicherte Verpackung 342
Amikacin-bis(hydrogensulfat) 268
Amine, aliphatische 4
Aminolävulinsäurehydrochlorid
- Dosierung 47
- ionische Wechselwirkungen 98
- pH-abhängiger Ladungszustand 162–163
Amiodaron, in Ora®-Produkten 289
Amiodaronhydrochlorid, in Syrspend®-Produkten 294
Amitriptylinhydrochlorid, in Syrspend®-Produkten 294
AMK s. Arzneimittelkommission der deutschen Apotheker
Amlodipin, in Syrspend®-Produkten 294
Amlodipinbesylat, in Ora®-Produkten 289
Ammoniumbituminosulfonat
- antimikrobielle Wirksamkeit 95
- im automatischen Rührsystem 310
- Dosierung 47
- Helles 47, 109, 129
- Inkompatibilitäten 212
- ionische Wechselwirkungen 99
- Löslichkeit 171
- Standardrezepturen 226

- Verflüssigung 277–279
- Wechselwirkungen 100
- Wirkstoffkombinationen 108–109
Amorolfin, Dosierung 47
Amphetamin, in Ora®-Produkten 289
Amphetaminsulfat
- ionische Wechselwirkungen 98
- pH-abhängiger Ladungszustand 162–163
Amphotericin B
- antimikrobielle Wirksamkeit 95
- Ausfällungen 171
- Dosierung 47
- Löslichkeit 171
- pH-abhängiger Ladungszustand 162–163
Ampicillin-Natrium
- Dosierung 48
- ionische Wechselwirkungen 99
- Isotonisierung 269
- Konservierung 269
- Löslichkeit 171
- pH-abhängiger Ladungszustand 162–163
Amygdalin, Bedenklichkeit 4
Analgetika, hepatische Elimination 44
Anefug Simplex
- Phasenlage 217
- Wassergehalt 217, 223
Anfertigungs- und Inverkehrbringungsverbot 2
Anionische hydrophile Creme DAB
- Erythromycin 241–243
- Harnstoff 279
- Phasenlage 217
- pH-Bereich 235
- rezeptierbarer pH-Bereich 255
- Tannin 189–190
- Varianten 235
- Wassergehalt 217, 222
- Wasser-/Lipidaufnahmekapazität 227
Anionische hydrophile Creme mit Propylenglycol
- Phasenlage 217
- Wassergehalt 217, 222
Anionische hydrophile Creme SR DAC
- Phasenlage 217
- Wassergehalt 217, 222
anionische Wirkstoffe 99
Anreibemittel
- Anforderungen 318
- Eignung 326
- Erythromycin 319–321
- Farbschema 326
- Rezepturbeispiele 321
- Rezeptursammlungen 325–326
Anreibungen
- Fantaschale 317
- ohne Lösungsmittel 319
- Rührsystem 302–304, 309–310
- Topitec® 317
- Unguator® 317
- Verwendung eigener 317–318
Anthrarobin, therapeutische Alternative 13
Antianginosa, hepatische Elimination 44
Antiarrhythmika, hepatische Elimination 44
Antibiotika
- Glucocorticoide 100
- hepatische Elimination 44
- Wundheilung 100
Antidepressiva, hepatische Elimination 44
Antidiabetika, hepatische Elimination 44
Antiemetika, hepatische Elimination 44
Antiepileptika, hepatische Elimination 44
Antiestrogene, hepatische Elimination 44
Antikoagulanzien, hepatische Elimination 44
Antimigränemittel, hepatische Elimination 44
antimikrobielle Wirksamkeit, Wirkstoffe 95–97
Antimykotika, hepatische Elimination 44
Antineoplastika, hepatische Elimination 44
Antiparkinsonmittel, hepatische Elimination 44
Antipsychotika, hepatische Elimination 45
Antiseptika 12
Anxiolytika 45
Applikationsart, Prüfung 46
Aprepitant, in Ora®-Produkten 289
Aprikosen-Aroma 288
Aqua-non Hermal Emulsion
- Phasenlage 217
- Wassergehalt 217, 223
Arabisches Gummi 287
arithmetisches Mittel 205
Arlacel® 20 200
Arlacel® 40 200
Arlacel® 60 200
Arlacel® 65 201
Arlacel® 80 201
Arlacel® 85 201
Arlacel® 989 196
Arnikablüten, Bedenklichkeit 4
Aromastoffe 288
Arzneimittelkommission der Deutschen Apotheker 2
- bedenkliche Ausgangsstoffe 3–10
Arzneimittelsicherheit, Verpackung 338
Arzneimitteltherapiesicherheit, Verbesserung 33–34
Arzneimittelwirkung, Einflussfaktoren 28
Arztrücksprache
- Dokumentation 65
- Grundlagenkombination 213
- Grundsatzvereinbarung 69
- Rezepturtrennung 103
- unklare Dosierung 41
Asche Basis®, Prüfzertifikate und -vorschriften 23
Asche Basis® Creme 217, 222
Asche Basis® Fettsalbe 217
Asche Basis® Lotio 217, 222
Asche Basis® Salbe 217, 221
Ascorbinsäure s. Vitamin C
Atenolol
- in Ora®-Produkten 289
- in Syrspend®-Produkten 294
ätherische Öle, Packmittelinkompatibilitäten 337, 342
Atropin
- Gefrierpunktserniedrigung 263
- pH-abhängiger Ladungszustand 162–163
Atropin-Augentropfen, Verpackung 340–341
Atropinsulfat
- ionische Wechselwirkungen 98
- Isotonisierung 269
- kindergesicherte Verpackung 342
- Konservierung 269
- L_{iso}-Wert 262
- Löslichkeit 171
- in Syrspend®-Produkten 294
Atropinsulfat-Monohydrat, Dosierung 48
Aufbewahrungsfristen 93–94
Aufbrauchfristen
- Einzeldosis-Augenarzneien 76
- verkürzte 101, 228
- verschiedener Zubereitungen 93–94
Augenarzneien
- Isotonisierung 259
- Konservierung 76–78
- Konservierungsmittel 268
- Pufferung 229
Augenbäder, Konservierung 92
Augentropfen
- Isotonisierung 229, 263–265
- Konservierung 92
- Tetracainhydrochlorid 157–158
- Verpackung 340–341
Auricularia, Isotonisierung 259
Ausfällungen
- Abhängigkeit von Präzipitat 100
- Auflösung 170
- gezielte 159
- ionische Wechselwirkungen 158

– pH-Verschiebung 157–158
– Silbereiweiß 265
– temperaturabhängige 158–159
– Verpackung 337
– Wahrscheinlichkeit 170
Ausgangsstoffe, bedenkliche 1–10
Ausstreichtest 307, 318
Austausch, Grundlage 189–190
Aut-idem-Gruppe, exemplarisch 239
automatisches Rührsystem s. Rührsystem
Avène®, Prüfzertifikate und -vorschriften 23
Azathioprin, in Ora®-Produkten 289
Azelainsäure
– Dosierung 48
– pH-abhängiger Ladungszustand 162–163

B

Bacitracin
– antimikrobielle Wirksamkeit 95
– Dosierung 48
– Isotonisierung 269
– Konservierung 269
– Löslichkeit 171
– pH-abhängiger Ladungszustand 162–163
– therapeutische Alternative 13, 105
Baclofen
– in InOrpha®-Produkten 293
– in Ora®-Produkten 290
– in Syrspend®-Produkten 294
Bananen-Aroma 288
Bancroft-Regel 186, 211
Barbiturate, Bedenklichkeit 4–5
Bärenklau, Bedenklichkeit 4
Basen, pH-Korrektur 246
basisches Bismutgallat
– antimikrobielle Wirksamkeit 95
– Dosierung 48
– Löslichkeit 171
– Wirkstoffkombinationen 109
basisches Bismutnitrat
– antimikrobielle Wirksamkeit 95
– Dosierung 48
Basis Cordes, Wassergehalt 221
Basis Cordes RK
– Phasenlage 218
– Wassergehalt 218
– Wasser-/Lipidaufnahmekapazität 227
Basiscreme DAC
– Chlorhexidin 299–300
– Harnstoff 279
– Lufteinarbeitung 276
– rezeptierbarer pH-Bereich 256
– Rührparameter 305
– Tannin 189–190
– Triclosan 190–191
– Wassergehalt 221
– Wasser-/Lipidaufnahmekapazität 227
Basodexan Fettcreme 218
Basodexan Salbe 218
Basodexan Softcreme 218
Beclometasondipropionat
– Dosierung 48
– mikronisiertes 322
– pH-abhängiger Ladungszustand 162–163
Beclomethasondipropionat, Löslichkeit 171
bedenkliche Ausgangsstoffe 1–10
Bedenklichkeit 1–2
Beers-Liste 34
Benazeprilhydrochlorid, in Ora®-Produkten 290
Bentonit
– Charakterisika 280
– Einsatzkonzentration 280, 287
– Verarbeitungshinweise 287
Benzalkoniumchlorid
– antimikrobielle Wirksamkeit 95
– Applikationsorte 83
– Augenarzneien 76
– mit EDTA-Zusatz 76–77
– Inkompatibilitäten 212
– ionische Wechselwirkungen 98
– Isotonisierung 77, 269
– Kennzeichnung 77, 80
– Konservierung 269
– Konzentration 84, 268
– Nasalia 80
– Ophthalmika 268
– Packmittelinkompatibilitäten 341
– pH-abhängiger Ladungszustand 162–163
– pH-Optimum 76
– rezeptierbarer pH-Bereich 76, 84
– Stammzubereitung 209
– Standardrezepturen 226
– Verpackung 77, 340–341
– Wirkspektrum 76
Benzalkoniumchloridlösung, Löslichkeit 171
Benzocain
– Löslichkeit 171
– pH-abhängiger Ladungszustand 162–163
– Wirkstoffkombinationen 109
Benzodiazepine, hepatische Elimination 45
Benzoesäure
– Applikationsorte 83
– Ausfällungen 172
– Berechnung 80
– Kinder 81
– Konservierung 282
– Konzentration 84
– Löslichkeit 172
– Oralia-Konservierung 80–81
– pH-abhängiger Ladungszustand 162–163
– rezeptierbarer pH-Bereich 84
Benzol, Bedenklichkeit 4
Benzoylperoxid
– antimikrobielle Wirksamkeit 95
– Dosierung 48
– pH-abhängiger Ladungszustand 162–163
Benzydaminhydrochlorid
– Dosierung 48
– ionische Wechselwirkungen 98
– kindergesicherte Verpackung 342
Benzylalkohol
– antimikrobielle Wirksamkeit 95
– Isotonisierung 269
– Konservierung 269
– Konzentration 84, 268
– Ophthalmika 268
– pH-abhängiger Ladungszustand 162–163
– rezeptierbarer pH-Bereich 84
Benzylbenzoat
– Dosierung 48
– pH-abhängiger Ladungszustand 162–163
Benzylpenicillin-Natrium 269
Bepanthen Wund- und Heilsalbe 218
Betablocker, hepatische Elimination 45
BetaGalen Creme 218
BetaGalen Lotion 218
BetaGalen Salbe 218
Betamethason
– Austausch 159
– dermale Applikation 71
– dermale Wirksamkeit 70
– Dosierung 204
– Penetrationsvermögen 68
Betamethasondipropionat
– Dosierung 48
– Löslichkeit 172
– mikronisiertes 322
– pH-abhängiger Ladungszustand 162–163
– therapeutische Alternative 105
– Wirkstoffkombinationen 109–110
Betamethason-Natriumphosphat 269
Betamethasonvalerat
– Anreibemittel 325
– im automatischen Rührsystem 310
– Dosierung 48
– Löslichkeit 172, 327
– mikronisiertes 322
– pH-Abhängigkeit 161, 242
– pH-Bereich 21
– Rezepturkonzentrat 1 % 324
– Rezepturkonzentrat 1,22 % 324
– Stammzubereitung 209
– therapeutische Alternative 105
– Wassergehalt von Zubereitungen 223

- Wirkstoffkombinationen 110–112
- Zersetzungskinetik 242
Bethanecholchlorid, in Ora®-Produkten 290
Bienenwachs, Einfluss auf die Haptik 333
Bifonazol
- Dosierung 48
- pH-abhängiger Ladungszustand 162–163
- therapeutische Alternative 105
Bismutgallat s. basisches Bismutgallat
Bismutnitrat s. basisches Bismutnitrat
Bismutsalze, therapeutische Alternative 13
Blanchard, Sklerotherapie 2–3
Blond'sches Verfahren 2
Blut-Hirn-Schranke, Kinder 29
Borax 267–268
boraxfreies Silbereiweiß-Acetyltannat, Isotonisierung 269
boraxhaltiges Silbereiweiß-Acetyltannat, Konservierung 269
Borsäure
- Bedenklichkeit 5
- Eigenschaften 266
- Gefrierpunktserniedrigung 263
- Inkompatibilitäten 266
- Isotonisierung 157, 263–265, 269
- Konservierung 269
- Kontraindikation 266
- L_{iso}-Wert 262
Borsäure-Puffer 248
Brij® 30 196
Brimonidin, Dosierung 48
Bromide, Bedenklichkeit 5
Bronchodilatatoren, hepatische Elimination 45
Budesonid
- mikronisiertes 322
- pH-abhängiger Ladungszustand 162–163
- Wirkstoffkombinationen 112
Bufexamac, Bedenklichkeit 5
Bupivacain, pH-abhängiger Ladungszustand 162–163
Butylhydroxytoluol, Stammzubereitung 209
Butylscopolaminhydrobromid, Löslichkeit 172
Butylscopolaminiumbromid
- Dosierung 49
- pH-abhängiger Ladungszustand 162–163
Butylscopolaminiumhydrochlorid, ionische Wechselwirkungen 99

C

Caking 281
Calcipotriol, Dosierung 49
Calcitriol, Dosierung 49
Calciumbromid, L_{iso}-Wert 262
Calciumchlorid, ionische Wechselwirkungen 99
Calciumchlorid-Dihydrat 269
Calciumchlorid-Hexahydrat 269
Calcium-D-pantothenat 269
Calciumgluconat
- ionische Wechselwirkungen 99
- pH-abhängiger Ladungszustand 162–163
Calciumkanalblocker, hepatische Elimination 45
Campher
- Dosierung 49
- L_{iso}-Wert 262
- Löslichkeit 172
- pH-abhängiger Ladungszustand 162–163
- Wirkstoffkombinationen 112–113
Cannabidiol
- Dosierung 49
- pH-abhängiger Ladungszustand 162–163
Capsaicinoide
- Dosierung 49
- Löslichkeit 172
- pH-abhängiger Ladungszustand 162–163
- Stammzubereitung 209
Captopril
- Dosierung 49
- in InOrpha®-Produkten 293
- in Ora®-Produkten 290
- pH-abhängiger Ladungszustand 162–163
- in Syrspend®-Produkten 294
Carbachol
- ionische Wechselwirkungen 99
- Isotonisierung 269
- Konservierung 269
- pH-abhängiger Ladungszustand 162–163
Carbamazepin
- in Ora®-Produkten 290
- in Syrspend®-Produkten 294
Carbomer 50 000 280
Carbomer-Gel
- Gelgerüst 277
- pH-Wert 278
- pH-Abhängigkeit 276–277
- rezeptierbarer pH-Bereich 257
- Viskosität 276–277
Carbonat-Puffer 248
Carmellose-Natrium-Gel DAB, rezeptierbarer pH-Bereich 257
Carnaubawachs
- Charakterisika 280
- Einfluss auf die Haptik 333
- Einsatzkonzentration 280
Carrageen 333
Carrageenan, Einfluss auf die Haptik 333
Carvedilol, in Syrspend®-Produkten 294
Cäsiumsalze, Bedenklichkeit 5
Cefaclor, Dosierung 49
Cefalexin
- antimikrobielle Wirksamkeit 95
- Dosierung 49
- pH-abhängiger Ladungszustand 162–163
Cefazolin-Natrium 269
Cefixim, Dosierung 49
Cefotaxim-Natrium 269
Cefpodoximproxetil, Dosierung 49
Ceftriaxon-Dinatrium, Dosierung 49
Cefuroxim-Natrium
- antimikrobielle Wirksamkeit 95
- Ausfällungen 172
- Dosierung 49
- ionische Wechselwirkungen 99
- Löslichkeit 172
- pH-abhängiger Ladungszustand 162–163
Celecoxib
- in Ora®-Produkten 290
- in Syrspend®-Produkten 294
Celluloid, Packmittelinkompatibilitäten 341
Celluloseacetat (CA), Packmittelinkompatibilitäten 341
Celluloseacetobutyrat (CAB), Packmittelinkompatibilitäten 341
Celluloseverbindungen, chemisch modifizierte 333
Cetaphil®, Prüfzertifikate und -vorschriften 23
Cetrimoniumbromid 269
Cetylalkohol, Einfluss auf die Haptik 333
Cetylpalmitat
- Charakterisika 280
- Einfluss auf die Haptik 333
- Einsatzkonzentration 280
- Konsistenzgebung 280
Cetylstearylalkohol
- Emulgatoreigenschaften 194
- emulgierender 189
- Funktion 331
- Typ A, emulgierender 194
- Typ B, emulgierender 194
Chinidinhydrochlorid
- Dosierung 49
- ionische Wechselwirkungen 99
- pH-abhängiger Ladungszustand 162–163
Chinidinsulfat
- Löslichkeit 172
- in Ora®-Produkten 290

– pH-abhängiger Ladungszustand 162–163
– in Syrspend®-Produkten 294
Chinindihydrosulfat, Dosierung 49
Chininhydrochlorid
– ionische Wechselwirkungen 99
– Löslichkeit 172
– pH-abhängiger Ladungszustand 162–163
Chininsulfat
– ionische Wechselwirkungen 99
– Löslichkeit 172
– pH-abhängiger Ladungszustand 162–163
Chinolinolsulfat, antimikrobielle Wirksamkeit 95
Chinolinolsulfat-Kaliumsulfat s. Hydroxychinolinsulfat-Kaliumsulfat
Chinolinolsulfat-Monohydrat
– Dosierung 50
– ionische Wechselwirkungen 99
– Löslichkeit 172
Chloralhydrat
– kindergesicherte Verpackung 342
– pH-abhängiger Ladungszustand 162–163
– in Syrspend®-Produkten 294
Chloramin T
– antimikrobielle Wirksamkeit 95
– ionische Wechselwirkungen 99
Chloramphenicol
– antimikrobielle Wirksamkeit 95
– Ausfällungen 172
– Isotonisierung 269
– Konservierung 269
– Löslichkeit 172
– mikronisiertes 322
– Packmittelinkompatibilitäten 341
– pH-abhängiger Ladungszustand 162–163
– therapeutische Alternative 13
– Verpackung 341
– Wirkstoffkombinationen 113–114
Chloramphenicolsucccinat-Natrium 269
Chlorhexidin
– Applikationsorte 83
– Konservierung Augenarzneien 77–78
– Konzentration 268
– Natriumcetylstearylsulfat 189
– pH-Bereich 77
– Rührsystem 299–300, 309
– Triamcinolon 279
– Verflüssigung 277, 279, 299–300
– Verpackung 77, 341
Chlorhexidinacetat
– Isotonisierung 269
– Konservierung 269
– Stammzubereitung 209
Chlorhexidindiacetat
– antimikrobielle Wirksamkeit 95
– Applikationsorte 83
– Ausfällungen 173
– Dosierung 50
– ionische Wechselwirkungen 99
– Konzentration 84
– Löslichkeit 173
– Ophthalmika 268
– Packmittelinkompatibilitäten 341
– pH-abhängiger Ladungszustand 162–163
– rezeptierbarer pH-Bereich 84
– Wirkstoffkombinationen 114
Chlorhexidindigluconat
– antimikrobielle Wirksamkeit 95
– Applikationsorte 83
– Ausfällungen 173
– im automatischen Rührsystem 309–310
– Dosierung 50
– ionische Wechselwirkungen 99
– Konzentration 84
– Löslichkeit 173
– pH-abhängiger Ladungszustand 162–163
– rezeptierbarer pH-Bereich 84
– therapeutische Alternative 105
– Wirkstoffkombinationen 114–115
Chlorhexidindihydrochlorid
– Ausfällungen 173
– Isotonisierung 269
– Konservierung 269
– Löslichkeit 173
Chlorobutanol
– Isotonisierung 269
– Konservierung 269
– Konzentration 268
– Ophthalmika 268
Chloroform, Bedenklichkeit 6
Chloroquinphosphat
– in Ora®-Produkten 290
– in Syrspend®-Produkten 294
Chlorpromazinhydrochlorid, in Ora®-Produkten 290
Chlortetracyclinhydrochlorid
– antimikrobielle Wirksamkeit 95
– Dosierung 50
– ionische Wechselwirkungen 99
– Isotonisierung 269
– Konservierung 269
– Löslichkeit 173
– pH-abhängiger Ladungszustand 162–163
– Wirkstoffkombinationen 115
Chlumsky-Lösung 3
Cholesterol, Emulgatoreigenschaften 194
Chromoglicinsäure 173
Chrom(VI)-Verbindungen, Bedenklichkeit 6
Ciclopirox-Olamin
– Ausfällungen 173
– Dosierung 50
– ionische Wechselwirkungen 99
– Löslichkeit 173
– pH-abhängiger Ladungszustand 162–163
– therapeutische Alternative 105
– Wirkstoffkombinationen 115
Ciclopoli Creme 218
Ciclosporin
– Dosierung 50
– pH-abhängiger Ladungszustand 162–163
Ciclosporin A, in Syrspend®-Produkten 294
Cinchocainchlorid 269
Ciprofloxacinhydrochlorid
– antimikrobielle Wirksamkeit 95
– Dosierung 50
– ionische Wechselwirkungen 99
– Isotonisierung 269
– Konservierung 269
– pH-abhängiger Ladungszustand 164–165
– in Syrspend®-Produkten 294
Ciprofloxacinhydroclorid, in Ora®-Produkten 290
Cisaprid, in Ora®-Produkten 290
Citrat-Phosphat-Puffer 248
Citratpuffer
– Einsatzbereiche 247
– pH-Korrektur 248
Citronensäure
– Erythromycin-Zubereitungen 231, 241–243
– pH-Korrektur 230–231, 246
– wasserfreie 161, 174
Citronensäuremonohydrat 174
Clarithromycin, Dosierung 50
Clemastinfumarat
– ionische Wechselwirkungen 99
– pH-abhängiger Ladungszustand 164–165
Clindamycindihydrochlorid, antimikrobielle Wirksamkeit 95
Clindamycindihydrogenphosphat
– antimikrobielle Wirksamkeit 95
– Dosierung 50
– Löslichkeit 174
– pH-abhängiger Ladungszustand 164–165
Clindamycinhydrochlorid
– ionische Wechselwirkungen 99
– Löslichkeit 174
– Normdosis 50
– pH-abhängiger Ladungszustand 164–165

Clioquinol
– antimikrobielle Wirksamkeit 95
– im automatischen Rührsystem 311
– Dosierung 50
– Löslichkeit 174
– mikronisiertes 322
– Packmittelinkompatibilitäten 341
– pH-abhängiger Ladungszustand 164–165
– therapeutische Alternative 13
– Wirkstoffkombinationen 116
ClobeGalen Creme 218
ClobeGalen Lotion 218
ClobeGalen Salbe 218
Clobetasol
– dermale Applikation 72
– dermale Wirksamkeit 70
– hydrophile Creme 216
– hydrophobe Basiscreme 215
Clobetasolpropionat
– Anreibemittel 325, 327
– Creme, hydrophile 216
– im automatischen Rührsystem 311
– Dosierung 50
– Löslichkeit 174, 327
– mikronisiertes 322
– pH-abhängiger Ladungszustand 164–165
– Rezepturkonzentrat 0,5 % 324
– Stammzubereitung 209
– Wassergehalt von Zubereitungen 223
– Wirkstoffkombinationen 116–118
Clobetasonbutyrat, Dosierung 51
Clomipraminhydrochlorid, in Syrspend®-Produkten 294
Clonazepam
– in Ora®-Produkten 290
– in Syrspend®-Produkten 295
Clonidin, in InOrpha®-Produkten 293
Clonidinhydrochlorid
– ionische Wechselwirkungen 99
– Isotonisierung 269
– Konservierung 269
– Löslichkeit 174
– pH-abhängiger Ladungszustand 164–165
Clopidogrel, in Ora®-Produkten 290
ClotriGalen Creme 218
Clotrimazol
– Anreibemittel 327
– Ausfällungen 174
– im automatischen Rührsystem 311
– Dosierung 51
– Ersatz 332
– Harnstoff 104
– Löslichkeit 174, 327
– mikronisiertes 322
– pH-abhängiger Ladungszustand 164–165
– pH-Bereich 21, 104
– Rezepturkonzentrat 10 % 324
– Salicylsäure 104–105
– Stammzubereitung 209
– therapeutische Alternative 105
– Wirkstoffkombinationen 118–120
Clozapin, in Ora®-Produkten 290
Cocain, L_{iso}-Wert 262
Cocainhydrochlorid
– ionische Wechselwirkungen 99
– Isotonisierung 269
– Konservierung 269
– L_{iso}-Wert 262
– pH-abhängiger Ladungszustand 164–165
Codein
– Dosierung 51
– pH-abhängiger Ladungszustand 164–165
Codein-Monohydrat 174
Codeinphosphat, in Ora®-Produkten 290
Codeinphosphat-Hemihydrat
– Ausfällungen 174
– Dosierung 51
– ionische Wechselwirkungen 99
– kindergesicherte Verpackung 342
– Löslichkeit 174
– pH-abhängiger Ladungszustand 164–165
Coffein, in Syrspend®-Produkten 295
Coffeincitrat, ionische Wechselwirkungen 99
Colecalciferol
– Dosierung 51
– pH-abhängiger Ladungszustand 164–165
– in Syrspend®-Produkten 295
Colistinsulfat
– antimikrobielle Wirksamkeit 95
– Ausfällungen 174
– ionische Wechselwirkungen 99
– Löslichkeit 174
– pH-abhängiger Ladungszustand 164–165
Contramarum-Aroma 288
Corticosteroide
– Antibiotika 100
– Antimykotika 100
– Austausch 69–70
– Auswahlkriterien 71
– C_{17}-Alkohole 68–69
– dermal wirksame Derivate 70
– Ester 68
– hepatische Elimination 45
– Kinder 38
– Konzentrationsangaben 71
– kutan unwirksame 68–73
– Penetrationsvermögen 68
– Rührsystem 309
– Salze 69
– stöchiometrische Umrechnung 69
– strukturverwandte Substanzen 68
– therapeutischer Index 71
– Verfügbarkeit 214
– Verordnungshäufigkeit 68
– Verpackung 341
– Wirkstärkeklassen 71
Cremes
– ambiphile 211
– hydrophile 93, 216
– lipophile 93, 215
– Wirkstofffreisetzung 40
Cremophor® A6 198
Cremophor® A25 198
Cremophor® EL 196
Cremophor® RH 40 196
Cremophor® S 198
Cremophor® S9 198
Cromoglicinsäure-Natrium
– ionische Wechselwirkungen 99
– pH-abhängiger Ladungszustand 164–165
Crotonöl, Bedenklichkeit 6
Curatoderm Emulsion 218
Cyanocobalamin
– pH-abhängiger Ladungszustand 164–165
– in Syrspend®-Produkten 295
Cyclopentolathydrochlorid 269
Cyclophosphamid, in Ora®-Produkten 290
Cyproteronacetat, mikronisiertes 322
Cystin 174
Cytochrom-P450-Enzyme
– Alter 33
– Kinder 28

D

Dapson
– Dosierung 51
– in Ora®-Produkten 290
– in Syrspend®-Produkten 295
Decamethylcyclopentasiloxan, Spreitmittel 334
Decoderm tri Creme 218
Dehydol® LS 2 196
Deklaration 20
Deprotonierung 161
Dequaliniumchlorid
– antimikrobielle Wirksamkeit 95
– Dosierung 51
– ionische Wechselwirkungen 99
– pH-abhängiger Ladungszustand 164–165
– Wirkstoffkombinationen 120
Dermapharm Basiscreme
– Phasenlage 218
– Wassergehalt 218, 222
Dermapharm Basissalbe

– Phasenlage 218
– Wassergehalt 218, 222
Dermatika
– harnstoffhaltige 238
– mikrobiologische Qualität 87
Dermatocorticosteroide 68
dermatologische Wirkstoffe, als Anreibemittel 327
Dermatop®, Prüfzertifikate und -vorschriften 23
Dermatop® Basiscreme 218, 222
Dermatop® Basis-Fettsalbe 218
Dermatop® Basissalbe 218, 221
Dermatop® Creme 218
Dermatop® Fettsalbe 218
Dermatop® Salbe 218
Dermatose, Grundlagenauswahl 236
Dermifant®, Prüfzertifikate und -vorschriften 24
Dermifant® Kindercreme Cremy 218, 222
Dermifant® Kinderlotion 218, 222
Dermopharmakokinetik 237
Desorption 337
Dexamethason
– Anreibemittel 327
– im automatischen Rührsystem 311
– dermale Applikation 72
– dermale Wirksamkeit 70
– Dosierung 51, 204
– Löslichkeit 174, 327
– mikronisiertes 322
– pH-abhängiger Ladungszustand 164–165
– Rezepturkonzentrat 1 % 324
– Stammzubereitung 209
– in Syrspend®-Produkten 295
– Wirkstoffkombinationen 120–121
Dexamethasonacetat
– Dosierung 51
– Löslichkeit 174
– mikronisiertes 322
– pH-abhängiger Ladungszustand 164–165
Dexamethason-Natriumphosphat 270
Dexamfetaminsulfat, kindergesicherte Verpackung 342
Dexpanthenol
– Dosierung 51
– Einfluss auf die Haptik 332
– Isotonisierung 263, 270
– Konservierung 270
– Löslichkeit 174
– pH-abhängiger Ladungszustand 164–165
– pH-Bereich 82
– Wirkstoffkombinationen 121
Dextromethorphanhydrobromid, Dosierung 51
Diaminopyridin, kindergesicherte Verpackung 342
Dicaprylylcarbonat, Spreitmittel 334
Dichteerhöhung, Suspension 282
dickflüssiges Paraffin, Einfluss auf die Haptik 333
Diclofenac-Natrium
– Dosierung 51
– ionische Wechselwirkungen 99
– kindergesicherte Verpackung 342
– in Ora®-Produkten 290
– pH-abhängiger Ladungszustand 164–165
– in Syrspend®-Produkten 295
Diflucortolon
– Ersatz 215
– Verarbeitung 215
– Verfügbarkeit 214
Diflucortolon-21-valerat, Wassergehalt von Zubereitungen 223
Dihydrocodein[(R,R)-tartrat], kindergesicherte Verpackung 342
Diisopropyladipat, Spreitmittel 334
Diltiazem, Rührsystem 309
Diltiazemhydrochlorid
– Ausfällungen 175
– im automatischen Rührsystem 309, 311
– Dosierung 51
– ionische Wechselwirkungen 99
– Löslichkeit 175
– in Ora®-Produkten 290
– pH-abhängiger Ladungszustand 164–165
– in Syrspend®-Produkten 295
– Wirkstoffkombinationen 121
Dimenhydrinat
– Dosierung 51
– ionische Wechselwirkungen 99
Dimethylsulfoxid
– antimikrobielle Wirksamkeit 96
– im automatischen Rührsystem 311
Dimetindenmaleat
– Dosierung 52
– ionische Wechselwirkungen 99
Dioctylether 330, 334
Diphenhydraminhydrochlorid
– Ausfällungen 175
– Dosierung 52
– ionische Wechselwirkungen 99
– Isotonisierung 270
– Konservierung 270
– Löslichkeit 175
Diphenylcyclopropenon, Dosierung 52
Dipyridamol
– in Ora®-Produkten 290
– in Syrspend®-Produkten 295
Dithranol
– im automatischen Rührsystem 311
– Dosierung 52
– Löslichkeit 175
– Packmittelinkompatibilitäten 341
– Wirkstoffkombinationen 121
Dokumentation
– Arztrücksprache 41, 65
– Glucocorticoidaustausch 69, 73
– Rührparameter 305
Dolasetron mesylat, in Ora®-Produkten 290
Domperidon, in Syrspend®-Produkten 295
Dosiergenauigkeit, Suspension 281, 286
Dosierung
– adäquate 26
– Einflussfaktoren 28
– erhöhte 46
– fehlerhafte 26, 65
– Geriatrie 30–35
– Pädiatrie 27–30
– Suspension 289
Dosierungsabweichungen, Bewertung 26
Dosierungsempfehlungen 26
Dosierungsfehler 41
Dosierungsplausibilität 40
Dosisanpassung
– Leberinsuffizienz 43
– Pädiatrie 29–30
Dosistabellen, pädiatrische 30
Doxepinhydrochlorid
– ionische Wechselwirkungen 98
– kindergesicherte Verpackung 342
– pH-abhängiger Ladungszustand 164–165
Doxycyclin
– antimikrobielle Wirksamkeit 96
– Dosierung 52
Doxycyclinhyclat
– Dosierung 52
– ionische Wechselwirkungen 98
Doxylaminsuccinat
– Dosierung 52
– ionische Wechselwirkungen 98
– pH-abhängiger Ladungszustand 164–165
Dronabinol
– Dosierung 52
– kindergesicherte Verpackung 342
– pH-abhängiger Ladungszustand 164–165
dünnflüssiges Paraffin, Spreitmittel 334
DuoGalen Creme 218

E

Econazol, pH-abhängiger Ladungszustand 164–165
Econazolnitrat
– Dosierung 52
– ionische Wechselwirkungen 98
– Löslichkeit 175

– pH-abhängiger Ladungs-
zustand 164–165
Ecothiopatiodid 270
Ecural Fettcreme 218
Ecural Salbe 218
EDTA-Zusatz, Benzalkonium-
chlorid 76–77
Einheiten, koloniebildende 87
Einwaage
– geringe 203–208
– Sandwichverfahren 302–303
Eisen-(II)-sulfat, kindergesicherte
Verpackung 342
Eisen-(III)-chlorid-Hexahydrat
– Ausfällungen 175
– kindergesicherte Verpackung 342
– Löslichkeit 175
Eisen-(III)-subsulfat-Decahydrat 175
Eisen-(III)-subsulfat-Lösung, kinder-
gesicherte Verpackung 342
Eisen-(III)-sulfat 175
Eisen-(III)-sulfat-Hydrat, ionische
Wechselwirkungen 98
Eiseniodid, L_{iso}-Wert 262
Elastomermaterialien, Sorption 341
Elimination
– hepatische 28–29, 33
– renale 29, 33
Emollientien, Haptik 333
Emulgatoren
– amphotere 187
– anionische 187, 192
– Aufbau 186
– Austausch 189
– Auswahl 186
– Einteilung 186–187
– HLB-Wert 189
– Inkompatibilitäten 186–201
– kationische 187
– macrogolische 192
– nichtionische 187
– Phasenlagenvoraussage 211
– Übersicht 193–201
– Wirkung 186
Emulgatorgruppen, Klassifizierung 187
Emulgatorkapazität 214, 275
Emulgatormenge, Erhöhung 212
emulgierender Cetylstearylalkohol 189
– Typ A 194
– Typ B 194
Emulsionen
– Aufbau 211
– Aufbrauchfrist 93
– Bancroft-Regel 186, 211
– Lipidzusatz 212–214, 227
– Mischung phasenungleicher 212–214
– O/W- 211
– Phasenlagenvoraussage 211
– Phasenprüfung 20
– Phasenumkehr 227
– Stabilität 186
– Ultra Turrax® 330
– Wasserzusatz 212–215, 227, 275–276
– Wirkstofffreisetzung 40
– W/O- 211
Emulsionsbruch 188, 211–227, 279
Emulsionskapazität, überschrittene 212
Emulsionstyp, Hautpflege 211
Enalapril, in InOrpha®-Produkten 293
Enalaprilmaleat
– Dosierung 52
– ionische Wechselwirkungen 98
– in Ora®-Produkten 290
– pH-abhängiger Ladungs-
zustand 164–165
– in Syrspend®-Produkten 295
Eosin-Dinatrium
– antimikrobielle Wirksamkeit 96
– Dosierung 52
– ionische Wechselwirkungen 99
Ephedrinhydrochlorid 270
Ephedrinsulfat 270
Epigallocatechingallat, Dosierung 52
Epinephrin
– Bedenklichkeit 6
– Isotonisierung 270
– Konservierung 270
– Löslichkeit 175
Epinephrinhydrochlorid
– Dosierung 52
– ionische Wechselwirkungen 98
– pH-abhängiger Ladungs-
zustand 164–165
Epinephrinhydrogentartrat
– Isotonisierung 270
– Konservierung 270
– Löslichkeit 175
Epinephrintartrat
– Dosierung 53
– ionische Wechselwirkungen 99
– pH-abhängiger Ladungs-
zustand 164–165
– Wirkstoffkombinationen 122
Erdbeer-Aroma 288
Erdnussöl 330
Ergometrinmaleat 270
Erythromycin
– anionische hydrophile
Creme 241–243
– Anreibemittel 319–321, 325, 327
– antimikrobielle Wirksamkeit 96
– Citronensäure 241–243
– Dosierung 53
– Glucocorticoide 100
– Konservierung 79
– Löslichkeit 175, 327
– mikronisiertes 322
– pH-Abhängigkeit 161, 242
– pH-Bereich 230
– pH-Korrektur 230–231
– Rührsystem 300, 309, 312–313
– therapeutische Alternative 106
– Wirkstoffkombinationen 122–124
– Zersetzung 240, 242
– Zubereitungen 231
Esomeprazol-Magnesium-Trihydrat,
in Syrspend®-Produkten 295
Essigsäure-Acetat-Puffer, Puffer-
kapazität 234
Estradiol
– Dosierung 204
– Wirkstoffkombinationen 125
17α-Estradiol
– Dosierung 53
– pH-abhängiger Ladungs-
zustand 164–165
17β-Estradiol
– Dosierung 53
– pH-abhängiger Ladungs-
zustand 164–165
Estradiolbenzoat
– Dosierung 53
– Löslichkeit 175
– pH-abhängiger Ladungs-
zustand 164–165
Estradiol-Hemihydrat
– Dosierung 53
– Löslichkeit 175
– mikronisiertes 322
– pH-abhängiger Ladungs-
zustand 164–165
– Wirkstoffkombinationen 124
Estradiolvalerat
– Dosierung 53
– Löslichkeit 175
– pH-abhängiger Ladungs-
zustand 164–165
Estriol
– Dosierung 53
– Löslichkeit 175
– mikronisiertes 322
– pH-abhängiger Ladungs-
zustand 164–165
Ethacridinlactat
– Inkompatibilitäten 160
– Isotonisierung 270
– Konservierung 270
– Lidocain 160
– pH-Bereich 160
Ethacridinlactat-Monohydrat
– antimikrobielle Wirksamkeit 96
– Ausfällungen 175
– Dosierung 53
– ionische Wechselwirkungen 99
– Löslichkeit 175
– pH-abhängiger Ladungs-
zustand 164–165
Ethanol
– Applikationsorte 83
– Konservierung 80–81

– Konzentration 84
– rezeptierbarer pH-Bereich 84
– Warnhinweis 81
Ethanolhaltige Zinkoxidschüttelmixtur NRF 11.3., rezeptierbarer pH-Bereich 254
Ethinylestradiol
– Dosierung 54
– Löslichkeit 175
Ethylmorphinhydrochlorid, ionische Wechselwirkungen 99
Ethylmorphinhydrochlorid-Dihydrat 270
Etikett, Muster 22
Eubos®, Prüfzertifikate und -vorschriften 24
Eubos® Hautbalsam 20
Eucerinum anhydricum 218
Eucerinum O/W Grundlage
– Phasenlage 218
– Wassergehalt 218, 223
Eucerinum W/O Grundlage
– Phasenlage 218
– Wassergehalt 218, 223
Euhydrie 77
Eumulgin® B2 198
Eutektikum 275, 277
E-Wert
– ausgesuchter Arzneistoffe 268
– Berechnung 262
– Silbereiweiß 265
Excipial®, Prüfzertifikate und -vorschriften 24
Excipial® Hydrocreme 218, 222, 227
Excipial® Lipocreme 218, 221, 227
Excipial® Mandelölsalbe, Wasser-/Lipidaufnahmekapazität 227
Excipial® U 10 Lipolotio 219
Excipial® U Hydrolotio 219, 227
Excipial® U Lipolotio 219
Extensometrie 20
Externsteroide s. Glucocorticoide

F

Famotidin, in Ora®-Produkten 290
Fampridin
– kindergesicherte Verpackung 342
– pH-abhängiger Ladungszustand 164–165
Fantaschale
– anreiben 317
– Materialvergleich 317–318
Färberginsterkraut, Bedenklichkeit 6
Fentanylcitrat
– ionische Wechselwirkungen 99
– pH-abhängiger Ladungszustand 164–165
Fertigarzneimittel
– rechtlicher Status 18–19
– Wassergehalt 223
Feststoffanteil, hoher 329, 333
Fettalkohole
– Emulgatoreigenschaften 194
– Spreitmittel 334
Fettalkoholether, Spreitmittel 334
Feuchthaltemittel 79
Fibrate, hepatische Elimination 45
Finasterid
– Dosierung 54
– Löslichkeit 175
– mikronisiertes 322
– pH-abhängiger Ladungszustand 164–165
First-pass-Effekt
– Alter 33
– Kinder 29
– verminderter 43
Flecainidacetat
– in Ora®-Produkten 290
– in Syrspend®-Produkten 295
Flora, dermale 36–37
Flucloxacillin-Natrium 270
Fluconazol
– Dosierung 54
– Löslichkeit 176
– pH-abhängiger Ladungszustand 164–165
Flucytosin, in Ora®-Produkten 290
Flumetasonpivalat, Wassergehalt von Zubereitungen 223
Fluocinolon
– dermale Applikation 72
– dermale Wirksamkeit 68, 70
– Dosierung 204
Fluocinolonacetonid
– Dosierung 54
– Löslichkeit 176
– mikronisiertes 322
– pH-abhängiger Ladungszustand 164–165
Fluorescein-Natrium
– Ausfällungen 176
– Dosierung 54
– ionische Wechselwirkungen 99
– Isotonisierung 270
– Konservierung 270
– Löslichkeit 176
– pH-abhängiger Ladungszustand 164–165
Flupredniden, Verfügbarkeit 214
Flupredniden-21-acetat, Wassergehalt von Zubereitungen 223
Flüssigkeit, Einarbeitung erhöhter Anteile 275–276
Folsäure
– Dosierung 54
– in Syrspend®-Produkten 295
Formaldehyd, Bedenklichkeit 6
FORTA-Prinzip 35
Franzbranntwein, Herstellung 160
Fructose 270
Fuchsin
– antimikrobielle Wirksamkeit 96
– ionische Wechselwirkungen 99
Furfurol, Bedenklichkeit 6
Furosemid
– Dosierung 54
– pH-abhängiger Ladungszustand 164–165
– in Syrspend®-Produkten 295
Fusidinsäure
– antimikrobielle Wirksamkeit 96
– Dosierung 54
– pH-abhängiger Ladungszustand 164–165
Fußpilz 37

G

Gabapentin
– in Ora®-Produkten 290
– in Syrspend®-Produkten 295
Ganciclovir, in Ora®-Produkten 290
Gebindegröße, Wahl der 91
gebleichtes Wachs 280
Gefahrstoffe, Stammzubereitung 206
Gefrierpunktserniedrigung
– Atropin 263
– Borsäure 263
– Isotonisierung 260–261
– Mannitol 265
– molare 261–262
– Silbereiweiß 265
– Thiomersal 263
– Tränenflüssigkeit 261
– wirkstoffspezifische Werte 268
Gelbes Wachs 280
Gele
– hydrophile 94
– lipophile 94
– pH-Wert 278
Gelviskosität, Einfluss pH-Wert 276–277
Gentamicin
– antimikrobielle Wirksamkeit 96
– Dosierung 54
– Glucocorticoide 100
– ionische Wechselwirkungen 99
– Isotonisierung 270
– Konservierung 270
– Löslichkeit 176
– pH-Bereich 228, 230
– Rezepturkonzentrat 1 % 324
– Stammzubereitung 209
– therapeutische Alternative 14, 106
Gentamicinsulfat, Wirkstoffkombinationen 125–126
Gentianaviolett
– antimikrobielle Wirksamkeit 96
– Dosierung 54
– ionische Wechselwirkungen 99
– Löslichkeit 176

Geriatrie
- Dosierung 30–35
- Haut 38–39
- Pharmakodynamik 33–34
- Pharmakokinetik 32–33

Geschmackskorrigentien 283
Gestagene, hepatische Elimination 45
Glasbehältnisse 338
glomeruläre Filtrationsrate 33
- Kinder 29

Glucocorticoide
- Antibiotika 100
- Antimykotika 100
- Austausch 69–70
- Auswahlkriterien 71
- im automatischen Rührsystem 309
- C_{17}-Alkohole 68–69
- dermale Wirksamkeit 68–73
- Ester 68
- externe 68
- Kinder 38
- Konzentrationsangaben 71
- mikronisierte 322
- Nomenklatur 69
- Packmittelinkompatibilitäten 341
- Penetrationsvermögen 68
- Rührsystem 300, 309
- Salze 69
- stöchiometrische Umrechnung 69
- strukturverwandte Substanzen 68
- therapeutischer Index 71
- TIX-Wert 71–72
- Umrechnung 69
- Verfügbarkeit 214
- Verordnungshäufigkeit 68
- Verpackung 341
- Wassergehalt von Zubereitungen 223
- Wirkstärkeklassen 71–72

Glucose
- Eigenschaften 266
- Inkompatibilitäten 266
- Isotonisierung 270
- Konservierung 270
- Süßungsmittel 288
- Viskositätserhöhung 266

Glucose-Monohydrat 270
Glutamin, in Syrspend®-Produkten 295
Glycerol
- Dosierung 54
- Eigenschaften 266–267
- Einfluss auf die Haptik 332–333
- Funktion 331
- Inkompatibilitäten 266
- Isotonisierung 270
- Konservierung 270
- L_{iso}-Wert 262
- therapeutische Alternative 106
- Viskositätserhöhung 266–267
- Wirkstoffkombinationen 126

Glycerolfettsäureester 194
Glycerolmonooleat 40 194
Glycerolmonostearat 40–55 196
Glyceroltrinitrat, Dosierung 54
Glycin-Puffer 248
Glycolsäure, Dosierung 55
Glycopyrrolat, in Ora®-Produkten 290
Glycopyrroniumbromid, in Syrspend®-Produkten 295
GMP
- Kosmetika 18
- therapeutische Alternative 14

Granisetronhydrochlorid, in Ora®-Produkten 290
Granulate, Aufbrauchfrist 94
grenzflächenaktive Wirkstoffe, Standardrezepturen 226
Griseofulvin, Dosierung 55
Grundlagen
- ambiphile 211
- anionische Emulgatoren 192
- Auswahlkriterien 235–237
- Bezeichnungen 212
- emulgatorassoziertes Inkompatibilitätspotenzial 192
- Haptik 329
- hoher Feststoffanteil 333
- Konservierungsvarianten 254
- macrogolische Emulgatoren 192
- Mischung phasenungleicher 212–214, 216
- negative Haptik 333
- rezeptierbare pH-Bereiche 253
- Wasser-/Lipidaufnahmekapazität 227
- Wirkstofffreisetzung 40

Grundlagenaustausch
- Abrechnung 240
- bei ionischen und phenolisch-macrogolischen Wechselwirkungen 189–190
- Clotrimazol 20
- Entscheidungsbaum 238
- phasenungleiche Zubereitungen 214
- pH-bedingte Rezepturprobleme 235–240
- Rechtsvorschriften 240

H

H_2-Blocker, hepatische Elimination 45
Haarspiritus, Minoxidil 158–159
halbfeste Zubereitungen
- Pufferung 229–230
- Verflüssigung 275–280
- Wassergehalt 223

Haloperidol, in Syrspend®-Produkten 295
Haltbarkeit
- mikrobiologische 93
- Stammzubereitungen 205
- verkürzte 228, 240–241

Haptik
- von Dermatika 332
- Inkompatibilitäten 332
- Optimierungsmaßnahmen 332
- unzureichende 328–334
- Verbesserung 328–333

Harnstoff
- Ausfällungen 176
- im automatischen Rührsystem 309, 312
- Clotrimazol 104
- Dosierung 55
- Eigenschaften von Harnstoff-Rezepturen 238
- Hydrolyse 229
- Isotonisierung 270
- Konservierung 270
- Kühlschrank 320
- L_{iso}-Wert 262
- Löslichkeit 176
- nichtionische hydrophile Creme 279
- Penetration 237
- pH-abhängiger Ladungszustand 164–165
- Pufferung 229
- Rekristallisation 320–321
- Rührsystem 300–301, 309
- Stabilisierung 232
- Temperatur 300–301
- therapeutische Alternative 106
- Verflüssigung 279
- Wassergehalt von Zubereitungen 225
- Wirkstoffkombinationen 126–129

Harnstoffcreme, Zusammensetzung 237
Harnstoff-haltige Dermatika, Eigenschaften 238
Hartparaffin, Einfluss auf die Haptik 333
Haut
- Alter 37–39
- Aufbau 35
- Barriereeigenschaften 35
- Hornschicht 35–36
- Kinder 37–38
- pH-Wert 37–39
- Resorption 36
- trockene 39
- UV-Strahlung 39

Hautgefühl, Verbesserung 328
Hautpflege, Emulsionstypen 211
Hautpflegesalbe W/L SR
- Phasenlage 219
- Wassergehalt 219, 222

Hautpilz 37
Hautspiritus nach NRF 12
Hauttyp, Grundlagenauswahl 236–237
Haut-Vehikel-Wechselwirkungen 40
Hautzustand 39–40
Heilversuch, individueller 11

Helles Ammoniumbituminosulfonat
- Dosierung 55
- Löslichkeit 176
- Wirkstoffkombinationen 129
Henderson-Hasselbalch-Gleichung 231–232
Heparin, therapeutische Alternative 14
Heparin-Natrium
- ionische Wechselwirkungen 99
- Isotonisierung 270
- Konservierung 270
- Löslichkeit 176
hepatische Elimination
- Alter 33
- Kinder 28–29
Hexamethyldisiloxan, Spreitmittel 334
High Extraction Drugs 33, 43
Hilfsstoffe
- Haptik 329–330
- negative Haptik 333
Himbeer-Aroma 288
Histamindihydrochlorid 270
Histidinhydrochlorid-Monohydrat 270
HLB-Wert 189
Homatropinhydrobromid 270
Hornhautödem 267
Hornschichttypen 35
Hornschwielen 35
Hyaluronsäure-Natrium
- Dosierung 55
- ionische Wechselwirkungen 99
- pH-abhängiger Ladungszustand 164–165
Hydralazinhydrochlorid, in Ora®-Produkten 290
Hydrazin, Bedenklichkeit 7
Hydrochinon
- Dosierung 55
- pH-abhängiger Ladungszustand 164–165
Hydrochlorothiazid
- Dosierung 55
- in InOrpha®-Produkten 293
- Kinder 29–30, 32
- Löslichkeit 176
- pH-abhängiger Ladungszustand 164–165
- in Syrspend®-Produkten 295
Hydrocortison
- Anreibemittel 325, 327
- Ausfällungen 176
- im automatischen Rührsystem 312
- dermale Applikation 72
- dermale Resorption 36
- Dosierung 55
- Kinder 38
- Löslichkeit 176, 327
- mikronisiertes 323
- pH-abhängiger Ladungszustand 164–165
- in Syrspend®-Produkten 295
- Wassergehalt von Zubereitungen 224
- Wirkstoffkombinationen 129–131
Hydrocortisonacetat
- Anreibemittel 325, 327
- Ausfällungen 176
- im automatischen Rührsystem 312
- Dosierung 55
- Löslichkeit 176, 327
- mikronisiertes 323
- pH-Abhängigkeit 166–167, 242
- therapeutische Alternative 106
- Wirkstoffkombinationen 131–132
- Zersetzungskinetik 242
Hydrocortisonbuteprat, Wassergehalt von Zubereitungen 224
Hydrocortisonbutyrat
- Dosierung 55
- pH-abhängiger Ladungszustand 166–167
- therapeutische Alternative 106
- Wassergehalt von Zubereitungen 224
- Wirkstoffkombinationen 132
Hydrocortison-21-hydrogensuccinat, in Syrspend®-Produkten 295
Hydrocortisonisobutyrat, Löslichkeit 176
Hydrocortisonnatriumphosphat, in Syrspend®-Produkten 295
Hydrocortisonsuccinat-Natrium 270
Hydrocutan Creme 0,25 % 219
Hydrocutan Creme 0,5 % 219
Hydrocutan Creme 1 % 219
HydroGalen Creme 219
HydroGalen Lotion 219
HydroGalen Salbe 219
Hydrogele, Ethanol/Isopropanol 80
Hydrolipidfilm, Altershaut 38
Hydrolyse 228
Hydrophile Basisemulsion (NRF S.25.), rezeptierbarer pH-Bereich 254
Hydrophile Clobetasolpropionat-Creme 216
Hydrophile Creme
- Ammoniumbituminosulfonat 278–279
- nichtionische 279
- Wasserzusatz 276
Hydrophile Triamcinolonacetonid-Creme, mit Chlorhexidindigluconat 279
Hydrophobe Basiscreme DAC
- Eigenschaften 332
- Herstellung 215
- Phasenlage 219
- Polidocanol 213–214
- rezeptierbarer pH-Bereich 254
- Wassergehalt 219, 222
Hydrophobes Basisgel
- Herstellung 278
- Rührparameter 305
- Temperatur 276
Hydrophobe Triclosan Creme 1 % 219
Hydrophobe Triclosan Creme 2 % 219
Hydroxychinolinsulfat-Kaliumsulfat
- Ausfällungen 172
- Dosierung 50, 55
- ionische Wechselwirkungen 99
- Löslichkeit 172
- Wirkstoffkombinationen 132–133
Hydroxychinolinsulfat-Monohydrat
- Dosierung 55
- ionische Wechselwirkungen 99
- Löslichkeit 172
Hydroxyethylcellulose
- Isotonisierung 270
- Konservierung 270
- Konsistenzgebung 280
Hydroxyethylcellulose (HEC) 280
Hydroxyethylcellulose 250 286
Hydroxyethylcellulosegel, rezeptierbarer pH-Bereich 257
Hydroxyethylcelluloseschleim, rezeptierbarer pH-Bereich 257
Hydroxyprogesteron, therapeutische Alternative 14
L-Hyoscyaminhydrobromid 270
L-Hyoscyaminsulfat 270
Hyperkeratose 236
Hypnosedativa, hepatische Elimination 45
Hypromellose 280

I

Ibuprofen
- Dosierung 55
- pH-abhängiger Ladungszustand 166–167
Ichthyol® s. Ammoniumbituminosulfonat
Ichthyosis 236
Identitätsprüfung 19, 21
Idoxuridin
- Dosierung 55
- Isotonisierung 270
- Konservierung 270
Ikterus 28
Imipraminhydrochlorid, in Syrspend®-Produkten 295
Imiquimod, Dosierung 56
Immergrünkraut, Bedenklichkeit 7
Immunsuppressiva, hepatische Elimination 44
INCI 20
Index, therapeutischer 71
individueller Heilversuch, obsolete Rezeptur 11

Indometacin
- Ausfällungen 176
- Dosierung 56
- Isotonisierung 271
- kindergesicherte Verpackung 342
- Konservierung 271
- Löslichkeit 176
- pH-abhängiger Ladungszustand 166–167

Infusionen, Konservierung 92
Inhomogenitäten
- Ausstreichtest 307, 318
- Wirkstoffverteilung 157

Injektionen, Konservierung 92
Inkompatibilitäten
- Aluminium 338
- Arten 187
- Borsäure 266
- Definition 98
- Emulgatoren/Tenside 186–201
- Glucose 266
- Glycerol 266
- grenzflächenaktive Wirkstoffe 213
- Grundlagen 192
- Haptikoptimierung 332
- ionische 98–100, 158, 187, 189
- Kaliumnitrat 267
- Komplexbildung 101–102
- larvierte 187
- Mannitol 267
- Mischmizellen 188
- Natriumchlorid 267
- Natriumtetraborat 267
- Parabene 188
- pH-Bereiche 100
- phenolisch-macrogolische 187–191
- Sekundär- 228
- Sorbitol 268
- Suspension 289
- Verpackung 336–337, 341–342
- Wirkstoffe 98–156

InOrpha®-Produkte 284, 293
Inprozesskontrolle, pH-Wert 229, 231, 235
Intermediate Extraction Drugs 43
International Nomenclature of Cosmetic Ingredients (INCI) 20
Iod
- antimikrobielle Wirksamkeit 96
- Dosierung 56
- Löslichkeit 176
- Verpackung 337, 342

ionische Wechselwirkungen 98–100, 189
Ipratropiumbromid
- ionische Wechselwirkungen 99
- pH-abhängiger Ladungszustand 166–167

Isoconazolnitrat
- Dosierung 56
- ionische Wechselwirkungen 99
- Löslichkeit 177

Isoniazid, in Syrspend®-Produkten 295
Isopropanol
- Applikationsorte 83
- Konservierung 80
- Konzentration 84
- rezeptierbarer pH-Bereich 84

Isopropanolhaltiges Carbomergel DAB, rezeptierbarer pH-Bereich 257
Isopropylmyristat 330, 334
Isosorbiddinitrat
- Dosierung 56
- unverdünntes 177

Isotonie 259
Isotonisierung 259–273
- Augenarzneien 259
- Augentropfen 263–265
- Auricularia 259
- Benzalkoniumchlorid 77
- Borsäure 157
- hypertone Lösung 260
- Parenteralia 259
- Thiomersal 78
- wirkstoffspezifische Kennwerte 268

Isotonisierungsberechnung
- Gefrierpunktserniedrigung 260–261
- nach DAC 261–262
- Natriumchlorid-Äquivalent 262–263
- Nomogramm 263
- Osmolalität 260–263

Isotonisierungskennwerte 268–273
Isotonisierungsmittel
- Auswahl 263
- gebräuchliche 266–268

Itraconazol
- in Ora®-Produkten 291
- in Syrspend®-Produkten 295

Ivermectin, Dosierung 56

J

Jaborandiblätter, Bedenklichkeit 7
Jojobawachs, Spreitmittel 334

K

Kakaobutter, Einfluss auf die Haptik 333
Kaliumborat, L_{iso}-Wert 262
Kaliumchlorid 271
Kaliumdihydrogensphosphat 271
Kaliumiodid
- Dosierung 56
- ionische Wechselwirkungen 99
- Isotonisierung 271
- Konservierung 271

Kaliummonohydrogenphosphat 271
Kaliumnitrat
- Eigenschaften 267
- Inkompatibilitäten 267
- Isotonisierung 271
- Konservierung 271

Kaliumpermanganat
- antimikrobielle Wirksamkeit 96
- Dosierung 56
- kindergesicherte Verpackung 342
- Löslichkeit 177

Kaliumsorbat
- Applikationsorte 83
- Ausfällungen 177
- Berechnung 78
- Kennzeichnung 79
- Löslichkeit 177
- Musterformulierung für Suspension 283
- pH-abhängiger Ladungszustand 166–167
- Pufferung 232

Kanamycinsulfat
- antimikrobielle Wirksamkeit 96
- Dosierung 56
- ionische Wechselwirkungen 99
- Isotonisierung 271
- Konservierung 271

Kapseln
- Konservierung 92
- mikrobiologische Qualität 87

Kationen, Oxytetracyclin 101–102
Kavain, Bedenklichkeit 7
Kavakava, Bedenklichkeit 7
KBE s. koloniebildende Einheiten
Keimzahlen
- Abklatschtest 86
- vorgeschriebene 87

Kennzeichnung
- Benzalkoniumchlorid 77, 80
- Inhaltsstoffe 20
- Kosmetika 22
- PHB-Ester 82
- Propylenglycol 79
- Sorbinsäure/Kaliumsorbat 79
- Thiomersal 78

Kerasal®, Prüfzertifikate und -vorschriften 24
Keratolytika 12
Ketaminhydrochlorid, ionische Wechselwirkungen 99
Ketoconazol
- Dosierung 56
- Löslichkeit 177
- in Ora®-Produkten 291
- pH-abhängiger Ladungszustand 166–167
- in Syrspend®-Produkten 295

Ketoprofen, in Syrspend®-Produkten 295
Kinder
- Absorption 28
- Benzoesäure 81
- Blut-Hirn-Schranke 29
- Corticosteroide 38
- Cytochrom-P450-Enzyme 28
- dermale Kontraindikationen 38

- dermales Mikrobiom 37–38
- Dosierung 27–30
- Ermittlung der Körperoberfläche 30
- First-pass-Effekt 29
- Formeln zur Dosisanpassung 30–29
- glomeruläre Filtrationsrate 29
- Glucocorticoide 38
- Haut 37–38
- hepatische Elimination 28–29
- Hydrocortison 38
- Metabolisierung 28–29
- Normdosen 46
- Pharmakokinetik 28–29
- Plasmaproteinbindung 28
- renale Elimination 29
- Salicylsäure 38
- Tretinoin 38
- Verteilungsvolumen 28
- Vitamin-A-Säure 38
- Wasserverlust 37

kindergesicherte Verpackung 340, 342
Klebrigkeit 328–334
Kleieflechte 37
Kohlenwasserstoffe 334
Kolliphor® EL 196
Kolliphor® HS15 198
Kolliphor® RH 40 196
kolloidales Silber
- antimikrobielle Wirksamkeit 96
- Dosierung 61
- Löslichkeit 177

koloniebildende Einheiten 87
Kompatibilität, Wirkstoffe 106–156
Kompatibilitätsliste 106
Komplexbildung 101–102
Konduktometrie 20
konserviertes Wasser
- PHB-Ester-Konservierung 81–82
- Wärmeanwendung 159

Konservierung
- Anforderungen des Ph. Eur. 91
- Dermatika 78–80
- empfohlene 88–89
- Nasalia 80
- Oralia 80–82
- Ph. Eur 92
- Propylenglycol 241
- Puffer 235, 247
- Sorbinsäure 235
- Thiomersal 263–265
- verbotene 89–90
- Verordnung ohne 89
- verzichtbare 89, 94
- vorgeschriebene 88
- Wirkungsverlust 89

Konservierungsmittel
- Adsorption 336
- Anforderungen 75
- Austausch 235, 340–341
- Auswahl 75–85, 253
- Charakteristika 84–85
- erhöhter Zusatz 213
- geeignete 83
- geeignete Applikationsorte 83
- Inkompatibilitäten 188
- ionische 158
- Konzentrationen 268
- PHB-Ester 81–82
- phenolische 191
- Sorption 340
- Suspension 282

konservierungsmittelfreie Zubereitung 86–97
Konservierungspflicht 88
Konsistenzgeber
- hydrophile 279–280
- lipophile 280

Kontaktlinsen 77
Kontaminationsrisiko, Minimierung 90–91
Konzentration, molale 260
Kopfschuppen 12
Körperoberfläche
- Ermittlung bei Kindern 30
- Verhältnis zum Körpergewicht 38

Korrosion 337
Kortikosteroide s. Corticosteroide
Kosmetika, Verarbeitung in Rezepturarzneimitteln 18–22
- GMP 18
- Kennzeichnung 22
- Prüfzertifikat 21
- Qualtitätsprüfung 18

Krappwurzel, Bedenklichkeit 7
Kreatinin-Clearance 33
Kruke
- Lufteinschlüsse 302–303
- Rührsystem 302–303
- als Verpackung 90

kryoskopische Konstante, Wasser 260
Kühlcreme DAB 211, 301, 305
- rezeptierbarer pH-Bereich 254

Kühlschranklagerung 91
Kunststoffbehältnisse 338
Kupfer-(II)-sulfat-Pentahydrat 271
Kupfersulfat, therapeutische Alternative 14

L

L_{iso}-Werte 261–262, 268
Labetalolhydrochlorid
- in Ora®-Produkten 291
- in Syrspend®-Produkten 295

Lactatpuffer, Einsatzbereiche 247
Lagerung
- konservierte Zubereitungen 90
- Kühlschrank 91
- unkonservierte Zubereitungen 90

Lamotrigin
- in InOrpha®-Produkten 293
- in Ora®-Produkten 291
- in Syrspend®-Produkten 295

Lanette® E 194
Lanette® N 194, 329
Lanette® O 194
Lanette®-Salbe 219, 222
Lanolin DAB
- Phasenlage 219
- rezeptierbarer pH-Bereich 255
- Wassergehalt 219, 221

Lansoprazol, in Ora®-Produkten 291
La Roche Posay®, Prüfzertifikate und -vorschriften 24
Laticort Creme 219
Laticort Salbe 219
Lauromacrogol 400 s. Polidocanol 600
Lebensmittel 18
Leberinsuffizienz, Dosisanpassung 43
Leukichthol s. Helles Ammoniumbituminosulfonatt
Levetiracetam, in Ora®-Produkten 291
Levodopa/Carbidopa
- in InOrpha®-Produkten 293
- in Ora®-Produkten 291
- in Syrspend®-Produkten 296

Levofloxacin
- in Ora®-Produkten 291
- in Syrspend®-Produkten 296

Levomethadonhydrochlorid
- Dosierung 56
- ionische Wechselwirkungen 99
- kindergesicherte Verpackung 342
- Löslichkeit 177
- pH-abhängiger Ladungszustand 166–167

Lidocain
- Ausfällungen 177
- Dosierung 57
- Ethacridinlactat 160
- ionische Wechselwirkungen 99
- Isotonisierung 271
- Konservierung 271
- Löslichkeit 177
- Penetration 159
- pH-abhängiger Ladungszustand 166–167
- therapeutische Alternative 106
- Wirkstoffkombinationen 133

Lidocainhydrochlorid, Wirkstoffkombinationen 133–134
Linola®, Kombination mit Linola® Fett 213
Linola® Creme 219, 223
Linola® Fett Creme 219, 221
Linola® H fett N Creme 219
Linoladiol H N Creme 219
Linoladiol N Creme 219
Lipidaufnahmekapazität, von Grundlagen 227

Lipoderm®, Prüfzertifikate und -vorschriften 24
Lipoderm® Lotion 219, 222
Lipoderm® Omega Lotion 219, 222
Lisinopril, in Ora®-Produkten 291
Lisinopril-Dihydrat, in Syrspend®-Produkten 296
Lithiumorotat-Monohydrat, kindergesicherte Verpackung 342
Loperamidhydrochlorid, in Syrspend®-Produkten 296
Lorazepam
- in Ora®-Produkten 291
- in Syrspend®-Produkten 296
Losartan-Kalium, in Ora®-Produkten 291
Löslichkeit
- Beeinflussung über pH-Wert 159
- gängige Wirkstoffe 326–327
- Kühlschranklagerung 320
- unzureichende 157
- in verschiedenen Lösemitteln 171
Löslichkeitserhöhung, Vermeidung von 318–320
Löslichkeitsklassifizierung 170
Lösung
- Aufbrauchfrist 93–94
- hypertone 260, 266
- hypotone 260
- Wärmeanwendung 159
Lösungsmittelaustausch 160
Lösungsmittelgemische, Verarbeitung 160
Lösungsverhalten 170–185
Lösungsvermittler 170
Lösungsvermittlung, Arten 170
Low Extraction Drugs 33, 43
Lufteinschlüsse, Kruke 302–303

M

Macrogol
- Dosierung 57
- Inkompatibilitäten 187, 189–191
- Korrosion 337
- Schmelzpunktdepression 275
- Verpackung 341
- Wasserzusatz 276
Macrogol-2-laurylether 196
Macrogol-4-laurylether 196
Macrogol-6-cetylstearylether 198
Macrogol-7-glycerolhydroxystearat 196
Macrogol-8-stearat 198
Macrogol-9-laurylether 198
Macrogol-9-stearat 198
Macrogol-15-hydroxystearat 198
Macrogol-20-cetylstearylether 198
Macrogol-20-glycerolmonostearat 196
Macrogol-25-cetylstearylether 198
Macrogol-35-glycerolricinoleat 196
Macrogol-40-glycerolhydroxystearat 196
Macrogolfettalkoholether 196
Macrogolfettsäureester 198
Macrogolglycerolfettsäureester 196
Macrogolsalbe DAC, Packmittelinkompatibilitäten 341
Macrogolsorbitanfettsäureester 198
Magen, pH-Wert 28, 32–33
Magnesiumstearate, Einfluss auf die Haptik 333
Magnesiumsulfat, L_{iso}-Wert 262
Magnesiumsulfat-Heptahydrat 271
Maisstärke, Einfluss auf die Haptik 333
Mandelonitril, Bedenklichkeit 7
Mangobutter, Einfluss auf die Haptik 333
Mannitol
- Eigenschaften 267
- Gefrierpunktserniedrigung 265
- Inkompatibilitäten 267
- Isotonisierung 271
- Konservierung 271
- Süßungsmittel 288
Medikation, potenziell inadäquate 33–35
medizinische Kohle
- Dosierung 57
- Löslichkeit 177
Mehrphasensysteme, Konservierungsprüfung 88
Melatonin
- in Ora®-Produkten 291
- pH-abhängiger Ladungszustand 166–167
- in Syrspend®-Produkten 296
Menadion, Packmittelinkompatibilitäten 341
Menthol
- Dosierung 57
- Löslichkeit 177
- pH-abhängiger Ladungszustand 166–167
- Wirkstoffkombinationen 134
Mepivacainhydrochlorid
- Dosierung 57
- ionische Wechselwirkungen 99
- pH-abhängiger Ladungszustand 166–167
Mercaptaminhydrochlorid
- ionische Wechselwirkungen 99
- Isotonisierung 271
- Konservierung 271
Mesalazin, Dosierung 57
Metabolisierung
- Alter 33
- Kinder 28–29
Metacholiniumchlorid 271
Metamizol-Natrium
- Dosierung 57
- ionische Wechselwirkungen 99
- kindergesicherte Verpackung 342
- Löslichkeit 178
- pH-abhängiger Ladungszustand 166–167
Methacholinchlorid, ionische Wechselwirkungen 99
Methadonhydrochlorid
- Dosierung 57
- ionische Wechselwirkungen 99
- kindergesicherte Verpackung 342
- Löslichkeit 178
Methotrexat
- Dosierung 57
- in Syrspend®-Produkten 296
Methoxsalen
- Dosierung 57, 204
- Löslichkeit 178
- Packmittelinkompatibilitäten 341
- pH-abhängiger Ladungszustand 166–167
- Rezepturkonzentrat 01006 % 324
- Stammzubereitung 209
- Verpackung 341
Methoxypsoralen, Dosierung 57
Methyl-4-hydroxybenzoat
- Applikationsorte 83
- Ausfällungen 178
- Inkompatibilitäten 188
- Konservierung von Oralia 81–82
- Konzentration 84
- Löslichkeit 178
- rezeptierbarer pH-Bereich 84
- Stammzubereitung 209
- Verteilungskoeffizienten 82
- s. a. PHB-Ester
Methyl-5-amino-4-oxopentanoat-hydrochlorid, Dosierung 58
Methylatropiniumnitrat 271
Methylcellulose 271
Methylparaben 81
Methylprednisolon, mikronisiertes 323
Methylprednisolonaceponat
- Dosierung 58
- Löslichkeit 178
Methylprednisolonacetat, pH-abhängiger Ladungszustand 166–167
Methylrosaniliniumchlorid
- ionische Wechselwirkungen 99
- Löslichkeit 176
Methylsalicylat
- Dosierung 58
- Löslichkeit 178
- Packmittelinkompatibilitäten 342
- Verpackung 342
- Wirkstoffkombinationen 134
Metolazon, in Ora®-Produkten 291
Metoprololtartrat
- Dosierung 58
- ionische Wechselwirkungen 99
- in Ora®-Produkten 291

- pH-abhängiger Ladungszustand 166–167
- in Syrspend®-Produkten 296
Metronidazol
- Anreibemittel 325, 327
- antimikrobielle Wirksamkeit 96
- Ausfällungen 178
- im automatischen Rührsystem 309, 312–313
- Dosierung 58
- in InOrpha®-Produkten 293
- Löslichkeit 178, 327
- mikronisiertes 323
- in Ora®-Produkten 291
- pH-Abhängigkeit 161, 242
- Rezepturkonzentrat 10 % 324
- Rezepturkonzentrat 25 % 324
- Rührsystem 301–302, 309, 319
- Stammzubereitung 209
- Wirkstoffkombinationen 134–135
- Zersetzungskinetik 242
Metronidazolbenzoat
- in Ora®-Produkten 291
- in Syrspend®-Produkten 296
Mezlocillin-Natrium 271
Miconazol
- Ausfällungen 178
- Dosierung 58
- Erwärmung 319
- Löslichkeit 178
- pH-abhängiger Ladungszustand 166–167
Miconazolnitrat
- Anreibemittel 325
- Ausfällungen 178
- Dosierung 58
- ionische Wechselwirkungen 99
- Löslichkeit 178
- mikronisiertes 323
- Wirkstoffkombinationen 135
Micotar Creme 219
Midazolamhydrochlorid
- ionische Wechselwirkungen 99
- kindergesicherte Verpackung 342
- pH-abhängiger Ladungszustand 166–167
- in Syrspend®-Produkten 296
Migration 337
mikrobielle Anfälligkeit 93
mikrobiologische Qualität 86–87
Mikrobiom, dermales 36–38
mikrokristallines Paraffin 280
mikronisierte Wirkstoffe 322
Mikroorganismen, aerobe 87
Milch Cordes
- Phasenlage 219
- Wassergehalt 219, 223
Milchsäure
- antimikrobielle Wirksamkeit 96
- Dosierung 58
- Löslichkeit 178
- pH-abhängiger Ladungszustand 166–167
- pH-Korrektur 246
- therapeutische Alternative 14
- Wirkstoffkombinationen 135
Milchsäure-Lactat-Puffer
- Berechnung 232
- Harnstoffcreme 237
- Harnstoffstabilisierung 232
Mindesteinwaage
- Definition 203
- Ermittlung 204–205
- Formular zur Bestimmung 208
Mindestlast 203
Minimaleinwaage 203
Minocyclinhydrochlorid, in Syrspend®-Produkten 296
Minoxidil
- Ausfällungen 179
- Dosierung 58
- Haarspiritus 158–159
- Löslichkeit 179
- Lösung, Hestellung 160
- pH-abhängiger Ladungszustand 166–167
- Wirkstoffkombinationen 135
Mischmizellen 188
Misoprostol, Stammzubereitung 209
mittelkettige Triglyceride 342
molale Konzentration 260
molaler osmotischer Koeffizient 260
molare Gefrierpunktserniedrigung, bei isotoner Konzentration 262
Momecutan Fettcreme 219
Mometason
- dermale Applikation 72
- dermale Wirksamkeit 70
Mometasonfuroat
- im automatischen Rührsystem 313
- Dosierung 58
- Löslichkeit 179
- mikronisiertes 323
- pH-abhängiger Ladungszustand 166–167
- Wassergehalt von Zubereitungen 224
- Wirkstoffkombinationen 136
Morphinhydrochlorid
- Dosierung 58
- ionische Wechselwirkungen 99
- kindergesicherte Verpackung 342
- pH-abhängiger Ladungszustand 166–167
Morphinhydrochlorid-Trihydrat 271
Morphinhydrosulfat, Dosierung 58
Morphinsulfat
- ionische Wechselwirkungen 99
- kindergesicherte Verpackung 342
- pH-abhängiger Ladungszustand 166–167
Moxiflocxacin, in Ora®-Produkten 291
Mundantiseptikum 160
Mupirocin-Calcium, Dosierung 58
Myrj® 45 198

N

Nadolol, in Syrspend®-Produkten 296
Naftifinhydrochlorid
- ionische Wechselwirkungen 99
- pH-abhängiger Ladungszustand 166–167
Naloxonhydrochlorid-Dihydrat
- ionische Wechselwirkungen 98
- pH-abhängiger Ladungszustand 166–167
Naltrexonhydrochlorid, in Syrspend®-Produkten 296
Naphazolinhydrochlorid
- Dosierung 58
- ionische Wechselwirkungen 98
- Isotonisierung 271
- Konservierung 271
- Löslichkeit 179
- pH-abhängiger Ladungszustand 166–167
Naphazolinnitrat 271
Naphthalin, Bedenklichkeit 7
Naphthol, Bedenklichkeit 7
Naproxen
- kindergesicherte Verpackung 342
- pH-abhängiger Ladungszustand 166–167
- in Syrspend®-Produkten 296
Naratriptan, in Ora®-Produkten 291
Nasalia
- Benzalkoniumchlorid 80
- Isotonisierung 259
- Konservierung 80, 92
- mikrobiologische Qualität 87
Nasentropfen, Silbereiweiß 265–266
Natriumacetat 271
Natriumacetat-Trihydrat, pH-Korrektur 246
Natriumbenzoat
- Applikationsorte 83
- Ausfällungen 179
- Berechnung 80
- Konservierung von Oralia 80–81
- Löslichkeit 179
- pH-abhängiger Ladungszustand 166–167
Natriumborat, L_{iso}-Wert 262
Natriumcetylstearylsulfat
- Chlorhexidindigluconat 189
- Emulgatoreigenschaften 194
Natriumchlorid
- Dosierung 59
- Eigenschaften 267
- Inkompatibilitäten 267

– Isotonisierung 271
– Konservierung 271
– L_{iso}-Wert 262
– Musterformulierung für Suspension 283
Natriumchlorid-Äquivalent 262
Natriumcitrat, L_{iso}-Wert 262
Natriumcromoglicat
– ionische Wechselwirkungen 99
– Isotonisierung 271
– Konservierung 271
– pH-abhängiger Ladungszustand 166–167
Natriumcyclamat, Süßungsmittel 288
Natriumdihydrogenphosphat-Dihydrat 271
Natriumdisulfit 271
Natriumdodecylsulfat 194
Natriumedetat 271
Natriumfluorid
– Ausfällungen 179
– ionische Wechselwirkungen 99
– kindergesicherte Verpackung 342
– Löslichkeit 179
Natriumfusidat
– Dosierung 59
– ionische Wechselwirkungen 99
– pH-abhängiger Ladungszustand 166–167
Natriumhydrogencarbonat 271
Natriumhydroxid, pH-Korrektur 246
Natriumhypochlorit
– antimikrobielle Wirksamkeit 96
– Dosierung 59
– ionische Wechselwirkungen 99
Natriumhypochlorit-Lösung 3
Natriumiodid
– ionische Wechselwirkungen 99
– Isotonisierung 271
– Konservierung 271
Natriummonohydrogenphosphat 271
Natriumnitrat
– Eigenschaften 267
– Isotonisierung 272
– Konservierung 272
Natriumphenylbutyrat, in Ora®-Produkten 291
Natriumphosphat, L_{iso}-Wert 262
Natriumpropionat 272
Natriumsalicylat 272
Natriumsulfat, L_{iso}-Wert 262
Natriumtetraborat
– Eigenschaften 267–268
– Inkompatibilitäten 267
– Isotonisierung 272
– Konservierung 272
– Kontraindikation 267–268
Natriumthiosulfat
– ionische Wechselwirkungen 99
– Isotonisierung 272
– Konservierung 272
Natriumvalproat
– ionische Wechselwirkungen 99
– pH-abhängiger Ladungszustand 166–167
Negativliste 2
Neomycin, Packmittelinkompatibilitäten 341
Neomycinsulfat
– antimikrobielle Wirksamkeit 96
– Dosierung 59
– ionische Wechselwirkungen 98
– Isotonisierung 272
– Konservierung 272
– Löslichkeit 179
– mikronisiertes 323
– pH-abhängiger Ladungszustand 166–167
– therapeutische Alternative 106
– Wirkstoffkombinationen 136
Neostigminbromid
– Dosierung 59
– ionische Wechselwirkungen 98
– Isotonisierung 272
– Konservierung 272
– pH-abhängiger Ladungszustand 166–167
Neribas®, Prüfzertifikate und -vorschriften 24
Neribas® Creme 219, 222
Neribas® Fettsalbe 219
Neribas® Salbe 220–221
Nerisona, Kombination Creme + Salbe 215–216
Nerisona Creme 220
Nerisona Fettsalbe 220
Nerisona Salbe 220
Neuroderm® Akut Creme 0,1 % 220
Neuroderm® Pflegecreme 220, 222
Neuroderm® Pflegecreme Lipo 220–221
Neuroderm® Pflegelotio 220, 222
Neutralöl 330
Nichtionische hydrophile Creme DAB
– Harnstoff 279
– Phasenlage 220
– rezeptierbarer pH-Bereich 256
– Wassergehalt 220, 222
– Wasser-/Lipidaufnahmekapazität 227
Nichtionische hydrophile Creme SR DAC
– Phasenlage 220
– rezeptierbarer pH-Bereich 256
– Wassergehalt 220, 222
Nichtionisches wasserhaltiges Liniment SR DAC
– Phasenlage 220
– rezeptierbarer pH-Bereich 256
– Wassergehalt 220, 223
Nicotinamid, Dosierung 59
Nierenfunktion, Bestimmung 33
Niereninsuffizienz 33
Nifedipin
– Dosierung 59
– in Ora®-Produkten 291
– Packmittelinkompatibilitäten 341
– pH-abhängiger Ladungszustand 166–167
– in Syrspend®-Produkten 296
Nitrofurantoin
– antimikrobielle Wirksamkeit 96
– in Ora®-Produkten 291
– pH-abhängiger Ladungszustand 166–167
– in Syrspend®-Produkten 296
Nomogramm
– Ermittlung der Körperoberfläche 30
– Isotonisierung 263
Non-Adhärenz 328
Norfloxacin, in Ora®-Produkten 291
Normdosen 41, 46
Nutzen-Risiko-Abschätzung 1–2
Nystatin
– Anreibemittel 325
– Dosierung 59
– Löslichkeit 179
– mikronisiertes 323
– pH-abhängiger Ladungszustand 166–167
– Wirkstoffkombinationen 136

O

obsolete Wirkstoffe 13–16
Octenidin, Inkompatibilitäten 212
Octenidindihydrochlorid
– antimikrobielle Wirksamkeit 96
– Dosierung 59
– ionische Wechselwirkungen 98
– pH-abhängiger Ladungszustand 166–167
– Stammzubereitungen 209
– Standardrezepturen 226
– therapeutische Alternative 106
– Wirkstoffkombinationen 136
Octenidinhydrochlorid 179
Octyldodecanol 285–286, 334
offizinelle Grundlagen, pH-Bereiche 254
Ofloxacin, Dosierung 59
Ohrentropfen, Konservierung 92
Öle, Packmittelinkompatibilitäten 337, 342
Olivenöl, Salicylsäure 160, 285
Omeprazol
– Dosierung 59
– Löslichkeit 180
– in Syrspend®-Produkten 296
Ondansetronhydrochlorid
– in Ora®-Produkten 291
– in Syrspend®-Produkten 296
Onychomal Creme 220
Ophthalmika s. Augenarzneien

Opiumtinktur, kindergesicherte Verpackung 342
Optiderm Creme 220
Optiderm Lotion 220
Oralia, Konservierung 80–82, 92
Orangen-Aroma 288
Ora®-Produkte 283–284, 289
organoleptische Prüfung 306–307
Oseltamivirphosphat
– in Ora®-Produkten 291
– in Syrspend®-Produkten 296
Osmolalität, Definition 260
osmotischer Druck 259
osmotischer Koeffizient, molaler 260
O/W-Emulsion
– Definition 211
– Inkompatibilitäten 213
– Kombination mit W/O-Emulsion 213
Oxalsäure-Dihydrat, kindergesicherte Verpackung 342
Oxandrolon
– in Ora®-Produkten 292
– in Syrspend®-Produkten 296
Oxybuprocainhydrochlorid
– Ausfällungen 180
– ionische Wechselwirkungen 98
– Isotonisierung 272
– Konservierung 272
– Löslichkeit 180
Oxybutyninhydrochlorid
– ionische Wechselwirkungen 98
– Isotonisierung 272
– Konservierung 272
Oxymetazolinhydrochlorid 272
Oxytetracyclin
– antimikrobielle Wirksamkeit 96
– Ausfällungen 100, 180
– Dosierung 59
– gezielte Fällung 159
– Glucocorticoide 100
– ionische Wechselwirkungen 99
– Isotonisierung 272
– Konservierung 272
– Löslichkeit 180
– pH-abhängiger Ladungszustand 166–167
– Wirkstoffkombinationen 137
– Zink 101–102

P

Packmaterialien s. Verpackungsmaterialien
Packmittel s. Verpackung
Pädiatrie
– Dosierung 27–30
– Formeln zur Dosisanpassung 30–29
– Haut 37–38
– Normdosen 46
pädiatrische Dosierungen 30, 41
Pantoprazol-Natrium, in Syrspend®-Produkten 296
Parabene s. PHB-Ester
Paracetamol
– Dosierung 59
– kindergesicherte Verpackung 342
– in Syrspend®-Produkten 296
Paraffin
– Haptik 333
– mikrokristallines 280
– Schmelzpunktdepression 275
– Spreitmittel 334
– Spreitverhalten 330
Parenteralia 259
Partikeldurchmesser, spürbarer 316
Partikelgröße
– Rührsystem 302
– Suspension 282
– zu hohe 316
Paste, Aufbrauchfrist 94
Patienteninformation 41–42
– mikrobiell anfällige Rezepturen 91
Penciclovir, Dosierung 59
Penetrationsbeschleuniger 79
Penicillamin, in Syrspend®-Produkten 296
Pentoxifyllin, in Syrspend®-Produkten 296
Permeation 337
– Haut 36
Permethrin
– Dosierung 60
– Löslichkeit 180
– pH-abhängiger Ladungszustand 166–167
– Wirkstoffkombinationen 137
Perphenazin, in Ora®-Produkten 292
Perspiratio insensibilis 28–29
Perubalsam, therapeutische Alternative 14
Petroleum, Bedenklichkeit 7
Pfefferminzöl 288
pH-Bereiche
– Ladungszustand von Wirkstoffen 161
– offizinelle Grundlagen 254
– rezeptierbare 228, 243–246, 253
– Stabilität von Wirkstoffen 242
pH-Korrektur
– Basen 246
– Gründe 229–230
– Puffer 231–235, 247–248
– mit Säuren bzw. Basen 230–231, 246
pH-Wert
– Anpassung 159
– Ausfällungen 157–158
– Einflussfaktoren 230
– Inkompatibiliäten 100
– Inkongruenz 228–254
– Inprozesskontrolle 229, 231, 235
– Löslichkeit 159
pH-Verschiebung 229
– Viskosität 278
– Zersetzungsgeschwindigkeit 240
Pharmakokinetik
– Alter 32–33
– Dermopharmakokinetik 237
– Kinder 28–29
pharmazeutische Bedenken 102, 240
Phasenlage, von Grundlagen 217
Phasenumkehr 227
PHB-Ester
– Allergie 82, 253
– Applikationsorte 83
– Kennzeichnung 82
– Konservierung 78, 81–82
– Konzentration 82, 84
– Löslichkeit 159
– pH-Bereich 81
– rezeptierbarer pH-Bereich 84
– Verteilungskoeffizienten 81–82
– s. a. Methyl-4-hydroxybenzoat; Propyl-4-hydroxybenzoat
Phenacetin, Bedenklichkeit 8
Phenobarbital
– in InOrpha®-Produkten 293
– L_{iso}-Wert 262
– in Ora®-Produkten 292
– in Syrspend®-Produkten 296
Phenole
– Bedenklichkeit 2–3, 8
– Inkompatibilitäten 189–190
– Wirk- und Konservierungsstoffe 191
Phenylbutazon, kindergesicherte Verpackung 342
Phenylephrinhydrochlorid
– ionische Wechselwirkungen 99
– Isotonisierung 272
– Konservierung 272
– Löslichkeit 180
– pH-abhängiger Ladungszustand 166–167
Phenylquecksilbersalze 76
Phenytoin
– pH-abhängiger Ladungszustand 166–167
– in Syrspend®-Produkten 296
Phosphat-Citrat-Puffer, Einsatzbereiche 247
Phosphat-Puffer
– Charakteristika 248
– Einsatzbereiche 247
Phosphodiesterasehemmer, hepatische Elimination 45
Phosphorsäure, pH-Korrektur 246
Physiogel®, Prüfzertifikate und -vorschriften 24
physiologische Veränderungen, Alter 34
Physostigminsalicylat
– Dosierung 60

- ionische Wechselwirkungen 99
- Isotonisierung 272
- Konservierung 272
- pH-abhängiger Ladungszustand 166–167

Phytomenadion, pH-abhängiger Ladungszustand 166–167

Pilocarpinhydrochlorid
- Isotonisierung 272
- kindergesicherte Verpackung 342
- Konservierung 272

Pilocarpinnitrat
- Isotonisierung 272
- kindergesicherte Verpackung 342
- Konservierung 272

Pilzerkrankungen 37

PIM s. potenziell inadäquate Medikation

Pimecrolimus
- Dosierung 60
- pH-abhängiger Ladungszustand 166–167

Piperacillin-Natrium 272

Pipettensauger, Korrosion 337

Plasmaproteinbindung
- Alter 33
- Kinder 28

Plausibilitätsprüfung, Dosierung 26, 40–42

Podophyllin, therapeutische Alternative 15

Polidocanol 600
- Dosierung 60, 62
- geeignete Grundlagen 214–215
- hydrophobe Basiscreme 213
- im automatischen Rührsystem 309, 313
- Inkompatibilitäten 212–213
- Löslichkeit 177, 180
- Polysorbat 20 188
- pH-abhängiger Ladungszustand 166–167
- Rezepturbeispiel 214
- Rührsystem 302, 309
- Standardrezepturen 226
- Standardrezepturen 226
- Verflüssigung 277, 279, 302
- Wirkstoffkombinationen 137

Polihexanid
- antimikrobielle Wirksamkeit 96
- Ausfällungen 180
- Dosierung 60
- ionische Wechselwirkunge 99
- Konzentration 84
- Löslichkeit 180
- pH-abhängiger Ladungszustand 166–167
- rezeptierbarer pH-Bereich 84
- Stammzubereitung 210
- therapeutische Alternative 106
- Wirkstoffkombinationen 138

Poloxamergele
- Temperatur 276
- Verarbeitung 278

Polyacrylatgele
- pH-Abhängigkeit 276–277
- Salicylsäure 230

Polyethylen, Packmittelinkompatibilitäten 341

Polyethylenglycol, Inkompatibilitäten 187

Polymethylacrylat (PMMA), Packmittelinkompatibilitäten 341

Polymyxin-B-sulfat
- antimikrobielle Wirksamkeit 96
- ionische Wechselwirkungen 99
- Isotonisierung 272
- Konservierung 272
- Löslichkeit 180
- pH-abhängiger Ladungszustand 166–167
- mikronisiertes 323

Polymyxin E 174

Polysiloxan 334

Polysorbat 20
- Emulgatoreigenschaften 198
- Lösungsvermittlung 170
- Polidocanol 188

Polysorbat 40 198

Polysorbat 60 198

Polysorbat 80 200

Polysorbat 85 200

Polyurethan-Elastomere (PUR), Packmittelinkompatibilitäten 341

Polyvinylalkohol 272

Polyvinylchlorid (PVC), Packmittelinkompatibilitäten 341

potenziell inadäquate Medikation 33–35

Povidon 272

Povidon-Iod
- antimikrobielle Wirksamkeit 96
- Dosierung 60
- ionische Wechselwirkungen 99
- Isotonisierung 272
- Konservierung 272
- Löslichkeit 180
- Packmittelinkompatibilitäten 342
- Verpackung 342

PPI s. Protonenpumpenhemmer

Prasteron, mikronisiertes 323

Prednicarbat
- Anreibemittel 325
- im automatischen Rührsystem 314
- dermale Applikation 72
- Dosierung 60
- Löslichkeit 180
- mikronisiertes 323
- pH-abhängiger Ladungszustand 166–167
- Wassergehalt von Zubereitungen 224
- Wirkstoffkombinationen 138

Prednicarbat acis Creme 220

Prednicarbat acis Fettsalbe 220

Prednicarbat acis Salbe 220

Prednicarbat Galen Creme 220

Prednisolon
- Anreibemittel 327
- Ausfällungen 180
- im automatischen Rührsystem 314
- dermale Applikation 72
- dermale Wirksamkeit 70
- Dosierung 60
- Löslichkeit 180, 327
- mikronisiertes 323
- pH-abhängiger Ladungszustand 166–167
- Rezepturkonzentrat 1 % 324
- Stammzubereitung 210
- therapeutische Alternative 106
- Umkristallisation 321
- Wassergehalt von Zubereitungen 224
- Wirkstoffkombinationen 139

Prednisolonacetat
- Anreibemittel 325, 327
- Ausfällungen 181
- im automatischen Rührsystem 314
- Dosierung 60
- Löslichkeit 181, 327
- mikronisiertes 323
- Stammzubereitung 210
- therapeutische Alternative 106
- Wirkstoffkombinationen 140

Prednisolondihydrogenphosphat-Dinatrium
- Ausfällungen 181
- Löslichkeit 181
- in Syrspend®-Produkten 296

Prednisolonhemisuccinat 181

Prednisolonhydrogensuccinat 181

Prednisolonhydrogensuccinat-Natrium 272

Prednison
- Dosierung 60
- Löslichkeit 181
- mikronisiertes 323
- pH-abhängiger Ladungszustand 168–169

Prednitop Creme 220

Prednitop Fettsalbe 220

Prednitop Salbe 220

Pregabalin, in Syrspend®-Produkten 296

Pregnenolon, mikronisiertes 323

Prilocain
- Dosierung 60
- pH-abhängiger Ladungszustand 168–169

Primärpackmittel s. Verpackung

PRISCUS-Liste 34–35

Privatrezepte, Dosierungsfehler 41–42

Procainamidhydrochlorid, in Ora®-Produkten 292

Procainhydrochlorid
- Dosierung 61
- ionische Wechselwirkungen 99
- Isotonisierung 272
- Konservierung 272
- Löslichkeit 181
- pH-abhängiger Ladungszustand 168–169

Procainnitrat 272
Progesteron
- Dosierung 61
- Löslichkeit 181
- mikronisiertes 323
- pH-abhängiger Ladungszustand 168–169
- therapeutische Alternative 15

Prolaktininhibitoren, hepatische Elimination 45
Promethazinhydrochlorid, therapeutische Alternative 15
Propafenonhydrochlorid 181
Propranololhydrochlorid, in Syrspend®-Produkten 296
Propyl-4-hydroxybenzoat
- Applikationsorte 83
- Ausfällungen 181
- Inkompatibilitäten 188
- Konservierung von Oralia 81–82
- Konzentration 85
- Löslichkeit 159, 181, 320
- rezeptierbarer pH-Bereich 85
- Verteilungskoeffizienten 82
- s. a. PHB-Ester

Propylenglycol
- Applikationsorte 83
- Grenzwerte 79
- Indikationen 79
- Isotonisierung 272
- Kennzeichnung 79
- Konservierung 79, 82–83, 241, 272
- Konzentration 79, 85
- Lösungsmittel 82
- rezeptierbarer pH-Bereich 85
- Schwangerschaft 79

Propylparaben 81
Propylthiouracil
- in Ora®-Produkten 292
- in Syrspend®-Produkten 297

Propyphenazon, kindergesicherte Verpackung 342
Protonenpumpenhemmer, hepatische Elimination 45
Protonierung 161
Proxymetacain 272
Proxymetacainhydrochlorid
- Ausfällungen 181
- ionische Wechselwirkungen 99
- Löslichkeit 181
- pH-abhängiger Ladungszustand 168–169

Prozentangaben, Volumen-/Massenprozent 42
Prüfmethoden, Identitätsprüfung 20
Prüfung, organoleptische 306–307
Prüfvorlage, Verpackung 338
Prüfvorschrift 22
Prüfzertifikat
- Kosmetikagrundstoffe 19
- Muster 21
- Verfügbarkeit 23–24

Pseudoephedrinhydrochlorid, Dosierung 61
Psoriasis 39–40
Psychostimulanzien, hepatische Elimination 45
Puder, Aufbrauchfrist 94
Pufferauswahl 235
Pufferberechnung, Milchsäure/Lactat 232
Pufferherstellung 247–253
Pufferkapazität
- Bedeutung 229–230
- Essigsäure-Acetat-Puffer 234
- pH-Abhängigkeit 234
- pH-Korrektur 232–233

Pufferkonservierung 247
Pufferkonzentration, Wahl der 233–235
Pufferlösungen
- Herstellungsvorschrift 249
- Konservierung 235
- Rechenvorschrift zur Herstellung 251

Puffersysteme
- Charakteristika 248
- Herstellung 248
- Kennlinien gängiger 232–233
- rezepturgeeignete 247

Puffertemperatur 247
Pufferung
- Augenarzneien 229
- halbfeste Rezepturen 229–230
- Harnstoffzubereitungen 229
- intrinische 230
- Kaliumsorbat/Sorbinsäure 232

Pulver, Aufbrauchfrist 94
Pyrazinamid, in Ora®-Produkten 292
Pyridoxinhydrochlorid, in Syrspend®-Produkten 297

Q

Qualität
- mikrobiologische 86–87
- Verpackung 338

Qualitätsprüfung, Kosmetika 18
Quecksilber-(I)-chlorid, Bedenklichkeit 9
Quecksilber-(II)-oxid, Bedenklichkeit 9
Quecksilbersalze 76
Quinapril, in Ora®-Produkten 292

R

Rainfarnkraut, Bedenklichkeit 9
Ranitidinhydrochlorid, in Syrspend®-Produkten 297
Reisstärke, Einfluss auf die Haptik 333
Rekristallisation
- Definition 316
- Erythromycin 321
- halbfeste Rezepturkonzentrate 206
- Harnstoff 320–321
- Vermeidung 318–321

Rektalia, Konservierung 92
renale Elimination
- Alter 33
- Kinder 29

Resistenzen, Benzalkoniumchlorid 76
Resorcin
- Isotonisierung 272
- Konservierung 272
- Löslichkeit 181
- therapeutische Alternative 15
- Wirkstoffkombinationen 141

Resorption, dermale 36, 39–40
Retinol s. Vitamin A
Retinolester, Löslichkeit 181
Rezeptabrechnung
- getrennte Rezepturen 103–104
- pharmazeutische Bedenken 240

rezeptierbare pH-Bereiche s. pH-Bereiche
Rezeptorsensibilität, Alter 34
Rezepturhandbuch 304, 308
Rezepturkonzentrate
- Bezugsquellen 324–325
- Verarbeitung 316–317, 324

Ribavirin, kindergesicherte Verpackung 342
Riboflavin, in Syrspend®-Produkten 297
Rifabutin, in Ora®-Produkten 292
Rifampicin
- in InOrpha®-Produkten 293
- in Ora®-Produkten 292
- in Syrspend®-Produkten 297

Rifaximin, in Ora®-Produkten 292
Risikobewertung, Verpackung 337–338
Rivanol® 99, 175
Rizinusöl
- Einfluss auf die Haptik 333
- Salicylsäure 160, 285–286
- Spreitverhalten 330

Rücksprache s. Arztrücksprache
Rufinamid, in Ora®-Produkten 292
Rührparameter
- Dokumentation 305
- Wahl 304–306, 308, 310

Rührsystem, automatisches 299–315
- Anreiben 302–304, 309–310
- kritische Wirkstoffe 299–302, 309
- Kruke 302–303

– Lufteinarbeitung 276–277
– mechanische Belastung 276
– Metronidazol 319
– Problemwirkstoffe 309
– rezepturspezifische Besonderheiten 310
– Stabilität 299
– Teilchengröße 302
– Temperatur 301
– Verflüssigung 279, 302
– Verpackung 309
– Vor- und Nachteile 299
Rührwerkzeug, Auswahl 304

S

Saccharin, Süßungsmittel 288
Saccharose
– L_{iso}-Wert 262
– Musterformulierung für Suspension 283
– Süßungsmittel 288
Sadebaumspitzen, Bedenklichkeit 10
Salben
– hydrophile 94
– hydrophobe 94
– Wirkstofffreisetzung 40
Salbengrundlage, abwaschbare 278
Salbutamolsulfat
– Dosierung 61
– ionische Wechselwirkungen 99
– Löslichkeit 181
– pH-abhängiger Ladungszustand 168–169
Salicylamid, kindergesicherte Verpackung 342
Salicylsäure
– Anreibemittel 327
– antimikrobielle Wirksamkeit 96
– Ausfällungen 182
– im automatischen Rührsystem 314
– Clotrimazol 104–105
– Dosierung 61
– Gel 230, 278
– Hautspiritus 12
– Kinder 38
– Kopföl 286
– Löslichkeit 160, 182, 327
– mikronisierte 323
– Öl, abwaschbares 286
– Olivenöl 285
– pH-abhängiger Ladungszustand 168–169
– Psoriasis 39–40
– Rezeptabrechnung 103
– Rezepturkonzentrat 5 % 324
– Rezepturkonzentrat 50 % 325
– Rizinusöl 285–286
– Stammzubereitung 210
– Suspension 285–286
– therapeutische Alternative 106
– Vaselin 319
– Wirkstoffkombinationen 141–144
Salzsäure, pH-Korrektur 246
Sandwichverfahren 302–303
Säuren, pH-Korrektur 246
Säureschutzmantel 37
Scherverflüssigung 276
Schmelzpunktdepression, Substanzen 275
Schöllkraut, Bedenklichkeit 10
Schwangerschaft, Propylenglycol 79
Schwefel
– antimikrobielle Wirksamkeit 96
– Dosierung 61
– Löslichkeit 182
– therapeutische Alternative 16
– Wirkstoffkombinationen 144
Scopolaminhydrobromid
– Dosierung 61
– ionische Wechselwirkungen 99
– Isotonisierung 272
– Konservierung 272
– Löslichkeit 182
– pH-abhängiger Ladungszustand 168–169
Sebexol® 24, 279
Sebexol® Basic 220, 222
Sebexol® Creme Lotio 220, 222
Sebexol® Creme-Lotio 20–22
Sebexol® Lotio cum Urea 5 % 220
Seborrhoe 236
Sedimentationsgeschwindigkeit 282
Sedimentationsverhalten, Parameter 281
Sedimentkuchen 281
Selendisulfid
– antimikrobielle Wirksamkeit 96
– Dosierung 61
– Löslichkeit 182
– mikronisiertes 323
Selergo 1 % Creme 220
Sertralinhydrochlorid, in Syrspend®-Produkten 297
Serumkreatininkonzentration 33
Sheabutter, Einfluss auf die Haptik 333
Sheaöl, Einfluss auf die Haptik 333
Shunts 36
Silber, kolloidales 61, 96
Silbereiweiß
– antimikrobielle Wirksamkeit 96
– Dosierung 61
– E-Wert 265
– Gefrierpunktserniedrigung 265
– ionische Wechselwirkungen 99
– Isotonisierung 272
– Konservierung 272
– Löslichkeit 182
– Nasentropfen, Herstellung 265–266
– Wirkstoffkombinationen 144
Silbereiweißacetyltannat
– antimikrobielle Wirksamkeit 96
– Ausfällungen 182
– boraxfreies 269, 272
– boraxhaltiges 269, 272
– Dosierung 61
– ionische Wechselwirkungen 99
– Isotonisierung 272
– Konservierung 272
– Löslichkeit 182
Silbernitrat
– antimikrobielle Wirksamkeit 97
– Ausfällungen 182
– Dosierung 61
– ionische Wechselwirkungen 99
– Isotonisierung 273
– Konservierung 273
– Löslichkeit 182
– therapeutische Alternative 16
– Wirkstoffkombinationen 145
Sildenafil, in Ora®-Produkten 292
Sildenafilcitrat
– ionische Wechselwirkungen 99
– pH-abhängiger Ladungszustand 168–169
– in Syrspend®-Produkten 297
Silikonöle, Spreitmittel 334
Siloxan 334
Simvastatin, in Syrspend®-Produkten 297
sine conservata 89, 91
Skinoren 20 % Creme 220
Sklerotherapie
– Blanchard 2–3
– Blond'sches Verfahren 2
Soderm Creme 220
Soderm Lotio 220
Soderm Salbe 220
Sorbinsäure
– Applikationsorte 83
– Ausfällungen 182
– Berechnung 78
– Kennzeichnung 79
– Konservierung 78–79, 82, 282
– Konzentration 85
– Löslichkeit 78–79, 182
– pH-abhängiger Ladungszustand 168–169
– pH-Bereich 235
– Pufferung 232
– rezeptierbarer pH-Bereich 85
– Wirkungsverlust 89
Sorbitanfettsäureester, Emulgatoreigenschaften 200
Sorbitanmonolaurat, Emulgatoreigenschaften 200
Sorbitanmonooleat, Emulgatoreigenschaften 201
Sorbitanmonopalmitat, Emulgatoreigenschaften 200

Sorbitanmonostearat, Emulgatoreigenschaften 200
Sorbitantrioleat, Emulgatoreigenschaften 201
Sorbitantristearat, Emulgatoreigenschaften 201
Sorbitol
- Eigenschaften 268
- Inkompatibilitäten 268
- Süßungsmittel 288
Sorption 336, 340
Sotalolhydrochlorid, in Ora®-Produkten 292
Span® 20 200
Span® 40 200
Span® 60 200
Span® 65 201
Span® 80 201
Span® 85 201
Spironolacton
- in InOrpha®-Produkten 294
- in Ora®-Produkten 292
- in Syrspend®-Produkten 297
Spironolacton/Hydrochlorothiazid, in Ora®-Produkten 292
Spreitklassen 330
Spreitmittel 329–330, 334
Spreitvermögen 329–330
Squalan 330, 334
Stabilität, Rührsystem 299
Stammlösung, Verarbeitung 206
Stammverreibungen
- halbfeste 206–207
- pulverförmige 206
Stammzubereitungen
- Eigenherstellung 205
- Haltbarkeit 205
- inhomogene 206
- Übersicht 209–210
- Verarbeitung 205–207
- Vorteile 206
Standardabweichung 205
Statine, hepatische Elimination 45
Steinkohlenteer
- antimikrobielle Wirksamkeit 97
- Dosierung 62
- Inkompatibilitäten 212
- kindliche Haut 38
- Löslichkeit 182
Steinkohlenteerlösung
- Ausfällungen 182
- im automatischen Rührsystem 314
- Dosierung 62
- Löslichkeit 182
- Standardrezepturen 226
- Wirkstoffkombinationen 145
Steinkohlenteerspiritus
- Löslichkeit 182
- Standardrezepturen 226
- Wirkstoffkombinationen 145
Sterilfiltration 77
Sterilität
- Augenarzneien 76
- vorgeschriebene 91
Stratum corneum 35–36, 68
Streptomycinsulfat
- antimikrobielle Wirksamkeit 97
- ionische Wechselwirkungen 99
- Isotonisierung 273
- Konservierung 273
- Löslichkeit 182
- pH-abhängiger Ladungszustand 168–169
Substanzen zur pharmazeutischen Verwendung 18
Sulfacetamid
- antimikrobielle Wirksamkeit 97
- pH-abhängiger Ladungszustand 168–169
Sulfacetamid-Natrium-Monohydrat 273
Sulfadiazin, in Syrspend®-Produkten 297
Sulfadiazin-Natrium 273
Sulfanilamid
- antimikrobielle Wirksamkeit 97
- Dosierung 62
- pH-abhängiger Ladungszustand 168–169
Sulfasalazin
- in Ora®-Produkten 292
- in Syrspend®-Produkten 297
Sulfonamide, therapeutische Alternative 15
Sultiam, in InOrpha®-Produkten 294
Sumatriptan, in Ora®-Produkten 292
Sunitinib, in Ora®-Produkten 292
Suppositorien, mikrobiologische Qualität 87
Suspensionen
- Aufbrauchfrist 93
- Dichteerhöhung 282
- Dosiergenauigkeit 281, 286
- Dosierung 289
- Geschmackskorrigentien 283
- Herstellung 157, 282
- Hilfsstoffe 282–283
- Inkompatibilitäten 289
- Konservierungsmittel 282
- Musterrezptur 283
- Partikelgröße 282
- Salicylsäure 285–286
- Sedimentationsparameter 281
- Stabilisierung 286
- Stabilitäts- und Kompatibilitätsdaten 288–294
- Viskositätserhöhung 282, 286
Suspensionsträger
- kommerzielle 283–285
- Medien 281–282
- Musterformulierung 283
Suspensionszubereitungen 284
Süßstoffe 283
Süßungsmittel 287
Syrspend®-Produkte 284–285, 294

T

Tacalcitrol, Dosierung 62
Tacrolimus
- Dosierung 62
- in Ora®-Produkten 292
- pH-abhängiger Ladungszustand 168–169
Tacrolimus-Monohydrat, in Syrspend®-Produkten 297
Tadalafil, in Ora®-Produkten 292
Tagat® S2 196
Take-Home-Substitution, Verpackung 340, 342
Tannin
- Basiscreme DAC 189–190
- Dosierung 62
- Inkompatibilitäten 212
- Isotonisierung 273
- Konservierung 273
- Löslichkeit 182
- Standardrezepturen 226
- Wirkstoffkombinationen 146
Tannin-Eiweiß
- Dosierung 62
- Löslichkeit 183
Tannosynt Creme 221
Tazaroten, Dosierung 62
Tegin® O 194
Teilungswert 205
Temozolomid, in Ora®-Produkten 292
Temperatur
- Harnstoff 300–301
- Puffer 247
- Rührsystem 301
- Verflüssigung 276
- wärmeempfindliche Zubereitungen 278
Temperaturschwankungen, Ausfällungen 158–159
Tenside 186–201
Terbinafin, in Ora®-Produkten 292
Terbinafinhydrochlorid
- Dosierung 62
- ionische Wechselwirkungen 99
- pH-abhängiger Ladungszustand 168–169
- in Syrspend®-Produkten 297
Testosteron
- Dosierung 62
- Löslichkeit 183
- mikronisiertes 323
- pH-abhängiger Ladungszustand 168–169
Testosteronpropionat
- Dosierung 62
- Löslichkeit 183

– mikronisiertes 324
– pH-abhängiger Ladungszustand 168–169
– therapeutische Alternative 15
Tetracain
– antimikrobielle Wirksamkeit 97
– Dosierung 62
– pH-abhängiger Ladungszustand 168–169
Tetracainhydrochlorid
– antimikrobielle Wirksamkeit 97
– Augentorpfen 157–158
– ionische Wechselwirkungen 99
– Isotonisierung 273
– Konservierung 273
– Löslichkeit 183
– pH-abhängiger Ladungszustand 168–169
– therapeutische Alternative 106
– Wirkstoffkombinationen 146
Tetracyclinhydrochlorid
– antimikrobielle Wirksamkeit 97
– Ausfällungen 183
– Dosierung 62
– gezielte Fällung 159
– ionische Wechselwirkungen 99
– Isotonisierung 273
– Konservierung 273
– Löslichkeit 183
– in Ora®-Produkten 292
– pH-abhängiger Ladungszustand 168–169
– in Syrspend®-Produkten 297
– therapeutische Alternative 106
Tetryzolinhydrochlorid 273
Texapon® K12 194
Thalidomid
– Dosierung 62
– in Ora®-Produkten 292
– pH-abhängiger Ladungszustand 168–169
– Stammzubereitung 210
Theophyllin
– Dosierung 62
– in InOrpha®-Produkten 294
– in Ora®-Produkten 292
– pH-abhängiger Ladungszustand 168–169
Theophyllin-Ethylendiamin 183
therapeutischer Index, Glucocorticoide 71
Therapiefreiheit 1, 101
Thermogel NRF 276
Thesit s. Polidocanol 600
Thiaminchloridhydrochlorid, in Syrspend®-Produkten 297
Thiaminhydrochlorid, in Ora®-Produkten 292
Thioguanin, in Ora®-Produkten 293
Thiomersal
– Applikationsorte 83
– Gefrierpunktserniedrigung 263
– Isotonisierung 78, 273
– Kennzeichnung 78
– Konservierung 77–78, 263–265, 273
– Konzentration 85, 268
– Ophthalmika 268
– rezeptierbarer pH-Bereich 85
– Stammzubereitung 210
– Verpackung 78, 340–341
Thixotropie 276
Tiabendazol
– Dosierung 63
– pH-abhängiger Ladungszustand 168–169
Tiagabin, in Ora®-Produkten 293
Tiagabinhydrochlorid, in Syrspend®-Produkten 297
Timololmaleat 273
Titandioxid
– Einfluss auf die Haptik 333
– therapeutische Alternative 106
– Wirkstoffkombinationen 146
TIX s. therapeutischer Index
Tobramycin
– antimikrobielle Wirksamkeit 97
– Ausfällungen 183
– Dosierung 63
– Löslichkeit 183
– pH-abhängiger Ladungszustand 168–169
Tobramycinsulfat
– Ausfällungen 183
– ionische Wechselwirkungen 99
– Löslichkeit 183
– pH-abhängiger Ladungszustand 168–169
α-Tocopherol s. Vitamin E
α-Tocopherolacetat, Dosierung 63
Tolazolinhydrochlorid 273
Topiramat, in Syrspend®-Produkten 297
Topitec®
– Anreiben 303, 317
– Lufteinschlüsse 303
– mikrobiell anfällige Zubereitungen 90
– Rezepturhandbuch 308
– Rührparameter 304–305
– Rührwerkzeug 304
– Systemparametertabelle 308
– Temperatur 301
– Unguentum Cordes 307
Tosylchloramid-Natrium, ionische Wechselwirkungen 99
total aerobic microbial count 87
total combined yeasts/moulds count 87
Tragant
– Einsatzkonzentration 286
– Musterformulierung für Suspension 283
– Verarbeitungshinweise 286
Tramadol, in Ora®-Produkten 293
Tramadolhydrochlorid, in Syrspend®-Produkten 297
Tränenflüssigkeit
– Gefrierpunktserniedrigung 261
– osmotischer Druck 259
– pH-Wert 229
Tranexamsäure, pH-abhängiger Ladungszustand 168–169
Tretinoin
– Anreibemittel 326
– Dosierung 63–64, 204
– Kinder 38
– Löslichkeit 184
– mikronisiertes 324
– Packmittelinkompatibilitäten 341
– pH-abhängiger Ladungszustand 168–169
– Stammzubereitung 210
– Verpackung 341
– Wirkstoffkombinationen 146–147
Triamcinolon
– Chlorhexidin 279
– dermale Applikation 72
– dermale Wirksamkeit 68, 70
– Dosierung 63, 204
– Löslichkeit 184
– mikronisiertes 324
– Stammverreibung 207
– Zersetzungsgeschwindigkeit 241
Triamcinolonacetat 242
Triamcinolonacetonid
– Anreibemittel 326–327
– Ausfällungen 184
– Creme, hydrophile 279
– im automatischen Rührsystem 314
– Dosierung 63
– Löslichkeit 184, 327
– mikronisiertes 324
– pH-Abhängigkeit 161, 242
– Rezepturkonzentrat 1 % 325
– Rezepturkonzentrat 2 % 325
– Stammzubereitung 210
– Wassergehalt von Zubereitungen 224
– Wirkstoffkombinationen 147–149
– Zersetzungskinetik 242
TriamGalen Creme 221
TriamGalen Lotion 221
TriamGalen Salbe 221
Trichloressigsäure
– antimikrobielle Wirksamkeit 97
– Dosierung 42, 63
– Löslichkeit 184
Triclosan
– antimikrobielle Wirksamkeit 97
– im automatischen Rührsystem 315
– Basiscreme DAC 190–191

– Dosierung 63
– Löslichkeit 184
– pH-abhängiger Ladungszustand 168–169
– therapeutische Alternative 106
– Wirkstoffkombinationen 150–151
Trimethoprim, in Syrspend®-Produkten 297
Tripelennaminhydrochlorid, therapeutische Alternative 13
Trometamol, pH-Korrektur 230, 246, 278
Trometamol-Puffer 248
Tropicamid
– Isotonisierung 273
– Konservierung 273
– pH-abhängiger Ladungszustand 168–169
Tubag®-Rolliersystem 317
Tube 90, 338
Tuberkulostatika, hepatische Elimination 45
Tween® 20 s. Polysorbat 20
Tween® 40 198
Tween® 60 198
Tween® 80 200
Tween® 85 200

U

Überdosierung 46
Umkristallisation 321
Unbedenklichkeit, Rezeptur 1
Undecylensäure, therapeutische Alternative 16
Unguator®
– Anreiben 302–303, 309–310, 317
– mikrobiell anfällige Zubereitungen 90
– Rezepturhandbuch 308
– Rührparameter 304–305
– Rührwerkzeug 304
– Systemparametertabelle 308
– Temperatur 301
– Unguentum Cordes 308
Unguentum Cordes
– Phasenlage 221
– Wasser 307
– Wassergehalt 221
– Wasser-/Lipidaufnahmekapazität 227
Unverträglichkeiten s. Inkompatibilitäten
Uridin, Dosierung 63
Ursodesoxycholsäure, in Syrspend®-Produkten 297
UV-Absorbentien 337
UV-Strahlung, Haut 39

V

Vaginalglobuli, mikrobiologische Qualität 87
Vaginalia, Konservierung 92
Valacyclovirhydrochlorid, in Ora®-Produkten 293
Valganciclovir, in Ora®-Produkten 293
Validitätsprüfung 22
Valproinsäure
– Löslichkeit 184
– pH-abhängiger Ladungszustand 168–169
Valsartan
– in Ora®-Produkten 293
– in Syrspend®-Produkten 297
Vancomycinhydrochlorid
– Ausfällungen 184
– ionische Wechselwirkungen 99
– Isotonisierung 273
– Konservierung 273
– Löslichkeit 184
– in Ora®-Produkten 293
– pH-abhängiger Ladungszustand 168–169
– in Syrspend®-Produkten 297
van't-Hoff-Faktor 261
Vaselin
– Funktion 331
– Salicylsäure 319
Venlafaxinhydrochlorid, in Ora®-Produkten 293
Veränderungen, physiologische 34
Verapamilhydrochlorid
– in Ora®-Produkten 293
– in Syrspend®-Produkten 297
Verdunstungsverlust 320–321
Verflüssigung
– Ammoniumbituminosulfonat 278–279
– Chlorhexidin 279, 299–300
– halbfeste Zubereitungen 275–280
– Harnstoff 279
– Polidocanol 279
– Rührsystem 279, 302
– Scher- 276
– Temperatur 276
– Ursachen 275
– Vermeidung 277–279
Verordnung, Rezepturen 103
Verordnungsfehler 26–27
Verpackung
– Airless-Spender 90
– Anforderungen 336
– Arzneimittel 343
– Arzneimittelsicherheit 338
– Augentropfen 340–341
– Austausch 341–342
– Auswahl 339, 341–342
– Bezugsquellen 343–344
– Grundausstattung 339
– Inkompatibilitäten 336–337, 341–342
– kindergesicherte 340, 342
– Kruke 90
– mikrobiell anfällige Zubereitungen 90–91
– pH-Wert 337
– Primärpackmittel 339
– Prüfung 338
– Qualität 338, 343
– Risikobewertung 337–338
– Rührsystem 309
– Spenderdose 90
– Take-Home-Substitution 340
– Tube 90
– Verdunstung 320
– Wechselwirkungen mit Inhalt 338
– Weithalsglas 90
Verpackungsmaterialien 338–339
Verteilungskoeffizienten, PHB-Ester 81–82
Verteilungsvolumen
– Alter 33
– Kinder 28
Vichy®, Prüfzertifikate und -vorschriften 24
Viskosität, pH-Wert-Einfluss 276–278
Viskositätserhöhung, Suspensionen 282, 286
Vitamin A
– Dosierung 61, 63
– Löslichkeit 184
– pH-abhängiger Ladungszustand 168–169
Vitamin-A-palmitat
– Dosierung 64
– pH-abhängiger Ladungszustand 168–169
Vitamin-A-Säure s. Tretinoin
Vitamin B_{12}, pH-abhängiger Ladungszustand 168–169
Vitamin C
– Dosierung 48, 63
– Isotonisierung 269
– Konservierung 269
– Löslichkeit 171, 184
– pH-abhängiger Ladungszustand 168–169
Vitamin E
– Dosierung 64
– Löslichkeit 184
– pH-abhängiger Ladungszustand 168–169
Vitamin K1, pH-abhängiger Ladungszustand 168–169

W

Waage, Mindestlast 203
Wachs 280
Wägung, Genauigkeit 203
Warfarin-Natrium 184
Wärmeanwendung 159
Warnhinweis, Ethanol 81
Waschgelgrundlage NRF S.37, rezeptierbarer pH-Bereich 257
Wasser
– konserviertes 81–82, 159
– kryoskopische Konstante 260
– Unguentum Cordes 307

Wasseranteil, Erhöhung 329
Wasseraufnahmekapazität, von Grundlagen 227
wasserfreie Citronensäure, Musterformulierung für Suspension 283
Wassergehalt, von Grundlagen 217, 221
Wasserhaltiges Carbomergel DAB, rezeptierbarer pH-Bereich 257
Wasserhaltiges Liniment SR DAC
- pH-Bereich 256
- Phasenlage 221
- Wassergehalt 221, 223
Wasserhaltige Wollwachsalkoholsalbe SR DAC
- Phasenlage 221
- Wassergehalt 221–222
Wasserstoffperoxid
- antimikrobielle Wirksamkeit 97
- Lösung, Dosierung 64
- Packmittelinkompatibilitäten 342
- Verpackung 342
Wasserverlust
- Kinder 37
- täglicher 29
- transepidermaler 28
Wasserzusatz 275–276
Wechselwirkungen
- ionische 98–100, 158, 189, 278–279
- phenolisch-macrogolische 189–191
Weiche Creme DAC, rezeptierbarer pH-Bereich 255
Weiche Salbe DAC 221
Weihrauchtrockenextrakt 332
weißer Ton, Einfluss auf die Haptik 333
Weithalsglas, als Verpackung 90
Weizenstärke, Einfluss auf die Haptik 333
White-Vincent-Methode 262–263
Wirkstärkeklasse, Glucocorticoide 71–72
Wirkstoffaustausch 101–102, 105–106, 159
Wirkstoffe
- anionische 99
- antimikrobielle 94–97
- Bezugsquellen für mikronisierte 322–324
- dermatologische 327
- grenzflächenaktive 190, 212–215, 226, 277
- Haptik 329
- kritsche für Rührsysteme 299–302, 309
- Ladungszustand 161
- Löslichkeit 326–327
- mikronisierte 282, 316, 322
- negative Haptik 332
- phenolische 191
- Stabilität 241
- Unlöslichkeit 157–185
- Verpackung lichtempfindlicher 341
Wirkstofffreisetzung, Grundlagen 40
Wirkstoffinkompatibilitäten 98–156
Wirkstoffkombinationen
- Kompatibilität 106–156
- pharmakologisch fragwürdige 100–101
Wirkung, Einflussfaktoren 28
Wirkverlust 157
W/O-Emulsion
- Definition 211
- grenzflächenaktive Wirkstoffe 214–215
- Inkompatibilitäten 212
- Kombination mit O/W-Emulsion 213
- Verpackung 336
Wolff®, Prüfzertifikate und -vorschriften 24
Wolff® Basis Creme Halbfett 221–222
Wollwachs
- Einfluss auf die Haptik 333
- Emulgatoreigenschaften 201
Wollwachsalkohol
- Emulgatoreigenschaften 201
- Funktion 331
Wollwachsalkoholcreme DAB 221–222
Wollwachsalkoholsalbe DAB
- Eigenschaften 331
- rezeptierbarer pH-Bereich 255
Wundheilung, Antibiotika 100

X

Xanthan
- Charakterisika 280
- Einfluss auf die Haptik 333
- Einsatzkonzentration 280
- halbfeste Zubereitungen 280
Xerosis cutis 39
Xylitol, Süßungsmittel 288
Xylometazolin 273
Xylometazolinhydrochlorid
- Dosierung 64
- ionische Wechselwirkungen 99
- Löslichkeit 184
- pH-abhängiger Ladungszustand 168–169
- Wirkstoffkombinationen 151

Y

Yohimbinhydrochlorid 184

Z

Zahnwurzelkanalbehandlung 3
Zersetzungsgeschwindigkeit 240
Zertifikate, Validitätsprüfung 22
Zink, mit Oxytetracyclin 101–102
Zinkacetat 273
Zinkacetat-Dihydrat
- ionische Wechselwirkungen 99
- Löslichkeit 184
Zinkchlorid
- ionische Wechselwirkungen 99
- L_{iso}-Wert 262
- Löslichkeit 185
Zinkoxid
- antimikrobielle Wirksamkeit 97
- im automatischen Rührsystem 315
- Dosierung 64
- Einfluss auf die Haptik 333
- Löslichkeit 185
- therapeutische Alternative 106
- Wirkstoffkombinationen 151–155
Zinkoxidschüttelmixtur DAC
- Ammoniumbituminosulfonat 279
- ethanolhaltige 254
- rezeptierbarer pH-Bereich 254
Zinkstearate, Einfluss auf die Haptik 333
Zinksulfat, L_{iso}-Wert 262
Zinksulfat-Heptahydrat
- ionische Wechselwirkungen 99
- Isotonisierung 273
- Konservierung 273
- Löslichkeit 185
Ziprat, in Ora®-Produkten 293
Zonisamid, in Syrspend®-Produkten 297
Zuckeraustauschstoffe 287

Der Herausgeber

Dr. Andreas S. Ziegler

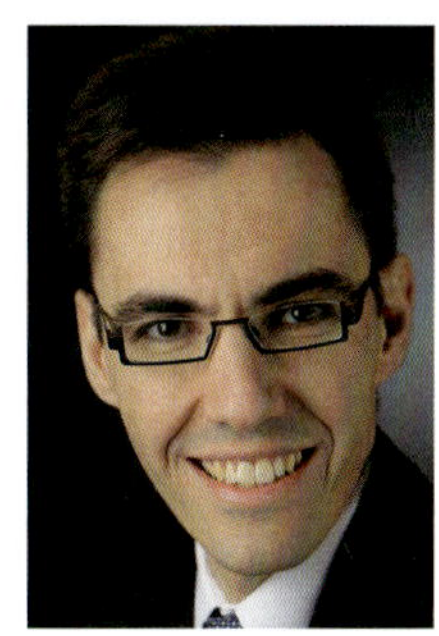

Studium der Pharmazie an der Friedrich-Alexander-Universität Erlangen-Nürnberg mit anschließender Promotion am dortigen Lehrstuhl für Pharmazeutische Technologie und Biopharmazie. Seit 2005 Referent und Wissenschaftsjournalist mit den Schwerpunkten Life Sience und Wissenschaftskommunikation. Seit 2007 Fachapotheker für Pharmazeutische Technologie und Lehrauftrag für das Fach Pharmazeutische Technologie an der Friedrich-Alexander-Universität Erlangen-Nürnberg.

Die Autoren

Dr. Dominic Kram

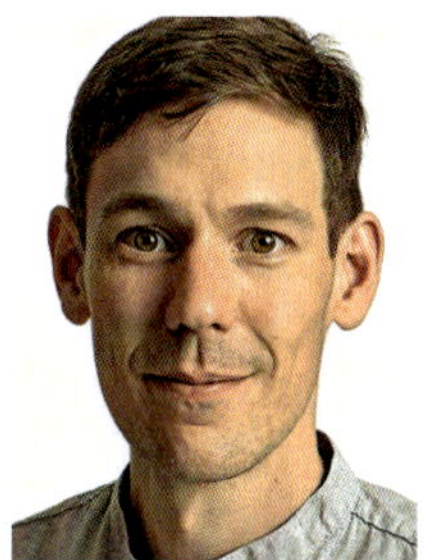

Studium der Pharmazie an der Friedrich-Alexander-Universität Erlangen-Nürnberg (1999–2003), Promotion im Fach pharmazeutische Biologie an der FU-Berlin in Kooperation mit der Immunologie des Robert-Koch-Instituts Berlin (2004–2008). Seit 2009 Apothekenleitung der Marien-Apotheke GbR in Neukirchen b. Hl. Blut, mit Hautklinikversorgung. Mitglied in der Gesellschaft für Dermopharmazie.

Dr. Kirsten Seidel

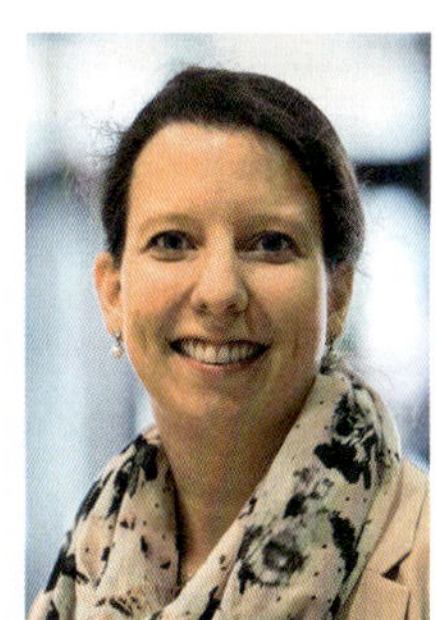

Studium der Pharmazie an der Christian-Albrechts-Universität zu Kiel, Diplom und Promotion (2013) in der Pharmazeutischen Technologie, Schwerpunkt der Arbeiten „emulgierende Systeme". Dozentin in der Pharmazeutischen Technologie der Christian-Albrechts-Universität zu Kiel. Schwerpunkte: Herstellung steriler Arzneimittel, Arzneimittellösungen, rezepturtypische Herstellung, Biopharmazie, Mikrobiologie. Mitarbeit in der Weiter- und Fortbildung von Apothekern und PTA für Rezepturthemen.

Dr. Stefan Seyferth

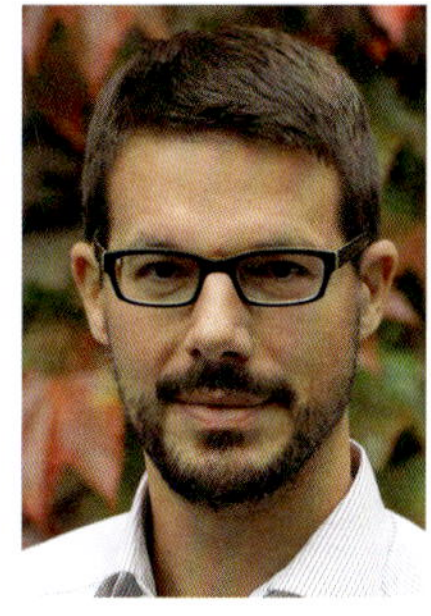

1995–1999 Studium der Pharmazie an der Friedrich-Alexander-Universität Erlangen-Nürnberg. 1999–2003 Promotion am Lehrstuhl für Pharmazeutische Technologie der Friedrich-Alexander-Universität Erlangen-Nürnberg. 2003–2004 Boehringer Ingelheim, Biberach an der Riß. Seit 2004 Akademischer Rat/Oberrat am Lehrstuhl für Pharmazeutische Technologie der Friedrich-Alexander-Universität Erlangen-Nürnberg, in der Lehre verantwortlich für die Vorlesung „Grundlagen der Arzneiformenlehre" und das Praktikum „Arzneiformenlehre". 2008 Fachapotheker für pharmazeutische Technologie.

Prof. Dr. Petra Staubach-Renz

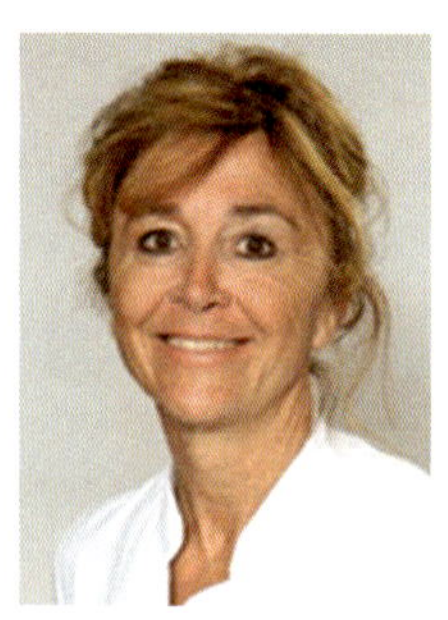

Ausbildung zur PTA. Studium der Humanmedizin. Fachärztin für Haut- und Geschlechtskrankheiten, Zusatzbezeichnungen/Qualifikationen: Allergologie, Neurodermitis-Trainer, Naturheilkunde, Ernährungsmedizin, Akupunktur, Psychosomatik. Oberärztin an der Hautklinik Universitätsmedizin Mainz. Leitung der Urtikaria-, Angioödem- und Mastozytose-Sprechstunde, Aufbau und Leitung des Clinical Research Centers. Habilitation zum Thema „Diagnostik und Therapie Urtikaria und Angioödeme", Venia legendi für Dermatologie und Venerologie und Berufung zur Professorin an der Uni Mainz. Seit Sommer 2017 Lehrbeauftragte für Studenten mit Fokus auf Interdisziplinarität von Medizinern und Pharmazeuten.

Dr. Ronja Wittmann

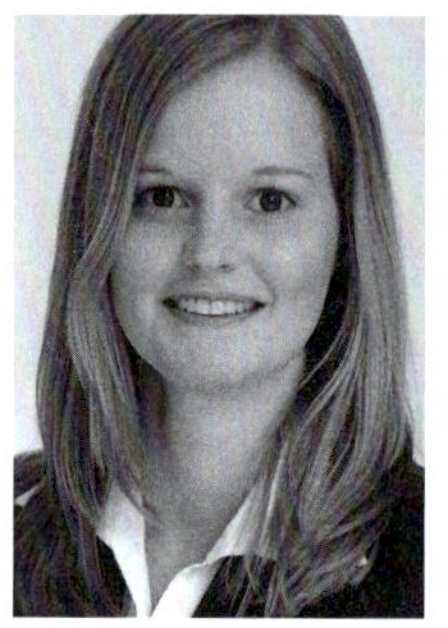

Studium der Pharmazie an der Christian-Albrechts-Universität zu Kiel mit anschließender Promotion in der Pharmazeutischen Technologie zum Thema „Amorphe Laktose – Untersuchungen zur Quantifizierung und zum Einfluss auf die Stabilität von Pulvermischungen zur Inhalation". Während des Promotionsstudiums mitverantwortlich für die Ausbildung von Pharmaziestudenten und Unterrichtung im Bereich halbfester, fester und steriler Arzneiformen. Beteiligung an der Durchführung von Seminaren der Apothekerkammer zu Rezepturproblemen in der öffentlichen Apotheke. Seit 2015 in der Herstellungsleitung für feste Arzneiformen in der pharmazeutischen Industrie tätig.

Das Laborteam: Sonja Arlt, Jutta Wittmann, Antje Piening

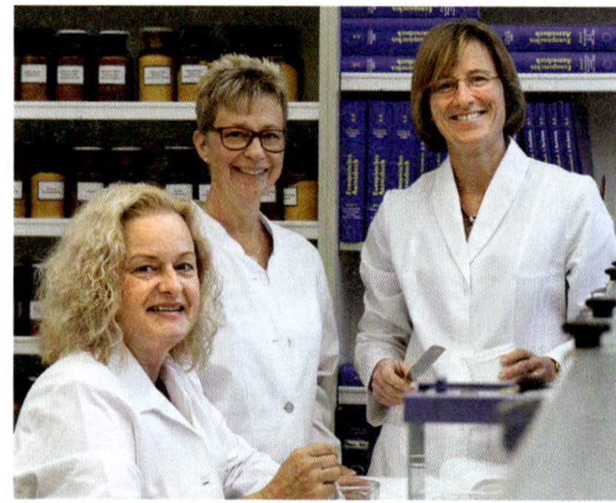

Um besonders häufig vorkommende Rezepturprobleme einprägsam zu veranschaulichen, wurden eigens für dieses Werk inkompatible Originalverordnungen, sowie die an deren Stelle abzugebenden, pharmazeutisch optimierten Zubereitungen hergestellt und fotografiert. Im Labor angefertigt und in Szene gesetzt wurden diese Beispielrezepturen von den beiden Galenik-Lehrkräften der PTA-Schule Nürnberg Sonja Arlt und Jutta Wittmann sowie der Programmplanerin des Deutschen Apotheker Verlags Antje Piening.

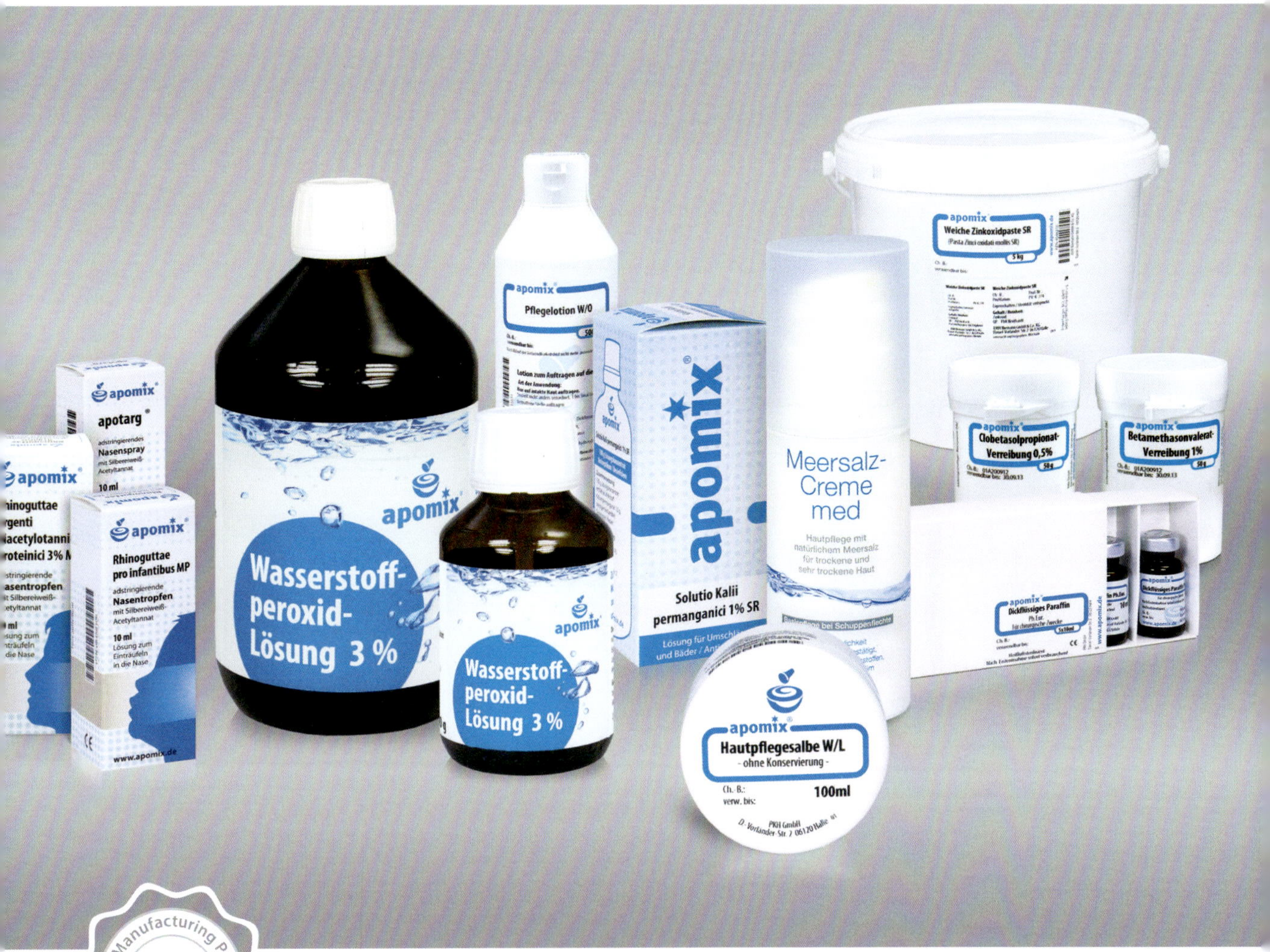

Von allem – alles!
Topische Corticoide von GALEN.

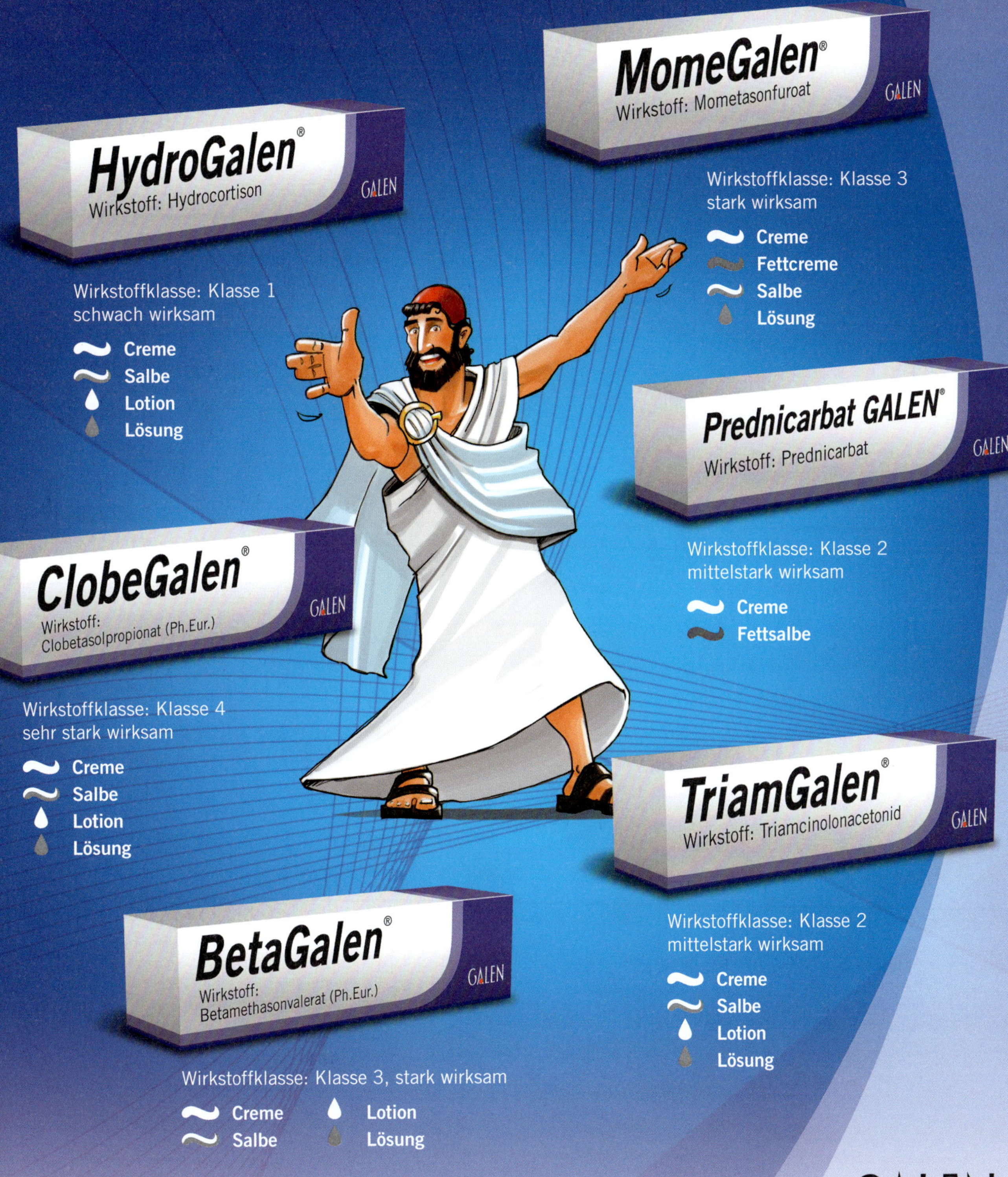

GALEN

GALENpharma GmbH, Wittland 13, 24109 Kiel, Telefon: (0431) 5 85 18-0, Fax: (0431) 5 85 18-20

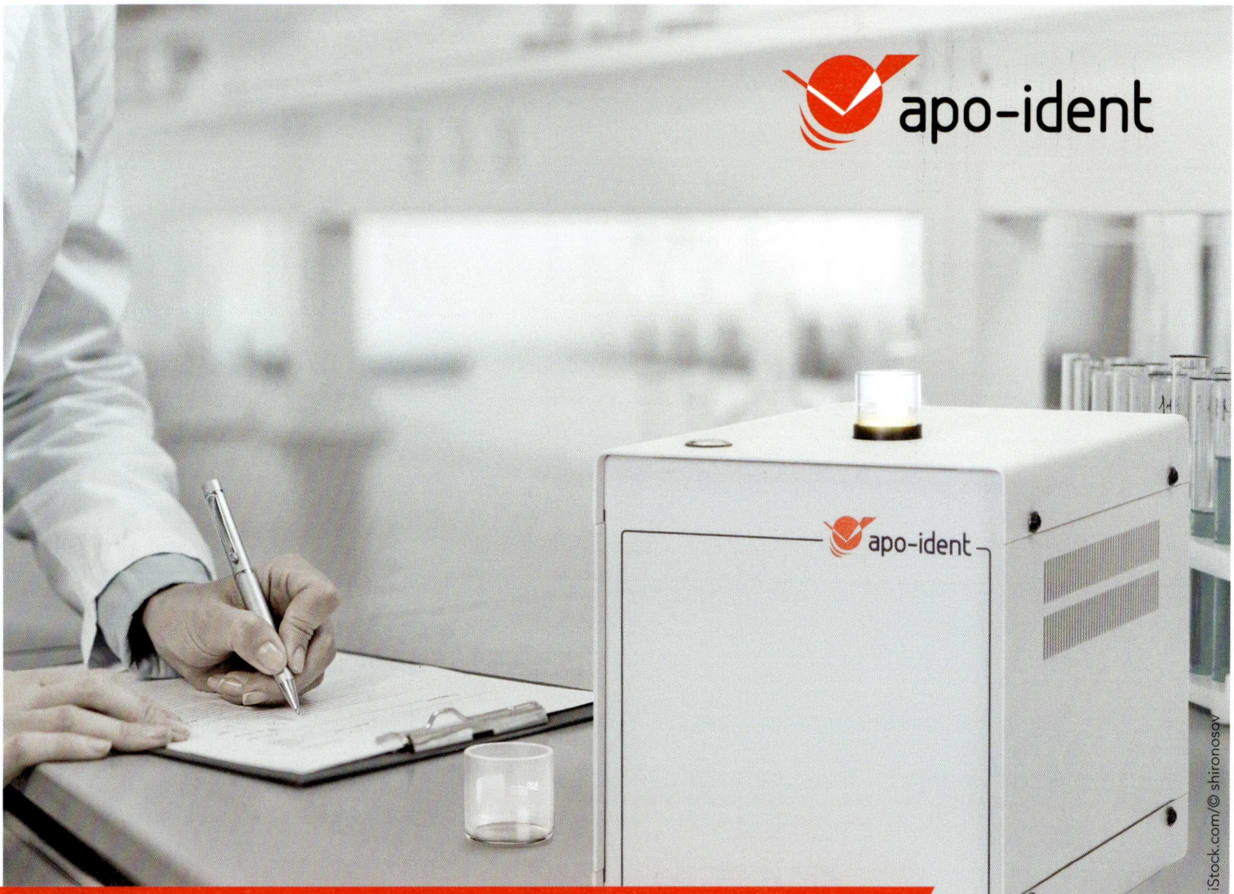

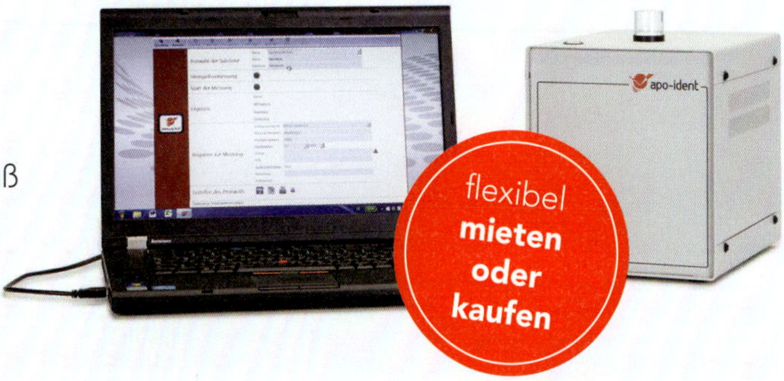

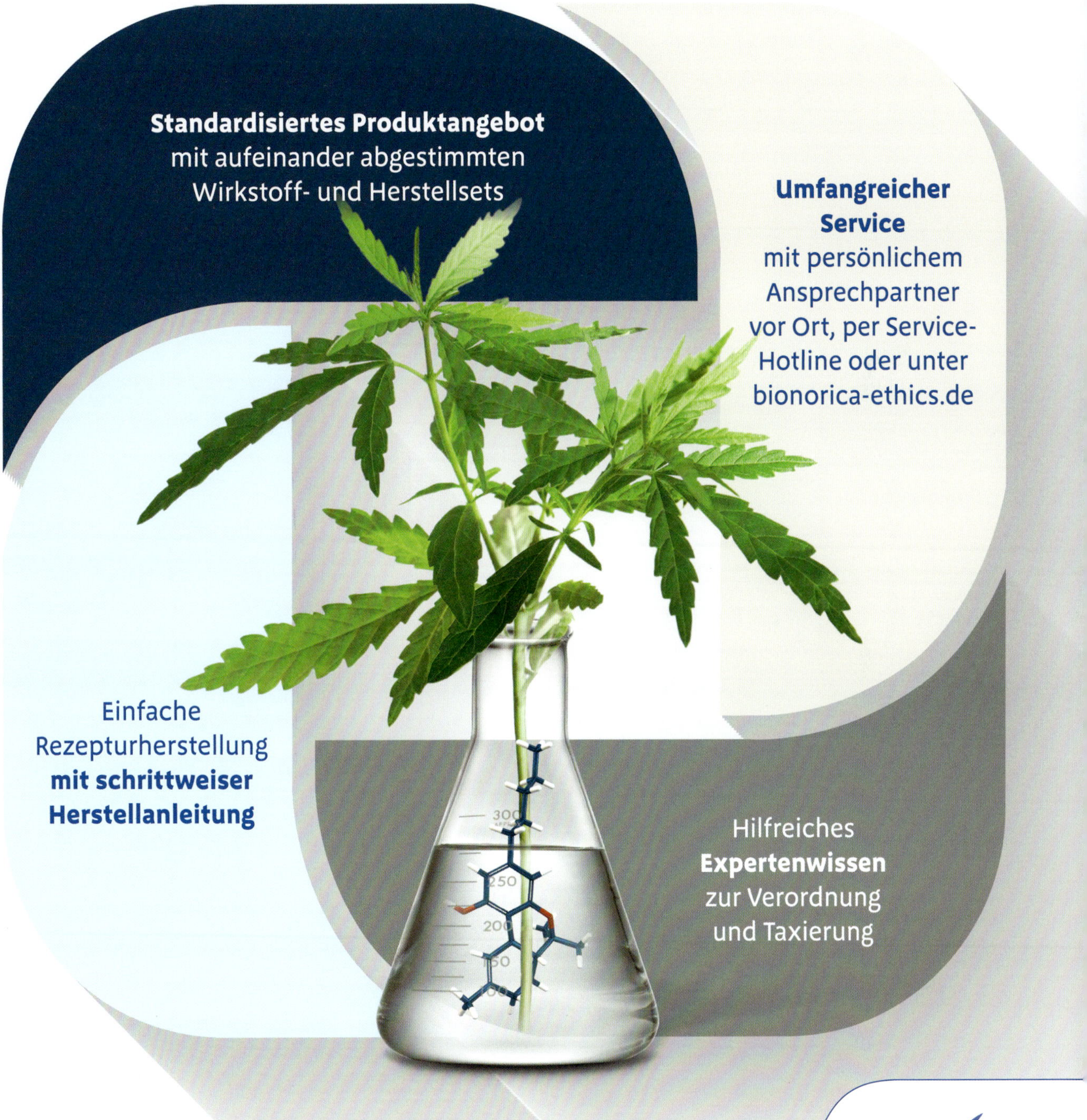